Kohlhammer

Die Autorinnen und Autoren

Dipl.-Volkswirtin Dr. Barbara Birkner, war langjährige Dozentin für Volkswirtschaftslehre sowie für Gesundheitsökonomie am Fernstudiengang Gesundheitswissenschaften der Universität Bielefeld und an der Fern-FH Hamburg. Bis 2020 arbeitete sie als Referentin der Deutschen Angestellten Akademie (DAA) im Ausbildungslehrgang Kaufmann/Kauffrau im Gesundheitswesen sowie in der Weiterbildung zum/zur geprüften Fachwirt/Fachwirtin im Gesundheits- und Sozialwesen bei der IHK München und Oberbayern und bei Sabel gGmbH München.

Dipl.-Betriebswirt, Dipl.-Wirtschaftspädagoge Ralf Biebau, ist seit 1997 freiberuflich als Dozent in der Weiterbildung zum/zur geprüften Fachwirt/Fachwirtin im Gesundheits- und Sozialwesen und als Fachbuch-Autor tätig. Von 2013 bis Ende 2024 war er Direktor einer stationären Pflegeeinrichtung sowie Geschäftsführer von stationären und ambulanten Einrichtungen sowie Tagespflegeeinrichtungen. Für die Industrie und Handelskammer Lüneburg/Wolfsburg sowie für die Handelskammer Hamburg ist Herr Biebau in verschiedenen Prüfungsausschüssen tätig.

Hedwig Bigler-Münichsdorfer, staatlich geprüfte Lebensmittelchemikerin, studierte an der TU München. Von 1992 bis 2004 arbeitete sie als wissenschaftliche Mitarbeiterin, u. a. am Dr. von Haunerschen Kinderspital der LMU München. Seit 2005 ist sie Referentin für Kaufleute im Gesundheitswesen bei der Sabel gGmbH und bei der DAA Bayern und für geprüfte Fachwirte im Gesundheits- und Sozialwesen (Sabel gGmbH und IHK-Akademie München). Frau Bigler-Münichsdorfer ist Mitglied im Prüfungsausschuss der IHK München und Oberbayern für Kaufleute im Gesundheitswesen sowie für geprüfte Fachwirte im Gesundheits- und Sozialwesen.

Dipl.-Betriebswirt (FH) Jochen Gürtler, war bis 2010 Führungskraft in verschiedenen Gesundheitseinrichtungen in München, seit 1997 als Referent für verschiedene Themen aus dem Gesundheitsbereich am Klinikum Großhadern, KH Rosenheim, der Pflegeakademie München, der DAA München, dem BBW München, der Didacta, der Sabel gGmbH sowie der IHK München/Oberbayern tätig. Zielgruppe waren zukünftige Führungskräfte im Gesundheitswesen im Rahmen des Stationsleitungskurs, den Fachwirten im Gesundheits- und Sozialwesen und in der Ausbildung zum Kaufmann/Kauffrau im Gesundheitswesen.

Henner Lüttecke, M.A., ist PR-Berater und -Referent für verschiedene Kliniken und med. Fachgesellschaften, u. a. für das Klinikum Großhadern-Innenstadt sowie für die Health-Care PR-Agentur Kohtes-Klewes communication medical GmbH. Er ist Journalist und Referent u. a. mehrerer Krankenhausgesellschaften sowie bei der IHK München und der Sabel GmbH in der Weiterbildung zum/zur geprüften Fachwirt/Fachwirtin im Gesundheits- und Sozialwesen. Seit 2014 ist er Leiter der Stabsstelle Öffentlichkeitsarbeit des kbo-Isar-Amper-Klinikum Region München mit dreizehn Standorten in Oberbayern.

Barbara Birkner
Ralf Biebau
Hedwig Bigler-Münichsdorfer
Jochen Gürtler
Henner Lüttecke

Kaufmann/Kauffrau im Gesundheitswesen

Lehrbuch zur berufsspezifischen Ausbildung

10., überarbeitete Auflage

Verlag W. Kohlhammer

Dieses Werk einschließlich aller seiner Teile ist urheberrechtlich geschützt. Jede Verwendung außerhalb der engen Grenzen des Urheberrechts ist ohne Zustimmung des Verlags unzulässig und strafbar. Das gilt insbesondere für Vervielfältigungen, Übersetzungen und für die Einspeicherung und Verarbeitung in elektronischen Systemen.

Pharmakologische Daten verändern sich ständig. Verlag und Autoren tragen dafür Sorge, dass alle gemachten Angaben dem derzeitigen Wissensstand entsprechen. Eine Haftung hierfür kann jedoch nicht übernommen werden. Es empfiehlt sich, die Angaben anhand des Beipackzettels und der entsprechenden Fachinformationen zu überprüfen. Aufgrund der Auswahl häufig angewendeter Arzneimittel besteht kein Anspruch auf Vollständigkeit.

Die Wiedergabe von Warenbezeichnungen, Handelsnamen und sonstigen Kennzeichen berechtigt nicht zu der Annahme, dass diese frei benutzt werden dürfen. Vielmehr kann es sich auch dann um eingetragene Warenzeichen oder sonstige geschützte Kennzeichen handeln, wenn sie nicht eigens als solche gekennzeichnet sind.

Es konnten nicht alle Rechtsinhaber von Abbildungen ermittelt werden. Sollte dem Verlag gegenüber der Nachweis der Rechtsinhaberschaft geführt werden, wird das branchenübliche Honorar nachträglich gezahlt.

Dieses Werk enthält Hinweise/Links zu externen Websites Dritter, auf deren Inhalt der Verlag keinen Einfluss hat und die der Haftung der jeweiligen Seitenanbieter oder -betreiber unterliegen. Zum Zeitpunkt der Verlinkung wurden die externen Websites auf mögliche Rechtsverstöße überprüft und dabei keine Rechtsverletzung festgestellt. Ohne konkrete Hinweise auf eine solche Rechtsverletzung ist eine permanente inhaltliche Kontrolle der verlinkten Seiten nicht zumutbar. Sollten jedoch Rechtsverletzungen bekannt werden, werden die betroffenen externen Links soweit möglich unverzüglich entfernt.

10., überarbeitete Auflage 2026

Alle Rechte vorbehalten
© W. Kohlhammer GmbH, Stuttgart
Gesamtherstellung: W. Kohlhammer GmbH, Heßbrühlstr. 69, 70565 Stuttgart
produktsicherheit@kohlhammer.de

Print:
ISBN 978-3-17-045511-5

E-Book-Formate:
pdf: ISBN 978-3-17-045512-2
epub: ISBN 978-3-17-045513-9

Vorbemerkung

Um die Unterrichts- und Prüfungsvorbereitungen zu erleichtern, wurde korrespondierend zum Inhaltsverzeichnis eine Zuordnung zu den Ziffern des Ausbildungsrahmenplanes für Kaufleute im Gesundheitswesen sowie der Weiterbildung zum/zur »geprüften Fachwirt/Fachwirtin im Gesundheits- und Sozialwesen« vorgenommen:

- Unter »→« entsprechen die Ziffern den in § 5 der »Verordnung über die Berufsausbildung für Kaufleute in den Dienstleistungsbereichen Gesundheitswesen und Veranstaltungswirtschaft« vom 4. Juli 2007 genannten berufsspezifischen Fertigkeiten und Kenntnissen für den/die »Kaufmann im Gesundheitswesen / Kauffrau im Gesundheitswesen« – Nrn. 7–12 (BGBl. I, Jahrgang 2001, Nr. 30, S. 1263).
Die Buchstaben geben die Feingliederung des »Ausbildungsrahmenplans für die Berufsausbildung zum Kaufmann im Gesundheitswesen / zur Kauffrau im Gesundheitswesen«, Abschnitt II »Berufsspezifische Fertigkeiten und Kenntnisse« wieder (Anlage I zu § 5 der o. g. Verordnung über die Berufsausbildung, BGBl. I S. 1252 vom 10. Juli 2007).
- Unter »⇨« geben die Ziffern die Zuordnung zum Rahmenplan für die Weiterbildung zum/zur »Geprüften Fachwirt/Fachwirtin im Gesundheits- und Sozialwesen« an.

	Ziffer im Rahmenplan	Kapitel im Buch
Einführung	→ 7 a; 8 a	
Teil I Sozialstaat und Gesundheitswesen	→ 7 c ⇨ 1.1.2; 1.2.1	▶ Teil I
Teil II Absicherung der Risiken Krankheit, Arbeitsunfall/Berufskrankheit und Pflegebedürftigkeit		
1 Die einzelnen Zweige der Sozialversicherung	→ 7 a, b, c ⇨ 1.3.1; 1.3.2; 4.2.1.2; 4.2.2.1	▶ Kap. I.1
2 Die gesetzliche Krankenversicherung	→ 7 a, c, d	▶ Kap. I.2
3 Die private Krankenversicherung	→ 7 a ⇨ 4.2.1.2	▶ Kap. I.3

Vorbemerkung

	Ziffer im Rahmenplan	Kapitel im Buch
4 Soziale Pflegeversicherung	→ 7 a, c, d ⇨ 4.2.1.2	▶ Kap. II.4
5 Gesetzliche Unfallversicherung	→ 7 c ⇨ 4.2.1.2	▶ Kap. II.5
6 Gesetzliche Rentenversicherung und Arbeitslosenversicherung als Finanziers von Gesundheitsleistungen	→ 7 c	▶ Kap. II.6
Teil III Berufe des Gesundheitswesens	→ 7 f ⇨ 5.3.1	▶ Teil III
Teil IV Leistungsbereiche des Gesundheitswesens	⇨ 4.2	▶ Teil IV
1 Leistungsbereiche, Gesundheitsbetriebe	→ 7 a	▶ Kap. IV.1
1.1 Abfolge der Leistungsbereiche		
1.2 Gesundheitsbetriebe – Gemeinsamkeiten, Unterschiede, umsatzsteuerliche Aspekte		
2 Ambulante Versorgung	→ 7 e; 8 c	▶ Kap. IV.2
2.1 Ökonomische und rechtliche Besonderheiten des Arztberufes		
2.2 Rechtliche Aspekte des Arzt-Patient-Verhältnisses	→ 7 e	▶ Kap. IV.2.2
2.3 Ärztestatistik	→ 8 d	▶ Kap. IV.2.3
2.4 Arten ambulanter Einrichtungen	→ 7 b	▶ Kap. IV.2.4
2.5 Organisation der vertragsärztlichen Versorgung	→ 11.1 d	▶ Kap. IV.2.5
2.6 Ertragssituation von Arztpraxen	→ 7 b	▶ Kap. IV.2.6
2.7 Vergütung niedergelassener Ärzte	→ 11.1 a, c ⇨ 4.2.1.2	▶ Kap. IV.2.7
2.8 Regelungen für veranlasste Leistungen – Arznei- und Heilmittelrichtgrößen	→ 11.1 a, 11.2 a	▶ Kap. IV.2.8
2.9 Aufgaben und Bedeutung des Gemeinsamen Bundesausschusses	→ 11.2 a	▶ Kap. IV.2.9
2.10 Mitteilungspflichten, Abrechnungs- und Wirtschaftlichkeitsprüfungen	→ 11.2 f, g	▶ Kap. IV.2.10
2.11 Ambulante Behandlung durch Krankenhäuser	→ 7 b; 11.1 a; 11.2 c	▶ Kap. IV.2.11
3 Krankenhausversorgung		
3.1 Was ist ein Krankenhaus? – Legaldefinition	→ 7 b; 11.1 c	▶ Kap. IV.3.1
3.2 Die Krankenhauslandschaft in Deutschland im Überblick	→ 7 a	▶ Kap. IV.3.2
3.3 Das Krankenhaus als Betrieb	→ 7 b	▶ Kap. IV.3.3

Vorbemerkung

	Ziffer im Rahmenplan	Kapitel im Buch
3.4 Kennziffern der Krankenhausversorgung – Bettendichte, Verweildauer, Auslastungsgrad	→ 8 d	▶ Kap. IV.3.4
3.5 Der Weg des Patienten durch die stationäre Krankenhausbehandlung	→ 7 e; 11.2 b	▶ Kap. IV.3.5
3.6 Investitionsfinanzierung im Krankenhaus	→ 11.1 a ⇨ 4.2.1.2	▶ Kap. IV.3.6
3.7 Vergütung von allgemeinen Krankenhausleistungen	→11.1 a, b, c; 11.2 a–e ⇨ 4.2.1.3	▶ Kap. IV.3.7
3.8 Belegärztliche Leistungen	→ 11.2 c	▶ Kap. IV.3.8
3.9 Wahlleistungen und ihre Abrechnung	→ 11.2 c	▶ Kap. IV.3.9
3.10 Mitteilungspflichten des Krankenhauses	→ 11.2 d, f, g, h	▶ Kap. IV.3.10
3.11 Zuzahlung, Abrechnungsmodalitäten, Rechte des MD	→ 11.2 a, b	▶ Kap. IV.3.11
3.12 Krankenhausbuchführung – Sonderposten	→ 11.3	▶ Kap. IV.3.12
4 Rehabilitation		
4.1 Ziele und Definitionen des SGB IX	→ 7 a	▶ Kap. IV.4.1
4.2 Rehabilitationsträger und ihre Zuständigkeit	→ 7 d	▶ Kap. IV.4.2
4.3 Medizinische Rehabilitation – Leistungen und Einrichtungen	→ 7 a, b; 11.1 a	▶ Kap. IV.4.3
4.4 Übrige Leistungsbereiche der Rehabilitation	→ 7 a, b	▶ Kap. IV.4.4
4.5 Grundzüge des Schwerbehindertenrechts	→ 7 a, b; 11.1 a	▶ Kap. IV.4.5
5 Arzneimittel, Medizinprodukte, Heil- und Hilfsmittel		
5.1 Arzneimittelversorgung	→ 7 d	▶ Kap. IV.5.1
5.2 Medizinprodukte	→ 7 d; 12 a	▶ Kap. IV.5.2
5.3 Heilmittel	→ 7 d	▶ Kap. IV.5.3
5.4 Hilfsmittel	→ 7 d	▶ Kap. IV.5.4
6 Pflege		
6.1 Leistungsträger	→ 7 a, b	▶ Kap. IV.6.1
6.2 Pflegebedürftigkeit und Pflegegrade nach SGB XI	→ 7 d	▶ Kap. IV.6.2
6.3 Antragsverfahren		
6.4 Leistungsspektrum der Pflegeversicherung		

Vorbemerkung

	Ziffer im Rahmenplan	Kapitel im Buch
6.5 Pflegeeinrichtungen	→ 7 a, b, d → 11.1 a, b, c, d → 11.2 a–f; 12 a ⇨ 4.2.1.2	▶ Kap. IV.6.5
6.6 Medizinische und pflegerische Leistungen für Menschen am Ende des Lebens		
6.7 Pflegebuchführungsverordnung		
6.8 Grundzüge des Betreuungsrechts	→ 7 d	▶ Kap. IV.6.8
7 Angebote des Versorgungsmanagements	⇨ 1.5.1; 3.1	▶ Kap. IV.7
7.1 Anliegen und Kennzeichen des Versorgungsmanagements		
7.2 Grundtypen und Instrumente des Versorgungsmanagements		
7.3 Versorgungsmanagement im deutschen Sozialrecht		
8 Notfalldienste und Krankentransporte	→ 7 a, b; 11.1 a	▶ Kap. IV.8
8.1 Notfallrettung – Rettungskette		
8.2 Kassenärztlicher Bereitschaftsdienst		
8.3 Transportleistungen		
9 Öffentlicher Gesundheitsdienst	→ 7 a; 9 a	▶ Kap. IV.9
9.1 Aufgaben der Gesundheitsämter		
9.2 Vollzug des Infektionsschutzgesetzes		
Teil V Gemeinnützigkeit und Tendenzbetrieb als typische Rechtsformen von Gesundheitseinrichtungen	→ 11.1 e ⇨ 1.3.1; 4.2.1.2	▶ Teil V
Teil VI Dokumentation, Datenschutz und Berichtswesen in Gesundheitsbetrieben	→ 8 a–d ⇨ 1.3; 1.5.3; 1.6.3; 4.5; 5.2	▶ Teil VI
Teil VII Qualitätssicherung, Qualitätsmanagement und Risikomanagement	→ 12 a–c ⇨ 2.1–2.4	▶ Teil VII
Teil VIII Kommunikation und Beschwerdemanagement	→ 3.4 ⇨ 1.7; 2.2.2; 2.2.3; 2.3.1; 3.2	▶ Teil VIII
Teil IX Marketing und Public Relations im Gesundheitswesen	→ 10 a, b ⇨ 6.4	▶ Teil IX
Teil X Materialwirtschaft	→ 9 a–c ⇨ 1.4.1	▶ Teil X

	Ziffer im Rahmenplan	Kapitel im Buch
Teil XI Die Organisation des Gesundheitswesens in der Europäischen Union	→ 7 g ⇨ 1.2.3; 4.2.1.1	▶ Teil XI

* → = Zuordnung zu den Ziffern des Ausbildungsrahmenplanes für Kaufleute im Gesundheitswesen; ⇨ = Zuordnung zu den Ziffern des Rahmenplans für die Weiterbildung zum/zur »geprüften Fachwirt/Fachwirtin im Gesundheits- und Sozialwesen

Inhaltsverzeichnis

Vorbemerkung			5
Abkürzungsverzeichnis			19
Vorwort zur 10. Auflage			25
Einführung			27
	1	Was ist Gesundheit? Wie kann man sie messen und wovon hängt sie ab?	27
	2	Morbiditäts- und Mortalitätsstatistik in Deutschland	29
	3	Die volkswirtschaftliche Bedeutung von Gesundheit	31
Teil I	**Sozialstaat und Gesundheitswesen**		**33**
	1	Deutschland ist ein Sozialstaat	33
	2	Grundprinzipien der Sozialpolitik	34
	3	Sozialstaat und Gesundheitswesen – ein kurzer Überblick in Zahlen	38
		3.1 Sozialbudget	38
		3.2 Gesundheitsquote, Finanzierung der Gesundheitsausgaben	39
		3.3 Beschäftigte – das Gesundheitswesen als Arbeitgeber	40
	Übungsaufgaben zu Teil I		41
Teil II	**Absicherung der Risiken Krankheit, Arbeitsunfall/Berufskrankheit und Pflegebedürftigkeit**		**43**
	1	Die einzelnen Zweige der Sozialversicherung	43
		1.1 Gemeinsamkeiten und Unterschiede	46
		1.2 Sozialversicherung und Demografie – Probleme der Zukunft	47
		1.3 Fazit	52
	Übungsaufgaben zu Teil II Kapitel 1		53
	2	Die gesetzliche Krankenversicherung	53
		2.1 Grundprinzipien	53
		2.2 Versicherte	54
		2.3 Leistungen der GKV	57

	2.4	Krankenkassen	62
	2.5	Finanzierung – Gesundheitsfonds	65
	2.6	Grundsatz der Beitragssatzstabilität	70
	2.7	Selbstbeteiligung	71
	2.8	Der Medizinische Dienst	73
	2.9	Versicherungsschutz für Versicherte der GKV im Ausland	74
	Übungsaufgaben zu Teil II Kapitel 2		75
3	Die private Krankenversicherung		78
	3.1	Grundprinzipien im Vergleich zur gesetzlichen Krankenversicherung	78
	3.2	Versicherte	82
	3.3	Basistarif, Versicherungspflicht	83
	3.4	Private Voll- und Teilversicherungen	84
	Übungsaufgaben zu Teil II Kapitel 3		85
4	Soziale Pflegeversicherung		85
	4.1	Versicherte	86
	4.2	Pflegekassen und private Pflegeversicherung	86
	4.3	Leistungen	88
	4.4	Finanzierung	88
	Übungsaufgaben zu Teil II Kapitel 4		89
5	Gesetzliche Unfallversicherung		90
	5.1	Versicherte Risiken, Risikoabdeckung, Leistungen	90
	5.2	Versicherte	91
	5.3	Finanzierung	92
	5.4	Träger	93
	5.5	Leistungen der gesetzlichen Unfallversicherung zur Unfallverhütung – Pflichten der Unternehmer	93
	5.6	Gesundheitspolitische Anmerkungen	94
	Übungsaufgabe zu Teil II Kapitel 5		94
6	Gesetzliche Rentenversicherung und Arbeitslosenversicherung als Finanziers von Gesundheitsleistungen		95

Teil III Berufe des Gesundheitswesens ... **96**

1	Akademische Berufe	96
2	Kaufmännische Berufe, Dokumentationsberufe	97
3	Pflegerische Berufe	99
4	Assistenzberufe	102
5	Nicht-ärztliche therapeutische Berufe	103
6	Gesundheitshandwerker	105
7	Beauftragte Personen	105
Übungsaufgaben zu Teil III		106

Inhaltsverzeichnis

Teil IV	**Leistungsbereiche des Gesundheitswesens**		**108**
	1	Leistungsbereiche, Gesundheitsbetriebe	108
		1.1 Abfolge der Leistungsbereiche	108
		1.2 Gesundheitsbetriebe – Gemeinsamkeiten, Unterschiede, umsatzsteuerliche Aspekte	110
	Übungsaufgaben zu Teil IV Kapitel 1		112
	2	Ambulante Versorgung	113
		2.1 Ökonomische und rechtliche Besonderheiten des Arztberufes	113
		2.2 Rechtliche Aspekte des Arzt-Patient-Verhältnisses	116
		2.3 Ärztestatistik	123
		2.4 Arten ambulanter Einrichtungen	124
		2.5 Organisation der vertragsärztlichen Versorgung	127
		2.6 Ertragssituation von Arztpraxen	131
		2.7 Vergütung niedergelassener Ärzte	131
		2.8 Regelungen für veranlasste Leistungen – Arznei- und Heilmittelrichtgrößen	149
		2.9 Aufgaben und Bedeutung des Gemeinsamen Bundesausschusses	151
		2.10 Mitteilungspflichten, Abrechnungs- und Wirtschaftlichkeitsprüfungen	153
		2.11 Ambulante Behandlung durch Krankenhäuser	154
	Übungsaufgaben zu Teil IV Kapitel 2		157
	3	Krankenhausversorgung	161
		3.1 Was ist ein Krankenhaus? – Legaldefinition	161
		3.2 Die Krankenhauslandschaft in Deutschland im Überblick	162
		3.3 Das Krankenhaus als Betrieb	165
		3.4 Kennziffern der Krankenhausversorgung – Bettendichte, Verweildauer, Auslastungsgrad	170
		3.5 Der Weg des Patienten durch die stationäre Krankenhausbehandlung	172
		3.6 Investitionsfinanzierung im Krankenhaus	173
		3.7 Vergütung von allgemeinen Krankenhausleistungen	178
		3.8 Belegärztliche Leistungen	206
		3.9 Wahlleistungen und ihre Abrechnung	208
		3.10 Mitteilungspflichten des Krankenhauses	210
		3.11 Zuzahlung, Abrechnungsmodalitäten, Rechte des MD	212
		3.12 Krankenhausbuchführung – Sonderposten	213
	Übungsaufgaben zu Teil IV Kapitel 3		216
	4	Rehabilitation	228
		4.1 Ziele und Definitionen des SGB IX	229
		4.2 Rehabilitationsträger und ihre Zuständigkeit	230

	4.3 Medizinische Rehabilitation – Leistungen und Einrichtungen	234
	4.4 Übrige Leistungsbereiche der Rehabilitation	240
	4.5 Grundzüge des Schwerbehindertenrechts	243
	Übungsaufgaben zu Teil IV Kapitel 4	249
5	Arzneimittel, Medizinprodukte, Heil- und Hilfsmittel ...	252
	5.1 Arzneimittelversorgung	252
	5.2 Medizinprodukte	255
	5.3 Heilmittel...	257
	5.4 Hilfsmittel	259
	Übungsaufgaben zu Teil IV Kapitel 5	260
6	Pflege	261
	6.1 Leistungsträger....................................	262
	6.2 Pflegebedürftigkeit und Pflegegrade nach SGB XI	263
	6.3 Antragsverfahren..................................	271
	6.4 Leistungsspektrum der Pflegeversicherung........	272
	6.5 Pflegeeinrichtungen	289
	6.6 Medizinische und pflegerische Leistungen für Menschen am Ende des Lebens	310
	6.7 Pflegebuchführungsverordnung...................	312
	6.8 Grundzüge des Betreuungsrechts	315
	Übungsaufgaben zu Teil IV Kapitel 6	319
7	Angebote des Versorgungsmanagements	326
	7.1 Anliegen und Kennzeichen des Versorgungsmanagements.........................	326
	7.2 Grundtypen und Instrumente des Versorgungsmanagements.........................	327
	7.3 Versorgungsmanagement im deutschen Sozialrecht	330
	Übungsaufgaben zu Teil IV Kapitel 7	337
8	Notfalldienste und Krankentransporte	338
	8.1 Notfallrettung – Rettungskette	338
	8.2 Kassenärztlicher Bereitschaftsdienst	339
	8.3 Transportleistungen	340
	Übungsaufgaben zu Teil IV Kapitel 8	340
9	Öffentlicher Gesundheitsdienst	341
	9.1 Aufgaben der Gesundheitsämter	342
	9.2 Vollzug des Infektionsschutzgesetzes	343
	Übungsaufgaben zu Teil IV Kapitel 9	346
Teil V	**Gemeinnützigkeit und Tendenzbetrieb als typische Rechtsformen von Gesundheitseinrichtungen**	**347**
	1 Zweckbetriebe	347
	1.1 Rechtsformen	347
	1.2 Steuerbegünstigung	348
	2 Tendenzbetriebe	352

		Übungsaufgaben zu Teil V	354
Teil VI		**Dokumentation, Datenschutz und Berichtswesen in Gesundheitsbetrieben**	**356**
	1	Ärztliche und pflegerische Dokumentation	356
		1.1 Dokumentationspflicht	356
		1.2 Begriffsdefinitionen	357
		1.3 Zwecke der medizinischen Dokumentation, Aufbewahrungspflichten	357
		1.4 Dokumentation mit ICD, OPS	362
		1.5 Digitalisierung im Gesundheitswesen, elektronische Gesundheitskarte und Telematikinfrastruktur	364
		1.6 Datenschutz und Datensicherheit	370
	2	Innerbetriebliches Berichtswesen – Controlling	387
		2.1 Kaufmännisches Controlling.....................	387
		2.2 Medizincontrolling	390
		2.3 Pflegecontrolling	391
		2.4 Balanced Score Card (BSC)	391
		Übungsaufgaben zu Teil VI	393
Teil VII		**Qualitätssicherung, Qualitätsmanagement und Risikomanagement**	**396**
	1	Grundlagen, Definitionen	398
		1.1 Qualität, Qualitätsdimensionen	398
		1.2 Qualitätsmanagement, Qualitätsmanagementsystem, PDCA-Zyklus	401
		1.3 Qualitätssicherung in Gesundheits- und Pflegeeinrichtungen	403
	2	Rechtliche Grundlagen und Forderungen in den Versorgungssektoren	414
		2.1 Pflichten der Leistungserbringer der Gesetzlichen Krankenversicherung	415
		2.2 Stationäre und ambulante Rehabilitationseinrichtungen	431
		2.3 Stationäre und ambulante Pflege-Einrichtungen ..	431
	3	Standardisierte Verfahren zur Bewertung von Qualität ...	442
		3.1 DIN EN ISO	443
		3.2 TQM und EFQM	448
		3.3 KTQ®	453
		3.4 DIN EN 15224	456
		3.5 QEP®	457
		Übungsaufgaben zu Teil VII	458

Teil VIII Kommunikation und Beschwerdemanagement 462

- 1 Kommunikation in Gesundheitsbetrieben 463
  - 1.1 Was ist Kommunikation, wodurch wird sie beeinflusst? 463
  - 1.2 Anforderungen an die Patientenkommunikation 467
  - 1.3 Kundenorientierte Kommunikation 470
  - 1.4 Betriebliche Kommunikation 474
- Übungsaufgaben zu Teil VIII Kapitel 1 480
- 2 Beschwerdemanagement 481
  - 2.1 Erwartung und Kundenzufriedenheit 481
  - 2.2 Beschwerdemanagement 486
  - 2.3 Anregungsmanagement 494
- Übungsaufgaben zu Teil VIII Kapitel 2 496

Teil IX Marketing und Public Relations im Gesundheitswesen ... 498

- 1 Begriffsbestimmung 498
- 2 Marketinginstrumente im Gesundheitswesen 499
  - 2.1 Preispolitik 499
  - 2.2 Produktpolitik 500
  - 2.3 Vertriebspolitik 501
  - 2.4 Kommunikationspolitik 502
  - 2.5 Physical Facilities / Physical Environment 502
  - 2.6 Person / Personal 502
  - 2.7 Process 503
- 3 Public Relations 503
  - 3.1 Zielgruppenübergreifende Instrumente 503
  - 3.2 Zielgruppengerechte Presse- und Öffentlichkeitsarbeit 507
  - 3.3 PR in Krisenfällen 516
  - 3.4 Rechtliche Vorschriften 519
- 4 Fundraising und Sponsoring 520
  - 4.1 Social Marketing 522
- Übungsaufgaben zu Teil IX 523

Teil X Materialwirtschaft 524

- 1 Beschaffung 524
- 2 Lager 526
- 3 Zusammenwirken von Beschaffung und Lager – optimale Bestellmenge 529
- 4 Entsorgung 531
- Übungsaufgaben zu Teil X 532

Teil XI Die Organisation des Gesundheitswesens in der Europäischen Union 534

- 1 Staatlicher Gesundheitsdienst 535
- 2 Sozialversicherung 536

	3	Aufgaben der Europäischen Union in Gesundheitsthemen	537
		Übungsaufgaben zu Teil XI	538

Literaturverzeichnis/Internetquellen **540**

Verzeichnis der Abbildungen und Tabellen **543**

Übersicht Gesetze und Verordnungen **547**

Lösungen der Übungsaufgaben **549**

Sachregister **571**

Abkürzungsverzeichnis

Abb.	Abbildung
AbgrV	Abgrenzungsverordnung
Abs.	Absatz
AG	Aktiengesellschaft
aG-DRG	German Diagnosis Related Groups – Pflegepersonalkosten ausgegliedert
AGG	Allgemeines Gleichbehandlungsgesetz
AHB	Anschlussheilbehandlung
AIDS	Acquired Immune Deficiency Syndrome
AltPflAPrV	Altenpflege-Ausbildungs- und Prüfungsverordnung
AMG	Gesetz über den Verkehr mit Arzneimitteln
AMS	Arbeitsschutzmanagementsystem
AMTS	Arzneimitteltherapiesicherheit
AO	Abgabenordnung
AOK	Allgemeine Ortskrankenkasse
APIS	Arztpraxisinformationssystem
aQua-Institut	Institut für angewandte Qualitätsförderung und Forschung im Gesundheitswesen
ARD	Arbeitsgemeinschaft der Rundfunkanstalten Deutschland
Art.	Artikel
AVV	Abfallverzeichnis-Verordnung
BaFöG	Bundesausbildungsförderungsgesetz
BAR	Bundesarbeitsgemeinschaft für Rehabilitation
Barmer GEK	Barmer Gmündner Ersatzkasse (nach Fusion)
BayRDG	Bayerisches Rettungsdienstgesetz
BCS	Basic Command Set
BDSG	Bundesdatenschutzgesetz
BEM	Betriebliches Eingliederungsmanagement
BetrVG	Betriebsverfassungsgesetz
BfArM	Bundesinstitut für Arzneimittel und Medizinprodukte
BGB	Bürgerliches Gesetzbuch
BGH	Bundesgerichtshof
BIP	Bruttoinlandsprodukt
BKK	Betriebskrankenkasse
BO	Muster-Berufsordnung Ärzte
BPflV	Bundespflegesatzverordnung
BSC	Balanced Score Card

BSG	Bundessozialgericht
BzgA	Bundeszentrale für gesundheitliche Aufklärung
bzw.	beziehungsweise
ca.	circa
CC	Complications, co-morbidity
CIRS	Critical Incidence Reporting System
COPD	Chronisch obstruktive Lungenkrankheit
CP	Clinical Pathway
CT	Computertomographie
COVID-19	Coronavirus disease 2019
d. h.	das heißt
DAK	Deutsche Angestelltenkrankenkasse
D-Arzt	Durchgangsarzt
DAS	Datenauswertungsstelle
DCS	Datenclearingstelle
DDR	Deutsche Demokratische Republik
DigiG	Gesetz zur Beschleunigung der Digitalisierung im Gesundheitswesen
DIMDI	Deutsches Institut für Medizinische Dokumentation und Information
DIN EN ISO	Deutsches Institut für Normung Europa Norm International Standard Organisation
DKG e. V.	Deutsche Krankenhausgesellschaft e.V.
DKR	Deutsche Kodierrichtlinien
DMP	Disease-Management-Programm(e)
DRG	Diagnosis Related Group(s)
DSB	Datenschutzbeauftragter
DSGVO	Datenschutzgrundverordnung (der EU)
DVG	Digitale-Versorgung-Gesetz
e. V.	eingetragener Verein
eAU	elektronische Arbeitsunfähigkeitsbescheinigung
eArztbrief	elektronischer Arztbrief
EBM	Einheitlicher Bewertungsmaßstab
EEG	Elektroenzephalogramm
efA	elektronische Fallakte
EFQM	European Foundation for Quality Management
eGK	elektronische Gesundheitskarte
E-Health-G	Gesetz für sichere digitale Kommunikation und Anwendungen im Gesundheitswesen
EHIC	European Health Insurance Card
EKG	Elektrokardiogramm
Engl.	Englisch
ePA	Elektronische Patientenakte
ErsK	Ersatzkassen
E-Rezept	elektronisches Rezept
EU	Europäische Union

FH	Fachhochschule
FiFo	first in – first out
FPfZG	Familienpflegezeitgesetz
FPV	Fallpauschalenvereinbarung
FQA	Fachstellen für Pflege- und Behinderteneinrichtungen – Qualitätsentwicklung und Aufsicht (früher Heimaufsicht)
Fr.	Französisch
G-BA	Gemeinsamer Bundesausschuss
GBE	Gesundheitsberichterstattung des Bundes
G-DRG	German Diagnosis Related Groups
gematik	Nationale Agentur für Digitale Medizin (bis 2019 Gesellschaft für Telematikanwendungen der Gesundheitskarte mbH)
ggf.	gegebenenfalls
gGmbH	gemeinnützige Gesellschaft mit beschränkter Haftung
GKV	Gesetzliche Krankenversicherung
GKV-WSG	Gesetzliche Krankenversicherung-Wettbewerbsstärkungsgesetz
GmbH	Gesellschaft mit beschränkter Haftung
GOÄ	Gebührenordnung Ärzte
GOZ	Gebührenordnung Zahnärzte
Gr.	Griechisch
GRV	Gesetzliche Rentenversicherung
GUV	Gesetzliche Unfallversicherung
HBA	Heilberufeausweis
HIV	Human Immunodeficiency Virus
HWG	Heilmittelwerbegesetz
ICD-10	International Classification of Diseases, 10. Revision
IfPS	Institut für Patientensicherheit
IfSG	Infektionsschutzgesetz
IGeL	Individuelle Gesundheitsleistungen
IHK	Industrie- und Handelskammer
IKK	Innungskrankenkasse
InEK	Institut für das Entgeltsystem im Krankenhaus
inkl.	inklusive
insg.	insgesamt
IQTIG	Institut für Qualitätssicherung und Transparenz im Gesundheitswesen
IRENA	Intensivierte Reha-Nachsorge
IV	Integrierte Versorgung
Kap.	Kapitel
KBV	Kassenärztliche Bundesvereinigung
KHBV	Krankenhausbuchführungsverordnung
KHEntgG	Krankenhausentgeltgesetz
KHG	Krankenhausfinanzierungsgesetz
KI	Künstliche Intelligenz
KIM	Kommunikation im Medizinwesen (davor KOM-LE)
KHSG	Krankenhausstrukturgesetz

KHK	Koronare Herzkrankheiten
KIS	Krankenhausinformationssystem
KISS	Krankenhaus-Infektions-Surveillance-System
KKG	Gesetz zur Kooperation und Information im Kinderschutz
KOM-LE	elektronische Kommunikation zwischen den Leistungserbringern
KrPflG	Krankenpflegegesetz
KrWG	Kreislaufwirtschaftsgesetz
KTQ	Kooperation für Transparenz und Qualität im Gesundheitswesen
KV	Kassenärztliche Vereinigung
KVP	Kontinuierlicher Verbesserungsprozess
Lat.	Lateinisch
LDSG	Landesdatenschutzgesetz
MDC	Major Diagnostic Category
MD	Medizinischer Dienst
mind.	mindestens
Mio.	Million(en)
MPBetreibV	Verordnung über das Errichten, Betreiben und Anwenden von Medizinprodukten
MPG	Medizinproduktegesetz
MPSV	Verordnung über die Erfassung, Bewertung und Abwehr von Risiken bei Medizinprodukten
Mrd.	Milliarde(n)
MRT	Magnetresonanztomographie
MRSA	Methicillin-resistente Staphylococcus aureus
MuG	Maßstäbe und Grundsätze zur Sicherung und Weiterentwicklung der Pflegequalität
MVZ	Medizinische(s) Versorgungszentrum(en)
NFDM	Notfalldatenmanagement
NHS	National Health Service
o. a.	oben angeführt
o. ä.	oder ähnlich
OECD	Organisation for Economic Co-operation and Development
ÖGDG	Gesetz über den öffentlichen Gesundheitsdienst
OP	Operation
OPS	Operationen- und Prozedurenschlüssel
OSR	Online-Rollout
OTC	over the counter
Pat.	Patient
PBV	Pflegebuchführungsverordnung
PDCA	plan do control act
PDL	Pflegedienstleistung
PEI	Paul-Ehrlich-Institut
PEPP	Pauschaliertes Entgeltsystem Psychiatrie Psychosomatik
PDSG	Patientendaten-Schutz-Gesetz
PflBG	Pflegeberufegesetz

PK	Pressekonferenz
PKV	Private Krankenversicherung
PR	Public Relations
ProCum Cert	Zertifizierungsverfahren der konfessionellen Krankenhäuser
Q & A	questions and answers
QDVS	Qualitätsdarstellungsvereinbarung stationär
QEP	Qualität und Entwicklung in Praxen
QES	qualifizierte elektronische Signatur
QM	Qualitätsmanagement
QPR	Qualitätsprüfungsrichtlinie
QS	Qualitätssicherung
QSKH	Qualitätssicherung Krankenhaus
RKI	Robert-Koch-Institut
RLV	Regelleistungsvolumen
RöV	Röntgenverordnung
SAPV	Spezialisierte ambulante Palliativversorgung
SGB	Sozialgesetzbuch
SoFa	Sozialversicherungsangestellter
sog.	sogenannt
SPD	Sozialdemokratische Partei Deutschlands
sQS	sektorübergreifende Qualitätssicherung
StGB	Strafgesetzbuch
Tab.	Tabelle
TEP	Totalendoprothese
TI	Telematikinfrastruktur
TSD	Tausend
TQM	Total Quality Management
UMS	Umweltmanagementsystem
UNO	United Nations Organisation
UPD	unabhängige Patientenberatungsstellen Deutschlands
UV-GOÄ	Gebührenordnung für Ärzte für die Leistungen und Kostenabrechnung mit den gesetzlichen Unfallversicherungsträgern
u.v.m.	und viele mehr
UWG	Gesetz gegen den unlauteren Wettbewerb
v.H.	vom Hundert
VdAK	Verband der Angestelltenkrankenkassen
vgl.	vergleiche
VSDM	Versichertenstammdatenmanagement
WBVG	Gesetz zur Regelung von Verträgen über Wohnraum mit Pflege- oder Betreuungsleistungen
WG	Wohngemeinschaft
WHO	World Health Organisation
z.B.	zum Beispiel
ZDF	Zweites Deutsches Fernsehen
Ziff.	Ziffer

Vorwort zur 10. Auflage

Das Buch wendet sich an Auszubildende für den Beruf des Kaufmanns/der Kauffrau im Gesundheitswesen und an Absolventen der Weiterbildung zum geprüften Fachwirt im Gesundheits- und Sozialwesen. Die Ziffern neben den Gliederungspunkten im Inhaltsverzeichnis geben die Zuordnung zum Ausbildungsrahmenplan der Gesundheitskaufleute bzw. zum Rahmenlehrplan der Fachwirte wieder. Die berufsspezifischen Fertigkeiten und Kenntnisse des Ausbildungsrahmenplans der Gesundheitskaufleute werden vom Inhalt des Lehrbuchs vollständig abgedeckt.

Das Gesundheitswesen gilt – nicht zu Unrecht – als ein komplexes, mitunter schwer zu durchschauendes Gebilde. Diese Tatsache ist nicht zuletzt der Fülle von Gesetzesänderungen zuzuschreiben. Seit ca. 45 Jahren erfolgt in jeder Legislaturperiode eine größere Gesundheits- und Pflegereform. Die Verfasser betrachten es deshalb auch als ihre Aufgabe, das Geschehen auf den Gesundheitsmärkten transparent zu machen. Das Buch stützt sich auf den aktuellen Rechtsstand (Juli 2024), d. h. es beinhaltet die Änderungen der einschlägigen Sozialgesetzbücher. Der Leser wird über alle relevanten Änderungen und Übergangsregelungen der betreffenden SGB informiert.

Wer als Beschäftigter in einem Gesundheitsbetrieb, als Patient, Angehöriger, Versicherter in ökonomischer und sozialpolitischer Hinsicht einen Blick hinter die Kulissen des Gesundheitswesens werfen möchte, wer die politischen und ökonomischen Hebel, die das Leistungsgeschehen steuern, kennen lernen will, wird zu diesem Buch greifen. Leser des Buches werden vertraut mit der Fachsprache des Gesundheitswesens und deren zahlreichen Kürzeln. Die Herkunft und die deutsche Übersetzung von fremdsprachigen Fachausdrücken werden den Lesern jeweils mitgegeben. Zur besseren Orientierung dient ein umfangreiches Stichwortverzeichnis.

Im ersten Teil werden die Leser mit den Grundzügen der Sozialpolitik und den einschlägigen Sozial- und Gesundheitsstatistiken vertraut gemacht. Es folgt ein Überblick über die Absicherung der Risiken bei Krankheit, Unfall/Berufskrankheit und Pflegebedürftigkeit in der Bundesrepublik. Dabei lernt der Leser auch die Unterschiede zwischen Sozialversicherung und Privatversicherung sowie künftige Herausforderungen an die Sicherungssysteme kennen. Im dritten Teil werden Berufe des Gesundheitswesens vorgestellt. Breiten Raum nimmt der vierte Teil des Buchs ein, der die einzelnen Leistungsbereiche des Gesundheitswesens – ambulante und stationäre Versorgung, Rehabilitation, Medikamente, Medizinprodukte, Pflege, Versorgungsmanagement, Notfalldienste und öffentlicher Gesundheitsdienst – beschreibt. Der Leser lernt die Angebotsformen im Gesundheitswesen, deren rechtliche Grundlagen, Finanzierung und Vergütung kennen. Viele Gesundheitsbetriebe gehören dem sogenannten Non-Profit-Sektor der Volkswirtschaft an; den dafür typischen Rechtsformen sowie den einschlägigen rechtlichen Bestimmungen ist der fünfte Teil gewidmet. In den Kapiteln sechs und sieben werden die spezifischen Anforderungen erläutert, die im Gesundheitswesen an die Dokumentation und die Qualitätssicherung gestellt werden. Beschäftigte im Gesundheitswesen agieren in einem Umfeld, das besonders hohe Kenntnisse und Fähigkeiten im Umgang mit anderen Menschen erfordert. Dieser Thematik widmet sich das Kapitel acht, Kommunikation und Beschwerdemanagement. Themen der Kapitel neun und zehn sind betriebswirtschaftliche Aspekte – Marketing und Materialwirtschaft – und deren spezielle Ausgestaltung in Gesundheitsbetrieben. Im letzten Kapitel werden Gesundheitssysteme in Ländern der Europäischen Union verglichen.

Als praxisorientierte Hilfe für Lernende und Lehrende dienen ca. 100 Übungsbeispiele im Text sowie über 150 Übungsaufgaben im Anschluss an die jeweiligen Kapitel und Abschnitte. Auszubildenden Gesundheitskaufleuten und Fachwirten in Weiterbildung wird empfohlen, sich mit den wichtigsten einschlägigen Gesetzen und Verordnungen (Sozialgesetzbuch V, VII, IX, XI, XIV, Krankenhausgesetze, Berufsordnung für Ärzte), zumindest in Auszügen, direkt vertraut zu machen.

Barbara Birkner   Im Mai 2025
Ralf Biebau
Hedwig Bigler-Münichsdorfer
Henner Lüttecke
Jochen Gürtler

Einführung

1 Was ist Gesundheit? Wie kann man sie messen und wovon hängt sie ab?

Wer sich mit dem Gesundheitswesen beschäftigt, mit seiner Organisation, seinen Einrichtungen, Berufen usw., tut gut daran, sich zunächst Gedanken darüber zu machen, was Gesundheit eigentlich ist. Man mag denken, die Antwort auf diese Frage sei einfach, gleichwohl ist die Definition von Gesundheit bzw. von Krankheit eines der diffizilsten Probleme des Gesundheitswesens. Die wohl berühmteste und am häufigsten zitierte Definition von Gesundheit ist jene der WHO (World Health Organisation), einer Unterorganisation der Vereinten Nation (UNO). Sie lautet: *»Gesundheit ist der Zustand des vollkommenen physischen, psychischen und sozialen Wohlbefindens und nicht nur die Abwesenheit von Krankheit.«*

Wer wäre nach dieser Definition über einen längeren Zeitraum gesund? – Wohl kaum ein Mensch. Ist diese Definition nicht eher eine Zielsetzung oder eine Aufforderung an die Politik, für die Gesellschaft bzw. für jeden einzelnen Bedingungen zu schaffen, dass jeder dem WHO-Zustand möglichst nahekommt?

Unstrittig dürfte sein, dass die Definition der WHO für Leute, die sich pragmatisch mit dem Gesundheitswesen befassen, nicht brauchbar ist. Was ist aber dann Gesundheit? Man mag einwenden, Gesundheit sei wohl eher auf individueller Ebene, also von jedem einzelnen Menschen zu definieren. Würde man Leute mit Schnupfen befragen, ob sie krank seien oder nicht, so würde dies ein Teil von ihnen bejahen, ein anderer Teil würde argumentieren, ein Schnupfen sei noch lange keine Krankheit. Stellte man Ärzten die Frage, ob ein Schnupfen eine zu therapierende Krankheit ist oder nicht, so ergäbe sich mutmaßlich Ähnliches. Ein Teil von ihnen würde die Frage mit ja, ein anderer Teil mit nein beantworten. Was fängt nun der Pragmatiker im Gesundheitswesen damit an? Tatsache dürfte sein, dass es Zustände gibt, die niemand als gesund bezeichnen würde. Dies betrifft etwa einen Menschen mit einer Krebserkrankung im fortgeschrittenen Stadium oder einen verunfallten Menschen mit schweren Verletzungen. Das Schnupfen-Beispiel zeigt, dass es eine Schnittmenge gibt, in der Gesundheit und Krankheit nicht klar abgegrenzt werden können.

Krankheit ist ein versicherbares Risiko, ob nun in einer gesetzlichen oder privaten Krankenversicherung. Und tatsächlich stellt die **Unschärfe der Definition von Gesundheit bzw. Krankheit** eines der größten Probleme für die Kalkulation der Versicherungen dar. Hinzukommt: Das Gesundheitsrisiko ist keineswegs statisch, sondern es verändert sich.

Es können große, bisher unbekannte Risiken durch mutierte Erreger entstehen, die auf eine nicht-immunisierte Bevölkerung treffen, wie die Corona-Pandemie zeigte. Zudem ist es durch medizinischen Fortschritt immer wieder möglich, neue Zustände in der Anamnese zu erkennen, als Krankheiten zu diagnostizieren und zu therapieren.

Wie also soll man etwas messen, das man nur schwer definieren kann? Verschiedene Symptome (Altgr: symptoma = zufälliges Anzeichen) können unterschiedlich bewertet werden. Hier behilft man sich in aller Regel damit, dass man sogenannte harte Indikatoren (Lat.: indicator = Anzeiger) verwendet, vor allem Mortalitäts- (Lat.: mortalitas = sterblich) und Morbiditätsziffern (Lat.: morbidus = krank).

Unterschiede in der Sterblichkeit bzw. der Lebenserwartung zeigen sich zwischen verschiedenen Ländern; sie hängen hauptsächlich vom Wohlstand der jeweiligen Gesellschaften und dessen Verteilung auf die Mitglieder der Gesellschaft ab. Je höher das Durchschnittseinkommen eines Landes ist und je gleichmäßiger das Einkommen verteilt ist, desto höher ist tendenziell die Lebenserwartung.

Durchschnittlich am ältesten werden Menschen in Monaco, Macao und Japan (Liste der UNO 2022). Japanische Frauen werden im Durchschnitt 88 Jahre alt, japanische Männer 82 Jahre. Die niedrigste Lebenserwartung findet sich in den ärmsten Ländern der Welt südlich der Sahara. Die Lebenserwartung im Tschad beträgt für Männer 51 Jahre und für Frauen nur 55 Jahre.

Der Unterschied in der Lebenserwartung der reichsten und der ärmsten Bevölkerungen auf der Erde beträgt also **in etwa 30 Lebensjahre.** Deutschland nimmt mit einer durchschnittlichen Lebenserwartung von 84 Jahren für Frauen und 79 Jahren für Männer (Angaben für 2022) im Vergleich aller Länder einen vorderen Platz, im Vergleich der entwickelten wohlhabenden Länder einen Mittelplatz ein.

Auch innerhalb Deutschlands gibt es Unterschiede in der Sterblichkeit. Belegbar sind soziale Unterschiede in Deutschland, aber auch in allen übrigen entwickelten Volkswirtschaften: Menschen mit körperlich belastenden Berufen werden im Durchschnitt nicht so alt wie Menschen gehobener Berufsgruppen (leitende Angestellte, Unternehmer). Menschen aus höheren Einkommensschichten weisen eine überdurchschnittliche Lebenserwartung auf, ebenso Menschen mit höherer Ausbildung. 2022 in Deutschland geborene Männer haben statistisch die Chance, 82,6 Jahre, und Frauen, 86,1 Jahre alt zu werden (15. koordinierte Bevölkerungsvorausberechnung, Szenario L1, destatis).

Einer statistischen Überprüfung hält auch nicht die oft geäußerte Meinung stand, Herzinfarkte und andere möglicherweise stressbedingte Krankheiten seien sogenannte Managerleiden. Das Gegenteil ist der Fall. Das Infarktrisiko steigt mit zunehmender Armut. Bedrückend sind auch die in letzter Zeit häufig in den Medien thematisierten Morbiditätsunterschiede zwischen Kindern aus wohlhabenden und armen Familien. Je geringer der sozioökonomische Status von Familien ist, desto eher entwickeln die Kinder eine ungünstige Gesundheitsbiografie.

Die aufgeführten Zusammenhänge sind zwar statistisch nachweisbar, sie dürfen jedoch nicht auf einzelne Menschen bezogen werden. Statistische Erkenntnisse werden anhand von **großen Kollektiven** von Menschen gewonnen und haben **nichts mit einem einzelnen Individuum zu tun.** Ein weiterer Fehler der Interpretation wäre es, einfache Ursache-Wirkungs-Zusammenhänge zu unterstellen.

Mortalität und Morbidität werden von einer Vielzahl von Faktoren beeinflusst, wie z. B. den Arbeits-, Bildungs-, Herkunfts- und Wohnbedingungen sowie den mit ihnen einhergehenden Belastungen, der Sicherheit des Straßenverkehrs, der Umweltbelastung, erlernten Verhaltensmustern und nicht zuletzt dem Zugang zur medizinischen Versorgung. Welchen Stellenwert die einzelnen Variablen bei der Erklärung der Mortalitäts- und Morbiditätsunterschiede haben, kann schwerlich beziffert werden.

2 Morbiditäts- und Mortalitätsstatistik in Deutschland

In Deutschland existiert bisher keine vollständige (die gesamte Bevölkerung umfassende) und systematische Morbiditätsstatistik. Erfasst werden einzelne Indikatoren wie etwa der Krankenstand der Pflichtmitglieder der gesetzlichen Krankenkassen. Vom Robert-Koch-Institut (RKI, einer Bundesbehörde, die für die Überwachung des Infektionsgeschehens zuständig ist) werden Daten über meldepflichtige Krankheiten gesammelt (▶ Kap. IV.9). Darüber hinaus gibt es Statistiken über die Ergebnisse der Vorschul- und der Vorsorgeuntersuchungen bei Kindern. Erfasst wird das Krankheitsgeschehen an bösartigen Neubildungen (Krebserkrankungen) bei Kindern unter 15 Jahren.

Vollständige und systematische Informationen liefert eher die Mortalitätsstatistik nach Todesursachen, gegliedert nach dem ICD-10-WHO (International Classification of Diseases, 10. Version, ▶ Kap. VI.1.4). In Tabelle 1 sind die wichtigsten Todesursachen in Deutschland als Prozentsatz aller Sterbefälle ausgewiesen.

Die Anteile der einzelnen Todesursachen an der gesamten Sterblichkeit, wie sie die Tabelle zeigt, sind in Deutschland weitgehend stabil. Knapp 34 % der Todesfälle werden durch Herz-Kreislauf-Erkrankungen (zu denen neben Herzerkrankungen auch Schlaganfälle zählen) verursacht, etwa ein Viertel durch Krebs. Die Häufigkeit beider Krankheitsarten steigt – wenngleich sie auch junge Menschen befallen können – mit dem Lebensalter an. Die Tatsache, dass diese beiden Todesursachen dominieren, ist der hohen Lebenserwartung in Deutschland geschuldet (▶ Tab. 1).

Tab. 1: Anteil einzelner Todesursachen an den Sterbefällen in Deutschland 2023

ICD-10 Sterbefälle 2023	Anteil an Sterbefällen
A00–B99 Bestimmte infektiöse und parasitäre Krankheiten	1,79 %
C00–D48 Neubildungen	23,21 %
D50–D90 Krankheiten des Blutes und der blutbildenden Organe sowie bestimmte Störungen mit Beteiligung des Immunsystems	0,51 %
E00–E90 Endokrine, Ernährungs- und Stoffwechselkrankheiten	3,81 %
F00–F99 Psychische und Verhaltensstörungen	6,75 %
G00–H95 Krankheiten des Nervensystems und der Sinnesorgane	3,81 %
H00–H59 Krankheiten des Auges und der Augenanhangsgebilde	0,00 %
I00–I99 Krankheiten des Kreislaufsystems	33,88 %
J00–J99 Krankheiten des Atmungssystems	7,05 %
K00–K93 Krankheiten des Verdauungssystems	4,44 %
L00–L99 Krankheiten der Haut und der Unterhaut	0,22 %
M00–M99 Krankheiten des Muskel-Skelett-Systems und des Bindegewebes	0,70 %
N00–N99 Krankheiten des Urogenitalsystems	2,80 %
O00–O99 Schwangerschaft, Geburt und Wochenbett	nn
P00–P96 Bestimmte Zustände, die ihren Ursprung in der Perinatalperiode haben	0,13 %
Q00–Q99 Angeborene Fehlbildungen, Deformitäten und Chromosomenanomalien	0,22 %
R00–R99 Symptome und abnorme klinische und Laborbefunde, die andernorts nicht klassifiziert sind	3,34 %
S00–T98 Verletzungen, Vergiftungen und bestimmte andere Folgen äußerer Ursachen	4,80 %

Quelle: https://www.gbe-bund.de/gbe/isgbe.information?p_uid=gast&p_aid=90197722&p_sprache=D&p_thema_id=14187&p_thema_id2=3600&p_thema_id3=3800&p_thema_id4=3900; eigene Berechnungen (Zugriffsdatum 11.11.2024)

3 Die volkswirtschaftliche Bedeutung von Gesundheit

Werden Menschen in Meinungsumfragen gebeten anzugeben, was ihnen im Leben am wichtigsten ist, dann nimmt Gesundheit immer einen der vorderen Ränge ein. Gute Gesundheit, nicht nur für sich selbst, sondern auch für andere, ist ein Grundbedürfnis. Aber Gesundheit besitzt **nicht nur in individueller** Hinsicht hohe Priorität, sie ist vielmehr **auch in gesamtgesellschaftlicher** und gesamtwirtschaftlicher Hinsicht ein hohes Gut. Wer gesund ist und zudem eine gute Ausbildung genossen hat, ist leistungsfähig – sei es im Beruf, sei es als Eltern von Kindern, als Großeltern, die ihre Enkel betreuen usw. Deshalb zählt man Gesundheit neben der Ausbildung zum sogenannten Humankapital einer Gesellschaft. Investitionen, die der Gesundheit der Menschen dienen, haben damit einen Stellenwert wie Investitionen in die Bildung.

Den Wert der Gesundheit kann auch an der Höhe der Ausgaben für Gesundheit gemessen werden. Gut 498 Mrd. Euro entsprachen 2022 einem Anteil von gut 13 % am Bruttoinlandsprodukt (BIP) (▶ Abb. 1).

Obwohl es in der Vergangenheit Fortschritte gab, ist die Verbreitung von AIDS v. a. in Staaten des südlichen Afrikas – zusätzlich zum menschlichen Leid – auch eine ökonomische Katastrophe. Die Krankheit befällt vor allem junge Erwachsene, also Menschen, die im Arbeitsleben stehen. Der Ausfall wirtschaftlicher Aktivitäten, der durch die Krankheit verursacht wird, vermindert Chancen auf Wohlstand für jetzige und künftige Generationen. Zu den Maßnahmen vernünftiger Entwicklungspolitik gehören deshalb auch Investitionen zur Bekämpfung der HIV-Infektion.

Deutschland gehört zu den reichsten Ländern der Welt. Wie viele andere reiche Länder ist es mit dem Problem der **Überalterung der Bevölkerung** konfrontiert (▶ Kap. II.1.2.1). Es ist absehbar, dass in den kommenden Jahrzehnten der Anteil von Menschen im erwerbsfähigen Alter zurückgeht. Deshalb gilt es, Arbeitskräfte aus anderen Ländern zu gewinnen. Zudem ist es nicht zu umgehen, die Lebensarbeitszeit der Menschen zu verlängern. Wenn Menschen aber bis in ein höheres Alter hinein im Erwerbsleben stehen, werden verstärkte Anstrengungen nötig sein, um ihre Gesundheit und ihre Leistungsfähigkeit aufrecht zu erhalten.

In wohlhabenden Ländern mit einer – im Gegensatz zu armen Ländern des globalen Südens – »alten« Bevölkerung wie in Deutschland steigen die Pro-Kopf-Ausgaben für Gesundheit (Abb. 2).

Einführung

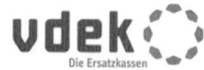

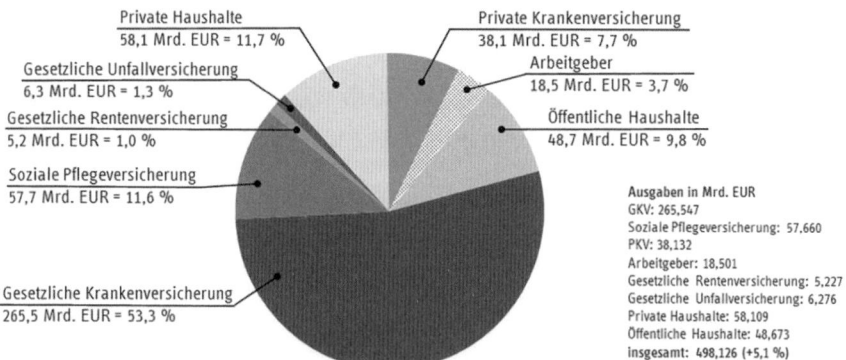

Abb. 1: Gesundheitsausgaben nach Ausgabenträgern
Quelle: https://www.vdek.com/presse/daten/d_versorgung_leistungsausgaben.html (Zugriffsdatum 11.11.2024)

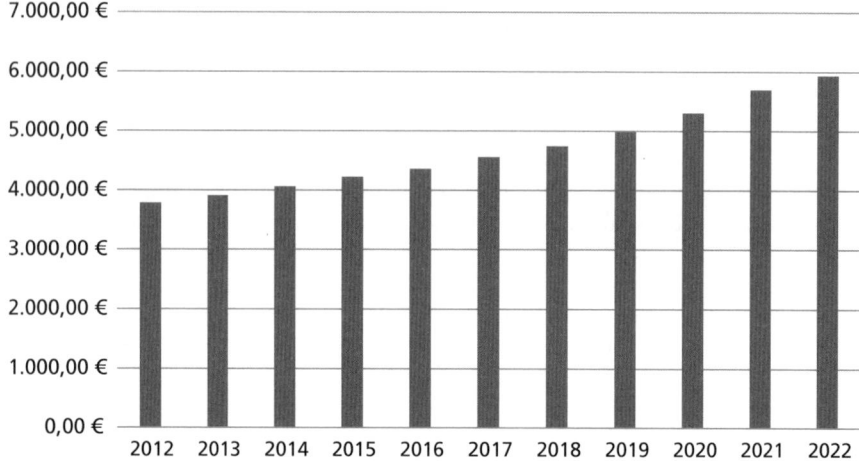

Abb. 2: Gesundheitsausgaben pro Kopf in Deutschland 2012 bis 2022
Quelle: https://de.statista.com/statistik/daten/studie/6588/umfrage/gesundheitsausgaben-in-deutschland-je-einwohner-seit-1996/ (Zugriffsdatum 15.08.2024); eigene Darstellung

Teil I Sozialstaat und Gesundheitswesen

1 Deutschland ist ein Sozialstaat

»Die Bundesrepublik Deutschland ist ein demokratischer und sozialer Bundesstaat.«

So lautet der Artikel 20 Abs. 1 des Grundgesetzes. Artikel 20 Grundgesetz genießt, ebenso wie Artikel 1, der die Wahrung der Menschenwürde fordert, **Ewigkeitsrecht**, d. h., er kann nie geändert werden, egal wie die Mehrheitsverhältnisse im Bundestag aussehen.

Der Satz ist kurz, gleichwohl enthält er die wichtigsten Prinzipien unseres Staates. Deutschland ist eine Demokratie, die Bürger bestimmen in freien und geheimen Wahlen ihre Parlamente, Deutschland ist in Bundesländer gegliedert und Deutschland ist ein Sozialstaat.

Wer sich mit dem Gesundheitswesen beschäftigt, dem wird der Sozialstaat in vielerlei Gestalt begegnen. Es gehört zum Wesen eines Sozialstaates, dass er Menschen mit gesundheitlichen Sorgen unterstützt.

Das soll nun nicht heißen, das Gesundheitswesen sei die einzige Aufgabe des Sozialstaats. Sozialpolitik ist ein sehr weites Feld, zu ihr gehört die Unterstützung von Familien mit Kindern durch Kindergeld, ebenso der Schutz von Arbeitnehmern durch Unfallverhütungsvorschriften, durch einen gesetzlichen Urlaubsanspruch, durch Kündigungsschutz. Ein sozialer Staat wird dafür sorgen, den Lebensstandard von Menschen, die z. B. durch geringe Einkommen benachteiligt sind, nicht unter eine bestimmte Grenze sinken zu lassen. Dafür gibt es die **Sozialhilfe**. Anliegen eines Sozialstaates ist es ebenso, den Menschen gleiche Bildungschancen einzuräumen, z. B. durch Bafög. Die Aufzählung ist noch lange nicht fertig; es soll dem Leser überlassen werden, weitere Beispiele für sozialstaatliches Handeln zu finden.

Sozialpolitik hat heutzutage zwei Hauptanliegen:

1. Zwischen den Menschen soll ein **sozialer Ausgleich** stattfinden: Wer gesund ist, durch seine Leistungsfähigkeit ein gutes Einkommen erzielt, der gibt einen Teil seines Einkommens ab für jene, die z. B. krank oder arbeitslos sind und kein Einkommen erzielen können.
2. Auch Menschen, die Sozialleistungen erhalten, sollen **an steigendem Wohlstand** einer Gesellschaft **teilhaben.** Aus diesem Grund sind z. B. die Renten dynamisiert; steigen die Arbeitsentgelte, so steigen mit einer gewissen zeitlichen

Verzögerung auch die Renten. Wäre dies nicht so, würden die Rentner von zunehmendem Wohlstand abgekoppelt.

Im weiteren Sinne ist auch staatliches Handeln, das sich den Schutz der schwächeren Marktpartei zum Ziel setzt, der Sozialpolitik zuzurechnen. Zu diesem Politikfeld gehört z. B. der Kündigungsschutz für Arbeitnehmer und für Mieter sowie zahlreiche weitere Schutz- und Mitwirkungsrechte.

Die kurze Skizzierung sozialstaatlicher Anliegen soll nun nicht bedeuten, der Staat löse alle diese Aufgaben jederzeit zur Zufriedenheit aller – das weiß jeder, der sich täglich aus den Medien über Politik informiert. Und es soll auch nicht bedeuten, der Sozialstaat sei so etwas wie ein guter Vater, der sich treusorgend um die ihm Anvertrauten kümmert. **Sozialstaatliches Handeln bedeutet vielmehr: Der Staat organisiert die Solidarität der Menschen untereinander.**

2 Grundprinzipien der Sozialpolitik

Das **Solidarprinzip** (aus dem Franz.: solidaire – wechselseitig für das Ganze haften) ist einfach und es ist umfassend. Menschen leben in gegenseitiger Abhängigkeit. Jedem kann es passieren, auf Hilfe anderer angewiesen zu sein und umgekehrt kann jeder in eine Situation kommen, in der er in der Lage ist, anderen zu helfen.

Das kann in **personeller Hinsicht** interpretiert werden: Es gibt Menschen, die chronisch krank sind und deshalb dauerhaft, vielleicht sogar ihr Leben lang solidarischer Hilfe bedürfen. Und es gibt eben gleichzeitig Menschen, die nicht chronisch krank sind und deshalb solidarische Hilfe zu geben vermögen. Es kann auch im Hinblick auf die jeweilige **Lebenslage** interpretiert werden: Jemand ist vorübergehend arbeitslos; ohne solidarische Unterstützung hätte er kein Einkommen. Hat er wieder Arbeit gefunden, so kann er nun selbst andere, die jetzt arbeitslos sind, solidarisch unterstützen.

Das letzte Beispiel erinnert an das Zusammenleben einer Familie. Sind die Kinder klein, dann sorgen die Eltern für sie. Sind die Eltern alt und gebrechlich, wird ihnen von ihren nun erwachsenen Kindern geholfen. In einer kleinen Gruppe wie einer Familie funktioniert Solidarität meist (leider nicht immer) so, wie man es sich wünscht. Die Familienmitglieder lieben sich und gegenseitige Hilfe ist für sie selbstverständlich. Je größer und anonymer die Gruppe aber wird, desto schwieriger ist solidarisches Handeln: Solidarität zwischen den Bewohnern eines Wohnblocks, eines Stadtviertels, einer Stadt, gar der Bevölkerung eines ganzen Landes? – Solidarität stellt sich in den Beispielen mit abnehmender Wahrscheinlichkeit kaum von selbst ein und deshalb ist der Staat gefragt.

Wie und zwischen welchen Gruppen der Staat Solidarität organisiert, das kann recht unterschiedlich sein. In den Ländern der Europäischen Union existieren verschiedene Organisationsformen der Solidarität (▶ Kap. XI). Hier soll nur gezeigt werden, wie Solidarität in Deutschland ausgestaltet ist.

2 Grundprinzipien der Sozialpolitik

Das Sozialsystem hierzulande wird dominiert von der **Sozialversicherung**. Für die großen Risiken des Lebens – Alter, Krankheit, Arbeitslosigkeit, Arbeitsunfall und Pflegebedürftigkeit – gibt es Sozialversicherungen. Der Grundgedanke dabei ist, dass alle Mitglieder einer Solidargemeinschaft, also z. B. die Mitglieder der Gesetzlichen Rentenversicherung oder die Mitglieder einer Krankenkasse, **gegenwärtig** Beiträge zahlen, aus denen die Leistungen für diejenigen finanziert werden, die **gegenwärtig** Hilfe brauchen. Das nennt man **Umlageverfahren**. Jedes Mitglied einer solchen Solidargemeinschaft bzw. Sozialversicherung hat im Bedarfsfall Anspruch auf Hilfe aufgrund seiner Zugehörigkeit zur Sozialversicherung (▶ Abb. 3).

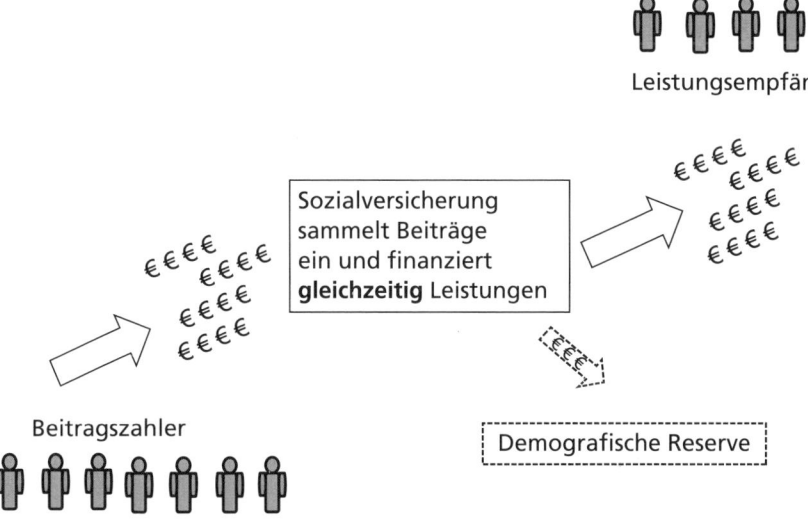

Abb. 3: Solidarität in der Sozialversicherung im Umlageverfahren

Kennzeichnend für das Umlageverfahren ist die **Gleichzeitigkeit von Beitragszahlung und Leistungsgewährung**; alle finanziellen Mittel, die gegenwärtig von den Versicherten eingesammelt werden, dienen der gegenwärtigen Bezahlung von Leistungen. Sie sind deshalb auf eine annähernd gleichgewichtige Entwicklung der Beitragszahlungen und der Leistungsausgaben angewiesen. Sinkt die Anzahl der Beitragszahler oder sinken die Einkommen, aus denen sie Beiträge zahlen, während die Leistungen mehr oder teurer werden, so gibt es folgende Möglichkeiten:

- die Beitragssätze steigen oder
- die Leistungsausgaben werden gekürzt oder
- beide Maßnahmen werden kombiniert.

Zum 01.01.2015 hat der Gesetzgeber erstmals einen neuen Weg beschritten. Für die **Pflegeversicherung** wird aus den Beitragseinnahmen ein kleiner Teil abgezweigt und einer demografischen Reserve zugeführt (in Abbildung 1 gestrichelt dargestellt). Diese Reserve soll dann aufgelöst werden und für Leistungsausgaben verwendet werden, wenn die geburtenstarken Jahrgänge das Alter erreichen, in welchem das Risiko der Pflegebedürftigkeit steigt (▶ Kap. II.1.2 sowie ▶ Kap. II.4.4).

Typisch für eine Sozialversicherung ist die **Versicherungspflicht** für bestimmte Personengruppen, in erster Linie Arbeitnehmer bzw. ehemalige Arbeitnehmer. Der Staat überlässt es per Gesetz nicht dem einzelnen, ob er sich versichern möchte oder nicht. Als Begründung dafür kann man anführen, dass vor allem viele junge Menschen ohne Verpflichtung nicht bereit wären, sich gegen Lebensrisiken abzusichern, die mit hoher Wahrscheinlichkeit erst im Alter auftreten. Man nennt dies »Minderschätzung künftiger Bedürfnisse«.

Das Solidarprinzip der Sozialversicherung wird durch ein weiteres wichtiges Prinzip der Sozialpolitik ergänzt: Die **Subsidiarität** (aus dem Lat.: subsidium = Reserve, Rückhalt).

Subsidiarität heißt, der Sozialstaat wird nur dann aktiv, wenn der Einzelne sich nicht selbst helfen kann. Das ist einerseits für den Staat eine Aufforderung sich nicht in die Belange der Menschen einzumischen, wenn diese des Staates und seiner Hilfe nicht bedürfen. Und es bedeutet andererseits für den Einzelnen, dass er Hilfe durch den Sozialstaat nicht verlangen kann, wenn er in der Lage ist sich selbst zu helfen oder wenn er einer solidarischen Gruppe wie seiner Familie, seiner Sozialversicherung angehört, die ihn unterstützen kann. Im § 2 des Sozialgesetzbuches XII – Sozialhilfe – findet sich unter der Überschrift »*Nachrang der Sozialhilfe*«, folgende **Definition des Subsidiaritätsprinzips**:

> »*Sozialhilfe erhält nicht, wer sich vor allem durch Einsatz seiner Arbeitskraft, seines Einkommens und seines Vermögens selbst helfen kann oder wer die erforderliche Leistung von anderen, insbesondere von Angehörigen oder von Trägern anderer Sozialleistungen, erhält.*«

In der einschlägigen Literatur findet sich für subsidiäre Sozialleistungen häufig der Begriff **Fürsorgeleistung**.

Nach dem Subsidiaritätsprinzip sind neben den Leistungen nach Sozialgesetzbuch (SGB) XII (**Sozialhilfe**) die Grundsicherung für Arbeitssuchende, die **Grundsicherung im Alter und bei Erwerbsunfähigkeit**, das **BaFöG** und das **Wohngeld** organisiert: Diese Leistungen werden nach einer **Bedürftigkeitsprüfung** gewährt. Wenn jemand Sozialhilfe beantragt, dann prüft das Sozialamt zunächst, ob der Antragsteller Lohnersatzleistungen aus einer Sozialversicherung bekommen kann. Wer z.B. als Ersatz für sein Arbeitseinkommen Krankengeld erhält, hat keinen Anspruch auf Sozialhilfe, weil die Krankenkasse als Solidargemeinschaft für ihn eintritt und er folglich den Rückhalt der Sozialhilfe nicht benötigt. Ist keine Sozialversicherung zuständig oder reichen deren Leistungen nicht aus, um den Lebensunterhalt zu sichern, muss der Antragsteller nachweisen, dass weder er selbst, noch seine nächsten Angehörigen ausreichend Einkommen erzielen oder Vermögen besitzen, bevor er Leistungen der Sozialhilfe erhält. Sozialhilfe und alle anderen subsidiären Hilfen sind somit **nachrangig**.

Subsidiäre Leistungen werden im Gegensatz zu Leistungen der Sozialversicherung aus **Steuern finanziert** und **nicht aus Beiträgen.** Wer Mitglied oder mitversicherter Angehöriger einer Sozialversicherung ist, hat aufgrund seiner Eigenschaft als Versicherter automatisch Anspruch auf Leistungen der Sozialversicherung. Subsidiären Leistungen fehlt dieser Automatismus, sie beruhen nicht auf einer Zugehörigkeit zu einer Versicherung.

Nicht alle Sozialleistungen lassen sich unter die beiden Rubriken Solidarleistung und subsidiäre Leistung einordnen. Deshalb wird ein weiteres Prinzip definiert, das **Versorgungsprinzip**. Der Bezug von Kindergeld ist nicht an die Zugehörigkeit zu einer Sozialversicherung als Solidargemeinschaft gebunden und es wird ohne Bedürftigkeitsprüfung ausgezahlt. Der Leistungsanspruch ergibt sich aus einer Eigenschaft oder Situation. Im Fall des Kindergeldes ist der Leistungsbezug an die Eigenschaft, Eltern von minderjährigen bzw. in Ausbildung befindlichen Kindern zu sein, geknüpft. Dem Versorgungsprinzip werden auch Leistungen nach dem Gesetz über die Versorgung der Opfer des Krieges zugeordnet. Ebenso gehören die Leistungen des Staates an Beamte, wie Beihilfen und Pensionen, zu den Versorgungsleistungen. Wie subsidiäre Sozialleistungen werden sie aus Steuern finanziert (▶ Tab. 2).

Tab. 2: Solidarität, Subsidiarität, Versorgung

Solidarität	Subsidiarität/Fürsorge	Versorgung
Sozialhilfe Arbeitslosengeld II		Kindergeld, Kriegsopferversorgung
Leistungsanspruch durch Versicherungszugehörigkeit	Leistungsanspruch nach Bedürftigkeitsprüfung; Nachrangigkeit	Leistungsanspruch nach Eigenschaft bzw. Situation
Finanzierung aus Beiträgen	Finanzierung aus Steuern	Finanzierung aus Steuern

Der Sozialstaat in Deutschland gleicht einem großen – mittlerweile über 130 Jahre alten – Gebäude mit vielen Etagen, vielen Eingängen, Anbauten, Umbauten. Um dieser Komplexität gerecht zu werden, hat der Gesetzgeber vor ca. 50 Jahren begonnen, das Sozialrecht in **einem** Gesetzbuch, dem Sozialgesetzbuch (SGB) zusammenzufassen. Das SGB besteht aus derzeit dreizehn einzelnen Büchern (▶ Tab. 3). Seit 01.01.2024 sind einige Versorgungsleistungen, darunter das Bundesversorgungsgesetz und das Opferentschädigungsgesetz, Bestandteil des SGB XIV, Soziale Entschädigung.

Tab. 3: Aufbau des Sozialgesetzbuches

Sozialgesetzbuch	Aufbau
SGB I	Allgemeiner Teil
SGB II	Bürgergeld, Grundsicherung für Arbeitsuchende
SGB III	Arbeitsförderung
SGB IV	Gemeinsame Vorschriften für die Sozialversicherung

Tab. 3: Aufbau des Sozialgesetzbuches – Fortsetzung

Sozialgesetzbuch	Aufbau
SGB V	Gesetzliche Krankenversicherung
SGB VI	Gesetzliche Rentenversicherung
SGB VII	Gesetzliche Unfallversicherung
SGB VIII	Kinder- und Jugendhilfe
SGB IX	Rehabilitation und Teilhabe von Menschen mit Behinderungen
SGB X	Verwaltungsverfahren und Sozialdatenschutz
SGB XI	Soziale Pflegeversicherung
SGB XII	Sozialhilfe
SGB XIV	Soziale Entschädigung

3 Sozialstaat und Gesundheitswesen – ein kurzer Überblick in Zahlen

3.1 Sozialbudget

Das Sozialbudget wird vom Bundesministerium für Arbeit veröffentlicht. Es gibt die Sozialleistungen insgesamt, die Zusammensetzung der Sozialleistungen sowie die Sozialleistungsquote wieder. Die folgende Statistik zeigt das Sozialbudget insgesamt in Millionen Euro und die sogenannte Sozialleistungsquote, also den Anteil der Sozialausgaben am Bruttoinlandsprodukt (BIP) (▶ Tab. 4).

Tab. 4: Sozialbudget, Sozialleistungsquote 2023

Sozialleistungen insgesamt	Mrd. €	1249,0
Sozialleistungsquote	v.H. des BIP	30,3

Quelle: Bundesministerium für Arbeit, Sozialbericht 2023

Mit einem Anteil der Sozialleistungen von knapp einem Drittel des BIP gehört Deutschland zu den am stärksten ausgeprägten Sozialstaaten weltweit. Die größten einzelnen Positionen im Sozialbudget nehmen die Leistungen bei Krankheit und die Alterssicherung ein.

3.2 Gesundheitsquote, Finanzierung der Gesundheitsausgaben

Berechnet man nun den Anteil aller Gesundheitsausgaben am BIP, so erhält man die sogenannte **Gesundheitsquote**. Sie betrug 2023 in Deutschland **11,8 %** und ist wie folgt zu interpretieren: **11,8 % aller in Deutschland produzierten Waren und Dienstleistungen sind dem Gesundheitswesen zuzurechen** – oder anders formuliert: **11,58 % aller Einkommen entstehen im Gesundheitswesen.**

Im internationalen Vergleich ist dieser Wert hoch: Nach den USA liegt Deutschland damit vor Frankreich und der Schweiz auf Rang zwei der Länder mit der höchsten Gesundheitsquote.

In den vergangenen 31 Jahren ist die Gesundheitsquote um 2,2 Prozentpunkte angestiegen (von 9,6 % in 1992 auf 11,8 % in 2023). Ohne Gesundheitsreformen, mit denen fast in jeder Legislatur versucht wurde, die Ausgaben zu stabilisieren, wäre die Gesundheitsquote sicherlich stärker gestiegen – wie stark, ist allerdings ungewiss. Wissenschaftler sind sich weitgehend einig darin, Gesundheitsleistungen als sogenannte **superiore Güter** zu definieren. Superiore Güter werden mit steigendem Wohlstand – also steigendem BIP – überproportional nachgefragt.

Die folgende Tabelle ordnet die Gesundheitsausgaben den jeweiligen **institutionellen Ausgabenträgern** zu (▶ Tab. 5).

Tab. 5: Gesundheitsausgaben nach Ausgabenträgern – 2023

Ausgabenträger	In Mio. €	In % der Gesundheitsausgaben
Öffentliche Haushalte	23.376	4,7
Gesetzliche Krankenversicherung	279.079	56,4
Soziale Pflegeversicherung	58.142	11,7
Gesetzliche Rentenversicherung	5800	1,2
Gesetzliche Unfallversicherung	6735	1,4
Private Krankenversicherung[1]	41.831	8,5
Arbeitgeber	20.354	4,1
Private Haushalte	59.331	12,0
Insgesamt	494.648	100

[1] einschließlich private Pflegeversicherung
Quelle: https://www.destatis.de/DE/Themen/Gesellschaft-Umwelt/Gesundheit/Gesundheitsausgaben/Tabellen/ausgabentraeger.html (Zugriffsdatum 19.08.2024); eigene Berechnungen

Sozialversicherte Gesundheitsleistungen werden von der gesetzlichen Krankenversicherung, der Pflegeversicherung, der Unfallversicherung und in Form von

Rehabilitation von der gesetzlichen Rentenversicherung erbracht. Arbeitnehmer- und Arbeitgeber-Anteil zur Sozialversicherung werden vom Statistischen Bundesamt als **Bestandteil der Arbeitnehmereinkommen** und folglich der Lohnquote ausgewiesen. Tatsächlich kann der Arbeitgeberanteil zur Sozialversicherung als Lohnbestandteil betrachtet werden; er ist an den Arbeitsvertrag gekoppelt und könnte ebenso als Lohn ausgezahlt und vom Arbeitnehmer an die Sozialversicherung abgeführt werden. Die **unselbstständig Beschäftigten tragen** also mit ihren Sozialversicherungsbeiträgen **den weitaus größten Anteil an allen Sozialleistungen** und damit auch an den **Gesundheitsausgaben.**

Private Haushalte entrichten Zuzahlungen zu Arzneimitteln, Krankenhausbehandlung etc.; sie erwerben nicht-verschreibungspflichtige Arzneien, die von den Kassen nicht erstattet werden, aus eigener Tasche. Mit rund 59 Mrd. € sind sie nach den Sozialversicherungsträgern der größte Finanzier von Gesundheitsleistungen.

Aus Steuern des Staates werden die subsidiären Leistungen der Sozialhilfe für Rehabilitation und die Sozialhilfe für Pflegebedürftige finanziert. Aufgabe des Staates ist ferner die Investitionsfinanzierung von Plankrankenhäusern und Universitätskliniken sowie der öffentliche Gesundheitsdienst. Für seine Beamten zahlt der Staat im Krankheitsfall Beihilfen. Insgesamt trug die öffentliche Hand 2023 ca. 23,4 Mrd. € zur Finanzierung des Gesundheitswesens bei.

In die Ausgaben der privaten Krankenversicherung mit 41,8 Mrd. € sind neben den Krankheitsvollkostenversicherungen die private Pflegeversicherung und ebenso die privaten Zusatzversicherungen mit eingerechnet. Die ca. 20,4 Mrd. € der Arbeitgeber werden für die sechswöchige Entgeltfortzahlung und den betrieblichen Gesundheitsdienst verausgabt.

Sachleistungen überwiegen bei Weitem: Nur ein kleiner Teil der gesamten Gesundheitsausgaben der Sozialversicherung fließt den Haushalten als Geldleistung (Krankengeld, Übergangsgeld, Verletztengeld) zu.

3.3 Beschäftigte – das Gesundheitswesen als Arbeitgeber

Das Gewicht, das dem Gesundheitswesen als Anteil am BIP zukommt, spiegelt sich auch in seiner Bedeutung als Arbeitgeber: **17,7 % aller Erwerbstätigen,** das sind etwa 8 Mio. Menschen, **in Deutschland arbeiten im Gesundheitswesen. Anders ausgedrückt: Ca. jeder 6. Erwerbstätige ist im Gesundheitssektor beschäftigt.** Vor allem für Frauen sind die Gesundheitsbranchen wichtige Arbeitgeber; etwa ¾ aller Erwerbstätigen im Gesundheitswesen sind Frauen.

Das Gesundheitswesen gehört überwiegend zum tertiären Sektor, also zum **Dienstleistungssektor** der Volkswirtschaft. Dieser Sektor steuert typischerweise in hoch entwickelten Volkswirtschaften den größten Anteil zum BIP bei und diesem Gewicht entsprechend sind die meisten Erwerbstätigen (in Deutschland ca. 75 %) im Dienstleistungssektor tätig. Im Gesundheitswesen ist die Dominanz der Dienstleistungen noch stärker ausgeprägt: 95 % aller, die im Gesundheitswesen arbeiten, gehören Dienstleistungsberufen an. Nur 5 % sind in der Gesundheitsindustrie (pharmazeutische Industrie und Medizinprodukteindustrie) beschäftigt.

Übungsaufgaben zu Teil I

Aufgabe 1
Zu den wichtigsten Zielen des Gesundheitswesens gehört es, die Morbidität und die Mortalität zu senken. Welche der folgenden Statistiken geben Auskunft über die Morbidität, welche über die Mortalität in der Bevölkerung?

	a) Morbidität	b) Mortalität
1. Tägliche Neu-Infektionen mit dem Corona-Virus		
2. Anteil der 4–6-jährigen Kinder mit Störungen der Feinmotorik		
3. Anteil der tödlichen Verkehrsunfälle an der gesamten Unfallsterblichkeit		
4. Entwicklung der Erkrankungsfälle an Brustkrebs bei Frauen zwischen 45 und 55 Jahren		
5. Anteil der 5 Jahre nach Diagnosestellung tödlich verlaufenen Brustkrebserkrankungen bei Frauen zwischen 45 und 55 Jahren		
6. Auswertung der Einschulungsuntersuchungen von Kindern nach der Häufigkeit von Seh- und Hörstörungen		

Aufgabe 2
Bitte ordnen Sie zu:

	a) Solidarleistung	b) Subsidiärleistung
1. Halbwaisenrente		
2. Arbeitslosengeld I		
3. Bürgergeld		
4. Übergangsgeld		
5. BaFöG		
6. Verletztengeld		
7. Sozialhilfe		
8. Krankengeld		

	a) Solidarleistung	b) Subsidiärleistung
9. Wohngeld		
10. Altersrente		

Aufgabe 3
Was versteht man unter der

1. Sozialleistungsquote und der
2. Gesundheitsquote?

Teil II Absicherung der Risiken Krankheit, Arbeitsunfall/Berufskrankheit und Pflegebedürftigkeit

1 Die einzelnen Zweige der Sozialversicherung

Die Sozialversicherung ist eine deutsche »Erfindung«. Älteste Sozialversicherung ist die Krankenversicherung; sie entstand im Jahre 1883 auf Initiative des Reichskanzlers Otto von **Bismarck**. Allerdings war Bismarcks Sozialpolitik nicht seiner Sorge um das Wohlergehen der Arbeiter geschuldet, sondern innenpolitischem Kalkül. Während der Industrialisierung in der zweiten Hälfte des 19. Jahrhunderts wuchs die Zahl der Industriearbeiter. Sie wurden jedoch nicht am Wohlstand der Besitzenden beteiligt, sondern gerieten immer tiefer in soziales Elend. Die Entlohnung war so niedrig, dass sogar Kinder arbeiten mussten, um der Familie das Überleben zu ermöglichen. Die Arbeitsbedingungen der Menschen waren sehr hart; es gab keinen Schutz gegen die Wechselfälle des Lebens. In dieser Zeit erstarkte die Arbeiterbewegung, die zunächst von Ferdinand von Lassalle als Allgemeiner Deutscher Arbeiterverein konstituiert und später als sozialistische Arbeiterpartei Deutschlands, die Vorläuferin der SPD, von Wilhelm Liebknecht und Karl Bebel weitergeführt wurde. Nachdem 1873 eine Wirtschaftskrise einsetzte, in deren Verlauf sich die Situation der Arbeiterfamilien weiter verschlechterte, gewannen die Sozialdemokraten immer mehr Anhänger bei den Arbeitern. Bismarck empfand dies als Bedrohung seiner Macht und verbot 1878 mit dem sogenannten Sozialistengesetz alle sozialistischen und sozialdemokratischen Zusammenschlüsse, um die »gemeingefährlichen Bestrebungen der Sozialdemokratie« zu bekämpfen.

Bismarcks Sozialgesetzgebung diente dem Ziel, sich das Wohlwollen der Arbeiterschaft zu sichern und sie auf diese Weise von der Sozialdemokratie zu entfremden. Dies gelang ihm zwar nicht, dennoch gilt die von ihm initiierte Sozialversicherung – auch wenn sie machtpolitisch motiviert war – bis heute als wichtigster Meilenstein in der Entwicklung des deutschen Sozialstaates.

Der Einführung der Krankenversicherung folgten in zeitlicher Reihenfolge 1884 die Unfallversicherung, 1889 die Rentenversicherung zunächst nur für Arbeiter, ab 1919 auch für Angestellte. 1927, also während der Weimarer Republik kurz vor dem Ausbruch der Weltwirtschaftskrise, wurde die Arbeitslosenversicherung gegründet und als jüngster Zweig im Jahr 1994 die soziale Pflegeversicherung.

Sozialversicherung lässt sich verstehen als eine solidarisch organisierte Versicherung gegen die **großen Risiken des Lebens.** Sie ist konzipiert für Arbeitnehmer, also Menschen, die davon leben, dass sie ihre Arbeit im Produktionsprozess anbieten und dafür Entgelt erhalten. Es können aber Umstände eintreten, die es unmöglich machen zu arbeiten oder die mit großen finanziellen Belastungen verbunden sind. Wer dann nicht in der Lage ist, Einkommen aus anderen Quellen, dem Besitz von Wohnungen etwa, von Wertpapieren wie Aktien oder einer sonstigen Beteiligung an einem Unternehmen zu beziehen, der bliebe ohne Versorgung. Wer aus seinem Arbeitseinkommen die große finanzielle Belastung, die z. B. die medizinische Behandlung nach einem Unfall oder einer Krankheit mit sich bringen kann, nicht zu tragen vermag, der stünde ohne Hilfe da.

Die großen Risiken des Lebens sind zum Teil einigermaßen gut vorherzusehen, sie gehören gewissermaßen zu einer normal verlaufenden Biografie der Menschen, wie etwa das Erreichen eines Alters, in dem man aus dem Erwerbsleben ausscheidet oder das Risiko, leichte oder mittelschwere Krankheiten zu erleiden. Andere Risiken sind für den einzelnen kaum vorherzusehen, wie z. B. ein Arbeitsunfall oder der Verlust des Arbeitsplatzes. Für eine **große Gruppe von Menschen**, die Arbeitnehmer, ist es aber möglich, die **Wahrscheinlichkeit** auch **für solche Risiken zu errechnen**, die für den einzelnen schwer vorherzusagen sind. Das aber ist die Voraussetzung für eine **Versicherung**.

Die folgende Tabelle zeigt die fünf Zweige der deutschen Sozialversicherung mit ihren wichtigsten Kennzeichen (▶ Tab. 6).

Tab. 6: Die einzelnen Zweige der Sozialversicherung (Stand 2024)

Gesetzliche Rentenversicherung (Sozialgesetzbuch VI)	
Versicherte:	Arbeitnehmer (ohne Beamte), Auszubildende, Arbeitslose
Leistungen:	• Sachleistungen: Medizinische und berufliche Rehabilitation • Geldleistungen: Renten: – Altersrenten – Renten wegen verminderter Erwerbsfähigkeit – Renten wegen Todes (Witwen- und Waisenrenten)
Finanzierung:	• Beiträge als Prozentsatz der Beitragsbemessungsgrenze werden je zur Hälfte von Arbeitnehmern und Arbeitgebern getragen Beitragssatz: 18,6 % Beitragsbemessungsgrenze: einheitlich 8050 € brutto pro Monat • Bundeszuschuss
Träger:	Deutsche Rentenversicherung
Gesetzliche Krankenversicherung (Sozialgesetzbuch V)	
Versicherte:	Pflichtversichert sind Arbeitnehmer (ohne Beamte), sofern ihr monatliches Arbeitsentgelt unterhalb der Pflichtversicherungsgrenze der Krankenversicherung (6150 € brutto pro Monat) liegt, Auszubildende, Arbeitslose, Rentner, Studenten; freiwillig versichert sind Personen, deren Monatsbruttoverdienst die Pflichtversicherungsgrenze übersteigt zum Beginn des folgenden Kalenderjahres. Beitragsfrei mitversichert (Familienversicherung) sind Kinder und Jugendliche sowie Ehepartner mit geringfügigem Einkommen.

Tab. 6: Die einzelnen Zweige der Sozialversicherung (Stand 2024) – Fortsetzung

Leistungen:	• Sachleistungen
	  – zur Behandlung von Krankheiten
	  – zur Früherkennung von Krankheiten
	  – zur Verhütung von Krankheiten und deren Verschlimmerung
	  – der medizinischen Rehabilitation
	• Geldleistungen
	  – Krankengeld

Finanzierung:	• Beitragsbemessungsgrenze 5512,50 € brutto pro Monat; Beitragssatz 14,6 %; Arbeitnehmer bzw. Rentner aus gesetzlichen Renten zahlen 7,3 %, Arbeitgeber bzw. Rentenversicherung zahlen ebenfalls 7,3 % der Bruttoentgelte bzw. Renten. Reicht einer Kasse der Beitragssatz von 14,6 % nicht aus, kann sie einen kassenindividuellen prozentualen Zusatzbeitrag erheben, der ebenso wie der Beitragssatz paritätisch von Arbeitnehmern/Rentnern und Arbeitgebern/Rentenversicherung getragen wird. 2025 liegt der durchschnittliche kassenindividuelle Beitragssatz bei 1,7 %. • Bundeszuschuss
Träger:	Allgemeine Ortskrankenkassen, Betriebskrankenkassen, Innungskrankenkassen, Landwirtschaftliche Krankenkassen, Ersatzkassen, Deutsche Rentenversicherung Knappschaft-Bahn-See

Soziale Pflegeversicherung (Sozialgesetzbuch XI)

Versicherte:	Versicherungspflicht für alle Bürger Pflichtversicherte der GKV sind pflichtversichert in der zugehörigen Pflegekasse; freiwillige Mitglieder der GKV können zwischen gesetzlicher und privater Pflegeversicherung wählen; Versicherungspflicht in der privaten Pflegeversicherung für privat Krankenversicherte. Familienversicherung analog Krankenversicherung

Leistungen:	• Sachleistungen bei häuslicher Pflege
	• Pflegegeld (auch in Kombination mit Sach- und teilstationären Leistungen möglich)
	  – Teilstationäre Pflege und Kurzzeitpflege
	  – Vollstationäre Pflege

Finanzierung:	• Beitragsbemessungsgrenze wie GKV: 5512,50 € brutto pro Monat. Beitragssatz: 3,4 % Beiträge für Versicherte mit Kind(ern) je zur Hälfte von Arbeitnehmern und Arbeitgebern; Beiträge für kinderlose Versicherte ab 23 Jahren liegen um 0,6 % höher: Arbeitnehmeranteil 2,3 %, Arbeitgeberanteil 1,7 %. Rentner tragen Beitrag allein; kinderlose Rentner, die nach dem 31.12.1939 geboren wurden, zahlen den um 0,6 % erhöhten Satz, also 4 %. • Abschlag bei 2–5 Kinder unter 25 Jahren, je Kind 0,25 % • Für Beamte und Selbstständige: Finanzierung durch private Versicherung
Träger:	Pflegekassen (bei Krankenkassen angegliedert)

Tab. 6: Die einzelnen Zweige der Sozialversicherung (Stand 2024) – Fortsetzung

Gesetzliche Unfallversicherung (Sozialgesetzbuch VII)	
Versicherte:	Alle Beschäftigten und Auszubildenden, Studenten, Schüler, Kindergartenkinder etc.
Leistungen:	• Im Versicherungsfall (Arbeitsunfall, Berufskrankheit): Sachleistungen wie Heilbehandlung, medizinische und berufliche Rehabilitation, Pflegeleistungen, sonstige Sachleistungen wie z. B. Kfz-Hilfe, Wohnungshilfe etc. • Geldleistungen: Verletztengeld, Renten
Finanzierung:	Beitragspflichtig sind Arbeitgeber nach Gefahrenklassen und Arbeitsentgelten der Versicherten
Träger:	Berufsgenossenschaften und Unfallkassen öffentlicher Arbeitgeber
Arbeitsförderung (Sozialgesetzbuch III)	
Versicherte:	Wie Rentenversicherung
Leistungen:	• Beratung und Vermittlung • Weiterbildung • Berufliche Rehabilitation • Arbeitslosengeld, Kurzarbeitergeld
Finanzierung:	• Wie Rentenversicherung Beitragssatz: 2,6 % • Bundeszuschuss
Träger:	Bundesagentur für Arbeit

1.1 Gemeinsamkeiten und Unterschiede

Mit Ausnahme der Unfallversicherung wird die Sozialversicherung überwiegend durch Beiträge der Arbeitnehmer und Arbeitgeber finanziert. Beiträge zur Unfallversicherung werden allein von den Arbeitgebern entrichtet. Für die Renten- und Arbeitslosenversicherung gibt es eine **Bundesgarantie.** Gerät einer dieser Versicherungszweige in Zahlungsschwierigkeiten, muss der Bund mit einer Erhöhung des steuerfinanzierten Bundeszuschusses einspringen. Auf diese Weise sind für die Empfangsberechtigten, Rentner bzw. Empfänger von Arbeitslosengeld, die Zahlungen stets garantiert.

Typisches Kennzeichen der Sozialversicherung ist die **Verpflichtung**, eine Versicherung abzuschließen. Wer als Angestellter oder Arbeiter unselbstständig beschäftigt ist, der **muss** Mitglied der gesetzlichen Rentenversicherung und der Arbeitslosenversicherung sein. Er hat nicht die Wahl, diese Risiken allein privat abzusichern. In der gesetzlichen Krankenversicherung (GKV) sind Arbeitnehmer, sofern sie keine Beamten sind, pflichtversichert, wenn ihr monatliches Bruttoeinkommen unter 6150 € (2025) liegt. Wer diese Grenze erreicht bzw. überschreitet, kann zum 31.12. des jeweiligen Jahres frei wählen, ob er als freiwilliges Mitglied in der gesetzlichen Krankenkasse bleibt oder sich bei einer privaten Versicherung gegen Krankheitsrisiken absichert. Diese **Versicherungspflichtgrenze** (bzw. Jahresarbeitsentgeltgrenze 6150 € x 12 = 73.800 €), die den Kreis der zur Mitgliedschaft in der Sozialversicherung Verpflichteten definiert, gibt es auch in der

Pflegeversicherung. Freiwillig Versicherte der GKV können wählen zwischen der Pflegekasse ihrer gesetzlichen Krankenversicherung und einer privaten Pflegekasse.

Die Pflicht zur Mitgliedschaft in der Sozialversicherung wird logisch ergänzt durch den **Kontrahierungszwang** (aus dem Lat.: Kontrakt = Vertrag): Jede Sozialversicherung muss einen Versicherungspflichtigen bzw. einen Versicherungsberechtigten aufnehmen, sie darf ihn nicht abweisen.

Möchte ein abhängig Erwerbstätiger z. B. Mitglied einer Ersatzkasse werden, so muss ihm diese die Mitgliedschaft gewähren, egal ob er krank oder gesund ist, egal ob sein Einkommen niedrig oder hoch ist, egal ob er Kinder hat oder nicht, egal ob er als Arbeiter oder Angestellter erwerbstätig ist.

Weiteres Kennzeichen einer Sozialversicherung ist die **Einkommensabhängigkeit der Beiträge.** Die Beiträge werden als Prozentsatz des Einkommens berechnet und somit zahlt, wer mehr verdient und folglich mehr zu leisten vermag, auch mehr Solidarbeitrag. Man spricht deshalb auch vom **Leistungsfähigkeitsprinzip.** Allerdings endet die Beitragszahlung nach dem Leistungsfähigkeitsprinzip an der Beitragsbemessungsgrenze. Am Beispiel der Krankenversicherung demonstriert bedeutet dies: Wer z. B. 6000 € pro Monat brutto verdient, dessen Beitrag wird nur auf 5512,50 €, die Beitragsbemessungsgrenze (Angabe für 2025), erhoben. Für den über dieser Grenze liegenden Verdienst in Höhe von 487,50 € wird kein KV-Beitrag gezahlt.

Die Krankenversicherung gewährt ihre Leistungen ganz überwiegend als **Sachleistungen**, z. B. in Form von Krankenhausaufenthalten, Besuch beim Arzt etc., und nicht wie im Falle der Rentenversicherung als **Geldleistung.** Wie viel Sachleistungen ein Versicherter von seiner Krankenkasse finanziert bekommt, hängt nicht von seinen Beitragszahlungen ab. Für die Pflegeversicherung gilt Gleiches: Ihre Leistungen, egal ob Geld- oder Sachleistungen, sind für jeden Berechtigten gleich. Die **Geldleistungen** der Rentenversicherung, die gesetzlichen Renten, hängen dagegen von der Höhe des Einkommens während der Erwerbstätigkeit und der Anzahl der Beitragsjahre ab.

1.2 Sozialversicherung und Demografie – Probleme der Zukunft

1.2.1 Altersstruktur in Deutschland

Mit Ausnahme der Pflegeversicherung wurden die Sozialversicherungen in Deutschland in Zeiten gegründet, als die Bevölkerung des Landes im Durchschnitt noch wesentlich jünger war als heute. Die demografischen (aus dem Gr.: demos = Volk, graph = schreiben) Bedingungen haben sich seitdem grundlegend verändert. Wie in anderen reichen, hochentwickelten Volkswirtschaften der Welt, so altert auch in Deutschland die Bevölkerung. Dies hat zwei Gründe:

- Es werden je Frau weniger Kinder geboren als früher und
- die durchschnittliche Lebenserwartung bei Geburt und die künftige Lebenserwartung bereits betagter Menschen steigen.

Die Altersstruktur einer Bevölkerung lässt sich anhand der sogenannten Bevölkerungspyramide – die heute jedoch mehr einem Pilz ähnelt – darstellen.

Wie die Teilabbildungen zu interpretieren sind, soll das Beispiel in Abbildung 4 für den Altersaufbau im Jahr 2021 zeigen (▶ Abb. 4):

2023 lebten in Deutschland ca. 692.989 neugeborene Mädchen und Jungen. Dies ist an den Querachsen unter der Pyramide abzulesen. Geht man rechts oder links von der unteren Querachse nach oben, so erhält man die Bevölkerungsstärke nach Frauen und Männern getrennt für die jeweils höheren Jahrgänge. Je ca. 750.000 Männer und Frauen um die 60 Jahre lebten 2021 in Deutschland.

Zu Beginn des 20. Jahrhundert glich der Bevölkerungsaufbau tatsächlich noch einer Pyramide. Je jünger ein Jahrgang war, desto stärker war er besetzt. Die Menschen wurden im Durchschnitt noch nicht so alt wie heute, das ist aus der geringen Anzahl von Menschen in den betagten Altersgruppen abzulesen. In der Mitte des vorigen Jahrhunderts ist die Pyramidenform im oberen Teil des Altersaufbaus noch erhalten; der untere Teil ist stark zerklüftet durch die großen Katastrophen des 20. Jahrhunderts. Menschen, die 1910 etwa 10 bis 15 Jahre alt waren, kamen im ersten Weltkrieg (1914–1918) in das Alter, in dem Paare Kinder bekommen. 1950 waren diese Kinder, die während des 1. Weltkrieges geboren wurden, 30 bis 35 Jahre alt. Dem Altersaufbau 1950 lässt sich entnehmen, dass diese Geburtsjahrgänge schwach besetzt waren: Die Pyramide ist von beiden Seiten quasi eingedrückt. Das nennt man den Geburtenausfall während des 1. Weltkrieges. Weitere Geburtenausfälle zeigen sich während der Weltwirtschaftskrise zu Beginn der 1930er-Jahre und während des 2. Weltkrieges (1939–1945).

Betrachtet man den Altersaufbau 2021, so sieht man die Geburtenausfälle des 2. Weltkrieges an den schwach besetzten Jahrgängen der rund 76-Jährigen. Sie haben sich im Vergleich zu 1950 um 71 Jahre nach oben verschoben.

Auffällig ist nun aber, dass die jüngsten Jahrgänge 2021 deutlich schwächer besetzt sind als die älteren, vor allem die der bis 50- bis 60-Jährigen. Das sind die sogenannten **geburtenstarken Jahrgänge** der 1950er- und 1960er-Jahre oder die – wie sie auch genannt wird – Generation der Baby-Boomer. Ab den 1970er-Jahren ging es dann mit den Geburtenzahlen abwärts. Die »Pyramide« steht quasi Kopf, sie ist unten schmäler als in der Mitte.

Heute bekommt eine Frau in Deutschland im Durchschnitt 1,35 Kinder. Deutschland liegt damit nahe dem Durchschnitt in der Europäischen Union.

Noch etwas zeigt sich 2021: Die Anzahl der Menschen älterer Jahrgänge hat im Vergleich zu 1910 und auch noch zu 1950 deutlich zugenommen. Die höhere Lebenserwartung der Frauen schlägt sich in einem Frauenüberschuss bei älteren Menschen nieder. Wie die **Lebenserwartung** neugeborener Mädchen und Jungen in etwa dem Zeitraum, den die drei ersten Pyramiden wiedergeben gestiegen ist, zeigt Tabelle 7 (▶ Tab. 7).

Ein in den Jahren 1901 bis 1910 neugeborenes Mädchen wurde im Durchschnitt etwa 48 Jahre alt. Ein 2021 geborenes Mädchen erreicht eine durchschnittliche Lebenslänge von ca. 86 Jahren. Nun kann man die Lebenserwartung nicht nur ab Geburt, sondern ab jedem beliebigen Lebensalter berechnen.

1 Die einzelnen Zweige der Sozialversicherung

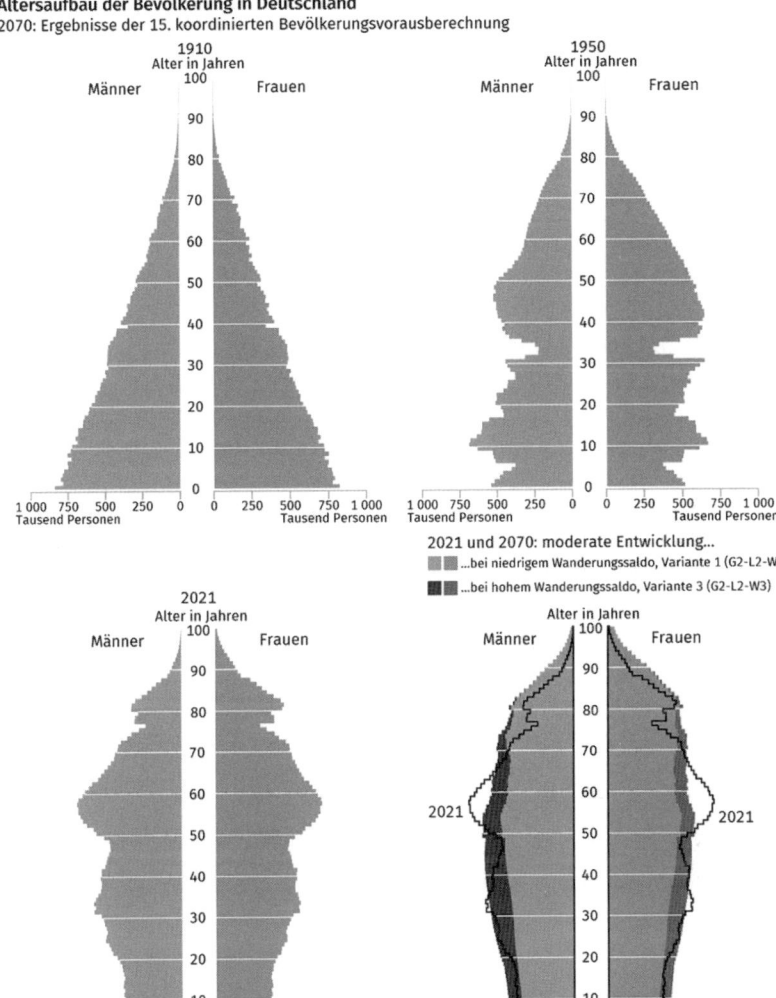

Abb. 4: Aufbau der Bevölkerung in Deutschland.
Quelle: https://www.destatis.de/DE/Themen/Gesellschaft-Umwelt/Bevoelkerung/Bevoelkerungsvorausberechnung/begleitheft.html?nn=208696#lebenserwartung
(Zugriffsdatum 11.11.2024)

Tab. 7: Entwicklung der Lebenserwartung bei Geburt in Deutschland

	Reichsgebiet		Früheres Bundesgebiet		Frühere DDR		Deutschland	
	1901/ 1910	1924/ 1926	1949/ 1951	1997/ 1999	1952/ 1953	1997/ 1999	1991/ 1993	2021/ 2023
M	44,8	56,0	64,6	74,8	65,1	73,0	72,5	78,2
W	48,3	58,8	68,5	80,7	69,1	80,0	79,0	83,0

Quelle: https://de.statista.com/statistik/daten/studie/1783/umfrage/durchschnittliche-weitere-lebenserwartung-nach-altersgruppen/ (Zugriffsdatum 11.11.2024.)

Man kann also fragen, wie viele Jahre Lebenszeit einem 60-jährigen Mann oder einer 60-jährigen Frau im Durchschnitt bleiben. Auch diese sogenannte fernere Lebenserwartung hat sich in den vergangenen Jahrzehnten erhöht. Generell ergibt das erreichte Lebensalter und die fernere Lebenserwartung in diesem Alter eine höhere durchschnittliche Dauer des Lebens als die Lebenserwartung bei Geburt. Wer bereits seinen 60. Geburtstag hinter sich hat, der hat die Sterbeursachen jüngerer Jahre überlebt. Dazu gehört beispielsweise die Sterblichkeit im Säuglingsalter oder die Sterblichkeit junger Erwachsener im Straßenverkehr (▶ Tab. 8).

Tab. 8: Entwicklung der ferneren Lebenserwartung 60-Jähriger

Jahr	Durchschnittliche Lebenserwartung	
	60-jährige Frauen	60-jährige Männer
1970/1972	19	15
1980/1982	21	16
2021/2024	25	21

Quelle: ▶ Tab. 7.

In den letzten 48 Jahren haben 60-jährige Menschen im Durchschnitt sechs Lebensjahre hinzugewonnen. In der Gruppe der betagten Menschen **nimmt der Anteil Hochbetagter zu.** Inwieweit sich dieser Trend weiter fortsetzt, kann heute noch nicht gesagt werden.

Der voraussichtliche Bevölkerungsaufbau im Jahr 2070 könnte, wenn die Geburtenrate nicht steigt, aussehen wie ein Pilz (▶ Abb. 4). Der Schätzung des Statistischen Bundesamtes liegt die Annahme zugrunde, dass die Lebenserwartung bis 2070 um weitere vier Jahre steigt.

1.2.2 Auswirkungen auf die Sozialversicherung

Unter den fünf Sozialversicherungszweigen sind drei demografiegefährdet, wie es in der Fachsprache heißt: die Renten-, die Kranken- und die Pflegeversicherung.

Die gegenwärtig ausgezahlten Renten werden aus gegenwärtigen Beiträgen von Erwerbstätigen und ihren Arbeitgebern und dem Bundeszuschuss finanziert. Man nennt das Umlageverfahren der Rentenversicherung auch **Generationenvertrag**. Jüngere Generationen zahlen für den Lebensunterhalt Älterer; als Gegenleistung dafür erhalten sie die Gewähr, dass spätere Generationen für sie aufkommen. Ob der Generationenvertrag funktioniert oder nicht, hängt vom Zahlenverhältnis von Erwerbstätigen, also Beitragszahlern, zu Rentnern ab. Wie die Bevölkerungspyramiden zeigen, hat sich dieses Verhältnis in den vergangenen Jahrzehnten zu einem höheren Rentneranteil verschoben.

Auch zum **Zahlenverhältnis der Generationen** hat das Statistische Bundesamt eine Schätzung vorgelegt. Nimmt man an, das Alter erwerbsfähiger Menschen liege zwischen 20 Jahren (Berufseintritt) und 65 Jahren (Renteneintritt), dann entwickelt sich das Generationenverhältnis, ausgehend vom Jahr 2009, wie in Tabelle 9 dargestellt (▶ Tab. 9).

Tab. 9: Verhältnis Erwerbsfähiger und Nichterwerbsfähiger

Jahr	Zahlenverhältnis der Generationen
2021	Auf 100 Erwerbsfähige im Alter zwischen 20 und 65 Jahren kommen • ca. 30 Kinder und junge Leute bis 19 Jahre • ca. 36 über 64-Jährige
Prognose für 2040[1]	Auf 100 Erwerbsfähige im Alter zwischen 20 und 65 Jahren kommen • ca. 34 Kinder und junge Leute bis 19 Jahre • ca. 53 über 64-Jährige
Prognose für 2070[1]	Auf 100 Erwerbsfähige im Alter zwischen 20 und 65 Jahren kommen • ca. 36 Kinder und junge Leute bis 19 Jahre • ca. 56 über 66-Jährige

[1] Die Schätzungen beziehen sich auf die mittleren Annahmen des Statistischen Bundesamtes für die demographischen Variablen Geburtenziffer, Lebenserwartung und Wanderungssaldo
Quelle: Statistisches Bundesamt, Bevölkerung Deutschlands bis 2070 – 15. koordinierte Bevölkerungsvorausberechnung, Wiesbaden 2024

Die Zahlen sind wie folgt zu interpretieren: 100 Erwerbstätige haben nach der Prognose im Jahr 2070 für 36 noch nicht und für 56 nicht mehr Erwerbstätige, zusammen **92 Nicht-Erwerbstätige**, aufzukommen; im Jahr 2018 waren es noch 67 Nicht-Erwerbstätige. Noch nicht berufstätige junge Menschen leben vom Einkommen ihrer Eltern, aus diesem Einkommen zahlen die Eltern Beiträge zur Finanzierung der Renten für die ältere Generation.

Auch die Kranken- und die Pflegeversicherung basieren auf dem Umlageverfahren, auch hier werden die gegenwärtigen Leistungen aus gegenwärtigen Beiträgen bezahlt. Die Generationenumverteilung ist aber dadurch abgemildert, dass

Rentner Beiträge zu beiden Sozialversicherungen zahlen. Dennoch wird sich die veränderte Demografie auch in der Kranken- und Pflegeversicherung bemerkbar machen. Die Leistungen der Pflegeversicherung werden ganz überwiegend von alten Menschen und vergleichsweise sehr wenigen jungen Menschen in Anspruch genommen. Der Kapitalstock, der seit 2015 für die Pflegeversicherung aufgebaut wird, wird die wachsende Beitragsbelastung ab Mitte der 2020er Jahre zwar etwas abschwächen, dennoch dürften die Beiträge weiter steigen. Nicht ganz so ausgeprägt, aber im Trend ähnlich, verhält es sich mit der Krankenversicherung. Je älter ein Versicherter ist, desto höher sind die Ausgaben der Krankenkasse für ihn. Dies schlägt sich in der Finanzierungslücke der Krankenversicherung der Rentner nieder. Sie gibt die Differenz zwischen den Beitragseinnahmen der Rentner und deren Ausgaben wieder. Je höher der Anteil Hochbetagter an den Rentnern ist, desto mehr wird sich die Schere zwischen Beitragseinnahmen der Rentner und ihren Leistungsausgaben öffnen. Die Finanzierungslücke wird ausgefüllt durch Beiträge von erwerbstätigen Versicherten. Man kann also auch von einem **Generationenvertrag in der GKV** sprechen.

1.3 Fazit

Alle Versicherungszweige, die auf dem Umlageverfahren basieren und deren Leistungen

- überwiegend oder zum großen Teil älteren Menschen zufließen,
- deren Beiträge überwiegend oder zum großen Teil von erwerbstätigen Versicherten getragen werden,

stoßen aufgrund der Alterung der Bevölkerung und der niedrigen Geburtenrate zunehmend auf Finanzierungsprobleme. Dies betrifft in erster Linie die Rentenversicherung, etwas abgeschwächt, da hier auch ältere Menschen Beiträge zahlen, die Pflege- und die Krankenversicherung.

Eine Möglichkeit, das Ungleichgewicht der Generationen abzumildern, wird in Deutschland von Ökonomen und Politikern diskutiert; sie soll auch hier nicht unerwähnt bleiben. Bei den vielen Menschen, die vor dem Leid und der Not in ihren Heimatländern nach Deutschland geflüchtet sind, handelt es sich überwiegend um junge Erwachsene. Sie gehören damit den Altersjahrgängen an, die hierzulande schwach besetzt sind. Werden sie integriert und ausgebildet, stehen sie dem Arbeitsmarkt zur Verfügung und können dazu beitragen, Sozialleistungen auch für Ältere zu finanzieren.

Zu bedenken ist jedoch, dass ein rein ökonomisch motiviertes Nutzendenken allein aus deutscher Sicht nicht angemessen ist. Sollten Kriege und Verfolgung in den Herkunftsländern der Geflüchteten überwunden werden können, so werden etliche von ihnen dorthin zurückkehren. Sie würden zum Wiederaufbau des Gemeinwesens dringend gebraucht werden.

Übungsaufgaben zu Teil II Kapitel 1

Aufgabe 1
Im Sozialrecht taucht häufig der Begriff »Kontrahierungszwang« auf. Was ist darunter zu verstehen und was hat der Begriff mit der Sozialversicherung zu tun?

Aufgabe 2
Sozialversicherungen gewähren Sach- und Geldleistungen. Nennen Sie je drei Beispiele.

Aufgabe 3
Die demografische Entwicklung in den reichen Ländern der Welt wird in der Fachsprache als »double aging« bezeichnet. Welches sind die zwei Gründe für die Überalterung der Gesellschaft?

Aufgabe 4
Von den fünf Zweigen der Sozialversicherung gelten drei als demografiegefährdet.

a) Welche sind das?
b) Erklären Sie jeweils, woraus die Demografiegefährdung resultiert.

2 Die gesetzliche Krankenversicherung

2.1 Grundprinzipien

Die GKV sichert gegen zwei Risiken ab:

- Das Risiko, aufgrund von Krankheit oder Unfall **vorübergehend kein Erwerbseinkommen zu erzielen,** wird durch die Einkommensersatzleistung des Krankengeldes ab der 6. Krankheitswoche abgesichert.
- Zum anderen – und das macht den weitaus größten Teil der Leistungen der GKV aus – übernimmt sie den Hauptanteil der **Kosten für Diagnose, Heilung und Linderung von Krankheiten.**

Die Finanzierung der GKV erfolgt im Umlageverfahren nach dem Solidarprinzip mit einkommensabhängigen Beiträgen. Die Beiträge werden von Arbeitnehmern und Arbeitgebern (bzw. aus gesetzlichen Renten von Rentnern und Rentenversicherung) getragen. Von ihren Mitgliedern können die Kassen einen zusätzlichen einkommensabhängigen Beitrag erheben. Für bestimmte Personen gilt **Versicherungspflicht** in der GKV. Jeder kann seine gesetzliche Kasse selbst wählen; die vom Berechtigten ausgewählte Kasse ist verpflichtet, mit ihm den Versicherungsvertrag abzuschließen (**Kontrahierungszwang**). Die Krankenkassen sind im Auftrag des Staates tätig und werden rechtlich von ihm beaufsichtigt. Die aufgezählten Merkmale sind typisch für eine Sozialversicherung; sie werden im Folgenden näher erläutert.

2.2 Versicherte

Mit dem GKV-Wettbewerbsstärkungsgesetz (GKV-WSG) von 2007 wurde im Sozialrecht erstmals eine Pflicht zur **Krankenversicherung für alle** eingeführt – sei es in der **GKV oder in der privaten Krankenversicherung (PKV)**. Für die GKV gilt sie seit dem 01.04.2007, für die PKV ab dem 01.01.2009. Das Nebeneinander beider Versicherungsarten bleibt dabei erhalten. Das Gesetz weist die Versicherungspflichtigen der jeweiligen Krankenversicherungsart zu. Die folgenden Ausführungen gelten für die gesetzliche Krankenversicherung; die Neuregelung für die private Versicherung wird unter **Kapitel II.3.3** erläutert (▶ Kap. II.3.3).

Es gibt in der GKV drei verschiedene Gruppen von Versicherten: Pflichtmitglieder, freiwillige Mitglieder und mitversicherte Angehörige.

Nach § 5 SGB V sind u. a. folgende Personen **Pflichtmitglied einer gesetzlichen Krankenkasse:**

- Arbeiter und Angestellte, mit einem Monatseinkommen bis zur Versicherungspflichtgrenze (2025: 5512,50 €)
- Auszubildende
- Bezieher von Arbeitslosengeld I, Arbeitslosengeld II oder Unterhaltsgeld
- Teilnehmer an Leistungen der beruflichen Rehabilitation
- behinderte Menschen in Werkstätten für Behinderte
- Studenten und Praktikanten
- Rentner, sofern sie in der zweiten Hälfte ihres Erwerbslebens für mindestens 90 % der Zeit in der GKV pflichtversichert waren
- Personen, die keinen anderweitigen Anspruch auf Versicherung haben und zuletzt gesetzlich versichert waren oder die noch nie versichert waren.

Der zuletzt genannte Personenkreis wurde 2007 mit dem GKV-WSG in die Versicherungspflicht der GKV hereingenommen. Es handelt sich vor allem um Personen, die einmal gesetzlich krankenversichert waren und (beispielsweise durch Nichtzahlung von Beiträgen, durch einen Auslandsaufenthalt etc.) ihren Versichertenstatus verloren haben.

Von der Versicherungspflicht befreit (§ 6 SGB V) sind Arbeiter und Angestellte, deren Monatsbruttoeinkommen über der Versicherungspflichtgrenze liegt, sowie Beamte, Richter, Soldaten, Geistliche als Erwerbstätige und als Pensionäre. Ebenso unterliegen Selbstständige und Freiberufler nicht der Versicherungspflicht.

Es gibt aber die Möglichkeit, der gesetzlichen Krankenversicherung als **freiwilliges Mitglied** anzugehören (§ 9 SGB V). Übersteigt das monatliche Bruttoeinkommen die Versicherungspflichtgrenze, so scheidet der Arbeitnehmer zum

2 Die gesetzliche Krankenversicherung

Ende des Kalenderjahrs, in welchem die Grenze überschritten wurde, aus der Versicherungspflicht aus. Ebenso endet die Versicherungspflicht, wenn ein Arbeitnehmer verbeamtet wird oder sich selbständig macht. Für diese Personen ist es jedoch möglich, der GKV weiter als freiwilliges Mitglied anzugehören, wenn folgende Voraussetzungen erfüllt sind:

Er oder sie war in den letzten fünf Jahren vor dem Ausscheiden aus der GKV

- mindestens 24 Monate oder
- unmittelbar vor dem Ausscheiden 12 Monate gesetzlich versichert.

Wer diese Vorversicherungszeit als Mitglied oder mitversicherter Angehöriger erfüllt hat, muss innerhalb von drei Monaten nach dem Ausscheiden aus einer gesetzlichen Krankenkasse seinen Beitritt als freiwilliges Mitglied erklären.

> **Beispiel:**
>
> Frau M. war vom 1. Oktober 2022 bis zu ihrer Scheidung am 10. Dezember 2024 als Ehefrau bei ihrem Mann, Mitglied der Allgemeinen Ortskrankenkasse (AOK), mitversichert. Nach ihrer Scheidung verliert sie ihren Status als mitversicherte Familienangehörige. Sie macht sich am 01.01.2025 als Friseurin selbstständig und gehört damit nicht mehr zu dem in der GKV versicherungspflichtigen Personenkreis.
> Frau M. kann nun wählen, ob sie sich privat krankenversichern möchte oder freiwilliges Mitglied einer gesetzlichen Kasse werden will. Sie hat die Vorversicherungszeit erfüllt und kann die Dreimonatsfrist einhalten; deshalb ist ihr ein Verbleib in der GKV möglich.

Übersteigt das monatliche Bruttoarbeitsentgelt eines Arbeitnehmers im Laufe eines Jahres die Versicherungspflichtgrenze, endet seine Pflichtmitgliedschaft in der GKV zum 31.12. dieses Jahres, sofern auch im kommenden Jahr die Versicherungspflichtgrenze nicht unterschritten wird.

> **Beispiel:**
>
> Herrn F.s Monatsbruttoverdienst stieg ab Juli 2023 über die Versicherungspflichtgrenze (bzw. gleichbedeutend auf das Jahresbruttoeinkommen gerechnet, der Jahresarbeitsentgeltgrenze) und übersteigt diese Grenze auch Anfang 2022. Er kann wählen, ob er als freiwilliges Mitglied in der GKV bleibt oder in die private Krankenversicherung wechselt.

Personen über 55 Jahre können dann **nicht** in die GKV aufgenommen werden, wenn sie gegenwärtig privat versichert sind oder es zuletzt waren. Sie müssen mit einem privaten Versicherungsunternehmen einen Versicherungsvertrag zum Basistarif abzuschließen (▶ Kap. II.3.3).

Wer Mitglied einer gesetzlichen Krankenkasse ist, dessen nicht-erwerbstätiger Ehegatte und dessen Kinder sind ohne Beitragszahlung als Angehörige des Mitglieds **mitversichert.** Kinder sind bis zu ihrem 18. Geburtstag beitragsfrei mitversichert. Sind sie nicht erwerbstätig, verlängert sich die Mitversicherungszeit bis zum 23., sind sie in Berufsausbildung bis zum 25. Geburtstag. **Mitversicherte Familienangehörige sind keine Mitglieder** der Krankenkasse, sie genießen aber denselben Versicherungsschutz wie diese. Eine Mitversicherung der Kinder in der GKV ist dann ausgeschlossen, wenn ein Elternteil privat versichert ist und mehr verdient als das gesetzlich krankenversicherte Elternteil.

Beispiel:

Familie G. hat zwei Kinder unter 18 Jahren. Frau G. ist privat versicherte Beamtin mit einem monatlichen Bruttoarbeitseinkommen von 4500 €; Herr G. ist als Angestellter mit einem Monatsbruttoeinkommen von 2900 € in einer Betriebskrankenkasse (BKK) pflichtversichert. Die Kinder können nicht beitragsfrei bei Herrn G. mitversichert werden; für die Kinder schließt die Familie private Krankenversicherungsverträge ab.

Versicherte einer Krankenkasse erhalten eine **elektronische Gesundheitskarte** (§ 291 SGB V). Sie dient zum einen als Nachweis dafür, Leistungen zulasten der Kasse in Anspruch nehmen zu dürfen, zum anderen wird sie zur Abrechnung mit den Leistungserbringern verwendet. Versicherte weisen ihre Versichertenkarte vor, wenn sie zum Arzt gehen oder in ein Krankenhaus eingewiesen werden. Die Karte enthält folgende **Stammdaten:**

- ausstellende Krankenkasse
- Familienname und Vorname des Versicherten
- Geburtsdatum
- Geschlecht
- Anschrift
- Krankenversichertennummer
- Versichertenstatus (Mitglied, mitversicherter Familienangehöriger)
- Zuzahlungsstatus
- Tag des Beginns des Versicherungsschutzes
- bei befristeter Gültigkeit Datum des Fristablaufs.

Seit 01.01.2015 gilt verpflichtend die elektronische Versichertenkarte (eGK, § 291 a) SGB V)). Sie enthält neben den oben angegeben Daten ein **Lichtbild** des Versicherten. Auf der eGK können Versicherte für Leistungserbringer einlesbar unter anderem folgende Daten speichern lassen:

- Angaben für die Notfallversorgung
- Elektronische Arztbriefe
- Elektronische Patientenakte

- Erklärung zur Organspendebereitschaft.

Während Stammdaten und Lichtbild Pflicht sind, ist es **den Versicherten freigestellt**, darüberhinausgehende Daten auf der eGK speichern zu lassen (▶ Kap. VI.1.5).

2.3 Leistungen der GKV

2.3.1 Der gesetzliche Leistungskatalog der GKV, Anteile der Versorgungssektoren, Leistungsgrundsätze

Versicherte der GKV haben Anspruch auf folgende Leistungen (§ 11 SGB V):

- Verhütung von Krankheiten
- Früherkennung von Krankheiten
- Behandlung einer Krankheit
- medizinische Rehabilitation
- Unterhaltssicherung

Unter dem Begriff der Krankenbehandlung werden neben Diagnostik und Therapie auch alle Maßnahmen zur **Linderung von Beschwerden**, wie etwa Schmerzen, verstanden. In den letzten Jahren und vor allem nach dem GKV-WSG von 2007 wurde von der Gesundheitspolitik der Linderung von Beschwerden besondere Aufmerksamkeit geschenkt. Neue palliative Versorgungsformen (= Schmerzlinderung, aus dem Lat.: palliare = verbergen) für sterbende Patienten – Hospize oder Betreuung durch ambulante Palliativteams – wurden eingeführt (▶ Kap. IV.6.7).

Versicherte haben einen Anspruch auf **Versorgungsmanagement** durch die Anbieter von Gesundheitsleistungen, vor allem beim Übergang von einer in eine andere Versorgungsstufe, z.B. vom Krankenhaus in die Rehabilitation. Die Krankenkassen unterstützen die Leistungsanbieter beim Versorgungsmanagement (▶ Kap. IV.7.3.1).

Bis auf die Unterhaltssicherung handelt es sich bei den Leistungen der GKV um **Sachleistungen:** Der Versicherte erhält – abgesehen von seiner Selbstbeteiligung – die Leistungen von Ärzten, Krankenhäusern etc. ohne die Anbieter bezahlen zu müssen; man spricht deshalb vom sogenannten **Sachleistungsprinzip**. Die Krankenkasse vergütet die Anbieter der Gesundheitsleistungen, z.B. das Krankenhaus, ohne dass der Versicherte sich darum kümmern muss. Der Versicherte muss also nicht in Vorleistung treten; so erfährt er in der Regel die tatsächlichen Kosten seiner Behandlung nicht.

Versicherte dürfen statt der Sachleistung die **Kostenerstattung** wählen. Wer dies tut, der erhält eine Rechnung des Leistungserbringers, bezahlt sie selbst und reicht die Rechnung danach bei seiner Kasse ein, die ihm die Kosten erstattet. Kostenerstattung bietet sich z.B. für Versicherte an, die in Grenznähe wohnen und ihren Arzt im benachbarten EU-Ausland haben. Seit 2004 ist es möglich, sich im EU-Ausland ambulant behandeln zu lassen und die Rechnung des Arztes bei der

Krankenkasse einzureichen. Die Kasse erstattet dem Versicherten dann jenen Betrag, den sie bei Inanspruchnahme eines Arztes in Deutschland zu tragen hätte.

Gebräuchlicher als die Gliederung der Aufgaben der GKV nach § 11 SGB V ist die Einteilung in **Versorgungssektoren**, wie sie in der folgenden Abbildung (▶ Abb. 5) dargestellt ist. Die Abbildung gibt die auf die Sektoren entfallenden Prozentanteile der gesamten Leistungsausgaben der Krankenkassen im Jahr 2019 wieder.

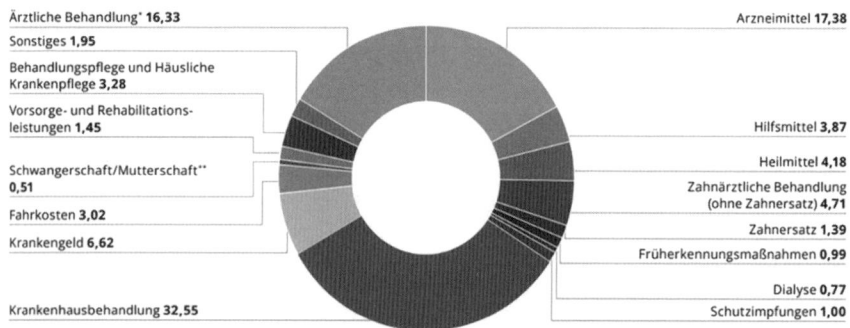

Abb. 5: Ausgaben für einzelne Leistungsbereiche der GKV 2023 in Prozent
Quelle: https://www.gkv-spitzenverband.de/gkv_spitzenverband/presse/zahlen_und_grafiken/gkv_kennzahlen/gkv_kennzahlen.jsp (Zugriffsdatum 12.11.2024

Der größte Versorgungssektor ist das Krankenhaus mit einem Drittel der Gesamtausgaben. Die Ausgaben der Kassen für Arzneimittel, die von Vertragsärzten verordnet wurden, überstiegen die Ausgaben für Leistungen der niedergelassenen Ärzte im Jahr 2023 um ca. 1 Prozentpunkt, was ca. 3 Mrd. Euro entspricht. Arzneimittel, die in Krankenhäusern eingesetzt werden, werden statistisch den Krankenhausausgaben zugerechnet.

Die Leistungen der Krankenkassen müssen, wie es im Gesetz heißt (§ 12 SGB V) »*ausreichend, zweckmäßig und wirtschaftlich*« sein, sie dürfen »*das Maß des Notwendigen nicht überschreiten*«. Die Krankenkassen müssen sich also dem **ökonomischen Prinzip gemäß** verhalten; die Leistungen dürfen nicht beliebig ausgeweitet werden. Sie haben vielmehr das Ziel, die gesundheitliche Versorgung der Bevölkerung mit sparsamem Mitteleinsatz zu gewährleisten. Um dies zu erreichen, gilt der Grundsatz **ambulant vor stationär**, der sich auch in der Pflegeversicherung findet. Sofern Patienten ambulant oder auch teilstationär versorgt werden können, während sie zuhause leben, so ist dies einer Versorgung außerhalb der häuslichen Sphäre vorzuziehen. Hier dürften in den allermeisten Fällen die Wünsche der Patienten mit den Zielen der Krankenkassen übereinstimmen. Den meisten

Menschen ist es lieber, zuhause in ihrer gewohnten Umgebung leben zu können. Wirtschaftlichkeitsziel und Humanität stimmen überein.

So ist denn die GKV neben der Wirtschaftlichkeit auch den **Grundsätzen** der **Qualität und Humanität** verpflichtet. Sie muss dem Gesetzesauftrag gemäß eine »*bedarfsgerechte und gleichmäßige, dem allgemein anerkannten Stand der medizinischen Erkenntnisse entsprechende Versorgung*« (§ 70 SGB V) finanzieren. Letzteres bedeutet, die GKV muss ihren Versicherten eine Versorgung nach dem gesicherten Stand des medizinisch-technischen Fortschritts gewähren. Täte sie dies nicht, so verstieße sie gegen das Sozialgesetz.

Auch dies zeigt, dass Humanität und Wirtschaftlichkeit keine Gegensätze sind. Sie hängen vielmehr voneinander ab: Nur wenn die Kassen mit den ihnen zur Verfügung stehenden Mitteln wirtschaftlich umgehen, sie nicht ausgeben für Leistungen, die nicht notwendig sind, wird es ihnen gelingen für ihre Versicherten den kostspieligen medizinischen Fortschritt auch in Zukunft zu finanzieren.

Die Leistungsbereiche der GKV werden im Teil IV ausführlich besprochen; die Gliederung orientiert sich weitgehend an der sektoralen Aufteilung. Zwei Leistungen der GKV, Verhütung von Krankheiten und die Unterhaltssicherung, werden allerdings in Teil IV nicht berücksichtigt. Deshalb wird an dieser Stelle kurz auf diese beiden Leistungsarten eingegangen.

2.3.2 Leistungen zur Verhütung von Krankheiten, Satzungsleistungen

Verhütung von Krankheiten oder **Prophylaxe** (aus dem Griech.: prophylaxis = Vorsicht) sind unter den Begriff der **Prävention** (aus dem Lat.: praeventio = Verhütung, Vorbeugung) einzuordnen.

Prävention hat folgende drei Ausprägungen, denen zugleich Leistungen des Gesundheitswesens zugeordnet werden können:

1. **Primäre Prävention:** Verhindern bzw. verhüten, dass eine Erkrankung entsteht (= Prophylaxe).
   Prophylaxe ist ein umfassender Begriff; dazu gehören nicht nur Maßnahmen, die der einzelne treffen kann, um sich fit zu halten und Krankheiten abwehren zu können, sondern auch z.B. der Umweltschutz, die Verhütung von Verkehrsunfällen durch Straßensicherheit etc. als Aufgaben der Politik. Damit reicht der Begriff weit über das Gesundheitswesen hinaus. Innerhalb des Gesundheitswesens fallen unter den Begriff der primären Prävention Leistungen zur Verhütung von Krankheiten z.B. durch Impfungen.
2. **Sekundäre Prävention:** Früherkennung von Krankheiten.
   Darunter sind alle Maßnahmen zu verstehen, die – nachdem die Krankheit bereits ausgebrochen ist, dem Betreffenden aber noch nicht mit Symptomen auffällt – der Diagnostik in einem frühestmöglichen Stadium dienen, um Heilung zu erleichtern.
3. **Tertiäre Prävention:** Verhinderung einer weiteren Verschlimmerung von Krankheiten.
   Wenn sich eine Erkrankung einmal manifestiert hat, wird versucht, ihren wei-

teren Verlauf positiv zu beeinflussen. Tertiäre Prävention hat vor allem für Menschen mit chronischen Erkrankungen Bedeutung. Der Begriff deckt sich teilweise mit jenem der **medizinischen Rehabilitation** ab, so z. B. wenn ein Diabetes-Patient lernt, seinen Lebensstil der Krankheit anzupassen.

Maßnahmen der sekundären und der tertiären Prävention gehören zu den Kernleistungen des Gesundheitswesens, z. B. in Form von Vorsorgeuntersuchungen oder z. B. ambulanter Rehabilitation. Auf Grundlage des Präventionsgesetzes (PrävG) von 2015 wird der Checkup vom G-BA schrittweise weiterentwickelt. Verstärkt erfasst werden Impfstatus und Risikofaktoren wie Bewegungsmangel und Übergewicht.

Folgende **Früherkennungsuntersuchungen** (im Fachjargon auch Screening genannt; aus dem Engl.: Screening = Schutzschirm) werden den Versicherten der GKV u. a. angeboten:

- Für Kinder von 0 bis 6 Jahren: 9 Vorsorgeuntersuchungen
- 13-/14-Jährige: Jugendgesundheitsuntersuchung
- Ab 20 Jahre für Frauen, ab 45 Jahre für Männer: jährliche Früherkennung von Krebs der Genitalorgane
- Ab 35 Jahre: alle drei Jahre Hautkrebsscreening für Frauen und Männer
- Ab 35 Jahre: alle drei Jahre Gesundheits-Check-up für Frauen und Männer mit Schwerpunkt Herz-Kreislauf-Erkrankungen, onkologische Risikofaktoren
- Ab 35 Jahre: einmalige Hepatitis-B- und -C-Testung für Frauen und Männer
- Ab 50 Jahre: Darmkrebsfrüherkennung für Frauen und Männer alle zwei Jahre; Mammografiescreening zur Früherkennung von Brustkrebs bei Frauen alle zwei Jahre
- Ab 65 Jahre: für Männer eine einmalige Untersuchung der Bauchaorta
- Vorsorgeuntersuchungen für Schwangere

Zwei prophylaktische bzw. primärpräventive Leistungen muss jede Kasse ihren Versicherten anbieten: **Schutzimpfungen** nach § 20i SGB V sowie die **individuelle Verhütung von Zahnerkrankungen** für Kinder und Jugendliche zwischen sechs und achtzehn Jahren. Sie haben nach § 22 SGB V einen Anspruch auf Versiegelung der Fissuren (Spalten im Zahn, die das Entstehen von Karies begünstigen).

Ferner haben Versicherte Anspruch auf medizinische Vorsorgeleistungen (§ 23 SGB V), wenn eine **Gefährdung der Gesundheit zu befürchten ist** (= primäre Prävention) oder wenn eine **Verschlimmerung der Erkrankung oder Pflegebedürftigkeit zu vermeiden ist** (tertiäre Prävention). Allerdings muss der medizinische Dienst der Krankenkassen die Notwendigkeit solcher Leistungen prüfen. Wenn bei einem Versicherten Vorsorgeleistungen am Wohnort nicht ausreichen, können sie auch in anerkannten Kurorten erbracht werden. Die Satzung der Kasse kann vorsehen, dass die Versicherten dann einen Zuschuss von maximal 16 € pro Tag erhalten. Zu solchen **Satzungsleistungen** sind die Kassen nicht verpflichtet; sie werden im freien Ermessen der Kasse Bestandteil des Leistungsangebotes. Dadurch unterscheiden sie sich vom Großteil der Kassenleistungen, die von allen Kassen, ohne in der Satzung genannt zu werden, **verpflichtend finanziert werden müssen.**

2.3.3 Unterhaltssichernde Leistungen

Wenn ein Arbeitnehmer in Deutschland krankheitsbedingt arbeitsunfähig wird, erhält er dem **Entgeltfortzahlungsgesetz** gemäß von seinem Arbeitgeber maximal sechs Wochen lang sein Arbeitsentgelt weiterbezahlt. Ist der Versicherte nach Ablauf von sechs Wochen immer noch arbeitsunfähig oder wird er stationär in einem Krankenhaus oder einer Rehabilitationsklinik behandelt, so hat er Anspruch auf **Krankengeld** der Krankenkasse (§ 44 ff. SGB V). Damit wird sein Unterhalt bzw. der Unterhalt seiner Familie weiter gesichert. Die Leistungspflicht der Krankenkasse ist auf 78 Wochen innerhalb von je drei Jahren nach Beginn der Arbeitsunfähigkeit begrenzt. Wenn während des Krankengeldbezugs eine weitere Krankheit des Versicherten hinzukommt, wird die Anspruchsdauer **nicht verlängert.**

Das Krankengeld wird **kalendertäglich** gezahlt, seine Höhe bemisst sich nach dem Arbeitsentgelt des Versicherten. Es beträgt 70 % des sogenannten **Regelentgelts.** Dessen Berechnung liegt das Entgelt der letzten vier Wochen vor Beginn der Arbeitsunfähigkeit zugrunde. Bezieht ein Versicherter ein monatliches Entgelt, so wird der Regelverdienst des letzten Monats vor Beginn der Arbeitsunfähigkeit herangezogen. Dieses wird durch 30 geteilt; es wird also das Regelentgelt pro Kalendertag ermittelt. 70 % des sich somit ergebenden Betrages sind das Krankengeld pro Kalendertag. Allerdings darf das Krankengeld **90 % des regelmäßigen Nettoverdienstes nicht überschreiten.**

Rechenbeispiel:

Herr H. verdiente im Monat vor Beginn seiner Arbeitsunfähigkeit
2000 € brutto (monatliches Regelentgelt).
Das monatliche Nettoregelentgelt von Herrn H. beträgt 1517,17 €.
Der dreißigste Teil des regelmäßigen Monatsbruttoeinkommens ergibt:

2000 €: 30 = 66,67 € (Bruttoregelentgelt pro Kalendertag)

Davon werden 70 % berechnet

66,67 € × 0,7 = 46,67 €

Vergleich mit dem regelmäßigen Nettogehalt

1517,17 €: 30 = 50,57 € (Nettoregelentgelt pro Kalendertag)

90 % des Nettoregelentgelts pro Kalendertag:

> 50,57 × 0,9 = 45,51 €
>
> Da der Betrag von 46,67 € 90 % des regelmäßigen Nettoentgelts pro Kalendertag überschreitet, wird der niedrigere Betrag, also 45,51 €, angesetzt.
> Angenommen, Herr H. bezieht für 25 Kalendertage Krankengeld, so erhält er insgesamt
>
> **45,51 € × 25 = 1137,75 €**

Krankengeldanspruch besteht auch für versicherte, erwerbstätige Eltern, wenn ein **Kind erkrankt** ist. Nach dem Auslaufen der durch die Corona-Pandemie bedingten Sonderregelungen wurde der Anspruch auf Krankengeld bei Erkrankung des Kindes für die Jahre 2024 und 2025 von 10 auf 15 Tage pro Kind und Elternteil und für Alleinerziehende von 20 auf 30 Tage angehoben. Der Anspruch besteht längstens für die Dauer von 35 Tagen bzw. 70 Tagen für Alleinerziehende.

2.4 Krankenkassen

2.4.1 Kassenarten, Wahlfreiheit der Mitglieder, Rechtsform, Organisation

Träger der gesetzlichen Krankenversicherung sind die Krankenkassen. Sie gliedern sich in die folgenden Kassenarten:

- Allgemeine Ortskrankenkassen (AOK)
- Betriebskrankenkassen (BKK)
- Innungskrankenkassen (IKK)
- Ersatzkassen (ErsK)

Daneben gibt es kleinere Kassenarten: Landwirtschaftliche Krankenkassen und die Deutsche Rentenversicherung Knappschaft-Bahn-See.
 1996 wurde die **Kassenwahlfreiheit** eingeführt. Seitdem können sich Versicherungsberechtigte nach Vollendung des 15. Lebensjahrs eine Krankenkasse auswählen und die Kassen stehen untereinander in Wettbewerb um Versicherte. Möglich ist es, der regionalen AOK, einer Ersatzkasse, der Krankenkasse Deutsche Rentenversicherung Knappschaft-Bahn-See oder einer BKK bzw. IKK beizutreten. IKK und BKK haben die Möglichkeit, den Kreis ihrer Mitglieder auf Betriebs- bzw. Innungsangehörige zu beschränken. Tatsächlich gibt es nur wenige BKK, die sich nicht für die Allgemeinheit geöffnet haben. Die Landwirtschaftlichen Krankenkassen bleiben berufsständisch organisiert; sie dürfen nur Angehörige landwirtschaftlicher Berufe aufnehmen.
 Wer Mitglied einer Krankenkasse geworden ist, der ist **18 Monate an seine Wahl gebunden.** Danach kann er die Kasse wieder wechseln. Die Kündigung ist zum Ablauf des übernächsten Monats möglich, gerechnet von dem Monat, in dem das Mitglied die Kündigung erklärt (§ 175 Abs. 4 SGB V). Allerdings gibt es eine

wichtige Ausnahme: Führt eine Krankenkasse einen kassenindividuellen Zusatzbeitrag (▶ Kap. II.2.5.1) ein oder erhöht sie den bestehenden Zusatzbeitrag, kann das Mitglied ohne Rücksicht auf die Vorversicherungszeit ausscheiden.

In Deutschland gibt es (Stand 2024) 95 gesetzliche Krankenkassen. Die Anzahl der Kassen nimmt durch **Fusionen** ständig ab. Experten schätzen, eine Anzahl von etwa 50 Kassen würde ausreichen, um Wettbewerb um die Versicherten zu gewährleisten. Eine Reihe von Steuerungsinstrumenten können sinnvollerweise von großen Kassen besser genutzt werden als von kleinen. So können z. B. Rabattverträge mit Arzneimittel- und Hilfsmittelherstellern (▶ Kap. IV.5.1.4) von Kassen mit einem großen Marktanteil attraktiver gestaltet werden.

Insgesamt sind fast 88 % der Bevölkerung in einer gesetzlichen Krankenkasse gegen das Risiko Krankheit versichert. AOKen und Ersatzkassen haben die größte Anzahl von Versicherten. Ca. 10,3 % der Bevölkerung sind privat gegen Krankheitsrisiken versichert, 2,4 % erhalten besondere Sicherungsformen. Letzteres gilt für Berufssoldaten, Grenzschutz- und Polizeibeamte, Berufsfeuerwehrleute – sie erhalten von ihrem Arbeitgeber sogenannte freie **Heilfürsorge**. Ärztliche Versorgung wird vom Dienstherrn aus Steuermitteln finanziert bereitgestellt und kann unentgeltlich genutzt werden. Allerdings gibt es für Familienangehörige keine Möglichkeit, diese Versorgung zu nutzen und sobald der Soldat, Polizist etc. aus dem Dienst ausscheidet, endet die Berechtigung, freie Heilfürsorge zu nutzen. Deshalb sind die meisten Angehörigen der o. g. Berufe, die freie Heilfürsorge nutzen könnten, privat versichert und beihilfeberechtigt, wie andere Beamte, z. B. Lehrer, auch.

Jede Krankenkasse ist, **wie alle Sozialversicherungsträger**, eine Körperschaft des öffentlichen Rechts in Selbstverwaltung. Körperschaften werden von **Mitgliedern** gebildet. Im Fall der Krankenkassen sind dies die beitragszahlenden Mitglieder, egal ob pflicht- oder freiwillig versichert.

Körperschaften des öffentlichen Rechts sind juristische Personen, die **Aufgaben des Staates übernehmen.** Diese Aufgaben sind ihnen **vom Gesetz aufgetragen**, deshalb gehören sie zum öffentlichen Recht. Der Staat delegiert Aufgaben, z. B. den Krankenversicherungsschutz der Bevölkerung, an Körperschaften des öffentlichen Rechts, anstatt sie durch eigene Beamte durchführen zu lassen. Die finanziellen Mittel der Sozialversicherungsträger dürfen nur für im Gesetz vorgesehene Zwecke verwendet werden. Da sie in staatlichem Auftrag handeln, stehen sie unter dessen **rechtlicher Aufsicht. Aufsichtsbehörden** der Krankenkassen, deren Zuständigkeit nicht über ein Bundesland hinausreicht, sind die jeweiligen Sozial- oder Gesundheitsministerien der Bundesländer. Kassen, die in mehreren oder allen Bundesländern tätig sind, stehen unter der Rechtsaufsicht des **Bundesversicherungsamtes**, einer Bundesbehörde. Im Rahmen der Gesetze sind die Körperschaften des öffentlichen Rechts organisatorisch selbstständig (Selbstverwaltung) und führen ihre Geschäfte nach ihrer **Satzung**, die von der Aufsichtsbehörde genehmigt werden muss.

Organe der Selbstverwaltungskörperschaften sind **der Verwaltungsrat** und der **Vorstand** (▶ Abb. 6).

Der Verwaltungsrat beschließt die Satzung und entscheidet über den Haushalt. Er ist **paritätisch** (aus dem Lat.: paritas = zahlenmäßige Gleichheit), also zu gleichen Teilen, mit Arbeitnehmer- und Arbeitgebervertretern besetzt (Ausnahme: Ersatzkassen). Arbeitnehmer- und Arbeitgebervertreter werden in **Sozialwahlen**, die alle sechs Jahre abgehalten werden, von den Versicherten und deren Arbeitgebern bestimmt. Der Vorstand verwaltet die Selbstverwaltungskörperschaft und vertritt sie nach außen und vor Gericht.

Alle gesetzlichen Krankenkassen bilden auf der **Bundesebene** einen **Spitzenverband Bund.** Jede einzelne gesetzliche Kasse ist **Pflichtmitglied des Spitzenverbandes.**

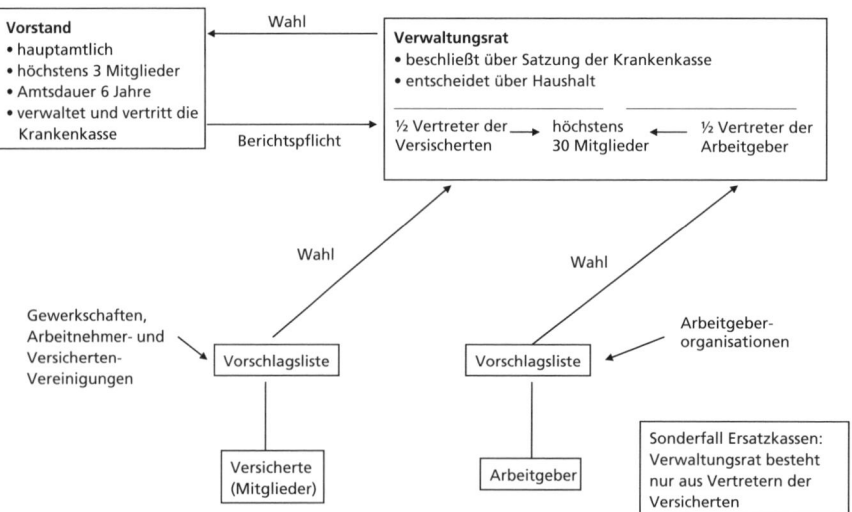

Abb. 6: Organe der Krankenversicherungsträger.
Quelle: F. Beske, J.F. Hallauer, Das Gesundheitswesen in Deutschland, Köln 2001, S. 84

2.4.2 Verwaltungsakte der Krankenkassen, Rechte der Versicherten

Die folgenden Ausführungen gelten, wie auch jene zur Rechtsform von Kassen, für **alle Träger der Sozialversicherung**, also z. B. auch für Unfallkassen, Pflegekassen etc. Die Krankenkassen werden also lediglich als Beispiel zur Erklärung herangezogen.

In ihrer Eigenschaft als öffentlich-rechtliche Körperschaft agieren die Krankenkassen (und alle übrigen Sozialversicherungsträger) **als Behörden**, da sie staatliche Aufgaben aufgrund eines Gesetzes (hier SGB V) wahrnehmen. Als Teil des Staates unterliegen sie dem **öffentlichen Recht**, das Rechtsbeziehungen zwischen Privaten und dem Staat regelt. Das **Sozialrecht ist ein Teil des öffentlichen Rechts.** Das Privatrecht, auch Zivilrecht genannt, regelt Beziehungen zwischen privaten natürlichen und/oder juristischen Personen (z. B. GmbH).

Als Körperschaften des öffentlichen Rechts erlassen Krankenkassen **Verwaltungsakte.** »*Verwaltungsakt ist jede Verfügung, Entscheidung oder andere hoheitliche*

Maßnahme, die eine Behörde zur Regelung eines Einzelfalles auf dem Gebiet des öffentlichen Rechts trifft und die auf unmittelbare Rechtswirkung nach außen gerichtet ist.« (SGB X, Sozialverwaltungsverfahren und Datenschutz, § 31). Beantragt ein Versicherter z. B. bei seiner Krankenkasse ein Hilfsmittel (etwa eine Gehhilfe) und wird ihm dieses gewährt, so handelt es sich um einen **begünstigenden** Verwaltungsakt. Versagt die Kasse die Finanzierung des Hilfsmittels, so ist es ein **belastender** Verwaltungsakt. In beiden Fällen wird ein **Einzelfall** auf dem **Gebiet des öffentlichen Rechts** mit **unmittelbarer Rechtswirkung** nach außen geregelt. Durch den Verwaltungsakt werden Rechtsverhältnisse geändert. Würde ein Versicherter bei einem Sachbearbeiter seiner Kasse anfragen, ob er Anspruch auf eine Gehhilfe hat, und gäbe ihm dieser eine unverbindliche Auskunft, so änderten sich keine Rechtsverhältnisse. Es handelt sich in diesem Fall also um keinen Verwaltungsakt, sondern um sogenanntes schlichtes Verwaltungshandeln (sogenannter Realakt).

Ist ein Verwaltungsakt erlassen und fühlt sich der von ihm Betroffene in seinen Rechten verletzt, weil ihm ein begünstigender Verwaltungsakt vorenthalten oder ein belastender auferlegt wurde, so kann er innerhalb eines Monats, nachdem ihm der Verwaltungsakt bekannt gemacht wurde, **Widerspruch** bei der Krankenkasse **einlegen.** Wird sein Begehren von der Kasse erneut abgelehnt, kann er sich – wiederum bis zu einem Monat nachdem ihm die Ablehnung der Kasse bekannt wurde – an ein **Sozialgericht** wenden. Dort kann er die Aufhebung eines belastenden Verwaltungsaktes sogenannte **Aufhebungsklage**) oder den Erlass eines begünstigenden Verwaltungsaktes (sogenannte **Verpflichtungsklage**) begehren. Letzteres wäre der Fall in obigem Beispiel, in dem die Kasse dem Versicherten die Gehhilfe versagt hat.

2.5 Finanzierung – Gesundheitsfonds

2.5.1 Allgemeiner und kassenindividueller Beitragssatz, Wahltarife

Die Bundesregierung legt den **allgemeinen Beitragssatz** fest. Er liegt im Jahr 2024 bei 14,6 %. Für abhängig beschäftigte Mitglieder wird der Beitrag zu gleichen Teilen, also jeweils 7,3 %, vom Mitglied und dessen Arbeitgeber getragen. Für Rentner gilt eine analoge Regelung: Aus gesetzlichen Renten zahlen Rentner und Rentenversicherung Kassenbeiträge jeweils in Höhe von 7,3 % (für zusätzliche Alterseinkünfte, z. B. Betriebsrenten, müssen Rentner den vollen Beitragssatz allein bezahlen).

Beiträge zur Krankenkasse, ebenso wie die Beiträge zur Renten-, Arbeitslosen- und Pflegeversicherung, werden vom **Brutto**einkommen bis zur Beitragsbemessungsgrenze (▶ Tab. 6) erhoben. Beitragspflichtig sind das Arbeitsentgelt sowie einmalige Einnahmen aus einer Beschäftigung, auch wenn kein Rechtsanspruch darauf besteht, wie z. B. auf das Weihnachts- oder Urlaubsgeld.

Rechenbeispiele:

Frau A. ist als Angestellte tätig; sie verdient 2110 € brutto pro Monat. Das Bruttoeinkommen von Frau A. liegt sowohl in der Renten- und Arbeitslosenversicherung (2025: einheitlich 8050 €) als auch in der Kranken- und Pflegeversicherung (2025: 5512,50 €) unterhalb der Beitragsbemessungsgrenze. Deshalb werden die Beiträge an ihrem monatlichen Bruttoeinkommen bemessen. Frau A. ist pflichtversichert in der GKV (▶ Tab. 10).

Herr B. ist ebenfalls Angestellter, er verdient 8500 € pro Monat. Das Bruttoeinkommen von Herrn B. übersteigt die Beitragsbemessungsgrenze von Renten- und Arbeitslosenversicherung und ebenso jene der Kranken- und Pflegeversicherung. Seine Beiträge werden deshalb jeweils an der Beitragsbemessungsgrenze berechnet. Herr B. ist freiwillig in der GKV versichert (▶ Tab. 11).

Beide Versicherten haben Kinder; sie leben in den alten Bundesländern.

Der Arbeitnehmerbeitragssatz (ohne kassenindividuellen Zusatzbeitrag) zur Krankenkasse beträgt 7,3 %.

Tab. 10: Beispielrechnung Arbeitnehmeranteil Frau A.

Arbeitnehmerbeitrag zur ...	Arbeitnehmeranteil
Rentenversicherung	2110 × 0,093 = **196,23 €**
Krankenversicherung	2110 × 0,073 = **154,03 €**
Arbeitslosenversicherung	2110 × 0,013 = **27,43 €**
Pflegeversicherung	2110 × 0,017 = **35,87 €**
Summe	413,56 €
Belastung insgesamt in % des Monatsbruttoverdienstes	19,6 %

Tab. 11: Beispielrechnung Arbeitnehmeranteil Herr B.

Arbeitnehmerbeitrag zur ...	Arbeitnehmeranteil
Rentenversicherung	8050 × 0,093 = **748,65 €**
Krankenversicherung	5512,50 × 0,073 = **402,41 €**
Arbeitslosenversicherung	8050 × 0,013 = **104,65 €**
Pflegeversicherung	5512,50 × 0,017 = **93,71 €**
Summe	1349,42 €
Belastung insgesamt in % des Monatsbruttoverdienstes	15,88 %

Aufgrund der Beitragsbemessungsgrenzen ergibt sich für Frau A. eine **höhere prozentuale Belastung ihres Bruttoeinkommens** als für Herrn B.

Die Beiträge zur Sozialversicherung hängen proportional vom Einkommen der Versicherten ab. Der Beitragssatz bleibt also konstant und steigt nicht mit dem Einkommen wie der Steuersatz bei progressiver Besteuerung. Zudem endet die Beitragszahlung an der Beitragsbemessungsgrenze. Wessen Einkommen diese Grenze übersteigt, dessen Beitragsbelastung bleibt konstant, da das die Beitragsbemessungsgrenze übersteigende Einkommen beitragsfrei bleibt. Herr B.s Monatsbrutto in obigem Beispiel übersteigt sowohl die Beitragsbemessungsgrenze der GKV/Pflegeversicherung als auch jene der Renten- und Arbeitslosenversicherung. Folglich ist die prozentuale Belastung seines Verdienstes geringer als diejenige der Frau A. Das Solidarprinzip, nach dem die GKV wie auch die übrigen Sozialversicherungen organisiert sind, endet folglich an der Beitragsbemessungsgrenze.

Zusätzlich zum allgemeinen Beitragssatz erheben Kassen einen kassenindividuellen einkommensabhängigen Zusatzbeitrag, wenn sie ihre Ausgaben aus den Ausschüttungen des Gesundheitsfonds (▶ Kap. II.2.5.2) nicht finanzieren können. Der Zusatzbeitrag wird, wie der allgemeine Beitragssatz, von Arbeitnehmern und Arbeitgebern (bzw. von Rentner und Rentenversicherung) paritätisch finanziert.

Beispiel:

Der Krankenkasse A reichen die Mittel aus dem Gesundheitsfonds nicht aus, sie erhebt deshalb von ihren Mitgliedern einen kassenindividuellen Zusatzbeitrag von 1,1 %. Die Mitglieder und ihre Arbeitgeber zahlen folglich jeweils 7,3 % + 1,1 % = 8,4 % des Monatsbruttos in die Kasse ein (jeweils analog Rentner und Rentenversicherung).

Angenommen die Arbeitnehmerin Frau A. aus obigem Beispiel wäre in Krankenkasse A versichert, so trügen sie selbst und ihr Arbeitgeber jeweils 2110 € × 0,084 = 177,24 €; insgesamt 177,24 € × 2 = 354,48 €.

Um Ungerechtigkeiten zu verhindern, ist ein Einkommensausgleich vorgeschrieben. Es gibt Kassen mit vielen gutverdienenden Mitgliedern und Kassen, deren Mitglieder eher wenig Arbeitsentgelt erhalten. Letztere Kassen erhielten folglich weniger Geld, wenn sie einen ebenso hohen Zusatzbeitrag erhöben wie Kassen mit vielen Gutverdienern. Bzw., um gleich hohe Einnahmen zu erzielen, müsste die »arme« Kasse einen höheren Zusatzbeitrag erheben als die »reiche« Kasse. Der Einkommensausgleich dient also auch dazu, einen fairen Wettbewerb der Kassen zu gewährleisten.

Rechenbeispiel:

Kasse B hat 1 Mio. Mitglieder, die im Durchschnitt 3000 € brutto pro Monat verdienen. Kasse C hat ebenfalls 1 Mio. Mitglieder, deren Durchschnittsver-

> dienst liegt bei nur 2000 € pro Monat. Angenommen, beide Kassen erheben einen Zusatzbeitrag von 1 %.
>
> Kasse B erhielte pro Monat: 1.000.000 × 3000 € × 0,01 = 30 Mio. €
>
> Kasse C erhielte pro Monat: 1.000.000 × 2000 € × 0,01 = 20 Mio. €
>
> Um die »arme« Kasse C nicht zu benachteiligen, wird ein **vollständiger Einkommensausgleich** vorgenommen: Die kassenindividuellen Zusatzbeiträge sind auf die **beitragspflichtigen Durchschnittseinkommen der Mitglieder aller Kassen** zu beziehen.
>
> Im Rechenbeispiel ergäbe sich ein Durchschnittseinkommen von 2500 € mit der Konsequenz, dass beide Kassen Zusatzeinnahmen von 25 Mio. € pro Monat erhalten.

Seit im Jahr 2015 der kassenindividuelle Zusatzbeitrag eingeführt wurde, ist es für preisbewusste Mitglieder lohnend, sich nach Kassen mit niedrigem Zusatzbeitrag umzusehen und von ihrer Kassenwahlfreiheit Gebrauch zu machen. Für die Kassen bedeutet es, dass sie sich verstärkt im Preiswettbewerb um Mitglieder profilieren können.

Für Mitglieder ohne Krankengeldanspruch gilt statt des allgemeinen Beitragssatzes ein **verminderter Satz** von 14,0 %. Dieser Beitragssatz, zu dem noch der kassenindividuelle Beitragssatz dazu kommt, gilt für Selbstständige, die freiwillig in der GKV versichert sind.

Mit **Wahltarifen** ist es den Mitgliedern möglich, die Beitragsbelastung zu senken. In der Satzung kann eine Kasse vorsehen, den Mitgliedern, die einen Teil der jährlichen Kosten für Gesundheitsleistungen selbst übernehmen (**Selbstbehalt**), eine Prämie auszuzahlen. Prämienzahlungen sind in der Kassensatzung ebenso möglich, wenn Mitglieder und ihre mitversicherten Angehörigen in einem Kalenderjahr keine Kassenleistungen in Anspruch nehmen (**Beitragsrückerstattung**). Allerdings darf die Prämienzahlung ein Zwölftel des Jahresbeitrages nicht überschreiten, da andernfalls die Solidarität zu stark eingeschränkt würde. Wer den Selbstbehalt wählt, ist drei Jahre lang an seine Kasse gebunden, d. h. er kann in dieser Zeit nicht von seinem Kassenwahlrecht Gebrauch machen. Für die Beitragsrückerstattung gilt eine Bindefrist von nur einem Jahr.

2.5.2 Gesundheitsfonds

Die Einnahmen der Kassen aus dem allgemeinen Beitragssatz – Arbeitnehmer- bzw. Rentner sowie Arbeitgeber bzw. Rentenversicherung – müssen die Kassen an den Gesundheitsfonds abliefern. Daneben fließen Steuermittel des Bundes in Höhe von 14,5 Mrd. € (2024) jährlich in den Fonds ein. Die Steuermittel dienen dazu, sogenannte **versicherungsfremde Leistungen** zu finanzieren. Darunter sind jene Leistungen der Kassen zu verstehen, die nicht der Diagnose, Heilung oder Linderung von Krankheiten dienen. In erster Linie sind dies alle mit Schwangerschaft und Geburt (es handelt sich dabei eben nicht um Krankheit) verbundenen Ausgaben. Vor allem aber soll der Bundeszuschuss die **Ausgaben der Kassen für beitragsfrei versicherte Kinder und Jugendliche abdecken.** Leistungen für Kinder und Jugendliche, so die Argumentation, sind eine Aufgabe der gesamten Gesellschaft, also der Steuerzahler, und nicht nur der Beitragszahler der Krankenkassen.

Die Einnahmen aus dem kassenindividuellen Zusatzbeitrag behalten die Kassen, er muss also nicht in den Fonds eingezahlt werden.

Der Gesundheitsfonds wird vom **Bundesversicherungsamt** verwaltet. Abbildung 7 zeigt den Fonds als »Topf«, in welchem die Mittel der Kassen und des Bundes gesammelt werden und danach an die einzelnen Kassen ausgeschüttet werden (▶ Abb. 7). Dies erfolgt in Abhängigkeit vom Krankheitsrisiko der Versicherten der jeweiligen Kasse durch den **morbiditätsorientierten Risikostrukturausgleich** (§§ 266 ff. SGB V). Dadurch sollen die unterschiedlichen Risikoprofile der Krankenkassen weitgehend ausgeglichen werden. Es gibt Kassen, deren Versicherte eher jung und gesund sind – im Versicherungsjargon werden sie als gute Risiken bezeichnet –, während andere Kassen viele ältere und kranke Versicherte, also schlechte Risiken haben. Demgemäß unterscheiden sich die durchschnittlichen Ausgaben der Kassen je Versichertem. Der Risikostrukturausgleich trägt dem Rechnung und stellt sicher, dass die Krankenkassen Fondsmittel je nach Krankheitshäufigkeit und -schwere ihrer Versicherten bekommen. Dazu werden Alters- und Geschlechtsgruppen sowie Morbiditätsgruppen (z. B. Neubildung, Herzerkrankung etc.) gebildet.

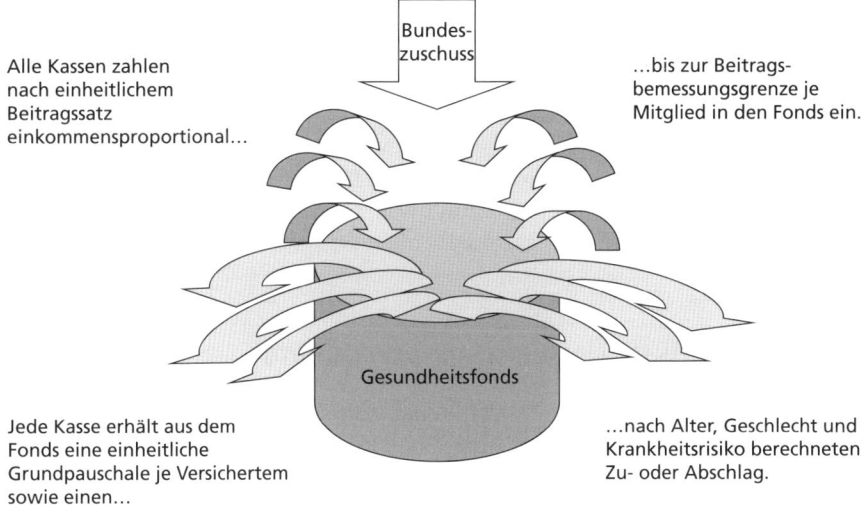

Abb. 7: Gesundheitsfonds

Je **Versichertem** (Mitglieder und mitversicherte Familienangehörige) erhält jede Kasse eine **Grundpauschale.** Leiden Versicherte einer Kasse an einer Krankheit aus den Morbiditätsgruppen des Risikostrukturausgleichs, so erhält sie einen Zuschlag zur Grundpauschale.

> **Beispiel:**
>
> Im Jahr 2024 beträgt die Grundpauschale 331,80 € je Versichertem. Für männliche Versicherte zwischen 18 und 25 Jahren ist davon ein (angenommener) **Abschlag** von 143 € zu berechnen. Männer dieser Altersgruppe sind im Durchschnitt gute Risiken, verursachen also geringe Ausgaben.
>
> Die Kasse erhält pro Monat 331,80 € – 143 € = 188,80 € für den Versicherten.
>
> Angenommen, ein Versicherter dieser Altersgruppe leide an einem schweren angeborenen Herzfehler. Betrüge der Zuschlag für diese Erkrankung (wiederum angenommen) 309 €, dann bezöge seine Kasse für ihn
>
> 188,80 € + 309 € = 497,80 € pro Monat.
>
> Sofern der Versicherte noch weitere Krankheiten des morbiditätsorientierten Risikostrukturausgleichs hätte, erhielte seine Kasse auch dafür Zuschläge.

Zusätzlich zu den Mitteln nach dem morbiditätsorientierten Risikostrukturausgleich erhalten die Kassen Zahlungen aus dem Gesundheitsfonds für

- durchschnittliche Verwaltungsausgaben
- durchschnittliche Satzungs- und Ermessensleistungen
- jeden Versicherten, der sich in ein strukturiertes Behandlungsprogramm eingeschrieben hat.

Strukturierte Behandlungsprogramme (bzw. Disease-Management-Programme, DMP) gibt es für Versicherte mit Brustkrebs, Diabetes Typ I und II, koronarer Herzkrankheit, Asthma oder chronisch obstruktiver Lungenkrankheit (▶ Kap. IV.7.3.2).

2.6   Grundsatz der Beitragssatzstabilität

Die Beitragsfinanzierung der Krankenkassen unterliegt dem Grundsatz der Beitragssatzstabilität (§ 71 SGB V). Danach sind die Vergütungsvereinbarungen der Kassen mit den Leistungserbringern, also den Ärzten, Krankenhäusern etc. so auszugestalten, dass Beitragserhöhungen ausgeschlossen werden. Nur wenn die notwendige medizinische Versorgung ohne Beitragssatzerhöhungen nicht zu gewährleisten ist, darf von dieser Regel abgewichen werden.

Stabile Beiträge können nur erreicht werden, wenn die **Ausgaben** der Kassen **mit der gleichen Rate wachsen wie die Einnahmen.** Zum 15. September eines jeden Jahres teilt das Bundesministerium für Gesundheit den Krankenkassen die durchschnittlichen Veränderungsraten der beitragspflichtigen Einnahmen der Mitglieder mit; an dieser Veränderungsrate müssen die Kassen dann ihre Vergütungsverträge mit den Leistungserbringern ausrichten, um den Beitrag stabil zu halten.

2.7 Selbstbeteiligung

Wird ein gesetzlich Krankenversicherter zum Leistungsempfänger – wird er also Patient – so muss er einen Teil der Kosten als Selbstbeteiligung **aus eigener Tasche tragen** (§ 61 SGB V). Derzeit (2024) gelten die in Tabelle 12 aufgelisteten Regelungen für Versicherte ab 18 Jahren. Kinder und Jugendliche zahlen (mit Ausnahme der Fahrtkosten) nichts dazu (▶ Tab. 12).

Tab. 12: Zuzahlungen in der gesetzlichen Krankenversicherung gem. § 61 SGB V

Bereich	Zuzahlung	Grenzen/Ausnahmen
Arznei- und Verbandmittel	10 % der Kosten	Mindestens 5 €, höchstens 10 €; nicht mehr als die tatsächlichen Kosten (▶ Kap. IV.5.1.4)
Fahrkosten	Pro Fahrt 10 % der Kosten	Mindestens 5 €, höchstens 10 €; nicht mehr als die tatsächlichen Kosten
Häusliche Krankenpflege	10 % der Kosten zuzüglich 10 € je Verordnung	Begrenzt auf 28 Tage pro Kalenderjahr
Haushaltshilfe	10 % der kalendertäglichen Kosten	Mindestens 5 €, höchstens 10 €; nicht mehr als die tatsächlichen Kosten
Heilmittel	10 % der Kosten des Mittels zuzüglich 10 € je Verordnung	-
Hilfsmittel	10 % für jedes Mittel	Mindestens 5 €, höchstens 10 €; nicht mehr als die tatsächlichen Kosten. **Ausnahme**: Hilfsmittel, die zum Verbrauch bestimmt sind: 10 % je Verbrauchseinheit, maximal 10 € pro Monat
Außerklinische Intensivpflege	Je nach Ort der Leistungserbringung: bspw. in vollstationären Pflegeeinrichtungen: 10 € pro Kalendertag bspw. in eigener Häuslichkeit: 10 % der Kosten zuzüglich 10 € je Verordnung	Maximal 28 Tage pro Kalenderjahr
Krankenhausbehandlung	10 € pro Kalendertag	Maximal 28 Tage pro Kalenderjahr

Tab. 12: Zuzahlungen in der gesetzlichen Krankenversicherung gem. § 61 SGB V – Fortsetzung

Bereich	Zuzahlung	Grenzen/Ausnahmen
Stationäre Vorsorge	10 € pro Kalendertag	
Medizinische Rehabilitation (ambulant und stationär)	10 € pro Kalendertag	Bei Anschlussrehabilitation begrenzt auf 28 Tage pro Kalenderjahr unter Anrechnung der Zuzahlung für Krankenhausbehandlung und der bereits an einen RV-Träger geleisteten Zuzahlung
Medizinische Vorsorge und Rehabilitation für Mütter und Väter	10 € pro Kalendertag	-
Soziotherapie	10 % der kalendertäglichen Kosten	Mindestens 5 €, höchstens 10 €; nicht mehr als die tatsächlichen Kosten
Zahnersatz	25 bis 40 % ab 01.10.2020: 25 bis 40 %	Abhängig von den eigenen Bemühungen zur Gesunderhaltung der Zähne
Künstliche Befruchtung	50 %	

Daneben gibt es eine Zuzahlungspflicht zu Fahrtkosten (Rettungswagen, Taxifahrten mit Genehmigung der Kasse), die für alle Versicherten, also auch für Kinder und Jugendliche gilt. Die Zuzahlung zu jeder Fahrt beträgt 10 %, jedoch mindestens 5 € und höchstens 10 €.

Um zu verhindern, dass es durch die Zuzahlungen zu übermäßigen finanziellen Härten für Patienten kommt, gibt es eine **Belastungsgrenze**. Übersteigen die Zuzahlungen **zwei Prozent des jährlichen Bruttoeinkommens** des Versicherten, so ist der Patient von weiteren Zuzahlungen befreit. Dabei sind sämtliche Einkommen zu addieren, also auch Einkommen der Versicherten aus Kapitalbesitz oder aus Vermietung und Verpachtung. Leben mehrere Personen im Haushalt des Versicherten, so sind deren Bruttoeinkommen zu addieren. Für den Ehepartner kann ein Freibetrag in Höhe von 15 % der Bezugsgröße nach § 18 SGB IV abgezogen werden (diese entspricht dem durchschnittlichen Bruttoeinkommen aller Sozialversicherten im vorletzten Jahr, 2024: 3779,83 € Monatsbrutto bzw. 45.358 € Jahresbrutto), für jedes im Haushalt lebende Kind des Versicherten bzw. dessen Partners wird der Kinderfreibetrag nach dem Einkommensteuergesetz (2024: 9312 €) abgezogen.

> **Rechenbeispiel zur Belastungsgrenze:**
>
> Familie F. hat zwei Kinder im Alter von 10 und 12 Jahren. Das Bruttoeinkommen des Vaters in Höhe von 40.723 € ist das einzige Einkommen, das die Familie bezieht. Familie F. hat im vergangenen Jahr 578,38 € Zuzahlungen geleistet. Bruttoeinkommen der Familie abzüglich Freibetrag für die Ehefrau und die beiden Kinder:
>
> Nebenrechnung: 45.358 € × 0,15 = 6803,70 €
>
> 40.723 € − (6803,70 € + 2 × 9312 €) = 15.295,30 €.
>
> 2 % davon ergeben: 15.295,30 € × 0,02 = 305,91 €.
>
> Der Zuzahlungsbetrag von 578,38 € übersteigt die 2 %-ige Belastungsgrenze um 272,47 €. Diesen Betrag bekommt Familie F. von der Krankenkasse erstattet. Sie kann sich auch für das weitere Kalenderjahr von Zuzahlungen befreien lassen, wenn die Grenze von 305,91 € erreicht ist.

Leidet ein Familienmitglied an einer **schwerwiegenden chronischen Erkrankung,** wird die Belastungsgrenze bereits bei **einem Prozent** des Jahresbruttoeinkommens erreicht. Welche Krankheiten unter die Definition »schwerwiegend chronisch« fallen, legt eine Richtlinie des Gemeinsamen Bundesausschusses (▶ Kap. IV.2.9) fest.

Als schwerwiegend chronisch krank gelten demgemäß **generell Patienten ab Pflegegrad 3**, ebenso Patienten mit einem **Grad der Behinderung von mindestens 60** oder mit einer **Erwerbsminderung von 60 % und mehr**. Darüber hinaus sind Patienten dann schwerwiegend chronisch krank, wenn ohne eine **kontinuierliche medizinische Behandlung eine lebensbedrohliche Verschlimmerung, eine Verminderung der Lebenserwartung oder eine dauerhafte Beeinträchtigung der Lebensqualität** zu erwarten ist.

> **Abwandlung des Beispiels oben:**
>
> Wäre ein Mitglied der Familie F. schwerwiegend chronisch krank, so betrüge die jährliche Belastungsgrenze
>
> 15.295,30 € × 0,01 = 152,95 €

2.8   Der Medizinische Dienst

Die Kassen betreiben den Medizinischen Dienst (MD) als **Gemeinschaftseinrichtung** (§ 278 SGB V). In jedem Bundesland ist eine Arbeitsgemeinschaft MD in der Rechtsform einer **Körperschaft des öffentlichen Rechts** errichtet. Mitglieder der Körperschaft sind die Landesverbände der Orts-, Innungs- und Betriebskrankenkassen, die landwirtschaftlichen Kassen und die Ersatzkassen. Der MD wird von den Kassen durch eine Umlage finanziert, deren Höhe je Kasse von der Mitgliederzahl abhängt. Die Umlage wird **je zur Hälfte von den Kranken- und den Pflegekassen aufgebracht,** da der MD für beide Sozialversicherungen arbeitet.

Im MD sind Ärzte und Pflegefachkräfte beschäftigt, die im Auftrag der Kassen in Fragen der Kranken- und Pflegeversicherung **begutachten und beraten.** Auf die Aufgaben des MD für die Pflegeversicherung wird im **Kapitel IV.6** näher eingegangen (▶ Kap. IV.6). Die Krankenkassen ziehen den MD zur Stellungnahme für Einzelfälle zu Rate (§ 275 SGB V). Der MD überprüft vor allem

- die Notwendigkeit von Rehabilitationsmaßnahmen
- die Notwendigkeit von Krankenhausbehandlung, der Verordnung von Arznei-, Heil- und Hilfsmitteln, Vorsorgekuren, häuslicher Krankenpflege,
- Arbeitsunfähigkeit.

Aufgabe des MD beim letztgenannten Punkt ist es, **Zweifeln an der Arbeitsunfähigkeit** nachzugehen. Diese sind dann anzunehmen, wenn der Versicherte auffällig oft nur für kurze Zeit arbeitsunfähig ist oder wenn Zeiten der Krankschreibung häufig auf den Wochenanfang oder das Ende der Woche fallen. Zweifel können auch dadurch begründet sein, dass die Bescheinigungen über Arbeitsunfähigkeit von einem Arzt ausgestellt wurden, der durch häufige Krankschreibungen auffällig geworden ist (§ 275 Abs. 1a SGB V). Das Krankschreibungsverhalten von Ärzten wird auch im Rahmen der Wirtschaftlichkeitsprüfungen untersucht. (▶ Kap. IV.2.10). Arbeitgeber haben das Recht, von der Krankenkasse ein Gutachten des MD zur Überprüfung der Arbeitsunfähigkeit von Beschäftigten einzuholen.

In allen genannten Fragen entscheidet nicht der MD, sondern die zuständige Krankenkasse. Der MD gibt in seinen Gutachten lediglich **seine Einschätzung des Sachverhalts zum jeweils vorliegenden Einzelfall** wieder, der sich die Kassen jedoch in den meisten Fällen anschließen. Auf die Tätigkeit des MD wird im Weiteren in den einzelnen einschlägigen Kapiteln eingegangen.

2.9 Versicherungsschutz für Versicherte der GKV im Ausland

Für Urlaubsreisen gesetzlich Versicherter gibt es für alle Länder der Europäischen Union sowie für Norwegen, Island und die Schweiz eine **europäische Versichertenkarte** (EHIC – European Health Insurance Card). Sie befindet sich auf der Rückseite der Versichertenkarte. Reisende aus der EU und den drei anderen genannten Ländern können ihrerseits eine EHIC nutzen, wenn sie nach Deutschland reisen. Die Karte berechtigt dazu, im Ausland bei einem Unfall, einer akuten Erkrankung oder bei Behandlungsnotwendigkeit aufgrund einer chronischen Krankheit Leistungen des Gastlandes in Anspruch zu nehmen. Für die Behandlung gelten die gleichen Bedingungen wie für die Bürger des Gastlandes selbst. Die Abrechnung der ausländischen Leistungserbringer erfolgt über die **Krankenversicherung ihres eigenen Landes.** Diese stellt danach die Behandlungskosten der deutschen Krankenkasse in Rechnung. Übersteigen die Kosten der Behandlung im Ausland jene, die bei inländischen Leistungserbringern anfielen, **trägt der Patient die Zusatzkosten selbst.**

Mit einigen Ländern, insbesondere Heimatländern ausländischer Arbeitnehmer in Deutschland (Serbien, Bosnien, Türkei, Tunesien) hat Deutschland ein sogenanntes **Sozialversicherungsabkommen** geschlossen. Reisende in diese Länder benötigen einen Urlaubskrankenschein von ihrer Kasse.

Bestehen keine Abkommen mit den Ländern, tragen die Kassen keine Kosten. Erkrankte bzw. verletzte Reisende müssen in solchen Fällen die Behandlungskosten selbst zahlen. Zur Absicherung dieses Risikos gibt es **private Auslandskrankenversicherungen.** Dabei ist es auch möglich, den Rücktransport nach Deutschland in den Versicherungsschutz einzubeziehen. Weder EHIC noch Sozialversicherungsabkommen beinhalten die Kostenübernahme eines Transports in das Heimatland des Reisenden.

Übungsaufgaben zu Teil II Kapitel 2

Aufgabe 1
Herr H. ist Mitglied einer Ersatzkasse; sein monatliches Bruttoarbeitsentgelt beträgt 3419 €. Seine Kasse erhebt einen kassenindividuellen Beitragssatz von 1,1 %. Errechnen Sie den Arbeitnehmer- sowie den Arbeitgeberbeitrag zur Krankenversicherung.

Aufgabe 2
Frau K. ist 56 Jahre alt. Sie war als freiberufliche Psychotherapeutin 20 Jahre lang privat krankenversichert und nimmt nun eine Tätigkeit als Angestellte in einer Rehabilitationsklinik auf. Muss Frau K. in die GKV aufgenommen werden?

Aufgabe 3
Bitte ordnen Sie zu

	a) primäre Prävention	b) sekundäre Prävention	c) tertiäre Prävention
1. Anti-Raucher-Kampagne			
2. Krebsfrüherkennungsuntersuchung			
3. Schutzimpfung gegen Kinderlähmung			

	a) primäre Prävention	b) sekundäre Prävention	c) tertiäre Prävention
4. Diätrichtlinien für Diabetiker			
5. Kindervorsorgeuntersuchungen			
6. Trainingskurse für Infarktpatienten			

Aufgabe 4
Frau B. bezieht im Monat vor Beginn ihrer Arbeitsunfähigkeit ein Bruttogehalt von 1950 €. Ihr regelmäßiges Nettoeinkommen beträgt 1265,10 €. Frau B. bezieht für 25 Tage Krankengeld. Errechnen Sie das Krankengeld für Frau B.

Aufgabe 5
Auszug aus dem § 175 Abs. 4 SGB V:
»*Versicherungspflichtige und Versicherungsberechtigte sind an die Wahl der Krankenkasse mindestens 18 Monate gebunden. Eine Kündigung der Mitgliedschaft ist zum Ablauf des übernächsten Kalendermonats möglich, gerechnet von dem Monat, in dem das Mitglied die Kündigung erklärt. [...] Erhebt die Krankenkasse nach § 242 Absatz 1 erstmals einen Zusatzbeitrag oder erhöht sie ihren Zusatzbeitragssatz, kann die Kündigung der Mitgliedschaft abweichend von Satz 1 bis zum Ablauf des Monats erklärt werden, für den der Zusatzbeitrag erstmals erhoben wird oder für den der Zusatzbeitragssatz erhöht wird.*«

Frau V.s Kasse erhöht den Zusatzbeitrag ab dem 01.11.2025. Bitte geben Sie an, wann Frau V. kündigen muss, um zum 31.10.2025 aus der Kasse ausscheiden zu können.

Aufgabe 6
Herr T. wurde zum 01.03.2025 befördert; sein Gehalt stieg von 5450 € auf nunmehr 6400 €. Bitte geben Sie an, wann Herr T. aus der Pflichtmitgliedschaft seiner Krankenkasse ausscheidet.

Aufgabe 7
Bitte kreuzen Sie an, welche **2** Aussagen auf den Gesundheitsfonds **nicht** zutreffen

1. Die Mittel, die in den Fonds einfließen, bestehen nur aus Beiträgen der Mitglieder und der Arbeitgeber bzw. der Rentenversicherung
2. Die Ausschüttung aus dem Fonds an die Krankenkassen erfolgt in Form einer Grundpauschale mit Zu- bzw. Abschlägen
3. Der Gesundheitsfonds wird vom Bundesversicherungsamt verwaltet
4. Der Morbiditätszuschlag zur Grundpauschale ist abhängig davon, ob ein Versicherter einer Krankenkasse eine von 80 schweren Krankheiten hat

5. Erhöht eine Kasse ihren kassenindividuellen Beitragssatz, steigen die Einzahlungen in den Fonds
6. Die Mittel, die eine Krankenkasse aus dem Fonds erhält hängen nicht davon ab, wie viel die Mitglieder der Kasse verdienen
7. Kassen erhalten aus dem Fonds eine Pauschale für Versicherte, die sich in ein DMP eingeschrieben haben

Aufgabe 8
Bitte suchen Sie den entsprechenden Paragrafen des SGB V und ergänzen Sie den folgenden Lückentext aus dem SGB V
Die Krankenkassen und die Leistungserbringer haben eine bedarfsgerechte und _____, dem allgemein anerkannten Stand der _____ Erkenntnisse entsprechende Versorgung der Versicherten zu gewährleisten. Die Versorgung der Versicherten muss ausreichend und _____ sein, darf das Maß des _____ nicht überschreiten und muss in der fachlich gebotenen _____ sowie _____ erbracht werden.

Aufgabe 9
Herr T. fragt bei seiner Kasse schriftlich nach, ob deren Satzung freiwillige Impfleistungen (Gelbfieberimpfung für Afrika-Touristen) bezahlt und erhält eine abschlägige Antwort. Frau G. wird per Post die Bewilligung ihrer Kasse einer Mutter-Kind-Kur im August 2017 zusammen mit ihrem Sohn zugestellt. Bitte überprüfen Sie jeweils, ob es sich um einen Verwaltungsakt handelt, und begründen Sie Ihre Entscheidung.

Aufgabe 10
Frau F., bei ihrem Mann mitversichert in der AOK Bayern, löst folgende Rezepte ein. Geben Sie bitte an, wie viel sie jeweils zuzahlen muss.

1. Ein Rezept für ihren Mann mit
   a) einem Arzneimittel für 25,10 €
   b) einem Arzneimittel für 135,40 €
2. ein Rezept für sich selbst mit
   a) einem Arzneimittel für 54,70 €
   b) einem Arzneimittel für 63,00 €
3. ein Rezept für ihren 15-jährigen Sohn mit
   a) einem Arzneimittel für 17,29 €
   b) einem Arzneimittel für 55,97 €

Aufgabe 11
Frau S. ist alleinstehende Rentnerin und chronisch krank. Ihr monatliches Bruttoeinkommen beträgt 1214 €. Sie war im vergangenen Jahr 10 Tage (inkl. Entlassungstag) im Krankenhaus, danach wurde sie 22 Tage (inkl. Entlassungstag) in einer stationären Rehabilitationseinrichtung behandelt; für Arzneimittel

zahlte sie insgesamt 112,87 € dazu. Hat Frau S. ihre Belastungsgrenze überschritten?

Aufgabe 12
Ein Orthopäde verordnet Herrn Z. 6 x Physiotherapie für je 12,56 €. Wie viel zahlt Herr Z. aus eigener Tasche dazu?

Aufgabe 13
Suchen Sie im SGB V die Rechtsquellen für folgende Aussagen:

1. Für Krankheiten, die nicht wirksam behandelt werden können, finanziert die GKV keine Früherkennungsuntersuchungen.
2. Die Landesverbände und der Spitzenverband der Krankenkassen sind Körperschaften des öffentlichen Rechts.
3. Versicherte können zwischen Kostenerstattung und Sachleistung wählen.

Aufgabe 14
Frau S. bezieht Krankengeld. Ihr monatliches Bruttoentgelt beträgt 3517 €, netto erhält sie 2636 €. Bitte errechnen Sie die Höhe ihres kalendertäglichen Krankengeldes.

3 Die private Krankenversicherung

3.1 Grundprinzipien im Vergleich zur gesetzlichen Krankenversicherung

Die private Krankenversicherung (PKV) folgt anderen Organisationsprinzipien als die GKV. Im Gegensatz zur GKV sind die Träger der PKV Privatunternehmen, zumeist in der Rechtsform einer Aktiengesellschaft (AG). Ihr Bestreben ist es, im Interesse ihrer Aktionäre einen **Gewinn zu erzielen**.

Die Beiträge bzw. **Prämien** zur PKV werden unabhängig vom Einkommen des Versicherten erhoben, ihre Höhe orientiert sich an dessen **persönlichem Risiko**. Je älter ein Kunde beim Abschluss eines privaten Versicherungsvertrages (= Police, aus dem Griech.: Nachweis, Vertrag) ist, desto höher fällt seine Prämie aus, da mit dem Alter die Ausgaben für medizinische Leistungen ansteigen. Menschen mit Vorerkrankungen und Chroniker zahlen höhere Beiträge als gleichaltrige Versicherte ohne zusätzliche Risiken. Man spricht vom **Äquivalenzprinzip** (aus dem Lat.: äquivalent = gleichwertig), wenn, wie es bei der Finanzierung der PKV der Fall ist, die eingezahlten Beiträge in etwa den Leistungsausgaben je Versichertem entsprechen. Den Gegenpol zum Äquivalenzprinzip bildet das **Solidar- oder Leistungsfähigkeitsprinzip** der GKV. Hier werden die Beiträge – allerdings nur bis zur Beitragsbemessungsgrenze – in Abhängigkeit von der ökonomischen Leistungsfähigkeit des Versicherten, gemessen an seinem Einkommen, erhoben.

Wer sich in jungen Jahren privat versichert, zahlt zu seiner normalen Prämie gleichzeitig einen Zuschlag für sein im Alter ansteigendes Krankheitsrisiko mit. Im Alter wird der angesammelte Betrag dann aufgebraucht (▶ Abb. 8). Im Umlageverfahren der Sozialversicherung gibt es solche **Altersrückstellungen** bzw., wie es auch genannt wird, das **Kapitaldeckungsverfahren** nicht (seit 2015 mit Ausnahme der Pflegeversicherung).

Angenommen, jemand tritt mit 30 Jahren in die private Krankenversicherung ein: Sein Beitrag wird dann so kalkuliert, dass er nicht aufgrund seines fortschreitenden Alters steigen muss. In jungen Jahren sind im Durchschnitt über alle Versicherten gerechnet, die Leistungsausgaben niedriger als bei älteren Versicherten. Die Prämie für junge Versicherungseinsteiger wird **jedoch so kalkuliert, dass sie die durchschnittlichen Leistungsausgaben Junger übersteigt.** Aus der Differenz zwischen Prämie und Leistungsausgaben werden Rückstellungen für das Alter gebildet. Das PKV-Unternehmen **legt die Altersrückstellungen am Kapitalmarkt verzinslich an.** Mit zunehmendem Alter gleichen sich Leistungsausgaben und Prämie an, bis schließlich die Prämie nicht mehr ausreicht, die Leistungsausgaben zu decken. Dann beginnt die **Auflösung der angesparten Altersrückstellungen.** Die Abbildung verdeutlicht auch, dass die Prämie umso höher zu kalkulieren ist, je später im Leben man einen privaten Krankenversicherungsvertrag abschließt. Die Zeit zum Ansparen der nötigen Altersrückstellungen ist dann kürzer und muss durch eine höhere Ansparsumme, die Prämie eben, ausgeglichen werden.

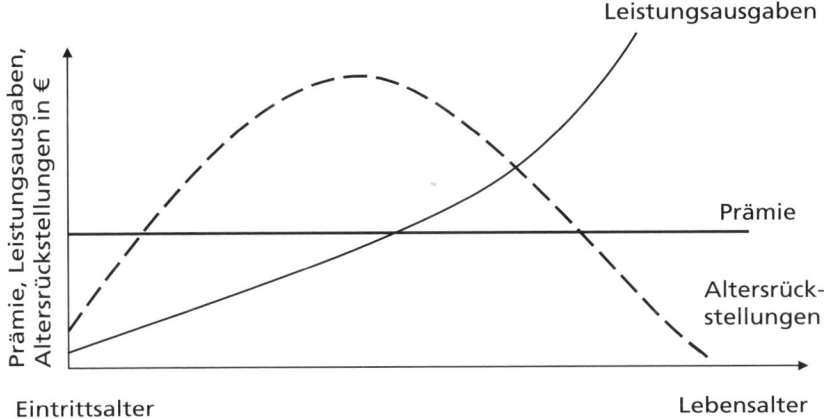

Abb. 8: Ausgleich von Leistungsausgaben und Altersrückstellungen durch die PKV-Prämie

Möchte ein Privatversicherter den Versicherer wechseln, so kann er seine bisher angesparten Altersrückstellungen nicht mitnehmen, es gibt keine im Fachjargon sogenannte **Portabilität** (Übertragbarkeit, aus dem Lat.: portare = tragen) **der Altersrückstellungen.** Wer als Privatversicherter den Anbieter wechselt, wäre gezwungen, in der neuen Versicherung mit einer höheren Prämie einzusteigen. Da dies so gut wie niemand tut, gibt es in der PKV **Wettbewerb nur um Neukunden** und nicht um bereits Versicherte. In der GKV dagegen gibt es beide Varianten des Wettbewerbs.

Der in Abbildung 8 dargestellte Ausgabenverlauf muss selbstverständlich nicht für jeden 30-Jährigen gelten, der eine private Versicherungspolice erwirbt. So sind Einzelfälle überdurchschnittlich gesunder Versicherter denkbar, bei denen erst in höherem Alter die Leistungsausgaben die Prämie übersteigen. Ebenso gibt es Versicherte, die z. B. in jungen Jahren einen Unfall oder eine schwere Krankheit erleiden und deren Prämie deshalb bereits früh die Leistungsausgaben erreicht. Wichtig ist für die Prämienkalkulation nur, dass sich die **Häufigkeiten der beiden als Beispiel genannten Fälle in etwa die Waage halten.** In gewissem Maße kommen dann die überdurchschnittlich Gesunden für die überdurchschnittlich Kranken mit auf. Versicherungen funktionieren nur für eine große Zahl von Menschen, denn nur wenn es eine ausreichende Anzahl von Versicherten gibt, lassen sich zuverlässig Durchschnittswerte, wie in der Abbildung dargestellt, berechnen.

Wie Abbildung 8 zeigt, steigt die Prämie nicht an, wenn der Versicherte älter wird. Selbstverständlich wird sie jedoch aus anderen Gründen erhöht (▶ Abb. 8). Die Prämie steigt, wenn durch medizinisch-technischen Fortschritt Behandlungen teurer werden, sie steigt auch, wenn die Inanspruchnahme von Gesundheitsleistungen der Privatversicherten zunimmt. Tatsächlich liegen die Ausgabensteigerungen der PKV, vor allem in den Bereichen ambulante Behandlung und Arzneimittel, weit über jenen der GKV. Abhängig ist die Prämienhöhe auch von der **Lage am Kapitalmarkt.** Herrscht eine Niedrigzinsphase, dann werfen die Rückstellungen weniger Renditen ab und die PKV-Unternehmen müssen höhere Prämien kalkulieren.

Anders als Krankenkassen können private Krankenversicherungsunternehmen den Vertragsabschluss verweigern, weil das Risiko des Versicherungsnachfragers zu hoch ist; sie **unterliegen also nicht dem Kontrahierungszwang** (▶ Tab. 13). Ebenso kann die PKV die **Behandlung von** Vorerkrankungen aus dem Versicherungsvertrag ausnehmen, wenn ihr das Risiko zu hoch erscheint. Diese Möglichkeiten bestehen für den Basistarif (▶ Kap. II.3.3) jedoch nicht.

Tab. 13: Kennzeichen der PKV und der GKV im Vergleich

	PKV	GKV
Finanzierungsprinzip	Äquivalenzprinzip	Solidar- bzw. Leistungsfähigkeitsprinzip
Träger	Privatunternehmen	Körperschaften des öffentlichen Rechts
Beiträge	Risikoabhängig	Einkommensabhängig
Kontrahierungszwang	Nein	Ja

Tab. 13: Kennzeichen der PKV und der GKV im Vergleich – Fortsetzung

	PKV	GKV
Umverteilung zwischen »reich« und »arm«	Nein	Ja bis zur Beitragsbemessungsgrenze
Umverteilung zwischen »kinderlos« und »kinderreich«	Nein	Ja
Umverteilung zwischen »gesund« und »krank«	Eingeschränkt wegen risikoabhängigen Prämien	Ja
Umverteilung zwischen »jung« und »alt«	Nein	Ja wegen Umlageverfahren
Art der Leistungsgewährung	Kostenerstattung	Sachleistung, jedoch Kostenerstattung als Option
Versicherungsdeckung/ Selbstbeteiligung	Vertraglich gestaltbar	Gesetzlich vorgegeben; Selbstbehalt und Beitragsrückerstattung durch Gesetz erlaubt

Die PKV kennt die beitragsfreie Mitversicherung der Familie nicht. Für **jedes Familienmitglied ist eine eigene Police abzuschließen** und eine Prämie zu entrichten, wiederum je nach individuellem Risiko.

Bei privaten Versicherungsverträgen besteht **Wahlfreiheit der** Entscheidung über die **Versicherungsdeckung**. Ein Privatversicherter kann die Art und die Höhe der Selbstbeteiligung nach seinen individuellen Bedürfnissen wählen. So kann man eine Police ohne Selbstbeteiligung mit entsprechend hoher Prämie erwerben, umgekehrt ist es möglich, die monatliche Belastung durch die Prämie geringer zu halten und dafür im Krankheitsfall eine hohe Eigenbeteiligung zu leisten. Ebenso kann sich der Privatversicherte für Beitragsrückerstattung entscheiden. In diesem Falle zahlt die Versicherung, wenn keine Leistungen in Anspruch genommen wurden, Beiträge an den Versicherten zurück. (In engeren Grenzen ist dies auch gesetzlich Versicherten möglich, ▶ Kap. II.2.5.1) Einem Privatversicherten steht es zudem frei, Leistungen, z.B. Zahnimplantate, Chefarztbehandlung etc., in die Versicherung aufzunehmen oder nicht.

Was die **Art der Leistungsgewährung** durch die Versicherung betrifft, so hat der **gesetzlich Versicherte größere Wahlfreiheit:** In der PKV werden Versicherungsleistungen ausschließlich als **Kostenerstattung** erbracht, während ein gesetzlich Krankenversicherter zwischen Sachleistung und Kostenerstattung auswählen kann. Privat Versicherte erhalten medizinische Leistungen gegen Rechnung, die sie an ihre Versicherung weiterleiten. Nach Maßgabe des vom Versicherten gewählten Selbstbehalts erstattet die Versicherung die Kosten der Behandlung; der Versicherte überweist dem Leistungserbringer den Rechnungsbetrag (Ausnahmen von diesem Vorgehen sind im Fall einer Krankenhausbehandlung möglich; hier kann auch direkt zwischen Privatversicherung und Krankenhaus abgerechnet werden).

Alle genannten Kennzeichen der PKV zeigen vor allem eines: Im Gegensatz zur GKV **gilt in der PKV das Solidarprinzip nur sehr eingeschränkt.** Zwar ist es auch in der PKV möglich netto zum Leistungsempfänger zu werden, also in der Summe mehr Leistungen zu erhalten als man Beiträge bezahlt hat. In gewissem Umfang findet also auch hier eine Umverteilung zwischen Gesunden und Kranken statt. Im Vergleich zur GKV ist diese aber stark eingeschränkt, weil die Beitragshöhe des Privatversicherten von seinem Krankheitsrisiko bei Vertragsabschluss abhängt.

Solidarität zwischen mehr und weniger einkommensstarken Versicherten kennt die PKV nicht; in der GKV wird zwischen arm und reich umverteilt, allerdings nur bis zur Beitragsbemessungsgrenze. Umverteilungswirkungen zwischen Kinderlosen und Kinderreichen, wie in der GKV mit ihrer beitragsfreien Familienversicherung, entfallen in der PKV völlig.

3.2 Versicherte

Versicherte in der PKV sind folgende Personengruppen, für die keine Pflichtmitgliedschaft in der GKV besteht:

- Arbeiter und Angestellte mit einem Bruttoeinkommen, das die Versicherungspflichtgrenze der GKV übersteigt
- Beamte
- Selbstständige

Selbstständige, also Unternehmer oder freiberuflich Tätige wie z. B. Ärzte, Steuerberater etc. sind in aller Regel gegen Krankheitsrisiken privat vollversichert. Sie tragen für sich und ihre Familienangehörigen die Prämien selbst.

Besondere Regelungen bestehen für Beamte: Sie müssen nur einen Teil der Krankheitsrisiken privat versichern, da der Staat als ihr Arbeitgeber den anderen Teil aus Mitteln der durch Steuern finanzierten **Beihilfe** übernimmt. Der **Beamte selbst** erhält von der Beihilfe 50 % seiner Behandlungskosten erstattet; er wird sich folglich zu 50 % privat absichern. Der **Ehepartner** eines Beamten, dessen Einkommen jährlich 21.832 € (2025) nicht übersteigt, erhält 70 % aus Beihilfemitteln, sein **Kind** 80 %. Für den Ehepartner wird also eine Privatversicherung über die restlichen 30 %, für das Kind über 20 % der Behandlungskosten abgeschlossen. Hat der Beamte zwei oder mehr Kinder, so steigt der Anteil, den die Beihilfe an seinen eigenen Behandlungskosten übernimmt, auf 70 %. Ähnlich wie in der GKV werden durch diese Regelungen kinderreiche Familien begünstigt.

> **Beispiel:**
>
> Frau F. ist als Lehrerin eine Beamtin, sie ist verheiratet und hat drei Kinder; ihr Mann ist als Hausmann tätig. Die Familie hat fünf Versicherungsverträge mit einer privaten Krankenversicherung zu folgenden Prozenttarifen abgeschlossen:

> - Frau F. und ihr Mann sind je zu 30 % privat versichert
> - jedes Kind ist zu 20 % privat versichert.
>
> Sucht ein Mitglied der Familie F. einen Arzt auf oder löst ein Rezept in der Apotheke ein, zahlt die Familie die Rechnung selbst und reicht **je eine Kopie der Rechnung** bei der PKV und bei der Beihilfe ein, die dann den jeweiligen prozentualen Rechnungsbetrag auf das Konto von Familie F. überweisen.

Entscheidet sich ein Angestellter oder Arbeiter, dessen Verdienst die Pflichtversicherungsgrenze übersteigt, für eine private Vollversicherung, so zahlt ihm sein Arbeitgeber einen **Zuschuss in Höhe des Arbeitgeberbeitrags,** den er bekäme, wenn er in der GKV geblieben wäre (§ 257 Abs. 2 SGB V). Herr B. (▶ Tab. 11) im Rechenbeispiel in **Kapitel II.2.5.1** hätte also einen Zuschuss erhalten, wenn er sich für die PKV entschieden hätte (▶ Kap. II.2.5.1). Herr B. wird die Alternative PKV wählen, wenn er als junger gesunder Mensch beitritt und folglich eine günstige Prämie erhält. Hätte er eine chronische Erkrankung oder wäre er nicht mehr jung, dürfte die GKV für ihn die bessere Alternative sein. Ist er verheirateter Familienvater oder möchte er dies werden, wird er ebenfalls in der GKV bleiben, da er sonst auf die beitragsfreie Mitversicherung seiner Familienangehörigen verzichten müsste.

3.3 Basistarif, Versicherungspflicht

Seit dem 01.01.2009 gilt eine **Krankenversicherungspflicht für alle**, auch für Personen, die nicht in die GKV aufgenommen werden können. Wer z. B. als Selbstständiger aus der PKV ausschied, weil er seine Prämien im Normaltarif (▶ Kap. II.3.1) nicht mehr bezahlen konnte, daraufhin einige Zeit ohne Versicherungsschutz war, **muss** sich versichern. Alle privaten Krankenversicherungen **müssen** deshalb den sogenannten **Basistarif** für solche Personen anbieten. Das bedeutet, es **besteht Kontrahierungszwang** für die Privatversicherer, sie dürfen den Vertragsabschluss nicht verweigern. Das **individuelle Risiko** des Versicherungsnachfragers bleibt für die Prämienhöhe **unberücksichtigt**; gestattet ist lediglich eine Abstufung nach Alter.

Der Basistarif ist quasi die Billigvariante der PKV. Die Prämie dieses Tarifes darf die Höhe des durchschnittlichen GKV-Beitrags nicht überschreiten. Die Leistungen der PKV an die nach Basistarif Versicherten sind den Leistungen nach SGB V vergleichbar.

> **Beispiel:**
>
> Herr Z., 57 Jahre alt, betrieb einen Kiosk. Die Lage seines Kleinunternehmens wurde zunehmend prekär, zudem belasteten Herrn Z. die steigenden Beiträge zu seiner privaten Vollversicherung. Er wurde zahlungsunfähig und schied aus der

> PKV aus. Da er mit 57 Jahren nicht mehr in die GKV aufgenommen werden kann, ist er nunmehr im Basistarif versichert.

Konsequenzen aus dem Standard- bzw. Basistarif ergeben sich für niedergelassene Ärzte. Haben sie die Kassenzulassung, d. h. dürfen sie gesetzlich Versicherte behandeln, so haben sie automatisch auch den sogenannten **Sicherstellungsauftrag für Basis- und Standardtarifversicherte.** Für Versicherte im Basis- bzw. Standardtarif ist die Arztvergütung niedriger als für Privatpatienten im Normaltarif (▶ Kap. IV.2.7.2).

3.4 Private Voll- und Teilversicherungen

PKV-Unternehmen bieten für die unter 3.2. und 3.3 genannten Personen Krankheits-Vollversicherungen an. Der Versicherungsschutz erstreckt sich auf alle Versorgungsbereiche des Gesundheitswesens. Viele Privatversicherte im Normaltarif wählen Versicherungsverträge, die ihnen zusätzlich die Übernahme von Mehrkosten für Chefarztbehandlung und Ein- oder Zweibett-Zimmer garantieren. Die Abrechnung solcher Leistungen erfolgt gesondert neben der eigentlichen Krankenhausleistung mit dem Patienten selbst (▶ Kap. IV.3.9).

Für Chefarztbehandlung und Ein- oder Zweibettzimmer bietet die PKV auch **Teil- bzw. Zusatzversicherungen für gesetzlich Krankenversicherte** an. Schließt ein Versicherter der GKV privat solche zusätzlichen Versicherungsverträge ab, so gelten für ihn dieselben Bedingungen wie im **Kapitel II.3.1** beschrieben (▶ Kap. II.3.1). Seine Prämie ist risikoabhängig, sie steigt mit dem Alter bei Vertragsabschluss an. Mit dem Zusatzversicherten wird ebenso wie mit dem privat Vollversicherten gesondert abgerechnet.

Neben den Policen für Chefarztbehandlung und Ein- oder Zweibettzimmer bietet die PKV zahlreiche weitere Zusatzversicherungen an. Wer z. B. eine über die Leistungen der GKV hinausgehende **Versorgung mit Zahnersatz oder Brillen** möchte, wer sich von Heilpraktikern behandeln lassen will, kann sich privat versichern.

Gesetzliche Krankenkassen können in ihrer Satzung vorsehen, dass sie ihren Versicherten **günstige Verträge für Zusatzversicherungen** mit PKV-Unternehmen vermitteln. Die Krankenkassen handeln mit dem PKV-Unternehmen die Prämien für Teilversicherungen z. B. für Zahnersatz aus. Da sie für eine große Anzahl von Versicherten stehen, bringen sie viele potentielle Kunden für die PKV mit und können deshalb Mengenrabatte erhalten. Allerdings haben die Kassen nur die Funktion eines Vermittlers. Kommt es zum Abschluss einer Police für Zusatzleistungen, so sind der einzelne Versicherte und die PKV die Vertragspartner.

Übungsaufgaben zu Teil II Kapitel 3

Aufgabe 1

a) Erklären Sie, warum die Prämie in der privaten Krankenversicherung mit dem Eintrittsalter ansteigt.
b) Anders als die GKV ist die PKV von der Lage am Kapitalmarkt abhängig. Bitte erklären Sie den Grund.

Aufgabe 2
Von Krankenversicherungsexperten ist gelegentlich die Meinung zu hören, die Altersrückstellungen der PKV seien dem Umlageverfahren der GKV in demografischer Hinsicht überlegen. Wie ist das zu verstehen?

Aufgabe 3
Bitte erklären Sie, was unter dem Äquivalenzprinzip zu verstehen ist.

Aufgabe 4
Herr G. ist als Polizist Beamter und hat eine private Krankheitskostenvollversicherung. Er verdient pro Monat 3934 €. Seine Frau arbeitet als Angestellte in einem Unternehmen; ihr Monatsbrutto beträgt 4135 €. Sie ist Mitglied einer Ersatzkasse. Das Paar hat ein Kind. Kann das Kind beitragsfrei bei seiner Mutter mitversichert sein?

4 Soziale Pflegeversicherung

Die Krankenversicherung übernimmt die mit der Erkrankung direkt einhergehenden Risiken, also die Kosten der medizinischen Behandlung und den Verdienstausfall durch Krankheit nach der Entgeltfortzahlung. Erkrankung oder Behinderung kann aber auch mit weiteren Risiken verbunden sein, die von der Krankenversicherung nicht (bzw. nur in geringem Umfang) getragen werden, dem Risiko, aufgrund von eingeschränkter Selbstständigkeit und beeinträchtigter Fähigkeiten der Hilfe anderer zu bedürfen. Dies kann z. B. bei körperlichen Erkrankungen dazu führen, sich bei der Hygiene, der Fortbewegung nicht mehr allein zurechtzufinden. Bei psychischen Erkrankungen, vor allem Demenz, können sich davon Betroffene nicht mehr räumlich und zeitlich orientieren, um nur einige Beispiele zu nennen. Eben diese Risiken werden von der Sozialen Pflegeversicherung, dem jüngsten, 1995 eingeführten Zweig der Sozialversicherung abgedeckt.

Der Hauptgrund für die Einführung der Pflegeversicherung war dieses Defizit in der Risikoabdeckung, das auch dazu führte, dass Pflegeeinrichtungen nicht in ausreichendem Maß vorhanden waren. Pflegebedürftige Menschen in Altenheimen waren vor der Einführung der Pflegeversicherung **auf Sozialhilfe angewiesen**, wenn ihr eigenes Einkommen nicht ausreichte, das Heim zu bezahlen. Sozialhilfe ist eine subsidiäre Leistung, die aus Steuern finanziert wird und von den Städten und Gemeinden getragen wird. Die auch schon in den 80er- und 90er-Jahren spürbare Alterung der Bevölkerung brachte eine **zunehmende Belastung der Kommunen durch Sozialhilfe** mit sich; die Pflegeversicherung sollte denn auch zur Entlastung der Städte und Gemeinden beitragen. Hinzu kam die sogenannte **Fehlbelegung von Krankenhausbetten** mit pflegebedürftigen Menschen. Alte Patienten, die der Krankenhausbehandlung nicht mehr bedurften, konnten dennoch nicht entlassen werden, da sie nicht in der Lage waren, sich zuhause selbst zu versorgen. Das Risiko der Pflegebedürftigkeit wurde damit zum Teil auf die Krankenversicherung abgewälzt. Alle genannten Gründe führten schließlich dazu, das Risiko Pflegebedürftigkeit solidarisch zu finanzieren, wie die übrigen sozialversicherten Risiken auch.

Die Pflegeversicherung weist im Gegensatz zu den übrigen Zweigen der Sozialversicherung einige Besonderheiten auf, auf die im Folgenden jeweils hingewiesen wird.

4.1 Versicherte

Eine Besonderheit der Pflegeversicherung ist deren Versichertenkreis: Es ist seit Einführung der Pflegeversicherung die gesamte Bevölkerung Deutschlands verpflichtet, sich gegen das Risiko der Pflegebedürftigkeit abzusichern.

Versicherungspflichtig ist jeder, der einer gesetzlichen Krankenversicherung als Mitglied oder Mitversicherter angehört. Pflichtmitglieder der GKV und ihre Familienangehörigen unterliegen dem Versicherungszwang in der **Pflegekasse, die ihrer gesetzlichen Krankenkasse angegliedert ist.** Wechselt ein Mitglied die Krankenkasse, verlässt z. B. die AOK und versichert sich in einer Ersatzkasse, dann erfolgt **automatisch ein Wechsel der Pflegeversicherung.** Der Versicherte im genannten Beispiel wird Mitglied der Pflegekasse der Ersatzkasse. Kinder und nichterwerbstätige Ehepartner sind wie in der GKV beitragsfrei mitversichert. Wer freiwillig in der GKV versichert ist, kann auch einen Pflegeversicherungsvertrag mit einem privaten Versicherungsunternehmen abschließen (§ 22 SGB XI).

Privat Krankenversicherte **müssen** sich privat gegen das Risiko der Pflegebedürftigkeit absichern. Einen Zwang zur privaten **Krankenversicherung** kannte das Sozialrecht dagegen bis zum 01.01.2009 nicht; er wurde erst mit dem Basistarif (▶ Kap. II.3.3) eingeführt. Ebenfalls versicherungspflichtig in einer privaten Pflegeversicherung sind Heilfürsorgeberechtigte. Mit diesen Vorschriften des SGB XI ist eine die gesamte Bevölkerung umfassende Pflegeabsicherung gewährleistet.

4.2 Pflegekassen und private Pflegeversicherung

Pflegekassen als Träger der sozialen Pflegeversicherung sind, ebenso wie Krankenkassen und alle übrigen Träger der Sozialversicherung, **rechtsfähige Körperschaften des öffentlichen Rechts mit Selbstverwaltung** (§ 46 SGB XI). Organisatorisch sind sie aber an die Krankenkassen gebunden. Jede Krankenkasse ist verpflichtet, eine eigene Pflegekasse zu errichten. Deren Organe, Verwaltungsrat und Vorstand, sind **zugleich Organe der Pflegekasse.** Die staatliche Rechtsaufsicht der Pflegekassen ist völlig analog zur gesetzlichen Krankenversicherung geregelt.

Arbeitgeber der Beschäftigten der Pflegekasse ist die Krankenkasse. Durch diese rechtliche Konstruktion entstehen den Krankenkassen Verwaltungskosten für die Pflegeversicherung. Diese Kosten werden den Krankenkassen dadurch entgolten, dass ihnen die Pflegekasse 3,2 % der durchschnittlichen Beitragseinnahmen erstattet.

Zwischen den Pflegekassen findet ein Finanzausgleich statt, d. h. Kassen mit guten Risiken subventionieren solche mit schlechten Risiken. Da die soziale Pflegeversicherung einen bundesweit einheitlichen Beitragssatz hat und im Gegensatz zur GKV keine kassenindividuellen Zusatzbeiträge erheben darf, muss der Finanzausgleich vollständig sein, also **alle** Risikounterschiede umfassen.

Private Krankenversicherungen **müssen** ihren Versicherten eine Absicherung des Risikos der Pflegebedürftigkeit anbieten. Privat Krankenversicherten ist dabei freigestellt, auch bei einem anderen privaten Versicherungsunternehmen einen Pflegeversicherungsvertrag abzuschließen (§ 23 Abs. 2 SGB XI). Vom Gesetzgeber sind den privaten Anbietern von Pflegeversicherungen Auflagen vorgeschrieben, wie sie für die PKV im Normaltarif **nicht** gelten. Mit der Pflegeversicherungs**pflicht** für Privatversicherte sind einige Spezifika der privaten Pflegeversicherung verbunden, die – ähnlich wie in der Sozialversicherung – die Vertragsfreiheit einschränken (§§ 23 und 110 SGB XI).

- Private Pflegeversicherungen unterliegen ebenso wie die Sozialversicherung dem Kontrahierungszwang. Sie dürfen also keine Versicherungsberechtigten abweisen, auch wenn deren Risiko hoch ist.
- Sie dürfen keine risikoabhängigen Beiträge von den Versicherten fordern.
- Die Prämienhöhe darf den Höchstbeitrag der Sozialen Pflegeversicherung nicht überschreiten.
- Kinder werden beitragsfrei mitversichert.
- Die Leistungen der privaten Pflegeversicherung sind jenen der Sozialen Pflegeversicherung, wie sie im SGB XI festgelegt sind, gleich.
- Es gelten dieselben Maßstäbe zur Feststellung der Pflegebedürftigkeit und zur Zuordnung der Pflegegrade.

Die privaten Pflegekassen sind ferner verpflichtet, untereinander einen Ausgleich für unterschiedliche Risikoprofile durchzuführen. Auch diese Vorschrift ist an die für die Sozialversicherung typischen Risikoausgleiche angelehnt. Die Unterschiede zwischen gesetzlicher und privater Pflegeversicherung sind also weitgehend eingeebnet. Was für die Pflegeversicherung von vornherein galt, wurde durch die Einführung des verpflichtenden Basistarifs für die PKV **in der Krankenversicherung nachträglich eingeführt** – eine Angleichung sozialer und privater Versicherung. Offenbar diente die Konstruktion der Pflegeversicherung als Vorbild für die Neuerungen der Krankenversicherung durch das GKV-WSG.

Ebenso wie in der Krankenversicherung gibt es auch zur Pflegeversicherung freiwillige private Zusatzversicherungen. Wer eine solche Versicherung abschließt bekommt, sofern der monatliche Beitrag mindestens 10 € beträgt, einen staatlichen Zuschuss von 5 €. Förderfähig sind Pflegetagegeldversicherungen, d. h. der Versicherte erhält, wenn Pflegebedürftigkeit eintritt, einen bestimmten €-Betrag pro Tag, den er zusätzlich zu den Leistungen der Pflegeversicherung für Pflegeaufwendungen einsetzen kann.

4.3 Leistungen

Die Leistungen der Pflegeversicherung werden im **Kapitel IV.6** ausführlich beschrieben (▶ Kap. IV.6). An dieser Stelle genügen einige Hinweise auf das Leistungsspektrum und Probleme der Pflegeversicherung aufgrund der demografischen Entwicklung in Deutschland.

Von Beginn an war die Pflegeversicherung als **Teilkostenversicherung** angelegt, d. h. sie deckt nicht alle mit der Pflege verbundenen Ausgaben der Versicherten ab. Einen Teil tragen die Versicherten selbst bzw. die subsidiäre Sozialhilfe.

Kennzeichnend für die Pflegeversicherung ist die Vielzahl von Leistungen: Es werden **sowohl Sach- als auch Geldleistungen** gewährt. Ebenso ist eine Kombination beider Leistungsarten möglich. Das wichtigste Gliederungsprinzip der Versicherungsleistungen ist die Unterscheidung von häuslicher und stationärer Pflege. Häusliche Pflege wird von Angehörigen und/oder ambulanten Pflegediensten in der häuslichen Umgebung des Pflegebedürftigen erbracht, stationäre Pflege in zugelassenen Pflegeheimen.

Häusliche Pflege genießt nach dem Gesetz Vorrang vor stationärer Pflege (§ 3 SGB XI); die Pflegeversicherung soll, wie es im Gesetz heißt »*die Pflegebereitschaft der Angehörigen und Nachbarn unterstützen, damit die Pflegebedürftigen möglichst lange in ihrer häuslichen Umgebung bleiben können.*«

4.4 Finanzierung

Der Beitragssatz der Pflegeversicherung wird durch den Gesetzgeber festgelegt. Er beträgt 3,6 % (Stand 2025).

Der Beitrag wird für abhängig Beschäftigte, sofern sie Kinder haben, paritätisch von Arbeitnehmer und -geber finanziert (je 1,8 %). Rentner tragen den Beitrag aus **allen Alterseinkommen** – aus gesetzlicher Rente und sonstigen Ruhestandseinkommen – **allein**. Kinderlose Rentner ab Jahrgang 1940 zahlen zusätzlich 0,6 %, d. h, ihr Beitragssatz beträgt 4,2 %. Für kinderlose versicherte Arbeitnehmer ab 23 Jahren steigt der Beitragssatz um 0,6 % auf 2,1 %. Der höhere Beitragssatz Kinderloser gilt seit 01.01.2005; er beruht auf einem Verfassungsgerichtsurteil. Der Arbeitgeberbeitrag bleibt bei 1,8 %.

Seit 2015 wurde mit der Pflegereform ein neues Element in die Sozialversicherung eingefügt: der Aufbau eines Kapitalstockes. Dazu werden 0,1 % der jährlichen Beitragseinnahmen der sozialen Pflegeversicherung einem **Pflegevorsorgefonds** zugeführt. Dieser wird von der Deutschen Bundesbank verwaltet und am Kapitalmarkt verzinslich angelegt. Ab dem Jahr 2035 soll der Vorsorgefonds für Leistungen der Pflegeversicherung verwendet und damit aufgelöst werden. Mitte der 2030er Jahre kommen die geburtenstarken Jahrgänge (▶ Kap. II.1.2.1) in das Alter, in dem das Risiko der Pflegebedürftigkeit ansteigt. Die Verwendung der Mittel des Kapitalstocks soll dann der Beitragssatzstabilisierung der Pflegeversicherung dienen, um die Belastung der Beitragszahler in Grenzen zu halten.

Übungsaufgaben zu Teil II Kapitel 4

Aufgabe 1
Frau V. hat zwei Kinder, sie arbeitet halbtags und bezieht 1020 € pro Monat brutto. Sie ist in einer BKK kranken- und pflegeversichert (Beitragssatz 14,6 %, kassenindividueller Beitragssatz 1,2 %). Berechnen Sie, wie viel Frau V. pro Monat

1. Krankenversicherungsbeitrag und
2. Pflegeversicherungsbeitrag bezahlt.

Aufgabe 2
Frau H. ist kinderlos; sie bezieht ein Gehalt von 4300 € monatlich. Sie ist in einer Ersatzkasse kranken- und pflegeversichert (Beitragssatz 14,6 %, kassenindividueller Beitragssatz 1,1 %). Berechnen Sie, wie viel Frau H. pro Monat

1. Krankenversicherungsbeitrag und
2. Pflegeversicherungsbeitrag bezahlt.

Aufgabe 3
Suchen Sie im SGB XI die Rechtsquellen für folgende Aussagen:

1. Pflegekassen sind Körperschaften des öffentlichen Rechts.
2. Kinderlose Versicherte zahlen einen um 0,6 Prozentpunkte höheren Beitragssatz.
3. Behinderte Kinder sind ohne Altersgrenze in der Pflegeversicherung kostenlos mitversichert.
4. Leistungen der Pflegeversicherung dürfen das Maß des Notwendigen nicht überschreiten.
5. In der privaten Pflegeversicherung erfolgt die Zuordnung zu den Pflegestufen nach denselben Maßstäben wie in der sozialen Pflegeversicherung.

5 Gesetzliche Unfallversicherung

Die gesetzliche Unfallversicherung (GUV) ist nach der GKV der zweitälteste Zweig der deutschen Sozialversicherung; sie wurde 1884, also ein Jahr nach der Gründung der GKV ins Leben gerufen. Heute sind die Vorschriften der GUV im siebten Buch des SGB geregelt. Mit ihren Schutzvorschriften für Menschen am Arbeitsplatz reicht die GUV bis zu den Ursprüngen der Sozialpolitik zurück. Noch vor Einführung der Sozialversicherung in Deutschland wurde, ausgehend von Großbritannien, die Idee des Arbeiterschutzes entwickelt. Angesichts der Auswüchse des sogenannten Manchester-Kapitalismus im Vereinigten Königreich des 19. Jahrhunderts – Ausbeutung arbeitender Menschen, Kinderarbeit etc. – war es das erste Anliegen der Sozialpolitik, Menschen vor solch unwürdigen Zuständen durch Schutzvorschriften zu bewahren. Der Arbeitnehmerschutz ist heute ein weites Feld der Sozialpolitik, das durch eine Reihe von Gesetzen geregelt wird. Einige einschlägige Vorschriften – insbesondere die Prävention von Arbeitsunfällen betreffend – finden sich auch im SGB VII.

5.1 Versicherte Risiken, Risikoabdeckung, Leistungen

Die versicherten Risiken werden in den §§ 7 ff. SGB VII aufgelistet. Demgemäß sind

- Arbeitsunfälle und
- Berufskrankheiten

Versicherungsfälle der GUV. Ausdrücklich in den Versicherungsschutz eingeschlossen sind Versicherungsfälle durch verbotswidriges Verhalten. **Arbeitsunfälle** werden definiert als Unfälle infolge einer den Versicherungsschutz begründenden Tätigkeit des Versicherten. Unter diese Definition fallen nicht nur Unfälle am Arbeitsplatz selbst, sondern auch Unfälle **auf dem Weg zur und von der Arbeit.** Wer in seinem Auto auf dem, wie es im Gesetz heißt »unmittelbaren« Weg zur (oder von der) Arbeit unterwegs ist, steht unter dem Schutz der GUV. Umgekehrt folgt aus dieser Formulierung, dass unnötige Umwege, Besorgungen etc., die mit dem Arbeitsweg nichts zu tun haben nicht versichert sind. Eine Ausnahme sieht das Gesetz für Fahrgemeinschaften vor, die ja ohne Umwege nicht denkbar sind, wenn die Beteiligten an verschiedenen Orten wohnen oder beschäftigt sind. Versichert sind auch Unfälle, wenn der Versicherte sein Kind auf dem Weg zur Arbeit in Obhut, z. B. zu einer Tagesmutter bringt.

Die rechtliche Abgrenzung von Arbeitsunfällen, die eine Leistungspflicht der GUV begründen, von anderen Unfällen, deren Risiken die GKV abdeckt, bereitet keine größeren Schwierigkeiten. Problematisch dagegen ist häufig die Abgrenzung der **Berufskrankheiten** von anderen Krankheiten und damit die Trennung der Zuständigkeitsbereiche von GUV und GKV. Deshalb erfolgt die Bestimmung einer Berufskrankheit per **Rechtsverordnung der Bundesregierung** mit Zustimmungspflicht des Bundesrates. Es muss sich um Krankheiten handeln, die nach

Erkenntnissen der medizinischen Wissenschaft durch Einwirkungen verursacht wurden, denen die Versicherten am Arbeitsplatz »*in erheblich höherem Grade als die übrige Bevölkerung ausgesetzt sind*« (§ 9 Abs. 1 SGB VII). Als Beispiel einer Berufskrankheit sei Lärmschwerhörigkeit z. B. bei Beschäftigten in der Metallverarbeitung genannt.

Im Unterschied zur GKV ist die Risikoabdeckung – sofern ein Versicherungsfall der GUV vorliegt – wesentlich breiter (§§ 26 ff. SGB VII). Der Versicherte hat Anspruch auf Heilbehandlung, Rehabilitation, Arzneimittel, Pflegeleistungen und Geldleistungen. Wer z. B. infolge einer Berufskrankheit pflegebedürftig wird, **für den übernimmt nicht die Pflegeversicherung, sondern die GUV die Pflegekosten.** Alle Leistungen der GUV sind – anders als in der GKV – von Zuzahlungen der Versicherten befreit. Als Einkommensersatzleistung wird einem Versicherten während der Heilbehandlung und der Rehabilitation **Verletztengeld** bezahlt. Verletzt sich oder erkrankt ein Versicherter berufsbedingt in einem Maß, dass seine Erwerbsfähigkeit um mindestens 20 % gemindert ist, so erhält er eine **Rente** der Unfallversicherung. Verstirbt ein Versicherter an den Folgen eines Versicherungsfalles, haben seine Angehörigen Anspruch auf Witwen-, Witwer- und Waisenrenten der GUV.

Anders als die GKV koordiniert die GUV bzw. die in ihrem Auftrag tätigen Leistungserbringer die Heilbehandlung und Rehabilitation im Versicherungsfall selbst. Erleidet ein Versicherter einen Arbeitsunfall bzw. eine Berufskrankheit, so wird er von einem **Durchgangsarzt** (D-Arzt) in freier Praxis behandelt, sofern die Behandlungsdauer voraussichtlich länger als eine Woche dauert oder wenn Arbeitsunfähigkeit resultiert. Die freie Arztwahl ist insofern eingeschränkt. Niedergelassene D-Ärzte müssen eine unfallchirurgische Fachausbildung besitzen. Sie werden von den Unfallversicherungsträgern bestellt und rechnen ihre Leistungen mit diesen ab. Üblicherweise behandeln D-Ärzte in ihrer Praxis auch Patienten der GKV. Für den Unfallpatienten der GUV stellt der D-Arzt den Behandlungsbedarf bis hin zu einer evtl. notwendigen Rehabilitation zusammen. Er agiert damit wie ein sogenannter **Fallmanager**. Unter Fallmanagement bzw. englisch »case management« ist die Betreuung und Koordinierung des Bedarfs eines einzelnen Patienten zu verstehen (▶ Kap. IV.7.2). Die GUV betreibt eigene Gesundheitseinrichtungen, vor allem kurative und rehabilitative Unfallkliniken, aber auch Forschungsinstitute. Aufgrund ihres hohen Spezialisierungsgrades genießen die Unfallkliniken der GUV einen guten Ruf. Sie stehen bei Bedarf auch Unfallopfern offen, deren Unfallsache keinen Versicherungsfall der GUV begründet.

5.2 Versicherte

Die GUV dient ebenso wie die übrigen Zweige der Sozialversicherung vorwiegend der sozialen Absicherung von unselbstständig Erwerbstätigen. Jedoch geht der Kreis der Versicherten über diese Gruppe hinaus. Kraft Gesetzes, also pflichtversichert sind nach § 2 SGB VII u. a. folgende Personen:

- Beschäftigte
- Lernende in Aus- und Fortbildung
- behinderte Menschen in Werkstätten
- Landwirte und deren mitarbeitende Angehörige
- Kinder in Kindertagesstätten
- Schüler in der Schule
- Studenten an Hochschulen
- ehrenamtlich Tätige während der Ausübung ihres Amtes
- Nothelfer bei Unfällen
- Patienten, die auf Kosten der GKV oder der Rentenversicherung in stationärer oder teilstationärer Behandlung sind oder stationäre Rehabilitationsleistungen erhalten
- Pflegepersonen während der Pflegetätigkeit

Als Beispiele seien einige typische Versicherungsfälle der GUV angeführt.

Beispiele:

Herr F. arbeitet am Bau, vornehmlich ist er mit Abbrucharbeiten befasst. Er erkrankt an Asbestose (= Lungenerkrankung aufgrund des Einatmens von Asbeststaub).
Frau K. erleidet als Azubi einen Unfall auf dem Weg zu ihrer Lehrwerkstätte.
Frau M. unterzieht sich als Patientin in einer Rehabilitationsklinik einer Anschlussheilbehandlung auf Kosten der Rentenversicherung; sie stürzt auf dem Krankenhausflur auf dem Weg zum Physiotherapeuten.
Frau H. pflegt ihren Mann zuhause und verletzt sich dabei.
Frau U. betätigt sich ehrenamtlich in einem Pflegeheim der Arbeiterwohlfahrt und erleidet dabei eine Verletzung.

Anders als die übrigen Sozialversicherungen bietet die GUV auch Unternehmern die Möglichkeit, sich zu versichern. Ihre Versicherung kann in der Satzung der Unfallversicherung vorgesehen werden (§ 3 SGB VII); andernfalls ist es ihnen möglich, sich auf Antrag freiwillig zu versichern (§ 6 SGB VII).

5.3 Finanzierung

Die GUV wird als einzige Sozialversicherung **allein von den Arbeitgebern finanziert.** »*Beitragspflichtig sind die Unternehmer, für deren Unternehmen Versicherte tätig sind oder zu denen Versicherte in einer besonderen, die Versicherung begründenden Beziehung stehen*« (§ 150 SGB VII). Mit dem letzten Zusatz sind Versicherungsverhältnisse angesprochen, die nicht auf der Arbeitnehmereigenschaft des Versicherten beruhen, wie etwa die Unfallversicherung eines Kindergartenkindes in der Tagesstätte.

Die Höhe des gesamten Beitragsbedarfs wird anhand einer **Umlage** berechnet. Diese wird durch den Bedarf des vergangenen Jahres ermittelt (Umlagesoll). Der

Beitrag des einzelnen Unternehmens wird dann, ausgehend von dem Umlagesoll anhand zweier Größen errechnet: den **Arbeitsentgelten der Versicherten und der Gefahrenklasse**. Je höher die Verdienste der Versicherten und je höher die Gefahrenklasse des Betriebs, desto höher ist der Beitrag. Die Gefahrenklasse hängt von der durchschnittlichen Schadenhäufigkeit und -schwere im betreffenden Betrieb ab. Der durchschnittliche Verdienst der Beschäftigten des Betriebs beeinflusst die durchschnittliche Höhe der Geldleistungen der GUV. In dieser Konstruktion – Abhängigkeit des Beitrags von der Gefahrenklasse und alleinige Beitragszahlung des Unternehmers – liegt ein Anreiz, Gesundheitsgefährdungen am Arbeitsplatz zu minimieren. Diese erwünschte Wirkung wird noch ergänzt durch eine Reihe von gesetzlichen Verpflichtungen der GUV zur Prävention (▶ Kap. II.5.5).

5.4 Träger

Träger der GUV sind Berufsgenossenschaften sowie Unfallkassen der öffentlichen Hand. Wie bei allen Trägern der Sozialversicherungen handelt es sich dabei um **Körperschaften des öffentlichen Rechts mit Selbstverwaltung**. Die 9 gewerblichen Berufsgenossenschaften sind nach Branchen gegliedert; ferner gibt es für die öffentliche Hand in jedem der 16 Bundesländer eine landesunmittelbare Unfallkasse sowie drei bundesunmittelbare Unfallkassen. Unter den gewerblichen Berufsgenossenschaften findet sich auch eine, die für Beschäftigte im Gesundheitswesen zuständig ist, die **Berufsgenossenschaft für Gesundheitsdienst und Wohlfahrtspflege.**

5.5 Leistungen der gesetzlichen Unfallversicherung zur Unfallverhütung – Pflichten der Unternehmer

Vom Gesetzgeber wurden der GUV im SGB VII umfangreiche Aufgaben zur Verhütung von Gesundheitsgefahren am Arbeitsplatz übertragen (§§ 14 ff.). Berufsgenossenschaften und Unfallkassen erlassen **als autonomes Recht** Unfallverhütungsvorschriften, die von der Bundesregierung bzw. einer Landesbehörde genehmigt werden müssen. Die Präventionsvorschriften der GUV beziehen sich auf Maßnahmen, die **der Unternehmer** zur Verhütung von Arbeitsunfällen und Berufskrankheiten **zu treffen hat**.

Ein Beispiel dafür zeigt der Auszug »Grundsätze der Prävention Unfallverhütungsvorschrift« der Berufsgenossenschaft für Gesundheitsdienst und Wohlfahrtspflege vom Oktober 2014 (BGW 2014):

> *»§ 29 (2) Der Unternehmer hat dafür zu sorgen, dass die persönlichen Schutzausrüstungen den Versicherten in ausreichender Anzahl zur persönlichen Verwendung für die Tätigkeit am Arbeitsplatz zur Verfügung gestellt werden.«*

Unfallverhütungsvorschriften werden für das Verhalten von Versicherten zur Vermeidung von Gesundheitsgefahren am Arbeitsplatz erlassen. Vorgeschrieben sind **arbeitsmedizinische Untersuchungen**, die der Unternehmer zu veranlassen hat, wenn Beschäftigte Arbeiten verrichten, die mit Gefahren für Leben und Gesundheit verbunden sind. Zu regeln ist auch die **Sicherstellung einer wirksamen Ersten Hilfe** durch den Unternehmer. In Betrieben mit mehr als 20 Beschäftigten ist ein **Sicherheitsbeauftragter** zu ernennen, der den Unternehmer bei seinen Präventionsaufgaben unterstützt.

Für alle Maßnahmen zum Gesundheitsschutz ist **grundsätzlich der Unternehmer verantwortlich.** Jedoch sind die Träger der GUV verpflichtet, die Maßnahmen zur Unfallverhütung in den Betrieben zu überwachen. Zu diesem Zweck beschäftigen die Träger der GUV Aufsichtspersonen, die berechtigt sind, Unternehmen aufzusuchen und die Unfallverhütung auf ihre Ordnungsmäßigkeit zu überprüfen.

Pflicht des Unternehmers ist auch die Meldung eines Arbeitsunfalls an die GUV, wenn der Versicherte so stark verletzt wird, dass er für mehr als drei Tage arbeitsunfähig ist. Unfälle von Kindern in Tagesstätten, Schülern und Studenten müssen in jedem Fall gemeldet werden.

5.6 Gesundheitspolitische Anmerkungen

Die GUV gilt als der Zweig der Sozialversicherung, der sozialpolitisch die geringsten Probleme bereitet. Die GUV ist nicht abhängig von einer Veränderung der Demografie, wie die GKV, die Pflege- und die Rentenversicherung. Ihre Einnahmen und Ausgaben sind im Gegensatz zu den übrigen Zweigen der Sozialversicherung weit weniger von Konjunkturschwankungen beeinflusst. Hauptvorteil – hier vor allem im Gegensatz zur GKV – ist die exakte Abgrenzung der versicherten Risiken. Für eine Krankenversicherung ist es nicht immer einfach, das versicherte Risiko genau zu definieren. Im definitorischen Randbereich zwischen Gesundheit und Krankheit gibt es Zustände, die von einem als Krankheit, einem anderen als Befindlichkeitsstörung, einem Dritten als gesund eingestuft werden. Solche Probleme gibt es für die Unfallversicherung nicht. Ihre Versicherungsfälle sind gesetzlich exakt definiert.

Übungsaufgabe zu Teil II Kapitel 5

Welche Versicherung ist zuständig – GKV oder GUV?

1. Frau B. arbeitet ehrenamtlich in einer Behindertensportgruppe und verletzt sich dabei am Bein.
2. Herr Z. ist als Pfleger in einem Behindertenwohnheim tätig und erkrankt an Angina.
3. Der Schüler F. verletzt sich im Sportunterricht.
4. Der Student L. bricht sich im Skiurlaub ein Bein.

> 5. Herr P. bringt auf dem Weg zur Arbeit seine Tochter zu einer Tagesmutter und zieht sich nach der Weiterfahrt bei einem Auffahrunfall eine Schulterverletzung zu.
> 6. Frau K. besucht nach der Arbeit ihre Freundin in einem Nachbarort, stürzt auf dem Nachhauseweg von ihr mit dem Fahrrad und verletzt sich am Knie.
> 7. Die Rentnerin Frau N. leistet einem Verletzten Erste Hilfe und infiziert sich bei ihm mit Hepatitis C.

6 Gesetzliche Rentenversicherung und Arbeitslosenversicherung als Finanziers von Gesundheitsleistungen

Aufgabe der gesetzlichen Rentenversicherung ist es in erster Linie, Einkommensersatzleistungen für Menschen zu bezahlen, die aufgrund von Alter, teilweise oder voll eingeschränkter Erwerbsfähigkeit kein oder ein zu niedriges Arbeitseinkommen beziehen. Rentenleistungen gibt es darüber hinaus für Witwen, Witwer und (Halb-)Waisen. Gesundheitsleistungen die von der Rentenversicherung finanziert werden, gehören dem Versorgungsbereich **Rehabilitation** an. Die Rentenversicherung ist der größte Träger medizinischer und beruflicher Rehabilitationsmaßnahmen. Rehabilitationsleistungen der Rentenversicherung werden nach dem Motto »Reha vor Rente« gewährt, d. h., es soll mittels Rehabilitation verhindert werden, dass ein Versicherter vorzeitig wegen Erkrankung aus dem Erwerbsleben ausscheidet und damit vom Beitragszahler zum Leistungsempfänger wird.

Die Arbeitsagenturen können Maßnahmen der **beruflichen Rehabilitation** gewähren, insbesondere für Versicherte, die die Voraussetzungen für eine Leistung der Rentenversicherung nicht erfüllen. Im **Kapitel IV.4** wird auf Rehabilitationsleistungen und deren Finanziers eingegangen (▶ Kap. IV.4). Insgesamt ist festzuhalten, dass **jeder der fünf Zweige** der Sozialversicherung Gesundheitsleistungen in irgendeiner Form erbringt.

Teil III Berufe des Gesundheitswesens

Das Angebot an Berufen und berufsähnlichen Weiterbildungen im Gesundheitswesen nimmt ständig zu. Neben den traditionellen Ausbildungen in den akademischen, pflegerischen und kaufmännischen Bereichen werden immer mehr Mischformen und interdisziplinär ausgerichtete Ausbildungen geschaffen, sowie auch Ausbildungen im dualen Bildungssystem, die es vorher nicht gab, z. B. den/die Gesundheitskaufmann/-frau im Gesundheitswesen. Die Europäisierung wird in den nächsten Jahren für weitere Entwicklungen sorgen.

1 Akademische Berufe

Der Gesundheitsberuf schlechthin ist der des Arztes/der Ärztin. Er steht im Zentrum des Gesundheitswesens. Das Studium der Humanmedizin dauert in der Regel zwölf Semester an einer Universität und verläuft wie folgt:

- vorklinischer Teil (Grundlagen, Praktika)
- klinischer Teil (Studium der verschiedenen Fächer)
- Famulatur, aus dem Lat.: famulus = Diener (Praktikum in der Patientenversorgung, vier Monate)
- Praktisches Jahr (Ausbildung am Patienten)

Das Studium endet nach dem erfolgreichen Bestehen schriftlicher und mündlich-praktischer Prüfungen und dem Praktischen Jahr mit einem **Staatsexamen**. Danach folgt in der Regel die **Approbation**, also die Erlaubnis, als Arzt tätig zu werden. Die meisten Mediziner/innen promovieren, d. h. sie erstellen eine Doktorarbeit (Dissertation) und dürfen dann den Titel Dr. med. führen; dies ist aber nicht verpflichtend. Die Habilitation als Voraussetzung für das Erlangen des Professorentitels ist aber ohne eine vorherige Promotion nicht möglich. Habilitiert wird ein Arzt/eine Ärztin, der im Rahmen einer wissenschaftlichen Stelle an einer Klinik eine Habilitationsarbeit verfasst.

Nach dem Studium und entsprechender Berufserfahrung **spezialisieren sich die Ärzte** auf den Facharzt für Allgemeinmedizin oder auf klinische Fächer wie z. B. Chirurgie, Augenheilkunde etc. Diese Zusatzausbildung dauert in der Regel je nach Fachrichtung 5–6 Jahre. Ein Facharzt ist Voraussetzung dafür, sich als Vertragsarzt niederzulassen (▶ Kap. IV.2.5.2). Insgesamt gibt es laut Muster-Weiterbildungsordnung 32 Facharztbereiche und 47 Zusatz-Weiterbildungen wie z. B. Tropenmedizin.

Zu den klassischen akademischen Gesundheitsberufen, die wie Humanmediziner in öffentlich-rechtlichen Kammern organisiert sind, gehören **Zahnmediziner/in** und **Apotheker/in**. Beide Berufsausbildungen enden mit einem **Staatsexamen**. Voraussetzung zur Ausübung des Berufes ist jeweils die Approbation.

Dem Kernbereich des Gesundheitswesens zuzuordnen sind der/die **Psychologe/in**, die in Krankenhäusern, Rehabilitationskliniken, in Beratungsstellen etc. arbeiten oder als Praxisinhaber an der vertragsärztlichen Versorgung teilnehmen. Nach dem Psychologiestudium ist eine Spezialisierung erforderlich, z. B. Sportpsychologie, Klinische Psychologie oder Gesundheitspsychologie.

Es gibt auch fachbereichsübergreifende Weiterbildung, z. B. Notfallpsychologie, Supervision oder Coaching.

Daneben gibt es weitere akademische Berufe im Gesundheitswesen selbst oder in angelagerten Bereichen, wie z. B. Medizininformatiker/in, Medizintechniker/in, Gesundheitsökonom/in, Pflegewissenschaftler/in und Hebamme bzw. Entbindungspfleger.

2 Kaufmännische Berufe, Dokumentationsberufe

Früher arbeiteten in der Verwaltung des Gesundheitswesens keine dafür speziell geschulten Personen. Geprägt durch die öffentlich-rechtliche Struktur des Gesundheitswesens waren oftmals Beamte und Angestellte des öffentlichen Dienstes ohne spezifischen Abschluss mit entsprechenden Dienstjahren in leitenden Funktionen der Einrichtungen tätig. Heute werden immer mehr Juristen, Betriebswirte, Kaufleute und teilweise auch Mediziner von außen als Geschäftsführer oder Verwaltungsdirektoren angestellt. Bedingt durch die wirtschaftlichen und politischen Veränderungen im Gesundheitswesen gibt es eine Reihe von speziellen Studiengängen:

- Bachelor Gesundheitsbetriebswirt
- Bachelor Medical Controlling und Management
- Bachelor Gesundheitsmanagement

Es gibt an verschiedenen Hochschulen die Möglichkeit, den Bereich Gesundheitswesen als Spezialgebiet zu studieren. Dabei wählt man dies entweder von Anfang an aus, spezialisiert sich im Hauptstudium oder setzt diesen Bereich nach Abschluss des Studiums noch oben drauf. Die oben genannten Abschlüsse sind nur als Auszug der Möglichkeiten zu sehen und nicht vollständig.

Kaufmann/-frau im Gesundheitswesen

Diese Ausbildung wurde 2001 als einer von drei neuen Dienstleistungsberufen geschaffen. Sie kann entweder regulär als dreijährige Ausbildung oder als zweijährige Umschulung absolviert werden und endet mit einer **schriftlichen und mündlichen Prüfung vor der IHK**. Die Ausbildung soll die verschiedensten Sparten des Gesundheitswesens ansprechen und bei der zweijährigen Ausbildung durch das Praktikum praxisnah anreichern. Kaufleute im Gesundheitswesen können in Gesundheitsbetrieben im weitesten Sinne – von Krankenkassen über Arzneimittelgroßhandel bis zum Krankenhaus – eingesetzt werden.

Geprüfte/r Fachwirt/in im Gesundheits- und Sozialwesen

Die Qualifikation zum Fachwirt kann als **Fortbildung** in Vollzeit oder Teilzeit erworben werden. Voraussetzung dafür sind der Abschluss in einem einschlägigen und anerkannten Ausbildungsberuf (z. B. als Kaufmann/-frau im Gesundheitswesen oder als Pflegefachfrau bzw. Pflegefachmann) und eine gewisse Berufspraxis. Die schriftliche und mündliche Prüfung zum Fachwirt wird von der **IHK** abgenommen. Erst wenn die schriftliche Prüfung bestanden wurde, kann man an der mündlichen Prüfung teilnehmen. Fachwirte erhalten eine **managementorientierte betriebswirtschaftliche Ausbildung.** Ihr Einsatzgebiet ist vielfältig, so z. B. in Krankenhäusern, Pflegeheimen, Rehabilitationskliniken, MVZ, Krankenkassen, Verbänden etc.

In der Regel haben Fachwirte Personalverantwortung deshalb ist der Personalteil in der mündlichen Prüfung Pflicht.

Medizinischer Dokumentationsassistent/in, Medizinischer Dokumentar/in

Im Rahmen einer zwei- bzw. dreijährigen Ausbildung erlernt der Dokumentar bzw. Dokumentationsassistent eine Vielzahl von Aufgaben. Im Gesundheitswesen nehmen die quantitativen und qualitativen Anforderungen an die Dokumentation für alle Berufsgruppen stetig zu. Neben dem Erfassen und Auswerten der verschiedensten Aufzeichnungen gehören auch die Verwaltung und Organisation sowie die Speicherung der Daten zu den Aufgaben der Dokumentare. Die fortschreitende Digitalisierung eröffnet neue Bereiche, z. B. der elektronischen Patientenakte (ePA), der Krankenhausinformationssysteme oder des digitalen Dokumentenmanagements. Künstliche Intelligenz (KI) wird in dem Bereich eine immer größere Rolle spielen und ggf. Aufgabengebiete verändern oder sogar verschwinden lassen.

Sozialversicherungsfachangestellte/r

Die dreijährige Ausbildung bei einem Träger der deutschen Sozialversicherung setzt die mittlere Reife voraus. Die Sozialversicherungsfachangestelltenausbildung (SoFa-Ausbildung) gehört zur Bürofachkraftausbildung mit einem der folgenden Schwerpunkte:

- Allgemeine Krankenversicherung
- Gesetzliche Unfallversicherung
- Gesetzliche Rentenversicherung

- Knappschaftliche Sozialversicherung
- Landwirtschaftliche Sozialversicherung

Die Sozialversicherungsfachangestellten arbeiten bei Krankenkassen, Gesundheitseinrichtungen aber auch in der öffentlichen Verwaltung, in Steuerkanzleien und auch Lohnbüros.

Viele Zusatzqualifikationen mit mehr oder weniger anerkannten Abschlüssen zielen auf Teilbereiche der genannten Berufe ab. So gibt es z.B. den **Krankenhauscontroller**, der basierend auf dem Betriebswirtschaftsabschluss idealerweise mit dem Schwerpunkt Controlling, Kennzahlen und Auswertungen in den Bereichen Verwaltung, Finanzen, Pflege und Ärztlicher Dienst erstellt und weiterentwickelt. Eine Qualifikation dafür bietet z.B. der deutsche Verein für Krankenhauscontrolling. Eine weitere Weiterbildung ist z.B. die **Kodierfachkraft,** die im Krankenhaus oder bei den Krankenkassen alle medizinischen Dienstleistungen, die am Patienten erbracht wurden, – soweit zulässig – abrechnen bzw. die Abrechnungen überwacht.

3 Pflegerische Berufe

Ebenso wie die Mediziner sind die Pflegeberufe klassische, seit langem etablierte Gesundheitsberufe. Ärzte und Pflegekräfte zusammen sind die Säulen des Gesundheitswesens. Die besondere Stellung der Pflegenden und die Bedeutung ihrer Aufgaben werden dadurch unterstrichen, dass sie, ebenso wie Ärzte und Apotheker, ihre Ausbildung mit einem **Staatsexamen** abschließen. Der Staat delegiert den Berufsabschluss nicht an eine Körperschaft des öffentlichen Rechts, eine Industrie- und Handels- oder eine Handwerkskammer, sondern er übernimmt die Abnahme der Abschlussprüfung selbst. Ein Staatsexamen haben sowohl Pflegefachkräfte als auch Pflegehelfer zu absolvieren. Voraussetzung für den Beruf einer Pflegefachkraft ist ein **mittlerer Schulabschluss** oder ein ihm gleichgestellter Ausbildungsabschluss. Für Pflegehelfer genügt ein Hauptschulabschluss.

Gesundheits- und Krankenpfleger/in

Vom 01.01.2004 bis 31.12.2019 hieß die dreijährige Ausbildung zum Krankenpfleger nach dem KrPflG »Ausbildung zum Gesundheits- und Krankenpfleger/in«. Voraussetzung für die Ausbildung war die Vollendung des 17. Lebensjahres. Die Pflegeschüler/innen durchliefen alle relevanten Abteilungen eines Krankenhauses und erlernten dort Fähigkeiten und Kenntnisse der Krankenpflege. Darüber hinaus galt es, den Tagesablauf zu planen und zu koordinieren, Patientendokumentationen zu führen, alle notwendigen Verbrauchsgüter zu bewirtschaften, Angehörige zu betreuen usw. Die examinierten Pflegekräfte bilden die größte Berufsgruppe im Gesundheitswesen, speziell im Krankenhaus. Neben dem/der Gesundheits- und Krankenpfleger/in gibt es den Beruf der Gesundheits- und Kinderkrankenpfleger/in. Ausbildungsdauer und -aufbau sind, abgestellt auf die besonderen Pflegebedürfnisse kleiner Patienten, analog zur Krankenpflegeausbildung geregelt. Da er/sie eine Ausbildung mit einem staatlichen Abschluss hat, ist auch er/sie Pflegefachmann/-frau.

Der Bundestag hat am 22. Juni 2017 das **Pflegeberufegesetz** beschlossen. Darin werden die Pflegeausbildungen neu geregelt: In der **generalistischen Pflegeausbildung** werden die drei Pflegefachberufe »Altenpflege«, »Gesundheits- und Krankenpflege« und »Gesundheits- und Kinderkrankenpflege« zusammengeführt. Es entsteht ein neuer Pflegeberuf mit Schwerpunktsetzung. Das Pflegeberufegesetz gilt für alle Ausbildungen, die seit dem 1. Januar 2020 begonnen haben.

Die Ausbildung führt zu einem einheitlichen Berufsabschluss und einer einheitlichen Berufsbezeichnung **Pflegefachfrau bzw. Pflegefachmann.** Die Anforderungen der EU-Richtlinie 2013/55/EG werden bei der Zusammenführung erfüllt. Damit kann der Berufsabschluss in Europa automatisch anerkannt werden. Das neue Berufsgesetz regelt die Rechte und Pflichten der Berufsangehörigen und definiert die prioritären Aufgaben der Pflege. Spezialisierungen folgen im Anschluss an die Berufsausbildung. Erstausbildung und Spezialisierungen ermöglichen lange Berufskarrieren im Sinne des lebenslangen Lernens.

Examinierte Pflegekräfte mit dreijähriger Ausbildung können sich nach zwei Jahren Berufspraxis fortbilden und spezialisieren. Die Fachweiterbildung dauert zwei Jahre; folgende Fachrichtungen sind möglich:

- Intensiv- und Anästhesiepflege
- Pflege im Operationsdienst
- Onkologische Pflege
- Geriatrische/Gerontopsychiatrische Pflege
- Palliativ Care
- Rehabilitation und Langzeitpflege
- Pflege in der Endoskopie
- Nephrologie
- Psychiatrie
- Hygiene

Die genannten Fachweiterbildungen sind nach einer entsprechenden Berufspraxis oftmals die Voraussetzung für eine Leitungsaufgabe innerhalb der Pflege. In der Regel beginnt man als Stations- oder Abteilungsleitung bzw. verantwortliche Pflegefachkraft (unteres Management) und erlernt den Umgang mit Mitarbeitenden. Dann folgen Möglichkeiten als Bereichsleitung (mittleres Management) und Pflegedienstleitung oder Pflegedirektion (oberes Management). Für die Führungsaufgaben im mittleren und oberen Management werden zunehmend Pflegekräfte mit Pflegewissenschafts- oder Pflegemanagementabschlüssen eingestellt. Neben der Berufsausbildung zur Pflegefachkraft und darauf aufbauender Fachweiterbildung besteht heute auch die Möglichkeit, ein Studium zu absolvieren. Dabei haben sich drei Fachrichtungen herausgebildet: Pflegemanagement, Pflegepädagogik und Pflegewissenschaft. Die Hochschulausbildung endet in der Regel nach acht Semestern mit dem Abschluss Bachelor oder Master. In den Studiengängen werden neben den Grundlagen des jeweiligen Fachs auch Kenntnisse der Bezugswissenschaften, z.B. Psychologie und Soziologie, Jura, Politik, Sozialökonomie, Qualitätsmanagement usw., vermittelt.

Sogenannte Mentoren sind Mitarbeiter, die sich um die Einarbeitung von Mitarbeitern kümmern, die neu ins Unternehmen gekommen oder schon länger aus der Praxis heraus sind. Praxisanleiter sind Ausbilder in Gesundheitsfachberufen und Bindeglied zwischen Pflegeschule und Arbeitsplatz. Sie haben keinen eigenen Abschluss, sondern müssen mindestens zwei Jahre Berufspraxis und 200 Stunden berufspädagogischer Zusatzqualifikation nachweisen.

Gesundheits- und Krankenpflegehelfer/in

In der einjährigen Ausbildung zum Gesundheits- und Krankenpflegehelfer erlernt man die einfachen Pflegeaufgaben und hilft dem examinierten Personal bei der Pflege und Versorgung von Patienten.

Altenpfleger/in

Die Ausbildung zum/zur Altenpfleger/in gab es vor der Zeit des Pflegeberufegesetz. Der Altenpfleger bzw. die Altenpflegerin arbeitet nach seiner dreijährigen Ausbildung selbstständig in der Altenpflege. Seine bzw. ihre Schwerpunkte liegen in der geriatrischen ambulanten und stationären Pflege. Da er/sie eine Ausbildung mit einem staatlichen Abschluss hat, ist er/sie Pflegefachmann/-frau.

Altenpflegehelfer/in

In der Ausbildung zum Altenpflegehelfer, die ein Jahr dauert, erlernt man die einfachen Pflegeaufgaben und hilft den Fachkräften bei der Pflege und Versorgung von alten Patienten.

Hebamme/Entbindungspfleger

Ein Gesundheitsberuf mit langer Geschichte und Tradition ist der Beruf der **Hebamme/des Entbindungspflegers.** Im Rahmen einer dreijährigen Ausbildung erlernte man alle relevanten Inhalte aus den Bereichen Schwangerschaft, Entbindung und Wochenbett sowie den Umgang mit Geräten zur Geburtshilfe und der Dokumentation einer Geburt. Die Hebamme bzw. der Entbindungspfleger leitet normale Entbindungen selbstständig und untersteht in der Regel nicht der Leitung des Pflegedienstes. Viele Hebammen sind heute nicht mehr angestellt, sondern selbstständig tätig. Um den Beruf ausüben zu dürfen, ist eine Berufshaftpflichtversicherung Pflicht. Diese ist in den letzten Jahren stark erhöht worden, da die Schadenssummen extrem gestiegen sind. Aus dem Grund haben manche Hebammen ihren Beruf aufgegeben bzw. sich auf die Vor- und Nachsorge spezialisiert.

Seit 2020 ist der Beruf Hebamme/Entbindungspfleger ein Studienberuf und kann als duales Studium absolviert werden. Das Studium dauert in der Regel acht Semester und umfasst mindestens 2.200 Stunden für den berufspraktischen Teil und mindestens 2.200 Stunden für den Theorieteil an der Hochschule.

Die Ausbildung an den Schulen konnte bis 31.12.2022 begonnen werden und muss bis 31.12.2027 beendet werden.

4 Assistenzberufe

Im Gesundheitswesen haben sich eine Reihe von Assistenzberufen herausgebildet. Sie sind teilweise ausschließlich im Krankenhaus bzw. ambulanten Zentren, wie z.B. Operationstechnische Assistenten, oder überwiegend in Arztpraxen, wie z.B. medizinische Fachangestellte (MFA), zu finden.

Der früher als medizinisch-technische/r Assistent/in bezeichnete Beruf ist heute in drei verschiedene Teilbereiche untergliedert:

- Medizinisch-technische/r **Laborassistent/in**
- Medizinisch-technische/r Assistent/in für **Funktionsdiagnostik**
- Medizinisch-technische/r **Radiologieassistent/in**

Für die genannten Assistenzberufe ist ein mittlerer Schulabschluss Voraussetzung. Die Ausbildung dauert **drei Jahre** und endet, wie bei den Pflegeberufen, mit einer staatlichen Prüfung. Gleiches gilt für den Beruf der **pharmazeutisch-technischen Assistenten/-innen**; die Regelausbildungszeit beträgt 2,5 Jahre.

Nach einer dreijährigen Ausbildung kann der Beruf des/der **Operationstechnischen Assistenten/-in** (OTA) ausgeübt werden. Der Tätigkeitsschwerpunkt liegt in der Assistenz beim Instrumenteneinsatz während Operationen.

Neben den Operationstechnischen Assistenten gibt es seit 1990 auch noch den/ die **Anästhesietechnischen Assistenten/-in** (ATA). Dieser Beruf ist aus der Mangelsituation an OP-fachweitergebildeten Gesundheits- und Krankenpflegern entstanden. Der Vorteil für die Arbeitgeber liegt in der kürzeren Ausbildungszeit, drei Jahre, und geringeren Entlohnung.

Diätassistent/in

Der **Diätassistent** hat die gesamte Ernährung der Patienten im Blick und berechnet bzw. stellt je nach Grunderkrankung, aktuellem Problem, Operation und/ oder Grad der Gesundung die Patientenmahlzeiten zusammen. Die Ausbildung dauert drei Jahre; die Prüfung wird vom Staat abgenommen. Der Diätassistent arbeitet eng mit der Pflege, dem ärztlichen Dienst aber auch den Köchen zusammen.

Medizinische Fachangestellte bzw. medizinischer Fachangestellter (MFA)

Der häufigste Assistenzberuf im Gesundheitswesen ist jener der Arzthelfer/ innen bzw. wie er mittlerweile heißt, der medizinischen Fachangestellten (MFA). Um den Beruf zu erlernen ist ein Hauptschulabschluss erforderlich. Die Ausbildung dauert drei Jahre und wird mit einer Prüfung vor einem Prüfungsausschuss der zuständigen Landesärztekammer beendet. Medizinische Fachangestellte betreuen Patienten in der Arztpraxis, assistieren dem Arzt bei Untersuchungen und Behandlungen, bedienen Laborgeräte, warten medizinische Instrumente, organisieren den Praxisablauf und erledigen Abrechnungs- und Verwaltungsaufgaben.

Rettungsassistent/in – Notfallsanitäter/in
Rettungsassistenten/-innen arbeiten im Krankentransport und im Rettungsdienst. Für den Beruf gibt es keine speziellen schulischen Voraussetzungen; die Ausbildung dauert zwei Jahre und wird mit einer staatlichen Prüfung beendet. Rettungsassistenten können auch in anderen beruflichen Umfeldern tätig zu werden, so z.B. in der Nothilfe oder im Krankentransportdienst von Krankenhäusern.

Seit 2013 gibt es den Beruf des Notfallsanitäters, der nun die Tätigkeiten des Rettungsassistenten übernimmt. Um eine entsprechende Anzahl von Notfallsanitätern zu einem bestimmten Zeitpunkt vorweisen zu können, gibt es für den Rettungsassistenten – je nach Berufserfahrung – die Möglichkeiten, nach Absolvierung von Ausbildungsstunden und Prüfung den Titel Notfallsanitäter zu tragen. Die Notfallsanitäterausbildung wird durch die jeweiligen Arbeitgeber finanziert und organisiert und dauert drei Jahre. Der Notfallsanitäter soll mehr Kompetenz haben und auch mehr verdienen. Dies ist in den Bundesländern unterschiedlich geregelt.

5 Nicht-ärztliche therapeutische Berufe

Ergänzend zu den pflegerischen und ärztlichen Tätigkeiten gibt es eine weitere große Berufsgruppe, die der nicht-ärztlichen Therapeuten. Sie arbeiten als Freiberufler mit eigener Praxis; das SGB V (§ 124) bezeichnet sie als Erbringer von **Heilmitteln.** Als Angestellte sind sie in Rehabilitationskliniken und Krankenhäusern tätig. Voraussetzung für die Ausbildung in einem therapeutischen Beruf ist ein mittlerer Schulabschluss. Wie in den anderen Kernberufen des Gesundheitswesens, beenden auch Therapeuten ihre Ausbildung mit einer **staatlichen Prüfung.**

Physiotherapeut/in
In der dreijährigen Ausbildung erlernt der Physiotherapeut alle notwendigen Kenntnisse und Fähigkeiten, um Patienten zu helfen, z.B. nach einem chirurgischen Eingriff oder Funktionsstörungen, z.B. aufgrund eines Schlaganfalles, wieder alle Bewegungen zu erlernen, diese möglichst schmerzfrei durchzuführen und somit einen hohen Selbstständigkeitsgrad zu erlangen. Teilbereiche der physiotherapeutischen Tätigkeiten decken Masseure und medizinische Bademeister ab.

Logopäde/Logopädin
Der Logopäde lernt in seiner dreijährigen Ausbildung alle Sprech-, Sprach-, Stimm- und Hörstörungen aber auch Schluckstörungen mit organischem Hintergrund zu therapieren. Solche Störungen entstehen z. B. als Folge eines Schlaganfalls oder eines Sauerstoffmangels während der Geburt.

Ergotherapeut/in
Ziel der ergotherapeutischen Behandlung ist es, notwendige soziale und lebenspraktische Erfordernisse des privaten und beruflichen Lebens zu verbessern bzw. wiederherzustellen. Die komplexe Behandlung durch Arbeits- und Beschäftigungstherapeuten wird z. B. an nachgebauten Arbeitsplätzen praxisnah bereits im klinischen Alltag eingeübt. Die Ausbildung dauert drei Jahre.

Podologe/Podologin
Der Beruf Podologe oder auch medizinischer Fußpfleger ist ein Gesundheitsfachberuf. Podologen befassen sich mit der nichtärztlichen Heilkunde am Fuß (z. B. dem diabetischen Fuß). Die Regelausbildung dauert zwei Jahre.

Orthoptist/in
Der Orthoptist untersucht und behandelt nach augenärztlicher Anweisung Störungen des ein- oder beidäugigen Sehens, z. B. Schielen oder Augenzittern. Orthoptisten beraten die Patienten und klären sie über die Erkrankung und Behandlungsmethoden auf. Die Ausbildung dauert drei Jahre. Lernorte sind Berufsfachschulen und Augenkliniken. Für die Ausbildung wird in der Regel ein mittlerer Bildungsabschluss erwartet.

Musiktherapeut/in
Musiktherapeuten arbeiten mit Maßnahmen der aktiven oder rezeptiven Musiktherapie mit Einzelpersonen oder Gruppen. Die Ausbildung dauert ein bis dreieinhalb Jahre. Lernorte sind Bildungseinrichtungen und Praktikumsbetriebe. Rechtlich ist keine Vorbildung vorgeschrieben. Die Bildungseinrichtungen legen eigene Zugangskriterien fest. Zum Teil wird die allgemeine Hochschulreife gefordert. Darüber hinaus werden meist das Beherrschen eines Instrumentes sowie ein Mindestalter gefordert.

Masseur/in und medizinischer Bademeister bzw. medizinische Bademeisterin
Masseure und medizinische Bademeister erstellen nach ärztlicher Diagnose oder Patientenwunsch individuelle Behandlungspläne und führen unterschiedliche Formen der physikalischen Therapie durch, z. B. Massagen, elektro- und thermotherapeutische Behandlungsformen. Die Ausbildungsdauer beträgt zweieinhalb Jahre. Lernorte sind Berufsfachschulen und Krankenhäuser sowie andere medizinische Einrichtungen. In der Regel wird ein Hauptschulabschluss gefordert.

6 Gesundheitshandwerker

Gesundheitshandwerker werden vom SGB V (§ 126) als Erbringer von **Hilfsmitteln** bezeichnet. Handwerker im Gesundheitswesen sind **Optiker/in, Hörgeräteakustiker/in, Zahntechniker/in, Orthopädietechniker/in.** Sie arbeiten als Selbstständige mit eigener Werkstätte und Verkaufsräumen, als Angestellte im Sanitätshandel, in Laboren, Kliniken, Rehabilitationseinrichtungen. Die duale Ausbildung ist an keine schulischen Voraussetzungen geknüpft; sie dauert drei Jahre und schließt mit einer Prüfung vor der **Handwerkskammer** ab.

Einige dieser Berufe stehen bedingt durch die zunehmende Digitalisierung vor großen Veränderungen.

7 Beauftragte Personen

Schon seit vielen Jahren gibt es in den verschiedensten Bereichen des Gesundheitswesens, teilweise verpflichtend, sogenannte Beauftragte Personen. Der in Frage kommende Personenkreis muss festgelegte Qualifikationen erfüllen, um den Aufgaben nachzukommen, muss aber nicht unbedingt angestellt sein. Die Beschreibungen dieser Funktionen sind in den jeweiligen Gesetzen zu finden (z. B. in der Verordnung über den Schutz vor Schäden durch Röntgenstrahlen, Röntgenverordnung RöV).

Folgende Betriebsbeauftragte können in den Unternehmen angetroffen werden:

Abfallbeauftragte/r	Laserschutzbeauftragte/r
Brandschutzbeauftragte/r	Qualitätsmanagementbeauftragte/r
Datenschutzbeauftragte/r	Sicherheitsbeauftragte/r
Gefahrgutbeauftragte/r	Strahlenschutzbeauftragte/r
Gefahrstoffbeauftragte/r	Transfusionsbeauftragte/r
Gewässerschutzbeauftragte/r	Transplantationsbeauftragte/r
Hygienebeauftragte/r	Umweltmanagementbeauftragte/r
Immissionsbeauftragte/r	Medizinproduktebeauftragte/r

Nicht nur in Einrichtungen des Gesundheitswesens gibt es, bedingt durch die weltweite Covid 19 Pandemie, nun in vielen Unternehmen sogenannte **Pandemiebeauftragte**. Die Weiterbildung zur/zum Pandemiebeauftragte/n vermittelt qualifizierte Kenntnisse, Fertigkeiten und Fähigkeiten die Infektionshygiene durch

Maßnahmen zur Erkennung, Vermeidung und Bekämpfung von Infektionen voranzutreiben und strategische und organisatorische Maßnahmen durchzuführen.

Oftmals werden diese Funktionen zusätzlich zum eigentlichen Aufgabengebiet erfüllt und bedeuten kein höheres Einkommen, obgleich die Erfüllung ein höheres Fachwissen voraussetzt und Verantwortung mit sich bringt.

Übungsaufgaben zu Teil III

Aufgabe 1
Welche der folgenden Ausbildungen enden mit einer staatlichen Prüfung?

1. Zahnarzt/Zahnärztin
2. Psychologe/Psychologin
3. Augenoptiker/in
4. Hebamme/Entbindungspfleger
5. Fachwirt/in im Gesundheits- und Sozialwesen
6. Physiotherapeut/in

Aufgabe 2
Bitte geben Sie an, welche Berufe einen mittleren Schulabschluss und eine dreijährige Ausbildung voraussetzen:

1. Gesundheits- und Kinderkrankenpfleger(in)/Pflegefachfrau bzw. -mann
2. Logopäde/Logopädin
3. Altenpflegehelfer/in
4. Altenpfleger/in / Pflegefachfrau bzw. -mann
5. Kaufmann/-frau im Gesundheitswesen
6. Rettungsassistent/in
7. Apotheker/in

Aufgabe 3
Für welchen der folgenden Berufe ist eine einjährige Ausbildung vorgesehen?

1. Altenpfleger/in
2. Apotheker/in
3. Gesundheits- und Kinderkrankenpfleger/in
4. Medizinisch-technische/r Assistent/in
5. Augenoptiker/in
6. Gesundheits- und Krankenpflegehelfer/in
7. Pharmazeutisch-technische/e Assistent/in

Aufgabe 4
Nennen Sie fünf Fachweiterbildungen, die eine Gesundheits- und Krankenpflegerin/Pflegefachkraft nach einer gewissen Berufspraxis wählen kann.

Aufgabe 5
Informieren Sie sich im Internet über die in Deutschland zugelassenen Facharztgebiete und Zusatzweiterbildungen für Ärzte.

Aufgabe 6
Geben Sie einen Überblick, welche Berufsgruppen in einem ambulanten Pflegedienst, einer stationären Pflegeeinrichtung und einer Arztpraxis arbeiten könnten.

Aufgabe 7
Welcher Beruf versorgt Notfallpatienten und wem assistiert dieser?

Aufgabe 8
Welche drei Fachrichtungen gibt es in der Ausbildung im Bereich medizinisch-technischer Assistent/in?

Teil IV Leistungsbereiche des Gesundheitswesens

1 Leistungsbereiche, Gesundheitsbetriebe

1.1 Abfolge der Leistungsbereiche

In den folgenden Kapiteln wird das Gesundheitswesen in Deutschland gegliedert nach Leistungsbereichen dargestellt. Es werden jeweils die Angebotsarten, die rechtlichen Grundlagen und die ökonomischen Bedingungen beschrieben.

Idealtypisch lässt sich der Weg des Patienten durch das Gesundheitssystem in dieser Abfolge skizzieren.

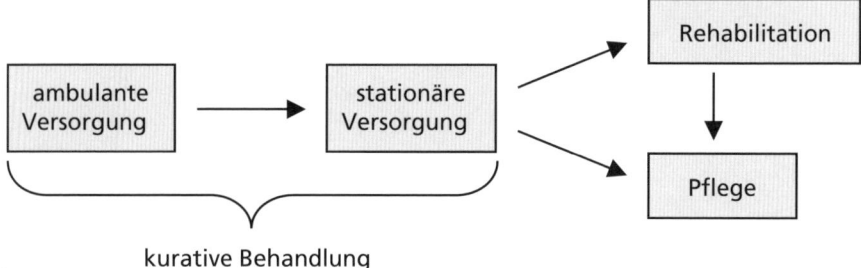

Abb. 9: Weg durch das Gesundheitswesen

Die Pforte stellt die ambulante (aus dem Lat.: ambulare = umhergehen) Versorgung dar. Wer krank ist, wendet sich in der Regel zunächst an einen niedergelassenen Arzt. Von hier aus führt üblicherweise der Weg bei schwerer Krankheit ins Krankenhaus zur Weiterbehandlung. Das Ziel beider Versorgungsstufen ist – sofern möglich – die **Heilung oder Linderung** der Krankheit, also kurative (aus dem Lat.: curare = heilen, pflegen) Behandlung. Für manche Patienten schließt sich an den Krankenhausaufenthalt rehabilitative (aus dem Lat.: rehabilitatio = das Wiederherstellen eines Zustandes) Behandlung an, deren Ziel es vor allem ist, krankheitsbedingte **Funktionsdefizite zu beherrschen** oder zu überwinden. Sind die Folgen der Erkrankung so gravierend, dass der Patient **dauerhaft auf Unterstützung** angewiesen ist, schließt sich die Pflegeversorgung an.

Die Gliederung des folgenden Kapitels folgt dem skizzierten Ablauf, geht jedoch in einzelnen Abschnitten darüber hinaus. Komplementäre Güter zur kurativen Behandlung sind Arzneimittel; Diagnoseleistungen setzten zumeist den Einsatz von Medizinprodukten voraus. Kurative und rehabilitative Behandlung erfolgt oft unter Mitwirkung von Heilmittelanbietern, wie z. B. Krankengymnasten. Auf allen Versorgungsstufen werden Hilfsmittel, z. B. Gehhilfen, eingesetzt. Allen genannten Gütern und Dienstleistungen sind eigene Abschnitte gewidmet.

Typisch für das Gesundheitswesen und oft kritisiert von Gesundheitspolitikern und -ökonomen war lange Zeit die starre Trennung der Versorgungssektoren, wie sie in Abbildung 9 dargestellt sind (▶ Abb. 9). Inzwischen gibt es in Deutschland viele Ansätze des Versorgungsmanagements (▶ Abb. 10), die eine koordinierte Versorgung auch über die Sektorengrenzen hinaus gewährleisten. Sie werden in einem eigenen Kapitel besprochen. Spezifische eigene Aufgaben nehmen die Notfalldienste und der öffentliche Gesundheitsdienst wahr.

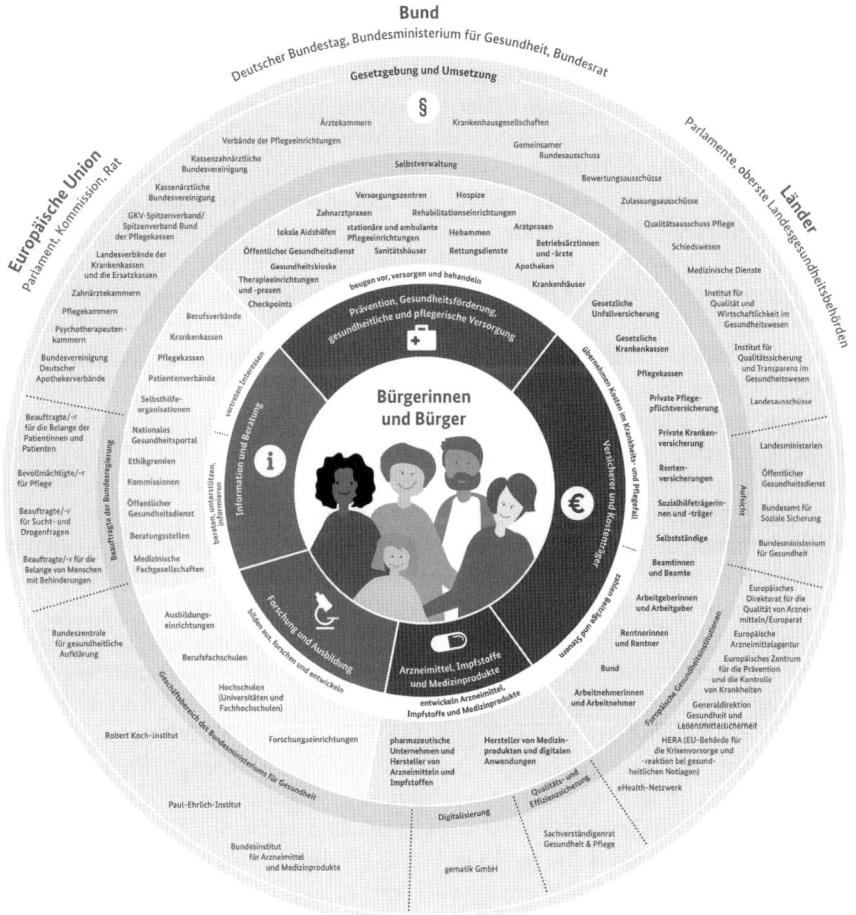

Abb. 10: Unser Gesundheitssystem (© Bundesministerium für Gesundheit 2023)

1.2 Gesundheitsbetriebe – Gemeinsamkeiten, Unterschiede, umsatzsteuerliche Aspekte

In allen Versorgungsbereichen arbeiten Gesundheitsbetriebe, seien es Arztpraxen, ambulante Pflegeeinrichtungen, Sanitätshäuser, Kliniken, Apotheken, Logopädiepraxen etc. Das Sozialrecht im SGB V bezeichnet sie als **Leistungserbringer.** Sie gehören alle dem Dienstleistungssektor der Volkswirtschaft an. Typisch für Dienstleister im Gesundheitswesen ist die Bedeutung des Produktionsfaktors **menschliche Arbeit.** Anders als in Industriebetrieben kann menschliche Arbeit nur in geringem Umfang durch Kapital (Maschinen, Anlagen) ersetzt werden. Die Qualität der Dienstleistungen hängt im Wesentlichen von jenen ab, die sie erbringen, wie Ärzte, Altenpfleger, Ergotherapeuten usw. Die Dienstleistung am Patienten kann nur unter Mitwirkung des Patienten als Prosument erfolgen, d. h. dieser ist gleichzeitig Produzent und Konsument.

Unterschiedlich sind die wirtschaftlichen Zielsetzungen: So gibt es Gesundheitsbetriebe, deren betriebswirtschaftliches Ziel es ist, einen **möglichst hohen Gewinn** zu erwirtschaften. Arztpraxen gehören z. B. dazu, ebenso private Krankenhaus- oder Pflegeheimträger, Apotheken, Praxen von Krankengymnasten und andere mehr. Daneben gibt es aber auch Betriebe, deren **Zielsetzung** sich **aus dem sozialen Auftrag** des Gesundheitswesens ableitet. Nicht die Gewinnerzielung steht im Vordergrund, sondern die Versorgung der Bevölkerung mit Gesundheitsleistungen. Zu dieser Kategorie gehören z. B. Krankenhäuser oder Pflegeeinrichtungen in Trägerschaft der öffentlichen Hand und gemeinnützige Betriebe. Letztere spielen im Gesundheitswesen eine gewichtige Rolle; deshalb wird in Teil V gesondert darauf eingegangen.

Typisch für Gesundheitsbetriebe, die Sozialleistungen erbringen, sind vorab festgelegte Preise ihrer Dienste. **Pflegesatzverhandlungen**, die in Verträge mit den Kassen münden zwischen Leistungserbringern und Kostenträgern, werden regelmäßig prospektiv, d. h. für die Zukunft geltend durchgeführt.

Im Krankenhaus werden jährlich Budgetverhandlungen für das Folgejahr mit den Kassen beschlossen. Die Preise, welche für die **Fallpauschalen** (**DRG**) in den Kliniken erlöst werden, **stehen** ebenfalls **vorab fest.**

Dies gilt ebenso für Pflegeeinrichtungen. Deren Pflegesätze werden in Pflegesatzverhandlungen mit den Pflegekassen und den Sozialhilfeträgern jeweils für zukünftige Zeiträume ermittelt. Anders als etwa Industrie- oder Handelsbetriebe können Gesundheitsbetriebe somit ihre Angebotspreise nicht selbst gestalten und im Zusammenspiel mit der Nachfrage an der Marktpreisbildung teilnehmen. Anbieter und Nachfrager, also Patienten, treffen nicht auf Märkten zusammen. Als Nachfrager agieren stellvertretend für die Versicherten die Sozialkassen und handeln die Preise mit den Anbietern aus. Für die Anbieter bedeutet dies, dass in der Gleichung für das Ergebnis, Gewinn oder Verlust, der Preis als Aktionsparameter nicht infrage kommt.

> Ergebnis = Preis × Menge − Kosten
>
> *Der Umsatz ergibt sich als das Produkt von Preis und Menge.*

Als Größen, mit denen sie reagieren können, bleiben Mengen und vor allem Kosten.

Leistungserbringer im Bereich der gesetzlichen Krankenversicherung sind von der **Umsatzsteuer befreit.** Mit dieser Regelung wird ihrem sozialen Zweck Rechnung getragen. Wenn Ärzte Krankheiten diagnostizieren, Patienten behandeln, Krankenschwestern Pflegeleistungen erbringen, ambulante oder stationäre Pflegeeinrichtungen sich um alte Menschen kümmern, so sind die Umsätze aus diesen Tätigkeiten nicht umsatzsteuerpflichtig. Dementsprechend **entfällt die Möglichkeit des Vorsteuerabzuges.** Beschaffen ein Krankenhaus oder ein Pflegeheim umsatzsteuerpflichtige Güter und Dienste, um die Patienten zu versorgen, so werden diese Vorgänge in der Buchführung **brutto gebucht.** Die Abschreibung von Anlagegütern, z.B. Spezialbetten für ein Pflegeheim, erfolgt vom Bruttowert zuzüglich der Bruttoanschaffungsnebenkosten der Güter.

Waren, die für medizinische oder pflegerische Zwecke eingesetzt werden, sind im Gegensatz zu Gesundheitsdienstleistungen umsatzsteuerpflichtig, entweder mit dem vollen Satz von 19% oder dem ermäßigten von 7%. Arzneimittel und Medizinprodukte unterliegen dem vollen Mehrwertsteuersatz. Für zahlreiche Hilfsmittel, wie z.B. Prothesen und Zahnersatz, gilt der ermäßigte 7%ige Satz. Die entsprechenden Reglungen finden sich in der Abgabenordnung dem Umsatzsteuergesetz und deren Richtlinien.

Beispiele für Brutto-Buchungen in Gesundheitseinrichtungen:

Eine Krankenhausapotheke (▶ Kap. IV.5.1.3) beschafft Arzneimittel, Nettopreis 11.387 €, zur Behandlung der Patienten:
Buchung:
Arzneimittel (Aufwandskonto) an Verbindlichkeiten aus Lieferungen und Leistungen 13.550,53 €

Ein Pflegeheim kauft Lebensmittel für 2628 € brutto für die Versorgung der Bewohner:
Buchung:
Lebensmittelaufwand an Verbindlichkeiten aus Lieferungen und Leistungen 2628 €

Ein Pflegeheim beschafft einen behindertengerechten Kleinbus, um Bewohner befördern zu können:
Anschaffungspreis netto: 47.566 €
Transportkosten netto: 1669 €
Buchung:

> Fahrzeuge (Anlagevermögen) an Verbindlichkeiten aus Lieferungen und Leistungen 58.589,65 €.
> Die Abschreibung des Fahrzeugs erfolgt vom Bruttobetrag.

Allerdings gibt es Grenzen für die Steuerbefreiung. Steht der diagnostische, therapeutische, pflegerische Aspekt **nicht** im Vordergrund, wird Umsatzsteuer fällig. Das Umsatzsteuergesetz spricht von »**nicht eng verbundenen Umsätzen**« und meint damit Umsätze, die nicht notwendig mit der eigentlichen Tätigkeit des jeweiligen Gesundheitsbetriebes einhergehen. Ebenfalls steuerpflichtig sind Umsätze dann, wenn der soziale Zweck des Gesundheitsbetriebes entfällt.

Beispiele für umsatzsteuerpflichtige Tätigkeiten in Gesundheitsbetrieben:

- Ein Krankenhaus betreibt eine Cafeteria für Patienten und Besucher.
- Es verkauft Arzneimittel an ein anderes Krankenhaus.
- Das Krankenhaus bietet den Patienten Telefon und Fernsehen am Bett an.
- Die Küche eines Pflegeheimes beliefert eine Schulmensa.
- Ein niedergelassener Chirurg führt medizinisch nicht notwendige Schönheits-Operationen durch (wäre die ästhetische Operation medizinisch nötig, etwa um Entstellungen zu beseitigen, dann unterläge sie nicht der Umsatzsteuer).
- Ein Arzt erstellt ein Gesundheits-Gutachten für einen privaten Versicherungsabschluss (z. B. eine Lebensversicherung).
- Ein Krankenhaus ist ausschließlich Privatpatienten (sogenannte Privatpatientenklinik) zugänglich.

Übungsaufgaben zu Teil IV Kapitel 1

> **Aufgabe 1**
> Laden Sie sich aus dem Internet das Umsatzsteuergesetz (UStG) und die Umsatzsteuerrichtlinien (UStR) herunter. Sehen Sie sich im UStG den § 4 Ziff. 14–17 an; dort finden Sie die steuerbefreiten Umsätze von Gesundheitsbetrieben.
> In Abschnitt 4.14.6 des Umsatzsteuer-Anwendungserlasses (UStAE) sind die eng bzw. nicht eng verbundenen Umsätze in Gesundheitsbetrieben aufgelistet.
>
> **Aufgabe 2**
> Geben Sie bitte die Buchungssätze an (benennen Sie die Konten selbst).
>
> 1. Ein Krankenhaus kauft Lebensmittel für die Verpflegung der Patienten im Wert von netto 13.654 € (Buchung der Eingangsrechnung).
> 2. Ein Krankenhaus verkauft Arzneimittel im Wert von 6432 € netto an ein anderes Krankenhaus (Buchung der Ausgangsrechnung).

Aufgabe 3
Ein Pflegeheim erwirbt einen Kleinbus für Ausflugsfahrten mit den Bewohnern. Der Wagen kostet netto 49.677 €. Von welchem Wert wird abgeschrieben?

Aufgabe 4
Sehen Sie sich im SGB V den § 125 Abs. 2 und im SGB XI den § 85 Absätze 1, 2 und 3 an, um Beispiele dafür zu sehen, wie Preise im Gesundheitswesen ermittelt werden.

2 Ambulante Versorgung

Die beiden folgenden Kapitel sind den zwei zentralen Versorgungsbereichen des Gesundheitswesens gewidmet: der ambulanten und der stationären medizinischen Versorgung. In beiden Versorgungsbereichen steht der Beruf des Arztes im Mittelpunkt. Deshalb werden in den folgenden Abschnitten einige Spezifika des Arztberufes beschrieben, die über die Ausführungen in Teil III hinausgehen. Ferner wird das rechtliche Verhältnis von Arzt bzw. Krankenhaus als Leistungserbringer und Patient beleuchtet.

2.1 Ökonomische und rechtliche Besonderheiten des Arztberufes

Ärzte nehmen die Schlüsselposition schlechthin unter allen Berufen des Gesundheitswesens ein. Das Gesundheitswesen ist insgesamt auf den Arztberuf zugeschnitten. Ärzte teilen Dienstleistungen und Güter nachgeordneter Versorgungsstufen auf die Patienten zu. Ihnen obliegen die Anamnese, Diagnostik und Therapie, somit die Definition der Krankheit und die **Definition des Bedarfs** eines jeden Patienten. Mit dieser herausgehobenen Position der Ärzte geht ihr Einfluss auf die Gestaltung des Gesundheitswesens einher und daraus resultiert auch die Durchsetzungskraft ihrer Verbände.

2.1.1 Freier Beruf

Die Versorgung der Bevölkerung mit ambulanten Arztleistungen ist zum größten Teil die Aufgabe von niedergelassenen Ärzten in einer Praxis. Ihre Berufsordnung erklärt sie zu Angehörigen eines freien Berufes. Nach dem Einkommensteuergesetz § 18 gehören Ärzte neben Rechtsanwälten, Steuerberatern etc. zu den sogenannten **Katalogberufen**, das sind die im Gesetz aufgelisteten freien Berufe. Sie beziehen Einkommen aus **selbstständiger Arbeit.** Typischerweise erbringen freiberuflich

Tätige, so wie auch Ärzte, Dienstleistungen, die eine hohe berufliche Qualifikation erfordern.

Die kaufmännische Zielsetzung der Freiberufler ist die Gewinnerzielung; damit gleicht ihr Ziel jenem von gewerblichen Unternehmern (Gewerbetreibenden) und Personen, die an einem Unternehmen beteiligt sind. In juristischer und steuerrechtlicher Hinsicht gelten für Freiberufler aber andere Regelungen als für Gewerbetreibende. Anders als diese

- melden sie bei der Kommune kein Gewerbe an
- zahlen sie keine Gewerbesteuer
- müssen sie nicht in das Handelsregister eingetragen werden
- sind sie grundsätzlich nicht zur doppelten Buchführung verpflichtet.

Das Bedürfnis der Ärzte, sich von Gewerbetreibenden zu unterscheiden, ist auch der Notwendigkeit geschuldet, das Vertrauen der Patienten zu gewinnen. Wer die Dienste eines Arztes in Anspruch nimmt, soll nicht davon ausgehen, dieser verfolge in erster Linie Einkommensinteressen, sondern sei vielmehr von dem Wunsch geleitet, zu heilen und zu helfen. Die ärztliche Ethik (▶ Kap. IV.2.1.3 und 2.2.1) unterstützt dies zusätzlich.

2.1.2 Verbände von Ärzten

Ärzte gehören zu den am besten organisierten Berufsgruppen überhaupt. Auch dies legt die ärztliche Berufsordnung nahe. Die zahlreichen auch einer breiten Öffentlichkeit bekannten mitgliederstarken Berufsverbände der Ärzte unterstreichen diese Tatsache. Sie dienen nicht zuletzt der Interessenvertretung und Lobbyarbeit der Ärzte in der Politik.

2.1.2.1 Pflichtmitgliedschaft in Verbänden

So wie Gewerbetreibende Pflichtmitglied einer Industrie- und Handels- bzw. Handwerkskammer, also einer Körperschaft des öffentlichen Rechts sind, müssen Ärzte der **Ärztekammer**, ebenfalls einer **Körperschaft des öffentlichen Rechts,** angehören.

Allerdings gibt es einen gewichtigen Unterschied: Wer z. B. als Handwerker in einem Gewerbebetrieb angestellt ist, muss selbst kein Mitglied der Handwerkskammer sein. Anders bei Ärzten: Die Pflicht der Mitgliedschaft in der Ärztekammer gilt für **alle Ärzte**, egal ob sie in freier Praxis, im Krankenhaus oder in sonstigen Arbeitsstellen tätig sind. Pflichtmitglieder sind auch alle zur Berufsausübung berechtigten Ärzte, die derzeit beruflich nicht tätig sind.

Regional sind die Ärztekammern auf Länderebene organisiert (Landesärztekammern). Als Dachverband fungiert die Bundesärztekammer. Jede einzelne Untergliederung hat die Rechtsform einer Körperschaft des öffentlichen Rechts. Die Landesärztekammern stehen unter der **Rechtsaufsicht** der Sozialministerien der Bundesländer.

Aufgaben der Ärztekammern sind vor allem:

- den Arztberuf beruflich zu vertreten und seine Interessen wahrzunehmen
- die Überwachung der ärztlichen Pflichten gemäß der Berufsordnung
- die Förderung der Fortbildung.

Alle an der vertragsärztlichen Versorgung beteiligten niedergelassenen Ärzte sind zusätzlich Pflichtmitglied der **Kassenärztlichen Vereinigung** (▶ Kap. IV.2.5.1).

2.1.2.2 Freiwillige Verbände

Neben den Pflichtverbänden sind viele Ärzte zusätzlich Mitglied in freiwilligen Verbänden. Solche Zusammenschlüsse dienen keinem gesetzlich festgelegten Zweck, sie sind privatrechtlicher Natur und werden z.B. in der Form eines eingetragenen Vereins geführt. Ihr Zweck ist denn auch in allererster Linie, Berufspolitik im Interesse der Mitglieder zu betreiben.

Der **Hartmannbund** ist ein fachübergreifender Interessenverband für alle Ärzte, seien es Ärzte in freier Praxis, im Krankenhaus oder in anderweitigen Beschäftigungsverhältnissen.

Der **Marburger Bund** ist die **Gewerkschaft** der im Krankenhaus tätigen Ärzte. Nach der Einführung des Tarifeinheitsgesetzes, wonach gilt »ein Betrieb – ein Tarifvertrag«, wird sich die in Krankenhäusern mitgliederstärkste Gewerkschaft Verdi durchsetzen und der Marburger Bund an Bedeutung verlieren.

Leitende Krankenhausärzte sind in einem eigenen Verband zusammengeschlossen, dem Verband leitender Krankenhausärzte e.V. Im Verband der niedergelassenen Ärzte, dem **NAV-Virchowbund**, sind Praxisinhaber unabhängig von ihrer Fachrichtung Mitglied. Daneben existieren noch zahlreiche Verbände für einzelne Facharztgruppen.

2.1.3 Ärztliche Berufsordnung

Das Verhältnis zwischen Arzt und Patient beruht auf dem **Vertrauen des Patienten** in den ihn behandelnden Arzt. Der Patient muss sich darauf verlassen können, dass er adäquat nach dem neuesten Stand der Medizin diagnostiziert und therapiert wird. Er muss sicher sein, dass der Arzt primär in seinem (des Patienten) Interesse handelt und seine eigenen Einkommensinteressen sekundär sind. Denn ökonomisch interpretiert ist die Krankheit des Patienten Voraussetzung für das Einkommen des Arztes.

Die **ärztliche Ethik**, niedergelegt in der (Muster-)Berufsordnung, soll die Grundlage für das Vertrauen der Patienten schaffen. Sie kann zu großen Teilen als Selbstverpflichtung der Ärzte zu einer gewissenhaften und humanen Berufsausübung aufgefasst werden. Weiteres Ziel der ärztlichen Berufsordnung ist die **Selbstdarstellung des Berufes**, die Wahrung des Ansehens der Ärzte in der Öffentlichkeit.

Die Berufsordnung für Ärzte hat ihre historischen Wurzeln im antiken **Eid des Hippokrates** (ca. 460 v. Chr.). Es finden sich darin Vorschriften, etwa die Schweigepflicht, die auch in den heutigen ärztlichen Standesregeln von zentraler Bedeutung sind.

Der erste Teil der Berufsordnung verpflichtet den Arzt auf einige allgemeine Grundsätze. Er hat »*das Leben zu erhalten, die Gesundheit zu schützen und wiederherzustellen, Leiden zu lindern und Sterbenden Beistand zu leisten*« (§ 1, Abs. 2 Muster-Berufsordnung, im Folgenden zitiert als MBO). Oberster Grundsatz ist es dabei, den Patienten nicht zu schaden. Der Beruf ist gewissenhaft auszuführen, um das Vertrauen der Patienten zu rechtfertigen (§ 2 Abs. 2 MBO). Dem Arzt ist es **verboten, Weisungen von Nicht-Ärzten entgegenzunehmen** (§ 2 Abs. 4 MBO). In den allgemeinen Grundsätzen findet sich auch der Hinweis darauf, dass der Arztberuf kein Gewerbe ist. Demzufolge ist es Ärzten nicht gestattet, ihren Namen in Verbindung mit der ärztlichen Berufsbezeichnung für gewerbliche Zwecke herzugeben. Im Kapitel »Berufliches Verhalten« der Berufsordnung wird dies für die Werbung konkretisiert (§ 27 MBO): Zwar ist dem Arzt Information der Patienten erlaubt, berufswidrige Werbung ist jedoch untersagt (▶ Kap. IX.3.4).

Die Berufsordnung verpflichtet den Arzt zur **Fortbildung** (§ 4 MBO); er muss seine Fortbildung gegenüber der Ärztekammer nachweisen. Eine Berufsausübungsregel, wie sie in dieser Form bei anderen Berufen nicht zu finden ist, stellt das **Verbot der Kollegenschelte** dar, das bereits im antiken Eid des Hippokrates enthalten war. Für Ärzte gilt es als berufsunwürdig, sich herabsetzend über andere Ärzte zu äußern (§ 29 Abs. 1 MBO). In Gegenwart von Patienten bzw. generell von Nicht-Ärzten sind »*Beanstandungen der ärztlichen Tätigkeit und zurechtweisende Belehrungen zu unterlassen*« (§ 29 Abs. 4 MBO).

2.2 Rechtliche Aspekte des Arzt-Patient-Verhältnisses

2.2.1 Verpflichtungen der Berufsordnung gegenüber Patienten – Patientenrechte nach dem BGB

Der zweite Teil der Berufsordnung ist dem Verhältnis von Arzt und Patient gewidmet. Die hier festgelegten Pflichten des Arztes sind aus Sicht der Patienten als deren **Rechte zu** interpretieren. Die Rechte der Patienten bzw. die Verpflichtungen der Ärzte sind auch niedergelegt im Bürgerlichen Gesetzbuch.

Im zweiten Teil der Berufsordnung für Ärzte finden sich Vorschriften, die auch für Mitarbeiter des Arztes und deren Verhalten gegenüber Patienten zwingend zu beachten sind. Der Arzt hat das Recht der Patienten auf **freie Arztwahl** zu respektieren. Das Freiheitsrecht der Patienten, wie alle Freiheitsrechte aus dem Art. 2 des Grundgesetzes resultierend, gilt auch für Krankenhäuser; Patienten haben **freie Krankenhauswahl**. Umgekehrt ist es, von Notfällen abgesehen, auch dem Arzt freigestellt, die Behandlung eines Patienten abzulehnen (§ 7 MBO).

Pflicht des Arztes bzw. Recht des Patienten ist dessen Aufklärung über die Behandlung im persönlichen Gespräch (§ 8 MBO). Durch das Patientenschutzgesetz wurden Anfang 2013 Patientenrechte bzw. im Umkehrschluss ärztliche Pflichten als eigene Paragrafen in das BGB aufgenommen (§§ 630a bis 630 h). Das BGB präzisiert, was zur Aufklärung des Patienten durch den Arzt gehört. Sie umfasst demnach »*Art, Umfang, Durchführung, zu erwartende Folgen und Risiken der Maßnahme sowie ihre Notwendigkeit, Dringlichkeit, Eignung und Erfolgsaussichten im Hinblick auf die Diagnose oder die Therapie*« (§ 630e).

Aufklärung hat alle Behandlungs- bzw. Diagnoseschritte, dabei auftretende Risiken für den Patienten und die Erfolgsaussichten zum Inhalt. Gibt es Behandlungsalternativen, so ist der Patient darüber in Kenntnis zu setzen, ebenso vom Risiko einer unterlassenen Behandlung. Grundsätzlich muss die Aufklärung des Patienten mündlich, rechtzeitig und in verständlicher Form erfolgen. Letzteres bedeutet, dass für Patienten, die nicht oder nicht ausreichend Deutsch verstehen, ein Dolmetscher hinzuzuziehen ist.

Der Grundsatz der Rechtzeitigkeit gewährleistet, dass Patienten genügend Bedenkzeit haben. Vor Operationen im Krankenhaus erfolgt deshalb die Aufklärung des Chirurgen bei kleineren Eingriffen am Vortag des Eingriffes, bei schwierigen, risikoreichen Eingriffen muss das Aufklärungsgespräch bereits bei Festlegung des Operationstermins stattfinden. Die Aufklärung des Anästhesisten über Narkoserisiken erfolgt am Tag vor dem Eingriff. Unterlagen zum Aufklärungsgespräch sind dem Patienten in Schriftform auszuhändigen. Das Gesetz räumt den Patienten allerdings das Recht ein, auf eine Aufklärung zu verzichten.

Der Patient entscheidet sich vor dem Hintergrund der Informationen des Arztes selbstbestimmt für oder gegen eine Behandlung, d.h. er ist nicht verpflichtet, sich einer Behandlung zu unterziehen. Die **Einwilligung des Patienten ist Voraussetzung für die Behandlung**, andernfalls würde sich der Arzt des Straftatbestandes der Körperverletzung (§ 223 StGB) schuldig machen. Grundsätzlich ist der Patient berechtigt, seine Einwilligung »*jederzeit und ohne Angabe von Gründen*« (§ 630 d Abs. 3 BGB) zu widerrufen. Er kann z.B. noch auf dem Weg in den Operationssaal seine Zustimmung verweigern. Ist Aufklärung und Einwilligung nicht möglich, etwa bei bewusstlosen Patienten, muss berücksichtigt werden, ob der Patient seinen Willen in einer **Patientenverfügung** niedergelegt hat und – sofern dies nicht der Fall ist – die **Zustimmung einer berechtigten Person**, z.B. eines Betreuers, eingeholt werden (▶ Kap. IV.6.5 zum Betreuungsrecht). Ist eine medizinische Maßnahme unaufschiebbar und der Patient einwilligungsunfähig, z.B. bei Bewusstlosigkeit aufgrund einer schweren sofort behandlungsbedürftigen Verletzung, kann Aufklärung und Einwilligung unterbleiben (§ 630 d Abs. 1 BGB). In diesem Fall gilt der **mutmaßliche Wille** des Patienten zur sofortigen Behandlung.

Das BGB verpflichtet den Arzt zu einer Information, die für Patienten aus ökonomischer Sicht wichtig ist: Er muss darauf hinweisen, wenn **Behandlungskosten nicht oder nicht vollständig von der Krankenversicherung übernommen werden** und folglich der Patient selbst einen Teil der Kosten zu tragen hat. Der Arzt muss den Patienten in Schriftform darüber unterrichten, welche Kosten auf ihn zukommen (§ 630 c Abs. 3 BGB). Diese Vorschrift ist vor allem auf sogenannte »Individuelle Gesundheitsleistungen« (IGeL) von Arztpraxen anzuwenden. IGeL sind Leistungen, die von den Kassen nicht erstattet werden, weil sie nicht notwendig sind, z.B. routinemäßige Augendruckmessungen beim Augenarzt, z. B. dreidimensionale Ultraschalluntersuchungen bei Schwangerschaft etc. (▶ Kap. IV.2.7.2).

Ein zentrales Recht der Patienten ist die **Verschwiegenheit** aller an seiner Behandlung Beteiligten und beruflich über sie informierten Mitarbeiter des Arztes. Rechtsgrundlage dafür ist der Art. 1 des Grundgesetzes, die Wahrung der Menschenwürde. Konkret findet die Schweigepflicht ihren Niederschlag in der (Muster-)Berufsordnung für Ärzte, ebenso im Strafgesetzbuch. Im **Kapitel VIII.1.4.2** wird ausführlich auf die Schweigepflicht eingegangen (▶ Kap. VIII.1.4.2).

Die Berufsordnung für Ärzte, ebenso das BGB in § 630f schreiben die **Pflicht** des Arztes zur **Dokumentation** vor. Im Umkehrschluss begründet dies aus Sicht des Patienten dessen Recht auf ordnungsgemäße Dokumentation. Der Dokumentation in Gesundheitsbetrieben ist ein eigenes Kapitel (▶ Kap. VI.1) gewidmet, in welchem auch ausführlich auf den Datenschutz und den daraus resultierenden Patientenrechten eingegangen wird. Patienten haben das Recht, sich die Dokumentation ihres Falles anzusehen, es ist ihnen wie es im BGB heißt, unverzüglich Einsicht in die vollständige Patientenakte zu gewähren. Patienten können sich Fotokopien oder elektronische Abschriften aushändigen lassen, müssen jedoch den Behandelnden die dafür entstandenen Kosten erstatten (§ 630 g BGB). Bei Herausgabe elektronischer Abschriften ist darauf zu achten, dass die Dokumente in einem unveränderbaren Format sind.

2.2.2 Behandlungsvertrag, Krankenhausvertrag

Wer sich in ärztliche Behandlung begibt, um Beratung, Anamnese, Diagnostik, Therapie, Heilung oder Linderung zu erhalten, wer einen Arzt telefonisch um Rat fragt, schließt mit diesem einen Behandlungsvertrag. D. h. der Behandlungsvertrag kommt ohne schriftliche oder mündliche Vereinbarung allein dadurch zustande, dass jemand zum Patienten eines Arztes wird. Ein Behandlungsvertrag nach § 630 a BGB ist eine spezielle Form eines **Dienstvertrages** nach § 611 BGB. Der Arzt verpflichtet sich damit zur Leistung eines Dienstes, der Patient bzw. dessen Versicherung schulden ihm dafür Entgelt. Dienstverträge sind dadurch gekennzeichnet, dass der Leistungserbringer, hier der Arzt, sich zur Dienstleistung verpflichtet, nicht jedoch, wie es bei einem Werkvertrag (§ 631 BGB) der Fall wäre, den Erfolg der geschuldeten Leistung garantieren muss. Zwar ist der Erfolg, z. B. Heilung von der Krankheit oder Linderung der Symptome, das Ziel des Arztes und er schuldet dem Patienten eine fachgerechte Behandlung. Den Erfolg kann er jedoch nicht garantieren. Dies liegt einmal in der Natur der Sache selbst – nicht alle Krankheiten sind heilbar, nicht alle Symptome können gelindert werden – zum anderen hängt der Erfolg einer Behandlung häufig auch von der Mitwirkung (Compliance) des Patienten selbst ab. Vergisst oder verweigert dieser z. B. die Einnahme von Medikamenten, gefährdet er den Erfolg der Behandlung durch eigenes Tun bzw. Unterlassen.

Begibt sich ein Patient ins Krankenhaus und bestätigt ein Krankenhausarzt stationäre Behandlungsnotwendigkeit, kommt ein **Vertrag zwischen Patient und Krankenhaus** zustande. Auch in diesem Fall handelt es sich um einen (gemischten) Vertrag, der vorwiegend Dienstvertrag ist. Der Patient erhält die vertragliche Zusicherung, dass ihm das Krankenhaus neben Unterkunft, Pflege und Verpflegung eine angemessene medizinische Versorgung gewährt. Kommt es nur zu diesem Vertrag, spricht man vom **totalen Krankenhausvertrag.** Es gibt aber auch Krankenhausaufenthalte, die nicht nur Dienstleistungen des Krankenhauses vorsehen, sondern darüber hinaus gesonderte ärztliche Leistungen.

Bei **belegärztlicher Behandlung** ist dies der Fall, ebenso bei **wahlärztlicher,** der sog. Chefarztbehandlung (▶ Kap. IV.3.8 und ▶ Kap. IV.3.9). Der Patient schließt mehrere Verträge ab: Mit dem Krankenhaus, mit dem oder den Belegärzten oder mit dem Chefarzt. Wird ein Patient z. B. von einem Belegarzt operiert, erhält er von einem weiteren Belegarzt die Anästhesie, so schließt dieser Patient drei Dienstverträge ab: mit dem Krankenhaus, dem Operateur und dem Anästhesisten. Man spricht in solchen Fällen von **aufgespaltenen Krankenhausverträgen**.

2.2.3 Rechtliche Konsequenzen von Fehlern – Haftungsfragen

Wenn Menschen handeln, so auch im Gesundheitswesen, kann es zu Fehlverhalten kommen, das Haftung nach sich zieht. Haftung bedeutet für einen Fehler einstehen und dieses Einstehen kann sowohl **strafrechtlicher** als auch **zivilrechtlicher** Natur sein. Beide Verfahren – strafrechtliche und zivilrechtliche sind voneinander unabhängig und haben unterschiedliche Konsequenzen.

Welche **Straftaten** nach dem Strafgesetzbuch (StGB) von Beschäftigten im Gesundheitswesen kommen vor allem infrage?

- Körperverletzung
- Tötung
- Unterlassene Hilfeleistung
- Freiheitsberaubung
- Schweigepflichtverstoß
- Abrechnungsbetrug

Eine Straftat wird als solche definiert, wenn sie drei Merkmale erfüllt:

1. Es muss sich um einen **Straftatbestand** handeln, d. h. das StGB muss eine entsprechende Regelung vorsehen, welche die Tat als Straftat einstuft. So gilt nach § 203 die Verletzung von Privatgeheimnissen, also der Verstoß gegen die Schweigepflicht als Straftatbestand, ebenso unterlassene Hilfeleistung (§ 323c StGB) und Körperverletzung (§§ 223 ff. StGB).
2. Die Tat muss **rechtswidrig** sein. Grundsätzlich sind Straftaten rechtswidrig, es sei denn:
    a) eine **gesetzliche Offenbarungspflicht** erzwingt ein bestimmtes Verhalten. Wenn z. B. ein Arzt eine meldepflichtige Erkrankung diagnostiziert, so **muss** er sie diese gem. Infektionsschutzgesetz (IfSG) dem Gesundheitsamt melden.
    b) es liegt eine **rechtfertigende Einwilligung** vor. Willigt ein Patient nach korrekter Aufklärung (vgl. oben) in eine Behandlung ein, so handelt es sich

nicht um Körperverletzung. Entbindet der Patient die Behandelnden von ihrer Schweigepflicht, z. B. gegenüber nahen Verwandten, dürfen diese Auskunft geben.
c) es liegt **rechtfertigender Notstand** vor. Wenn ein Arzt z. B. bei einem Patienten aufgrund einer Epilepsie Fahruntüchtigkeit feststellt, so **kann** er die Polizei informieren. Er muss in diesem Fall selbst eine Rechtsgüterabwägung zwischen dem Recht seines Patienten auf Verschwiegenheit und dem Recht der Allgemeinheit, vor Unfällen geschützt zu werden, vornehmen. Eine Verpflichtung, die Polizei zu informieren, besteht für den Arzt jedoch nicht.
d) es handelt sich um **Notwehr**.
3. Das Merkmal **Schuld** muss erfüllt sein. Schuldig macht sich, wer vorsätzlich oder fahrlässig handelt.

> **Beispiel:**
>
> In die Notaufnahme eines Krankenhauses wird ein schwer verletzter Patient eingeliefert. Die dort tätigen Ärzte haben die Pflicht, ihn zu behandeln. Unterließen sie es, z. B. weil der Patient keine Krankenversicherung nachweisen kann, machten sie sich der unterlassenen Hilfeleistung strafbar. Alle in der obigen Auflistung genannten Merkmale sind erfüllt.

Körperverletzung liegt vor, wenn ein Patient seine Einwilligung zur Behandlung verweigert, der Arzt ihn aber dennoch behandelt. Da die Einwilligung eine Aufklärung voraussetzt, ist der Tatbestand auch erfüllt, wenn der Arzt den **Patienten nicht oder nicht ausreichend und verständlich über die Konsequenzen der Behandlung unterrichtet**. Angenommen, der Arzt hat aufgeklärt, der Patient eingewilligt und es kommt im Zuge der Diagnose oder Behandlung zu einem Fehler des Arztes, so kommt ebenfalls eine Körperverletzung infrage. Dabei ist es egal, ob der Fehler durch Tun oder Unterlassen zustande kommt.

> **Beispiele:**
>
> Der Arzt A. hat eine Untersuchung unterlassen, die Aufschluss über zu erwartende allergische Reaktionen des Patienten P. gegeben hätte. Im Zuge der Behandlung erleidet Herr P. einen allergischen Schock.
> Nach einer Operation ergeben sich bei einer Patientin erhebliche Komplikationen; es stellt sich heraus, dass ein Tupfer nicht aus ihrem Körper entfernt wurde.
> In beiden Fällen dürfte es sich um fahrlässige (also nicht um vorsätzliche) Körperverletzung im Sinne des § 229 StGB handeln.

Welche Konsequenzen ergeben sich aus den genannten Fällen? Zunächst einmal handelt es sich um **mögliche Straftaten**, fahrlässige Körperverletzung eben. Zeigt der Patient den Arzt an, ermittelt die Staatsanwaltschaft. Diese kann auch, wenn ihr der Fall zu Ohren kommt, ohne Anzeige, sondern »*von Amts wegen*«, wie es im

Gesetz heißt, ein Ermittlungsverfahren einleiten. Kläger im Strafverfahren ist grundsätzlich die Staatsanwaltschaft, ihr obliegt die Beweispflicht. Käme es zu einer Verurteilung des Arztes, so richtet sich der Strafrahmen nach den Vorgaben des Strafgesetzbuches (StGB). So wird fahrlässige Körperverletzung mit Freiheitsstrafe bis zu drei Jahren oder mit Geldstrafe geahndet.

Für den Patienten sind die **zivilrechtlichen Konsequenzen** in aller Regel die wichtigeren, denn hier geht es um den Ausgleich des ihm entstandenen Schadens. Kläger im Zivilprozess ist immer der Geschädigte, also der Patient. Er hat Anspruch auf **Schadensersatz und Schmerzensgeld** nach dem Bürgerlichen Gesetzbuch (BGB). Aus dem **Behandlungsvertrag** (§§ 630 a ff.) schuldet ihm der Arzt bzw. das Krankenhaus eine fachgerechte Behandlung nach den Regeln der ärztlichen Kunst, Sorgfalt, Verschwiegenheit, Dokumentation.

Zu den vertraglichen Sorgfaltspflichten eines Arztes oder eines Krankenhauses gehören etwa die Auswahl geeigneter Mitarbeiter, Organisation der Arbeitsteilung, die Sicherheit der Medizinprodukte. Wird eine dieser vertraglichen Pflichten verletzt und kommt ein Patient dadurch zu Schaden, kann er den Klageweg einschreiten.

Als weiterer Klagegrund kommt die **Delikthaftung** infrage. Unter dem Titel »Unerlaubte Handlung« resultiert nach § 823 Abs. 1 ein Schadensersatzanspruch. *»Wer vorsätzlich oder fahrlässig das Leben, den Körper, die Gesundheit, die Freiheit, das Eigentum oder ein sonstiges Recht eines anderen widerrechtlich verletzt, ist dem anderen zum Ersatz des daraus entstehenden Schadens verpflichtet.«*

Haftung aus Delikt erfordert keinen Vertrag, sie besteht neben der Vertragshaftung als eigenständiger Anspruch des Geschädigten. Adressat ist der Verursacher des Schadens, z. B. der Arzt. In aller Regel beschreiten Patienten nebeneinander beide Klagewege.

Zwei Fälle sind nun zu unterscheiden:

1. Der Arzt des Herrn B. aus dem Beispiel oben ist selbstständiger Freiberufler, z. B. arbeitet er als Praxisinhaber, Belegarzt oder Wahlarzt im Krankenhaus oder
2. er ist als Angestellter in einem Krankenhaus tätig.

Im 1. Fall sind alle Ansprüche aus Vertrag und Delikt gegen den Arzt selbst zu richten. Er haftet für den **materiellen Schaden**, der Herrn B. z. B. dadurch entstanden sein kann, dass er durch die verzögerte Heilung einen Verdienstausfall erlitt. Und er haftet für den **immateriellen Schaden** des Herrn B., z. B. in Form von Schmerzen, Angst, Leiden aufgrund der fahrlässigen Körperverletzung. Der Arzt hat eine **Haftpflichtversicherung** abgeschlossen, die Berufsordnung für Ärzte verpflichtet ihn dazu. Die Versicherung reguliert den Schaden in Abhängigkeit von der im Versicherungsvertrag festgelegten Deckungssumme. Reicht diese nicht aus, muss der Arzt selbst für den nicht gedeckten Teil des Schadens aufkommen.

Der 2. Fall liegt etwas komplizierter. Herr B. hat einen Vertrag mit dem Krankenhaus geschlossen und zwar einen totalen Krankenhausvertrag. Ein angestellter Arzt gilt als **Erfüllungsgehilfe** (§ 278 BGB) des Krankenhauses und für Fehlleistungen von Erfüllungsgehilfen haftet das Krankenhaus als **Vertragspartner.** Aus dieser Haftung kann sich das Krankenhaus als Schuldner der vertraglichen Leistung nicht befreien. »*Der Schuldner hat ein Verschulden ... der Personen, deren er sich zur Erfüllung seiner Verbindlichkeit bedient, in gleichem Umfang zu vertreten wie eigenes Verschulden.*« (§ 278 BGB).

Anders bei Haftung aus Delikt: Der angestellte Arzt wurde vom Krankenhaus »*zu einer Verrichtung bestellt*« (§ 831 BGB); er agiert als sog. **Verrichtungsgehilfe.** Zwar haftet auch hier das Krankenhaus, jedoch hat es die Möglichkeit sich zu entlasten. Sofern das Krankenhaus belegen kann, bei der Auswahl des Arztes **sorgfältig** vorgegangen zu sein, ist es aus der Haftung entlassen.

Herr B. kann also sowohl Schadensersatz- als auch Schmerzensgeldforderungen gegen das Krankenhaus wegen Vertragsverletzung als auch gegen den behandelnden Arzt wegen unerlaubter Handlung erheben.

Da im Zivilprozess der geschädigte Patient Kläger ist, obliegt es ihm selbst – von Ausnahmen abgesehen, auf die unten einzugehen ist – dem Arzt einen Fehler oder eine nicht fachgerechte Behandlung nachzuweisen. Der **Patient trägt die Beweislast.** Angenommen Herr B. aus obigem Beispiel legt ein medizinisches Gutachten vor, das den Diagnosefehler des Arztes bestätigt. Er kann zunächst außergerichtlich bei der Schlichtungsstelle der Ärztekammer versuchen, seine Ansprüche durchzusetzen. Gelingt ihm dies nicht, kommt es zur Gerichtsverhandlung.

Von der Regelung der Beweislast gibt es jedoch Ausnahmen, im Grenzfall kommt es zu einer **Umkehr der Beweislast,** d. h. der Arzt muss beweisen, er habe keinen Fehler gemacht. Bei grober Körperverletzung bzw. einem groben Behandlungsfehler kehrt sich die Beweislage um. Im oben genannten Fall des vergessenen Tupfers dürfte ein grober Behandlungsfehler gegeben sein, ebenso z. B. bei grobfahrlässigen Verstößen gegen Hygieneregeln. Als grob gelten Behandlungsfehler, die einem Arzt angesichts seiner Ausbildung nicht unterlaufen dürfen. So ist z. B. von einem Arzt aufgrund seiner Ausbildung zu fordern, dass er Symptome eines Herzinfarktes erkennt. Auch gravierende Organisationsmängel des Krankenhauses können zur Beweislastumkehr führen, z. B. wenn ein Patient durch ein defektes Diagnosegerät zu Schaden kommt. Dieselbe Rechtsfolge kann auch dann resultieren, wenn **mangelhaft oder nicht dokumentiert wurde.** Hier gilt in aller Regel, dass nicht gemacht wurde, was nicht dokumentiert wurde. Hat der Arzt z. B. einen Behandlungsschritt nicht dokumentiert, so muss er beweisen können, dass er ihn doch vorgenommen hat.

Der Gesetzgeber hat seit 2013 im § 630 h BGB die Beweislast bei Behandlungs- und **Aufklärungsfehlern** geregelt. Hier wird gefordert, dass der Behandelnde beweisen muss, dass er eine Einwilligung gemäß § 630d eingeholt und entsprechend den Anforderungen des § 630e aufgeklärt hat.

Für Ärzte kommen neben straf- und zivilrechtlichen Konsequenzen unter Umständen **berufs- und arbeitsrechtliche Auswirkungen** dazu. Macht sich ein angestellter Arzt z. B. eines groben Fehlers schuldig, muss er mit Abmahnung bis hin zur Kündigung rechnen. Berufsrechtlich wird ärztliches Fehlverhalten gemäß der Berufsordnung für Ärzte von der zuständigen Landesärztekammer überprüft. Je nach Ausmaß des Fehlverhaltens reichen die Sanktionsmöglichkeiten vom Erteilen einer Rüge bis hin zum Entzug der Approbation.

2.3 Ärztestatistik

In Deutschland gab es zum 31.12.2023 ca. 428.500 berufstätige Ärzte. 52 % arbeiten im Krankenhaus, 39 % in der ambulanten Versorgung; die restlichen 9 % der berufstätigen Ärzte sind im öffentlichen Gesundheitsdienst, als Betriebsärzte, in der Industrie, der Forschung etc. beschäftigt. Unter der Rubrik sonstige Bereiche werden derzeit noch die sogenannten **Honorarärzte** geführt – eine Arztgruppe, die eine wachsende Bedeutung erfährt. Honorarärzte besitzen keine Praxis und sind nicht am Krankenhaus angestellt. Sie arbeiten als Selbstständige z.B. in Kliniken, wenn dort Personalengpässe auftreten, sie vertreten Praxisinhaber, die Urlaub machen. Zumeist werden sie von einschlägigen Agenturen vermittelt. Diese neue Form der ärztlichen Tätigkeit hat Vorteile sowohl für Krankenhäuser und Praxen, da es ihnen möglich ist, Engpässe zu überwinden, als auch für Honorarärzte selbst. Sie müssen keine Investitionen zur Praxisgründung oder -übernahme finanzieren und sind auch nicht in die hierarchischen Strukturen der Krankenhäuser eingebunden.

In den vergangenen Jahrzehnten **stiegen die Arztzahlen in Deutschland kontinuierlich an**, mit ihnen nahm ebenfalls die Arztdichte zu. Diese gibt die Relation der Einwohner je Arzt an und ist eine gebräuchliche Messziffer für die Versorgung der Bevölkerung mit Ärzten.

Die Arztzahlen erhöhten sich über den **gesamten in der Tabelle 14 ausgewiesenen Zeitraum** kontinuierlich sowohl für alle Ärzte als auch für niedergelassene Ärzte (▶ Tab. 14). Das Umgekehrte gilt für die Einwohnerzahl je Arzt bzw. je niedergelassenem Arzt: 1970 kamen auf einen Arzt noch ca. 3,3-mal so viele Einwohner wie im Jahr 2023; ein niedergelassener Arzt versorgte im Durchschnitt 1970 ca. 2,5-mal so viele Einwohner wie 2023.

Tab. 14: Entwicklung der Arztzahlen und der Arztdichte in Deutschland ab 1970[1)]

Jahr	Berufstätige Ärzte	Einwohner je berufstätigem Arzt (Arztdichte)	Niedergelassene Ärzte	Einwohner je niedergelassenem Arzt
1970	92.773	654	48.830	1242
1980	139.452	441	59.777	1029
1990	195.254	324	75.251	841
2000	294.676	279	128.488	640
2010	333.599	245	141.461	541
2019	402.119	207	159.846	519

Tab. 14: Entwicklung der Arztzahlen und der Arztdichte in Deutschland ab 1970[1] – Fortsetzung

Jahr	Berufstätige Ärzte	Einwohner je berufstätigem Arzt (Arztdichte)	Niedergelassene Ärzte	Einwohner je niedergelassenem Arzt
2021	416.120	200	163.805	508
2023	428.474	197	168.285	502

[1] (bis einschl. 1990 altes Bundesgebiet, ab 1991 gesamtes Bundesgebiet) (Quelle: Bundesärztekammer, eigene Berechnungen, https://www.bundesaerztekammer.de/filead min/user_upload/BAEK/Ueber_uns/Statistik/Aerztestatistik_2023_18.04.2024.pdf (Zugriffsdatum 19.11.2024)

2.4 Arten ambulanter Einrichtungen

2.4.1 Ärzte in freier Praxis – verschiedene Arten von Praxen

Die ambulant-ärztliche Versorgung der Bevölkerung obliegt überwiegend selbstständigen niedergelassenen Ärzten in freier Praxis, obgleich in den letzten Jahren andere Versorgungsformen an Bedeutung gewonnen haben. (▶ Kap. IV.2.4.3 und ▶ Kap. IV.2.11).

Ca. 98 % der niedergelassenen Ärzte besitzen eine Kassenzulassung. Sie sind damit **Vertragsärzte** und als solche zugelassen zur Behandlung gesetzlich krankenversicherter Patienten. Ihre Patienten setzen sich aber in aller Regel aus gesetzlich **und** privat Krankenversicherten zusammen. Die restlichen ca. 2 % sind reine **Privatärzte.** Die GKV ist ihnen gegenüber nicht zur Erstattung der Kosten für die Behandlung von Patienten verpflichtet.

Wichtig ist die Unterscheidung der **hausärztlichen und fachärztlichen Versorgung** nach § 73 SGB V. 43 % der Vertragsärzte führen hausärztliche und 57 % als fachärztliche Versorgung durch.

In den letzten Jahren wurde vom Gesetzgeber die hausärztliche Versorgung aufgewertet. In der hausärztlichen Versorgung betreuen Ärzte ihre Patienten kontinuierlich, sie kennen deren familiäres Umfeld. Sie koordinieren Anamnese, Diagnostik, Therapie und Pflege; bei ihnen läuft die Aufzeichnung aller gesundheitsrelevanten Daten über den Patienten zusammen. Sie überweisen an Fachärzte, leiten Rehabilitationsmaßnahmen ein, verordnen Heilmittel. Der idealtypische Hausarzt übernimmt eine **Lotsenfunktion:** Er leitet seinen Patienten durch das Gesundheitswesen und koordiniert seine Behandlung.

Krankenkassen haben ihren Versicherten eine sogenannte hausarztzentrierte Versorgung an (§ 73b SGB V) anzubieten. Es ist die deutsche Variante des sogenannten gate keeping (aus dem Engl.: = Torwächter), bei dem der Hausarzt als Lotse durch das Gesundheitssystem fungiert. Die hausarztzentrierte Versorgung wird unter Kapitel IV.7.3.3 erläutert (▶ Kap. IV.7.3.3).

An der hausärztlichen Versorgung nehmen folgende Arztgruppen teil (§ 73 Abs. 1a SGB V):

- Allgemeinärzte
- Kinder- und Jugendärzte
- Internisten ohne Schwerpunktbezeichnung, die die Teilnahme an der hausärztlichen Versorgung gewählt haben
- Ärzte, die nach § 95a Abs. 4 und 5 Satz 1 SGB Vin das Arztregister eingetragen sind und
- alle Ärzte, die am 31.12.2000 an der hausärztlichen Versorgung beteiligt waren.

Internisten haben die Möglichkeit, zwischen hausärztlichem und fachärztlichem Versorgungsbereich zu wählen. Hat sich ein Internist spezialisiert, z.B. als Kardiologe auf Herzerkrankungen, wird er fachärztliche Versorgung anbieten.

2.4.2 Kooperationsformen

Niedergelassene Ärzte können Organisationsgemeinschaften bilden, um Praxiskosten zu sparen. Folgende Formen von **Gemeinschaften zur gemeinsamen Nutzung** von Ressourcen haben sich in der Vergangenheit herausgebildet:

- Praxisgemeinschaft (gemeinsame Nutzung von Personal und Räumen)
- Apparategemeinschaft (gemeinsame Nutzung von medizinisch-technischen Geräten)
- Laborgemeinschaft (gemeinsame Nutzung eines Labors)

Ärzte, die solchen Gemeinschaften angehören, haben je ihre eigenen Patienten und rechnen getrennt ab. Zweck der Kooperation ist die bessere Auslastung von Personal und Investitionsgütern zur Kostensenkung.

In **Gemeinschaftspraxen** arbeiten Ärzte zusammen; sie bilden wirtschaftlich und organisatorisch eine **Berufsausübungsgemeinschaft.** Die Ärzte nutzen miteinander sowohl das Personal als auch die Einrichtung und haben gemeinsame Patienten. Die **Abrechnung erfolgt** für alle Ärzte der Gemeinschaftspraxis **zusammen.** Berufsausübungsgemeinschaften dürfen nur als Gesellschaft bürgerlichen Rechts (GbR) oder Partnerschaftsgesellschaft (PartG) betrieben werden.

Ein **Praxisverbund** ist eine lockere Zusammenarbeit von niedergelassenen Ärzten mit jeweils eigener Zulassung und Praxis, die auf bestimmten Gebieten, z.B. der Qualitätssicherung, kooperieren oder regional bzw. indikationsbezogen zusammenarbeiten.

Eine besondere Praxisform sei abschließend erwähnt, die **Praxisklinik.** Unter dieser Bezeichnung werden Praxen geführt, die über Betten verfügen. In der Regel arbeiten Ärzte in einer Praxisklinik zusammen, z.B. in Form einer Gemeinschaftspraxis. Die Praxisklinik ist kein Krankenhaus. Sie ist nicht für einen längeren Aufenthalt der Patienten ausgelegt, z.B. muss sie – anders als ein Krankenhaus – keine Verpflegung für Patienten vorhalten. Praxiskliniken bieten sich für Ärzte an, die ambulante Operationen erbringen. Den Patienten wird die Möglichkeit gegeben, in einem Krankenbett aus der Narkose aufzuwachen.

2.4.3 Medizinische Versorgungszentren

Mit dem GKV-Modernisierungs-Gesetz von 2004 schuf der Gesetzgeber eine neue Art von Einrichtung zur ambulanten Versorgung der Bevölkerung, die medizinischen Versorgungszentren (MVZ). Vorbild waren die Polikliniken der früheren DDR, die nach der Wiedervereinigung weitgehend abgeschafft und durch Ärzte in freier Praxis ersetzt wurden. Es zeigte sich jedoch, dass dies ein vorschneller Schritt war. Die Polikliniken genossen in der Bevölkerung eine breite Akzeptanz und wurden auch von gesundheitsökonomischer Seite befürwortet.

Leitidee der MVZ (§ 95 Abs. 1 SGB V) ist die **Zusammenarbeit von Ärzten unter einem Dach.** Ursprünglich war in MVZs eine fachübergreifende Zusammenarbeit von Ärzten verschiedener Fachrichtungen vorgeschrieben. Seit 2016 ist es möglich sein, dass in einem MVZ auch Ärzte gleicher Fachrichtungen zusammenarbeiten können.

Ein MVZ muss unter **ärztlicher Leitung** stehen, wobei auch eine kooperative Leitung mehrerer Ärzte möglich ist. Diese Auflage dient dazu, MVZ im Einklang mit der ärztlichen Berufsordnung zu organisieren. Danach (▶ Kap. IV.2.1.3) ist es Ärzten nicht gestattet, Weisungen von Nicht-Ärzten entgegenzunehmen. Als Gründer eines MVZ kommen Vertragsärzte, zugelassene Krankenhäuser, ebenso Kommunen infrage. Als Rechtsformen sind Personengesellschaften, GmbH, eingetragene Genossenschaften sowie öffentliche Rechtsformen (vgl. Kap. IV.3.2) möglich. Zwei Rechtsformen sind weit verbreitet. Die **Angestelltenvariante** des MVZ wird zumeist in der Rechtsform einer **GmbH** betrieben; Ärzte arbeiten als Angestellte. Bevor es MVZ gab, war die Möglichkeit, an der ambulanten Versorgung als angestellter Arzt zu arbeiten, eher begrenzt. Im MVZ steht dies nun Ärzten offen, welche die hohen Investitionskosten einer Praxisgründung oder -übernahme nicht aufbringen können oder wollen. Krankenhausärzte können sich zusätzlich auch als Angestellte eines MVZ betätigen, also sowohl stationär als auch ambulant behandeln.

Eine weitere Organisationsform der MVZ ist die **Freiberuflervariante**. Dabei schließen sich Praxen von Ärzten zusammen, etwa in einer **Partnerschaftsgesellschaft**. Diese Rechtsform wurde quasi als Sonderform der Gesellschaft bürgerlichen Rechts 1995 für Freiberufler geschaffen, die kein Gewerbe ausüben. Zur Gründung einer Partnerschaftsgesellschaft ist kein Mindestkapital vorgeschrieben. Es genügen ein schriftlicher Partnerschaftsvertrag zwischen mindestens zwei Partnern und die Eintragung ins Partnerschaftsregister. Zur Beschlussfassung müssen sich die Partner regelmäßig treffen. Für Ärzte bleibt in dieser Variante die Freiberuflichkeit, wie sie die ärztliche Berufsordnung vorsieht, erhalten.

MVZ kommt eine wachsende Bedeutung zu; Jahr für Jahr steigt ihre Anzahl. Die häufigste Rechtsform ist die GmbH (▶ Abb. 11). Bei gut einem Drittel aller MVZ ist ein Krankenhaus als Träger beteiligt.

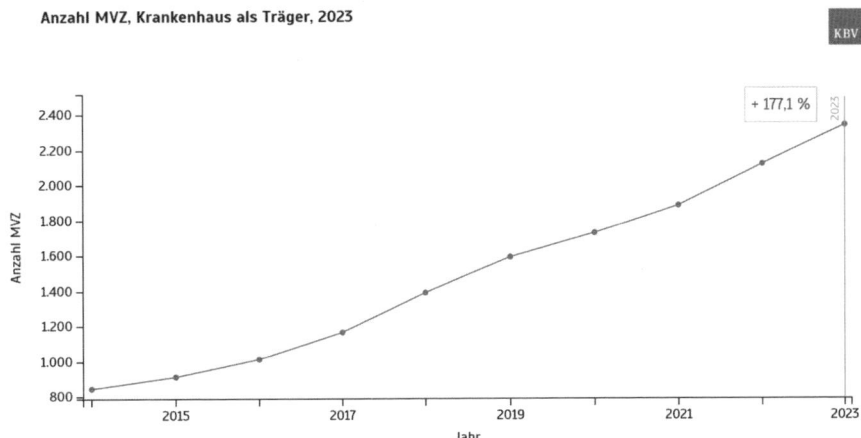

Abb. 11: Anzahl der Medizinischen Versorgungszentren von 2009–2023
Quelle: https://gesundheitsdaten.kbv.de/cms/html/17021.php (Zugriffsdatum 19.11.2024)

2.5 Organisation der vertragsärztlichen Versorgung

Vertragsärzte stellen unter den niedergelassenen Ärzten die größte Gruppe. Sie versorgen Versicherte der GKV, also ca. 87 % der Bevölkerung, mit ambulanten Arztleistungen. An der vertragsärztlichen Versorgung sind ebenso medizinische Versorgungszentren, zugelassene Psychotherapeuten und Vertragszahnärzte sowie unter bestimmten Bedingungen Krankenhausärzte bzw. Krankenhäuser beteiligt.

Nach § 73 Abs. 2 SGB V umfasst die vertragsärztliche Versorgung im Wesentlichen folgende Leistungen:

- ärztliche, psychotherapeutische und zahnärztliche Behandlung, letztere inklusive Zahnersatz und kieferorthopädischer Behandlung
- Früherkennung von Krankheiten
- Betreuung bei Schwangerschaft und Mutterschaft
- Verordnung von medizinischer Rehabilitation
- Verordnung von Arznei-, Verband-, Heil- und Hilfsmitteln
- Verordnung von Krankentransporten und Krankenhausbehandlung
- Verordnung von häuslicher Krankenpflege
- Ausstellen von Bescheinigungen (Arbeitsunfähigkeitsbescheinigungen)
- Verordnung von spezialisierter ambulanter Palliativversorgung (SAPV, § 37b SGB V)

Wie der Liste zu entnehmen ist, spielt der ambulante Versorgungssektor in zweierlei Hinsicht eine wichtige Rolle im Gesundheitswesen: Zum einen werden von Vertragsärzten selbst Leistungen erbracht, zum anderen veranlassen sie in maßgeblichem Umfang Leistungen anderer Versorgungssektoren, vor allem des Krankenhaus- und des Arzneimittelsektors. Mit Attesten über Arbeitsunfähigkeit lösen sie in Form von Entgeltfortzahlung Kosten für Arbeitgeber aus.

2.5.1 Kassenärztliche Vereinigungen

Jeder zur ambulanten Versorgung der gesetzlich Krankenversicherten zugelassene Arzt oder Psychotherapeut **muss Mitglied der Kassenärztlichen Vereinigung** (KV) sein, jeder zugelassene Zahnarzt muss Mitglied der Kassenzahnärztlichen (KZV) Vereinigung sein. Die Pflicht zur Mitgliedschaft gilt **auch für angestellte Ärzte** einer Praxis oder eines MVZ. Beide Organisationen – KV und Kassenzahnärztliche Vereinigungen – sind Körperschaften des öffentlichen Rechts mit Selbstverwaltung.

Es gibt bundesweit 17 regionale Kassenärztliche Vereinigungen. Ihre regionale Abgrenzung folgt der Gliederung in Bundesländer, allerdings mit einer Ausnahme. In Nordrhein-Westfalen gibt es zwei Kassenärztliche Vereinigungen, die KV Nordrhein und die KV Westfalen-Lippe. Jede der 17 KVen ist Mitglied der Kassenärztlichen Bundesvereinigung, die selbst wiederum eine **Körperschaft des öffentlichen Rechts** ist (▶ Abb. 12).

Die Rechtsform der Körperschaft des öffentlichen Rechts leitet sich aus einem Gesetzesauftrag her, aufgrund dessen die Körperschaft staatliche Aufgaben wahrnimmt. Im Falle der KV lautet der Gesetzesauftrag wie folgt (§ 75 SGB V):

»*Die Kassenärztlichen Vereinigungen und die Kassenärztlichen Bundesvereinigungen haben die vertragsärztliche Versorgung der Versicherten ... sicherzustellen und den Krankenkassen und ihren Verbänden gegenüber die Gewähr dafür zu übernehmen, dass die vertragsärztliche Versorgung den gesetzlichen und vertraglichen Erfordernissen entspricht.*«

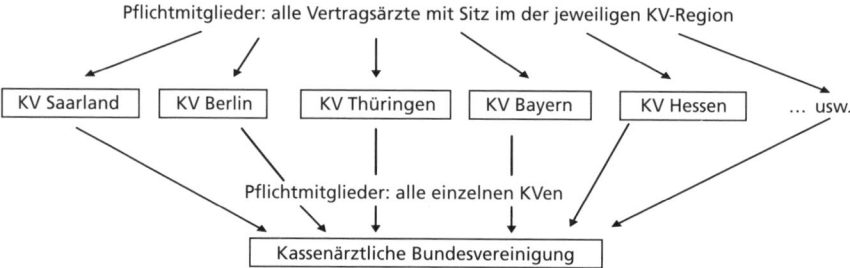

Abb. 12: Organisation der Kassenärztlichen Vereinigungen

Der Sicherstellungsauftrag der KV gilt auch für privat Versicherte im Basis- bzw. Standardtarif (▶ Kap. II.3.3). Dabei ist mit dem Terminus »Kassenärztliche Vereinigung« im SGB V immer auch die Kassenzahnärztliche Vereinigung angesprochen; für sie gelten die analogen Regelungen wie für die KV (im Folgenden wird deshalb nicht gesondert auf die Kassenzahnärztlichen Vereinigungen eingegangen). Der Sicherstellungsauftrag der KV umfasst auch den **ärztlichen Notdienst** in sprechstundenfreien Zeiten (▶ Kap. IV.8.2).

Die Kassenärztlichen Vereinigungen sind verpflichtet, Terminservicestellen zu betreiben. An diese können sich Versicherte wenden, die eine Überweisung zu einem Facharzt haben, um innerhalb einer Woche einen Facharzttermin zu bekommen. Kann die Terminservicestelle keinen Termin innerhalb von vier Wochen organisieren, so kann sich der Versicherte zur ambulanten Behandlung ins Krankenhaus begeben. Diese Neuregelung ist eine Reaktion des Gesetzgebers auf den seit Langem bekannten Umstand, dass selbst bei guter regionaler Versorgungslage gesetzlich Versicherte im Gegensatz zu Privatpatienten häufig Schwierigkeiten haben, in angemessener Zeit einen Termin beim Facharzt zu erhalten.

Weitere Aufgabe der KV ist es, die Rechte der Vertragsärzte gegenüber den Kassen wahrzunehmen (§ 75 Abs. 2 SGB V). Damit spielt die KV in gewisser Weise eine Zwitterrolle: Einmal als gesetzlich beauftragter Garant für die Versorgung der Bevölkerung mit Arztleistungen, zum anderen als Interessenvertretung der Ärzte. In letzterer Funktion obliegt den KVen die Abrechnung der Arzthonorare.

2.5.2 Zulassung zur kassenärztlichen Versorgung, Bedarfsplan

Direkt aus dem Sicherstellungsauftrag leitet sich die Zuständigkeit der KV für die Zulassung der Ärzte und Psychotherapeuten her. Die KVen führen **Arztregister**, in die sich der Arzt bzw. Psychotherapeut auf Antrag eintragen lassen kann. Voraussetzung dafür, im Arztregister geführt zu werden, ist die Approbation als Arzt und der Nachweis einer allgemein- bzw. fachärztlichen Weiterbildung. Für Psychotherapeuten gilt eine den Ärzten analoge Regelung: Auch sie müssen approbiert sein und einen Fachkundenachweis erbringen.

Die formelle Entscheidung und Beschlussfassung zur Zulassung zur vertragsärztlichen Versorgung obliegt den **Zulassungsausschüssen**, die in jedem KV-Bezirk zu errichten sind und von Kassen- und KV-Vertretern paritätisch beschickt werden (§ 96 SGB V). Zulassungen werden erteilt für Praxen oder für MVZ bzw. einzelne dort beschäftigte Ärzte.

Ein Rechtsanspruch auf Zulassung, auch wenn die genannten Bedingungen (Approbation, Fachkundenachweis) erfüllt sind, besteht allerdings nur dann, wenn der KV-Bezirk **keiner Zulassungsbeschränkung** wegen Überversorgung **unterliegt**. Die Versorgungssituation wird anhand des **Bedarfsplans** (§§ 99 ff. SGB V) ermittelt, den die KVen im Einvernehmen mit den Krankenkassen aufstellen. Sie orientieren sich dabei an einer **Richtlinie des Gemeinsamen Bundesausschusses** (▸ Kap. IV.2.9), die für einzelne Arztgruppen Einwohner-Arzt-Relationen je nach Regionstyp festlegt.

Die Bedarfsplanungsrichtlinie ist an die Regional- und Krankenhausplanung angelehnt und legt je Raumtyp (z. B. Großstadt, die das Umland mitversorgt, dünn besiedelte Landkreise etc.) je nach Arztgruppe Verhältniszahlen **Einwohner je Vertragsarzt** fest. In einer Großstadt wie München etwa bestimmt die Richtlinie, dass auf einen HNO-Arzt 17.675 Einwohner kommen sollen. Dabei können allerdings auch regionale Besonderheiten berücksichtigt werden, wie z. B. eine überdurchschnittlich stark überalterte Bevölkerung mit höherem Bedarf an ärztlicher Versorgung. Im Normalfall jedoch orientiert sich die Zulassungsmöglichkeit an der vorgegebenen Einwohnerzahl. Wird die Arzt-Einwohner-Relation um 10% überschritten (im Fall der HNO-Ärzte träfe dies z. B. zu, wenn auf einen HNO-Arzt nur 16.000 oder weniger Einwohner kommen), stellt der Landesausschuss der Ärzte und Krankenkassen Überversorgung fest und sperrt den Zulassungsbezirk für weitere Niederlassungen der betreffenden Arztgruppe. Die Sperrung gilt nicht nur für neue Praxen, sondern auch für angestellte Ärzte in einem MVZ. In München kann also ein MVZ keinen HNO-Arzt einstellen, wenn der Bezirk für HNO-Ärzte gesperrt ist. Die Gründung eines MVZ in einem überversorgten Gebiet ist somit nur möglich, wenn sich Arztpraxen, die bereits eine Zulassung besitzen, zu einem MVZ zusammenschließen.

Die Bedarfsplanung zielt auf eine gleichmäßigere räumliche Verteilung der Vertragsärzte. Schon immer waren attraktive Städte im Vergleich zu abgelegenen ländlichen Räumen weitaus besser mit Ärzten versorgt.

Ob **Unterversorgung** vorliegt, entscheiden anhand der Richtlinien ebenfalls die Landesausschüsse der Ärzte und Krankenkassen. Unterversorgung ist anzunehmen, wenn die Arzt-Einwohnerzahl-Relation für Hausärzte um 30%, jene der Fachärzte um 50% unterschritten wird. Vor allem in ländlichen **Teilen der neuen Bundesländer ist Unterversorgung ein Problem.** Praxisstandorte sind häufig aus Sicht der Ärzte nicht attraktiv, z. B. deshalb, weil in den neuen Bundesländern weniger Privatpatienten leben (zu den Erlösvorteilen der Privatabrechnung ▶ Kap. IV.2.7.2). Oft ist es nur schwer möglich einen Nachfolger für eine Praxis zu finden. Bundes- sowie Landesgesetzgeber aber auch einzelne Kommunen haben schon zahlreiche Initiativen ergriffen, um die schlechtere Versorgung ländlicher Räume zu verbessern – bisher jedoch vergeblich. So sieht das SGB V (§ 105) die Zahlung von **Sicherstellungszuschlägen an Ärzte in unterversorgten Regionen** vor. Finanziert werden sie von KV und Krankenkassen je zur Hälfte. Seit 2012 werden Ärzte in unterversorgten Bezirken zudem bei der Vergütung durch die GKV bessergestellt als ihre Kollegen in anderen Bezirken (▶ Kap. IV.2.7.1.3).

Neben der Zulassung zum Vertragsarzt gibt es eine weitere Möglichkeit der Beteiligung an der ambulanten Versorgung der gesetzlich Krankenversicherten: die **Ermächtigung.** Ein Krankenhausarzt kann vom Zulassungsausschuss die Genehmigung erhalten, GKV-Patienten zu behandeln, sofern der Krankenhausarzt spezielle Untersuchungs- und Behandlungsleistungen anbietet, die von den Vertragsärzten der Region nicht erbracht werden können (§ 116 SGB V).

Ärzte, die in **Notaufnahmen der Krankenhäuser** arbeiten, verfügen häufig über eine solche Ermächtigung zur Teilnahme an der vertragsärztlichen Versorgung. Eine weitere Organisationsmöglichkeit der Notaufnahme für Krankenhäuser ist z. B. die Angliederung eines MVZ (▶ Kap. IV.2.4.3) an das Krankenhaus, das die Behandlung und ggf. Einweisung von Notfallpatienten übernimmt. Daneben gibt es für Krankenhäuser insgesamt bzw. deren einzelne Abteilungen die Möglichkeit zur Mitwirkung an der vertragsärztlichen Versorgung. Wird für einen KV-Bezirk Unterversorgung festgestellt, so muss der Zulassungsausschuss einem Krankenhaus eine Ermächtigung erteilen (§ 116a SGB V). Für beide Formen der Ermächtigung – die eines einzelnen Krankenhausarztes und die eines Krankenhauses – erfolgt die Finanzierung aus der Gesamtvergütung der Vertragsärzte nach dem Einheitlichen Bewertungsmaßstab (▶ Kap. IV.2.7.1).

2.6 Ertragssituation von Arztpraxen

Arztpraxen arbeiten gewinnorientiert und unterscheiden sich damit von den Non-Profit-Unternehmen, die im Krankenhaus-, Rehabilitations- und Pflegesektor häufig zu finden sind. Typisch für Gesundheitsbetriebe, so auch Arztpraxen, ist die Kalkulationsbasis: Die Preise der Gesundheitsleistungen können vom einzelnen Anbieter in aller Regel nicht beeinflusst werden; seine Aktionsparameter sind folglich die Angebotsmenge und die Kosten. Eine bedeutende Ausnahme bilden die privatärztlichen Leistungen; hier ist es den Ärzten in gewissen Grenzen möglich, die Preishöhe zu bestimmen (▶ Kap. IV.2.7.2).

Das Statistische Bundesamt erhebt im vierjährigen Turnus Stichproben zu den Einnahmen, den Kosten und dem Reinertrag in Arztpraxen. Die derzeit (August 2021) verfügbaren Zahlen sind der Stichprobe für das Jahr 2019 entnommen.

Eine Arztpraxis (alle Facharztgruppen inklusive Psychologen mit Kassenzulassung, Einzel- und Gemeinschaftspraxen ohne MVZ) nahm im Jahr 2019 durchschnittlich je Praxisinhaber 697.000 € ein. Der Reinertrag ergibt sich, wenn man von den Einnahmen alle Kosten der Praxis abzieht, also z. B. Personalkosten für die Praxismitarbeiter, Zinsen, Mieten, Abschreibungen etc. Der durchschnittliche Reinertrag je Praxisinhaber stellt den Bruttoerlös dar; davon zahlt der Arzt noch Krankenversicherung für sich und seine Familie sowie Ausgaben für seine Alterssicherung und Steuern. Der Rest bildet das verfügbare Einkommen des Praxisinhabers. Folglich ist der Bruttoerlös des Arztes dem Bruttoentgelt eines Arbeitnehmers vergleichbar. Im Jahr 2019 betrug der Reinerlös je Praxisinhaber 317.000 €. Zwischen den Arztgruppen differieren die Reinerlöse jedoch stark, wie Abbildung 13 zeigt (▶ Abb. 13). Die niedrigsten Reinerträge weist die Praxengruppe »Neurologen, Psychiater, Psychologen« aus. Der Grund dafür ist, dass das Statistische Bundesamt hier Praxen der nicht-ärztlichen Psychologen mit Kassenzulassung dazurechnet, deren Erlöse deutlich geringer ausfallen als jene der Ärzte, also der Neurologen und Psychiater. Von dieser statistischen Besonderheit abgesehen, sind die Erträge der Flächenversorger, also der Allgemein- und Kinderärzte niedriger als jene der übrigen Facharztgruppen.

Deutliche Unterschiede zeigen sich auch beim Anteil der **Einnahmen, den Ärzte aus privater Liquidation erwirtschaften.** Es handelt sich dabei um Einnahmen von Privatpatienten und um sogenannte individuelle Gesundheitsleistungen, die Ärzte an GKV-Patienten auf Privatrechnung verkaufen. Im Durchschnitt liegen die privatärztlichen Einnahmen bei gut einem Viertel. Zwischen den Arztgruppen differiert der Anteil der Privatliquidation zwischen 46 % bei Hautärzten und 15 % bei Allgemeinärzten.

2.7 Vergütung niedergelassener Ärzte

Vertragsärzte beziehen ihr Einkommen im Wesentlichen aus zwei Quellen: Aus Leistungen nach dem SGB V an gesetzlich krankenversicherte Patienten und aus privatärztlichen Leistungen. Eine weitere, allerdings vom Gesamtvolumen eher

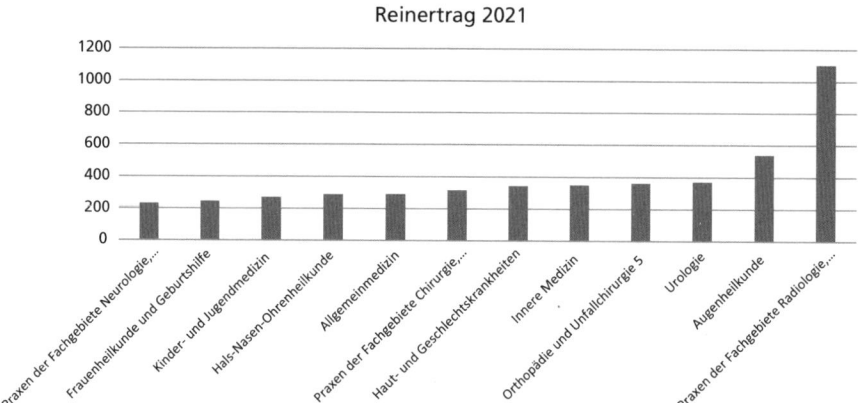

Abb. 13: Jährlicher Reinertrag in Arztpraxen (ohne MVZ) je Praxisinhaber 2021
(Quelle: https://www.destatis.de/DE/Themen/Branchen-Unternehmen/Dienstleistungen/Publikationen/Downloads-Dienstleistungen-Kostenstruktur/statistischer-bericht-kostenstruktur-med-bereich-2020161217005.html (Zugriffsdatum 19.11.2024)

geringe Einnahmequelle ist die Vergütung von Leistungen der gesetzlichen Unfallversicherung.

2.7.1 Vertragsärztliche Leistungen

Die Vergütung der Vertragsärzte unterliegt immer wieder Änderungen, weshalb in Fachkreisen von einer »Dauerbaustelle« gesprochen wird. Das Verfahren ist kompliziert und für die Versicherten nicht transparent. Im Folgenden werden die Grundzüge der derzeitigen Regelung vorgestellt.

Grundsätzlich wirken Krankenkassen und Kassenärztliche Vereinigungen in Honorarfragen zusammen. Sie handeln auf Bundes- und Landesebene die Vergütung der Vertragsärzte aus. Die Vertragsärzte werden in Deutschland mit **Pauschalen und Einzelleistungen** vergütet. Der Leistung bzw. dem Leistungsbündel wird eine bestimmte Menge Punkte zugeordnet (z.B. Besuch eines Kranken 212 Punkte). Der Wert eines Punktes wird durch einen Euro-Betrag, den Punktwert, angegeben (2025: rund 0,123934 €). Der Arzt erhielte im Beispiel für den Hausbesuch 212 × 0,123934 € = 26,27 €.

Der Betrag ergibt sich aus der Multiplikation einer Mengenkomponente – der Punktzahl – und einer Preiskomponente – dem Punktwert, entsprechend der Gleichung: **Erlös = Menge × Preis.** Die Vergütung entspricht damit in ihrer Logik jener der diagnosis related groups (DRG, ▶ Kap. IV.3.7.2): Die Mengenkomponente wird bei den DRG durch die Bewertungsrelation, die den Ressourcenverbrauch repräsentiert, wiedergegeben, die Preiskomponente entspricht dem Landesbasisfallwert.

	Mengenkomponente	Preiskomponente in €
EBM	Punktzahl	Punktwert
DRG	Bewertungsrelation	Basisfallwert

Die Punktzahlen der vertragsärztlichen Leistungen sind **bundeseinheitlich gleich**. Sie werden durch den **Einheitlichen Bewertungsmaßstab (EBM)** vorgegeben. Der Punktwert wird auf der Ebene der einzelnen KV, z. B. KV Bayern, KV Thüringen usw. zwischen Kassen und KV ausgehandelt, hat sich allerdings an bundesweiten Vorgaben zu orientieren. (Auch hier ist das Verfahren der Krankenhausvergütung ähnlich; der Fallpauschalenkatalog mit den Bewertungsrelationen gilt bundeseinheitlich, die Preise werden als Landesbasisfallwerte auf Länderebene vorgegeben.) Im Folgenden werden zunächst der EBM, das Mengengerüst der Vergütung, und danach die Preisermittlung des Punktwertes erläutert.

2.7.1.1 Einheitlicher Bewertungsmaßstab

Der EBM wird auf Bundesebene vom Bewertungsausschuss festgelegt, der von Vertretern der Kassenärztlichen Bundesvereinigung und des Spitzenverbandes Bund der Krankenkassen zu gleichen Teilen besetzt ist (§ 87 SGB V). Jeder Vertragsarzt in Deutschland rechnet seine Leistungen für GKV-Patienten anhand des EBM mit seiner zuständigen KV ab.

Im EBM sind die Leistungen der Ärzte inhaltlich aufgeführt und mit Punkten gewichtet. Die Punkte drücken das Verhältnis des Ressourcenverbrauchs (bzw. des Aufwandes) der Leistungen zueinander aus. So wird eine Arztleistung mit 200 Punkten als doppelt so aufwendig angesehen wie eine Leistung mit 100 Punkten. Der EBM – er umfasst ohne Anhänge über 1000 Seiten – enthält Regelungen, die für alle Vertragsärzte gelten, etwa die Bestimmung, dass eine Leistung nur abrechenbar ist, wenn sie vollständig erbracht wird. Ferner sind Definitionen aufgeführt, die für alle Ärzte verbindlich sind.

Unter einem **Behandlungsfall** ist demgemäß die Behandlung eines Versicherten durch **dieselbe Arztpraxis** zulasten derselben Krankenkasse **in einem Quartal** zu verstehen. Das heißt, es spielt keine Rolle, wie oft der Patient im Quartal in die Praxis geht, ob ihn eine oder mehrere Krankheiten in diesem Quartal zum Arzt führen. Unter einem **Arztfall** ist, wie auch für den Behandlungsfall, die gesamte Behandlung je Quartal zu verstehen, jedoch **bezogen auf den Arzt** und nicht auf die Arztpraxis. Für die klassische Arztpraxis, in der ein Vertragsarzt allein tätig ist, sind die Definitionen des Behandlungsfalles und des Arztfalles identisch. Sind in einer Praxis mehrere Ärzte tätig, z. B. in einer Gemeinschaftspraxis, fallen die Definitionen auseinander. Ein **Krankheitsfall** umfasst das gegenwärtige sowie drei weitere Quartale, die der Berechnung der krankheitsfallbezogenen Leistungsposition folgen; der Krankheitsfall ist auf die Arztpraxis bezogen. Für viele Leistungen schreibt der EBM vor, wie oft sie je Behandlungsfall oder auch je Krankheitsfall abgerechnet werden können.

> **Beispiele:**
>
> 30110 **Allergologisch-diagnostischer Komplex zur Diagnostik und/oder zum Ausschluss einer (Kontakt-)Allergie vom Spättyp (Typ IV), einschl. Kosten**
> *Obligater Leistungsinhalt*
>
> - Epikutan-Testung,
> - Überprüfung der lokalen Hautreaktion, einmal im Krankheitsfall
>
> 03242 **Testverfahren bei Demenzverdacht**
> *Obligater Leistungsinhalt*
>
> - Beurteilung von Hirnleistungsstörungen mittels standardisierter Testverfahren bei Patienten mit Demenzverdacht (z. B. SKT, MMST, TFDD), je Test, bis zu dreimal im Behandlungsfall

Der gesamte EBM ist durchnummeriert, d. h. jede Gebührenposition erhält eine Ziffer, der, wie im Beispiel, die Beschreibung der Leistung folgt.

Die **Gebührenordnungspositionen** des EBM sind in drei Bereiche aufgegliedert:

1. Arztgruppenübergreifende allgemeine Gebührenordnungspositionen
2. Arztgruppenspezifische Gebührenordnungspositionen
    a) Hausärztlicher Versorgungsbereich
    b) Fachärztlicher Versorgungsbereich
3. Arztgruppenübergreifende spezifische Gebührenordnungspositionen

Arztgruppenübergreifende allgemeine Gebührenordnungspositionen können nicht nur von einzelnen Arztgruppen erbracht werden, sondern von vielen Vertragsärzten unterschiedlicher Fachrichtung in Rechnung gestellt werden. Darunter fallen Leistungen wie z. B. Arztbriefe, unvorhergesehene Inanspruchnahme des Arztes am Feierabend oder am Wochenende, Hausbesuche etc. Hausärzte können als arztgruppenübergreifende Leistungen z. B. kleine chirurgische Eingriffe (Warzenentfernung o. Ä.), Hausbesuche, physikalische Therapie (z. B. Inhalationen) und anderes mehr abrechnen.

> **Beispiele arztgruppenübergreifender Leistungen:**
>
> 01430 **Verwaltungskomplex** (wird vom Arzt abgerechnet, wenn ein Patient im Quartal – ohne den Arzt persönlich zu sprechen – ein Wiederholungsrezept oder einen Überweisungsschein abholt)

1,49 €
12 Punkte

01601 **Ärztlicher Brief** in Form einer individuellen schriftlichen Information des Arztes an einen anderen Arzt über den Gesundheits- bzw. Krankheitszustand des Patienten:

13,38 €
108 Punkte

Den Leistungen der Beispiele wurden die Punktzahlen zugeordnet, die sich der Arzt dafür gutschreiben kann (in den folgenden Beispielen sind zusätzlich die Erlöse – Punktzahl × Punktwert – angegeben).

Den Hauptteil des EBM bilden die arztgruppenspezifischen Gebührenordnungspositionen. Sie sind, **getrennt für Hausärzte und Fachärzte**, nach Fachrichtungen gegliedert. Je Arztgruppe werden die Leistungen aufgelistet, die von den Ärzten der jeweiligen Fachrichtung abgerechnet werden können.

Die arztgruppenspezifischen Leistungen sind unterteilt in **Pauschalen, Zuschläge und Einzelleistungen.** Am Beispiel einiger Gebührenpositionen für Hausärzte soll dies erläutert werden.

Pauschalen sind typischerweise nur einmal je Behandlungsfall berechenbar.

Versichertenpauschale für Hausärzte EBM-Ziffer 03000:

Obligater Leistungsinhalt

- Persönlicher Arzt-Patienten-Kontakt auch in einer Videosprechstunde,

Fakultativer Leistungsinhalt (u.a.)

- Allgemeine und fortgesetzte ärztliche Betreuung eines Patienten in Diagnostik und Therapie bei Kenntnis seines häuslichen und familiären Umfeldes,
- Weitere persönliche oder andere Arzt-Patienten-Kontakte gemäß 4.3.1 der Allgemeinen Bestimmungen,
- In Anhang 1 aufgeführte Leistungen, einmal im Behandlungsfall

bis zum vollendeten 4. Lebensjahr	225 Punkte	27,89 €
ab Beginn des 5. bis zum vollendeten 18. Lebensjahr	142 Punkte	17,60 €
ab Beginn des 19. bis zum vollendeten 54. Lebensjahr	114 Punkte	14,13 €
ab Beginn des 55. bis zum vollendeten 75. Lebensjahr	148 Punkte	18,34 €

| ab Beginn des 76. Lebensjahres | 200 Punkte | 24,79 € |

Für kleine Kinder und ältere Patienten kann der Arzt mehr Punkte abrechnen, da er für diese im Durchschnitt mehr Zeit aufwendet. Voraussetzung dafür, dass der Arzt die Pauschale berechnen kann, ist ein **persönlicher**, also nicht nur telefonischer **Kontakt zwischen Arzt und Patient**. Dies ist der sogenannte **obligate**, also verpflichtende **Leistungsinhalt**.

Daneben sind mit der Pauschale **fakultative**, d. h. mögliche, aber nicht zwingend anfallende **Leistungen** vergütet. Für Hausärzte gehören dazu z. B. mehrere Konsultationen des Patienten im Quartal, im Anhang aufgeführte Leistungen wie z. B. Ganzkörperstatus, symptombezogene Untersuchung, EKG, Lokalanästhesie, Ausstellung einer Arbeitsunfähigkeitsbescheinigung und vieles mehr.

Beispiel:

Die Allgemeinärztin Frau Dr. N. hat unter ihren Patienten Herrn V. und Frau G. Beide sind über 75 Jahre alt. Herr V. kommt im I. Quartal insgesamt 8-mal in die Praxis von Dr. N. Er leidet an Herzrhythmusstörungen und Rheuma. Die Ärztin untersucht und berät ihn, bezogen auf seine beiden Erkrankungen. Sie überwacht seine Dauermedikation, lässt unter anderem ein EKG schreiben und wertet es aus. Für Herrn V. berechnet die Ärztin der Kassenärztlichen Vereinigung 24,79 € für das I. Quartal. Im selben Quartal kommt Frau G. einmal in die Praxis, lässt sich kurz von Frau Dr. N. beraten und sich ein Wiederholungsrezept für ihre Schilddrüsenerkrankung ausstellen. Auch für Frau G. erhält die Ärztin 24,79 €.

Zusätzlich zu den Versichertenpauschalen können Hausärzte **weitere arztgruppenspezifische Leistungen** und Zuschläge abrechnen. Leidet ein Patient an einer schwerwiegenden chronischen Erkrankung, kann der Hausarzt einen **Zuschlag** zur Versichertenpauschale berechnen.

Beispiel:

Frau Dr. N. betreut kontinuierlich die Patientin S., die in einem Pflegeheim lebt, 82 Jahre alt ist und Pflegegrad 3 hat. Die Ärztin rechnet zusätzlich den Zuschlag ab.

03220 **Zuschlag zu der Versichertenpauschale nach der Gebührenordnungsposition 03000 für die Behandlung und Betreuung eines Patienten mit mindestens einer lebensverändernden chronischen Erkrankung**

Obligater Leistungsinhalt

- Persönlicher Arzt-Patienten-Kontakt

> Einmal im Behandlungsfall 130 Punkte 16,11 €
>
> Für die Behandlung von Frau S. berechnet Frau Dr. N.:
> 200 Punkte (Pauschale) + 130 Punkte (Zuschlag) = 340 Punkte
> bzw. 24,79 € + 16,11 € = 40,90 €

Der EBM wird auch eingesetzt, um Verhalten von Ärzten in eine gewünschte Richtung zu steuern. Für Hausärzte wurde eine neue Einzelleistung eingeführt, das ausführliche mindestens 10-minütige Gespräch mit einem Patienten. Damit soll für Ärzte ein Anreiz gesetzt werden, sich vor allem für schwer erkrankte Patienten mehr Zeit zu nehmen.

> 03230 **Problemorientiertes ärztliches Gespräch, das aufgrund von Art und Schwere der Erkrankung erforderlich ist**
>
> *Obligater Leistungsinhalt*
>
> - Gespräch von mindestens 10 Minuten Dauer,
> - mit einem Patienten und/oder
> - einer Bezugsperson.
>
> *Fakultativer Leistungsinhalt*
>
> - Beratung und Erörterung zu den therapeutischen, familiären, sozialen, beruflichen Auswirkungen und deren Bewältigung im Zusammenhang mit der/den Erkrankung(en), die aufgrund von Art und Schwere das Gespräch erforderlich macht (machen), je vollendete 10 Minuten 128 Punkte = 15,86 €

Der EBM für Hausärzte enthält weitere gesondert abrechenbare Einzelleistungen, z. B. Belastungs- und Langzeit-EKG, geriatrische Leistungen (z. B. Demenztest) und viele mehr.

Hat der Arzt eine entsprechende Qualifikation erworben, darf er darüber hinaus **arztgruppenübergreifende spezifische** Gebührenordnungspositionen abrechnen. Diese werden für jede Facharztrichtung gesondert im EBM aufgeführt. Hausärzte können, wenn sie die Qualifikation besitzen, z. B. Sonografie- (= Ultraschall-)Leistungen, allergologische, psychosomatische, schmerztherapeutische Leistungen, präoperative Diagnostik und anderes mehr in Rechnung stellen.

> **Beispiel:**
>
> Frau Dr. N. kann somit aus **allen drei Bereichen des EBM** Leistungen abrechnen: arztgruppenübergreifende wie z.B. Hausbesuche, Arztbriefe etc., arztgruppenspezifische wie z. B. Versichertenpauschale, Langzeit-EKG, Demenztest etc. und arztgruppenübergreifende spezifische wie z. B. Sonographie, OP-Vor-

bereitungsuntersuchungen usw. Zur Abrechnung der arztgruppenübergreifenden spezifischen Gebührenordnungspositionen muss sie jedoch die entsprechende Qualifikation nachweisen.

In einem gesonderten Kapitel listet der EBM sogenannte **Kostenpauschalen** auf, die von Ärzten zusätzlich berechnet werden können. Diesen Pauschalen werden keine Punkte zugeordnet, sie sind nur als Euro-Betrag verzeichnet.

Beispiel:

40100 Kostenpauschale für Versandmaterial, Versandgefäße usw. sowie für die Versendung bzw. den Transport von Untersuchungsmaterial 2,60 €.

2.7.1.2 Verfahren zur Ermittlung des Punktwertes, der Gesamtvergütung und der Vergütung der Arztgruppen

Die Höhe des Honorars, das der einzelne Vertragsarzt letztlich erhält, hängt von einem mehrstufigen Verfahren ab, das im Folgenden skizziert werden soll. Abbildung 14 gibt den Ablauf schematisch wieder (▶ Abb. 14).

Jedes Jahr im Herbst (genauer: bis zum 31.10.) handeln KV und Landesverbände der Krankenkassen sowie Ersatzkassen einen Punktwert in Euro für die Vertragsärzte der KV-Region aus. Die Verhandlungspartner **müssen** sich dabei an einem Orientierungswert ausrichten, der auf Bundesebene vom Bewertungsausschuss vorgegeben wird. Der derzeit (2025) gültige bundesweite Orientierungswert beträgt für einen EBM-Punkt 0,123934 €.

Haben sich die regionalen Verhandler auf einen Punktwert geeinigt, ergibt sich die sogenannte **regionale Euro-Gebührenordnung.** Alle Gebührenpositionen des EBM können durch Multiplikation der Punktzahl mit dem vereinbarten regionalen Punktwert in Euro angegeben werden. Der Punktwert einer KV-Region ist **für alle Krankenkassen einheitlich.**

Zusätzlich zum **festen Punktwert** legen die Verhandlungspartner die morbiditätsbedingte **Gesamtvergütung** für alle Vertragsärzte der Region fest. Sie ermitteln anhand von Werten aus dem vergangenen Jahr den durchschnittlichen Behandlungsbedarf in EBM-Punkten je Versichertem (Mitglieder und mitversicherte Angehörige) der KV-Region. Dabei haben sie die Morbidität der Versicherten zu beachten. Ist etwa das Alter der Versicherten einer Region überdurchschnittlich hoch, so ist von einer höheren Morbidität und damit von einem höheren Bedarf an EBM-Punkten je Versicherten auszugehen. Der ermittelte Behandlungsbedarf je Versicherten wird mit der Anzahl der Versicherten der KV-Region multipliziert.

Rechnerisch ergibt sich die Gesamtvergütung für eine KV-Region wie folgt:

2 Ambulante Versorgung

Verhandlung zwischen regionaler KV einerseits und Landesverbänden der Kassen und Ersatzkassen andererseits über
- Höhe des Punktwertes
- Höhe der Gesamtvergütung
für das kommende Jahr.
Verhandlungspartner haben den bundesweiten Orientierungswert für den Punktwert zu beachten.

↓

Kassen zahlen die Gesamtvergütung mit befreiender Wirkung an die KV

↓

KV verteilt die Gesamtvergütung auf die kommenden vier Quartale, legt den Anteil des haus- und fachärztlichen Versorgungsbereiches fest, bestimmt arztgruppenspezifische Abrechnungsgrenzwerte (Regelleistungsvolumen)

↓

Vertragsärzte melden ihre EBM-Punkte an die KV

↓

KV zahlt jedem Vertragsarzt nach Maßgabe der regionalen €-Gebührenordnung und des Regelleistungsvolumens das Honorar

Abb. 14: Ablauf des Vergütungsverfahrens

Durchschnittlicher Behandlungsbedarf in EBM-Punkten je Versicherten × Anzahl der Versicherten = Leistungsbedarf aller Versicherten in EBM-Punkten
Leistungsbedarf aller Versicherten in EBM-Punkten × fester Punktwert = Gesamtvergütung in €

Die Krankenkassen überweisen **mit befreiender Wirkung** den je nach Anzahl ihrer Versicherten auf sie entfallenden Teil der Gesamtvergütung an die regionale KV, z. B. die KV Berlin etc. Das bedeutet, das weitere Verteilungsverfahren obliegt nun der KV.

Jede KV verteilt die Gesamtvergütung auf die vier Quartale des neuen Jahres. Zusätzlich legt sie fest, welcher Anteil jeweils den Haus- und Fachärzten sowie innerhalb dieser beiden Obergruppen jeder einzelnen Arztgruppe zufließt. In Abbildung 15 ist das Vorgehen anhand eines Topf-Modells dargestellt (► Abb. 15).

Die Aufteilung auf Haus- und Fachärzte erfolgt in etwa im Verhältnis 45:55. Danach wird auf **die jeweiligen einzelnen Arztgruppen** weiterverteilt.

Üblicherweise wird der Leistungsbedarf einer Arztgruppe anhand von Erfahrungswerten des Vorjahres ermittelt und in Relation zum Leistungsbedarf der Obergruppe (Haus- bzw. Fachärzte) gesetzt. Am Beispiel der Allgemeinärzte sei das Vorgehen erläutert. Die KV setzt die EBM-Punkte der Allgemeinärzte des Vorjahresquartals in Relation zu den EBM-Punkten aller Hausärzte des Vorjahresquartals und berechnet somit den Anteil der Allgemeinärzte am Hausarzttopf. Dieser Anteil wird mit dem €-Betrag des Hausarzttopfes multipliziert und ergibt damit den Betrag, der den Allgemeinärzten im betreffenden Quartal zur Abrechnung zur Verfügung steht (vgl. hierzu das Zahlenbeispiel im folgenden **Kapitel IV.2.7.1.3**).

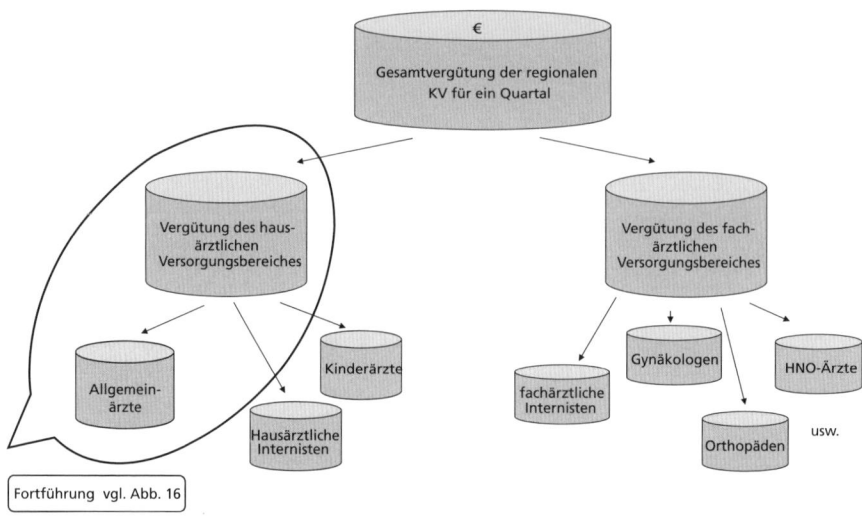

Abb. 15: Verteilung der Gesamtvergütung

2.7.1.3 Honorar der einzelnen Arztpraxis bzw. des einzelnen Arztes

Für die Gesamtvergütung sowie für jeden einzelnen »Topf« ist nun der Inhalt in Euro vorgegeben. Ebenso steht der Punktwert als fixe Größe fest. Am Beispiel der Vergütung der Allgemeinärzte gilt also:

> Honorarsumme bzw. Topfinhalt Allgemeinärzte (**fix**) = Punktwert (**fix**) × Punktmenge (**variabel**)
> bzw. allgemein formuliert:
> Fixe Ausgabensumme = Fixpreis × variable Menge.

Es liegt auf der Hand, dass ein solches Vergütungsverfahren nur mit Mengenvorgaben (oder wie es im Fachjargon genannt wird, mit einer Mengenbremse) für den einzelnen Arzt funktionieren kann. Ohne Mengenvorgaben könnten einzelne Ärzte der Arztgruppe versuchen, die an die KV gemeldeten EBM-Ziffern in die Höhe zu treiben. Dies aber würde bei gegebenem Topfinhalt den Preis, also den Punktwert, drücken – der jedoch steht vorab fest und kann nicht sinken. Oder es müsste, wenn der Punktwert nicht sinken kann, die Honorarsumme steigen – auch dies ist aber nicht möglich, denn der Topfinhalt kann nicht verändert werden. Folglich muss die KV die von den Ärzten abgerechneten Mengen steuern. Über die Methode kann jede KV selbst entscheiden. Sie hat dabei darauf zu achten, dass für den einzelnen Arzt Kalkulationssicherheit über die Höhe des zu erwartenden Honorars gegeben ist (§ 87b Abs. 2 SGB V). Die KVen wenden üblicherweise die sogenannten **Regelleistungsvolumina** (RLV) an.

Am konkreten Beispiel wird das Verfahren dargestellt.

Beispiel:

Dr. N. betreibt als Allgemeinärztin eine Einzelpraxis, d. h. für sie fallen die Definitionen des Behandlungsfalles und des Arztfalles zusammen. Sie bekommt von ihrer KV für jedes Quartal vorab ihr RLV zugewiesen. Damit steht für sie die Vergütung aus dem Hausarzttopf für das betreffende Quartal fest.

Am Beispiel der Dr. N. zeigt Abbildung 16 die Fortführung der Vergütungsverteilung bis zur Ebene des einzelnen Arztes (▶ Abb. 16). Die Darstellung ist folglich eine Fortsetzung der linken unteren Ecke der Abbildung 15.

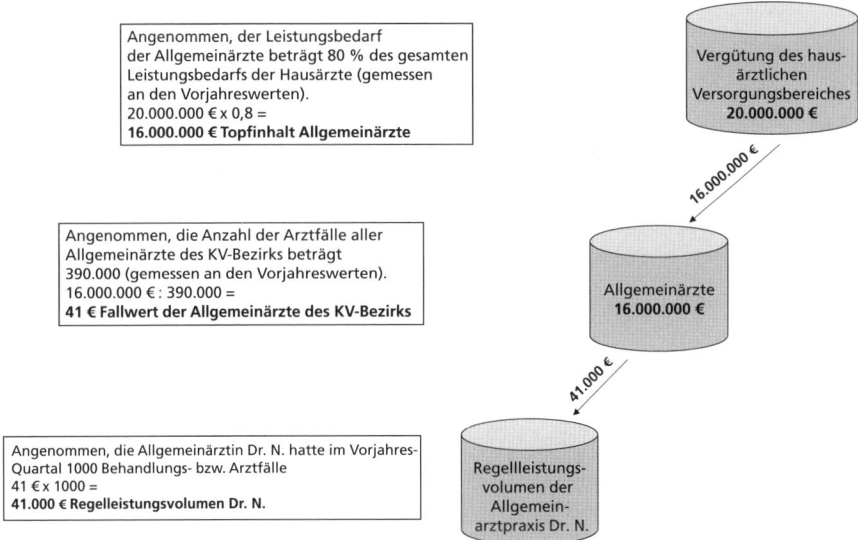

Abb. 16: Zuteilung der Vergütung durch die Kassenärztliche Vereinigung auf den einzelnen Arzt

Fortführung des Beispiels:

Frau Dr. N. bekommt z. B. für das III. Quartal ein RLV in Höhe von 41.000 € zugewiesen. Daraus kann durch Division mit dem Punktwert die Anzahl der EBM-Punkte berechnet werden, die Dr. N. für dieses Quartal in ihrem RLV mit der KV abrechnen kann.

41.000 € / 0,123934 € = 330.821 EBM-Punkte (RLV für Dr. N.)

In dem vom RLV vorgegebenem Rahmen, also 41.000 € bzw. 330.821 EBM-Punkte, rechnet Dr. N. die Versichertenpauschalen ab, sowie zusätzliche Leistungen des hausärztlichen Versorgungsbereiches, arztgruppenübergreifende allgemeine Gebührenordnungspositionen und arztgruppenübergreifende spezifische Gebührenordnungspositionen.

Die Vertragsärzte, so auch Dr. N., melden nach Quartalsende ihre EBM-Punkte an die KV und diese prüft nun, ob die gemeldete Punktmenge innerhalb des RLV des jeweiligen Arztes bzw. der Praxis liegt. Zur Verstetigung ihres Einkommens erhalten Vertragsärzte von ihrer KV zum Monatsende eine Abschlagszahlung auf das zu erwartende Quartalshonorar. Was passiert, wenn Dr. N. im III. Quartal mehr Leistungen erbracht hat als im RLV vorgesehen ist, wenn sie also mehr als 330.821 Punkte abrechnet? Dann erhält sie für jede Leistung, die das RLV übersteigt, eine Vergütung zu einem niedrigeren (»abgestaffelten«) Punktwert. (Die KV hält zur Auszahlung der RLV-übersteigenden Leistungen je Arzttopf eine kleine Reserve vor.)

> **Fortführung des Beispiels:**
>
> Dr. N. hat im abgelaufenen Quartal 331.821 Punkte an die KV gemeldet, also 1000 Punkte mehr als im RLV vorgesehen. Den festen Punktwert von 0,123934 € erhält sie nur für die EBM-Punkte innerhalb ihres RLV, also für 330.821 Punkte. Die 1000 Punkte, die ihr RLV übersteigen, werden von der KV nur mit einem abgestaffelten Punktwert, z.B. nur mit einem Zehntel des festen Punktwertes vergütet.
>
> 1000 EBM-Punkte × 0,0123934 = 12,39 €

Die Abstaffelung fällt umso stärker aus, je mehr Ärzte ihre RLV überschreiten.

Wie werden Dr. N. und ihre Kollegen sich verhalten? Da die Vergütung jenseits seines RLV nicht mehr attraktiv ist, werden sie vermeiden, ihr RLV zu überschreiten. Und dies ist auch der Zweck der Vergütung mit RLV. Sie wirken wie eine **»Mengenbremse«**; d.h. sie verhindern eine übermäßige Ausweitung der abgerechneten Leistungen.

Die Honorarverteilung durch die KVen sieht ein weiteres Steuerungselement vor, das Ärzte mit **Fallzahlen von 150% über dem Durchschnitt der Arztgruppe** finanziell bestraft. Sie müssen einen **Abschlag vom Fallwert** hinnehmen, in Abhängigkeit von der Höhe, in der sie den Durchschnitt überschreiten. Ihr RLV wird demgemäß gekürzt. Diese Regelung begünstigt im Umkehrschluss Ärzte, die eben nicht überdurchschnittlich viele Patienten pro Quartal betreuen. Aus der Sicht der Patienten ist dieses Vorgehen vorteilhaft, denn es ist anzunehmen, dass Ärzte mit weniger Patienten mehr Zeit für persönliche Zuwendung z.B. im Gespräch haben und nicht die sogenannte 5-Minuten-Medizin praktizieren. Auch hier zeigt sich die Möglichkeit, mit der Vergütung das Verhalten der Ärzte zu steuern.

Folgende Fallwertberechnungen sind zugrunde zu legen:

- Bis zu 150% der durchschnittlichen Fallzahl der Arztgruppe: 100% des Fallwertes

- Zwischen 150 % und 170 % der durchschnittlichen Fallzahl der Arztgruppe: 75 % des Fallwertes
- Zwischen 170 % und 200 % der durchschnittlichen Fallzahl der Arztgruppe: 50 % des Fallwertes
- Über 200 % der durchschnittlichen Fallzahl der Arztgruppe: 25 % des Fallwertes

Beispiel:

Herr Dr. K. ist ebenfalls Allgemeinarzt im gleichen KV-Bezirk wie Dr. N. Seine Anzahl an Behandlungsfällen liegt bei 1500, während die durchschnittliche Fallzahl der Allgemeinärzte 900 beträgt.

150 % von 900 ergibt 1350 Fälle. Für diese erhält Dr. K. den vollen Fallwert von 41 €. Für die 150 darüber liegenden Fälle erhält er einen niedrigeren Fallwert von 41 € × 0,75 = 30,75 € für sein RLV zugewiesen.

Der durchschnittliche Fallwert eines Arztes kann von der KV aber auch angehoben werden und zwar dann, wenn sogenannte **Praxisbesonderheiten** vorliegen. Diese können durch einen besonderen Versorgungsauftrag oder eine bedeutsame fachliche Spezialisierung bedingt sein.

Beispiel:

Die Kinderärztin Dr. I. hat sich zusätzlich zu ihrer Facharztausbildung auf Kinderkardiologie spezialisiert. Sie behandelt überdurchschnittlich schwer erkrankte Patienten und erhält deshalb von ihrer KV einen höheren Fallwert und folglich ein höheres RLV zugewiesen.

Ärzte in **unterversorgten Bezirken** sind **vom Fallwertabschlag für große Praxen befreit,** da sie – eben aufgrund der schlechten Versorgung – besonders viele Patienten behandeln müssen.

Wie werden RLV für Gemeinschaftspraxen berechnet? Würde Dr. N. in einer Gemeinschaftspraxis arbeiten, so ergäbe sich ihr RLV aus der Multiplikation des Fallwertes von Allgemeinärzten **mit ihrer eigenen Anzahl von Patienten,** also ihren **Arztfällen** des Vorjahresquartals.

Das Budget des RLV ist nicht die einzige Erlösquelle der Vertragsärzte. Daneben gibt es sogenannte **freie Leistungen**, die keiner Mengenbegrenzung unterliegen. Es handelt sich dabei in erster Linie um die Teilnahme von Ärzten am organisierten Notdienst. Zusätzlich können Ärzte Erlöse für sogenannte **extrabudgetäre Leistungen** beziehen. Das sind Leistungen, die **nicht in der Gesamtvergütung enthalten sind**, sondern zusätzlich zu dieser von den Kassen an die KV erstattet werden. Dazu gehören ambulante Operationen sowie **Vorsorgeuntersuchungen**. Für bestimmte Arztgruppen stellen diese die wichtigste Einkommensquelle dar. Frauenärzte etwa erzielen aus ihren Regelleistungsvolumina nur ca. 30 % aller Einnahmen für GKV-Patientinnen, den Rest erhalten sie für Vorsorgeuntersuchungen. Nimmt ein Arzt an speziellen Versorgungsformen wie z. B. der Integrierten Versorgung teil, kann er durch Einzelverträge mit den Krankenkassen weitere Erlöse erzielen (▶ Kap. IV.7.3.4).

Abbildung 17 zeigt, aus welchen Bausteinen sich die Honorierung eines Vertragsarztes zusammensetzt. Die beiden in Abbildung 17 dunkel gekennzeichneten Vergütungsbausteine bezeichnen die Erlöse, die Ärzte aus privatärztlichen Leistungen nach der Gebührenordnung für Ärzte (GOÄ) beziehen. Sie werden im folgenden Abschnitt näher beschrieben (▶ Abb. 17).

2.7.2 Privatärztliche Leistungen

Neben den Einkommensquellen, die aus Beiträgen der GKV finanziert werden, beziehen niedergelassene Ärzte Einnahmen aus Leistungen, die privatärztlich abgegeben werden. Dazu stehen den Vertragsärzten zwei Möglichkeiten offen:

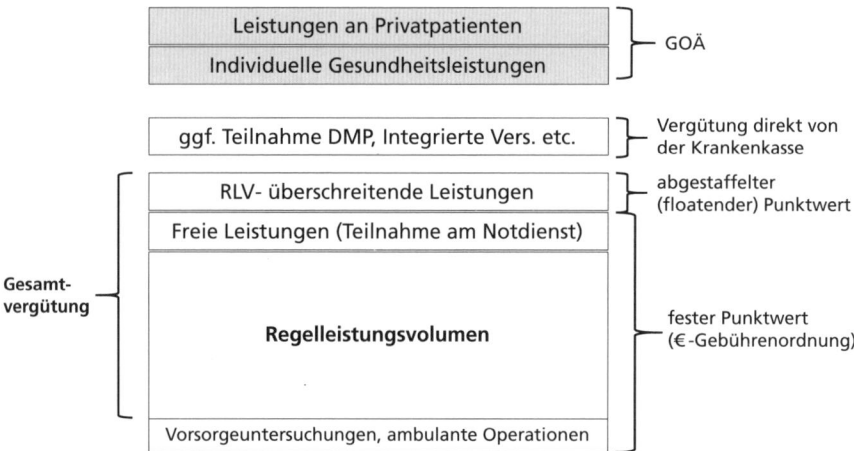

Abb. 17: Komponenten des Honorars von Vertragsärzten

- Leistungen an privat versicherte Patienten
- Leistungen an gesetzlich Krankenversicherte außerhalb des Leistungskatalogs der GKV.

Privatärztliche Leistungen werden grundsätzlich mit der **Gebührenordnung für Ärzte (GOÄ)**, einer Rechtsverordnung, entgolten (Zahnärzte rechnen privatärztliche Leistungen nach der Gebührenordnung für Zahnärzte, der GOZ, ab). Die GOÄ besteht aus einem Paragrafen-Teil, in dem allgemeine Bestimmungen enthalten sind, und einer Anlage mit Gebührenordnungspositionen. § 3 der GOÄ nennt die Vergütungsarten: Gebühren, Entschädigungen und Ersatz von Auslagen. Entschädigungen erhält der Arzt als Wegegeld bzw. Reisekosten, wenn er Patienten besucht; Ersatz von Auslagen kann er z. B. für Verbände oder aufgetragene Salben berechnen. Die weitaus wichtigste Vergütung, die Gebühren, sind in der Anlage aufgelistet.

Ähnlich dem EBM gliedert sich die Anlage in einen fachübergreifenden Teil mit Grundleistungen und einen speziellen Teil, der nach Fachdisziplinen unterteilt ist. Ärztliche Einzelleistungen werden durchnummeriert aufgeführt und sind jeweils mit einer Punktzahl versehen, die wie im EBM die Gewichtung nach Ressourcenaufwand wiedergibt. Der fixe Punktwert, mit dem die Punktzahl multipliziert wird, beträgt 0,0582873 € (§ 5 GOÄ).

> **Beispiel:**
>
> Gebührenordnungsposition 7 »Vollständige körperliche Untersuchung mindestens eines Organsystems« 160 Punkte.
>
> 160 × 0,0582873 = 9,33 €

Aus einer Reihe von Gründen ist die Abrechnung mit GOÄ für Ärzte wesentlich lukrativer als mit EBM. »*Als Behandlungsfall gilt für die Behandlung derselben Erkrankung der Zeitraum eines Monats nach der jeweils ersten Inanspruchnahme des Arztes*« (GOÄ Anlage B). Kommt also ein Privatpatient am 04.04. mit einer Erkrankung zum Arzt, so gilt er bis 04.05. als Behandlungsfall. Führt denselben Patienten z.B. am 10.04. eine andere Krankheit zu seinem Arzt, so läuft diese parallel bis zum 10.05. als weiterer Behandlungsfall. Für den Arzt ist dies insofern vorteilhaft, als die GOÄ bestimmte Leistungen, wie auch der EBM, auf einmalige Leistungserbringung je Behandlungsfall begrenzt. So etwa dürfen neben ärztlicher Beratung und symptombezogener Untersuchungen zahlreiche Arztleistungen nur einmal im Behandlungsfall berechnet werden. Nach der Bestimmung der GOÄ muss der Arzt folglich nur einen Monat und nicht ein Quartal warten, bis er erneut solche Leistungen in Rechnung stellen kann.

Anders als im EBM gibt es keine Versichertenpauschalen. Selbstverständlich rechnet der Arzt für einen Privatpatienten das EKG als gesonderte Leistung ab. Er unterliegt auch keinen Richtlinien des Gemeinsamen Bundesausschusses (▶ Kap. IV.2.9) oder Arzneimittelrichtgrößen (▶ Kap. IV.2.8), denn diese gelten nur für Patienten, deren Behandlung die GKV finanziert.

Die größten Vorteile der GOÄ sind aber zum einen das **Fehlen einer Budgetierung**, wie es bei der EBM-Vergütung mit dem Regelleistungsvolumen praktiziert wird. Der Arzt unterliegt keiner »Mengenbremse«, jenseits derer der Punktwert sinkt. Zum anderen – und dies stellt die eigentliche Attraktivität der GOÄ dar – hat der Arzt die **Möglichkeit der Steigerung des Erlöses.** Er kann das Honorar einer Einzelleistung multipliziert mit einem Faktor abrechnen. Die Höhe des Faktors hängt von der Art der Leistung und der Versicherungsart des Patienten ab.

Tab. 15: Steigerungsfaktoren nach der GOÄ

Leistungsart	Steigerungsfaktor bis Regelhöchstsatz	Höchstsatz	Steigerungssatz bei Versicherten im Standardtarif	Steigerungssatz bei Versicherten im Basistarif
Persönliche Arztleistungen	1- bis 2,3-faches	3,5-faches	1,8-faches	1,2-faches
Medizinisch-technische Leistungen	1- bis 1,8-faches	2,5-faches	1,38-faches	1,0-faches
Laborleistungen	1- bis 1,15-faches	1,3-faches	1,16-faches	0,9-faches

Persönliche Arztleistungen werden vom Arzt selbst vorgenommen, wie z. B. Gespräche, Untersuchungen des Patienten, Ultraschall etc. Medizinisch-technische Leistungen werden in aller Regel von medizinischen Fachangestellten übernommen, wie z. B. ein EKG.

Für Versicherte im Basis- bzw. Standardtarif (▶ Kap. II.3.3) darf der Arzt lediglich die niedrigeren Steigerungsfaktoren der letzten beiden Spalten berechnen. Bei Versicherten im Normaltarif können die Rechnungspositionen in jedem Fall mit dem Regelhöchstsatz (sog. Schwellenwert) multipliziert werden, also bei persönlichen Leistungen mit 2,3, bei medizinisch-technischen mit 1,8 und bei Laborleistungen mit 1,15. Berechnet der Arzt den Höchstsatz, so muss er dies auf der Rechnung begründen. Die Begründung muss sich auf **Schwierigkeit, Zeitaufwand oder Umstände der Behandlung** zu beziehen (§ 5 GOÄ). So könnte z. B. ein Orthopäde auf besondere Schwierigkeit mit der Formulierung »Gelenkanomalie« hinweisen und damit für seine persönliche Leistung den Steigerungsfaktor 3,5 auf der Rechnung rechtfertigen.

Beispiel einer Privatrechnung:

Der Patient hat durch einen Sportunfall eine Knieverletzung und eine Rückenprellung erlitten und hatte Schmerzen beim Atmen. Er erhält folgende Rechnung, die er bei seiner Privatversicherung einreicht:

Datum	Ziffer	Beschreibung	Gebühr	Faktor	€-Betrag
08.03.	1	Beratung am Tag	4,66	2,3	10,72
	7	Untersuchung eines Organsystems	9,33	2,3	21,46
	200	Verband	2,62	2,3	6,03
		Sachkosten	1,12		1,12
	605	Ruhespirographische Untersuchung	14,11	1,8	25,40

Datum	Ziffer	Beschreibung	Gebühr	Faktor	€-Betrag
	605a	Darstellung Flussvolumenkurve spirogr.	8,16	1,8	14,69
	603	Bestimmung des Atemwiderstands	5,25	2,3	12,07
				Summe	€ 91,49

Bei der Gebühr, die auf der Rechnung angegeben ist, handelt es sich um das Ergebnis der Multiplikation der Punktzahl mit dem Punktwert (vgl. Beispiel oben): Leistung Ziffer 1 (Beratung am Tag): 80 Punkte × 0,0582873 € = 4,66 €.

Die beiden Gebührenordnungspositionen 605 und 605a bezeichnen medizinisch-technische Leistungen, demgemäß werden sie mit dem Regelhöchstsatz 1,8 gesteigert. Die Gebühren der persönlichen Arztleistungen werden mit dem dafür vorgesehenen Steigerungssatz von 2,3 multipliziert. Die Sachkosten für den Verband stellt der Arzt als Ersatz für Auslagen mit 1,12 € in Rechnung.

Hätte der Arzt eine der auf der Rechnung verzeichneten medizinisch-technischen oder persönlichen Leistungen mit dem Höchstsatz (also 2,5 bzw. 3,5, ▶ Tab. 15) gesteigert, wäre auf der Rechnung eine Begründung im oben angegebenen Sinne notwendig.

Beispiel – Modifikation obiger Rechnung:

Der Arzt berechnet die Leistung 603 mit dem Höchstsatz
603   Bestimmung des Atemwiderstandes   5,25 €   × 3,5   = 18,38 €
Begründung: erschwerte Leistung wegen akuter Schmerzen des Patienten

Grundsätzlich ist es den Ärzten möglich, die Höchstsätze zu überschreiten (man spricht von sog. Abdingung). Dazu ist es allerdings erforderlich, dass der Arzt dies vor der Behandlung mit dem Patienten abspricht (§ 2 Abs. 2 GOÄ) und die Vereinbarung in Schriftform festhält. Aus der schriftlichen Vereinbarung müssen die jeweilige Nummer des Gebührenverzeichnisses und der Steigerungsfaktor hervorgehen. Ferner ist darin festzuhalten, dass die Versicherung des Patienten möglicherweise die Vergütung nicht vollständig erstattet.

Die folgende Gegenüberstellung zeigt an einem Beispiel, der elektroenzephalographischen Untersuchung (EEG), den Erlösvorteil der GOÄ aufgrund der Steigerungsmöglichkeit.

Honorardifferenzen am Beispiel »Elektroenzephalographische Untersuchung (EEG)«

Privatversicherter mit Normaltarif; Schwellenwert
EEG GOÄ, 605 Punkte,
Punktwert ~0,0583 €, Steigerungsfaktor 2,3: 605 × 0,0583 € × 2,3 = 81,12 €

Privatversicherter mit Normaltarif; Steigerungshöchstsatz
EEG GOÄ, 605 Punkte,
Punktwert ~0,0583 €, Steigerungsfaktor 3,5: 605 × 0,0583 € × 3,5 = 123,45 €

Privatversicherter mit Basistarif
EEG GOÄ, 605 Punkte,
Punktwert ~0,0583 €, Steigerungsfaktor 1,2: 605 × 0,0583 € × 1,2 = 42,33 €

Gesetzlich Krankenversicherter
EEG EBM, 251 Punkte,
Punktwert 0,123934 €:   251 × 0,123934 €   = 31,11 €

Wie das Beispiel zeigt, arbeitet eine Praxis tendenziell umso ertragreicher, je mehr Privatpatienten sie hat. Die mit Abstand geringste Vergütung erzielt der Arzt, wenn er bei einem GKV-Patienten ein EEG vornimmt. Attraktive Standorte für Praxen von Vertragsärzten weisen einen Einzugsbereich mit möglichst vielen Privatpatienten auf.

Der **Erlösvorteil der Abrechnung mit der GOÄ** lässt sich auch erzielen, wenn gesetzlich Krankenversicherte Leistungen erhalten, die nicht von ihrer Krankenkasse erstattet werden. Auch solche Leistungen werden mit der GOÄ abgerechnet. Der Gemeinsame Bundesausschuss (▶ Kap. IV.2.9) kann durch Richtlinien unnötige oder unwirksame Therapien oder Diagnostik aus dem Leistungskatalog der Kassen streichen. Ärzte machen sich dies zunutze und bieten ihren Patienten solche Leistungen als sogenannte »**Individuelle Gesundheitsleistungen (IGeL)**« zum GOÄ-Tarif an. Ebenso als IGeL werden z. B. kosmetische Eingriffe abgerechnet. Wer als gesetzlich Krankenversicherter solche Leistungen in Anspruch nimmt, verlässt damit seinen Status als Kassenpatient und agiert wie ein Privatversicherter. Der Arzt liquidiert nach der GOÄ mit Steigerungsfaktor; der Patient begleicht die Rechnung aus eigener Tasche. Die meisten Patienten, die IGeL erhalten, kennen ihre Rechte nicht. Der Arzt muss ihnen das Angebot schriftlich vorlegen; selbstverständlich können die Patienten es ablehnen, ebenso können sie Bedenkzeit erbitten (▶ Kap. IV.2.2.1). Nehmen sie das Angebot an, können sie eine Rechnung fordern.

Als Beispiele sogenannter IGeL seien genannt: zusätzliche Augeninnendruckmessungen oder 3D-Ultraschalluntersuchungen in der Schwangerschaft, Ernährungsberatung, sportmedizinische Beratung, Entfernung von Altersflecken und vieles mehr. Häufig werden IGeL von Zahnärzten angeboten (z. B. sog. professionelle Zahnreinigung) sowie von Vertragsärzten, die Vorsorgeuntersuchungen erbringen. So werden nach einer Richtlinie des G-BA bei Krebsvorsorgeuntersuchungen für Frauen, die nicht z. B. wegen familiärer Vorbelastung als Risikopatientinnen gelten, nicht mehr routinemäßig Ultraschalluntersuchungen finanziert. Deshalb bieten Frauenärzte solche Leistungen als IGeL an. Ärzte dürfen weder Punktwert noch Punktzahl der GOÄ verändern, jedoch können sie den Steigerungsfaktor variieren, also z. B. bei persönlichen Arztleistungen einen Faktor zwischen 1 und 2,3 wählen. Anders als bei Privatpatienten berechnen Ärzte die Steigerungsfaktoren für IGeL in aller Regel so, dass ein glatter Betrag resultiert.

> **Beispiel:**
>
> Ein Arzt bietet für GKV-Patientinnen im Rahmen der Krebsvorsorge eine sonographische Untersuchung an. Die Gebührenordnungsposition Nr. 410 der GOÄ sieht dafür 200 Punkte vor. Multipliziert mit dem Punktwert von 0,0582873 € ergibt sich der einfache Satz von 11,66 €. Um nun einen glatten Betrag, etwa 25 € als Preis für diese IGeL zu erhalten, wird ein Steigerungsfaktor von
>
> 25 €: 11,66 € = **2,14** angesetzt.

Abschließend sei eine ärztliche Leistung angeführt, die immer nach der GOÄ abgerechnet wird: das **Ausstellen der Todesbescheinigung**. Der Arzt gibt darin sichere Zeichen des Todes an und nennt die Todesursache. Dafür sieht die GOÄ in ihrer Ziffer 100 einen einfachen Betrag von 110,51 € vor. Zusätzlich kann der Arzt Wegegeld abrechnen.

2.7.3 Vergütung durch die gesetzliche Unfallversicherung

Niedergelassene Chirurgen mit Schwerpunkt Unfallchirurgie können einen Vertrag mit der gesetzlichen Unfallversicherung abschließen. Sie sind dann als sogenannte Durchgangs-Ärzte bzw. D-Ärzte tätig. Erleidet ein Versicherter einen Arbeitsunfall, der zu Arbeitsunfähigkeit führt oder dauert die Behandlung voraussichtlich länger als eine Woche, muss er zum D-Arzt gehen. Leichtere Verletzungen, die über die Unfallversicherung abgesichert sind, behandeln auch Vertragsärzte, die nicht D-Arzt sind.

Generell erfolgt die Abrechnung von ambulanten Arztleistungen der Unfallversicherung mit der »*Gebührenordnung für Ärzte für die Leistungen und Kostenabrechnung mit den gesetzlichen Unfallversicherungsträgern*« (UV-GOÄ). Sie listet einzelne Leistungen auf und ordnet ihnen einen Euro-Betrag zu. Der Arzt meldet die Gebührenpositionen an die zuständige Unfallversicherung (Berufsgenossenschaft (BG)) und bekommt von dieser die Vergütung.

2.8 Regelungen für veranlasste Leistungen – Arznei- und Heilmittelrichtgrößen

Niedergelassene Ärzte erbringen nicht nur selbst Leistungen, sie veranlassen auch Leistungen in großem Umfang. Die Einlieferung in ein Krankenhaus setzt – abgesehen von Notfalleinlieferungen oder Verlegungen von einem Krankenhaus in ein anderes – die Einweisung durch einen niedergelassenen Arzt voraus. Ärzte verordnen verschreibungspflichtige Arzneimittel, Heilmittel, Rehabilitationsbehandlungen etc. und bewegen auch damit große Ausgabensummen der GKV.

Als schwer steuerbare Größe hat sich in der Vergangenheit die Verordnungstätigkeit für Arzneimittel erwiesen. Für Vertragsärzte gelten deshalb für GKV-Patienten sogenannte **Arzneimittelrichtgrößen** (§ 84 SGB V). Die Richtgrößen werden auf Landesebene gemeinsam zwischen den Landesverbänden der Kassen, den Ersatzkassen und der KV vereinbart. Dem Vertragsarzt werden je nach Facharztzugehörigkeit Euro-Höchstgrenzen für die Arzneimittelverschreibung pro Quartal vorgegeben, an denen er sich bei seinem Verordnungsverhalten zu orientieren hat.

Ein Allgemeinarzt bzw. Praktischer Arzt kann nach Tabelle 16 für den Behandlungsfall eines Versicherten im Alter von z. B. 55 Jahren pro Quartal Arzneimittel im Wert von 97,14 € verschreiben (▶ Tab. 16). Dabei kann der Arzt Patienten mit überdurchschnittlich hohem oder teurem Medikamentenaufwand durch Patienten subventionieren, die die Höchstgrenzen nicht ausschöpfen. Wird ein Arzt durch Überschreitung der Richtgrößen erstmals auffällig, so wird er zunächst beraten; bei wiederholter Überschreitung können die Kassen Nachforderungen an ihn stellen. (▶ Kap. IV.2.10)

Tab. 16: Auszug aus den Arzneimittel-Richtgrößen am Beispiel der KV Westfalen-Lippe 2024

Arztgruppe	Richtgrößen für die Verordnung von Arznei- und Verbandmitteln			
	Altersgruppen			
	0–15 Jhr.	16–49 Jhr.	50–64 Jhr.	ab 65 Jhr.
Allgemeinmediziner, Praktische Ärzte	22,11 €	39,67 €	110,12 €	217,54 €
Übrige fachärztl. Internisten	25,29 €	203,85 €	178,51 €	189,32 €

Quelle: Kassenärztliche Vereinigung Westfalen-Lippe 2024, https://www.kvwl.de/themen-a-z/richtgroessen (Zugriffsdatum 19.11.2024)

Für die Verordnung von Heilmitteln gilt eine den Arzneimittel-Richtlinien analoge Regelung (▶ Tab. 17).

Tab. 17: Auszug aus den Heilmittel-Richtgrößen am Beispiel der KV Westfalen-Lippe 2024

Arztgruppe	Richtgrößen für die Verordnung von Heilmitteln Altersgruppen			
	0–15 Jhr.	16–49 Jhr.	50–64 Jhr.	ab 65 Jhr.
Allgemeinmediziner, Praktische Ärzte	11,95 €	5,62 €	13,02 €	20,78 €
Orthopäden	18,76 €	24,18 €	34,22 €	27,99 €

Quelle: Kassenärztliche Vereinigung Westfalen-Lippe 2024, https://www.kvwl.de/themen-a-z/richtgroessen (Zugriffsdatum 19.11.2024)

2.9 Aufgaben und Bedeutung des Gemeinsamen Bundesausschusses

Der Gemeinsame Bundesausschuss (G-BA) ist eines der wichtigsten Gremien der GKV (§§ 91 ff. SGB V); seine Beschlüsse können für jeden Versicherten von Bedeutung sein. Aufgabe des G-BA ist es, den Leistungskatalog der GKV laufend daraufhin zu überprüfen, ob er den Erfordernissen einer ausreichenden, zweckmäßigen und wirtschaftlichen Versorgung der Versicherten genügt. Der Ausschuss kann durch den **Erlass von Richtlinien** die Finanzierung von Leistungen durch die GKV ausschließen, wenn sie nicht dem Stand der medizinischen Erkenntnis entsprechen, z.B. weil sie unwirksam oder unnötig sind oder weil sie lediglich der Behandlung von **Bagatellerkrankungen** dienen. Für diese gibt es dann, dem Wirtschaftlichkeitsgebot gemäß, keine solidarische Finanzierung. Leistungen und Verordnungen von **Vertragsärzten** müssen sich an den Vorgaben des G-BA orientieren, wenn deren Finanzierung durch die GKV gewährleistet sein soll. Für die ambulante Behandlung gilt der **Erlaubnisvorbehalt:** Danach dürfen Diagnose- und Behandlungsmethoden solange nicht zulasten der GKV erbracht werden, wie sie der G-BA nicht genehmigt hat. Die Richtlinien des G-BA sind für Vertragsärzte bindend. Dies ist jedoch für den stationären Sektor **nicht** der Fall: Hier dürfen Methoden angewandt werden, solange sie nicht vom G-BA ausdrücklich ausgeschlossen wurden (**Verbotsvorbehalt**).

Der G-BA beschließt Richtlinien vor allem zu folgenden Gebieten (§ 92 Abs. 1 SGB V):

- ärztliche Behandlung
- zahnärztliche Behandlung, Zahnersatz, Kieferorthopädie
- Früherkennung von Krankheiten
- ärztliche Betreuung bei Schwangerschaft und Mutterschaft
- neue Untersuchungs- und Behandlungsmethoden
- Verordnung von Arznei-, Verband-, Heil- und Hilfsmitteln, Krankenhausbehandlung, häuslicher Krankenpflege, Krankentransporten
- Beurteilung der Arbeitsunfähigkeit
- Verordnung von Rehabilitationsleistungen
- Qualitätssicherung

Der G-BA legt z. B. fest, für welche Ausnahmefälle nicht-verschreibungspflichtige Arzneimittel zulasten der GKV verordnet werden können, er gibt in einer Richtlinie vor, welche Diagnostik bei Vorsorgeuntersuchen erstattet wird, er definiert den Begriff der schweren chronischen Erkrankung, gibt Qualitätssicherungsnormen vor und vieles andere mehr.

Wie in Gremien der gemeinsamen Selbstverwaltung üblich, ist auch der G-BA paritätisch besetzt mit Mitgliedern der Finanziers, der Kassen also, und der Leistungserbringer, der Ärzte und Krankenhäuser. Der G-BA wird von einem unparteiischen Vorsitzenden geleitet, daneben gehören ihm zwei weitere neutrale Vertreter an. Die übrigen Sitze sind in je gleicher Stärke auf Kassen und Anbieter verteilt (▶ Abb. 18).

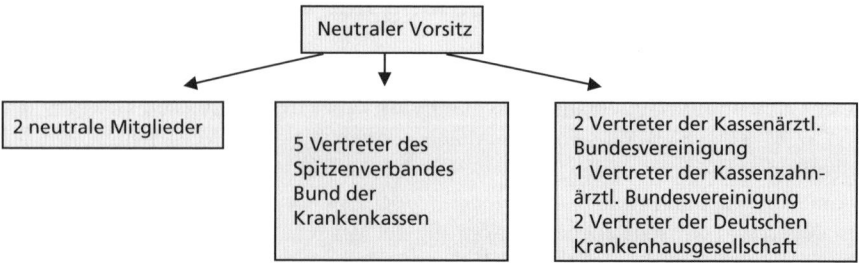

Abb. 18: Besetzung des Gemeinsamen Bundesausschusses

Im G-BA sitzen auch Vertreter von Patienten und Selbsthilfeorganisationen; jedoch haben sie lediglich ein Mitberatungsrecht und können nicht mit abstimmen.

Das Institut für Qualität und Wirtschaftlichkeit im Gesundheitswesen (§ 139a SGB V) unterstützt den G-BA bei dessen Beschlussfassung. Der G-BA kann das Institut mit Vorarbeiten zu Richtlinien beauftragen, z. B. wenn es um die Bewertung des Nutzens von Arzneimitteln geht.

Der G-BA und das Institut für Qualität und Wirtschaftlichkeit werden durch einen Zuschlag, den sogenannten Systemzuschlag, auf ambulante und stationäre Behandlungsfälle von GKV-Patienten finanziert.

Wie die Richtlinien des G-BA die Behandlung von Vertragsärzten beeinflussen, sollen folgende Beispiele zeigen:

Beispiel:

Frau Dr. M. verordnet ihrem Patienten Herrn H. nach überstandenem Herzinfarkt ein (nicht-verschreibungspflichtiges) Acetylsalicylsäure-Präparat. Nach der Arzneimittelrichtlinie des G-BA trägt die Kasse im Fall einer Herzinfarkt-Nachsorge die Kosten.

Frau W. möchte zur Behandlung von Muskelverspannungen ebenfalls ein Acetylsalicylsäure-Präparat verschrieben bekommen. Sie muss gemäß der Arzneimittelrichtlinie das Medikament selbst bezahlen.

Frau L. bittet ihre Ärztin um eine Akupunktur gegen Kopfschmerzen. Die Ärztin

> klärt sie darüber auf, dass diese Behandlung bei der vorliegenden Indikation aufgrund einer Richtlinie des G-BA von der Kasse nicht bezahlt wird, weil die Wirksamkeit nicht nachweisbar ist. Frau L. kann jedoch Akupunktur als »Individuelle Gesundheitsleistung« erhalten.

2.10 Mitteilungspflichten, Abrechnungs- und Wirtschaftlichkeitsprüfungen

Alle an der vertragsärztlichen Versorgung beteiligten Ärzte, aber auch Krankenhäuser, müssen den Krankenkassen mitteilen, wenn **Zweifel an der Leistungspflicht der Kasse** bestehen (§ 294a SGB V). Dies kann aus verschiedenen Gründen der Fall sein:

- die Behandlung erfolgte wegen eines Arbeitsunfalls oder einer Berufskrankheit, die beide eine Leistungspflicht der Berufsgenossenschaft begründen
- es handelt sich um die Folgen einer Körperverletzung oder sonstige von Dritten verursachte Schädigungen, für die der Verursacher haftet
- es liegt ein Impfschaden vor, der nach dem Infektionsschutzgesetz Leistungen nach dem Bundesversorgungsgesetz auslöst, bzw. ein anderer Behandlungsgrund, der nach dem Bundesversorgungsgesetz finanziert wird (z. B. Verletzung beim Militärdienst).

In allen genannten Fällen wird die Krankenkasse bemüht sein, den tatsächlich zuständigen Kostenträger zu ermitteln und in die Leistungspflicht zu nehmen bzw. Schadensersatzforderungen stellen.

An der vertragsärztlichen Versorgung teilnehmende Ärzte und Einrichtungen sind verpflichtet (§ 295 SGB V), an die KV bzw. die Kassen

- in dem Abschnitt der Arbeitsunfähigkeitsbescheinigung, den die Krankenkasse erhält, die Diagnosen
- in den Abrechnungsunterlagen für die vertragsärztlichen Leistungen die von ihnen erbrachten Leistungen einschließlich des Behandlungsdatums und der Diagnosen (bzw. bei Zahnärzten des Befundes)
- ihre Arztnummer und die Angaben auf der elektronischen Gesundheitskarte der Patienten

zu übermitteln. Zur Diagnoseübermittlung nutzen die Ärzte Schlüssel nach der deutschen Modifikation der Internationalen statistischen Klassifikation der Krankheiten in der 10. Überarbeitung (ICD-10-GM) (▶ Kap. VI.1.4).

Sowohl die Abrechnung der Vertragsärzte selbst als auch die von ihnen veranlassten Leistungen, werden im Nachhinein überprüft.

Den Kassenärztlichen Vereinigungen (KV) und den Krankenkassen obliegt die Prüfung der ärztlichen Abrechnungen (§ 106d SGB V). Die KV stellt die sachliche und rechnerische Richtigkeit fest. Sie achtet dabei vor allem darauf, dass die pro Tag vom Arzt abgerechneten Leistungen in einem plausiblen Verhältnis zum Zeitaufwand des Arztes stehen. Aufgabe der Krankenkassen ist die Prüfung der Abrechnung daraufhin, ob die vom Arzt angegebenen Behandlungen der Leistungspflicht der GKV unterliegen. Ferner vergleichen die Kassen Art und Umfang der Arztleistungen mit der jeweiligen Diagnose (bzw. bei Zahnärzten mit dem Befund). Stellen KV oder Kassen Unstimmigkeiten in der Abrechnung des Arztes fest, können sie eine Wirtschaftlichkeitsprüfung des Vertragsarztes beantragen.

Wirtschaftlichkeitsprüfungen von Vertragsärzten durch einen Prüfausschuss aus Krankenkassen- und KV-Vertretern werden in zweierlei Hinsicht vorgenommen. Geprüft wird zum einen die Wirtschaftlichkeit der ärztlichen Leistungen selbst (§ 106a SGB V), und zum anderen die Wirtschaftlichkeit der ärztlich verordneten Leistungen (§ 106b SGB V). Die Prüfung nach § 106a wird als 2%ige Zufallsstichprobe je Quartal durchgeführt, d.h. jeder Arzt hat damit nach dem Zufallsprinzip zu rechnen. Überprüft wird auch die Feststellung der Arbeitsunfähigkeit durch den Arzt. Ergibt sich dabei, dass der Arzt Arbeitsunfähigkeit grob fahrlässig oder mit Vorsatz zu Unrecht verordnet hat, so muss er an den Arbeitgeber und die durch Krankengeld geschädigte Krankenkasse Schadenersatz leisten.

Gleiches kann resultieren, wenn Arbeitgeber von ihrem Recht Gebrauch machen, bei **Zweifeln an der Arbeitsunfähigkeit** den Medizinischen Dienst der Krankenkassen einzuschalten. Der Arbeitgeber kann unter schlüssiger Darlegung berechtigter Zweifel an der Arbeitsunfähigkeit von der gesetzlichen Krankenkasse verlangen, dass diese eine gutachterliche Stellungnahme des MD zur Überprüfung der Arbeitsunfähigkeit einholt (§ 275 SGB V). Berechtigte Zweifel liegen insbesondere in den im **Kapitel II.2.8** genannten Fällen vor, etwa dann, wenn ein Arzt durch die Häufigkeit der von ihm ausgestellten Atteste auffällig geworden ist (▶ Kap. II.2.8). Die Krankenkasse kann von einer Beauftragung des Medizinischen Dienstes nur absehen, wenn sich die medizinischen Voraussetzungen der Arbeitsunfähigkeit eindeutig aus den der Kasse vorliegenden ärztlichen Unterlagen ergeben.

2.11 Ambulante Behandlung durch Krankenhäuser

In der Vergangenheit hat sich der Gesetzgeber immer wieder bemüht, eine Schwachstelle der Gesundheitsversorgung in Deutschland zu überwinden: die **strikte Trennung zwischen ambulanter und stationärer Versorgung** der Patienten. Wer von seinem Hausarzt oder Facharzt ins Krankenhaus eingewiesen wird, der wird erst nach seiner Entlassung von ihm weiterbehandelt. Umgekehrt sieht der Patient den behandelnden Krankenhausarzt in der Regel nach seiner Entlassung nicht mehr. Eine solche Trennung der Versorgungssphären ist keineswegs selbstverständlich. In vielen Ländern der EU beispielsweise praktizieren Fachärzte im Krankenhaus sowohl ambulant als auch stationär. Dadurch kann der Patient, wenn ambulante Versorgung nicht mehr ausreicht, auch im Krankenhaus von **seinem** Facharzt weiterbehandelt werden und bleibt auch nach dem stationären Aufenthalt bei ihm. Damit wird nicht nur die Kontinuität der Behandlung aus Sicht des Patienten und des Arztes gewahrt, es können auch Kosten eingespart werden. So werden kostspielige Doppeluntersuchungen, z. B. vor einer Operation eine vorbereitende Untersuchung durch den niedergelassenen Arzt und danach nochmals im Krankenhaus, vermieden.

Eine in Deutschland seit langem praktizierte Verzahnung zwischen ambulantem und stationärem Sektor ist die Tätigkeit der Belegärzte (▶ Kap. IV.3.8). Eine weitere Möglichkeit ambulanter Leistungen in Kliniken, die Ermächtigung, wurde im **Kapitel IV.2.5.2** beschrieben (▶ Kap. IV.2.5.2). Sowohl Belegärzte als auch ermächtigte Krankenhausärzte bzw. Krankenhäuser gehören der vertragsärztlichen Versorgung an und unterliegen denselben Regelungen wie Vertragsärzte.

Bei den in den folgenden Abschnitten dargestellten Versorgungsmöglichkeiten handelt es sich um ambulante Angebote von Krankenhäusern, die **nicht** durch die KVen, sondern direkt von den Krankenkassen, bezahlt werden.

2.11.1 Ambulantes Operieren, vor- und nachstationäre Behandlung

Seit 1993 gibt es für Krankenhäuser die Möglichkeit, ebenso ambulante Operationen anzubieten wie niedergelassene Chirurgen (§ 115b SGB V). Für Krankenhäuser und Vertragsärzte gelten völlig gleiche Bedingungen sowohl für die Art der ambulanten Operationen, als auch für die Vergütung und die Qualitätssicherung. Krankenkassen, Deutsche Krankenhausgesellschaft und Kassenärztliche Bundesvereinigung vereinbaren einen Katalog ambulant durchführbarer Operationen und stationsersetzender Maßnahmen (Maßnahmen, durch die ein stationärer Aufenthalt im Krankenhaus überflüssig wird). Als Beispiele für ambulant zu erbringende Leistungen aus dem Katalog seien Staroperationen am Auge, Leistenbruchoperationen, Knie-Arthroskopien genannt. Zusätzlich enthält der Katalog ambulant durchzuführende Anästhesien.

Die Vergütung erfolgt für Vertragsärzte und Krankenhäuser einheitlich auf der Grundlage des EBM. Krankenhäuser rechnen ambulante Operationen aber nicht wie Vertragsärzte über die Kassenärztlichen Vereinigungen ab, sondern stellen die Leistungen den **Krankenkassen direkt in Rechnung.**

Verfügt ein Krankenhaus über chirurgische Abteilungen und möchte es ambulante Operationen anbieten, genügt es, dies den Landesverbänden der Krankenkassen, den Ersatzkassenverbänden, der KV und dem Zulassungsausschuss mitzuteilen. Es besteht also für die Krankenkassen Kontrahierungszwang mit dem Krankenhaus.

Gleichzeitig mit dem ambulanten Operieren wurde den Krankenhäusern die Möglichkeit der vor- und nachstationären Behandlung nach § 115a SGB V eingeräumt. Es handelt sich dabei um teilstationäre Leistungen; d. h. Unterkunft und Verpflegung entfallen. Der Patient übernachtet und verpflegt sich zuhause.

Während der vorstationären Behandlung soll geklärt werden, ob eine stationäre Aufnahme nötig ist oder es soll diese vorbereitet werden. So können z. B. Diagnosen für einen nachfolgenden stationären Aufenthalt erstellt werden, ohne dass der Patient im Krankenhaus »wohnt«. Die vorstationäre Behandlung ist begrenzt auf höchstens drei Behandlungstage innerhalb von fünf Tagen vor Beginn der stationären Aufnahme.

Nachstationäre Behandlung erfolgt im Anschluss an den regulären Krankenhausaufenthalt. Sie dient der Nachbehandlung zur Sicherung des Behandlungserfolges. Nachstationär kann an maximal sieben Tagen innerhalb von zwei Wochen nach Entlassung aus dem Krankenhaus behandelt werden.

Die Vergütung der vor- und nachstationären Behandlung wird auf Landesebene fachabteilungsbezogen festgelegt.

Ziel der ambulanten Operationen und der vor- und nachstationären Behandlung ist es, kostspielige Krankenhausaufenthalte zu vermeiden bzw. zu verkürzen.

2.11.2 Ambulante spezialfachärztliche Versorgung

Der § 116b SGB V regelt die Diagnostik und Behandlung von schweren Erkrankungen, seltenen Krankheiten sowie hochspezialisierte Leistungen. Gemeinsam ist den genannten Interventionen, dass sie eine spezielle Qualifikation der Leistungserbringer erfordern. Als schwere Erkrankungen nennt der § 116 b z. B. Krebs, HIV/AIDS, Multiple Sklerose; Beispiele seltener Krankheiten sind Tuberkulose, Hämophilie (Bluterkrankheit), als Beispiel einer hochspezialisierten Leistung sei die Brachytherapie (direkte Bestrahlung von Tumorgewebe) angeführt.

Die Erbringung dieser Leistungen obliegt spezialisierten niedergelassenen Fachärzten, sofern sie die geforderten Qualitätsnachweise vorlegen können. Es ist jedoch möglich, dass ambulante spezialfachärztliche Versorgung im Krankenhaus erbracht wird, wenn ein Vertragsarzt den Patienten in das Krankenhaus überweist. Selbstverständlich muss auch das Krankenhaus die geforderten Qualitätsstandards nachweisen. Vorteilhaft ist das vor allem für Patienten, die nach dem stationären Aufenthalt eine kontinuierliche Weiterbehandlung durch das Ärzteteam im Krankenhaus wünschen.

> **Beispiel:**
>
> Frau G. ist Krebspatientin; sie wurde in einer Universitätsklinik stationär behandelt. Sie vertraut den Krankenhausärzten und schätzt deren Kompetenz. Nach ihrer Entlassung lässt sie sich von ihrem Hausarzt zur ambulanten Weiterbehandlung ihrer Erkrankung in die Universitätsklinik überweisen.

2.11.3 Hochschulambulanzen

Jeder Medizinstudent muss an der Universität auch dafür ausgebildet werden, später einmal als niedergelassener Arzt tätig zu sein. Hochschulkliniken haben deshalb einen **Rechtsanspruch** darauf, eine Ambulanz betreiben zu dürfen. Der Zulassungsausschuss ist nach § 117 SGB V verpflichtet, medizinische Fakultäten von Hochschulen zur ambulanten Versorgung zu ermächtigen. Die Leistungen von Hochschulambulanzen werden direkt von den Kassen vergütet. Die Investitionskosten von Universitätskliniken werden vom Bund und vom Bundesland, also der öffentlichen Hand, getragen. Deshalb ist aus der Vergütung der Hochschulambulanzen ein Investitionsanteil herauszurechnen, da andernfalls eine doppelte Finanzierung der Investitionen – einmal durch den Steuerzahler, zum anderen durch die Kassen – resultieren würde.

Übungsaufgaben zu Teil IV Kapitel 2

Aufgabe 1
Wonach richtet sich im Fall der Frau L. (vgl. Beispiel in ▶ Kap. IV.2.9) die Bezahlung der Akupunktur?

Aufgabe 2
Welche Aussage zum Regelleistungsvolumen (RLV) ist richtig?

1. Der Arzt darf das RLV nicht überschreiten.
2. Das RLV ist die abrechenbare Menge an vertragsärztlichen Leistungen, die zum abgestaffelten Punktwert vergütet wird.
3. Das RLV des einzelnen Arztes steigt, wenn der durchschnittliche Fallwert seiner Arztgruppe sinkt.
4. Das RLV ist die abrechenbare Menge an vertragsärztlichen Leistungen, die zum festen Punktwert vergütet wird.
5. Das RLV für Privatpatienten ist höher als jenes für GKV-Patienten.
6. Jeder Arzt gibt sich sein RLV selbst vor.

Aufgabe 3
Was ist der Unterschied zwischen einem Arztfall und einem Behandlungsfall?

Aufgabe 4
Bitte geben Sie an, welche der untenstehenden Nennungen unter den Sicherstellungsauftrag der KV fallen.

1. Frau B., BKK-versichert, lässt ein 3D-Ultraschallbild ihres ungeborenen Kindes machen.
2. Der Basistarif-versicherte Rentner, Herr S., lässt eine Krebsvorsorgeuntersuchung durchführen.
3. Frau U. wird im Kreiskrankenhaus ambulant operiert.
4. Familie P. möchte nach Indonesien reisen und lässt sich reisemedizinisch beraten.
5. Herr Z. lässt sich von seinem Hautarzt Altersflecken entfernen.
6. Frau O., versichert in einer Ersatzkasse, lässt ihren kleinen Sohn gegen Masern impfen.
7. Dr. N. ist niedergelassener Chirurg. Er näht eine Platzwunde, die sich Herr M., AOK-versichert, beim Sport zugezogen hat.

8. Dr. N. ist niedergelassener Chirurg. Er näht eine Platzwunde, die sich Herr F., AOK-versicherter Bauarbeiter, auf der Baustelle zugezogen hat.
9. Schreinermeister E. ist im Normaltarif privat versichert und sucht wegen einer Angina seinen Hausarzt auf.

Aufgabe 5
Bitte geben Sie an, womit der Arzt abrechnet.

	a) UV-GOÄ	b) GOÄ	c) EBM
1. Frau Z., BKK-versichert, wird von ihrem Arzt in einem Belegkrankenhaus behandelt.			
2. Herr O., AOK-Mitglied, lässt sich vom Hautarzt Altersflecken entfernen.			
3. Dr. N. stellt eine Todesbescheinigung aus.			
4. Ein Schuljunge hat sich im Sportunterricht verletzt und wird vom Orthopäden untersucht.			
5. Frau P. ist Privatpatientin. Sie nimmt bei ihrer Gynäkologin eine Vorsorgeuntersuchung in Anspruch.			
6. Herr T., versichert bei der Barmer Ersatzkasse, erhält im Krankenhaus wahlärztliche Leistungen.			
7. Herr V., IKK-versichert, hat sich beim Fußballspielen mit seinem Sohn verletzt und sucht seinen Hausarzt auf.			
8. Frau N., Mitglied der DAK, pflegt ihre Mutter und sucht wegen einer Verletzung bei der Bedienung des Badewannenlifters ihren Arzt auf.			

Aufgabe 6
Die Kassenärztlichen Vereinigungen und die Krankenkassen führen eine Bedarfsplanung durch. Was wird mit dieser Planung festgelegt? (Eine Nennung)

1. die Honorarsumme für alle Vertragsärzte einer Region
2. die Versorgung mit Belegbetten je Region
3. die Arzneimittel-Richtgrößen je Facharztgruppe
4. die Einwohner-Krankenhausbetten-Relation je Bundesland
5. der künftige Behandlungsbedarf je Facharztgruppe und Region
6. die Einwohner-Vertragsarzt-Relation nach Facharztrichtung und Region

Aufgabe 7
Die wirtschaftliche Situation von Vertragsärzten ist umso besser, je mehr Privatpatienten sie haben. Geben Sie bitte zwei Gründe an, warum die Vergütung privatärztlicher Leistungen attraktiver ist als jene von Leistungen der GKV.

Aufgabe 8

a) Bitte erstellen Sie die Rechnung für Frau H. Sie war als Privatpatientin in ambulanter Behandlung und erhielt die unten aufgeführten Leistungen. Der Punktwert nach GOÄ beträgt 0,0582873 €.

GOÄ-Ziffer	Beschreibung	Punkte	Steigerungsfaktor	Betrag
1	Beratung	80	2,3	...
7	Untersuchung eines Organsystems	160	2,3	...
252	Injektion, subkutan	40	2,3	...
200	Verband	45	2,3	...
5120	Röntgen	260	1,8	...
2010	Fremdkörperentfernung	379	2,3	...
2004	Wundversorgung	240	2,3	...
	Verbandmaterial/Salben			2,80 €
	Summe			...

b) Bitte schreiben Sie die obige Rechnung für den Privatpatienten Herrn B. Der Arzt steigert die Leistungen 7, 5120, 2010 und 2004 mit dem Höchstsatz. Als Begründung gibt er erhöhten Zeitbedarf an, da der Patient extrem unruhig war.
c) Bitte schreiben Sie die Rechnung für Herrn V. Er ist Rentner und zum Basistarif privat versichert

Aufgabe 9
In welchen der folgenden Vereinigungen ist jeder Vertragsarzt Pflichtmitglied? (2 Nennungen)

1. Marburger Bund
2. Kassenärztliche Vereinigung
3. Hartmannbund
4. Berufsverband der praktischen Ärzte und Ärzte für Allgemeinmedizin
5. Landesärztekammer
6. NAV-Virchowbund

Aufgabe 10
Die Krankenkassen zahlen die Gesamtvergütung mit befreiender Wirkung an die KV. Erläutern Sie kurz, was man unter »Gesamtvergütung« versteht und was »mit befreiender Wirkung« bedeutet.

Aufgabe 11
Welche Rechtsform haben Krankenkassen, KV, Ärztekammer?

Aufgabe 12
Ein AOK-Patient kommt mit einer Stichverletzung in die Praxis. Der Arzt hat den Eindruck, die Verletzung sei die Folge einer tätlichen Auseinandersetzung und bittet Sie, das Nötige gegenüber der AOK zu veranlassen.

a) Was tun Sie?
b) Begründen Sie aus Sicht der Krankenkasse, warum Sie wie unter Punkt a) genannt vorgehen.

Aufgabe 13
Das städtische Klinikum Neustadt operiert gesetzlich Krankenversicherte ambulant. Mit wem und womit rechnet es ab?

Aufgabe 14
Herr M. hat im Krankenhaus nach einer Operation eine Infektion erlitten, die er auf einen Hygienefehler von Dr. L., angestellter Arzt des Krankenhauses, zurückführt.

a) Welche zivilrechtlichen Ansprüche wird er geltend machen?
b) Gesetzt den Fall, der Verstoß gegen Hygieneregeln ist belegt, womit muss Dr. L. rechnen?

Aufgabe 15
Ein Verstoß gegen die Schweigepflicht ist ein Straftatbestand. Eine Ärztin diagnostiziert bei einem Patienten Masern und meldet dies dem Gesundheitsamt. Macht sie sich strafbar? Bitte begründen Sie Ihre Antwort.

Aufgabe 16
Laden Sie sich die Muster-Berufsordnung für Ärzte herunter und sehen Sie sich die Paragrafen 8, 9 und 10 an.

3 Krankenhausversorgung

Das Statistische Bundesamt unterscheidet drei Krankenhaustypen:

- Allgemeine Krankenhäuser
- Krankenhäuser mit ausschließlich psychiatrischen oder psychotherapeutischen und neurologischen oder geriatrischen Betten sowie reine Tages- und Nachtkliniken
- Vorsorge- und Rehabilitationskrankenhäuser
Im Jahr 2016 verteilten sich die Krankenhausbetten (ohne Vorsorge- und Rehabilitationskliniken) wie in Tabelle 18 ausgewiesen (▶ Tab. 18). Vorsorge- und Rehabilitationskliniken werden im folgenden Kapitel ausgeblendet; auf sie wird im **Kapitel IV.4.3.4** eingegangen (▶ Kap. IV.4.3.4).

Tab. 18: Anteil der Akutkrankenhäuser an Krankenhäusern und Betten (ohne Vorsorge- und Rehabilitationskliniken) im Jahr 2023

	Insgesamt	Davon Allgemeinkrankenhäuser
Anzahl Krankenhäuser	1874	80 %
Anzahl Betten	476.924	90 %

Quelle: Statistisches Bundesamt, https://www.destatis.de/DE/Themen/Gesellschaft-Umwelt/Gesundheit/Krankenhaeuser/_inhalt.html#_ucl7zaxpn (Zugriffsdatum 19.11.2024)

Die restlichen 20 % der Krankenhäuser bzw. 10 % der Betten gehören zu den Sonderkrankenhäusern (psychiatrische und psychosomatische Krankenhäuser, reine Tages- oder Nachtkliniken).

In den vergangenen Jahrzehnten wurden in Deutschland Krankenhäuser geschlossen bzw. Betten abgebaut (▶ Abb. 19).

Ursache dafür waren Überkapazitäten, die sich in einer im internationalen Vergleich hohen Bettendichte (Anzahl Krankenhausbetten je 1000 Einwohner) niederschlugen. Wie die Graphik zeigt, stagniert der Bettenabbau seit einigen Jahren.

3.1 Was ist ein Krankenhaus? – Legaldefinition

Definitionen des Begriffs Krankenhaus finden sich im Krankenhausfinanzierungsgesetz (KHG) und im SGB V. Da die Definition des KHG in jener des SGB V aufgeht, wird an dieser Stelle die ausführliche Begriffserklärung des § 107 Abs. 1 SGB V wiedergegeben.

»Krankenhäuser im Sinne dieses Gesetzbuchs sind Einrichtungen, die

1. der Krankenhausbehandlung oder Geburtshilfe dienen,
2. fachlich-medizinisch unter ständiger ärztlicher Leitung stehen, über ausreichende, ihrem Versorgungsauftrag entsprechende diagnostische und therapeutische Möglichkeiten verfügen und nach wissenschaftlich anerkannten Methoden arbeiten,
3. mithilfe von jederzeit verfügbarem ärztlichem, Pflege-, Funktions- und medizinisch-technischem Personal darauf eingerichtet sind, vorwiegend durch ärztliche und pflegerische Hilfeleistung Krankheiten der Patienten zu erkennen, zu heilen, ihre Verschlimmerung zu verhüten, Krankheitsbeschwerden zu lindern oder Geburtshilfe zu leisten, und in denen
4. die Patienten untergebracht und verpflegt werden können.«

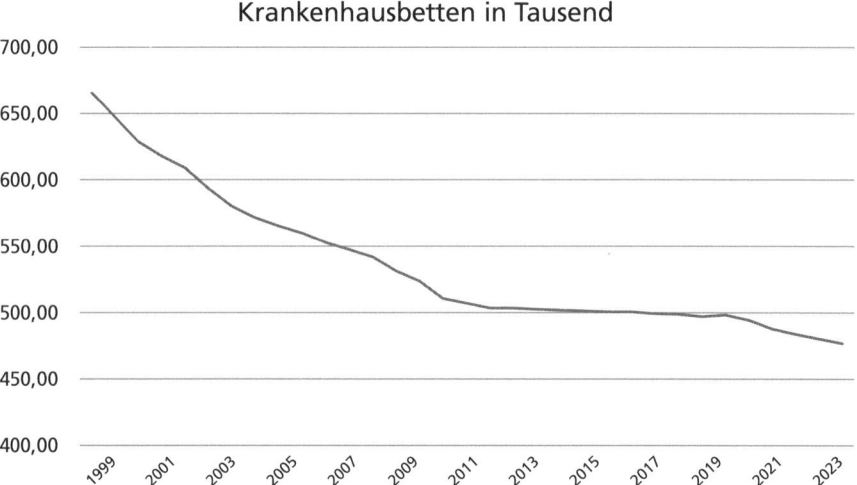

Abb. 19: Bettenabbau in Deutschland von 1991 bis 2023.
Quelle: https://www.destatis.de/DE/Themen/Gesellschaft-Umwelt/Gesundheit/Krankenhaeuser/Tabellen/gd-krankenhaeuser-jahre.html (Zugriff vom 19.11.2024); eigene Berechnungen

Zusammengefasst wird ein Krankenhaus durch vier Merkmale – Behandlung bzw. Geburtshilfe, ärztliche Leitung, pflegerische Versorgung und die sogenannten Hotelleistungen (Unterkunft und Verpflegung) – beschrieben.

3.2 Die Krankenhauslandschaft in Deutschland im Überblick

Unter dem Begriff Krankenhausträger versteht man den Betreiber eines oder mehrerer Krankenhäuser. Drei Arten von Krankenhausträgern werden unterschieden: **öffentliche, gemeinnützige und private.**

Private Krankenhausträger verfolgen erwerbswirtschaftliche Ziele, also die Erwirtschaftung von Gewinn. Sie werden überwiegend in den Rechtsformen der Aktiengesellschaft und der GmbH geführt. Für gemeinnützige Krankenhäuser spielt das erwerbswirtschaftliche Prinzip keine Rolle; sie gehören dem sogenannten Non-Profit-Sektor der Unternehmen an. Da diese Rechtsform im Gesundheitswesen häufig anzutreffen ist, wird sie in **Kapitel V.1** beschrieben (▶ Kap. V.1).

Der öffentlichen Hand – in diesem Fall den Bundesländern – gehören in aller Regel die Universitätskliniken. Waren Hochschulkliniken früher Betriebseinheiten der Universität, haben sie heute meist die Rechtsform einer **Anstalt des öffentlichen Rechts** (ebenso wie viele Krankenhäuser, die als kommunale Eigenbetriebe geführt werden). Diese sind, wie auch die Körperschaften des öffentlichen Rechts, also Krankenkassen, Kassenärztliche Vereinigung etc., juristische Personen des öffentlichen Rechts. Öffentliche Anstalten dienen der **Nutzung** durch die Bevölkerung. Sie basieren damit nicht auf dem Prinzip der **Mitgliedschaft**, wie die Körperschaften, sondern eben auf dem der Inanspruchnahme bzw. der **Benutzung**. (Öffentliche Anstalten sind z. B. die öffentlich-rechtlichen Rundfunk- und Fernsehsender ARD und ZDF; ihre Angebote werden von den Bürgern genutzt.) Wird ein Krankenhaus in der Rechtsform einer Anstalt des öffentlichen Rechts geführt, agiert es eigenständig, hat ein eigenes Budget und betreibt kaufmännische Buchführung. Öffentliche Anstalten unterliegen ebenso wie öffentlich-rechtliche Körperschaften der Rechtsaufsicht des Staates.

Kommunen (Städte und Landkreise) betreiben eigene Krankenhäuser (Städtische Krankenhäuser, Kreiskrankenhäuser). Nach dem Grad rechtlicher Selbstständigkeit wird zwischen Regiebetrieben und Eigenbetrieben unterschieden. Ist ein Krankenhaus **Regiebetrieb** einer Kommune, so besitzt es kaum eigene Handlungsmöglichkeiten; es kann nicht eigenständig haushalten, sondern ist Bestandteil des Kommunalhaushaltes und hängt somit von den Entscheidungen des Stadtrates bzw. Landkreistages ab. In dieser Organisationsform werden öffentliche Krankenhäuser heute kaum mehr betrieben.

Ein **Eigenbetrieb** ist ein organisatorisch und finanzwirtschaftlich gesondertes kommunales Unternehmen, entweder geführt als Unternehmen ohne eigene Rechtspersönlichkeit oder wie Hochschulkliniken als Anstalt des öffentlichen Rechts. Bekommt ein Krankenhaus den Status eines Eigenbetriebs, besitzt es wesentlich mehr eigene Gestaltungsmöglichkeiten als ein Regiebetrieb. Es verfügt über ein Budget, innerhalb dessen es nach eigenem Ermessen wirtschaften kann, es darf Überschüsse erzielen und betreibt doppelte Buchführung. Die Beschäftigten sowohl in Regie- als auch in Eigenbetrieben werden nach Tarifen des öffentlichen Dienstes bezahlt.

Die Kommunen gehen mehr und mehr dazu über, Krankenhäuser in die Rechtsform einer GmbH zu überführen, um sie dann an einen privaten Investor zu verkaufen. Die in Abbildung 20 dargestellte Entwicklung belegt die Privatisierungstendenz. Allerdings sei hinzugefügt, dass die meisten Betten in Krankenhäusern nach wie vor in öffentlicher Trägerschaft stehen, gefolgt von der Bettenzahl der gemeinnützigen Träger. Häufiger als öffentliche und gemeinnützige Krankenhäuser sind private Kliniken eher klein. Tarife des öffentlichen Dienstes sind in privaten Rechtsformen nicht zwingend vorgeschrieben. Besitzt die Kommune allerdings die Mehrheitsanteile an einer Klinik in privater Rechtsform, so wird die Klinik den öffentlichen Trägern zugeordnet (▶ Abb. 20).

Eine wichtige Unterscheidung von Krankenhäusern erfolgt in Abhängigkeit von ihrer Zulassung, GKV-Patienten behandeln zu dürfen. Nach § 108 SGB V dürfen Krankenkassen nur von drei Arten von Krankenhäusern Krankenhausbehandlung erbringen lassen:

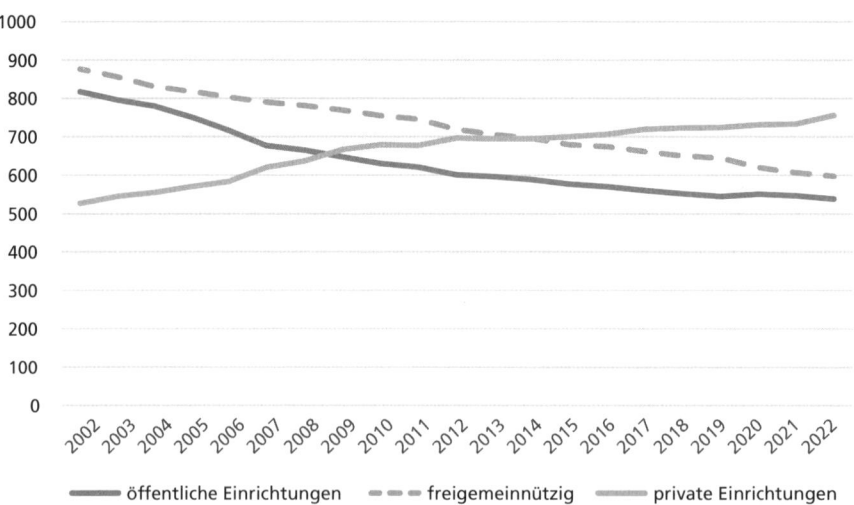

Abb. 20: Anzahl Krankenhäuser nach Trägerschaft – Entwicklung von 2002 bis 2022
Quelle: https://www.vdek.com/presse/daten/d_ausgaben_krankenhaus.html (Zugriff 19.11.2024)

- Hochschulkliniken
- Krankenhäuser, die in den Krankenhausplan des jeweiligen Bundeslandes aufgenommen sind (Plankrankenhäuser)
- Versorgungskrankenhäuser.

Plankrankenhäuser erhalten nach dem Krankenhausfinanzierungsgesetz (KHG) vom Bundesland Investitionsförderung aus Steuermitteln (▶ Kap. IV.3.6.2). Die Bundesländer ermitteln den Bettenbedarf (Bedarfsplanung) und fördern die Investitionen von Krankenhäusern, deren Kapazitäten der Planung gemäß bedarfsnotwendig sind. **Versorgungskrankenhäuser** sind aufgrund eines Vertrages mit den Landesverbänden der Krankenkassen und den Ersatzkassen zur Behandlung von GKV-Patienten zugelassen. Als Beispiel hierfür sei ein Unfallkrankenhaus der Berufsgenossenschaften genannt, das mit gesetzlichen Kassen einen Versorgungsvertrag abgeschlossen hat. Die überwiegende Anzahl von Krankenhäusern und Betten fällt in die Kategorie der Plankrankenhäuser (▶ Tab. 19).

Tab. 19: Krankenhäuser[1] nach Zulassungsstatus 2018

	Hochschulkliniken	Plankrankenhäuser	Krankenhäuser mit Versorgungsbetten	Übrige Krankenhäuser
Anzahl Krankenhäuser	35	1314	76	160
Anzahl Betten	45.491	396.129	7687	2275

[1] Allgemeine Krankenhäuser
Quelle: ▶ Tab. 18

3.3 Das Krankenhaus als Betrieb

Im Folgenden werden einige Merkmale und wirtschaftliche Kennziffern des Dienstleistungsbetriebes Krankenhaus beschrieben. Zugrunde gelegt werden Durchschnittsangaben für die Krankenhäuser in Deutschland auf der Basis von Daten des Statistischen Bundesamtes.

3.3.1 Die wichtigsten Erlösquellen

Erlöse erzielen Krankenhäuser aus folgenden Quellen:

- allgemeine stationäre Krankenhausleistungen
- teilstationäre Leistungen
- ambulante Leistungen
- nicht-ärztliche Wahlleistungen
- Nutzungsentgelt

Mit Abstand bedeutendste Erlösquelle sind die allgemeinen Krankenhausleistungen, ihre Vergütung wird unter ▶ Kap. IV.3.7 beschrieben. Auf ambulante Krankenhausleistungen wurde im **Kapitel IV.2.11** eingegangen (▶ Kap. IV.2.11). Teilstationäre Krankenhausleistungen werden für Patienten angeboten, die über eine längere Zeit immer wieder tageweise in das Krankenhaus aufgenommen werden, jedoch dort nicht über Nacht bleiben. Die übrigen Erlöskategorien werden im **Kapitel IV.3.9** dargestellt (▶ Kap. IV.3.9).

Neben den oben genannten Erträgen erzielen Krankenhäuser betriebliche Erlöse z. B. auch aus Neben- und Hilfsbetrieben. Wenn eine große Klinik mit eigener Apotheke Arzneimittel an ein kleineres Krankenhaus, das keine eigene Apotheke betreibt, verkauft, so erzielt es einen Erlös. In solchen Fällen agiert das Krankenhaus wie jeder andere Wirtschaftsbetrieb. Umsätze, wie der im Beispiel genannte, unterliegen der Umsatzsteuer, da sie als nicht eng verbunden mit dem Krankenhaus gelten, d. h., sie gehen nicht notwendig mit dem Betrieb eines Krankenhauses einher (▶ Kap. IV.1.2). Entsprechend kann das Krankenhaus in solchen Fällen Vorsteuer abziehen. Im Folgenden werden Erlöse dieser Art nicht berücksichtigt, da sich Krankenhäuser hier nicht von anderen Betrieben unterscheiden.

3.3.2 Fachabteilungen

Die Bedarfsplanung der Bundesländer erfolgt nach Fachabteilungen der Krankenhäuser. Die Krankenhauspläne einzelner Bundesländer unterscheiden verschiedene Krankenhaustypen nach der Art und Menge von Fachabteilungen, die in der Klinik vorgehalten werden. Die daraus resultierende Einteilung der Krankenhäuser gibt die Versorgungstiefe wieder. Beispielsweise werden der **Grund- und Regelversorgung** Krankenhäuser zugeordnet, die eine chirurgische und eine internistische Fachabteilung aufweisen, der **Schwerpunktversorgung** Kliniken mit mindestens 6 Hauptabteilungen, der **Maximalversorgung** Krankenhäuser mit mindestens 9 Hauptabteilungen. Daneben gibt es Fachkliniken, die Behandlungen für eine Indikationsgruppe anbieten, z. B. Augenkliniken, Krankenhäuser für Frauenkrankheiten und Geburtshilfe, orthopädische Krankenhäuser etc. In Abbildung 21 sind für Krankenhäuser (Allgemeinkrankenhäuser und psychiatrische Krankenhäuser) in Deutschland die Anzahl der Betten in den Fachabteilungen dargestellt (▶ Abb. 21).

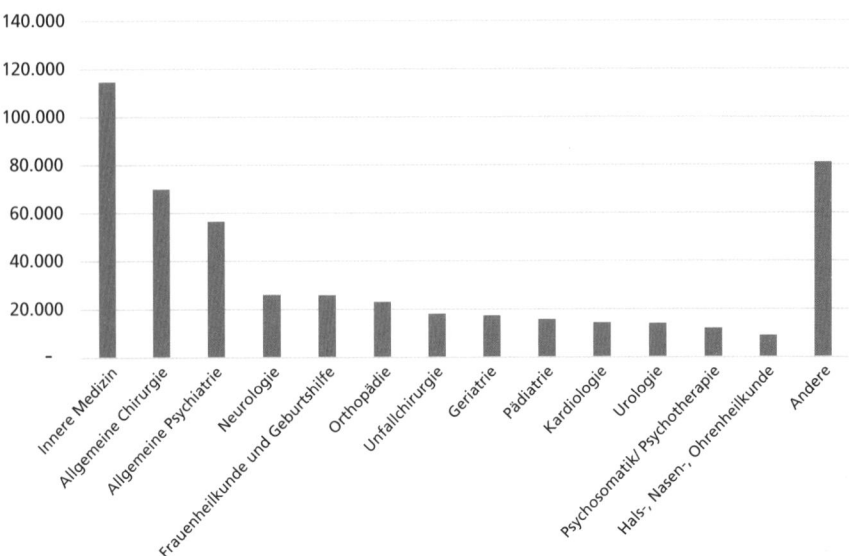

Abb. 21: Anzahl Betten in Hauptfachabteilungen 2021 – Allgemeinkrankenhäuser und Psychiatrie.
Quelle: ▶ Tab. 18

3.3.3 Kostenstruktur und Beschäftigte

Die Kostenstruktur der Krankenhäuser wird jährlich vom Statistischen Bundesamt erfasst und veröffentlicht. Insgesamt betrugen die Kosten der Kliniken (inkl. der psychiatrischen, psychiatrisch-neurologischen und sonstigen Krankenhäuser) im

Jahr 2022 132,7 Mrd. €. Sie setzten sich – eingeteilt in die großen Kostenblöcke – prozentual wie folgt zusammen:

- 60,9 % Personalkosten
- 37,7 % Sachkosten
- 1,4 % sonstige Kosten

Die Sachkosten der Krankenhäuser werden zu ca. der Hälfte von Gütern des medizinischen Bedarfs verursacht. Den größten Einzelposten des medizinischen Bedarfs bilden die Medikamentenkosten.

Die Personalkosten der Kliniken werden von den Gehältern der Mitarbeiter/innen im ärztlichen und Pflegedienst dominiert (▶ Abb. 22).

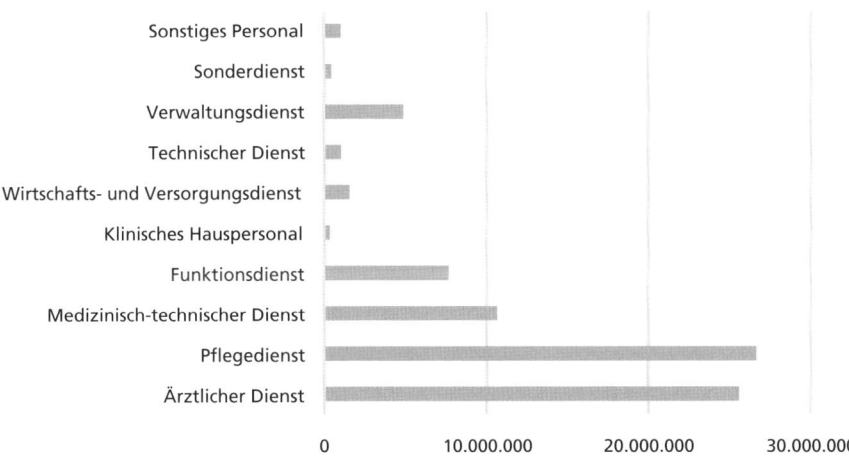

Abb. 22: Personalkosten im Krankenhaus nach Berufsgruppen 2022.
Quelle: Statistisches Bundesamthttps://www.destatis.de/DE/Themen/Gesellschaft-Umwelt/Gesundheit/Krankenhaeuser/_inhalt.html#_5guztorfs (Zugriff 20.11.2024)

In den Kliniken in Deutschland waren 2023 insgesamt 986.983 Vollzeitkräfte beschäftigt, 39,7 % von ihnen arbeiten im Pflegedienst. Abbildung 23 zeigt die Zusammensetzung des Krankenhauspersonals umgerechnet in Vollzeitkräfte (▶ Abb. 23).

Die Systematik der Berufe des Krankenhauspersonals in der Personal- und der Personalkostenstatistik folgt der Aufteilung der Aufwandsgruppe 60 »Löhne und Gehälter« der Krankenhausbuchführungsverordnung (KHBV).

Ärztliches Personal sind die im Krankenhaus tätigen Ärzte und Ärztinnen. Im **Pflegedienst** arbeiten Krankenpflegekräfte, die Dienst am Krankenbett verrichten, ebenso Pflegepersonal in Intensiv- und Dialysestationen.

Dem **medizinisch-technischen Dienst** gehören alle Mitarbeiter der Krankenhausapotheke an sowie Assistenzberufe wie z. B. medizinisch-technische und physikalisch-technische Assistenten, Diätassistenten, Laboranten, Arzthelfer. Ebenso zählen therapeutische Berufe wie Psychologen, Logopäden, Krankengymnasten dazu. Unter der Rubrik medizinisch-technischer Dienst werden auch Schreibkräfte des ärztlichen und des medizinisch-technischen Bereichs (z. B. Schreibkräfte der Chefärzte, Schreibkräfte der Krankenhausapotheke) geführt und am Krankenhaus beschäftigte Angehörige von naturwissenschaftlichen nicht-medizinischen Gesundheitsberufen (Chemiker, Physiker, Bio-Ingenieure) sowie Sozialarbeiter.

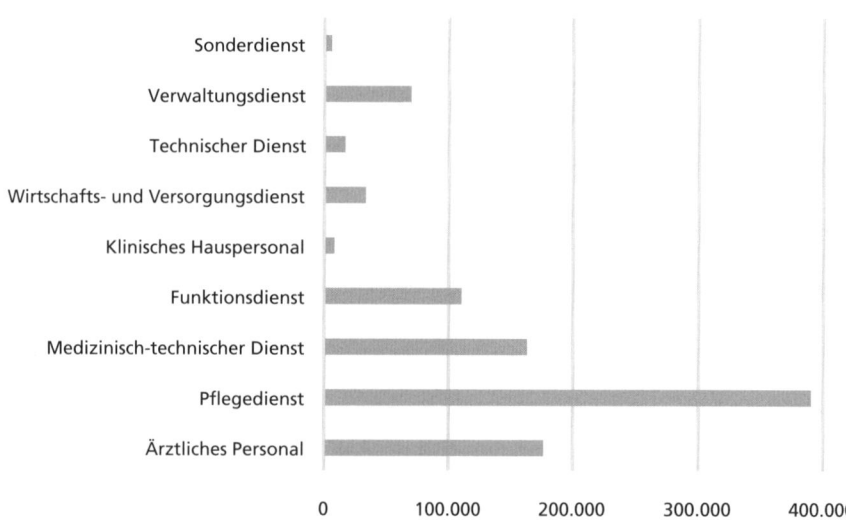

Abb. 23: Personal in Allgemein- und psychiatrischen Krankenhäusern 2023
Quelle: Statistisches Bundesamt, https://www.destatis.de/DE/Themen/Gesellschaft-Umwelt/Gesundheit/Krankenhaeuser/_inhalt.html#_s0pspzwif (Zugriff 20. 11. 2024)

Im **Funktionsdienst** arbeiten Krankenschwestern und -pfleger, die ihren Dienst nicht am Krankenbett verrichten, also z. B. OP-Pflegekräfte, Pflegepersonal in der Anästhesie, in der Diagnostik, Hebammen. Zum Funktionsdienst gehören ferner Beschäftigungstherapeuten und die Mitarbeiter der Sterilisation und des Krankentransportdienstes.

Beim **klinischen Hauspersonal** arbeiten Haus- und Reinigungskräfte der Kliniken und Stationen. Unter **Wirtschafts- und Versorgungsdienst** werden Mitarbeiter der Hausmeisterei, der Küche, der Wäscherei, des Lagers, der Bettenzentrale geführt. Im **technischen Dienst** sind Mitarbeiter beschäftigt, die sich um die Instandhaltung von Gütern des Anlagevermögens kümmern, z. B. Maler und sonstige Handwerker. Ebenso gehören Ingenieure und Techniker dazu sowie Mitarbeiter in den Versorgungsbereichen (Wärme, Wasser, Strom).

Mitarbeiter des **Verwaltungsdienstes** werden in der Patientenaufnahme, der Abrechnung, der Buchhaltung, der Kasse eingesetzt. Zum Verwaltungsdienst gehören auch der Pförtner, Telefonisten, Boten, Schreibkräfte der Verwaltung und Angestellte in der Statistischen und der Wirtschaftsabteilung.

Unter **Sonderdiensten** werden kirchliche Kräfte (Oberinnen, Krankenhausseelsorger) geführt sowie Mitarbeiter zur Betreuung der Kinder des Personals. Als sonstiges Personal werden Famuli (Medizinstudenten, die ihr Krankenhauspraktikum ableisten) bezeichnet und alle übrigen Praktikanten und Schüler im Krankenhaus.

3.3.4 Organisationsaufbau

Krankenhäuser sind meist als **Einliniensysteme** organisiert, wobei vor allem in größeren Kliniken Stabsstellen dazukommen. Typisch für Krankenhäuser ist eine Dreiteilung der Managementebene unterhalb der Geschäftsführung in einen ärztlichen Leiter, einen Pflegedienstleiter und einen Wirtschafts- und Verwaltungsleiter. Die Abbildung 24 gibt das Organigramm eines Beispielkrankenhauses wieder, das in der Rechtsform einer GmbH oder gGmbH betrieben wird (▶ Abb. 24).

Einliniensysteme, wie im Beispiel dargestellt, sind im Krankenhaus die Regel. Sie bieten den Vorzug klarer Kompetenz- und Leitungszuweisungen. Andererseits führen sie zu einem Abhängigkeitsverhältnis zwischen der Leitung und den weisungsgebundenen Mitarbeitern.

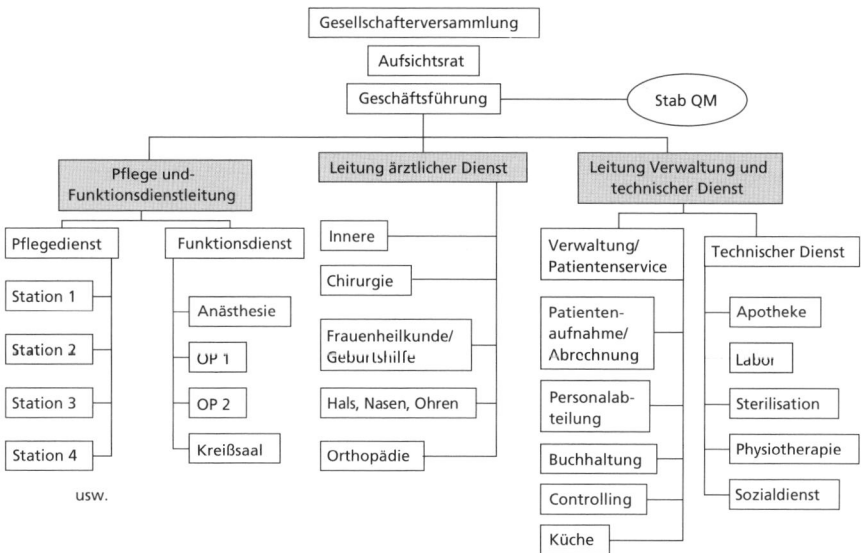

Abb. 24: Organigramm eines Beispielkrankenhauses (GmbH oder gGmbH)

In der Abbildung wurde die Rechtsform einer GmbH angenommen; die Geschäftsführung, von der Gesellschafterversammlung eingesetzt, kann von außerhalb des Krankenhauses kommen. In Krankenhäusern findet sich auch häufig die Konstellation, dass die oberste Entscheidungsebene bei einem Direktorium liegt, das als Dreiergremium mit einem ärztlichen, einem pflegerischen und einem Verwaltungsdirektor besetzt ist, die alle der Klinik angehören und kollektiv entscheiden.

3.4 Kennziffern der Krankenhausversorgung – Bettendichte, Verweildauer, Auslastungsgrad

Kennziffern werden für die Krankenhausplanung der Bundesländer, für die innerbetriebliche Statistik eines Krankenhauses, im Controlling, für Krankenhausvergleiche und für internationale Vergleiche der stationären Versorgung der Bevölkerung eingesetzt.

Die **Bettendichte** gibt, bezogen auf eine bestimmte Bevölkerungsanzahl, z. B. 1000 Einwohner, die Anzahl von Krankenhausbetten wieder. Damit misst sie den Versorgungsgrad für eine Region, ein Bundesland, ein Land.

> **Berechnungsbeispiel:**
>
> Im Bundesland Hamburg gab es im Jahr 2018 insgesamt 12724 Krankenhausbetten, die Einwohnerzahl Hamburgs betrug ca. 1,84 Mio. Menschen. Bettendichte je 1000 Einwohner in Hamburg 2018:
>
> $$\frac{12.724 \text{ Krankenhausbetten}}{1.841.179 \text{ Einwohner}} \times 1000$$
>
> $= 6{,}91$ Krankenhausbetten je 1000 Einwohner

Die **Verweildauer** gibt die durchschnittliche Länge eines Krankenhausaufenthaltes in Tagen an. Dazu werden die Belegungstage (bzw. Pflegetage) auf die Anzahl der Behandlungsfälle (Fallzahl) bezogen. In die Belegungstage werden der Aufnahmetag der Patienten und jeder weitere stationär zugebrachte Tag **ohne den Entlassungs- bzw. Verlegungstag** einberechnet. Nicht zur Verweildauer zählen **vollständige** Tage der Beurlaubung des Patienten.

> **Beispiele:**
>
> Patient A. wurde am 05.12. in ein Krankenhaus aufgenommen und am 17.12 entlassen. Seine Verweildauer beträgt 12 Tage.
> Patientin B. wird am 29.04. in ein Kreiskrankenhaus aufgenommen, am 01.05. in eine Hochschulklinik verlegt und von dort am 11.05. entlassen. Verweildauer im Kreiskrankenhaus: 2 Tage, in der Hochschulklinik: 10 Tage.
> Patientin C. wird am 17.12. in ein Krankenhaus aufgenommen, am 23.12.

> abends wird sie aufgrund einer Beurlaubung nachhause gebracht, kehrt am 25.12. morgens wieder in das Krankenhaus zurück und wird am 30.12. entlassen. Zur Verweildauer zählt nicht der Entlassungstag, also der 30.12. sowie der 24.12., da sie für diesen Tag vollständig beurlaubt war. Ihre Verweildauer beträgt 12 Tage.

Die Fallzahl erhält man durch Aufsummieren aller aus stationärer Behandlung **entlassenen Patienten** in einem Jahr.

> **Berechnungsbeispiel:**
>
> Im Kreiskrankenhaus Neustadt wurden im Vorjahr 10.911 Patienten entlassen und 90.290 Pflegetage erbracht. Die durchschnittliche Verweildauer betrug:
>
> $$\frac{90.290 \text{ Pflegetage}}{10.911 \text{ Behandlungsfälle}}$$
>
> $= 8{,}3$ Pflegetage je Behandlungsfall (Verweildauer)

Im **gesamten Bundesgebiet liegt die Verweildauer bei 7,2 Tagen** (Angabe für 2023). Sie ist in den vergangenen Jahren gleichbleibend hoch, wie Abbildung 25 zeigt (▶ Abb. 25).

Im gleichen Zeitraum stieg die Anzahl der Behandlungsfälle etwas an, d. h. es wurden mehr Patienten in immer kürzerer Zeit behandelt. Für das Krankenhauspersonal bedeutet dies eine Arbeitsverdichtung.

Der **Auslastungsgrad** (bzw. Bettennutzung) gibt an, wie viel Prozent der Krankenhausbetten im Durchschnitt eines bestimmten Zeitraumes, z. B. eines Jahres, belegt waren. Zur Berechnung werden die Pflegetage in Relation zu den über das Jahr aufgestellten Betten des Krankenhauses gesetzt.

> **Berechnungsbeispiel:**
>
> Das Kreiskrankenhaus Neustadt hält 310 Betten vor. Der Auslastungsgrad betrug im Vorjahr:
>
> $$\frac{90.290}{310 \times 365} \times 100 = 79{,}8\%$$
>
> Im Vorjahr waren im Durchschnitt 79,8 % der Betten der Kreisklinik mit Patienten belegt. Wird die Bettennutzung für ein Schaltjahr berechnet, sind im Nenner 366 Tage anzusetzen.

Im Bundesdurchschnitt betrug der Auslastungsgrad 2023 nur 71,2 %. Dies weist, wie oben erwähnt, auf Überkapazitäten hin.

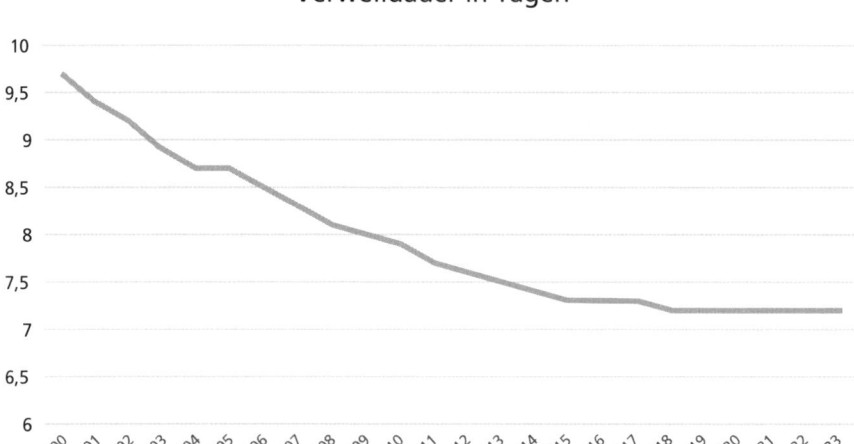

Abb. 25: Entwicklung der Verweildauer von 2000 bis 2023
Quelle: Statistisches Bundesamt, https://www-genesis.destatis.de/datenbank/online/table/23111-0001/search/s/dmVyd2VpbGRhdWVyJTIwa3JhbmtlbmhhdXM= (Zugriff 20.11.2024)

3.5 Der Weg des Patienten durch die stationäre Krankenhausbehandlung

Es gibt vier Möglichkeiten, in Krankenhausbehandlung zu kommen:

- durch Einweisung eines niedergelassenen Arztes
- als Notfall
- durch Verlegung von einem Krankenhaus in ein anderes
- durch Geburt.

Im Normalfall, der Einweisung durch einen niedergelassenen Arzt, begibt sich der Patient in die Aufnahme. Dort legt er seinen Personalausweis, seine Versichertenkarte und den Krankenhauseinweisungsschein seines Arztes vor. Die Daten der elektronischen Gesundheitskarte und des Einweisungsscheines werden in ein Aufnahmeformular übernommen. Mit der Unterschrift unter das Aufnahmeformular schließt der Patient einen Behandlungsvertrag mit dem Krankenhaus und anerkennt dessen allgemeine Vertragsbedingungen. In den allgemeinen Vertragsbedingungen werden u.a. die Leistungen des Krankenhauses definiert, die Modalitäten bei Aufnahme, Verlegung, Entlassung beschrieben, die Entgeltabrechnung festgelegt. Kann ein Patient einen Krankenversicherungsschutz, gesetzlich oder privat, nicht nachweisen, ist er also ein sogenannter Selbstzahler, kann das Krankenhaus von ihm eine angemessene Vorauszahlung verlangen (§ 8 Abs. 7 Krankenhausentgeltgesetz – KHEntgG). Im Übrigen hat jeder Patient das Recht, dass ihm das Krankenhaus die voraussichtlich abzurechnende Fallpauschale und deren Entgelthöhe mitteilt.

Das Krankenhaus verpflichtet sich in den allgemeinen Vertragsbedingungen, die Bestimmungen des Datenschutzes und der Schweigepflicht einzuhalten. Der Patient wird auf seine Rechte, die Dokumentation einzusehen, hingewiesen. Möchte der Patient Wahlleistungen, so sind zusätzlich Wahlleistungsverträge abzuschließen (▶ Kap. IV.3.9). Gesetzlich krankenversicherte Patienten, die das 18. Lebensjahr vollendet haben, werden über die Zuzahlung zur Krankenhausbehandlung – 10 € je Tag bis maximal 28 Tage – unterrichtet.

Nach den Aufnahmeformalitäten wird der Patient auf Station untersucht (in der Regel vom Stationsarzt). Vom Arzt werden die Haupt- und ggf. die Nebendiagnose(n) gestellt und mit dem ICD-10-GM verschlüsselt. Ist eine Operation geplant, kodiert der Arzt sie mit dem OPS (Operationen- und Prozedurenschlüssel). Der Anspruch auf Kostenübernahme der Krankenhausbehandlung durch die Kasse entsteht für den Patienten erst dann, wenn der Krankenhausarzt bestätigt, dass eine andere Behandlung (ambulant oder teilstationär) nicht ausreicht (§ 39 SGB V). Entscheidet der Krankenhausarzt, die stationäre Versorgung sei notwendig, bekommt der Patient ein Zimmer und ein Bett zugewiesen. Vor der Behandlung hat er das Recht auf Aufklärung gemäß den im BGB und in der ärztlichen Berufsordnung niedergeschriebenen Patientenrechten.

Am Tag der Entlassung wird der behandelnde Arzt ein Abschlussgespräch mit dem Patienten führen, in welchem er ihn über das weitere Vorgehen, eventuelle Vorsichtsmaßnahmen etc. unterrichtet. Der einweisende Arzt erhält vom Krankenhaus einen Arztbrief, der ihn über die Behandlung seines Patienten in der Klinik informiert. Bei manchen Patienten ist eine Beratung oder Hilfestellung zur Nachsorge, Rehabilitation, Hilfsmittel, Rentenantragstellung, Leistungen der Pflegeversicherung etc. notwendig. Dazu verfügen Krankenhäuser über einen Sozialdienst, der die Patienten unterstützt und berät (▶ Kap. IV.7.3.1).

Am Entlassungstag entrichtet der Patient seine Zuzahlung, die vom Krankenhaus an seine Krankenkasse weitergeleitet wird.

3.6 Investitionsfinanzierung im Krankenhaus

3.6.1 Kennzeichen eines Kollektivgutes bei Krankenhäusern

Krankenhäuser nützen unmittelbar Menschen, die dort behandelt werden, um Heilung oder Linderung zu erfahren. Aus der Existenz eines Krankenhauses ziehen aber auch alle einen Nutzen, die gegenwärtig gesund sind. Wer damit rechnen muss, zu erkranken oder einen Unfall zu erleiden – also jeder – hat dann einen Vorteil, wenn die Dienste eines Krankenhauses für ihn erreichbar sind. Damit weisen Krankenhäuser Kennzeichen sogenannter Kollektivgüter auf.

Die Vorzüge von Kollektivgütern können niemandem vorenthalten werden und es ist gleichzeitig nicht möglich, die Vorzüge dieser Güter einzelnen potentiellen Konsumenten zuzuordnen. Wer im Einzugsbereich eines Krankenhauses lebt, dem können im Bedarfsfall dessen Dienste nicht versagt werden, allein schon aufgrund der Strafbarkeit des Tatbestandes der unterlassenen Hilfeleistung. Andererseits ist es nicht möglich, den im Einzugsbereich des Krankenhauses lebenden Menschen bestimmte Teile des Schutzes und der Hilfestellung, die eine Klinik zu geben vermag, einzeln zuzuteilen.

Krankenhäuser besitzen also ähnliche Eigenschaften wie andere Kollektivgüter, z.B. Ampelanlagen, die jedem das Gut Verkehrssicherheit gewährleisten. Gemeinsam ist diesen Gütern, dass sich ein Markt für sie nicht etablieren kann. Dazu wäre es nötig, für jeden Nachfrager einen Preis pro Einheit des jeweiligen Gutes zu ermitteln. Das aber ist aufgrund der Eigenschaften von Kollektivgütern nicht möglich. Typisch für Kollektivgüter ist es deshalb, dass sie vom Staat bereitgestellt und aus Steuermitteln finanziert werden.

Das Kollektivbedürfnis, im Notfall Krankenhausleistungen bekommen zu können, ist nur dann erfüllbar, wenn Kliniken **nicht ständig völlig ausgelastet sind** (die Bettennutzung also unter 100% liegt), sondern stets freie Kapazitäten aufweisen. In betriebswirtschaftlicher Hinsicht sind aber nicht ausgelastete Kapazitäten – freie Betten im Krankenhaus – nicht optimal. Sie verursachen Fixkosten, die nicht gedeckt sind. Krankenhäuser würden freiwillig folglich nicht investieren, um leerstehende Kapazitäten zu errichten. Damit kommt ein weiteres Argument hinzu, dass der Staat tätig wird. Tatsächlich geht der Staat, in diesem Fall die Bundesländer, mit den Krankenhäusern quasi einen »Deal« ein: Der Staat finanziert die Investitionskosten der Krankenhäuser aus Steuermitteln, im Gegenzug müssen sich die Krankenhäuser verpflichten, im Durchschnitt ca. 15% der Betten leer stehen zu lassen.

3.6.2 Duale Finanzierung

Der Eigenschaft von Krankenhäusern, Kollektivbedürfnisse zu befriedigen, wird in Deutschland mit der dualen (aus dem Lat.: duo = zwei) Finanzierung Rechnung getragen. Die Investitionskosten werden gem. § 4 Krankenhausfinanzierungsgesetz (KHG) steuerfinanziert von der öffentlichen Hand übernommen. Die Kosten des laufenden Betriebs werden von den Krankenkassen aus Beitragsmitteln (sowie von den Privatversicherungen und den Patienten ohne Versicherung, den sogenannten Selbstzahlern) erstattet.

Dual finanziert werden

- Hochschulkliniken und
- Plankrankenhäuser.

Beide Krankenhaustypen sind neben den Versorgungskrankenhäusern nach § 108 SGB V zur Versorgung von GKV-Patienten zugelassen.

Investitionen von Hochschulkliniken werden, da sie Teil einer Universität sind, a priori vom Staat getragen. Finanziert werden sie aus dem Haushalt des Wissenschafts- bzw. Kultusministeriums des jeweiligen Landes und aus Bundesmitteln (§ 6 Hochschulbauförderungsgesetz).

Die Bundesländer sind allein zuständig für die Planung und Investitionskostenfinanzierung der **Plankrankenhäuser**. Rechtsgrundlage dafür ist das 1972 verabschiedete KHG. Zweck des Gesetzes ist nach § 1 Abs. 1 KHG, »*die wirtschaftliche Sicherung der Krankenhäuser, um eine bedarfsgerechte Versorgung der Bevölkerung mit leistungsfähigen Krankenhäusern zu gewährleisten und zu sozial tragbaren Pflegesätzen beizutragen.*« Jedes Bundesland betreibt eine Krankenhausplanung nach fachspezifischen und regionalen Aspekten. Dabei ist nach § 1 Abs. 2 KHG die Vielfalt der Krankenhausträger zu beachten und die wirtschaftliche Sicherung freigemeinnütziger und privater Krankenhäuser zu gewährleisten. Damit findet sich im KHG eine ähnliche Formulierung wie im SGB XI für die Pflegeeinrichtungen (▶ Kap. IV.6.6). Hier wie dort ist eine »Monokultur« der Versorgung unerwünscht, die entstünde, wenn einseitig bestimmte Krankenhausträger dominieren würden.

Alle übrigen Krankenhäuser, z.B. Versorgungskrankenhäuser, Unfallkliniken von Berufsgenossenschaften, Rehabilitationskliniken, Polizei- und Bundeswehrkrankenhäuser, Krankenhäuser im Strafvollzug, werden nicht dual finanziert.

Krankenhäuser, deren Investitionen nach dem KHG gefördert werden, haben dann Anspruch auf öffentliche Mittel, wenn sie in den **Krankenhausplan** eines Landes und bei größeren Investitionen in das **Investitionsprogramm** aufgenommen sind (§ 8 KHG). Beide Pläne – Krankenhaus- und Investitionsplan – stellen die Sozial- bzw. Gesundheitsministerien der Bundesländer auf (§ 6 KHG). Was im Sinne des KHG unter förderungsfähigen Investitionen, also den Investitionskosten, die vom Bundesland übernommen werden, zu verstehen ist, wird in § 2 Ziff. 2 KHG definiert. Demgemäß sind Investitionskosten

a) »*die Kosten der Errichtung (Neubau, Umbau, Erweiterungsbau) von Krankenhäusern und der Anschaffung der zum Krankenhaus gehörenden Wirtschaftsgüter, ausgenommen der zum Verbrauch bestimmten Güter (Verbrauchsgüter),*
b) *die Kosten der Wiederbeschaffung der Güter des zum Krankenhaus gehörenden Anlagevermögens (Anlagegüter).*«

Den Investitionskosten stellt das KHG folgende Kosten gleich (§ 2 Ziff. 3 KHG):

- Nutzungsentgelte für Anlagegüter (z.B. Leasingraten)
- Darlehenskosten (Zins, Tilgung, Verwaltungsaufwand), sofern die Investition auf Kredit finanziert wird
- Abschreibungen auf Investitionsgüter.

Nicht zu den Investitionskosten gehören die Kosten des Grundstücks, des Grundstückserwerbs (z.B. Notarkosten), der Grundstückserschließung (z.B. Gas-, Strom-, Wasserversorgung) und deren Finanzierung.

Das KHG grenzt von den Investitionskosten die sogenannten pflegesatzfähigen Kosten ab. (Die Gesetze, die die duale Finanzierung regeln, sind lange vor der Einführung der Fallpauschalen entstanden; deshalb ist dort immer noch die Rede von »pflegesatzfähigen« Kosten, obgleich diese Bezeichnung heute nicht mehr passt.) Pflegesatzfähig sind jene Kosten, die von den Krankenkassen, Privatversicherungen und Selbstzahlern – also den Trägern der Betriebskosten – finanziert werden. Sie sind in die Fallpauschalen und Zusatzentgelte einkalkuliert, und werden den Krankenhäusern damit entgolten. Die Verordnung über die Abgrenzung der im Pflegesatz nicht zu berücksichtigenden Investitionskosten von den pflegesatzfähigen Sachkosten der Krankenhäuser (Abgrenzungsverordnung – AbgrV) definiert die Gütergruppen, die zur Leistungserbringung des Krankenhauses eingesetzt werden und ordnet ihnen die jeweilige Finanzierung im Rahmen der dualen Zuständigkeit, Bundesland bzw. Krankenversicherer, zu (§§ 2 und 3 AbgrV).

Anlagegüter sind Güter mit einer Nutzungsdauer von mehr als drei Jahren, die zum Anlagevermögen des Krankenhauses gehören, z. B. Bauten, Ausstattung des OP, Diagnosegeräte, Betten. Unter die Begriffsbestimmung fallen alle Güter, die im Sinne des KHG Investitionen sind, die vom Bundesland übernommen werden (vgl. oben die Auflistung aus dem KHG).

Gebrauchsgüter sind Anlagegüter mit einer Nutzungsdauer bis zu drei Jahren, z. B. Dienstkleidung, Narkosemasken etc. Diese Güter werden nur dann vom Bundesland finanziert, wenn sie zur **Erstausstattung** eines Neubaus bzw. Erweiterungsbaus gehören. In allen übrigen Fällen sind sie aus den laufenden Einnahmen der Kliniken, d. h. aus Mitteln der Träger der Betriebskosten zu finanzieren.

Verbrauchsgüter werden durch ihren Einsatz verzehrt bzw. unbrauchbar, wie z. B. Medikamente, Einmalspritzen, Lebensmittel für die Patienten. Zu den Verbrauchsgütern zählen auch geringwertige Gebrauchsgüter, deren Nettoanschaffungskosten 150 € nicht übersteigen. Verbrauchsgüter werden grundsätzlich aus den laufenden Einnahmen durch Fallpauschalen und Zusatzentgelte, also von den Krankenversicherern, finanziert.

Ebenfalls aus laufenden Einnahmen finanzieren die Kliniken **Kosten der Instandhaltung** von Anlagegütern, z. B. Reparatur- oder Sanierungsmaßnahmen an Geräten oder Gebäuden.

> **Beispiel:**
>
> Das Kreiskrankenhaus Neustadt beschafft Arzneimittel und Implantate (z. B. Herzschrittmacher), bezahlt die Rechnung einer Wäscherei für die Reinigung der Bettwäsche, kauft Druckerpatronen für die Patientenaufnahme, erwirbt Baumaterialien zur Ausbesserung der Fassade. Alle diese Güter bzw. Dienstleistungen werden aus den Erlösen für Fallpauschalen, Zusatzentgelten bzw. aus dem Budget bezahlt. Die anfallenden Kosten sind sogenannte pflegesatzfähige Kosten.

Die folgende Abbildung zeigt die Güterzuordnung der Abgrenzungsverordnung und deren Finanzierung im Überblick (▶ Abb. 26).

Die Investitionsförderung des jeweiligen Bundeslandes, also die Finanzierung der Anschaffung/Wiederbeschaffung von Anlagegütern, wird als Einzelförderung oder als Pauschalförderung gewährt (§ 9 KHG).

Unter Einzelförderung bzw. Antragsförderung (§ 9 Abs. 1,2 KHG) fallen alle Anlagegüter mit einer Nutzungsdauer von mehr als 15 Jahren, also z. B. Neubauten, Einbauten, Großgeräte. Auf Antrag können auch die Schließung von Krankenhäusern oder ihre Umwidmung, z. B. in Pflegeeinrichtungen gefördert werden. Das Krankenhaus muss einen Antrag auf Einzelförderung beim Bundesland stellen. Antragsberechtigt sind Krankenhäuser, wenn sie in das Investitionsprogramm des jeweiligen Bundeslandes aufgenommen sind (§ 8 KHG). Das Sozialministerium prüft, ob die geplante Investition nach dem Bedarfsplan erforderlich ist und den Grundsätzen von Wirtschaftlichkeit und Sparsamkeit entspricht (vgl. z. B. Bayerisches Krankenhausgesetz Art. 11). Die Investitionsvorhaben der Kliniken sind also davon abhängig, ob sie von den zuständigen Landesministerien genehmigt werden. Damit aber ergibt sich eine faktische Abhängigkeit von der Haushaltslage der Bundesländer. Da die Länder seit langem Haushaltsdefizite aufweisen, werden Anträge auf Investitionsförderung oft abgelehnt. Werden Anträge von Kliniken genehmigt, vergehen meist Jahre, bis die Fördersumme ausgezahlt wird. Das Krankenhaus muss selbst für eine Zwischenfinanzierung sorgen, wenn es das Investitionsvorhaben gleich realisieren möchte.

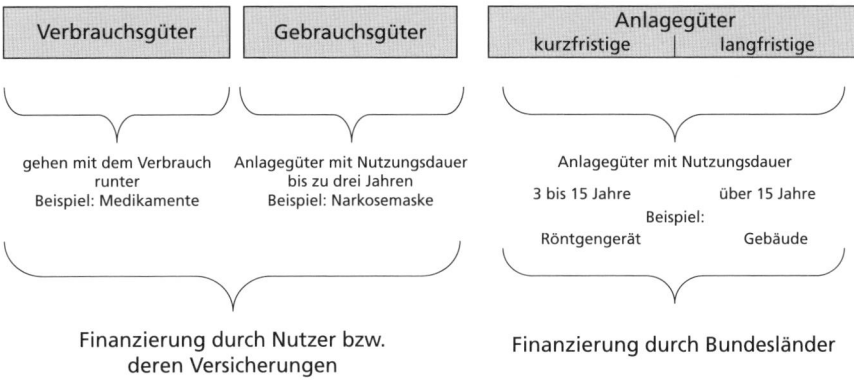

Abb. 26: Gütersystematik im Krankenhaus

> **Beispiel:**
>
> Das Bundesland genehmigt dem Kreiskrankenhaus Neustadt einen Erweiterungsbau der geriatrischen Abteilung. Die Kosten des Neubaus (ohne Grundstücks-, Grunderwerbs- und Erschließungskosten), dessen Ausstattung mit Anlagegütern wie etwa Betten und Gebrauchsgütern (z. B. Serviertischchen) finanziert das Bundesland.

Anders ist die **Pauschalförderung** organisiert: Darauf hat jedes Krankenhaus Anspruch, das in den Krankenhausplan des Bundeslandes aufgenommen ist. Die Mittel werden **ohne Antrag** ausgezahlt. Sie bemessen sich in der Regel nach der Bettenzahl der Klinik, es werden jedoch auch andere Bezugsgrößen berücksichtigt, z. B. die Notwendigkeit, bestimmte Therapiemöglichkeiten vorzuhalten. Aus den pauschalen Fördermitteln finanziert das Krankenhaus nach § 9 Abs. 3 KHG die Wiederbeschaffung kurzfristiger Anlagegüter (Nutzungsdauer zwischen drei und

15 Jahren) und kleine bauliche Veränderungen. Das Krankenhaus kann nach Maßgabe dieses gesetzlich vorgeschriebenen Verwendungszweckes mit dem festen jährlichen Pauschalbetrag frei wirtschaften.

> **Beispiel:**
>
> Aus der jährlichen Pauschalförderung gestaltet das Kreiskrankenhaus Neustadt Stationszimmer um und beschafft Matratzen für die Abteilung Innere Medizin.

Aufgrund der Verwendung von Steuergeldern für Investitionen muss die Buchführung im Krankenhaus speziellen Anforderungen genügen. Darauf wird im **Kapitel IV.3.12** eingegangen (▶ Kap. IV.3.12).

3.7 Vergütung von allgemeinen Krankenhausleistungen

Im Folgenden wird die Vergütung der Dienstleistungen von Krankenhäusern, die von den Krankenkassen, den Privatversicherungen oder den Patienten selbst zu entrichten ist, beschrieben. Grundsätzlich gibt es zwei Vergütungsvarianten in Deutschland: Fallpauschalen und Tagespflegesätze.

Im vergangenen Jahrzehnt wurde das Krankenhaus-Entgeltsystem in Deutschland von Grund auf neu gestaltet. Waren bis 2004 noch Tagespflegesätze die übliche Entgeltvariante, gibt es diese nur noch für wenige Krankenhaustypen (vgl. den folgenden Abschnitt). Die überwiegende Zahl der Krankenhäuser wird mit **Fallpauschalen** vergütet. Das Entgelt des Krankenhauses bezieht sich auf einen Behandlungsfall und zwar (weitgehend, jedoch nicht vollständig) unabhängig von der Verweildauer der Patienten im Krankenhaus.

Rechtsgrundlage für die Ausgestaltung und Umsetzung der Fallpauschalenvergütung sind das Krankenhausentgeltgesetz (KHEntgG) und die Fallpauschalenvereinbarung (FPV). Das KHEntgG regelt die Vergütung und ihre einzelnen Komponenten allgemein, gibt die Vereinbarungsebenen – Bund, Länder oder einzelnes Krankenhaus – vor. Konkretisiert werden die Vorschriften des KHEntgG in der FPV; sie enthält neben Berechnungsanweisungen für die Entgelte als Anhang den jeweils **bundesweit gültigen Katalog von Fallpauschalen** sowie zusätzliche Vergütungen. Die FPV wird zwischen den gesetzlichen Krankenkassen und der Deutschen Krankenhausgesellschaft jeweils für ein Jahr abgeschlossen. Mit der begrenzten Gültigkeitsdauer wird dem Umstand Rechnung getragen, dass sich das Behandlungsspektrum ständig ändert. Medizinischer Fortschritt bringt neue Therapien oder Diagnostik hervor, bisherige Verfahren können ersetzt werden.

Nach dem KHEntgG werden **allgemeine Krankenhausleistungen** von Akutkrankenhäusern vergütet.

Es sind »*die Krankenhausleistungen, die unter Berücksichtigung der Leistungsfähigkeit des Krankenhauses im Einzelfall nach Art und Schwere der Krankheit für die medizinisch zweckmäßige und ausreichende Versorgung des Patienten notwendig sind*« (§ 2 Abs. 2 KHEntgG). Bestandteil der allgemeinen Krankenhausleistungen und folglich mit der Fallpauschale zu vergüten sind ebenfalls

- Früherkennungsmaßnahmen während des Krankenhausaufenthalts
- vom Krankenhaus veranlasste Leistungen Dritter (z. B. durch Konsiliarärzte; aus dem Lat.: consilium = Beratung, Ratschlag).
- Aufnahme einer Begleitperson, sofern medizinisch notwendig (z. B. Aufnahme der Mutter auf einer Kinderstation)
- Leistungen von Tumorzentren
- Frührehabilitation.

Nicht zu den allgemeinen Krankenhausleistungen gehören Wahlleistungen und Leistungen von Belegärzten.

Die Vergütung nach dem KHEntgG ist **für allgemeine Krankenhausleistungen identisch für alle Patienten**, egal ob sie gesetzlich oder privat krankenversichert sind (§ 8 Abs. 1 KHEntgG).

3.7.1 Vergütung mit Pflegesätzen

3.7.1.1 Psychiatrische und psychosomatische Kliniken

Bis 2017 waren psychiatrische und psychosomatische Kliniken von der Vorschrift, mit Fallpauschalen abzurechnen, ausgenommen. Sie wurden mit **Tagespflegesätzen** bezahlt, deren Höhe zwischen Krankenhaus und Krankenkassen vereinbart wurde. Seit 2013 gibt es jedoch **einheitliche Tagespauschalen** je nach psychiatrischer Diagnose und Schweregrad, die seit Anfang 2017 für die Kliniken verbindlich sind, das sog. Pauschalierende Entgeltsystem Psychiatrie Psychosomatik (PEPP). Je Erkrankung werden, abgestuft nach Verweildauer, **bundeseinheitliche Kostengewichtungen** für die Vergütung eines Pflegetages vorgegeben. Dabei gilt, dass die tagesbezogene Vergütung mit der Anzahl der Verweildauertage sinkt. Diese Staffelung trägt der Tatsache Rechnung, dass die durchschnittlichen täglichen Aufwendungen für die Patienten niedriger werden, je länger sie sich dort aufhalten. Nach § 17d KHG ist für psychiatrische und psychosomatische Einrichtungen seit dem 01.01.2018 ein durchgängiges, leistungsorientiertes und pauschalierendes Vergütungssystem (Pauschalierendes Entgeltsystem für psychiatrische und psychosomatische Einrichtungen – PEPP) für alle Krankenhäuser verbindlich anzuwenden. Der Basisentgeltwert entspricht der Vergütung eines Aufenthaltstages mit dem Kostengewicht 1.

Die Vergütungsberechnung wird an folgendem Beispiel aus dem PEPP-Entgeltkatalog demonstriert (▶ Tab. 20).

Die im Katalog vorgegebenen Bewertungsrelationen für die Diagnose »Schizophrenie, schizotype und wahnhafte Störungen oder andere psychotische Störungen, Alter < 65 Jahre, ohne komplizierende Konstellation« sind bundesweit gleich. Für ein Beispiel-Krankenhaus wird ein Basisentgeltwert von 333,50 € pro Tag angenommen.

Tab. 20: Auszug aus dem PEPP-Entgeltkatalog 2025

PEPP	Bezeichnung	Anzahl Berechnungstage/ Vergütungsklasse	Bewertungsrelation je Tag
1	2	3	4
PA02D	Psychische und Verhaltensstörungen durch psychotrope Substanzen, Alter < 65 Jahre, ohne komplizierende Konstellation, ohne Heroinkonsum oder intravenösen Gebrauch sonstiger Substanzen, ohne Qualifizierten Entzug ab mehr als 14 Behandlungstagen	1	1,4613
		2	1,3057
		3	1,2344
		4	1,1565
		5	1,1044
		6	1,0773
		7	1,0646
		8	1,0519
		9	1,0392
		10	1,0265
		11	1,0138
		12	1,0011
		13	0,9884
		14	0,9757
		15	0,9630
		16	0,9503
		17	0,9376

Quelle: PEPP-Entgeltkatalog 2025, S. 4; https://www.g-drg.de/pepp-entgeltsystem-2025/pepp-entgeltkatalog

Beispiel:

Ein Patient wird 14 Tage mit der Diagnose »Schizophrenie, schizotype und wahnhafte Störungen oder andere psychotische Störungen, Alter < 65 Jahre, ohne komplizierende Konstellation« behandelt (Anmerkung: In der Psychiatrie zählen sowohl Aufnahme- als auch Entlassungstag zur Verweildauer). Nach der Tabelle ergibt sich die Vergütungsklasse 14; die dazugehörige Bewertungsrelation beträgt 0,9757.

Das Krankenhaus erhält folgende Vergütung für diesen Aufenthalt:
Entgelt pro Tag: 333,50 € × 0,9757 = 325,40 €
Gesamtentgelt: 325,40 € × 14 = 4555,60 €

Die höchste ausgewiesene Vergütungsklasse, im Beispiel 17, wird für Aufenthalte angesetzt, die länger als 16 Tage dauern. Wäre der Patient z.B. 20 Tage im

Krankenhaus, ergäbe sich eine Gesamtvergütung von
333,50 € × 0,9376 × 20 = 6247,79 €

3.7.1.2 Rehabilitationskliniken, besondere Einrichtungen

Rehabilitationskliniken rechnen mit tagesgleichen Pflegesätzen ab, die sie mit den Finanzierungsträgern vereinbaren (▶ Kap. IV.4.3.4). Hat eine Klinik Abteilungen für verschiedene Indikationen, werden ein Basispflegesatz sowie Sätze für die jeweiligen Abteilungen berechnet. Der Basispflegesatz ist für das gesamte Krankenhaus gleich hoch. Mit diesem Satz werden alle Kosten der Klinik vergütet, die nicht für die spezifische Diagnostik und Behandlung der Erkrankung anfallen, also z. B. Verwaltungsaufwand, Instandsetzung, Unterkunft und Verpflegung. Der Abteilungspflegesatz deckt die jeweiligen indikationsspezifischen Kosten für Diagnostik, Behandlung und Pflege ab. Er gibt folglich den durchschnittlichen Ressourcenverbrauch pro Behandlungstag und Abteilung wieder. Demgemäß ist die Höhe dieses Satzes zwischen den Abteilungen unterschiedlich.

Beispiel:

Eine Rehabilitationsklinik hat einen Basispflegesatz von 67 € pro Tag. Der Abteilungspflegesatz in der Kardiologie beträgt 79 €. Patient A. ist vom 02.08. bis 23.08. in der Klinik. Die Rehabilitationsklinik rechnet mit dem Kostenträger des Patienten ab:

21 Tage × (67 € + 79 €) = 3066 €

Sogenannte **besondere Einrichtungen** können mit Tagessätzen vergütet werden. Es handelt sich dabei um Krankenhäuser oder Abteilungen von Krankenhäusern, in denen Patienten mit besonders langer Verweildauer liegen. Für einzelne Diagnosen bzw. Behandlungsarten können sich Krankenhäuser bzw. Abteilungen als besondere Einrichtung deklarieren und sich damit von der Fallpauschalenvergütung befreien lassen. Dazu gehören z. B. Palliativstationen, Krankenhäuser bzw. Abteilungen für Kinder- und Jugendrheuma, für Patienten mit Multipler Sklerose, für schwerbrandverletzte Patienten, für Morbus Parkinson-Patienten, für die Behandlung von Tropenerkrankungen.

Ab 01.01.2026 setzt sich der Vergütungssatz aus einer einrichtungsübergreifenden und einer einrichtungsspezifischen Komponente zusammen. Die Vergütung der Rehabilitationsleistungen erfolgt dann mit vollpauschalierten, tagesgleichen Vergütungssätzen auf Grundlage des produktbezogenen Vergütungssystems. Die Rehabilitationseinrichtung erhält für jeden Tag des Aufenthalts einer Rehabilitandin/eines Rehabilitanden einen festen Betrag, der sich aus den Komponenten des Vergütungssystems ergibt.

3.7.2 Grundprinzipien der Vergütung mit Fallpauschalen – DRG

Im Unterschied zum Pflegesatz, dessen Bezugsgröße der im Krankenhaus verbrachte Tag ist, wird der Preis der Krankenhausleistungen bei der Fallpauschalenvergütung **auf den Behandlungsfall bezogen.** Das Krankenhaus erhält eine bestimmte Entgeltsumme für einen Behandlungsfall, und zwar weitgehend unabhängig davon, wie lange der Patient im Krankenhaus liegt. Mit diesem Entgelt müssen **alle Kosten** gedeckt werden, also sowohl jene, die sich dem einzelnen Behandlungsfall direkt zuordnen lassen, wie z. B. die Gabe von Medikamenten etc., als auch sogenannte Gemeinkosten, die dem einzelnen Fall nicht direkt zugeordnet werden können, wie z. B. die Verwaltungskosten der Klinik.

Um als Bezugsbasis für das Entgelt sinnvoll eingesetzt zu werden, müssen Behandlungsfälle, die mit einer Pauschale vergütet werden, zwei Anforderungen – einer medizinischen und einer ökonomischen – genügen.

- Es muss sich um **medizinisch vergleichbare Fälle** handeln. Für Ärzte sollte die Zuordnung der Patienten zur Fallpauschale in einer medizinisch nachvollziehbaren Art und Weise erfolgen. Die diagnostischen Merkmale der Patienten in einer Fallpauschale sollten deshalb so ähnlich wie möglich sein.
- Die Behandlungsfälle müssen so abgegrenzt werden, dass die durch die Behandlung **verursachten Kosten** (bzw. die verbrauchten Ressourcen) innerhalb einer Fallgruppe **so ähnlich wie möglich** sind. Nur dann ist es sinnvoll, sie mit einem einheitlichen Preis zu vergüten.

In Deutschland werden sogenannte DRG (diagnosis related groups) zur Fallgruppierung verwendet. Das DRG-System ist eine Klassifikation für Patienten, die in Australien entwickelt und auf deutsche Gegebenheiten angepasst und übertragen wurde. Das Hauptkriterium für die Einteilung der Patienten ist die Diagnose nach ICD-10-GM (▶ Kap. VI.1.4). Allerdings genügt die Diagnose allein oft nicht, um Behandlungsfälle zusammenzufassen, die sich im Verbrauch von Ressourcen ähnlich sind. So können bei gleicher Diagnose der Schweregrad und die damit verbundenen Komplikationen bei der Behandlung unterschiedlich sein, so gibt es Patienten, die zusätzlich zur Haupterkrankung an einer Begleiterkrankung leiden. Sofern die zusätzliche Erkrankung oder die Komplikationen den Ressourcenaufwand der Behandlung erhöhen, steigt die Vergütung. Deshalb wird die Einstufung für viele DRG zusätzlich anhand der Merkmale Komplikationen und Begleiterkrankung vorgenommen. Der Schwierigkeitsgrad von Behandlung und Pflege kann auch vom Alter des Patienten abhängen, z. B. bei sehr jungen und sehr alten Menschen höher sein.

Insgesamt gibt es rund ca. 1300 DRG. Die Eingruppierung der Patienten in DRG wird von Ärzten oder speziell geschultem Pflegepersonal vorgenommen. Sie müssen dabei zur korrekten und abrechnungsrelevanten Diagnosen- und Prozeduren-Verschlüsselung die vom Institut für das Entgeltsystem (InEK gGmbH) jährlich herausgegebenen **Deutschen Kodierrichtlinien** (DKR) anwenden. Die erforderliche Software, sog. Grouper, müssen vom InEK zertifiziert sein. Aufgabe des InEK ist die Weiterentwicklung des DRG-Vergütungssystems und die Festlegung der Kodierrichtlinien. Seine Vertragspartner sind die deutsche Krankenhausgesellschaft, der Spitzenverband der gesetzlichen Krankenkassen und der Verband der privaten Krankenversicherung. Zur Kalkulation der DRG arbeitet das InEK mit ausgewählten Krankenhäusern zusammen, die sich für laufende Kostenerhebungen zur Verfügung gestellt haben.

Grundsätzlich wird die DRG nach der Hauptdiagnose zugewiesen. Nach den DKR ist sie wie folgt zu definieren: »*Die Diagnose, die nach Analyse als diejenige festgestellt wurde, die hauptsächlich für die Veranlassung des stationären Krankenhausaufenthaltes des Patienten verantwortlich ist.*« Um die Hauptdiagnose als Antwort zu erhalten, ist also immer zu fragen: »Aus welchem Grund erfolgt die stationäre Behandlung?«

> **Beispiel:**
>
> Eine Patientin wird mit einer Fraktur des Unterschenkels in ein Krankenhaus eingeliefert. Sie leidet zusätzlich an Diabetes mellitus. Die Einlieferung wurde durch den Unterschenkelbruch veranlasst, d. h. er ist die Hauptdiagnose. Der Diabetes der Patientin wird als Nebendiagnose festgehalten, da durch diese Zusatzerkrankung Mehraufwand entsteht, z. B. muss der Blutzuckerspiegel mehrmals täglich gemessen werden.

Die Hauptdiagnose wird **bei der Entlassung des Patienten** gestellt. Sie muss nicht mit der Einweisungsdiagnose identisch sein und zwar dann nicht, wenn nach Analyse, d. h. nach entsprechenden Untersuchungen, eine andere Diagnose gestellt wird.

> **Beispiel:**
>
> Eine Patientin wird mit der Diagnose »Abdominal- (= Bauch-)Schmerz« eingeliefert. Dennoch ist dies nicht die Hauptdiagnose, denn nach der Untersuchung der Patientin stellt sich heraus, dass sie eine Blinddarmentzündung hat und operiert werden muss. Demzufolge lautet die Hauptdiagnose »Appendizitis (= Blinddarmentzündung)« und die Patientin wird der DRG zugeordnet, mit der eine Blinddarmoperation vergütet wird.

Denkbar sind auch Fälle, bei denen die Hauptdiagnose den geringeren Aufwand erfordert als eine Nebendiagnose. Eine **Nebendiagnose** ist nach den DKR »*eine Krankheit oder Beschwerde, die entweder gleichzeitig mit der Hauptdiagnose besteht oder sich während des Krankenhausaufenthalts entwickelt*«.

> **Beispiel:**
>
> Ein Patient wird nach einem Sturz mit einer Schulterverletzung in ein Krankenhaus gebracht. Bei der Aufnahmeuntersuchung stellt sich heraus, dass er

> schwer herzkrank ist. Der Grund für die stationäre Behandlung ist jedoch die Schulterverletzung, deshalb wird der Patient in die dieser Diagnose entsprechende DRG eingestuft.

Das Grundprinzip der DRG-Systematik wird anhand der Basis-DRG L06 erläutert. Damit soll zugleich die Gliederung des Fallpauschalenkataloges, der als Anhang Bestandteil der Vereinbarung zum Fallpauschalensystem für Krankenhäuser (FPV) ist, erklärt werden.

Der Großbuchstabe L ordnet die Fallpauschale der Hauptdiagnosegruppe MDC (major diagnostic category) 11 »Krankheiten und Störungen der Harnorgane« zu. Innerhalb der MDC werden die DRG durchnummeriert. Unter der Rubrik »Partition« (Spalte 2) wird jeder DRG das Kürzel O, M oder A zugeordnet. »O« kennzeichnet operative Fallpauschalen, »M« medizinische und »A« andere (z. B. DRG, die nur diagnostische Prozeduren beinhalten).

Auszug aus dem Fallpauschalenkatalog:

DRG 1	Partition 2	Bezeichnung 3
MDC 11 Krankheiten und Störungen der Harnorgane		
L06A	O	Bestimmte kleine Eingriffe an der Harnblase mit äußerst schweren CC
L06B	O	Kleine Eingriffe an den Harnorganen ohne äußerst schwere CC oder ohne bestimmte Prozeduren oder Alter < 16 Jahre

Quelle: FPV 2025, Anlage 1, S. 44

L06 ist das Kürzel der Hauptdiagnose bzw. der **Basis-DRG**, im Beispiel »Kleine Eingriffe an der Harnblase«. Die Großbuchstaben A und B stehen für jeweils unterschiedliche Schweregrade der Basis-DRG. Das Kürzel CC in der Diagnosedefinition in Spalte 3 bezeichnet complications (Komplikationen) und co-morbidity (Begleiterkrankungen) und gibt die Nebendiagnosen des Patienten wieder. »Complications« treten während der Krankenhausbehandlung erschwerend hinzu, »co-morbidity« wird zumeist bereits bei der Aufnahme diagnostiziert.

Die Einteilung nach dem Schwierigkeitsgrad erfolgt auch anhand anderer Kennzeichen, z. B. des Alters des Patienten oder einer Kombination aus Alter und Komplikationen bzw. Begleiterkrankungen.

DRG 1	Partition 2	Bezeichnung 3
MDC 05 Krankheiten und Störungen des Kreislaufsystems		
F68A	M	Angeborene Herzkrankheit, Alter < 6 Jahre oder intensivmedizinische Komplexbehandlung > 196 / – / – Aufwandspunkte oder Alter < 16 Jahre mit äußerst schweren oder schweren CC

DRG 1	Partition 2	Bezeichnung 3
F68B	M	Angeborene Herzkrankheit ohne intensivmedizinische Komplexbehandlung > 196 / – / – Aufwandspunkte, Alter > 5 Jahre und Alter < 16 Jahre, ohne äußerst schwere oder schwere CC oder Alter > 15 Jahre

Quelle: FPV 202025, Anlage 1, S. 23

DRG 1	Partition 2	Bezeichnung 3
MDC 08 Krankheiten und Störungen an Muskel-Skelett-System und Bindegewebe		
I64A	M	Osteomyelitis, Alter < 16 Jahre
I64B	M	Osteomyelitis, Alter > 15 Jahre, mit äußerst schweren oder schweren CC
I64C	M	Osteomyelitis, Alter > 15 Jahre, ohne äußerst schwere oder schwere CC

Quelle: FPV 2025, Anlage 1, S. 37

Für behandlungsbedürftige Neugeborene wird der Schweregrad durch das Geburtsgewicht und die Dauer der nötigen Beatmung ausgedrückt. Es gibt auch DRG, für die keine Abstufung nach der Schwierigkeit vorgenommen wird; sie werden mit einem Z gekennzeichnet. In die Eingruppierungssoftware (Grouper) werden alle Daten eingegeben, die zur Identifizierung der korrekten DRG nötig sind. Dies sind neben Alter, Geschlecht und Verweildauer die Haupt- und Nebendiagnosen mit ICD-10-GM, Operationen und Prozeduren verschlüsselt nach dem Operationen- und Prozedurenschlüssel (OPS) (▶ Kap. VI.1.4) sowie Angaben, die den Schweregrad beeinflussen wie z. B. das Geburtsgewicht.

DRG 1	Partition 2	Bezeichnung 3
MDC 21B Verletzungen, Vergiftungen und toxische Wirkungen von Drogen und Medikamenten		
X04Z	O	Andere Eingriffe bei Verletzungen der unteren Extremität

Quelle: FPV 2025, Anlage 1, S. 59

Jeder DRG des Fallpauschalenkataloges ist eine **Bewertungsrelation** zugeordnet. Sie gibt das »Gewicht«, gemessen an den Behandlungskosten bzw. dem Ressourcenverbrauch im Vergleich zu einer Bezugs- bzw. Referenz-DRG an. Im Folgenden wird angenommen, die Kosten der Bezugs-DRG entsprächen dem Durchschnitt über alle DRG.

> **Beispiel:**
>
> Eine DRG hat die Bewertungsrelation bzw. das Kostengewicht 1,3. Das bedeutet, die Kosten für diese DRG liegen um 30 % über den Kosten der Durchschnitts-DRG bzw. die Kosten betragen das 1,3-fache des Durchschnitts. Ist die Bewertungsrelation kleiner als eins, so handelt es sich um einen Behandlungsfall mit unterdurchschnittlichem Ressourcenverbrauch. So entspricht z. B. eine Bewertungsrelation von 0,8 einem Fall, dessen Kosten um 20 % unter dem Durchschnitt liegen.

DRG 1	Partition 2	Bezeichnung 3	Bewertungsrelation bei Hauptabteilung 4
MDC 06 Krankheiten und Störungen der Verdauungsorgane			
G64A	M	Entzündliche Darmerkrankung oder andere schwere Erkrankungen der Verdauungsorgane, mit äußerst schweren CC	2,083
G64B	M	Entzündliche Darmerkrankung oder andere schwere Erkrankungen der Verdauungsorgane, ohne äußerst schwere CC	0,600

Quelle: FPV 2025, Anlage 1, S. 27 f.

Die Behandlung der Darmerkrankung wird in zwei Schweregrade A und B unterteilt. Die Kosten bzw. der Ressourcenverbrauch für G64A liegt um 108,3 % über dem Durchschnitt, G64B um 40 % unter dem Durchschnitt aller DRG. Die Bewertungsrelationen der DRG sind sogenannte **Äquivalenzziffern**. Diese leiten sich aus einer Referenzgröße – hier dem Durchschnitt über alle DRG, repräsentiert durch die Ziffer 1 – ab und geben das Kostengewicht der jeweiligen Leistung in Bezug auf die Referenzgröße wieder. Als Kalkulationsverfahren wird die Äquvalenzziffernmethode eingesetzt, wenn Produkte bzw. Dienstleistungen eines Unternehmens in einem festen Kostenverhältnis zueinanderstehen. Die Kostenverhältnisse der DRG sind jeweils **für ein Jahr festgelegt** und werden danach an die Ergebnisse der Kalkulationen des InEK angepasst.

Die Bewertungsrelation ergibt, multipliziert mit dem **Basisfallwert** (bzw. baserate (BR)) des jeweiligen Bundeslandes, auch Landesbasisfallwert genannt, das Entgelt des Krankenhauses für die DRG.

In Hamburg beträgt der Landesbasisfallwert (LBF) für 2024 = 4207,14 €. Wird die Fallpauschale G64 A abgerechnet, ergibt sich folgende Rechnung:

Basisfallwert	×	Bewertungsrelation	=	Entgelt des Krankenhauses
4207,14 €	×	2,083	=	8763,47 €

Die Entgelthöhe für die DRG bleibt gleich, egal ob der Patient 4 oder 25 Tage im Krankenhaus liegt.

Zusätzlich ist, mit Umstellung des Fallpauschalen Katalogs ab 2025, die Ausgliederung der Pflegepersonalkosten aus den DRG vorgenommen worden.

Das bedeutet, dass eine neue Pflegeerlös-Bewertungsrelation hinzukommt, welche zusätzlich zu den DRG-Bewertungsrelationen abgerechnet wird. Aus den bis 2019 geltenden DRG sind gemäß Pflegepersonal-Stärkungsgesetz (PpSG) die Kostenanteile für das Pflegepersonal herausgerechnet worden. Im ab 2020 geltenden aDRG-Katalog werden die Kosten der Pflege anhand der Pflegeerlösbewertungsrelation in Spalte 14 ausgewiesen und tageweise den DRG Erlösen zugerechnet. Der Pflegeentgeltwert beträgt seit 28.03.2024 bis zur Verhandlung eines krankenhausindividuellen Pflegebudgets, 250 €. Im Weiteren werden mögliche zusätzliche Entgelte für

- Notfallversorgung
- Investitionskosten
- Ausbildung etc.

nicht berücksichtigt, da diese krankenhausspezifisch entstehen.

3.7.3   Basisfallwert, Erlösbudget, case mix, Minder-, Mehrerlösausgleich

Die Bewertungsrelation ist für jede Klinik in Deutschland dieselbe. Der **Basisfallwert** wird für jedes Bundesland von dessen Regierung jeweils für ein Jahr vorgegeben. Die Konstruktion ist derjenigen der Arzthonorare für GKV-Patienten vergleichbar; der EBM gilt bundeseinheitlich, der Punktwert landeseinheitlich. So, wie für den Punktwert des EBM ein bundesweiter Orientierungswert zu beachten ist, an dem sich die Länderebene auszurichten hat, wird für die Landesbasisfallwerte seit 2010 bundesweit ein Korridor vorgegeben, innerhalb dessen sich die **Landesbasisfallwerte** bewegen dürfen.

Das **DRG-Erlösbudget** ist der Geldbetrag, der dem Krankenhaus für eine Rechnungsperiode – ein Jahr – zur Abrechnung von DRG mit den Krankenkassen zur Verfügung steht. Seine Höhe wird in Verhandlungen zwischen dem einzelnen Krankenhaus bzw. dem Krankenhausträger und den Krankenkassen im Voraus für das kommende Jahr festgelegt. Die Verhandlungen beinhalten neben der Budgethöhe auch Bestimmungen über den Zahlungsverkehr, z.B. Fristen, Teilzahlungen, Verzugszinsen. Können sich Kassen und Krankenhaus nicht einigen, kommt es also zu keiner vollständigen Vereinbarung, wird eine Schiedsstelle (§ 13 KHEntgG) eingeschaltet. Sie entscheidet innerhalb von sechs Wochen über die strittigen Fragen. Die Vereinbarung – ob im Einvernehmen erzielt oder von der Schiedsstelle festgelegt – muss von der zuständigen Landesbehörde, in der Regel dem Sozial- oder Gesundheitsministerium, genehmigt werden.

Die Vertragsparteien bedienen sich zur Ermittlung des DRG-Erlösbudgets des sogenannten **case mix** des jeweiligen Krankenhauses. Anhand eines einfachen

Beispiels für ein fiktives Krankenhaus soll die Berechnung des case mix erläutert werden.

Bei der Zählung der Fälle ist zu beachten, dass jede abgerechnete Fallpauschale im **Jahr der Entlassung** als Fall gezählt wird. Tatsächlich wurden im Beispielkrankenhaus im vergangenen Jahr 2628 Patienten stationär behandelt. Da der Aufwand je Fall – gemessen anhand der Bewertungsrelation – jedoch insgesamt überdurchschnittlich hoch war, wiegen die 2628 Fälle so schwer wie 3253,6 Fälle. Der case mix (CM) ist somit als **gewichtete Fallzahl** zu interpretieren. Dividiert durch die Summe aller Behandlungsfälle ergibt sich der **case-mix-Index** (**CMI**), der die durchschnittliche Fallschwere bzw. Bewertungsrelation im Beispielkrankenhaus wiedergibt:

Tab. 21: Rechenbeispiel zur Ermittlung des case mix

Anzahl Fälle	Bewertungsrelation	Anzahl Fälle × Bewertungsrelation
252	0,8	201,6
379	0,9	341,1
548	1,1	602,8
1244	1,3	1617,2
108	2,3	248,4
97	2,5	242,5
∑ 2628		∑ 3253,6

$$\frac{3253,6 \text{ CM}}{2628 \text{ Fälle}} = 1,24 \text{ CMI}$$

Der case-mix-Index lässt Schlüsse auf das Leistungsspektrum einer Klinik zu. So wird er in einem Krankenhaus der Maximalversorgung höher sein als in einem Krankenhaus der Regelversorgung. Er kann zu Klinikvergleichen (Benchmarking) herangezogen werden, aber auch zu Vergleichen z. B. der Abteilungen innerhalb eines Krankenhauses oder der Entwicklung im Zeitverlauf für eine Klinik.

Um das Budget im Beispielkrankenhaus zu ermitteln, wird angenommen, der Landesbasisfallwert betrage 4207,14 €. Wird die gewichtete Fallzahl, also der case mix des Krankenhauses, mit diesem Preis multipliziert, erhält man das DRG-Erlösbudget, welches das Beispielkrankenhaus benötigt, um seine erwarteten Behandlungsfälle mit den Kassen abrechnen zu können:

$$3253,6 \text{ CM} \times 4207,14 \text{ € LBF} = 13.688.350,7 \text{ € DRG−Erlösbudget}$$

Für das Beispielkrankenhaus resultieren nun verschiedene Möglichkeiten: Es schöpft das Budget gerade aus, es rechnet weniger oder mehr als das Budget mit den Kassen ab. Falls das Budget nicht aufgebraucht wird, erzielt das Krankenhaus einen **Mindererlös**, wie es im KHEntgG heißt. Für diese Situation regelt das KHEntgG eine Aufteilung des Betrages auf Krankenkassen und Krankenhaus.

> **Beispiel für Mindererlösausgleich**
>
> Angenommen das Krankenhaus hat am Ende der Rechnungsperiode vom DRG-Erlösbudget DRGs in Höhe von 50.000 € zu wenig abgerechnet. So werden 20 % davon, also 10.000 €, dem Krankenhaus von den Kassen zur Deckung seiner Fixkosten erstattet, da diese durch die geringeren Leistungen nicht verändert wurden.

Umgekehrt ist es möglich, dass das Krankenhaus mit dem Budget überschreitet und den Kassen mehr DRG in Rechnung stellt als das Budget vorsah. Auch für diesen Fall ist eine Aufteilung des **Mehrerlöses** im KHEntgG vorgegeben.

> **Beispiel für Mehrerlösausgleich:**
>
> Das Krankenhaus rechnet mit den Kassen um 50.000 € mehr ab, als im Budget vorgesehen war. 65 % des Betrages, also 32.500 €, erhalten die Kassen, 17.500 € behält das Krankenhaus zur Deckung der durch die Leistungsausweitung zusätzlich entstandenen variablen Kosten.

Zusätzlich zum Erlösbudget können Krankenhäuser in den Budgetverhandlungen mit den Kassen sogenannte **Mehrleistungen** vereinbaren. Angenommen, ein Krankenhaus hat sich auf eine bestimmte Leistung spezialisiert, etwa auf die Einsetzung von Hüftprothesen. Aufgrund der Spezialisierung hat das Krankenhaus einen guten Ruf bei einweisenden Ärzten und rechnet mit einer Zunahme der Patientenzahl. Kassen und Krankenhaus einigen sich auf Mehrleistungen dieser Operation über das Erlösbudget hinaus. Allerdings wird die Vergütung für die Mehrleistungen um 25 % gesenkt (KHEntgG § 4 Abs. 2a). Der Abschlag soll als »Mengenbremse« wirken, um Leistungsausweitungen für die Krankenhäuser weniger attraktiv zu gestalten.

3.7.4 Ökonomische Anreize und Verhalten von Krankenhäusern unter DRG-Bedingungen

Im Folgenden soll erläutert werden, welche betriebswirtschaftlichen Konsequenzen die DRG-Vergütung für Krankenhäuser hat. Welche Strategien sind für Krankenhäuser aus ökonomischen Gründen vorteilhaft? Weiterhin ist zu fragen, ob es aus gesundheitspolitischen Gründen notwendig ist, betriebswirtschaftliche Anreize zu korrigieren.

3.7.4.1 Strategien zur Gewinnerzielung

Der Gewinn ergibt sich, wenn vom Umsatz bzw. dem Erlös die Kosten subtrahiert werden.

> Gewinn = Umsatz − Kosten
>
> *oder in Langform* :
>
> Gewinn = (Preis × Menge) − (Fixkosten + variable Kosten × Menge)

Nun steht für Krankenhäuser der Preis pro Leistung, also die Höhe dessen, was für eine bestimmte DRG bezahlt wird, fest. Das Krankenhaus hat keine Möglichkeit, den Preis der DRG zu beeinflussen. Ihm stehen als beeinflussbare Größen die Menge und Art der »produzierten« DRG und die Kosten zur Verfügung.

Wie kann das Krankenhaus den Umsatz bei gegebenen Preisen erhöhen? Die Anzahl der DRG hängt ganz überwiegend von den Einweisungen niedergelassener Ärzte in die jeweilige Klinik ab. Durch geeignete Marketingmaßnahmen (▶ Kap. IX) kann das Krankenhaus versuchen, sich einen guten Ruf bei den Vertragsärzten zu sichern, um deren Patienten zugewiesen zu bekommen. Möglich ist es weiter, den Patienten zu aufwändigeren Behandlungen, z. B. Operationen zu raten, um je DRG einen höheren Erlös zu erzielen. Der Erlös, also das Produkt aus Preis und Menge ist budgetiert. Allerdings ist das Budget flexibel, d. h. das Krankenhaus bekommt bei einer Mengenausweitung einen Mehrerlösausgleich zur Deckung der höheren variablen Kosten (▶ Kap. IV.3.7.3). Eine mögliche Strategie könnte es zudem sein, durch Mengenerhöhungen das Budget zu überschreiten und dies in den kommenden Erlösverhandlungen mit den Kassen als Argument für eine Erhöhung der Budgetsumme zu verwenden.

Eine Größe, die den Gewinn maßgeblich beeinflusst und die das Krankenhaus selbst steuern kann, sind die Kosten. Also wird es versuchen, die Kosten pro DRG möglichst gering zu halten. Der größte Kostenblock sind die fixen Kosten, also jene, die sich mit der Menge der erbrachten DRG zumindest kurzfristig nicht verändern. An den Fixkosten wiederum haben die Personalkosten den größten Anteil. Folglich wird das Krankenhaus in dem Bemühen, Gewinn zu erzielen, bestrebt sein, mit niedrigen Fixkosten eine möglichst große Menge an DRG zu erstellen. Es profitiert damit von der sogenannten Fixkostendegression, d.h. die Fixkosten je zusätzlich produzierter Mengeneinheit (hier eben DRG) sinken.

Welche Strategie bietet sich an? Vorteilhaft für das Krankenhaus ist eine Spezialisierung auf bestimmte Leistungen, z. B. Knie-Operationen. Aufeinander eingespielte, routinierte Teams arbeiten ohne Reibungsverlust zusammen. Dazu bietet es sich an, interdisziplinäre Behandlungspfade (clinical pathways) zu entwickeln (▶ Kap. IV.7.2), mithilfe derer Behandlungen strukturiert und allen Mitarbeitern auf jeder Stufe des Ablaufs Tätigkeiten zugeordnet werden. Durch die Spezialisierung sinken somit sowohl die fixen als auch die variablen Kosten pro DRG.

Die Verweildauer je Patient wird so kurz wie möglich sein, denn die Vergütung für die DRG bleibt die gleiche, egal ob der Patient nun drei oder sieben Tage im Krankenhaus liegt. Bleibt er länger, verursacht er Kosten, die durch eine frühe Entlassung vermieden werden. Zudem macht er ein Bett frei, das wieder belegt werden kann mit einem neuen Patienten, für den das Krankenhaus wiederum einen Erlös erhält.

3.7.4.2 Mögliche Fehlanreize durch die Fallpauschalenvergütung und deren Gegensteuerung

Nun sind einige der oben genannten Konsequenzen gesundheitspolitisch durchaus erwünscht, insbesondere die Senkung der im internationalen Vergleich immer noch hohen Verweildauer in deutschen Kliniken. Selbstverständlich ist auch ein sparsamer Umgang mit knappen Ressourcen, also Kostensenkung, eine anzustrebende Strategie.

Allerdings kann es zu Fehlanreizen kommen, zu Verhaltensweisen also, die **gesundheitspolitisch nicht hinnehmbar** sind und denen folglich gegengesteuert werden muss. Die Fallpauschalen könnten zu einer übermäßigen und damit unerwünschten Senkung der Verweildauer führen. Für Patienten ist das mit Risiken verbunden, für die Krankenkassen mit höheren Ausgaben, sofern sich ein »**Drehtüreffek**t« ergibt. Werden Patienten zu früh entlassen, müssen sie möglicherweise, weil ihre Erkrankung nicht auskuriert ist, erneut eingewiesen werden.

Ebenso ist es denkbar, dass der **Behandlungsaufwand je Fall** zum Nachteil der Patienten **allzu stark minimiert wird**, um den Kostendeckungsgrad je Fallpauschale zu erhöhen. Ferner könnten Krankenhäuser dazu übergehen, schwierige Fälle, bei denen zu erwarten ist, dass die Patienten lange in der Klinik bleiben, möglichst abzuweisen oder aber sie kurz nach der Aufnahme in ein anderes Krankenhaus zu verlegen. Erhält die Klinik für jeden Krankenhausaufenthalt eines Patienten ein Entgelt, so könnte sie zudem dazu verleitet werden, Behandlungsfälle aufzusplitten in mehrere Krankenhausaufenthalte. Für jeden der genannten Fehlanreize sehen das KHEntgG und die Fallpauschalenvereinbarung (FPV) Maßnahmen zur Gegensteuerung vor, die im Folgenden anhand von Beispielen erläutert werden.

Für jede DRG ist eine obere und untere Grenzverweildauer vorgegeben.

Unterschreitet ein Aufenthalt die **untere Grenzverweildauer**, so muss das Krankenhaus einen Abschlag von der Pauschale pro Unterschreitungstag hinnehmen. Dadurch ist es für Krankenhäuser aus ökonomischen Gründen weniger attraktiv, Patienten allzu früh zu entlassen.

Die Zahl der Abschlagstage ist nach § 1 Abs. 3 FPV folgendermaßen zu errechnen:

DRG	Partition	Bezeichnung	Bewertungsrelation Hauptabteilung	Untere Grenzverweildauer		Obere Grenzverweildauer		Bewertungsrelation/Tag	Pflegeerlös Bewertungsrelation/Tag
				1. Tag mit Abschlag	Bewertungsrelation/Tag	1. Tag mit Zuschlag	Bewertungsrelation/Tag		
1	2	3	4	7	8	9	10		14
MDC 02 Krankheiten und Störungen des Auges									
C63Z	O	Andere Erkrankungen des Auges oder Augenerkrankungen bei Diabetes	0,467	1	0,275	9	0,082		0,7531

Quelle: FPV 2025, Anlage 1, S. 11

> Erster Tag mit Abschlag bei unterer Grenzverweildauer + 1
> – Belegungstage insgesamt (tatsächliche Vereildauer nach Abs. 7)
> = Zahl der Abschlagstage

Die Zahl der Abschlagstage wird mit dem Basisfallwert und der Bewertungsrelation je Tag bei unterer Grenzverweildauer (Spalte 8) multipliziert und von der Fallpauschale subtrahiert.

Beispiel:

Frau B. wird am 05.10. mit DRG C63Z ins Krankenhaus (Basisfallwert 4207,14 €) eingeliefert und am 06.10. entlassen.
Anstelle der o. a. Formel kann alternativ eine einfache Überlegung angestellt werden: Wie lange müsste Frau B. im Krankenhaus bleiben, damit kein Abschlag berechnet wird? Antwort: 2 Tage. Davon wird ihre tatsächliche Verweildauer, 1 Tag, abgezogen: 2–1 = 1 Abschlagstag

Entgeltberechnung:

4207,14 €	×	(0,467–0,275)		= 807,77 €
Basisfallwert	×	Bewertungsrelation – Abschlag		= DRG-Erlös
250 €	×	1 × 0,7531		= 188,28 €
Pflegeentgelt	×	Tage × Pflegeentgeltbewertungsrelation		= Pflegeerlös
		DRG-Gesamterlös		= 996,05 €

Überschreitet die Aufenthaltsdauer eines Patienten die **obere Grenzverweildauer**, erhält das Krankenhaus für jeden weiteren Tag einen Zuschlag zur Fallpauschale (§ 1 Abs. 2 FPV). Durch diese Regelung soll der Anreiz, Fälle mit langer Aufenthaltsdauer möglichst nicht aufzunehmen, etwas abgemildert werden.

Die Anzahl der Zuschlagstage berechnet sich nach folgender Formel (§ 1 Abs. 2 FPV)

> Belegungstage insgesamt (tatsächliche Verweildauer nach Abs. 7) + 1
> – erster Tag mit zusätzlichem Entgelt bei oberer Grenzverweildauer
> = zusätzlich abrechenbare Belegungstage

Die Zahl der Zuschlagstage wird mit dem Basisfallwert und der Bewertungsrelation je Tag bei oberer Grenzverweildauer (Spalte 10) multipliziert und zur Fallpauschale addiert.

> **Beispiel:**
>
> Der Patient Herr W. wird am 16.05. mit DRG C63Z ins Krankenhaus (Basisfallwert 4207,14 €) aufgenommen und am 27.05. entlassen.
> **Auch hier bietet sich ein alternatives Vorgehen zur Ermittlung der Zuschlagstage durch einfaches Hinaufzählen an: Herrn Ws Verweildauer beträgt 11 Tage. Der 9. Tag ist der erste Zuschlagstag, der 10. der zweite und der 11. Tag der dritte, folglich resultieren 3 Zuschlagstage.**
>
> Entgeltberechnung:
>
> | 4207,14 € | × | (0,467 + 3 × 0,082) | = 2999,69 € |
> |---|---|---|---|
> | Basisfallwert | × | Bewertungsrelation + Zuschlag | = DRG-Erlös |
> | 250 € | × | 11 × 0,7531 | = 2071,03 € |
> | Pflegeentgelt | × | Tage × Pflegeentgeltbewertungsrelation | = Pflegeerlös |
> | | | DRG-Gesamterlös | = 5070,72 € |

Am Beispiel der Fallpauschale C63Z zeigt sich exemplarisch der betriebswirtschaftliche Anreiz für Krankenhäuser. Die Vergütung bleibt bei einer Verweildauer zwischen zwei und 9 Tagen stets gleich. Folglich wird man bemüht sein, die tatsächliche Verweildauer möglichst nicht zu weit über zwei Tage auszudehnen, zumal dann, wenn das freiwerdende Bett mit einem neuen Patienten belegt werden kann. Herr W. im Beispiel oben lag 11 Tage im Krankenhaus. Wären in dieser Zeit statt einem Patienten vier mit (angenommen) derselben DRG behandelt worden, so betrüge der DRG-Erlös (ohne Pflegeentgelt), statt 2.999,69 € für Herrn W. allein, mit 7858,94 € ungefähr das 2,6-Fache.

Spezielle Regelungen zur Wiederaufnahme von Patienten in **dasselbe Krankenhaus** (§ 2 FPV) sollen dafür sorgen, dass Kliniken einen ökonomischen Nachteil erleiden, wenn sie Patienten zu früh entlassen oder den Behandlungsaufwand je Fall allzu gering halten.

> **1. Abrechnungsregel zur Wiederaufnahme**
>
> Wird ein Patient entlassen und **innerhalb der oberen Grenzverweildauer des ersten Aufenthaltes**, bemessen ab dem ersten Aufnahmedatum in dasselbe Krankenhaus mit **derselben Basis-DRG** wieder aufgenommen, dann darf das Krankenhaus nur eine Pauschale abrechnen.

Fallpauschalen gehören derselben Basis-DRG an, wenn der erste Großbuchstabe und die nachfolgenden Ziffern gleich sind, z.B. **F63**A und **F63**B. Die beiden Fälle werden dann zu einem Fall zusammengeführt und neu eingestuft. Die Verweildauer des zusammengeführten Falles ergibt sich durch Addition der Verweildauern beider Krankenhausaufenthalte. Es gibt Fallpauschalen, die von der Wiederaufnahmeregelung befreit sind; sie sind in Spalte 13 mit einem Kreuz gekennzeichnet.

Es handelt sich dabei um DRG, bei denen Wiederaufnahmen aus medizinischen Gründen oft unvermeidlich sind, z.B. alle DRG zu Krebserkrankungen, HIV/AIDS, weiteren schweren Indikationen wie z.B. Polytrauma sowie alle DRG der MDC »Schwangerschaft, Geburt und Wochenbett« und »Neugeborene«.

> **2. Abrechnungsregel zur Wiederaufnahme**
>
> Erfolgt die Wiederaufnahme **innerhalb der oberen Grenzverweildauer des ersten Aufenthaltes bemessen ab dem ersten Aufnahmedatum** wegen **Komplikationen, die das Krankenhaus zu verantworten** hat, sind die Fälle zusammenzuführen und eine Neueinstufung vorzunehmen. Bei unvermeidbaren Komplikationen von Chemo- oder Strahlentherapien erfolgt keine Zusammenfassung der Fälle.

Am Beispiel der Basis-DRG F63 (Venenthrombose) und DRG I28A (Eingriffe am Bindegewebe des Thorax) werden die Regelungen erläutert.

> **Beispiel zur 1. Wiederaufnahmeregel:**
>
> Herr P. wird am 20.10. in das Krankenhaus (Basisfallwert 4.207,14 €) aufgenommen, in DRG F63B eingestuft und am 24.10. entlassen. Am 28.10. wird er mit erneuten Thrombose-Beschwerden wieder in dieselbe Klinik eingewiesen, in die DRG F63A eingestuft und am 04.11. entlassen.
>
> 1. Prüfschritt: Wiederaufnahme innerhalb der oberen Grenzverweildauer bemessen ab dem ersten Aufnahmedatum? → JA
> 2. Prüfschritt: Gleiche Basis-DRG? → JA
> 3. Prüfschritt: Ausnahme von der Wiederaufnahmeregel in Spalte 13? → NEIN
>
> Folglich müssen die beiden Krankenhausaufenthalte von Herrn P. zu einem Fall zusammengeführt werden. Die Neueinstufung erfolgt in die DRG F63A, da nun schwere Komplikationen aufgetreten sind.
>   Zur Ermittlung der Verweildauer werden die Tage für beide Fälle zusammengezählt. Bei seinem ersten Aufenthalt betrug die Verweildauer von Herrn P. 4 Tage, bei seinem zweiten Aufenthalt 7 Tage, zusammen ergibt sich damit eine Dauer von 11 Tagen. Diese Verweildauer liegt nicht über der oberen Grenzverweildauer der DRG F63A, d.h. das Krankenhaus erhält keinen Zuschlag.
>
> Entgelt für die Behandlung von Herrn P.:
>
> 4207,14 € × 1,424 = 5991,34 €
> Zzgl. Pflegeerlös gem. Bewertungsrelation

| DRG | Partition | Bezeichnung | Bewertungs-relation Hauptabtei-lung | Obere Grenzverweildauer | | | Ausnahme von Wieder-aufnahme | Pflegeerlös Bewer-tungsrelati-on/Tag |
				1. Tag mit Zuschlag	Bewertungs-relation/Tag	...		
1	2	3	4	9	10	...	13	14
MDC 05 Krankheiten und Störungen des Kreislaufsystems								
F 63A	M	Venen-thrombose mit äußerst schweren CC	1,424	29	0,062			0,966,
F 63B	M	Venen-thrombose ohne äu-ßerst schwe-re CC	0,468	10	0,072			0,7430
MDC 08 Krankheiten und Störungen an Muskel-Skelett-System und Bindegewebe								
I 28A	O	Eingriffe am Bindegewe-be des Tho-rax	2,083	16	0,137			1,2496

Quelle: FPV 2025, Anlage 1, S. 22 und 35

> **Beispiel zur 2. Wiederaufnahmeregel:**
>
> Frau C. wird am 07.08. zur Bindegewebsoperation in die Klinik (Basisfallwert 4207,14 €) eingewiesen, am 13.08. entlassen und am 15.08. wegen Komplikationen bei der Wundheilung, die das Krankenhaus zu verantworten hat, erneut eingewiesen und am 28.08. nach Hause entlassen.
>
> 1. Prüfschritt: Wiederaufnahme innerhalb der oberen Grenzverweildauer bemessen ab dem ersten Aufnahmedatum → JA
> 2. Prüfschritt: Wiederaufnahme wegen vom Krankenhaus zu verantwortender Komplikation → JA
> 3. Prüfschritt: Wiederaufnahme nach Chemo- oder Strahlentherapie? → NEIN
>
> Folglich darf das Krankenhaus auch in diesem Fall nur eine Pauschale abrechnen.
>
> Die Addition der beiden Verweildauern ergibt: 1. Aufenthalt 6 Tage, 2. Aufenthalt 13 Tage, insgesamt also 19 Tage. Der zusammengeführte Fall überschreitet die obere Grenzverweildauer. Das Krankenhaus berechnet 4 Zuschlagstage.
>
> Entgelt für die Behandlung von Frau C.:
>
> (4207,14 € × 2,083) + (4 × 4207,14 € × 0,137) = 11.068,98 €
> Zzgl. Pflegeerlös gem. Bewertungsrelation

Eine weitere Regelung zur Wiederaufnahme in dasselbe Krankenhaus unterbindet die Aufsplittung eines Behandlungsfalles in mehrere.

> **3. Abrechnungsregel zur Wiederaufnahme**
>
> Wird ein Patient aufgenommen und in eine DRG der Partition M (medizinisch) oder A (andere) eingruppiert, nach Hause entlassen und innerhalb von 30 Tagen nach seiner ersten Aufnahme wieder in dasselbe Krankenhaus eingeliefert und in derselben Hauptdiagnosegruppe (MDC) in eine operative DRG eingestuft, so darf das Krankenhaus nur eine Fallpauschale abrechnen.

Es ist in diesem Fall davon auszugehen, dass das Krankenhaus die Notwendigkeit einer Operation schon beim ersten Aufenthalt hätte erkennen müssen. Allerdings ist auch hier die Ausnahme von der Regel zu beachten: Ist in Spalte 13 ein Kreuzchen eingetragen, so werden die Fälle nicht zusammengeführt.

An einem Beispiel aus der MDC »21B Verletzungen, Vergiftungen und toxische Wirkungen von Drogen und Medikamenten« sei die Regelung erläutert.

DRG	Partition	Bezeichnung	Bewertungsrelation Hauptabteilung	...	Ausnahme von Wiederaufnahme	Pflegeerlös Bewertungsrelation/Tag
1	2	3	4		13	14
MDC 21B Verletzungen, Vergiftungen und toxische Wirkungen von Drogen und Medikamenten						
X60B	M	Verletzungen und allergische Reaktionen	0,357			1,0804
X04Z	O	Andere Eingriffe bei Verletzungen der unteren Extremität	1,010			0,7432

Quelle: FPV 2025, Anlage 1, S. 59

Beispiel zur 3. Wiederaufnahmeregel:

Herr L. wird am 15.03. mit einer Fußverletzung in die Klinik aufgenommen und in X60B eingestuft. Nach seiner Entlassung am 17.03. stellt sich heraus, dass doch eine Operation am Fuß nötig ist. Am 20.03. kommt er deshalb erneut in dieselbe Klinik, wird gemäß DRG X04Z operiert und am 24.03. entlassen.

1. Prüfschritt: Wiederaufnahme innerhalb von 30 Tagen bemessen ab dem ersten Aufnahmedatum? → JA
2. Prüfschritt:
    a) gleiche MDC? → JA
    b) erste DRG Partition M oder A, zweite DRG Partition O? → JA
3. Prüfschritt: Ausnahme von der Wiederaufnahmeregel in Spalte 13? → NEIN

Die Fallzusammenführung erfolgt nach den gleichen Regeln wie bei Wiederaufnahme in dieselbe Basis-DRG, bzw. bei Wiederaufnahme wegen Komplikationen. Die Neueinstufung wird in DRG X 04 Z vorgenommen. Addiert man die Verweildauern der beiden Aufenthalte des Herrn L., so ergeben sich insgesamt 6 Tage. Die obere Grenzverweildauer der DRG X 04 Z (erster Tag mit Zuschlag: 12) wird nicht erreicht. Das Krankenhaus erhält für Herrn L's Behandlung:

4207,14 € × 1,010 = 4249,21 €
Zzgl. Pflegeerlös gem. Bewertungsrelation

In allen genannten Regelungen zur Wiederaufnahme in dasselbe Krankenhaus müsste die Klinik, wenn sie der Krankenkasse bereits eine DRG in Rechnung gestellt hätte, diese stornieren und den zu **einer** Pauschale zusammengefassten Fall erneut abrechnen. Hätte also das Krankenhaus für Herrn L. die erste DRG X60Z bereits abgerechnet, so wäre diese Rechnung zu stornieren.

Für einige Indikationen gibt es, wie erwähnt, aus medizinischen Gründen Ausnahmen von den Wiederaufnahmeregelungen. So ist es heute z.B. bei Krebsbehandlungen üblich, Patienten immer wieder nach Hause zu entlassen, z.B. nach einer Strahlentherapie, und zum nächsten Therapieschritt wieder einzuweisen. Im Fallpauschalenkatalog werden DRG, für die eine Ausnahme von der Wiederaufnahme gilt, in Spalte 13 mit einem Kreuz (X) gekennzeichnet, wie dies z.B. für DRG R63A der Fall ist.

Die Vergütung bei **Verlegungen** von einem Krankenhaus in ein anderes wird nach § 3 der FPV wie folgt geregelt: Erreicht oder überschreitet die Verweildauer eines Patienten die **kaufmännisch gerundete mittlere Verweildauer (Spalte 6)** und wird dann verlegt, so erhält das verlegende Krankenhaus die volle Pauschale. Völlig analog ist die Abrechnungsvorschrift für das Krankenhaus, das den Patienten danach aufnimmt. Auch diese Klinik erhält die volle Pauschale, wenn der Patient die mittlere Verweildauer erreicht oder überschreitet.

Ein Abschlag von der Fallpauschale ist vom verlegenden und vom aufnehmenden Krankenhaus folglich dann vorzunehmen, wenn die Verweildauer die mittlere

DRG	Partition	Bezeichnung	Bewertungsrelation on Hauptabteilung	...	Ausnahme von Wiederaufnahme	Pflegeerlös Bewertungsrelation/Tag
1	2	3	4		13	14
MDC 17 Hämatologische und solide Neubildungen						
R63A	M	Andere akute Leukämie mit hochkomplexer Chemotherapie Alter > 17 Jahre	8,234		X	0,9438

Quelle: FPV 2025, Anlage 1, S. 55

Verweildauer unterschreitet. Lag der Patient jedoch weniger als 24 Stunden im verlegenden Krankenhaus, so muss das Krankenhaus, das ihn danach aufnimmt, keinen Verlegungsabschlag berechnen. Der Fall ist wie eine Erstaufnahme zu vergüten, d.h. es ist auf untere oder obere Grenzverweildauer zu prüfen. Das Krankenhaus, in dem der Patient zuvor lag, wendet die Verlegungsregelung an.

Die Zahl der Abschlagstage ist wie folgt zu berechnen (§ 3 FPV):

> Mittlere Verweildauer gem. FPK, kaufmännisch auf die nächste ganze Zahl gerundet
>
> – Belegungstage insgesamt (tatsächliche Verweildauer nach § 1 Abs. 7)
>
> = Zahl der Abschlagstage

Die Fallpauschale ist um die Zahl der Abschlagstage, multipliziert mit dem Basisfallwert und der Bewertungsrelation bei externer Verlegung (Spalte 11) zu vermindern.

Berechnungsbeispiel anhand der DRG K64A:

> **Beispiel:**
>
> Frau N. wird am 02.12. in das Kreiskrankenhaus Neustadt eingewiesen und in DRG K64A eingestuft. Am 03.12. wird sie in die Hochschulklinik verlegt, ebenfalls in K64A eingestuft und von dort am 14.12. nach Hause entlassen. Der Basisfallwert der Hochschulklinik beträgt 4207,14 €.
>
> Anzahl der Abschlagstage im Kreiskrankenhaus:
>
> | | |
> |---|---:|
> | Mittlere Verweildauer kfm. gerundet | 15 Tage |
> | – tatsächliche Verweildauer | 1 Tag |
> | = Zahl der Abschlagstage | 14 Tage |
>
> Entgeltberechnung für das Kreiskrankenhaus (KKH):
>
> | | | |
> |---|---|---:|
> | 4207,14 € | × (2,436 – 14 × 0,148) | = 1531,40 € |
> | Basisfallwert | × (Bewertungsrelation – Verlegungsabschlag) | = DRG-Erlös |
> | 250 € | × 1 × 1,4914 | = 372,85 € |
> | Pflegeentgelt | × Tage × Pflegeentgeltbewertungsrelation | = Pflegeerlös |
> | | DRG-Gesamterlös KKH für Patientin N. | = 1904,25 € |
>
> Anzahl der Abschlagstage in der Hochschulklinik:
>
> | | |
> |---|---:|
> | Mittlere Verweildauer kfm. gerundet | 15 Tage |
> | – tatsächliche Verweildauer | 11 Tage |
> | = Zahl der Abschlagstage | 4 Tage |

DRG	Partition	Bezeichnung	Bewertungs-relation Haupt-abtei-lung	Mittlere Ver-weildauer	...	Externe Ver-legung Ab-schlag/Tag	Verlegungs-fallpauscha-le	Pflegeerlös Bewer-tungsrelati-on/Tag
1	2	3	4	6	...	11	12	14
MDC 10 Endokrine, Ernährungs- und Stoffwechselkrankheiten								
K64A	M	Endokrino-pathien, mit komplexer Diagnose und äußerst schweren CC	2,436	14,8		0,148		1,4914

Quelle: FPV 2025, Anlage 1, S. 51

Entgeltberechnung für die Hochschulklinik:

4207,14 €	× (2,436 − 4 × 0,148)	= 7757,97 €
Basisfallwert	× (Bewertungsrelation − Verlegungsabschlag)	= DRG-Erlös
250 €	× 11 × 1,4914	= 4101,35 €
Pflegeentgelt	× Tage × Pflegeentgeltbewertungsrelation	= Pflegeerlös
	DRG-Gesamterlös HSK für Patientin N.	= 11.859,32 €

Der Fallpauschalenkatalog enthält auch DRG, die in Spalte 12 mit einem Kreuzchen als **Verlegungsfallpauschale** gekennzeichnet sind. Für diese DRG gilt die beschriebene Regelung nicht. Zu prüfen wäre hier, ob die untere Grenzverweildauer erreicht wurde und deshalb ein Abschlag vorzunehmen ist.

Bei Verlegungen von zuzahlungspflichtigen Patienten ist zu beachten, dass die **10 € für den Verlegungstag vom aufnehmenden Krankenhaus** eingezogen werden.

3.7.5 Abrechnung von Geburten

Geburten sind bei Frauen der dritthäufigste Einweisungsgrund in ein Krankenhaus. Mutter und Kind werden **grundsätzlich eigene DRG** zugeordnet. Die Mutter erhält eine DRG aus der Hauptdiagnosegruppe **MDC 14 Schwangerschaft, Geburt und Wochenbett**, das Kind aus der **MDC 15 Neugeborene**. Gesunde, also nicht behandlungsbedürftige Neugeborene werden in die DRG P67D (gesundes Neugeborenes oder Mehrling) oder P67E (gesunder Einling) eingestuft und **mit dem Kostenträger** der Mutter, also ihrer gesetzlichen Krankenkasse oder privaten Krankenversicherung, abgerechnet. Mit Ausnahme der beiden DRG P67D und P67E ist das Kind außerhalb des Kreißsaales behandlungsbedürftig, z.B., weil das Geburtsgewicht unter 2000 Gramm liegt. In all diesen Fällen ist zu ermitteln, wer Kostenträger für die Fallpauschale des Neugeborenen ist. Angenommen, die Mutter sei gesetzlich versichert, der Vater als Beamter in einer PKV, so ist das Kind dann bei ihm versichert, wenn sein Einkommen jenes seiner Frau übersteigt (▶ Kap. II.2.2). Das Krankenhaus rechnet in diesem Fall die DRG zzgl. Pflegeerlös der Mutter mit deren Kasse und diejenige des Neugeborenen über die Privatversicherung des Vaters ab.

3.7.6 Weitere Vergütungen nach dem Krankenhausentgeltgesetz

Im KHEntgG (§ 7) werden weitere Entgelte genannt, die neben den Fallpauschalen der Vergütung der allgemeinen Krankenhausleistungen dienen.

Die FPV enthält eine Liste von **Zusatzentgelten**, die zusätzlich zu einer Fallpauschale abgerechnet werden können. Mit Zusatzentgelten werden Leistungen vergütet, die nicht in einer DRG abgebildet werden können, weil sie für diese DRG eine nicht-typische Leistung darstellen oder weil sie als zusätzliche Leistungen in verschiedenen DRG infrage kommen. Als Beispiel sei ein dialysepflichtiger Patient angeführt, der sich einer Knieoperation unterzieht und während des Klinikaufenthaltes eine Dialyse benötigt. In die operative DRG I30C »komplexe Eingriffe am Kniegelenk« sind Dialyseleistungen nicht einkalkuliert. Die Klinik rechnet dafür ein Zusatzentgelt ab. Wäre derselbe Patient wegen seines Nierenleidens im Krankenhaus, könnte das Zusatzentgelt nicht abgerechnet werden, da die Dialyseleistung bereits in die dafür vorgesehene DRG einberechnet ist.

Zusatzentgelte können für bestimmte meist sehr teure Medikamente, ebenso für den Einsatz von Medikamentenpumpen etc. berechnet werden. Die Höhe der Zusatzentgelte ist **bundesweit gleich**; für die im Beispiel genannte Dialyse beträgt das Zusatzentgelt ZE01.01 für Patienten über 14 Jahren im Jahr 2025 168,80 €. Ebenso wie der Fallpauschalenkatalog wird das Verzeichnis der Zusatzentgelte jährlich überarbeitet.

Ebenfalls bundeseinheitlich ist die Vergütung des Krankenhauses für die aus medizinischen Gründen notwendige **Aufnahme einer Begleitperson** geregelt. Das Krankenhaus erhält für die Begleitperson 45 € je Tag.

> **Beispiel:**
>
> Ein kleines Kind wird mit DRG G22A »Appendektomie oder laparoskopische Adhäsiolyse bei Peritonitis oder mit äußerst schweren oder schweren CC, Alter < 6 Jahre« (Operation, Bewertungsrelation 1,495) in ein Krankenhaus eingeliefert. Der Krankenhausarzt bestätigt, dass die Mitaufnahme der Mutter medizinisch notwendig ist. Die Verweildauer beträgt 6 Tage, der Basisfallwert liegt bei 4207,14 €.
>
> Entgelt des Krankenhauses für die Behandlung des Kindes:
>
> 4207,14 € × 1,459 = 6289,67 €
> Zzgl. Pflegeerlös gem. Bewertungsrelation
>
> Entgelt des Krankenhauses für die Mutter als Begleitperson:
>
> 45 € × 6 = 270 €

Als Anlage ist der FPV ferner eine Liste von Leistungen beigefügt, die **nicht mit dem Fallpauschalenkatalog** vergütet werden. Es handelt sich um seltene Behandlungen, für die es noch nicht möglich war, eine ausreichend große Stichprobe zur Kalkulation von Fallpauschalen zu bilden bzw. um Therapien, die von Fall zu Fall zu stark variieren, um mit einer Pauschale vergütet zu werden. Als Beispiele seien genannt: »Epilepsiechirurgie mit invasivem präoperativem Video-EEG« B13Z oder »Frührehabilitation bei Wachkoma und Locked-in-Syndrom« A43Z. Erbringt ein Krankenhaus solche Leistungen, so werden dafür krankenhausindividuelle Entgelte als Tagessätze zwischen den Krankenkassen und dem Krankenhaus vereinbart und zusätzlich der Pflegeerlös berechnet. Dasselbe Verfahren – krankenhausindividuelles Entgelt nach Vereinbarung zwischen den Vertragsparteien – wird für neue Untersuchungs- und Behandlungsmethoden angewandt, die noch nicht im Fallpauschalenkatalog stehen.

Das KHEntgG sieht eine Reihe von Zuschlägen vor, die Kliniken zusätzlich zur Vergütung der allgemeinen Krankenhausleistungen von der gesetzlichen bzw. privaten Krankenversicherung oder von den Patienten selbst erheben.

Der **DRG-Systemzuschlag** wird zu jedem Krankenhausfall erhoben (im Jahr 2024 beträgt er 1,43 € je Fall). Der Zuschlag dient der Finanzierung des InEK sowie derjenigen Krankenhäuser, die in Zusammenarbeit mit dem InEK bei der Kalkulation von Fallpauschalen mitwirken. Das Krankenhaus führt den Zuschlag an das InEK ab.

Ein **Qualitätssicherungszuschlag** wird je Fallpauschale den Kostenträgern in Rechnung gestellt (2024: 0,93 €). Hält das Krankenhaus seine Verpflichtungen zur Qualitätssicherung nicht ein, sind Abschläge von den Fallpauschalen vorzunehmen (▶ Kap. VII).

Je voll- und teilstationärem Krankenhausaufenthalt wird ein G-BA-**Systemzuschlag** in Rechnung gestellt, der der Finanzierung des Gemeinsamen Bundesausschusses und des Instituts für Qualität und Wirtschaftlichkeit dient. Im Jahr 2024 beträgt er 2,94 € je Krankenhausfall.

Unterhalten Krankenhäuser Ausbildungsstätten, bekommen sie zu deren Finanzierung einen **Ausbildungszuschlag.** Die Höhe dieser Zuschläge wird jeweils auf Ebene des Bundeslandes vereinbart.

3.7.7 Abrechnung von teilstationären und vor- und nachstationären Leistungen

Teilstationäre Leistungen werden mit **krankenhausindividuellen** tagesbezogenen Entgelten vergütet (§ 6 FPV). Verhandlungs- und Vertragspartner sind, ebenso wie für Budgetverhandlungen und alle krankenhausindividuellen Vergütungssätze, die Krankenkassen und das Krankenhaus bzw. der Krankenhausträger.

Vorstationäre Leistungen nach § 115a SGB V können nicht zusätzlich zu einer DRG-Pauschale abgerechnet werden. Das Krankenhaus erhält dafür nur dann eine Vergütung, wenn es nach der vorstationären Behandlung **nicht** zu einer stationären Aufnahme des Patienten kommt. Nachstationäre Behandlung wird nur dann gesondert vergütet, wenn die Summe aus stationären, vor- und nachstationären Behandlungstagen die obere Grenzverweildauer übersteigt (§ 8 Abs. 2 KHEntgG).

Beispiele:

Frau M. kommt am 05.08. zur vorstationären Behandlung in ein Krankenhaus. Der Arzt stellt die Notwendigkeit einer stationären Aufnahme zur Operation fest. Zudem führt er operationsvorbereitende Voruntersuchungen, z.B. ein EKG etc. durch. Am 07.08. wird Frau M. stationär aufgenommen. Da in die DRG die vorbereitende Diagnostik bereits einkalkuliert ist und mit ihr vergütet wird, darf das Krankenhaus die vorstationäre Behandlung nicht zusätzlich abrechnen.

> Herr S. wird am 03.02. zur vorstationären Behandlung einbestellt, wird vom 05.02. bis 09.02. stationär aufgenommen und am 10.02., 11.02. sowie am 15.02. nachstationär behandelt. Er wurde in DRG D 38 Z »Mäßig komplexe Eingriffe an der Nase oder an den Nasennebenhöhlen« eingestuft, deren obere Grenzverweildauer bei 7 Tagen liegt. Seine Gesamtzahl an Behandlungstagen – vorstationär, stationär und nachstationär – beträgt 8 Tage und übersteigt die obere Grenzverweildauer um einen Tag. Diesen nachstationären Tag rechnet das Krankenhaus zusätzlich zur Fallpauschale ab.

3.8 Belegärztliche Leistungen

Belegärzte sind niedergelassene Ärzte (Vertragsärzte), die ihre Patienten in einem Krankenhaus stationär oder teilstationär behandeln (§ 18 KHEntgG, § 121 SGB V). Das Krankenhaus stellt dem Vertragsarzt für dessen Patienten sogenannte Belegbetten zur Verfügung. Die Vertragsärzte sind also nicht am Krankenhaus angestellt und erhalten von ihm keine Vergütung. Um Belegarzt werden zu können, muss der Vertragsarzt bei seiner KV einen Antrag stellen. Im Einvernehmen der KV mit den Landesverbänden der Krankenkassen und den Ersatzkassen erteilt die KV ihr Einverständnis.

Nach § 18 KHEntgG sind Leistungen des Belegarztes

1. seine persönlichen Leistungen
2. der ärztliche Bereitschaftsdienst
3. die von ihm veranlassten Leistungen nachgeordneter Ärzte des Krankenhauses
4. die von ihm veranlassten Leistungen von Ärzten außerhalb des Krankenhauses.

Alle genannten Leistungen werden vom Belegarzt für **Patienten der GKV** mit der KV **nach dem EBM** abgerechnet. **Für Privatpatienten** rechnet der Belegarzt mit dem Patienten selbst nach der **GOÄ** ab. Dabei muss er einen **Abschlag von 15 %** von den Gebühren der GOÄ vornehmen. Nach ihrer Entlassung aus dem Krankenhaus erhalten Privatpatienten eine Rechnung des Belegarztes. Werden sie operiert, sind es in der Regel zwei Rechnungen, eine vom Belegoperateur eine zweite vom Beleganästhesisten (▶ Tab. 22).

> **Beispiel:**
>
> Der Privatpatient Herr M. unterzog sich einer Bruchoperation und erhält nach seiner Entlassung aus dem Krankenhaus von seinem Operateur, einem Belegarzt, folgende Rechnung.
>
> Diagnose: Leistenhernie rechts

Tab. 22: Beispielrechnung eines Belegarztes

Datum	GOÄ-Ziffer	Leistung	Gebühr	Faktor	Betrag
12.10.	3	Eingehende Beratung	8,74 €	2,3	20,10 €
12.10.	8	Ganzkörperstatus	15,15 €	2,3	34,85 €
12.10.	45	Visite im Krankenhaus	4,08 €	2,3	9,38 €
13.10.	3285	Operation, Leisten-/ Schenkelbruch	75,19 €	3,5	263,17 €
13.10.	272	Infusion	10,49 €	2,3	24,13 €
...					...,.. €
Summe					1413,86 €
Minus Honorarminderung nach GOÄ § 6a Abs. 1 (15 %)					212,08 €
Rechnungsbetrag					**1201,78 €**

GOÄ-Ziffer 3285 – Begründung gemäß § 5 Abs. 2GOÄ: hoher Zeitaufwand wegen chronischer Vernarbungen.

Das Krankenhaus stellt für seine Leistungen der Krankenkasse oder der Privatversicherung eine belegärztliche DRG in Rechnung. Dazu ist dem Fallpauschalenkatalog der FPV ein zusätzlicher **Teil b)** »Bewertungsrelationen bei belegärztlicher Versorgung« angefügt.

DRG	Partition	Bezeichnung	Bewertungsrelation bei Belegoperateuren	Bewertungsrelation bei Belegoperateuren und Beleganästhesisten	Pflegeerlös Bewertungsrelation/Tag
1	2	3	4	5	14
MDC 06 Krankheiten und Störungen der Verdauungsorgane					
G09Z	O	Beidseitige Eingriffe bei Leisten- und Schenkelhernien, Alter >55 Jahre oder komplexe Herniotomien	0,712	0,629	0,9083

Quelle: FPV 2025, Anlage 1, S. 74

Die dort ausgewiesenen Bewertungsrelationen wurden ohne ärztliche Leistungen kalkuliert, da diese vom Belegarzt (vom Belegoperateur allein, Spalte 4 oder von Belegoperateur und Beleganästhesist, Spalte 5) erbracht werden und nicht von Krankenhausärzten.

3.9 Wahlleistungen und ihre Abrechnung

Wahlleistungen (§ 17 KHEntgG) dürfen von einem Krankenhaus dann gesondert erbracht und berechnet werden, wenn dadurch die allgemeinen Krankenhausleistungen nicht beeinträchtigt werden. Allgemeine Krankenhausleistungen genießen also Priorität vor medizinisch nicht erforderlichen Luxusleistungen einer Klinik. Erbringt eine Klinik Wahlleistungen, so hat sie dies der zuständigen Landesbehörde mitzuteilen.

Es gibt zwei Arten von Wahlleistungen für Patienten: **wahlärztliche Leistungen** (sog. Chefarztbehandlung) und **Komfortleistungen bei Unterbringung und Verpflegung.** Privatversicherte Patienten im Normaltarif haben in aller Regel Policen, die Wahlleistungen einschließen. Zudem werden Wahlleistungen durch private Zusatzversicherungen, die Mitglieder der GKV bei privaten Versicherungsanbietern abschließen, finanziert. Ebenso ist es möglich, diese Leistungen aus eigener Tasche zu bezahlen.

Wahlleistungen müssen schriftlich mit dem Patienten vereinbart werden. Vor Vereinbarung ist der Patient über die Inhalte und die Entgelthöhe der Leistungen zu unterrichten. Die Kliniken verwenden zu diesem Zweck Vordrucke, die Patienten über Art und Entgelt der Wahlleistungen sowie deren rechtliche Grundlagen informieren. Diesen kann der Patient die Wahlärzte bzw. Chefärzte je Abteilung sowie deren ständige Vertreter entnehmen.

Beispiel:

Abteilung Chirurgie	Wahlarzt/Chefarzt	Ständiger ärztlicher Vertreter
	Prof. Dr. A.	Dr. B.
		Dr. C.
		Dr. D.

Bekommt ein Patient wahlärztliche Leistungen, so leitet sich daraus **nicht** der Anspruch ab, immer vom Chefarzt selbst, im Beispiel von Prof. Dr. A., behandelt zu werden. Ebenso berechtigt zur Behandlung sind die ärztlichen Vertreter des Chefarztes.

Chefärzte erhalten in aller Regel in ihrem Dienstvertrag mit dem Krankenhaus bzw. dem Krankenhausträger das Recht, privat mit den Patienten abrechnen zu dürfen, das sogenannte Liquidationsrecht.

Wahlärztliche Leistungen werden zusätzlich zur DRG, die das Krankenhaus abrechnet, erbracht. Sie beinhalten z.B. gesonderte Visiten durch den Chefarzt bzw. dessen Vertreter und zusätzliche Untersuchungen, die in der Fallpauschale nicht vorgesehen sind.

Grundsätzlich werden wahlärztliche Leistungen **nach GOÄ abgerechnet.** Der Patient erhält nach seiner Entlassung aus dem Krankenhaus eine Rechnung über wahlärztliche Leistungen, die er begleicht und an seine Versicherung zur Erstattung der Kosten weiterleitet. Die Entgelte für wahlärztliche Leistungen müssen um **25% gemindert** werden (▶ Tab. 23).

Wahlärzte nutzen für ihre Leistungserbringung, die sie nach GOÄ liquidieren, Personal und Sachausstattung der Klinik. Dafür sind sie gegenüber dem Krankenhaus zu einer Erstattung der Kosten verpflichtet. BPflV und KHEntgG geben die Erstattungssätze vor. Ist ein Arzt zur Abrechnung wahlärztlicher Leistungen berechtigt, so muss er dem Krankenhaus **40 % der Gebühren** für die Abschnitte A, E, M und O der GOÄ **erstatten.**

Tab. 23: Auszug aus einer Rechnung für wahlärztliche Leistungen

Datum	GOÄ-Ziffer	Leistung	Gebühr	Faktor	Betrag
06.03.	45	Visite	4,08 €	2,3	9,83 €
06.03.	45	Visite	4,08 €	2,3	9,83 €
06.03.	5372	CT Abdomen	151,55 €	2,3	348,57 €
...					...,.. €
				Summe	1712,55 €
Minus Honorarminderung nach GOÄ § 6a Abs. 1 (25 %)					428,14 €
Rechnungsbetrag					**1248,41 €**

Abschnitt A: Gebühren in besonderen Fällen, die nur bis zum 2,5-fachen gesteigert werden dürfen, z. B. EKG
Abschnitt E: physikalisch-medizinische Leistungen, z. B. Krankengymnastik, Massagen
Abschnitt M: Laboruntersuchungen
Abschnitt O: Strahlendiagnostik, -therapie, Nuklearmedizin.

Für alle übrigen Gebühren beträgt der **Erstattungssatz 20 %**. Maßgeblich für die Kostenerstattung sind jeweils die Gebühren **vor Abzug der 25 %igen Minderung.** Der höhere Abtretungssatz für Leistungspositionen der GOÄ aus den Abschnitten A, E, M und O resultiert daraus, dass Wahlärzte, z. B., wenn sie Laboruntersuchungen vornehmen lassen, ein EKG schreiben lassen etc., die Ausstattung des Krankenhauses in besonderem Maß nutzen.

Die Abrechnung seiner Leistungen kann der Wahlarzt selbst vornehmen, eine Abrechnungsstelle beauftragen oder die Abrechnung vom Krankenhaus vornehmen lassen. Wahlärzte bzw. beauftragte Abrechnungsstellen sind verpflichtet, dem Krankenhaus umgehend die zur Ermittlung der Kostenerstattung nötigen Unterlagen und eine Liste aller erbrachten Leistungen zukommen zu lassen (§ 17 Abs. 3 KHEntgG). Der Arzt muss dem Krankenhaus die Möglichkeit geben, die Rechnungslegung zu prüfen. Rechnet das Krankenhaus für den Wahlarzt ab, behält es Verwaltungsgebühren für die Abrechnung und die Kostenerstattung ein und leitet dann die Vergütung an den Wahlarzt weiter.

Während die Liquidation des Wahlarztes dem Krankenhaus teilweise zufließt, sind die **nicht-ärztlichen Wahlleistungen** in voller Höhe Einnahmen der Klinik.
Möchte ein Patient **gesondert berechenbare Unterbringungsleistungen**, z. B. ein Ein-Bett-Zimmer, darf das Krankenhaus dies nicht davon abhängig ma-

chen, ob zusätzlich auch wahlärztliche Leistungen vereinbart wurden. Die Unterrichtung des Patienten informiert über Komfortleistungen bei Unterbringung und Verpflegung und deren Preise.

> **Beispiel:**
>
> Ein-Bett-Zimmer mit separatem WC und Dusche, Farbfernseher, Besucherecke, persönlichem Service
> → Preis pro Berechnungstag 85,- €
>
> Zwei-Bett-Zimmer mit separatem WC und Dusche, Farbfernseher, persönlichem Service
> → Preis pro Berechnungstag 45,- €

Wie oben erwähnt besteht jedoch kein Rechtsanspruch auf Wahlleistungen, sofern notwendige allgemeine Krankenhausleistungen deren Inanspruchnahme entgegenstehen.

> **Beispiel:**
>
> In einem Krankenhaus ist nur noch ein Ein-Bett-Zimmer frei. Aufgrund einer ärztlichen Anweisung muss dieses Zimmer einer schwerkranken Patientin zur Verfügung gestellt werden. Eine neu aufgenommene Privatpatientin mit Zusatzversicherung für Ein-Bett-Zimmer kann deshalb keinen Anspruch auf diese Komfortleistung erheben. Gleiches gilt für wahlärztliche Leistungen. Werden Chefärzte und deren ständige Vertreter für allgemeine Krankenhausleistungen benötigt, so müssen Patienten mit Wahlarztvereinbarung zurückstehen.

3.10 Mitteilungspflichten des Krankenhauses

Krankenhäuser müssen alle **Patienten**, also nicht nur jene, die Wahlleistungen erhalten, über die voraussichtlichen Entgelte und die abzurechnende Fallpauschale unterrichten, sofern diese darüber Auskunft erhalten möchten (§ 8 Abs. 8 KH-EntgG). Die im **Kapitel IV.3.9** besprochene Unterrichtung der Patienten informiert auch über die Vergütung mit Fallpauschalen sowie über weitere Entgelte, z. B. Zusatzentgelte, Tagessätze von vor- und nachstationärer Behandlung (▶ Kap. IV.3.9).

Gegenüber den **Krankenkassen** sind die nach § 108 SGB V zur Behandlung von GKV-Patienten zugelassenen Kliniken zu zahlreichen Auskünften verpflichtet. Folgende Angaben sind nach § 301 SGB V den Kassen vom Krankenhaus »*im Wege elektronischer Datenübertragung oder maschinell verwertbar auf Datenträgern zu übermitteln:*

Die nach § 108 zugelassenen Krankenhäuser sind verpflichtet, den Krankenkassen bei Krankenhausbehandlung folgende Angaben im Wege elektronischer Datenübertragung oder maschinell verwertbar auf Datenträgern zu übermitteln:

1. *die Angaben nach § 291 Abs. 2 Nr. 1 bis 10 sowie das krankenhausinterne Kennzeichen des Versicherten,*
2. *das Institutionskennzeichen des Krankenhauses und der Krankenkasse,*
3. *den Tag, die Uhrzeit und den Grund der Aufnahme sowie die Einweisungsdiagnose, die Aufnahmediagnose, bei einer Änderung der Aufnahmediagnose die nachfolgenden Diagnosen, die voraussichtliche Dauer der Krankenhausbehandlung sowie, falls diese überschritten wird, auf Verlangen der Krankenkasse die medizinische Begründung, bei Kleinkindern bis zu einem Jahr das Aufnahmegewicht,*
4. *bei ärztlicher Verordnung von Krankenhausbehandlung die Arztnummer des einweisenden Arztes, bei Verlegung das Institutionskennzeichen des veranlassenden Krankenhauses, bei Notfallaufnahme die die Aufnahme veranlassende Stelle,*
5. *die Bezeichnung der aufnehmenden Fachabteilung, bei Verlegung die der weiterbehandelnden Fachabteilungen,*
6. *Datum und Art der im jeweiligen Krankenhaus durchgeführten Operationen und sonstigen Prozeduren,*
7. *den Tag, die Uhrzeit und den Grund der Entlassung oder der Verlegung, bei externer Verlegung das Institutionskennzeichen der aufnehmenden Institution, bei Entlassung oder Verlegung die für die Krankenhausbehandlung maßgebliche Hauptdiagnose und die Nebendiagnosen,*
8. *Angaben über die im jeweiligen Krankenhaus durchgeführten Leistungen zur medizinischen Rehabilitation und ergänzende Leistungen sowie Aussagen zur Arbeitsfähigkeit und Vorschläge für die Art der weiteren Behandlung mit Angabe geeigneter Einrichtungen,*
9. *die nach den §§ 115a und 115b sowie nach dem Krankenhausentgeltgesetz und der Bundespflegesatzverordnung berechneten Entgelte« (§ 301 Abs. 1 SGB V).*

Bei den unter 1. genannten Angaben nach § 291 SGB V handelt es sich um die über die elektronischen Gesundheitskarte des Patienten enthaltenen Daten. Die Angaben der Nummern 1 bis 4 des § 301 Abs. 1 bilden den Aufnahmedatensatz; das Krankenhaus übermittelt ihn spätestens drei Tage nach Aufnahme des Versicherten an dessen Krankenkasse. Von der Kasse werden die Krankenhausangaben daraufhin überprüft, ob und inwieweit eine Zahlungspflicht seitens der Kasse besteht. Das Ergebnis dieser Überprüfung, im Fall eines positiven Bescheides ist dies die Kostenübernahmeerklärung, wird drei Tage nach Eingang des Aufnahmedatensatzes an die Klinik übermittelt. Die Klinik ihrerseits gibt spätestens drei Tage nach Entlassung des Patienten die Angaben der Nummern 5 bis 9 des § 301 Abs. 1 an die Krankenkasse weiter.

Sämtliche unter Punkt 3. und 7. des § 301 Abs.1 erwähnten Diagnosen sind mit dem ICD-10-GM zu verschlüsseln, Operationen unter Punkt 6. werden mit dem OPS verschlüsselt (▶ Kap. VI.1.4).

Weitere Mitteilungspflichten bestehen gegenüber dem InEK. Zum jeweils 31.03. jeden Jahres übermittelt das Krankenhaus auf maschinenlesbaren Datenträgern die in § 21 Abs. 2 KHEntgG genannten Angaben an die DRG-Datenstelle, das InEK. Es handelt sich dabei um Angaben zu Alter und Geschlecht der Patienten, deren Haupt- und Nebendiagnosen, die jeweilige Verweildauer, die Entgelthöhe.

Die Informationspflichten nach § 21 KHEntgG an das InEK dienen der Pflege und Weiterentwicklung der DRG, die Informationen nach § 301 SGB V vor allem der Abrechnung und deren Überprüfung durch die Kassen.

3.11 Zuzahlung, Abrechnungsmodalitäten, Rechte des MD

Gesetzlich krankenversicherte volljährige Patienten zahlen am Ende ihres stationären Aufenthaltes pro Krankenhaustag 10 € aus eigener Tasche an das Krankenhaus bis zur kalenderjährlichen Obergrenze von 280 €. Diese **Zuzahlung** ist **auch für den Entlassungstag** zu leisten. Die Zuzahlungstage übersteigen die Verweildauer also um einen Tag. Das Krankenhaus kann die Zuzahlung mit der Rechnung an die Krankenkasse des Patienten verrechnen.

> **Beispiel:**
>
> Frau V. lag vom 15.05. bis 20.05., also fünf Tage, im Krankenhaus. Sie zahlt inklusive Entlassungstag 60 € Selbstbeteiligung im Krankenhaus ein. Das Krankenhaus behält die 60 € ein und kürzt seine Rechnung an die Krankenkasse der Frau V. um diesen Betrag.

Wird ein GKV-Patient von einem in ein anderes Krankenhaus verlegt, sind die 10 € für den Verlegungstag vom **aufnehmenden Krankenhaus zu kassieren.** Falls ein Patient während eines Krankenhausaufenthaltes zuzahlungspflichtig wird, also seinen 18. Geburtstag begeht, so fällt für diesen stationären Aufenthalt keine Zuzahlung an.

Die Abrechnung zwischen Kassen und Krankenhäusern wird in **Verträgen auf Landesebene** nach § 112 SGB V geregelt. So kann z.B. der Landesvertrag nach § 112 eine Zahlungsfrist von 30 Tagen vorsehen. Überschreitet die Krankenkasse die Zahlungsfrist, kann das Krankenhaus Verzugszinsen fordern. Häufig kommt es aber zu einer Überschreitung der Frist. Ein Grund dafür kann sein, dass die Kassen vom Krankenhaus die Daten nach § 301 SGB V verzögert erhalten und somit die Kostenübernahme nicht zustande kommt.

Krankenkassen als Kostenträger »*sind in den gesetzlich bestimmten Fällen oder wenn es nach Art und Schwere, Dauer oder Häufigkeit der Erkrankung oder nach dem Krankheitsverlauf erforderlich ist, verpflichtet … eine gutachterliche Stellungnahme des MD einzuholen*« (§ 275 Abs. 1 SGB V). Ein häufiger Grund für die Beauftragung des MD durch die Kassen sind Zweifel daran, ob eine stationäre Behandlung überhaupt notwendig war, weil eine ambulante Behandlung (z.B. eine ambulante Operation) für ausreichend erachtet wird. Im Auftrag der Kasse kann die Zuordnung zu einer DRG überprüft werden, z.B. dann, wenn Unklarheit über Haupt- oder Nebendiagnose oder über die Schweregradeinordnung besteht. Ebenso kann die Notwendigkeit einer Überschreitung der oberen Grenzverweildauer bzw. bei Verlegungen der Überschreitung der mittleren Verweildauer bezweifelt werden. In allen solchen Fällen kann der MD den Sachverhalt nach § 275 SGB V überprüfen. Allerdings sind der Kasse Fristen gesetzt: Die Prüfung durch den MD ist spätestens sechs Wochen nach Rechnungseingang bei der Krankenkasse einzuleiten.

Die Mitarbeiter des MD sind berechtigt, für eine gutachterliche Stellungnahme über Dauer und Notwendigkeit der stationären Behandlung, die Räume des Krankenhauses zwischen 8.00 und 18.00 Uhr zu betreten (§ 276 SGB V), um die

Krankenunterlagen (Dokumentation) einzusehen und, falls nötig, den Versicherten zu untersuchen. Die Krankenkasse selbst hat kein Recht, Behandlungsunterlagen des Versicherten einzusehen, dies steht nur den Prüfärzten des MD zu. Kassen haben nur das Recht, Informationen nach § 301 zu erhalten. Ergibt sich nach der Prüfung durch den MD, dass Leistungen ungerechtfertigt abgerechnet wurden, kann die Krankenkasse eine Rückerstattung bereits bezahlter Beträge vom Krankenhaus fordern. Das Krankenhaus seinerseits erhält vom MD eine Aufwandspauschale von 300 €, wenn sich herausstellt, dass die Prüfung keine Minderung des Abrechnungsbetrags ergibt.

Privat Krankenversicherte können in der Regel gemäß den allgemeinen Vertragsbedingungen der Krankenhäuser von der Möglichkeit einer direkten Abrechnung der Privatversicherung mit dem Krankenhaus Gebrauch machen. Die allgemeinen Vertragsbedingungen verpflichten in diesen Fällen den Privatversicherten, schriftlich seine Einwilligung dafür zu erteilen, dass seine Daten im Datenaustauschverfahren nach § 301 SGB V an seine Versicherung weitergeleitet werden. Die Bezahlung von wahlärztlichen Leistungen ist in dieses Verfahren nicht einbezogen. Der Wahlarzt liquidiert direkt mit dem Patienten, wie im **Kapitel IV.3.9** beschrieben (▶ Kap. IV.3.9).

3.12 Krankenhausbuchführung – Sonderposten

Krankenhäuser unterliegen der Pflicht zur kaufmännischen Buchführung. Im Folgenden wird auf eine Besonderheit der Buchführung im Krankenhaus (KHBV) eingegangen, die daraus resultiert, dass Krankenhäuser, die dual finanziert werden, Steuermittel für Investitionen erhalten. Aus den Büchern muss klar ersichtlich sein, wie viele Steuergelder in der Klinik stecken und wofür sie verwendet werden. In der KHBV sind die einschlägigen Buchungsvorgänge des Krankenhauses vorgeschrieben. Die Buchungssätze entsprechen jenen der Pflegebuchführungsverordnung, da auch Pflegeheime öffentliche Mittel für Investitionen bekommen können.

Anhand eines Beispiels werden Buchungen, die mit der Zuweisung und Verwendung von Steuermitteln einhergehen, durchgeführt.

> **Beispiel:**
>
> Das Kreiskrankenhaus Neustadt hat beim Bundesland Fördermittel für einen Anbau beantragt und bekommt dafür eine Bewilligung. Mit der Zusage ist dem Krankenhaus eine Forderung gegen das Bundesland entstanden.
> Buchung bei Bewilligung (Angaben in Klammern: Konto bzw. Kontengruppe der KHBV)
>
> Forderungen nach dem Krankenhausgesetz (150)
> **an** Erträge aus Fördermitteln nach dem KHG (460)

Dies ist der bei Entstehung einer Forderung bzw. eines Ertrages übliche Buchungssatz. Im Falle der Bewilligung öffentlicher Fördermittel für Investitionen handelt es sich nicht um einen echten Ertrag oder Erlös des Krankenhauses. Tatsächlich erzielt ein Krankenhaus Erlöse aus Fallpauschalen, Zusatzentgelten, ambulanten Leistungen etc. und diese erscheinen auf der Habenseite des Gewinn- und Verlustkontos.

Der »Ertrag« aus Fördermitteln nach dem KHG darf das Betriebsergebnis des Krankenhauses nicht beeinflussen. Deshalb muss die Ertragsbuchung neutralisiert werden, d. h. es muss eine Aufwandsbuchung in gleicher Höhe durchgeführt werden, die dafür sorgt, dass sich beide Buchungen im Gewinn- und Verlustkonto aufheben. Dafür gibt die KHBV ein Aufwandskonto »Zuführung der Fördermittel nach KHG zu Sonderposten oder Verbindlichkeiten« (752) vor. Die Aufwandsbuchung erhöht zugleich die Verbindlichkeiten der Klinik.

> **Buchung zur Neutralisierung des Ertrages:**
>
> Zuführung der Fördermittel nach KHG zu Sonderposten oder Verbindlichkeiten (752)
> **an** Verbindlichkeiten nach dem KHG (350)

Mit dieser Buchung wird deutlich, dass das Krankenhaus dem Bundesland die Fördermittel schuldet, solange sie nicht für den gesetzlich vorgesehenen Zweck, im Beispiel den Anbau, verwendet werden.

Geht das Geld bei der Bank des Krankenhauses ein, wird die Forderung nach dem KHG ausgeglichen.

> **Buchung bei Geldeingang:**
>
> Guthaben bei Kreditinstituten (13)
> **an** Forderungen nach dem Krankenhausgesetz (150)

Die Mittel werden zweckgebunden für den Anbau verwendet.

> **Buchung bei Verwendung der Mittel:**
>
> Betriebsbauten (011)
> **an** Guthaben bei Kreditinstituten (13)

Zugleich

- bildet das Krankenhaus Sonderposten und
- bucht seine Verbindlichkeiten gegen das Bundesland aus.

> **Buchung zur Bildung von Sonderposten:**
>
> Verbindlichkeiten nach dem KHG (350)
> **an** Sonderposten aus Fördermitteln nach dem KHG (22)

Das Krankenhaus hat nun keine Verbindlichkeiten mehr gegenüber dem Bundesland, da die Fördermittel dem KHG gemäß für den Anbau verwendet wurden. Das Konto »Sonderposten aus Fördermitteln nach dem KHG« ist ein passives Bestandskonto. Durch dieses Konto wird ersichtlich, wie viele Fördermittel im Anlagevermögen des Krankenhauses gebunden sind. Sonderposten sind dem Eigenkapital vergleichbar, einmal, weil sie ebenso lang wie das gezeichnete Kapital an das Unternehmen gebunden sind, zum anderen, weil darauf keine Zinsen zu zahlen sind wie auf Fremdkapital. In der Gliederung der Passivseite der Bilanz des Krankenhauses stehen die Sonderposten direkt unter dem Posten Eigenkapital; sie werden bei der Bilanzanalyse diesem zugerechnet.

Nimmt das Kreiskrankenhaus Neustadt am Jahresende Abschreibungen für den Anbau vor, dann verliert das steuerfinanzierte Anlagevermögen an Wert, deshalb müssen auch die Sonderposten um den Abschreibungsbetrag nach unten korrigiert werden.

> **Abschreibungsbuchung:**
>
> Abschreibung auf Sachanlagen (761)
> **an** Betriebsbauten (011)

Mit dieser Buchung entsteht, wie bei jeder anderen Abschreibungsbuchung auch, ein **Aufwand.** Er darf, wie die Erfolgsbuchung bei der Bewilligung, die Gewinn- und Verlustrechnung nicht beeinflussen, da die Abschreibung keinen Aufwand des Krankenhauses (sondern der Steuerzahler) darstellt. Auch hier muss also eine Neutralisierung vorgenommen werden.

> **Neutralisierung des Abschreibungsaufwands:**
>
> Sonderposten aus Fördermitteln nach dem KHG (22)
> **an** Erträge aus der Auflösung von Sonderposten nach dem KHG (490)

Ist das Anlagegut vollständig abgeschrieben, erlischt der Sonderposten.

Übungsaufgaben zu Teil IV Kapitel 3

Aufgabe 1
In der Krankenhausversorgung in Deutschland gibt es einige spezifische Entwicklungen. Bitte beantworten Sie dazu folgende Fragen:

1. Was verstehen Sie unter Privatisierungstendenz im Zusammenhang mit Krankenhäusern?
2. Wie hat sich die Verweildauer entwickelt?
3. Wie verändern sich die Kapazitäten, gemessen an aufgestellten Betten?

Aufgabe 2
Welche der folgenden Krankenhäuser sind zur Behandlung von GKV-Versicherten zugelassen? (Drei Nennungen)

1. alle Akutkrankenhäuser
2. alle Versorgungskrankenhäuser
3. jedes Krankenhaus in Deutschland
4. alle Hochschulkliniken
5. alle Rehabilitationskliniken
6. alle Plankrankenhäuser
7. die Bundeswehrkrankenhäuser

Aufgabe 3
Bitte ordnen Sie zu, welche der folgenden Tatbestände in Plankrankenhäusern auf Antrag, pauschal oder nicht vom Bundesland gefördert werden.

	a) Antragsförderung	b) Pauschalförderung	c) keine Förderung
1. Grunderwerbssteuer, Notarkosten			
2. Anschaffung neuer Matratzen			
3. Neumöblierung eines Stationszimmers			
4. Erweiterungsbau für die Intensivstation			
5. Erwerb eines Grundstücks			
6. Umwidmung einer Abteilung in ein Pflegeheim			

Aufgabe 4
Bitte geben Sie an, was aus dem Erlösbudget des Krankenhauses (aus Fallpauschalen, Zusatzentgelten etc.) finanziert wird.

1. Kauf von Narkosemitteln
2. Instandhaltung der Gebäude
3. Umbau des OP-Traktes
4. Wiederbeschaffung eines Sonografiegerätes
5. Kauf von Blutkonserven
6. Zahlung an Firma Maier für Reinigungsarbeiten

Aufgabe 5
Ein Krankenhaus hatte im vergangenen Jahr

1207 Fälle mit Bewertungsrelation 2,3
5714 Fälle mit Bewertungsrelation 1,8
6728 Fälle mit Bewertungsrelation 1,4
8927 Fälle mit Bewertungsrelation 0,7.

Errechnen Sie den case mix und den case-mix-Index. Errechnen Sie zudem den Erlös beim Basisfallwert 3365 €.

Aufgabe 6
Patientin Frau U. liegt mit F72B, instabile Angina Pectoris ohne äußerst schwere CC, vom 07.09. bis 12.09. im Kreiskrankenhaus Neustadt. Am 18.09. wird sie erneut in das Kreiskrankenhaus aufgenommen und in F72A, instabile Angina Pectoris mit äußerst schweren CC, eingestuft. Sie erhalten folgende Informationen zu den beiden DRG:

	Partition	1. Abschl.Tag untere GVD	1. Zuschl.Tag obere GVD
F72A	M	2	16
F72B	M	1	8

Beide DRG sind nicht gekennzeichnet in Spalte 13; Komplikationen lagen nicht vor. Bitte entscheiden Sie, ob Sie die beiden Fälle zusammenlegen müssen. Hinweis: Laden Sie sich als Hilfestellung im Internet das Schema zur Fallzusammenführung herunter:
https://www.g-drg.de/G-DRG-System_2020/Abrechnungsbestimmungen/Kombinierte_Fallzusammenfuehrung

Aufgabe 7
In welchen drei Krankenhaustypen werden GKV-Patienten behandelt? Bitte geben Sie die Rechtsquelle im SGB V an.

Aufgabe 8
Das städtische Krankenhaus Neustadt hat in der Inneren Abteilung 226 Betten, in der Chirurgie 167 Betten. In der Inneren Abteilung wurden im vergangenen Jahr an 7673 Patienten 70.588 Behandlungstage erbracht, in der Chirurgie an 8586 Patienten 55.805 Behandlungstage.

Bitte errechnen Sie die durchschnittliche Verweildauer und die Bettennutzung für ein Jahr in den beiden Abteilungen. Das zu berechnende Jahr ist ein Schaltjahr.

Aufgabe 9
Das Marien-Hospital hat im Jahr 2020 mit seinen 218 Betten, 5933 Patienten/Fälle mit 56.873 Pflegetagen behandelt.

a) Bitte errechnen Sie die durchschnittliche Verweildauer
b) Bitte errechnen Sie Auslastung in %
c) Wie viele Betten müssten im Marien-Hospital abgebaut werden, um die Auslastung bei gleichbleibenden Pflegetagen auf 80 % zu erhöhen?

Aufgabe 10
Bitte ordnen Sie zu: Wer gehört zu welcher Berufsgruppe?

	a) ärztlicher Dienst	b) Pflegedienst	c) medizinisch-technischer Dienst	d) Funktionsdienst	e) Wirtschafts- und Versorgungsdienst	f) Verwaltungsdienst
1. Schreibkraft in der Apotheke						
2. Sozialarbeiter						
3. Krankenschwester in der Anästhesie						
4. Stationsärztin						
5. Buchhalter						
6. Hausmeister						
7. Krankenpfleger auf der chirurgischen Station						

	a) ärztlicher Dienst	b) Pflegedienst	c) medizinisch-technischer Dienst	d) Funktionsdienst	e) Wirtschafts- und Versorgungsdienst	f) Verwaltungsdienst
8. Krankenhausapothekerin						
9. OP-Schwester						

Aufgabe 11

Frau S., in der AOK versichert, wird am 20.09. in das Krankenhaus A eingeliefert, in DRG F65A eingestuft und am 01.10. in das Krankenhaus B (Basisfallwert 4207,14 €) verlegt und dort ebenfalls in F65A eingestuft.

Das Krankenhaus B. entlässt sie am 18.10. nach Hause. Bitte errechnen Sie das DRG-Entgelt für Krankenhaus A und Krankenhaus B ohne Pflegeerlös.

Bitte geben Sie an, wie viel Frau S. im Krankenhaus A zuzahlt und wie viel im Krankenhaus B und verrechnen Sie die Zuzahlung mit der Abrechnung an die Kasse. (Hinweis: Frau S. war im selben Kalenderjahr vom 04.03. bis 09.03. bereits in stationärer Behandlung.).

DRG	Partition	Bezeichnung	Bewertungsrelation bei Hauptabt.	Bewertungsrelation bei Hauptabt. und Beleghebamme	Mittlere Verweildauer	Untere Grenzverweildauer		Obere Grenzverweildauer		Externe verlegung Abschlag/Tag (Bewertungsrelation)	Verlegungsfallpauschale	Ausnahme von Wiederaufnahme
						Erster Tag mit Abschlag	Bewertungsrelation/Tag	Erster Tag zus. Entgelt	Bewertungsrelation/Tag			
1	2	3	4	5	6	7	8	9	10	11	12	13
MDC 05 Krankheiten und Störungen des Kreislaufsystems												
F65A	M	Periphere Gefäßkrankheiten mit komplexer Diagnose und äußerst schweren CC	1,972		15,7	4	0,377	31	0,084	0,112		

220

Aufgabe 12
Frau Ö., privat krankenversichert, wurde am 11.02. um 14.00 Uhr mit K62C in ein Kreiskrankenhaus aufgenommen und am 12.02. um 8.00 Uhr in die Hochschulklinik weiterverlegt. Dort wurde sie mit K62C behandelt und am 20.02. entlassen (Basisfallwert 4207,14 €).

Bitte errechnen Sie das DRG-Entgelt ohne Pflegeerlöse für das Kreiskrankenhaus und die Hochschulklinik. Wie viel zahlt Frau Ö. zu?

DRG	Partition	Bezeichnung	Bewertungsrelation bei Hauptabt.	Bewertungsrelation bei Hauptabt. und Beleghebamme	Mittlere Verweildauer	Untere Grenzverweildauer		Obere Grenzverweildauer		Externe verlegung Abschlag/Tag (Bewertungsrelation)	Verlegungsfallpauschale	Ausnahme von Wiederaufnahme
						Erster Tag mit Abschlag	Bewertungsrelation/Tag	Erster Tag zus. Entgelt	Bewertungsrelation/Tag			
1	2	3	4	5	6	7	8	9	10	11	12	13
K62C	M	Verschiedene Stoffwechselerkrankungen	0,525		5,2	1	0,341	12	0,068	0,081		

Aufgabe 13
Das wichtigste Klassifikationskriterium bei allen DRGs ist die Hauptdiagnose, die pro stationärem Aufenthalt nur einmal dokumentiert werden darf. Da Spielräume in der Auswahl der Hauptdiagnose genutzt werden können, um höhere Vergütungen zu erzielen, muss sie sehr präzise definiert sein. Welche der folgenden Aussagen ist nicht richtig?

1. In den Deutschen Kodierrichtlinien wird die Hauptdiagnose definiert als: »Die Diagnose, die nach Analyse als diejenige festgestellt wurde, die hauptsächlich für die Veranlassung des stationären Krankenhausaufenthaltes des Patienten verantwortlich ist.«
2. Die Hauptdiagnose ist diejenige Diagnose, für die während des stationären Aufenthaltes der höchste Aufwand betrieben werden musste.
3. Die Hauptdiagnose muss nicht identisch sein mit der Aufnahmediagnose, wenn diese sich z. B. nicht bestätigt hat.
4. Die Hauptdiagnose muss nicht identisch sein mit der Diagnose, die zum Ende des Aufenthaltes im Vordergrund stand.

Aufgabe 14
Bitte geben Sie an, welche Zuzahlung das Krankenhaus Neustadt bei folgenden Patienten berechnet:

1. Pat. A, 48 Jahre, AOK-versichert, Aufenthalt vom 30.05. bis 06.06.
2. Pat. B., 73 Jahre DAK-versichert, Aufenthalt vom 06.09. bis 17.09. Der Pat. war im selben Kalenderjahr vom 02.02. bis 23.02. in stationärer Rehabilitation.
3. Pat. C, 17 Jahre, BKK-versichert liegt vom 28.10. bis 02.11. im Krankenhaus Neustadt.
4. Pat. D., 69 Jahre, DAK-versichert wird am 07.08. aufgenommen und am 09.08. in die Universitätsklinik verlegt.
5. Pat. E., 55 Jahre, privat versichert, Aufenthalt vom 26.03. bis 17.04.

Aufgabe 15
Bitte kreuzen Sie die richtigen Aussagen an.

1. Wahlärztliche Leistungen können grundsätzlich nur PKV-Patienten erhalten.
2. Wahlärzte müssen ihre Liquidation nach GOÄ um 25 % mindern.
3. Der Patient, der wahlärztliche Leistungen bekommt, hat einen Anspruch darauf, vom Chefarzt behandelt zu werden.
4. Die Patienten sind über Wahlleistungen und deren Entgelte schriftlich zu informieren.
5. Wahlärzte schulden dem Krankenhaus ein Nutzungsentgelt.
6. Bekommt ein Patient die Wahlleistung Ein-Bett-Zimmer, so erhält er auch wahlärztliche Leistungen.

Aufgabe 16
Bitte geben Sie an, welche Aussagen zur belegärztlichen Versorgung zutreffen:

1. Belegärzte sind am Krankenhaus angestellt.
2. Zur Abrechnung von Belegarztfällen hat das Krankenhaus für seine eigenen Leistungen gesonderte DRG.
3. Zur Abrechnung von Belegarztfällen verwendet das Krankenhaus für seine eigenen Leistungen den EBM.
4. Belegärzte rechnen mit GKV-Patienten direkt ab.
5. Belegärzte sind Vertragsärzte, die Krankenhausbetten nutzen.
6. Patienten von Belegärzten liegen immer in Ein- oder Zweibett-Zimmern.

Aufgabe 17

a) Für belegärztliche Leistungen an einen Privatpatienten ergibt sich für Dr. A. nach GOÄ ein Betrag von 15.728,40 €. Welche Summe stellt er seinem Patienten in Rechnung?
b) Frau Prof. Dr. B. hat wahlärztliche Leistungen nach GOÄ in Höhe von 18.503,76 € erbracht. Welchen Betrag stellt sie ihrem Patienten in Rechnung?

Aufgabe 18
Folgende Gesetze regeln die Krankenhausversorgung in Deutschland: Das SGB V, das Krankenhausfinanzierungsgesetz (KHG), das Krankenhaus-Entgeltgesetz (KHEntgG), die Fallpauschalenvereinbarung (FPV) und die Bundespflegesatzverordnung (BPflVO).

Bitte geben Sie jeweils an, in welchem Gesetz die im Folgenden genannten Tatbestände zu finden sind.

	SGB V	KHG	KHEntgG	FPV	BPflVO
1. Vergütungsabschläge bei Verlegung eines Patienten					
2. Zuschläge für Fallpauschalen					
3. Duale Finanzierung der Krankenhäuser					
4. Tagesgleiche Pflegesätze					
5. Ambulantes Operieren					
6. Vor- und nachstationäre Behandlung					

	SGB V	KHG	KHEntgG	FPV	BPflVO
7. Krankenhaus- und Investitionsplan der Bundesländer					
8. Vergütungsregelung bei Überschreiten der oberen Grenzverweildauer					

Aufgabe 19

Ihnen liegt der Auszug einer Statistik zur Investitionsfinanzierung der Krankenhäuser durch die Bundesländer vor. Allerdings fehlen einige Angaben. Bitte füllen Sie die Lücken aus.

Bundesland	€ je Einwohner	€ pro Bett	Fördermittel nach KHG in Mio €	KHG-geförderte Betten	Bevölkerung in Mio.
Hamburg		8958	100,29	11.195	1,75
Sachsen-Anhalt	48,20	7598		15.491	2,44
Meck.-Vorp.	44,62		75,58	8736	1,69
Bayern	36,22	6679	452,55	67.762	
Baden-Wü.	28,40	5684	305,00		10,74

Aufgabe 20

DRG 1 und DRG 2 haben dieselbe Bewertungsrelation. Das Krankenhaus Neustadt bietet beide DRG an. Bitte geben Sie an, welche Aussage richtig ist.

Aufgrund derselben Bewertungsrelation

1. verursachen beide DRG grundsätzlich gleich hohe Kosten
2. ist die Arbeitsproduktivität in beiden Fällen gleich
3. ist der Erlös gleich
4. liefern beide denselben Deckungsbeitrag
5. gehen beide mit derselben Summe in den case mix ein
6. lässt sich mit beiden DRG derselbe Gewinn erzielen

Aufgabe 21

Bitte errechnen Sie aus den folgenden Angaben für ein Beispiel-Krankenhaus den case mix, den case-mix-Index und das Budget.

Fälle	Bewertungsrelation
217	0,96
342	1,04
936	1,55
775	2,23
372	2,58

Basisfallwert 3365 €

Aufgabe 22
Was geschieht, wenn ein Krankenhaus

1. das Budget nicht voll ausschöpft?
2. das Budget übersteigt?

Aufgabe 23
Die Krankenhausküche hat folgende Kostenstruktur:
Fixkosten pro Jahr   823.980 €
darunter Personal   709.771 €
Variable Kosten je Mahlzeit:
Normale Kost   1,17 €
Vollwertkost   1,36 €
Diätkost   0,98 €

Pro Jahr werden 597.000 Mahlzeiten produziert, davon sind 82 % Normalkost, 4 % Vollwertkost und 14 % Diätkost.

a) Bitte errechnen Sie die Durchschnittskosten pro Mahlzeit
b) Das Krankenhaus möchte die Kosten senken; es hat zwei Optionen:
   1. Es könnte die Küche ausgründen (Outsourcing) in eine eigene GmbH, die Personalkosten würden sich dadurch um 10 % verringern.
   2. Es könnte anstatt des Outsourcings (vgl. oben) die Mahlzeitenversorgung eines Altenheims mit übernehmen. Die Produktionsmenge stiege auf 712.000 Mahlzeiten pro Jahr, wobei sich die Zusammensetzung der Kostarten nicht veränderut. Dies wäre mit den bisherigen Mitarbeitern zu bewältigen, jedoch müsste ein zusätzlicher Raum angemietet werden. Die Fixkosten würden sich dadurch um 50.500 € pro Jahr erhöhen.

Bitte errechnen Sie die Stückkosten im Fall 1.) und 2.)
Was raten Sie dem Krankenhaus?

Aufgabe 24
Sehen Sie sich die Zuordnungsvorschriften zum Kontenrahmen der KHBV für

die Kontengruppe 6002 (Aufwandskonto Löhne und Gehälter des medizinisch-technischen Dienstes) an und listen Sie auf, welche Berufe dort genannt sind.

Aufgabe 25
Die Klinik Dres. Müller und Maier berechnet für nicht-ärztliche Wahlleistungen die folgenden Tagessätze:
Ein-Bett-Zimmer   76,50 €
Ein-Bett-Zimmer mit Balkon   82,15 €
Zwei-Bett-Zimmer   35,90 €
Zwei-Bett-Zimmer mit Balkon 41,55 €
Bitte rechnen Sie die folgenden Fälle mit den Patienten ab (Zuzahlung und nicht-ärztliche Wahlleistungen):

1. Herr N. ist privat versichert. Er belegt ein Zwei-Bett-Zimmer mit Balkon vom 03.07. bis 05.07.
2. Herr O., Mitglied einer BKK, wird vom 30.07. bis 07.08. in ein Ein-Bett-Zimmer mit Balkon aufgenommen.
3. Frau T., versichert in einer Ersatzkasse, belegt vom 11.07 bis 18.07. ein Zwei-Bett-Zimmer.
4. Frau L., Privatpatientin, wird vom 13.05. bis 21.05. in einem Ein-Bett-Zimmer behandelt.

Aufgabe 26
Das Krankenhaus St. Agathe erstellt die Jahresbilanz. Auf der Passivseite der Bilanz finden sich die Eintragungen:

Sonderposten aus öffentlichen Fördermitteln für Investitionen   150.000 €
Verbindlichkeiten aus öffentlicher Förderung   70.000 €

Was können Sie aus diesen Angaben schließen? (Zwei Nennungen)

1. Das Krankenhaus hat 150.000 € Fördergelder noch nicht investiert.
2. Das Krankenhaus schuldet der öffentlichen Hand 150.000 €.
3. Das Krankenhaus hat öffentlich geförderte Investitionen in Höhe von 70.000 € voll abgeschrieben.
4. Das Krankenhaus wird nach dem Krankenhausbedarfsplan des Bundeslandes gefördert.
5. Das Krankenhaus hat 70.000 € Fördergelder noch nicht investiert.
6. Das Krankenhaus hat öffentlich geförderte Investitionen in Höhe von 150.000 € voll abgeschrieben.

Aufgabe 27
Wenn Anlagegüter, die das Krankenhaus aus öffentlicher Förderung finanziert hat, abgeschrieben werden (eine Nennung),

1. vermindern sich die Verbindlichkeiten aus öffentlicher Förderung.
2. vermindern sich die Sonderposten aus öffentlicher Förderung.
3. erhöhen sich die Verbindlichkeiten aus öffentlicher Förderung.
4. steigen die Aufwendungen in der GuV-Rechnung.
5. sinken die Erträge.
1. erzielt das Krankenhaus einen Gewinn.

Aufgabe 28
Das Statistische Bundesamt bedient sich bei der Erhebung der Sachkosten der Krankenhäuser der Systematik der Aufwandsgruppen 65–72 der **Krankenhausbuchführungsverordnung** (KHBV). Laden Sie sich die KHBV herunter und sehen Sie sich die einzelnen Konten für die Sachkosten an.

4 Rehabilitation

Rehabilitation ist der Oberbegriff für eine Vielzahl von einzelnen Maßnahmen, deren Ziel es ist, Menschen mit erworbenen oder angeborenen Krankheiten und Behinderungen zu helfen, an allen Facetten des Lebens teilzuhaben. Im Jahr 2001 wurde das SGB IX Rehabilitation/Teilhabe in das Sozialgesetzbuch eingefügt. Damit wurde in **einem** Gesetzeswerk das Behinderten- und Schwerbehindertenrecht trägerübergreifend zusammengefasst. Von allen Beteiligten wurde dies als Fortschritt begrüßt, denn in keinem anderen Bereich der Gesundheitsversorgung sind die Zuständigkeiten verschiedener Träger so zersplittert wie in der Rehabilitation.

Derzeit befindet sich das Rehabilitationsrecht im Wandel, der in Stufen bis 2023 gesetzlich vollzogen wird. Zweierlei steht dabei im Vordergrund. 2006 wurde von den Vereinten Nationen die Behindertenrechtskonvention verabschiedet, seit 2009 ist sie in bundesdeutsches Recht aufgenommen.

Inklusion behinderter Menschen ist der Schlüsselbegriff. Inklusion ist ein Menschenrecht, demgemäß behinderte Menschen an allen Bereichen des Lebens gleichberechtigt teilhaben, sei es in der Schule, der Arbeit, im Alltagsleben und im gesellschaftlichen Miteinander. Es geht nicht mehr nur darum, dass ihnen der Sozialstaat Leistungen und Einrichtungen zur Verfügung stellt, sondern auch dafür sorgt, dass sie an allen Lebensbereichen gemeinsam mit Nichtbehinderten selbstbestimmt teilhaben. Eigene Schulen für behinderte Kinder oder stationäre Behindertenheime entsprechen demgemäß nicht dem Anliegen der Inklusion.

Die zweite Änderung des Rehabilitationsrechts betrifft die Rolle der Sozialhilfe, bzw. der **Eingliederungshilfe**, wie sie im Rehabilitationsrecht genannt wird. Sie ist Kostenträger der meisten Leistungen zur Teilhabe am Leben in der Gemeinschaft bzw. zur sozialen Teilhabe, wie das SGB IX sie nennt (▶ Kap. IV.4.4.4). Damit gelten für diese Leistungen die **Anforderungen der Subsidiarität** des SGB XII

(Sozialhilfe). Wer Leistungen in Anspruch nehmen möchte, muss seine Bedürftigkeit, Einkommen und Vermögen betreffend, nachweisen.

Seit 2020 ist die Eingliederungshilfe für behinderte Menschen aus dem SGB XII gestrichen und in das SGB IX eingefügt. Zwar bleiben die Leistungen subsidiär, jedoch werden die Einkommensfreibeträge wesentlich angehoben, der Zugang zu den Leistungen für die Betroffenen also erleichtert.

Die folgenden Ausführungen berücksichtigen die zum 01.01.2018 in Kraft getretene Reformstufe des SGB IX (Bundesteilhabegesetz).

4.1   Ziele und Definitionen des SGB IX

Das Ziel des SGB IX wird in dessen § 1 wie folgt beschrieben:

»Menschen mit Behinderungen oder von Behinderung
bedrohte Menschen erhalten Leistungen nach diesem
Buch und den für die Rehabilitationsträger geltenden
Leistungsgesetzen, um ihre Selbstbestimmung und ihre
volle, wirksame und gleichberechtigte Teilhabe am Leben
in der Gesellschaft zu fördern, Benachteiligungen
zu vermeiden oder ihnen entgegenzuwirken.«

§ 2 des SGB IX definiert Behinderung wie folgt:

»Menschen mit Behinderungen sind Menschen,
die körperliche, seelische, geistige oder Sinnesbeeinträchtigungenhaben,
die sie in Wechselwirkung mite
instellungs- und umweltbedingten Barrieren an der
gleichberechtigten Teilhabe an der Gesellschaft mit
hoher Wahrscheinlichkeit länger als sechs Monate hindern
können. Eine Beeinträchtigung nach Satz 1 liegt
vor, wenn der Körper- und Gesundheitszustand von
dem für das Lebensalter typischen Zustand abweicht.«

Diese Definitionen in der Neufassung des SGB IX ab dem 01.01.2018 lehnen sich an die Behindertenrechtskonvention der UN an. Betont wird die Wechselwirkung zwischen Behinderung und »einstellungs- und umweltbedingten Barrieren«. Damit wird ausgedrückt, dass Behinderung auch durch gesellschaftliche Hemmnisse, die es eben zu beseitigen gilt, zu Beeinträchtigungen führen kann.

Behinderte und von Behinderung bedrohte Menschen sind vom Gesetz ausdrücklich gleichgestellt. Als von Behinderung bedroht gilt ein Mensch, wenn eine Beeinträchtigung zu erwarten ist.

Beispiel:

Herr N., 38 Jahre alt, hat sich bei einem Freizeitunfall so schwer verletzt, dass eine längere Beeinträchtigung seines Gehvermögens nach ärztlicher Prognose zu erwarten ist. Ihm droht eine Behinderung und daraus leitet sich sein Anspruch auf Rehabilitation ab.

Teil IV Leistungsbereiche des Gesundheitswesens

Als schwerbehindert gilt ein Mensch, wenn ein Grad der Behinderung von mindestens 50 vorliegt. Menschen mit Behinderungsgraden zwischen 30 und 50 können Schwerbehinderten gleichgestellt werden, wenn sie ohne diese Gleichstellung keinen Arbeitsplatz erhalten können (zum Schwerbehindertenrecht ▶ Kap. IV.4.5).

4.2 Rehabilitationsträger und ihre Zuständigkeit

Insgesamt sind unter dem Dach des SGB IX sieben Rehabilitationsträger vereint. Sie erbringen Leistungen, die vom Gesetz in fünf Hauptgruppen eingeteilt werden: medizinische Rehabilitation, Teilhabe am Arbeitsleben, unterhaltssichernde und ergänzende Leistungen, Leistungen zur Teilhabe an Bildung sowie soziale Teilhabe. In der folgenden Tabelle ist die Zuständigkeit der Träger für einzelne Leistungsgruppen zusammengestellt (§§ 5, 6, SGB IX) (▶ Tab. 24).

Tab. 24: Rehabilitationsträger nach SGB IX

Träger Leistungen	Medizinische Rehabilitation	Teilhabe am Arbeitsleben	Unterhaltssichernde und ergänzende Leistungen	Teilhabe an Bildung	Soziale Teilhabe
GKV	x		x		
Bundesagentur für Arbeit		x	x		
GUV	x	x	x	x	x
Gesetzliche	x	x	x		
Kriegsopferversorgung	x	x	x	x	x
Öffentliche Jugendhilfe	x	x		x	x
Eingliederungshilfe	x	x		x	x

Schwieriger als die Zuordnung der Träger zu den Leistungsgruppen ist die Zuordnung der Berechtigten zu den einzelnen Trägern. Die eingangs erwähnte Zersplitterung des Reha-Rechts liegt darin begründet, dass die Berechtigung, Rehabilitationsleistungen zu erhalten an unterschiedlichen Tatbeständen anknüpft. So ist es einmal der Status als Arbeitnehmer bzw. Nicht-Arbeitnehmer, ein anderes Mal der Grund der Rehabilitationsbedürftigkeit (z. B. Arbeitsunfall oder Freizeitunfall), die Vorversicherungszeiten (in der Rentenversicherung), die Frage der Subsidiarität. Anhand von Fallbeispielen wird für die einzelnen Rehabilitationsträger die finanzielle Zuständigkeit erklärt.

Die GKV finanziert generell Rehabilitation für nichterwerbstätige Versicherte, also für Rentner, Kinder, Studenten.

> **Beispiele:**
>
> Die Studentin, Frau F., versichert in der DAK, erhält nach einem Skiunfall medizinische Rehabilitation.
>
> Herrn N.s (aus dem Beispiel oben) Tochter, mitversichert bei ihrem Vater in der IKK, leidet an Asthma und benötigt einen stationären Rehabilitationsaufenthalt.
>
> Die Rentnerin, Frau D., AOK-versichert, muss nach einer schweren Operation in die Anschlussheilbehandlung.

Eine spezielle Rehabilitationsleistung, die stationäre Mutter-/bzw. Vater-Kind-Maßnahme, wird von der GKV finanziert. Seit April 2007 ist sie Pflichtleistung der Kassen.

Der Großteil der Ausgaben für medizinische Rehabilitation fällt bei der Rentenversicherung an. Für sie gilt der Grundsatz »**Reha vor Rente**«. Bevor ein Versicherter aus gesundheitlichen Gründen vorzeitig in Rente gehen muss, sollen die Möglichkeiten der Rehabilitation ausgeschöpft werden, um ihm seine Erwerbsfähigkeit zu erhalten. Rehabilitation erfüllt damit nicht nur einen sozialen Zweck für den Patienten, sondern soll aus Sicht der Rentenversicherung das Verhältnis von Beitragszahlern zu Rentenempfängern günstig beeinflussen. Die gesetzliche Rentenversicherung (GRV) finanziert Rehabilitationsleistungen für ihre Mitglieder, wenn diese bestimmte versicherungsrechtliche Voraussetzungen erfüllen (§ 11 SGB VI). Generell anspruchsberechtigt für Rehabilitationsleistungen der Rentenversicherung ist ein behinderter oder von Behinderung bedrohter Versicherter, wenn er 15 Jahre lang in der Rentenversicherung versichert war oder wenn er eine Rente wegen verminderter Erwerbsfähigkeit bezieht. Teilweise erwerbsgemindert sind Rentner, die nicht imstande sind, mindestens sechs Stunden täglich erwerbstätig zu sein; bei voller Erwerbsminderung beträgt die Grenze drei Stunden täglich. Leistungen zur Teilhabe am Arbeitsleben erhält ein Versicherter, der die Vorversicherungszeit nicht erfüllt hat, wenn ohne berufliche Rehabilitation eine Rente wegen Erwerbsminderung bezahlt werden müsste oder wenn die Leistung direkt im Anschluss an die medizinische Rehabilitation erforderlich ist.

Einfachere Voraussetzungen gelten für medizinische Rehabilitation der gesetzlichen Rentenversicherung. Anspruchsberechtigt ist ein Versicherter, der zwei Jahre vor Antragstellung mindestens ein halbes Jahr einer versicherten Tätigkeit nachging, ebenso ein Versicherter, der mindestens zwei Jahre Beiträge bezahlt hat und danach bis zur Antragstellung arbeitsunfähig oder arbeitslos war.

> **Beispiele:**
>
> Frau B. ist seit 5 Jahren versicherungspflichtig beschäftigt. Ihr Hausarzt rät ihr, wegen ihrer chronischen Rückenbeschwerden eine medizinische Rehabilitation zu beantragen.

> Frau T. ist seit 25 Jahren Mitglied der gesetzlichen Rentenversicherung. Nach einem schweren Autounfall (nicht auf dem Weg zur oder von der Arbeit) war sie in medizinischer Rehabilitationsbehandlung, finanziert von der Rentenversicherung. Dennoch ist Frau T. aufgrund der unfallbedingten Behinderung nicht mehr in der Lage, in ihrem Beruf als Friseurmeisterin länger als vier Stunden täglich zu arbeiten. Sie erhält eine von der Rentenversicherung finanzierte Umschulung zur Bürokauffrau und bezieht während der Maßnahme Übergangsgeld.

Medizinische Rehabilitation kann für Rentner von der Rentenversicherung dann erbracht werden, wenn der Grund für den Rehabilitationsbedarf eine Tumorerkrankung ist.

Die **Bundesagentur für Arbeit** gewährt Leistungen zur Teilhabe am Arbeitsleben und damit verbundene Einkommensleistungen. Allerdings bezeichnet das SGB III diese Leistungen als Kann-Leistungen (§ 97 SGB III). Darüber hinaus ist bei der Auswahl der Maßnahmen die Lage am Arbeitsmarkt zu berücksichtigen.

> **Beispiel:**
>
> Herr W. ist seit 12 Jahren rentenversichert, er hat also die Vorversicherungszeit der GRV nicht erfüllt. Nach einer schweren Erkrankung erhält er von der GRV medizinische Rehabilitation. Derzeit ist er arbeitslos; Rente wegen Erwerbsminderung ist nicht zu erwarten. Herr W. beantragt bei der Arbeitsagentur eine Umschulung.

Die **GUV** übernimmt alle Risiken, die mit einem Versicherungsfall verbunden sind, folglich trägt sie auch alle Arten von Rehabilitationsmaßnahmen. Voraussetzung ist, dass ein Versicherungsfall, also Arbeitsunfall oder Berufskrankheit vorliegt.

> **Beispiel:**
>
> Herr V. erleidet als Bauarbeiter einen Arbeitsunfall. Nach einem Aufenthalt zur kurativen und rehabilitativen Behandlung in einer Unfallklinik erhält er von seiner Berufsgenossenschaft eine Umschulung zum technischen Zeichner, da er aufgrund der Unfallfolgen nicht mehr als Bauarbeiter beschäftigt werden kann.

Kriegsopferversorgung, öffentliche Jugendhilfe und Sozialhilfe werden im Gegensatz zu den zuvor genannten Rehabilitationsträgern nicht aus Beiträgen, sondern aus Steuern finanziert. Aus der Kriegsopferversorgung werden Rehabilitationsfälle finanziert, deren Ursache in militärischem bzw. militärähnlichem Dienst liegt.

Seit 01.01.2024 ist das SGB um das **SGB XIV** erweitert. Hier werden soziale Entschädigungen für Opfer von

1. Gewalttaten
2. Kriegsauswirkungen beider Weltkriege
3. Ereignisse im Zusammenhang mit der Ableistung des Zivildienstes sowie
4. Schutzimpfungen oder andere Maßnahmen der spezifischen Prophylaxe

geregelt, für die die Gemeinschaft eine besondere Verantwortung trägt.

> **Beispiel:**
>
> Herr Z. hat sich bei einem Bundeswehreinsatz verletzt und tritt eine medizinische Rehabilitation an.

Der öffentlichen Kinder- und Jugendhilfe ist das SGB VIII gewidmet. Träger der öffentlichen Kinder- und Jugendhilfe sind die Jugendämter der Kommunen. Deren Zuständigkeit für Rehabilitationsleistungen ist aber eng begrenzt und gilt nur für seelisch behinderte Kinder und Jugendliche (z. B. seelisch bedingte Entwicklungsstörungen, Drogenabhängigkeit).

Ein vom Ausgabenvolumen bedeutender Rehabilitationsträger ist die Sozialhilfe, da sie in aller Regel die Kosten für Leistungen zur sozialen Teilhabe übernimmt. Für Sozialhilfeleistungen ist das Subsidiaritätsprinzip anzuwenden. Zunächst wird geprüft, ob ein Sozialversicherungsträger zuständig sein könnte, ist dies nicht der Fall oder reichen die Mittel des Sozialversicherungsträgers nicht aus, übernimmt die Sozialhilfe Leistungen, jedoch nur nach vorheriger Bedürftigkeitsprüfung.

> **Beispiel:**
>
> Frau H. ist Hausfrau und Mutter und bei ihrem Mann in der Barmer GEK Ersatzkasse mitversichert. Nach einem schweren Unfall erhält sie eine von der Barmer finanzierte stationäre medizinische Rehabilitationsbehandlung. Frau H. bleibt aber behindert und kann, nachdem ihre Kinder groß genug sind, nicht mehr in ihren erlernten Beruf als Krankenschwester zurückkehren. Sie ist als Hausfrau weder arbeitslosen- noch rentenversichert und erfüllt die oben genannten Bedingungen des SGB VI nicht, um eine Leistung zur Teilhabe am Arbeitsleben durch die gesetzliche Rentenversicherung erhalten zu können. Frau H. beantragt eine von der Sozialhilfe finanzierte Umschulung in einen kaufmännischen Beruf. Nach Prüfung der Einkommens- und Vermögensverhältnisse der Familie H. wird ihr diese Leistung gewährt. Zudem stellt Frau H. beim Sozialamt den Antrag, Schwellen in der Wohnung der Familie zu beseitigen, um ihr mit ihrer Gehbehinderung zuhause eine bessere Mobilität zu ermöglichen (Leistung zur sozialen Teilhabe).

Sozialhilfe bzw. Eingliederungshilfe kann auch für Teilhabe an Bildung geleistet werden.

> **Beispiel:**
>
> Herr W. ist gehörlos. Er studiert Mathematik an einer Universität. Zwar kann er viele Vorlesungen und Seminare in Schriftform am PC nachverfolgen, dennoch benötigt er gelegentlich, z.B. für Gespräche mit Professoren und Dozenten, einen Gebärdendolmetscher. Auf seinen Antrag hin gewährt ihm das Sozialamt die Kostenübernahme für den Gebärdendolmetscher.

Die Beispiele zeigen die Komplexität der Zuständigkeitsfragen im Rehabilitationsrecht. Es ist deshalb nicht verwunderlich, wenn es eines der Hauptanliegen des SGB IX nach der Reform 2018 ist, die Rehabilitationsantragsteller selbst soweit möglich von der Klärung von Zuständigkeitsfragen zu entlasten. In § 14 SGB IX wird der Rehabilitationsträger, bei dem der Erstantrag auf Rehabilitationsleistungen eingeht verpflichtet, innerhalb von 14 Tagen festzustellen, ob er selbst zuständig ist. Ist er nicht zuständig, leitet er den Antrag unverzüglich an den seiner Einschätzung nach zuständigen sog. leistenden Träger weiter. Unterlässt er dies, so wird er selbst zum leistenden Rehabilitationsträger, der dem Rehabilitationsbedürftigen gegenüber die Leistungserbringung verantwortet. Erstattungsansprüche der einzelnen zuständigen Rehabilitationsträger sind von diesen intern zu regeln.

Sind mehrere Rehabilitationsträger finanziell zuständig, so hat der leistende Träger einen **Teilhabeplan** zu erstellen. Dieser beinhaltet u.a. eine individuelle Bedarfsermittlung, klärt die Teilhabeziele, berücksichtigt dabei Wahlrechte des Betroffenen (▶ Kap. IV.4.5.3, ▶ Kap. IV.4.5.4) In komplexen Fällen, wie dem der Frau H., kann unter Federführung des leistenden Trägers eine **Teilhabekonferenz** mit allen zuständigen Trägern und der Betroffenen selbst durchgeführt werden.

Verbessert werden die Beratungsleistungen nach SGB IX. Die Rehabilitationsträger richten Ansprechstellen für Ratsuchende ein. Dabei ist vorgesehen, dass insbesondere Betroffene, also Menschen, die selbst Rehabilitationserfahrung haben, die Beratung übernehmen.

4.3 Medizinische Rehabilitation – Leistungen und Einrichtungen

Im Folgenden werden Leistungen und Einrichtungen der medizinischen Rehabilitation ausführlich vorgestellt, die übrigen Leistungsbereiche der Rehabilitation lediglich kurz beschrieben.

4.3.1 Aufgabe der medizinischen Rehabilitation

Das **SGB IX** weist der medizinischen Rehabilitation zwei Aufgaben zu (§ 4):

- Behinderungen einschließlich chronischer Krankheiten sollen abgewendet, beseitigt, gemindert, ausgeglichen oder ihre Verschlimmerung verhindert werden und

- eine Einschränkung der Erwerbsfähigkeit und Pflegebedürftigkeit soll vermieden, überwunden oder gemindert und damit dem vorzeitigen Bezug von Sozialleistungen vorgebeugt werden.

Das erste Ziel ist allgemein sozial- bzw. gesundheitspolitisch formuliert. Durch Gesundheitsleistungen der medizinischen Rehabilitation sollen Krankheitsfolgen vermieden werden und sofern dies nicht möglich ist, den Betroffenen geholfen werden, die Beeinträchtigungen zu bewältigen. Die zweite Zielsetzung ist eine Verallgemeinerung des Grundsatzes »Reha vor Rente« der Rentenversicherung.

Generell sollen Rehabilitationsleistungen dazu beitragen, den Bezug von Sozialleistungen zu vermeiden, wobei die Vermeidung von Pflegebedürftigkeit gesondert erwähnt wird. Es gilt auch der Grundsatz »**Reha vor Pflege**«. Rehabilitation verfolgt damit sowohl den Zweck einzelnen betroffenen Menschen zu dienen als auch der Allgemeinheit in Form eingesparter Sozialleistungen.

An dieser Stelle sei auf eine institutionelle Schwäche des Rehabilitationsrechts hingewiesen, die oft moniert, aber bislang nicht beseitigt wurde. Die Pflegeversicherung gehört, wie aus Tabelle 24 (▶ Tab. 24) hervorgeht, nicht zu den Trägern von Rehabilitationsleistungen. Geriatrische (aus dem Griech.: geras = das Alter) Rehabilitation zur Vermeidung oder Verminderung von Pflegebedürftigkeit wird von der GKV finanziert. Folgerichtig wäre es gewesen, geriatrische Rehabilitation für pflegebedürftige alte Menschen bei dem Sozialversicherungsträger anzusiedeln, der durch Rehabilitation Sozialleistungen einsparen kann, also bei der Pflegeversicherung selbst.

4.3.2 Leistungsarten und Zugang zur Rehabilitation

Medizinische Rehabilitation setzt sich aus einem ganzen Bündel einzelner Maßnahmen zusammen. Dazu gehören Behandlung durch Ärzte und Psychologen, durch Heilmittelerbringer wie Logopäden, Krankengymnasten ebenso Arzneimittel, Hilfsmittel wie z. B. ein Rollstuhl.

Die Formen der medizinischen Rehabilitation haben sich in der Vergangenheit diversifiziert und sind heute den unterschiedlichen Bedürfnissen der Patienten und den unterschiedlichen Erfordernissen je nach Indikation besser angepasst als früher.

Noch vor ca. 20 Jahren war die stationäre Rehabilitationsbehandlung in einem Kurort – zumeist fern dem Wohnort des Patienten – die gängige Behandlungsart. Zwar gibt es diese Art der Leistungserbringung auch heute noch; es haben sich aber zusätzliche und flexiblere Rehabilitationsformen herausgebildet. Folgende Formen der Behandlung werden angeboten:

- Frührehabilitation im Krankenhaus
- Anschlussheilbehandlung (AHB)
- stationäre medizinische Rehabilitation
- teilstationäre und ambulante Rehabilitation
- ergänzende Maßnahmen zur Festigung des Rehabilitationserfolges

- stufenweise Wiedereingliederung in die Erwerbstätigkeit.

Frührehabilitation im Krankenhaus gilt heute bei einzelnen Indikationen als unverzichtbarer Bestandteil der Behandlung. Als Beispiel sei ein Patient mit Schlaganfall angeführt. Ist das Sprechvermögen des Patienten beeinträchtigt, beginnt bereits im Akutkrankenhaus die logopädische Behandlung. Setzt die rehabilitative Intervention zu spät ein, können irreparable Schädigungen resultieren. Aus diesem Grund gibt es einige DRG für Leistungen zur Frührehabilitation im Krankenhaus, z. B. die Pauschale B42A und B »Frührehabilitation bei Krankheiten und Störungen des Nervensystems« (FPV 2025).

AHB werden direkt im Anschluss an einen Krankenhausaufenthalt oder in unmittelbarer zeitlicher Nähe zur Entlassung aus dem Krankenhaus durchgeführt. In unmittelbarer zeitlicher Nähe heißt, der Patient soll nicht mehr als 14 Tage zwischen der Klinikentlassung und dem Beginn der AHB zuhause verbringen. Rehabilitationskliniken, die AHB anbieten, sind besonders spezialisiert auf diese Form der Rehabilitation. AHB wird nach schwerwiegenden Erkrankungen oder schweren Operationen erbracht, z. B. nach einem Herzinfarkt, nach einer Krebsbehandlung in der Akutklinik, nach einer unfallchirurgischen Behandlung etc. Voraussetzung ist die Rehabilitationsfähigkeit des Patienten, d. h., er sollte nicht mehr vorrangig der akutmedizinischen Behandlung bedürfen und selbst auch motiviert und in der Lage sein, bei der Rehabilitation mitzuwirken. Die Initiative zur Einleitung eines AHB-Verfahrens geht vom behandelnden Arzt im Krankenhaus aus. Krankenhäuser verfügen über Sozialdienste, deren Mitarbeiter den Patienten beim Übergang von der Akut- in die Rehabilitationsversorgung behilflich sind (zum Entlassungsmanagement: ▶ Kap. IV.7.3.1).

Der Zugang zur stationären Rehabilitation, die nicht AHB ist, erfolgt in der Regel aus der ambulanten Behandlung eines Patienten. Der niedergelassene Arzt verordnet seinem Patienten eine Rehabilitationsleistung. Der Kostenträger kann, wenn Zweifel an der Rehabilitationsbedürftigkeit des Patienten bestehen, eine Untersuchung durch einen Facharzt verlangen. Zeit und Ort der Rehabilitationsbehandlung werden vom Kostenträger, z. B. der Rentenversicherung bestimmt.

Stationäre Rehabilitationskliniken befinden sich traditionellerweise in Kurorten und damit für die meisten Patienten weit entfernt von ihrem Wohnort. Um auch den Bedürfnissen von Patienten gerecht zu werden, die während der Rehabilitation zuhause wohnen möchten, wurden teilstationäre und ambulante Rehabilitationsformen und -einrichtungen geschaffen. Für die GKV besteht nach § 40 SGB V ein Vorrang von ambulanter Rehabilitationsbehandlung. Nur wenn diese nicht ausreicht, kann stationäre Rehabilitation gewährt werden. Auch AHB kann ambulant bzw. teilstationär erbracht werden. Die gesetzliche Rentenversicherung als größter Rehabilitationsträger sieht einen Vorrang ambulanter vor stationärer Rehabilitation nicht vor, bietet jedoch ebenfalls ambulante Rehabilitationsleistungen an.

Ambulante und teilstationäre Rehabilitation werden von Reha-Zentren erbracht, in denen neben Ärzten Physio- und Ergotherapeuten, ggf. Logopäden beschäftigt sind. Meist spezialisieren sie sich auf bestimmte Indikationsbereiche.

> **Beispiel:**
>
> Ein ambulantes Reha-Zentrum bietet Leistungen für Patienten mit Herz-Kreislauf-Erkrankungen und Patienten mit Erkrankungen des Bewegungsapparates an. Kostenträger der Rehabilitation sind vor allem Krankenkassen und Rentenversicherung. Mit ihnen rechnet das Reha-Zentrum die Leistungen ab.

Nach der Rehabilitation können von der Rentenversicherung **Nachsorgeleistungen** zur Festigung des Rehabilitationserfolges finanziert werden. Versicherte mit Erkrankungen des Bewegungsapparates, Herz-Kreislauf-Erkrankungen, neurologischen sowie Stoffwechselerkrankungen und psychischen Störungen können Leistungen der »Intensivierten Rehabilitationsnachsorge« (IRENA) in Anspruch nehmen. Während der Rehabilitation erhält der Patient auf Initiative der Rehabilitationseinrichtung eine Empfehlung für die Teilnahme an IRENA. Die Bewilligung erteilt die Rentenversicherung. Der Versicherte kehrt nach der Rehabilitation ins Berufsleben zurück und nimmt am Abend oder an Samstagen an Gruppentherapien in Rehabilitationseinrichtungen teil. Für Diabetiker werden z. B. Ernährungsberatung, ein Lehrgang in einer Diätküche etc. angeboten, für Patienten mit Krankheiten des Bewegungsapparates z. B. Wirbelsäulengymnastik und vieles mehr.

Die **stufenweise Wiedereingliederung** gibt arbeitsunfähigen Arbeitnehmern nach der Rehabilitation einer schweren Erkrankung die Möglichkeit, Schritt für Schritt wieder ihre vorherige Erwerbstätigkeit aufzunehmen. Der Arzt attestiert auf der Arbeitsunfähigkeitsbescheinigung, dass der Versicherte seine bisherige Tätigkeit teilweise wieder aufnehmen kann, sofern der Versicherte damit einverstanden ist. D. h. für den Patienten ist die Teilnahme freiwillig. Gegebenenfalls ist eine Stellungnahme des MD und des Betriebsarztes des Arbeitgebers einzuholen. Zusammen mit dem Arbeitgeber wird ein Wiedereingliederungsplan erstellt. Dieser kann z. B. die tägliche Arbeitszeit des Versicherten in Schritten erhöhen, etwa drei Arbeitsstunden täglich in den ersten vier Wochen, danach Erhöhung auf vier Stunden usw. Ebenso kann vorgesehen werden, bestimmte Tätigkeiten am Arbeitsplatz stufenweise wiederaufzunehmen. Während der Wiedereingliederung erhält der Versicherte weiterhin Entgeltersatz, also Kranken-, Verletzten- oder Übergangsgeld. Mit dem Arbeitgeber kann ein Arbeitsentgelt vereinbart werden; die Entgeltersatzleistung ist in diesem Fall nur anteilig zu zahlen.

4.3.3 Leistungsdauer und Zuzahlung durch den Patienten, Wegfall des Krankengeldes

Stationäre Rehabilitation, auch AHB, dauert regulär **drei Wochen**; ambulante Rehabilitation wird im Regelfall von der Krankenkasse für 20 Werktage bewilligt. Eine Verlängerung ist möglich, wenn das Rehabilitationsziel sonst nicht erreicht werden kann. **Alle vier Jahre** können Rehabilitationsleistungen gewährt werden, jedoch gilt auch hier, dass aus medizinischen Gründen eine häufigere Inanspruchnahme möglich ist.

Erwachsene Versicherte zahlen je Tag stationären Rehabilitationsaufenthalts (inkl. Entlassungstag) bzw. je Tag einer ambulanten Rehabilitationsbehandlung 10 € aus eigener Tasche dazu. Die Zahlung wird an die Rehabilitationseinrichtung geleistet, die sie dann an den jeweiligen Kostenträger weiterleitet. Sofern es sich um AHB handelt, zahlen Rehabilitationspatienten der GKV bis zu 28 Tagen je 10 €, also maximal 280 € dazu. War der Versicherte im selben Kalenderjahr in Krankenhausbehandlung, so ist die dort geleistete Zuzahlung anzurechnen.

> **Beispiel:**
>
> Frau K. ist Rentnerin und in einer IKK versichert. Sie war im Jahr 2024 15 Tage im Akutkrankenhaus und danach 21 Tage in AHB. Für die insgesamt 36 stationär verbrachten Tage zahlt sie 280 € zu.

AHB, die von der Rentenversicherung finanziert werden, sind nur längstens 14 Tage mit je 10 € zuzahlungspflichtig. Auch dafür werden Zuzahlungen angerechnet, die der Versicherte im Akutkrankenhaus für die Krankenkasse geleistet hat. Bezieht ein Patient Übergangsgeld von der Rentenversicherung, so muss er keine Zuzahlung entrichten.

Beziehen Versicherte Krankengeld ihrer Krankenkasse und ist ihre Erwerbsfähigkeit nach ärztlichem Gutachten erheblich gefährdet oder gemindert, kann die Kasse dem Versicherten eine Frist von zehn Wochen setzen, innerhalb der er einen Antrag auf Rehabilitation zu stellen hat. Unterlässt es der Versicherte, einen Antrag zu stellen, entfällt der Anspruch auf Krankengeld (§ 51 SGB V).

4.3.4 Rehabilitationskliniken – Träger, monistische Finanzierung

Die Kostenträger der medizinischen Rehabilitation – Rentenversicherung, GKV, GUV – schließen Verträge mit Rehabilitationskliniken, in denen ihre Versicherten behandelt werden. Verträge dürfen nur mit Kliniken abgeschlossen werden, die ein internes Qualitätsmanagement betreiben und erfolgreich an einem Zertifizierungsverfahren teilgenommen haben (▶ Kap. VII.2.2).

Private Träger dominieren mit großem Abstand öffentliche und gemeinnützige. Zu den öffentlichen Trägern gehört insbesondere die Rentenversicherung, die eigene Einrichtungen betreibt.

Wie es für das Gesundheitswesen typisch ist, wird die Vergütung der Rehabilitationseinrichtungen zwischen Anbietern und Kostenträgern ausgehandelt. Die Sozialversicherungsträger – hier vor allem die Renten- und die Krankenversicherung – handeln mit den Kliniken, mit denen sie Verträge abgeschlossen haben, die Pflegesätze aus.

Rehabilitationskliniken werden mit Tagespflegesätzen vergütet und nicht wie Akutkrankenhäuser mit Fallpauschalen. Die Kliniken erhalten pro stationär verbrachtem Tag für jeden Rehabilitationspatienten einen festen Betrag, den tagesgleichen Pflegesatz (▶ Kap. IV.3.7.1.2).

Ein wichtiger Unterschied zum stationären Akutsektor ist die Investitionsfinanzierung der Rehabilitationseinrichtungen. Sie werden **monistisch** finanziert, d. h. im Pflegesatz sind nicht nur die Kosten des laufenden Betriebs, sondern auch die Investitionskosten enthalten und beide Kostenblöcke werden von den Sozialleistungsträgern finanziert. Der Ausdruck »monistisch« (aus dem Griech.: mono = allein) ist als Gegensatz zur »dualen« Finanzierung der Plankrankenhäuser und Universitätskliniken zu verstehen. Diese erhalten die Mittel zur Deckung der Ausgaben des laufenden Betriebs aus Beiträgen der Krankenkassen, die Investitionsmittel von der öffentlichen Hand; sie finanzieren sich also aus zwei Quellen. Aufgrund der monistischen Finanzierung der Rehabilitationskliniken ist die Höhe des Zuschlags auf den Pflegesatz, welcher der Rehabilitationsklinik für Investitionszwecke zur Verfügung steht, Verhandlungsgegenstand der Vertragsparteien. Es gibt für den Rehabilitationssektor kein dem Krankenhausplan der Bundesländer analoges Instrument, aus dem eine öffentliche Förderung ableitbar wäre.

Beispiel:

Die Rehabilitationsklinik Bad Neustadt hat sich mit den Kostenträgern, der gesetzlichen Renten- und Krankenversicherung darauf geeinigt, zwei weitere Gymnastik-Räume für Patienten mit Erkrankungen der Bewegungsorgane einzurichten. Das Investitionsvorhaben kostet 250.000 €, die Nutzungsdauer beträgt 8 Jahre. Zur Finanzierung wird ein Darlehen aufgenommen mit einer jährlichen Verzinsung von 3 %. Die Rehaklinik hat 80 Betten, die im Jahresdurchschnitt zu 95 % ausgelastet sind.

Abschreibung pro Jahr:	250.000 € : 8	= 31.250 €
Zinsen pro Jahr:	250.000 € × 0,03	= 7500 €
Investitionskosten insgesamt pro Jahr:	31.250 € + 7500 €	= 38.750 €
Belegungstage pro Jahr:	80 × 365 × 0,95	= 27.740

Investitionsbedingte Erhöhung des Pflegesatzes um

38.750 € : 27.740 Belegungstage = 1,40 € pro Tag und Patient.

Aus der Sicht der Kostenträger des laufenden Betriebs – also vor allem der Rentenversicherung und der GKV – hat die monistische Finanzierung ökonomische Vorteile. Die Höhe der Betriebsausgaben einer Einrichtung ist nicht unabhängig von deren Ausstattung mit Kapitalgütern – also Investitionen.

Beispiele:

Eine Klinik, die über einen Computertomographen, also ein Investitionsgut, verfügt, wird diesen auch einsetzen, vielleicht sogar in Fällen, in denen ein

> einfaches Röntgenbild genügen würde. Die Diagnostik-Kosten dieser Klinik werden also tendenziell steigen. Damit steigt aber auch die Finanzierungslast der Kostenträger, z. B. der Krankenkassen.
>
> Ein weiteres Beispiel soll zeigen, dass auch das Umgekehrte passieren kann, eine Senkung der Betriebsausgaben durch Investition: Eine Klinik beschafft sich eine Software, also ein Investitionsgut, das die Betriebsabläufe optimiert und dadurch zu Einsparungen verhilft.

Die Höhe der laufenden Ausgaben hängt demnach auch von der Ausstattung mit Investitionsgütern ab und deshalb, so argumentieren viele Ökonomen, ist es sinnvoll, diejenigen die bezahlen, also die Sozialversicherungsträger, auch über die Art der Investitionen auf dem Verhandlungsweg mitbestimmen zu lassen. Von ökonomischer Seite wurde schon oft auch für den Akutkrankenhaussektor die monistische Finanzierung gefordert, allerdings bisher erfolglos.

In der folgenden Tabelle ist für drei Krankenhausarten die Finanzierung der Investitionen gegenübergestellt (▶ Tab. 25).

Tab. 25: Investitionsfinanzierung in verschiedenen Krankenhaustypen

Krankenhaustyp	Investitionsfinanzierung
Plankrankenhaus	Fördermittel des Bundeslandes (duale Finanzierung)
Rehabilitationsklinik	Investitionsanteil im Pflegesatz, der zwischen Sozialversicherungsträgern und Klinik ausgehandelt wird (monistische Finanzierung)
Versorgungskrankenhaus	Wie im Privatunternehmen, entweder durch Eigenkapital (über Außenfinanzierung durch Erhöhung von Einlagen und/oder aus Innenfinanzierung durch Gewinne) oder Kredite, deren Bedienung aus den laufenden Einnahmen zu tragen ist

4.4 Übrige Leistungsbereiche der Rehabilitation

4.4.1 Teilhabe am Arbeitsleben

Leistungen zur Teilhabe am Arbeitsleben dienen dazu, die Erwerbsfähigkeit behinderter oder von Behinderung bedrohter Menschen zu erhalten, zu verbessern oder wiederherzustellen (§ 49 ff. SGB IX). Die Rehabilitationsträger erbringen u. a. folgende Leistungen:

- Beratung, Vermittlung durch ein Reha-Team
- Berufsvorbereitung
- berufliche Weiterbildung
- Ausbildung/Umschulung.

Daneben ist es möglich, dass der Arbeitgeber Zuschüsse vom Rehabilitationsträger erhält, z. B. wenn es nötig ist, den Arbeitsplatz eines behinderten Erwerbstätigen umzurüsten. Finanziert werden auch Trainingsmaßnahmen am Arbeitsplatz, um feststellen zu können, wie groß die Belastbarkeit des Erwerbstätigen im Beruf ist. Stellt ein Arbeitgeber einen behinderten Mitarbeiter ein, so kann er bis zu ein Jahr lang einen **Eingliederungszuschuss** (§ 89 SGB III) in Höhe von 50 % der Lohnkosten erhalten.

> **Beispiel:**
>
> Frau T., deren Fall im **Kapitel IV.4.2** beispielhaft geschildert wurde, erhält folgende Leistungen zur Teilhabe am Arbeitsleben (▶ Kap. IV.4.2): In einem Berufsvorbereitungs-Lehrgang kann sie sich zunächst auf die Anforderungen in ihrem angestrebten neuen Beruf als Bürokauffrau einstellen; sie frischt Schulwissen auf, das sie in dem zuvor ausgeübten Beruf als Friseurin nicht brauchte. Danach absolviert sie eine zweijährige Umschulung zur Kauffrau für Bürokommunikation. Nach der IHK-Prüfung findet sie eine Stelle als Teamassistentin. Ihr Arbeitgeber beantragt einen Eingliederungszuschuss.

4.4.2 Unterhaltssichernde und ergänzende Leistungen

Während der medizinischen Rehabilitation und der Leistungen zur Teilhabe am Arbeitsleben zahlt der Rehabilitationsträger Einkommensersatzleistungen. Anspruch und Höhe der Einkommensleistung werden wieder am Fall von Frau T. (Beispiel ▶ Kap. IV.4.2) demonstriert.

Nach ihrem Unfall erhält Frau T. sechs Wochen lang Entgeltfortzahlung von ihrem Arbeitgeber. Während dieses Zeitraums tritt sie die medizinische Rehabilitation an. Eine Woche nach ihrer Aufnahme in die Rehabilitationsklinik endet die Entgeltfortzahlung; an deren Stelle tritt das Übergangsgeld der Rentenversicherung, die Frau T.s zuständiger Rehabilitationsträger ist. Zur Berechnung des Übergangsgeldes wird ebenso wie bei der Krankengeldberechnung vom Regelentgelt ausgegangen (▶ Kap. II.2.3.3). Vom kalendertäglichen Bruttoregelentgelt werden 80 % errechnet. Der sich ergebende Betrag wird mit dem kalendertäglichen Nettoarbeitsentgelt verglichen und der niedrigere Betrag der weiteren Berechnung zugrunde gelegt. 75 % dieses Betrages ergeben das Übergangsgeld pro Kalendertag für Versicherte mit Kindern (nach § 32 Einkommensteuergesetz) oder Versicherte, die einen Angehörigen pflegen; in allen anderen Fällen sind 68 % zu berechnen.

> **Beispiel:**
>
> Frau T. verdient im Monat ein regelmäßiges Bruttoentgelt von 1930 € (Regelentgelt).
>
> 1930 €: 30 = 64,33 € (Bruttoregelentgelt pro Kalendertag)

> Davon werden 80% berechnet: 64,33 € × 0,8 = 51,47 €.
> Ihr monatliches Nettoentgelt beträgt 1526 €.
> Daraus ergibt sich das kalendertägliche Nettoentgelt: 1526 €: 30 = 50,87 €.
> Da dieser Betrag niedriger ist, wird damit weitergerechnet.
> Frau T. hat eine 20-jährige Tochter, die sich aber noch in Ausbildung befindet.
> Sie erhält deshalb 75% des Betrages von 50,87 € als Übergangsgeld.
>
> 50,87 € × 0,75 = 38,15 € kalendertägliches Übergangsgeld
>
> Bleibt Frau T. nach Beendigung ihres Lohnfortzahlungsanspruchs noch 14 Tage in Rehabilitationsbehandlung, so erhält sie 14 × 38,15 € = 534,10 € Übergangsgeld. Das Übergangsgeld wird ihr auch während der Maßnahmen zur Teilhabe am Arbeitsleben weitergezahlt.

Der Rehabilitationsträger – in Frau T.s Fall die Rentenversicherung – zahlt während des Bezugs des Übergangsgeldes Sozialversicherungsbeiträge an die Kranken-, Pflege- und Arbeitslosenversicherung. Reisekosten, die bei medizinischer Rehabilitation oder wegen Leistungen zur Teilhabe am Arbeitsleben anfallen, werden vom Rehabilitationsträger übernommen. In Frau T.s Fall sind dies Reisen zur Rehabilitationsklinik und die Fahrten zur beruflichen Umschulung. Versicherten mit Kindern bis 12 Jahre können darüber hinaus Kinderbetreuungskosten erstattet werden.

4.4.3 Teilhabe an Bildung

Seit 2018 ist diese Leistungsgruppe neu in das Rehabilitationsrecht aufgenommen. Der Gesetzgeber trägt damit dem Gewicht Rechnung, das die UN-Behindertenrechtskonvention der gleichberechtigten Ausbildung behinderter und nicht-behinderter Menschen beimisst. Die Leistungen umfassen:

> »*1. Hilfen zur Schulbildung, insbesondere im Rahmen*
> *der Schulpflicht einschließlich der Vorbereitung hierzu,*
> *2. Hilfen zur schulischen Berufsausbildung,*
> *3. Hilfen zur Hochschulbildung und*
> *4. Hilfen zur schulischen und hochschulischen beruflichen*
> *Weiterbildung.*« (§ 75 SGB IX)

Die Rehabilitationsträger finanzieren nicht die Bildungsangebote selbst, sondern Hilfeleistungen wie z.B. Transportdienste zur Schule, technische Hilfsmittel, kommunikative Hilfen für hörbehinderte Menschen.

4.4.4 Soziale Teilhabe

Leistungen zur sozialen Teilhabe sollen es behinderten Menschen ermöglichen, in ihrer eigenen Wohnung leben zu können, Alltagsaktivitäten wie gewohnt zu entfalten, mit Anderen Kontakte zu pflegen, ihren Neigungen gemäß Sport zu treiben, kulturelle Veranstaltungen zu besuchen etc. Entsprechend vielfältig sind die im SGB IX § 76 ff. Leistungen. So gehören zur sozialen Teilhabe z. B. folgende Hilfen:

- Wohnraum – Beschaffung oder behindertengerechte Umgestaltung der Wohnung
- Assistenz – persönliche Unterstützung zur Bewältigung des Alltags und zur Teilhabe am Gemeinschaftsleben
- Heilpädagogische Leistungen für Kinder
- Leistungen zur Mobilität – z. B. Angebote von Beförderungsdiensten, Anpassung eines PKW

Beispiel:

Herr V. (▶ Kap. IV.4.2) ist nach seinem Arbeitsunfall auf einen Rollstuhl angewiesen. Er beantragt bei seiner Berufsgenossenschaft den rollstuhlgerechten Umbau seiner Wohnung. Diese Maßnahme ermöglicht es ihm, in seiner gewohnten Umgebung, in seinem sozialen Umfeld, zu bleiben und auf diese Weise am Leben in der Gemeinschaft teilzuhaben.

4.5 Grundzüge des Schwerbehindertenrechts

Unter dem Dach des SGB IX ist das Recht schwerbehinderter Menschen geregelt. Wie unter Punkt 4.1. erwähnt, ist Schwerbehinderung bei einem Grad der Behinderung von mindestens 50 gegeben. Gleichstellung mit Schwerbehinderten ist für Menschen mit einem Behinderungsgrad zwischen 30 und 50 möglich, wenn dies zur Erlangung eines Arbeitsplatzes erforderlich ist. Schwerbehinderung bzw. Gleichstellung wird auf Antrag des behinderten Menschen durch die **Versorgungsämter** festgestellt.

4.5.1 Pflichten der Arbeitgeber

Aus der Schwerbehinderung resultieren eine Reihe von Rechten und Pflichten. So unterliegen Arbeitgeber mit mindestens 20 Arbeitsplätzen einer **Beschäftigungspflicht** von schwerbehinderten Mitarbeitern (§ 154 SGB IX). Die Pflichtquote – also Arbeitsplätze die mit Schwerbehinderten zu besetzen sind – beträgt 5 % der Arbeitsplätze des Unternehmens. Unterschreiten Betriebe die Pflichtquote, müssen sie eine Ausgleichsabgabe entrichten. Je nach Ausmaß der Unterschreitung beträgt die Abgabe je nicht mit einem Schwerbehinderten besetzten Arbeitsplatz zwischen 140 € und 720 € monatlich. Der Arbeitgeber zahlt die Ausgleichsabgabe an das **Integrationsamt**, das die Gelder zweckgebunden für schwerbehinderte Menschen verwendet. Bis zum 31. März jeden Jahres muss jeder der Beschäftigungspflicht für Schwerbehinderte unterliegende Arbeitgeber der zuständigen Arbeitsagentur Angaben zur Erfüllung seiner Pflicht vorlegen (§ 163 SGB IX). Darüber hinaus muss er prüfen, ob freie Arbeitsplätze im Betrieb mit arbeitslos oder arbeitssuchend gemeldeten schwerbehinderten Menschen besetzt werden können (§ 164 SGB IX).

Eine weitere Pflicht des Arbeitgebers nach SGB IX § 167 Abs. 2 ist das **Betriebliche Eingliederungsmanagement** (BEM) für Mitarbeiter, die innerhalb eines Jahres länger als 6 Wochen ununterbrochen oder wiederholt arbeitsunfähig sind. Der Mitarbeiter erhält ein Schreiben des Arbeitgebers, in welchem dieser auf den § 167 Abs. 2 SGB IX verweist und den Mitarbeiter zu einem Gespräch über die Wiedereingliederung in das Arbeitsleben einlädt. Diesem steht es frei, das Angebot anzunehmen oder abzulehnen.

Stimmt der Mitarbeiter zu, nimmt am Gespräch der Betriebsrat, bei schwerbehinderten Mitarbeitern zudem die Schwerbehindertenvertretung teil. Im Gespräch wird geklärt, ob betriebliche Maßnahmen nach Beendigung der Arbeitsunfähigkeit nötig sind. Diese könnten z.B. eine bessere ergonomische Ausgestaltung des Arbeitsplatzes sein, ebenso ein Wechsel vom Schichtbetrieb in normalen Betrieb, eine Umsetzung auf einen anderen Arbeitsplatz im Unternehmen.

> **Beispiel:**
>
> Frau P., Mitarbeiterin in Empfangsbereich eines Hotels, ist in den vergangenen 12 Monaten wiederholt für drei und mehr Wochen arbeitsunfähig geschrieben worden. Sie wird von ihrem Arbeitgeber eingeladen und stimmt einem BEM-Gespräch zu. Zugegen ist ein Mitglied des Betriebsrates, zu dem Frau P. Vertrauen hat. Im Gespräch stellt sich heraus, dass Frau P. alleinerziehende Mutter eines 11-jährigen Sohnes ist, und sie während der gelegentlichen Spät- und Nachtschichten stets in großer Sorge um ihr Kind ist. Darüber hinaus hat sie schwere gesundheitliche Probleme mit dem Stütz- und Bewegungsapparat. Alle Belastungen zusammen haben zu einer erhöhten Anfälligkeit für Infektionen geführt. Die Gesprächsbeteiligten kommen schließlich überein, dass Frau P. mit dem Betriebsarzt spricht, Arbeitgeber und Betriebsrat sichern zu, sich für Frau P. um eine neue Stelle im Hotel ohne Schichtdienst und mit möglichst wenig Tätigkeiten im Stehen zu bemühen.

4.5.2 Rechte der schwerbehinderten Arbeitnehmer

Schwerbehinderte Arbeitnehmer haben Anspruch auf eine ihren Fähigkeiten und Kenntnissen angemessene Beschäftigung; Arbeitsstätten müssen behindertengerecht ausgestattet sein und am Arbeitsplatz die erforderlichen technischen Hilfen bereitgestellt werden.

Schwerbehinderte Mitarbeiter genießen einen **besonderen Kündigungsschutz** (§§ 168 ff. SGB IX). Das Arbeitsverhältnis kann nur mit Zustimmung des Integrationsamtes gekündigt werden; die Kündigungsfrist beträgt mindestens vier Wochen.

In Betrieben und Dienststellen mit wenigstens fünf schwerbehinderten Mitarbeitern werden von diesen eine **Vertrauensperson** und ein Stellvertreter als Interessenvertreter der Schwerbehinderten gewählt (§§ 177 ff. SGB IX). Der Vertrauensperson obliegt es, die Eingliederung der Schwerbehinderten in den Betrieb zu fördern, darüber zu wachen, dass deren Rechte im Betrieb gewahrt werden und deren Anregungen aufgenommen und wenn möglich realisiert werden.

Die Vertrauenspersonen üben ihr Amt ohne Entgelt als Ehrenamt aus. Zusammen mit dem Betriebsrat und dem Arbeitgeber schließen die Vertrauenspersonen eine **Inklusionsvereinbarung** für schwerbehinderte Mitarbeiter. Darin sind verpflichtende Regelungen zu treffen über die Eingliederung schwerbehinderter Mitarbeiter in den Betrieb, die Arbeitszeit, Arbeitsplatzgestaltung sowie die Arbeitsorganisation.

4.5.3 Persönliches Budget

Das Rehabilitationsrecht sieht eine spezifische Art der Leistungsgewährung vor, die zwar für alle Behinderten möglich ist, aber gerade für schwerbehinderte Menschen infrage kommt: das trägerübergreifende persönliche Budget (§ 29 SGB IX).

Behinderte Menschen können sich, anstatt Sach- und Dienstleistungen direkt von den Rehabilitationsträgern zu beziehen, ein Budget als Geldleistung auszahlen lassen. Über das Budget können sie autonom verfügen, d. h. sie können sich die Dienste und Güter, die sie als Hilfen benötigen, selbst beschaffen. Dies entspricht dem Leitbild des SGB IX, wonach behinderten Menschen ein selbstständiges und selbstbestimmtes Leben in eigener Regie ermöglicht werden soll.

Trägerübergreifend ist das Budget, weil darin Geldleistungen verschiedener Rehabilitationsträger enthalten sein können. Bezieht der behinderte Mensch zusätzlich Leistungen der Pflegeversicherung, so können auch diese in das Budget einbezogen werden. Wer die Möglichkeit des persönlichen Budgets wählt, nimmt in der Regel die Dienstleistung eines Fallmanagers in Anspruch, der ihm unterstützend zur Seite steht (▶ Kap. IV.7.3.1).

4.5.4 Besondere Regelungen und Einrichtungen zur beruflichen Integration für schwerbehinderte Menschen

Das Schwerbehindertenrecht sieht einige besondere Maßnahmen zur Teilhabe am Arbeitsleben vor. Wenn Arbeitgeber ihren Beschäftigungspflichten nicht nachkommen und stattdessen Ausgleichsabgaben zahlen, wirken Arbeitsagenturen und Integrationsämter zusammen (§§ 184 ff. SGB IX). Die Integrationsämter erheben die Ausgleichsabgabe und finanzieren daraus Leistungen an schwerbehinderte Menschen und auch an deren Arbeitgeber. Schwerbehinderten kann das Integrationsamt z. B. technische Arbeitshilfen finanzieren, Geldleistungen zur Gründung einer selbstständigen Existenz zur Verfügung stellen, die Ausstattung einer behindertengerechten Wohnung unterstützen. Arbeitgeber können vom Integrationsamt Mittel zur behindertengerechten Einrichtung von Arbeitsplätzen erhalten oder finanzielle Unterstützung für außergewöhnliche Belastungen, die mit der Beschäftigung von Menschen mit Behinderung verbunden sind (z. B. wenn ein schwerbehinderter Mitarbeiter der ständigen Unterstützung durch eine Hilfskraft bedarf). Die Arbeitsagenturen beraten Schwerbehinderte bei der Berufsfindung, vermitteln

Arbeitsplätze sowohl auf dem allgemeinen Arbeitsmarkt als auch in Werkstätten für Menschen mit Behinderung bzw. Förderwerkstätten und fördern die Teilhabe derer am Arbeitsleben.

Im Auftrag der Arbeitsagentur und der Integrationsämter sind **Integrationsfachdienste** tätig. An sie können sich Schwerbehinderte und deren Arbeitgeber wenden, um Beratung und Hilfestellung bei allen Fragen in Zusammenhang mit der Erwerbstätigkeit Behinderter zu erhalten. Integrationsdienste vermitteln, wenn es zu Konflikten am Arbeitsplatz kommt, wenn arbeitsuchende Schwerbehinderte Hilfestellung bei Bewerbungen benötigen etc.

Primäres Ziel ist es, behinderten Menschen einen Arbeitsplatz im normalen, sogenannten ersten Arbeitsmarkt, zu vermitteln. Jedoch gibt es Behinderungen nach Art und Schwere, die eine Integration in den ersten Arbeitsmarkt nicht ermöglichen. Das Rehabilitationsrecht sieht in solchen Fällen zwei Arten von Teilhabe am Arbeitsleben vor: **Inklusionsbetriebe** und **Werkstätten für behinderte Menschen**.

Inklusionsbetriebe sind rechtlich und wirtschaftlich selbstständige Unternehmen oder Abteilungen von Unternehmen, in denen Menschen beschäftigt werden, »*deren Teilhabe an einer sonstigen Beschäftigung auf dem allgemeinen Arbeitsmarkt auf Grund von Art oder Schwere der Behinderung oder wegen sonstiger Umstände auf besondere Schwierigkeiten stößt*« (§ 215 SGB IX). In Inklusionsbetrieben müssen mindestens 30 % der Mitarbeiter schwerbehindert sein, es sollen laut Gesetz aber nicht mehr als 50 % sein. Dadurch wird sichergestellt, dass behinderte und nicht behinderte Menschen im Sinne der Inklusion in einem Betrieb zusammenarbeiten. Schwerbehinderte Menschen arbeiten unter Bedingungen, wie ihre nicht behinderten Kollegen, d. h. sie werden nach Tarifvertrag entlohnt. Ziel ist es, behinderten Menschen dauerhafte Arbeitsmöglichkeiten anzubieten. In jüngster Zeit haben sich vor allem Beschäftigungsangebote für psychisch behinderte Menschen in Inklusionsunternehmen herausgebildet. Meist werden solche Unternehmen in der Rechtsform einer gGmbH geführt (▶ Kap. V.1). Inklusionsbetriebe können aus Mitteln der Ausgleichsabgabe Leistungen beziehen.

Werkstätten für behinderte Menschen (§ 219 SGB IX) bieten Beschäftigungsmöglichkeiten für Menschen, die in der Regel schwer- oder mehrfach behindert sind. In den Förderwerkstätten werden vielfältige einfach auszuführende Arbeiten unter der Anleitung eines nicht behinderten Mitarbeiters, z. B. eines Handwerksmeisters ausgeführt. Als Beispiele seien genannt: Abfüllen von Waren eines Industriebetriebes in Verpackungen, Schusterwerkstätten, Küchenservice, wie z. B. Partydienste, Holzarbeiten. Behinderte Menschen in Werkstätten erhalten ein Arbeitsentgelt, das aus den Verkäufen der Werkstätte finanziert wird.

Werkstätten für behinderte Menschen entsprechen, anders als Inklusionsbetriebe, nicht dem Grundanliegen der Behindertenrechtskonvention der UN, da dort nur behinderte Menschen arbeiten. Dem trug die Reform des SGB IX Rechnung, ohne jedoch Behindertenwerkstätten abzuschaffen. Seit 2018 gibt es für schwerbehinderte Menschen die Möglichkeit eines Budgets für Arbeit (§ 61 SGB IX). Erhält ein schwerbehinderter Mensch, der z. B. zuvor in einer Werkstätte für Behinderte gearbeitet hat, einen regulären Arbeitsplatz mit tarifgebundener oder ortsüblicher Entlohnung, hat er Anspruch auf dieses Budget. Daraus werden dauerhaft Lohnkostenzuschüsse von bis zu 75 % für den Arbeitgeber finanziert.

4.5.5 Finanzierung von Behinderteneinrichtungen

Stationäre Behinderteneinrichtungen entsprechen nicht dem Inklusionsgedanken und sind folglich nicht mehr zeitgemäß. Mehr und mehr geht man zu Wohngemeinschaften für behinderte Menschen über, die sich idealerweise in Häusern mit behinderten und nichtbehinderten Bewohnern befinden. Dort leben Menschen in ihren eigenen vier Wänden und können für sie geeignete Rehabilitationsmaßnahmen, z. B. in Form psychologischer Begleitung, therapeutischer Unterstützung, erhalten. Teilstationäre Einrichtungen ermöglichen es behinderten Menschen tagsüber betreut zu werden und danach in ihre gewohnte Umgebung nach Hause zurückzukehren.

Die Finanzierung solcher Einrichtungen erfolgt mit Pflegesätzen, die sich aus drei Komponenten zusammensetzen:

- Grundpauschale
- Maßnahmenpauschale
- Investitionsbetrag.

In der Grundpauschale sind die Hotelkosten enthalten, also Kosten für Unterkunft und Verpflegung. Die Maßnahmenpauschale enthält die Vergütung für Leistungen zur Eingliederung der Behinderten (Leistungen zur Teilhabe am Arbeitsleben, zur sozialen Teilhabe); sie wird für Gruppen behinderter Menschen je nach Ressourcenverbrauch unterschiedlich kalkuliert. Mit dem Investitionsbetrag werden Aufwendungen für Anschaffung von Anlagegütern, Abschreibungen, Zins und Tilgung von Darlehen und Mieten/Pachten abgegolten. Ein Investitionssatz als Bestandteil der Pflegesätze wird der Behinderteneinrichtung gewährt, wenn die Sozialhilfeträger zustimmen.

Vertragspartner bei Vergütungsverhandlungen sind die Träger der Sozialhilfe, also Städte und Gemeinden, einerseits und die Träger der Einrichtungen andererseits.

Es gibt für die Einrichtungen neben öffentlichen Zuschüssen auch andere Quellen der Finanzierung, die sogenannten **Eigenmittel.** Letztere werden z. B. aus Spenden der Bevölkerung, aus gerichtlichen Bußgeldern und den Lotterien von ARD und ZDF gespeist. Solche Eigenmittel können auch für die Finanzierung des laufenden Betriebs einer Behinderteneinrichtung verwendet werden. Insgesamt ergibt sich ein für die Behindertenhilfe typisches Bild einer Mischfinanzierung (▶ Abb. 27).

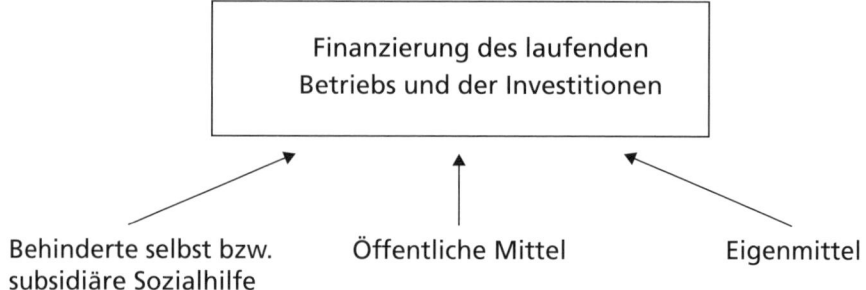

Abb. 27: Mischfinanzierung von Behinderteneinrichtungen

4.5.6 Einrichtungsträger, Entwicklungstendenzen in der Behindertenhilfe

Träger von Behinderteneinrichtungen sind ganz überwiegend **gemeinnützige Betriebe**, die häufig unter dem Dach eines Wohlfahrtsverbandes geführt werden (▶ Kap. V.1). Das SGB XII fordert die Sozialhilfeträger auf, keine eigenen Einrichtungen anzubieten, sondern mit vorhandenen geeigneten Einrichtungen Verträge abzuschließen. Inhalt der Verträge ist neben der Vergütung auch die Beschreibung der Leistungen der jeweiligen Einrichtung und die **Qualitäts- und Wirtschaftlichkeitsprüfung durch die Sozialhilfeträger.** Zwischen dem Träger der Einrichtung und der Sozialhilfe werden Grundsätze vereinbart, wie die Prüfung der Qualität und Wirtschaftlichkeit erfolgen soll.

In den letzten Jahrzehnten hat sich die Behindertenhilfe in Deutschland stark gewandelt und sie befindet sich auch derzeit – Stichwort Inklusion – im Umbruch. Früher waren stationäre Einrichtungen vorherrschend, die vor allem dem Ziel der Unterbringung behinderter Menschen dienten. Die Menschen in den Heimen hatten keine eigenen Zimmer, schliefen in großen Schlafsälen und ihrer individuellen Förderung wurde kaum Bedeutung beigemessen. Heute wird das Recht auf Intimsphäre schwer behinderter Menschen und eine Abstimmung der Hilfe auf ihre individuell unterschiedlichen Bedürfnisse betont. Das SGB IX hat dieser neuen Sicht Nachdruck verliehen und Vorschub geleistet, z. B. durch die Möglichkeit eines selbst verwalteten Budgets für behinderte Menschen. Auch die Angebotslandschaft passt sich der neuen Sichtweise an.

Die traditionelle stationäre Behinderteneinrichtung entspricht nicht mehr dem humanitären, inklusiven Verständnis der Hilfe für Behinderte. An ihre Stelle treten dezentrale neue Wohnformen, wie z. B. Wohngemeinschaften, betreutes Wohnen etc., die durch teilstationäre Angebote z. B. zur Teilhabe am Arbeitsleben begleitet werden können. Ganz Ähnliches gilt auch für die Altenpflege; auch hier wird das stationäre Pflegeheim immer weniger als angemessen angesehen.

Die Entwicklung der Rehabilitationsangebote ist derzeit noch nicht abgeschlossen, im Gegenteil, die Umsetzung der Inklusion erfordert weiterhin Ideen und deren Umsetzung in Form von konkreten Innovationen. Abschließend sei noch einmal an die im § 2 des SGB IX angesprochene Wechselwirkung erinnert.

Barrieren, gerade im übertragenen Sinne, müssen in der gesamten Gesellschaft beseitigt werden.

Übungsaufgaben zu Teil IV Kapitel 4

Aufgabe 1
Welche Versicherung ist zuständig?

1. Frau H., pflichtversicherte Angestellte, AOK-Mitglied, verletzt sich auf dem Heimweg von der Arbeit am Fuß.
2. Frau H.s Sohn hat ein Loch im Zahn.
3. Frau H. muss sich einer Blinddarm-Operation unterziehen.
4. Sie beantragt eine stationäre Rehabilitationsmaßnahme.
5. Frau H.s Sohn bricht sich beim Schulsport den Arm.
6. Frau H.s Sohn muss sich wegen seines Asthmas einer dreiwöchigen stationären Rehabilitation unterziehen.

Aufgabe 2
Geben Sie bitte an, in welcher Reihe alle drei Begriffe richtig zugeordnet sind.

Rehabilitationsträger	Rehabilitationsleistung	Prinzip
1. Gesetzliche Rentenversicherung	Medizinische Rehabilitation	Subsidiarität
2. Gesetzliche Unfallversicherung	Soziale Teilhabe	Subsidiarität
3. Gesetzliche Krankenversicherung	Teilhabe am Arbeitsleben	Solidarität
4. Sozialhilfe	Unterhaltssicherung	Solidarität
5. Gesetzliche Unfallversicherung	Unterhaltssicherung	Solidarität
6. Bundesagentur für Arbeit	Teilhabe am Arbeitsleben	Subsidiarität

Aufgabe 3
Geben Sie je zwei konkrete Beispiele von Leistungen bzw. Gütern für folgende Versorgungsbereiche der Rehabilitation an:

a) medizinische Rehabilitation
b) Teilhabe am Arbeitsleben

c) Unterhaltssicherung und andere ergänzende Leistungen
d) Soziale Teilhabe
e) Teilhabe an Bildung

Aufgabe 4
Ordnen Sie bitte zu.

Leistung	Versorgungsbereich		
	a) Prävention	b) Kuration	c) Rehabilitation
1. Polio-Schluckimpfung			
2. Operative Entfernung der Rachenmandeln			
3. Anschlussheilbehandlung			
4. Leistungen in Werkstätten für Behinderte			
5. Wurzelbehandlung beim Zahnarzt			
6. Schwangeren- Vorsorgeuntersuchung			
7. Verschreibung eines Antibiotikums durch den Kassenarzt			

Aufgabe 5
Bitte erläutern Sie den Unterschied zwischen dualer und monistischer Finanzierung

Aufgabe 6
Eine Rehabilitationsklinik mit 120 Betten ist im Jahresdurchschnitt zu 90% ausgelastet. Die Klinik hat mit den Kostenträgern eine Investition in Höhe von 300.000 € (Nutzungsdauer 10 Jahre) vereinbart. Die Finanzierung erfolgt durch ein Darlehen mit einem jährlichen Zinssatz von 4%.
Bitte errechnen Sie, um welchen Betrag der Tagespflegesatz durch die Investition steigt.

Aufgabe 7

a) Berechnen Sie den Auslastungsgrad der Vorsorge- und Rehabilitationsklinik Bad Neustadt im Jahr 2025. Gegeben: Anzahl Betten 171, Anzahl Pflegetage 50.882.
b) Die durchschnittliche Verweildauer betrug 25,3 Tage. Berechnen Sie die Fallzahl der Rehabilitationsklinik im Jahr 2025.

Aufgabe 8
Herr O., IKK-versichert, war im Jahr 2025 vom 03.06. bis 16.06. im Krankenhaus und wurde vom 20.06. bis 11.07. in stationäre Anschlussheilbehandlung aufgenommen. Wie viel zahlt er aus eigener Tasche für die AHB zu?

Aufgabe 9
Frau L., kinderlos, langjährige Angestellte eines Großhandelsbetriebes, hatte einen schweren Skiunfall. Nach vier Wochen im Krankenhaus tritt sie eine AHB an. Zwei Wochen später endet die Lohnfortzahlung durch ihren Arbeitgeber, danach erhält sie Übergangsgeld.

a) Wer bezahlt das Übergangsgeld?
b) Wie hoch ist ihr kalendertägliches Übergangsgeld, wenn ihr regelmäßiges monatliches Nettoentgelt 1927,22 € beträgt?

Aufgabe 10
Bitte errechnen Sie die monatliche Ausgleichsabgabe für folgende zwei Betriebe:

a) Fa. Müller hat jahresdurchschnittlich 360 Beschäftigte, davon sind neun Mitarbeiter schwerbehindert.
b) Fa. Jansen hat jahresdurchschnittlich 930 Beschäftigte, davon sind 52 Mitarbeiter schwerbehindert.

Auszug aus § 154 SGB IX

(1) ¹Private und öffentliche Arbeitgeber (Arbeitgeber) mit jahresdurchschnittlich monatlich mindestens 20 Arbeitsplätzen im Sinne des § 156 haben auf wenigstens 5 Prozent der Arbeitsplätze schwerbehinderte Menschen zu beschäftigen. ²Dabei sind schwerbehinderte Frauen besonders zu berücksichtigen. ³Abweichend von Satz 1 haben Arbeitgeber mit jahresdurchschnittlich monatlich weniger als 40 Arbeitsplätzen jahresdurchschnittlich je Monat einen schwerbehinderten Menschen, Arbeitgeber mit jahresdurchschnittlich monatlich weniger als 60 Arbeitsplätzen jahresdurchschnittlich je Monat zwei schwerbehinderte Menschen zu beschäftigen.

Auszug aus § 160 SGB IX

(2) ¹Die Ausgleichsabgabe beträgt *) je unbesetztem Pflichtarbeitsplatz

1. 140 Euro bei einer jahresdurchschnittlichen Beschäftigungsquote von 3 Prozent bis weniger als dem geltenden Pflichtsatz,
2. 245 Euro bei einer jahresdurchschnittlichen Beschäftigungsquote von 2 Prozent bis weniger als 3 Prozent,
3. 360 Euro bei einer jahresdurchschnittlichen Beschäftigungsquote von mehr als 0 Prozent bis weniger als 2 Prozent,
4. 720 Euro bei einer jahresdurchschnittlichen Beschäftigungsquote von 0 Prozent.

5 Arzneimittel, Medizinprodukte, Heil- und Hilfsmittel

Im **Kapitel 5** werden materielle Güter (Arzneimittel, Medizinprodukte und Hilfsmittel) sowie Dienstleistungen (Heilmittel) besprochen, die zusätzlich zu den ärztlichen und pflegerischen Leistungen im Gesundheitswesen eingesetzt werden. Ihre steuerliche Behandlung ist in Deutschland – im Gegensatz zu anderen EU-Ländern – uneinheitlich geregelt. Arzneimittel und Medizinprodukte werden industriell gefertigt; sie unterliegen dem **vollen Mehrwertsteuersatz** von 19%. Medikamente werden also **nicht** als Lebensmittel eingestuft und mit dem ermäßigten Steuersatz von 7% besteuert. Der **ermäßigte Satz** wird auf **einige Hilfsmittel** erhoben, z. B. auf Rollstühle, Prothesen, Unterarmgehhilfen, Hörgeräte. Bei Heilmitteln handelt es sich um Therapieleistungen. Sie sind wie Arzt- und Pflegeleistungen **von der Mehrwertsteuerpflicht befreit**.

5.1 Arzneimittelversorgung

5.1.1 Arzneimittelgesetz

In Deutschland wird die Arzneimittelversorgung von Mensch und Tier durch das Gesetz über den Verkehr mit Arzneimitteln (AMG) geregelt. Zweck des Gesetzes ist es, Sicherheit im Verkehr mit Arzneimitteln zu gewährleisten und für Qualität, Wirksamkeit und Unbedenklichkeit von Medikamenten zu sorgen (§ 1 AMG).

Das AMG definiert den Begriff des Arzneimittels (§ 2 AMG). Danach sind Arzneimittel Stoffe,

- die Krankheiten heilen oder lindern sollen,
- die Körperfunktionen wiederherstellen, korrigieren oder beeinflussen oder
- um eine Diagnose zu erstellen.

Die größte Untergruppe der Arzneimittel sind sogenannte **Fertigarzneimittel.** Sie werden von pharmazeutischen Herstellern produziert und an Verbraucher abgegeben. Dies setzt allerdings eine offizielle Zulassung der Medikamente voraus, entweder durch eine Behörde des Bundes, das Bundesinstitut für Arzneimittel und Medizinprodukte (BfArM), das Paul-Ehrlich-Institut (zuständig für Impfstoffe und Sera) oder durch die Europäische Union (§ 21 AMG).

Das AMG definiert die Aufteilung der Medikamente in verschreibungspflichtige und nicht-verschreibungspflichtige Arzeimittel. Ein verschreibungspflichtiges Arzneimittel ist für den Patienten nur nach Verordnung durch einen niedergelassenen Arzt oder auf Veranlassung eines Arztes im Krankenhaus erhältlich.

Nicht-verschreibungspflichtige Arzneimittel können (mit wenigen vom Gemeinsamen Bundesausschuss definierten Ausnahmen) von Vertragsärzten an Versicherte über 12 Jahre nicht zulasten der GKV verordnet werden. Diese Arzneien bilden den **Selbstmedikationsmarkt**. Im Fachjargon werden sie als OTC-Produkte (over the counter (engl.) = über den Ladentisch) bezeichnet.

Allerdings regelt das AMG den Vertriebsweg. Verschreibungspflichtige Arzneien dürfen an den Endverbraucher nur von öffentlichen Apotheken und von zugelassenen Versandapotheken abgegeben werden, d. h. sie unterliegen generell der Apothekenpflicht.

Für nicht-verschreibungspflichtige Arzneien gilt die Apothekenpflicht (apothekenpflichtige Arzneimittel) ebenfalls, jedoch gibt es hier Ausnahmen. So dürfen Heilwässer, Badezusätze, Tees, Vitaminbrausetabletten, Pflaster etc. auch vom normalen Einzelhandel (z. B. Supermärkte, Drogerien) verkauft werden (AMG § 44).

5.1.2 Öffentliche Apotheken

Öffentliche Apotheken sind im Gegensatz zu Arztpraxen **Gewerbebetriebe.** Sie müssen deshalb bei der Kommune ein Gewerbe anmelden, Gewerbesteuer zahlen, wenn der Gewinn über der Freibetragsgrenze liegt, sich in das Handelsregister eintragen lassen und die doppelte Buchführung anwenden.

Den Apotheken obliegt, wie es im § 1 des Apothekengesetzes (ApoG) heißt, »*die im öffentlichen Interesse gebotene Sicherstellung einer ordnungsgemäßen Arzneimittelversorgung der Bevölkerung.*« Der Inhaber oder Pächter einer Apotheke muss approbierter Apotheker sein.

Grundsätzlich zu unterscheiden ist die **Preisbildung** von verschreibungspflichtigen und nicht-verschreibungspflichtigen Arzneien. Erstere unterliegen der sogenannten Preisbindung der zweiten Hand, d. h., die Handelsspannen sind den öffentlichen Apotheken (ebenso dem Großhandel) gesetzlich durch die Arzneimittelpreisverordnung vorgeschrieben. Bei nicht-verschreibungspflichtigen Medikamenten, also auf dem Selbstmedikationsmarkt, können Apotheker dagegen Preise frei gestalten. Hier stehen die Anbieter im Wettbewerb um die Kunden; diesen wiederum ist es möglich, durch Preisvergleiche das günstigste Angebot zu ermitteln.

Bei GKV-Patienten ziehen die öffentlichen Apotheken die Zuzahlung (§ 61 SGB V) für die Krankenkassen ein. Sie beträgt 10 % des Abgabepreises des Arzneimittels, jedoch mindestens 5 € und höchstens 10 € aber nicht mehr als die Kosten des Mittels.

5.1.3 Krankenhausapotheken

Krankenhausapotheken können für ein Krankenhaus oder mehrere eingerichtet werden. Dem Krankenhaus kann der Betrieb einer Krankenhausapotheke nur dann erlaubt werden, wenn es einen approbierten Apotheker anstellt und mit der Leitung der Apotheke betraut (§ 14 Apothekengesetz). Die Apotheke wird als Funktionseinheit des Krankenhauses betrieben.

Für Krankenhäuser gilt die Arzneimittelpreisverordnung nicht, durch welche die maximalen Handelsspannen für verschreibungspflichtige Arzneimittel festgelegt werden. Der Krankenhausapotheker handelt in der Regel direkt mit der Pharmaindustrie oder dem Großhandel die Preise aus und kann deshalb, vor allem wenn er als Großabnehmer auftritt, Rabatte fordern. Tatsächlich erhalten Krankenhausapotheken Arzneimittel wesentlich günstiger als öffentliche Apotheken.

Arzneimittel der Krankenhausapotheke dürfen an stationär, teilstationär oder ambulant versorgte Patienten des Krankenhauses abgegeben werden. Bei Entlassung dürfen Patienten nach § 39 SGB V Medikamente zur Versorgung bis zu sieben Tagen nach der Entlassung verordnet werden.

Wird ein Patient im Krankenhaus mit Arzneimitteln behandelt, die in öffentlichen Apotheken sehr viel teurer sind, so kämen auf die Krankenkassen hohe Kosten zu, wenn der Patient vom Vertragsarzt mit diesen Medikamenten weiterbehandelt würde. Deshalb stellt der § 115c des SGB V sicher, dass die ambulante Behandlung – abgesehen von begründeten Ausnahmefällen – mit günstigeren vergleichbaren Arzneien fortgeführt wird. Der Krankenhausarzt ist demgemäß verpflichtet, dem weiterbehandelnden Vertragsarzt einen Arzneimittel-Therapievorschlag mitzuteilen. Dabei muss er, falls preisgünstigere Arzneimittel mit pharmakologisch vergleichbaren Wirkstoffen oder therapeutisch vergleichbarer Wirkung verfügbar sind, mindestens ein preisgünstigeres Medikament angeben.

5.1.4 Steuerung der Arzneimittelversorgung in der GKV

Arzneimittelausgaben machen ca. 17 % aller Kassenausgaben aus; sie weisen immer wieder **überdurchschnittlich hohe Steigerungsraten** auf. Deshalb verfügt die GKV über zahlreiche Instrumente zur Steuerung der Arzneimittelausgaben. Zwei davon – Zuzahlungen der Patienten (▶ Kap. II.2.7) und Arzneimittelrichtgrößen für Vertragsärzte (▶ Kap. IV.2.8) – sind an anderer Stelle bereits beschrieben worden. Im Folgenden werden nur kurz weitere gesetzliche Regelungen angesprochen.

Festbeträge sind eine Preisobergrenze, die von den Kassen für bestimmte Arzneimittel, aber auch für Hilfsmittel festgelegt werden. Möchte ein Patient ein Medikament (oder Hilfsmittel), dessen Preis den Festbetrag übersteigt, so hat er die Differenz aus eigener Tasche zu bezahlen. De facto führt die Festbetragsregelung dazu, dass die Hersteller ihre Preise nicht über den Festbetrag hinaus erhöhen, um ihren Absatz nicht zu gefährden.

Die Krankenkassen haben die Möglichkeit, Festbetragsarzneimittel von der Zuzahlung durch die Patienten zu befreien. Liegt der Preis des Arzneimittels 30 % oder mehr unter dem Festbetrag, entfällt die Zuzahlung. Patienten können ihren Arzt bitten, bei der Verschreibung, sofern möglich, ein Medikament zu verordnen, das von der Zuzahlung befreit ist. Krankenkassen veröffentlichen auf ihren Internetseiten die Liste der betreffenden Medikamente.

Das SGB V schreibt im § 129 die sogenannte **aut-idem-Regelung** (aus dem Lat.: aut idem = oder Gleiches) vor. Sie verpflichtet den Apotheker zur **Abgabe eines preisgünstigen Medikaments** an einen Versicherten der GKV, wenn der verordnende Arzt

- auf dem Rezept nur einen Wirkstoff anstatt eines Arzneimittels angegeben hat oder
- die Ersetzung des Arzneimittels auf dem Rezept durch ein wirkstoffgleiches anderes Arzneimittel nicht ausgeschlossen hat.

Krankenkassen haben zudem die Möglichkeit, im Wege der Ausschreibung **Rabattverträge** mit der pharmazeutischen Industrie abzuschließen. Besteht zwischen der Kasse des Versicherten und dem Hersteller des Wirkstoffes ein Rabattvertrag, gibt der Apotheker dessen Arzneimittel an den Kunden ab. Allerdings hat der Versicherte die Möglichkeit, ein anderes (wirkstoffgleiches) Medikament zu erhalten, jedoch muss er dies dann selbst bezahlen. Von seiner Krankenkasse kann er sich den Betrag erstatten lassen, den die Kasse für das Medikament aus dem Rabattvertrag gezahlt hätte.

5.2 Medizinprodukte

Im Gesundheitswesen werden in allen Teilbereichen, von der ambulanten Pflege über den Rettungsdienst bis hin zur Intensivmedizin, verschiedenste Medizinprodukte eingesetzt. Unter den Begriff fallen nicht nur **High-Tech-Medizinprodukte** wie die Computertomografie, sondern auch das einfache **Verbandspäckchen.** Rechtliche Grundlagen sind das **Medizinproduktegesetz** (MPG), die **Verordnung über das Errichten, Betreiben und Anwenden von Medizinprodukten** (MPBetreibV) und die **Verordnung über die Erfassung, Bewertung und Abwehr von Risiken bei Medizinprodukten** (MPSV).

§ 3 des MPG definiert Medizinprodukte wie folgt:

»Medizinprodukte sind alle einzeln oder miteinander verbunden verwendeten Instrumente, Apparate, Vorrichtungen, Stoffe und Zubereitungen aus Stoffen oder andere Gegenstände einschließlich der für ein einwandfreies Funktionieren des Medizinproduktes eingesetzten Software, die vom Hersteller zur Anwendung für Menschen mittels ihrer Funktionen zum Zwecke

a) der Erkennung, Verhütung, Überwachung, Behandlung oder Linderung von Krankheiten,
b) der Erkennung, Überwachung, Behandlung, Linderung oder Kompensierung von Verletzungen oder Behinderungen,
c) der Untersuchung, der Ersetzung oder der Veränderung des anatomischen Aufbaus oder eines physiologischen Vorgangs oder
d) der Empfängnisregelung

zu dienen bestimmt sind und deren bestimmungsgemäße Hauptwirkung im oder am menschlichen Körper weder durch pharmakologisch oder immunologisch wirkende Mittel noch durch Metabolismus erreicht wird, deren Wirkungsweise aber durch solche Mittel unterstützt werden kann.«

Die Produkte werden in unterschiedliche Risikokategorien eingeteilt (MPG § 13). Dabei sind Geräte, die elektrisch betrieben werden und direkt in den Patienten implantiert werden in die höchste Kategorie eingestuft. Dies resultiert aus der höheren Gefährdung bzw. den Unfallrisiken (▶ Tab. 26).

Tab. 26: Risikoklassen nach dem Medizinprodukte-Gesetz

Klasse	Produktbeispiel
Klasse I	Augenklappe, Lederfingerling
Klasse Is (steril)	Nabelklemme
Klasse Im (messend)	Thermometer (analog)
Klasse IIa	Einmalspritzen
Klasse IIb	EKG-Gerät, Defibrillator, Schrittmacher, Blutbeutel
Klasse III	Implantate

Das Ziel aller Regelungen ist der Schutz der Patienten aber auch der Anwender der Produkte. Medizinprodukte dürfen nach § 2 MPBetreibV nur von Personen errichtet, betrieben und angewendet werden und in Stand gehalten werden, die dafür die erforderliche Ausbildung oder Kenntnis und Erfahrung besitzen. Die Ausbildung dazu darf nur durch den Hersteller bzw. autorisierte Personen erfolgen (§ 6 MPBetreibV), sogenannte MPG-Beauftragte. Rechtlich verbindlich sind messtechnische und sicherheitstechnische Kontrollen vorgeschrieben, ebenso die Dokumentation.

In der MPBetreibV sind nun seit dem 07.07.2017 in § 2 auch die **Begriffe Betreiber und Anwender** näher definiert:

(2) Betreiber eines Medizinproduktes ist jede natürliche oder juristische Person, die für den Betrieb der Gesundheitseinrichtung verantwortlich ist, in der das Medizinprodukt durch dessen Beschäftigte betrieben oder angewendet wird. Abweichend von Satz 1 ist Betreiber eines Medizinproduktes, das im Besitz eines Angehörigen der Heilberufe oder des Heilgewerbes ist und von diesem zur Verwendung in eine Gesundheitseinrichtung mitgebracht wird, der betreffende Angehörige des Heilberufs oder des Heilgewerbes. Als Betreiber gilt auch, wer außerhalb von Gesundheitseinrichtungen in seinem Betrieb oder seiner Einrichtung oder im öffentlichen Raum Medizinprodukte zur Anwendung bereithält.
(3) Anwender ist, wer ein Medizinprodukt im Anwendungsbereich dieser Verordnung am Patienten einsetzt.

Außerdem wurde im § 6 ein **Beauftragter für Medizinproduktesicherheit** installiert:

(1) Gesundheitseinrichtungen mit regelmäßig mehr als 20 Beschäftigten haben sicherzustellen, dass eine sachkundige und zuverlässige Person mit medizinischer, naturwissenschaftlicher, pflegerischer, pharmazeutischer oder technischer Ausbildung als Beauftragter für Medizinproduktesicherheit bestimmt ist.
(2) Der Beauftragte für Medizinproduktesicherheit nimmt als zentrale Stelle in der Gesundheitseinrichtung folgende Aufgaben für den Betreiber wahr:

1. die Aufgaben einer Kontaktperson für Behörden, Hersteller und Vertreiber im Zusammenhang mit Meldungen über Risiken von Medizinprodukten sowie bei der Umsetzung von Sicherheitskorrekturmaßnahmen im Feld und sonstigen notwendigen Korrekturmaßnahmen,
2. die Koordinierung interner Prozesse der Gesundheitseinrichtung zur Erfüllung der Melde- und Mitwirkungspflichten der Anwender und Betreiber und

3. die Koordinierung der Umsetzung der Korrekturmaßnahmen und der Sicherheitskorrekturmaßnahmen im Feld in den Gesundheitseinrichtungen.

(3) Der Beauftragte für Medizinproduktesicherheit darf bei der Erfüllung der nach Absatz 2 übertragenen Aufgaben nicht behindert und wegen der Erfüllung der Aufgaben nicht benachteiligt werden.
(4) Die Gesundheitseinrichtung hat sicherzustellen, dass eine Funktions-E-Mail-Adresse des Beauftragten für die Medizinproduktesicherheit auf ihrer Internetseite bekannt gemacht ist.

Verschärft wurde darüber hinaus in § 11 die Pflicht zu sicherheitstechnischen Kontrollen (STK). Normalerweise sind alle Automatischen Externen Defibrillatoren, kurz AED, alle zwei Jahre STK pflichtig.

(2) Abweichend von Absatz 1 kann für Automatische Externe Defibrillatoren im öffentlichen Raum, die für die Anwendung durch Laien vorgesehen sind, eine sicherheitstechnische Kontrolle entfallen, wenn der Automatische Externe Defibrillator selbsttestend ist und eine regelmäßige Sichtprüfung durch den Betreiber erfolgt.

Sollte es zu einer Funktionsstörung eines Gerätes kommen, die zu einer schwerwiegenden Verschlechterung des Gesundheitszustandes oder gar zum Tod eines Patienten geführt hat, muss dies nach den Vorschriften des MPSV vom Betreiber des Gerätes, z. B. einem Krankenhaus, an das **Bundesinstitut für Arzneimittel und Medizinprodukte** (BfArM) mit entsprechenden Formularen gemeldet werden. Innerbetrieblich sollte die Meldung über den Beauftragten für Medizinproduktesicherheit erfolgen.

5.3 Heilmittel

Heilmittel sind medizinische **Dienstleistungen**, die von nicht-ärztlichen Therapeuten erbracht werden. Sie werden ebenso wie verschreibungspflichtige Arzneien **vom Arzt verordnet.** Zu Heilmitteln haben gesetzlich Versicherte 10 % der Kosten zuzuzahlen sowie 10 € für die Verordnung.
An der Heilmittelversorgung sind folgende Berufsgruppen beteiligt:

- Physiotherapeuten/-innen
- Logopäden/-innen
- Ergotherapeuten/-innen
- Podologen/-innen.

Versicherten der GKV können Heilmittel verordnet werden, die der G-BA in seiner Richtlinie je Indikation zugelassen hat. Darin legt er auch die Verordnungshäufigkeit und Frequenz fest. Der folgende Auszug aus der Heilmittelrichtlinie des G-BA soll als Beispiel dienen; er bezieht sich auf die Verordnung von Krankengymnastik (▶ Tab. 27).
Der G-BA erlässt eine Negativliste von Heilmitteln, die nicht zu Lasten der GKV verordnet werden können. Dazu gehören z. B. die Akupunkturmassage, Stimmtherapie bei Stimmbruch etc. Eine für die Arzneimittelversorgung geltende

Tab. 27: Auszug aus der Heilmittelrichtlinie des Gemeinsamen Bundesausschusses vom 16.05.2024.
Quelle: Gemeinsamer Bundesausschuss, Internet https://www.g-ba.de/informationen/richtlinien/12/ Seite 63 (Zugriffsdatum 21.11.2024)

	I. Maßnahmen der Physiotherapie		
	1. Erkrankungen des Stütz- und Bewegungsapparates		
		Heilmittelverordnung	
Indikation	Leitsymptomatik	Heilmittel	Verordnungsmengen weitere Hinweise
Diagnosegruppe	Schädigung von Körperfunktionen und -strukturen zum Zeitpunkt der Diagnosestellung		
	a) chronische Schmerzen x) [patientenindividuelle Symptomatik]		
CS **Chronifiziertes Schmerzsyndrom** z. B. neuropathische Schmerzen Neuralgie, Kausalgie Komplexes regionales Schmerzsyndrom Fibromyalgie Phantomschmerzen nach Amputationen		**Vorrangige Heilmittel:** KG KG Gruppe KG im Bewegungsbad KG im Bewegungsbad Gruppe KG-Gerät KMT Übungsbehandlung Übungsbehandlung Gruppe Übungsbehandlung im Bewegungsbad Übungsbehandlung im Bewegungsbad Gruppe UWM PM SM BGM **Ergänzende Heilmittel:** Elektrotherapie Wärmetherapie Kältetherapie Hydroelektrische Bäder	**Höchstmenge je VO:** bis zu 6x/VO **Orientierende Behandlungsmenge:** bis zu 18 Einheiten davon bis zu 12 Einheiten für Massagetechniken **Frequenzempfehlung:** 1–3x wöchentlich Die Verordnungsmenge richtet sich nach dem medizinischen Erfordernis des Einzelfalls. Nicht bei jeder funktionellen oder strukturellen Schädigung ist es erforderlich, die Höchstverordnungsmenge je Verordnung bzw. die orientierende Behandlungsmenge auszuschöpfen. langfristiger Heilmittelbedarf gemäß § 32 Absatz 1a SGB V siehe Anlage 2

Regelung ist auch auf Heilmittel anzuwenden: Für die Richtgrößen, die Vertragsärzte bei der Verordnung einzuhalten haben (▶ Kap. IV.2.8).

Dienstleistende der Heilmittelberufe müssen zur Behandlung von Kassenpatienten zugelassen werden, wenn sie die erforderliche Ausbildung (§ 124 SGB V) besitzen (▶ Teil III):

- über eine Praxisausstattung verfügen, die eine zweckmäßige und wirtschaftliche Leistungserbringung gewährleistet und
- die geltenden Vereinbarungen (Heilmittelrichtlinien) anerkennen.

Seitens der Kassen besteht Kontrahierungszwang.

Heilmittelerbringer üben ihre Tätigkeit in aller Regel in freier Praxis aus und gehören wie auch Ärzte den freien Berufen an. Damit gilt auch für sie, dass sie nicht gewerbesteuerpflichtig und nicht zur doppelten Buchführung verpflichtet sind. Allerdings gibt es für Angehörige der Heilmittelberufe keine Pflichtmitgliedschaft in Berufsverbänden wie für Ärzte und Apotheker in ihren jeweiligen Kammern.

Heilmittelerbringer haben sich zu freiwilligen Interessenverbänden in Form von eingetragenen Vereinen zusammengeschlossen, wie z.B. dem Zentralverband für Physiotherapeuten/Krankengymnasten e.V., dem Deutschen Bundesverband für Logopädie e.V.

Auf Landesebene handeln die Verbände der Heilmittelerbringer mit den Krankenkassen die Vergütung aus. Die Preise beziehen sich auf einzelne Leistungen der Heilmittelerbringer, wie z.B. logopädische Einzelbehandlung, Therapiezeit 45 Minuten.

5.4 Hilfsmittel

Hilfsmittel sind **Sachgüter**, die erforderlich sind, um den Erfolg der Behandlung zu sichern, einer drohenden Behinderung vorzubeugen oder eine Behinderung auszugleichen (§ 33 SGB V). Zu den Hilfsmitteln gehören

- Hörhilfen
- Sehhilfen
- Körperersatzstücke (z.B. Prothesen, Epithesen)
- orthopädische und andere Hilfsmittel (z.B. Orthesen, stützende Schuheinlagen, Unterarmgehhilfen, Rollstühle)
- Applikations-(= Anwendungs-)hilfen (z.B. Aerosol-Inhalationsgeräte, Sauerstofftherapiegerät, Spritzen und Kanülen)

Der Versorgung mit Hilfsmitteln ist auch die Reparatur, Änderung und Ersatzbeschaffung zuzurechnen.

Hilfsmittel werden vom Arzt verordnet, die Kassen können jedoch vom MD die Bewilligung überprüfen lassen. Für GKV-Patienten müssen sie im Hilfsmittelverzeichnis, das der Spitzenverband der Krankenkassen erstellt, verzeichnet sein, um von den Kassen erstattet zu werden. Sehhilfen werden nur noch für Kinder und

Jugendliche bis 18 Jahre und für Menschen mit schweren Sehstörungen von den Kassen finanziert.

Sind Hilfsmittel für den längerfristigen Gebrauch bestimmt, wie z. B. Rollstühle, geben die Kassen diese bevorzugt leihweise an die Patienten ab. Die Hilfsmittel bleiben im Besitz der Kasse, werden aber, sofern notwendig, dem Patienten individuell angepasst. Gesetzlich Krankenversicherte leisten als Zuzahlung 10% der Kosten, jedoch mindestens 5 € und höchstens 10 €.

Hilfsmittel werden industriell oder von Gesundheitshandwerkern produziert. Der Vertrieb erfolgt über den Sanitätsfachhandel oder über die Einzelhandelsbetriebe der Gesundheitshandwerker wie z. B. Augenoptiker, Hörgeräteakustiker. Hilfsmittel sind – anders als Gesundheitsdienstleistungen – mehrwertsteuerpflichtig; für bestimmte Hilfsmittel gilt jedoch der verminderte Mehrwertsteuersatz von 7% (so z. B. für Prothesen, Unterarmgehilfen, Rollstühle, Hörgeräte vgl. Umsatzsteuergesetz § 12 Abs. 2, Anlage zum Umsatzsteuergesetz),

Die Preisbildung und -steuerung für Hilfsmittel gleicht jener für Arzneimittel. Ebenso wie für bestimmte Medikamente gelten auch für einige Hilfsmittel **Festbeträge** (z. B. Sehhilfen, Hörgeräte, Inkontinenzartikel), d. h. die Erstattungspflicht der Kassen endet bei dem durch den Festbetrag vorgegebenen Höchstpreis. Über den Festbetrag hinausgehende Beträge zahlt der Patient selbst. Ebenso wie in der Arzneimittelversorgung arbeiten die Kassen bei Hilfsmitteln mit dem Instrument der Ausschreibung, allerdings nur bei Hilfsmitteln, die dem Versicherten nicht individuell angepasst werden, wie z. B. Schuheinlagen. Ausgeschrieben werden z. B. Inkontinenzhilfen, Inhalationsgeräte, Dekubitushilfsmittel etc.

Übungsaufgaben zu Teil IV Kapitel 5

Aufgabe 1
Bitte erläutern Sie, was die Festbetragsregelung besagt.

Aufgabe 2
Auf welche Umsätze, um die es bei den folgenden Vorgängen geht, wird Umsatzsteuer erhoben? (4 Nennungen)

1. Der Vertragsarzt Dr. V. kauft ein neues Sonographiegerät.
2. Dr. V. stellt einer Patientin eine Rechnung über Individuelle Gesundheitsleistungen aus.
3. Der Arzneimittelgroßhändler S. verkauft Antibiotika an Apotheker A.
4. Ein stationäres Pflegeheim kauft Lebensmittel.
5. Eine Rehabilitationsklinik rechnet Tagessätze mit der Deutschen Rentenversicherung Oberbayern ab.
6. Frau H. löst ein Rezept in der Apotheke ein.
7. Die Ergotherapeutin, Frau H. rechnet mit der DAK ab.

8. Ein Altenpflegeheim stellt dem Bewohner N. den Satz für Unterkunft und Verpflegung in Rechnung.

Aufgabe 3
Bitte ordnen Sie zu.

	a) Heilmittel	b) Hilfsmittel
1. Krankengymnastik		
2. Schuheinlagen		
3. Logopädie		
4. Krücken		
5. Hörgerät		
6. Elektrotherapie		

Aufgabe 4
Bitte geben Sie die Zuzahlung an:

a) Frau M., BKK-versichert bekommt von ihrem Hausarzt 6 × Krankengymnastik verschrieben, Kosten pro Behandlung 15,50 €.
b) Herrn F., Privatpatient, verschreibt der Arzt ein Inhalationsgerät

Aufgabe 5
Bitte begründen Sie, weshalb das Medizinproduktgesetz erlassen wurde.

6 Pflege

Mit dem Begriff Pflege werden Leistungen beschrieben, die ein Mensch benötigt, dessen Selbstständigkeit oder Fähigkeiten eingeschränkt sind und der deshalb der Hilfe bedarf. Dieser Bedarf kann vorübergehend sein, z.B. in der Zeit nach einer Operation, oft aber ist er von Dauer, in der Regel bis zum Tod des Pflegebedürftigen. Das Sozialrecht trägt den unterschiedlichen Bedarfsarten Rechnung, ebenso den Gründen, die Pflegebedarf entstehen lassen. Neben der (gesetzlichen und privaten) Pflegeversicherung (SGB XI) als mit Abstand größtem Leistungsträger gibt es deshalb weitere Sozialleistungsträger, die Pflege finanzieren.

6.1 Leistungsträger

Neben der gesetzlichen und privaten Pflegeversicherung werden Pflegeleistungen auch von der Unfallversicherung finanziert, sowie von Krankenkassen und Sozialhilfeträgern.

Leistungen der Pflegeversicherung nach SGB XI sind Pflegeleistungen der Unfallversicherung nachrangig (**subsidiär**). Wer also z. B. nach einem Arbeitsunfall einen Anspruch auf Pflege durch die Berufsgenossenschaft nach § 44 SGB VII hat, erhält keine Pflegeleistungen nach SGB XI (§ 13 SGB XI). Gleiches gilt für Ansprüche aus einem Versorgungsgesetz, wie dem Kriegsopferversorgungsgesetz (ab 01.01.2024 neu im SGB XIV geregelt). Wird z. B. ein Soldat aufgrund einer Verletzung pflegebedürftig, so werden seine Leistungen aus Steuern nach dem Soldatenversorgungsgesetz (SVG) finanziert.

Subsidiär gegenüber der Pflegeversicherung sind Leistungen, die von der **Sozialhilfe** finanziert werden. Die Pflegeversicherung nach SGB XI deckt in aller Regel nicht den gesamten Pflegebedarf, es verbleibt ein vom Pflegebedürftigen selbst zu übernehmender Eigenanteil. Ist der Pflegebedürftige nach Prüfung seines (und ggf. seiner Angehörigen 1.Grades) Einkommens und Vermögens finanziell dazu nicht in der Lage, übernimmt die Sozialhilfe die fehlenden Beträge.

Von den Bestimmungen des SGB XI bleiben Leistungen der **häuslichen Krankenpflege durch die Krankenkassen** nach § 37 SGB V unberührt.

Häusliche Krankenpflege durch die **GKV** nach § 37 SGB V wird durch den Vertragsarzt verordnet. Verordnungsfähig sind zwei Varianten, die Krankenhausvermeidungspflege oder die Sicherungspflege. Erstere kann ein Versicherter erhalten, wenn dadurch eine Krankenhausbehandlung vermieden oder verkürzt wird bzw. wenn Krankenhausbehandlung zwar geboten, aber nicht durchführbar ist (§ 37 Abs. 1 SGB V); im Regelfall beträgt die Verordnungsdauer vier Wochen.

Sicherungs- bzw. **medizinische Behandlungspflege** wird häufig pflegebedürftigen Patienten verordnet, die über die von der Pflegeversicherung finanzierten Leistungen (▶ Kap. IV.6.3) hinaus, **spezifische krankheitsbezogene Leistungen** benötigen. Als Beispiele seien genannt: Blutzuckermessung, Infusionen, Medikamentengabe, Anlegen und Wechseln von Wundverbänden etc.

Von der Krankenkasse zu bezahlen sind Leistungen der medizinischen Behandlungspflege nur dann, wenn der Pflegebedürftige zuhause oder in einer Einrichtung des betreuten Wohnens oder in einer ambulant betreuten Wohngruppe lebt, nicht jedoch in einem Pflegeheim.

Pflegeheime und teilstationäre Pflegeeinrichtungen erbringen selbst Leistungen der Behandlungspflege, diese werden aber **nicht** gesondert von der Krankenkasse vergütet. Vielmehr ist in Heimen und Tagespflegeeinrichtungen das Entgelt für Behandlungspflege Bestandteil der von den Pflegekassen vergüteten Leistungen. (Ausnahmen gelten nur für besonders schwere Fälle, z. B. dann, wenn ein Heimbewohner auf ein Beatmungsgerät angewiesen ist und ständiger Überwachung bedarf.)

Häusliche Krankenpflege wird durch ambulante Pflegedienste erbracht (▶ Kap. IV.6.5.2). Als Zuzahlung leisten die Versicherten 10 € für die Verordnung und 10 %

der anfallenden Kosten des Pflegedienstes, allerdings begrenzt auf die ersten 28 Tage der Inanspruchnahme pro Kalenderjahr.

Krankenkassen finanzieren den Aufenthalt in einer Kurzzeitpflegeeinrichtung ohne Einstufung in einen Pflegegrad für Patienten, bei denen z. B. nach einer schweren Operation oder wegen akuter Verschlimmerung ihrer Erkrankung, häusliche Krankenpflege nicht ausreicht (§ 39 c SGB V).

In **Kapitel IV.6.6** werden Palliativleistungen der gesetzlichen Krankenkassen dargestellt (▶ Kap. IV.6.6). Sie gehören **nicht zum Leistungsspektrum der Pflegeversicherung**, jedoch werden sie auch von Pflegeeinrichtungen erbracht. Aus diesem Grund werden sie in das Kapitel Pflege integriert.

6.2 Pflegebedürftigkeit und Pflegegrade nach SGB XI

Die bisher größte Reform der Pflegeversicherung seit ihrer Einführung erfolgte durch das Pflegestärkungsgesetz II, das zum 01.01.2017 wirksam wurde. Deutlichsten Niederschlag findet die Reform in der neuen Definition der Pflegebedürftigkeit und der Ablösung der bisherigen drei Pflegestufen durch fünf Pflegegrade.

Das SGB XI bezeichnet Menschen als pflegebedürftig,

»die gesundheitlich bedingte Beeinträchtigungen der Selbständigkeit oder der Fähigkeiten aufweisen und deshalb der Hilfe durch andere bedürfen. Es muss sich um Personen handeln, die körperliche, kognitive oder psychische Beeinträchtigungen oder gesundheitlich bedingte Belastungen oder Anforderungen nicht selbständig kompensieren oder bewältigen können« (§ 14 Abs. 1 SGB XI).

Dies ist der neue Pflegebedürftigkeitsbegriff nach der Pflegereform 2017. Die bisherige Definition vernachlässigte kognitive und psychische Beeinträchtigungen, sie stellte überwiegend auf körperliche Einschränkungen ab. Im Vordergrund stand der Hilfebedarf bei gewöhnlichen und wiederkehrenden Verrichtungen im Alltagsleben. Nunmehr sind kognitive und psychische Bedürfnisse in der Definition direkt mit angesprochen. Damit wird der Kritik Rechnung getragen, die seit Einführung der Pflegeversicherung eine mangelnde Berücksichtigung der Belange von Demenzpatienten und ihrer Angehörigen betonte. Um dieses Defizit zu beheben, wurden zwischenzeitlich zahlreiche Änderungen und Übergangsregelungen in das SGB XI eingefügt, die nun mit dem neuen Pflegebedürftigkeitsbegriff überflüssig sind und deshalb außer Kraft treten. Darüber hinaus orientiert sich der neue Pflegebedürftigkeitsbegriff eher an den vorhandenen Ressourcen bzw. der Selbständigkeit der Patienten und nicht wie zuvor an den Defiziten.

Wie bisher gilt die Frist von sechs Monaten: Pflegebedürftig ist, wer die Kriterien der Pflegebedürftigkeit auf Dauer, mindestens ein halbes Jahr lang erfüllt.

Die Kriterien werden in § 14 Abs. 2 SGB XI für sechs Bereiche vorgegeben:

1. Mobilität
2. Kognitive und kommunikative Fähigkeiten
3. Verhaltensweisen und psychische Problemlagen
4. Selbstversorgung

5. Bewältigung und selbstständiger Umgang mit krankheits- und therapiebedingten Anforderungen und Belastungen
6. Gestaltung des Alltagslebens und sozialer Kontakte.

Die Einstufung in einen der **fünf Pflegegrade** erfolgt durch Gutachter des MD (▶ Kap. IV.6.4) anhand des neuen Begutachtungsassessment (NBA). Das NBA ist entsprechend des Pflegebedürftigkeitsbegriffts in die obengenannten sechs Module unterteilt. Je Modul werden die Beeinträchtigungen der Selbstständigkeit oder der Fähigkeiten anhand einer Punktevergabe erhoben. Die bisherige Einteilung in Pflegestufen **durch den Zeitaufwand in Minuten**, den ein Pflegelaie für die Hilfe benötigt **entfällt**.

Modul 1 aus der Anlage 1 zu § 15 SGB XI: Einzelpunkte im Bereich der **Mobilität**

Das Modul umfasst fünf Kriterien, deren Ausprägungen in den folgenden Kategorien mit den nachstehenden Einzelpunkten gewertet werden:

Ziffer	Kriterien	selbstständig	überwiegend selbstständig	überwiegend unselbstständig	unselbstständig
1.1	Positionswechsel im Bett	0	1	2	3
1.2	Halten einer stabilen Sitzposition	0	1	2	3
1.3	Umsetzen	0	1	2	3
1.4	Fortbewegen innerhalb des Wohnbereichs	0	1	2	3
1.5	Treppensteigen	0	1	2	3

Quelle: Anlage 1 zu § 15 SGB XI

> **Beispiel:**
>
> Frau K. leidet an einer schweren Arthrose. Sie kann sich im Bett selbstständig umdrehen, ihre Sitzposition halten. Zum Umsetzen benötigt sie Stützung durch ihren Mann (Kriterium 1.3 ein Punkt), um von einem Zimmer ins andere zu gelangen ist sie auf ihren Mann angewiesen, der ihr behilflich ist, wenn sie ihren Rollator erreichen und wieder loslassen muss (Kriterium 1.4 ein Punkt). Treppensteigen ist ihr unmöglich (Kriterium 1.5 drei Punkte). Frau K. erreicht im Modul 1 fünf Punkte von 15 maximal möglichen.

Modul 2 umfasst die Punkte im **Bereich der kognitiven und kommunikativen Fähigkeiten.** Das Modul umfasst insgesamt 11 Kriterien, es können maximal 33 Punkte erreicht werden.

Auszug aus **Modul 2:**

Ziffer	Kriterien	Fähigkeit vorhanden/ unbeeinträchtigt	Fähigkeit größtenteils vorhanden	Fähigkeit in geringem Maße vorhanden	Fähigkeit nicht vorhanden
2.1	Erkennen von Personen aus dem näheren Umfeld	0	1	2	3
2.2	Örtliche Orientierung	0	1	2	3
2.3	Zeitliche Orientierung	0	1	2	3
...					
2.5	Steuern von mehrschrittigen Alltagshandlungen	0	1	2	3
...					
2.8	Erkennen von Risiken und Gefahren	0	1	2	3
2.9	Mitteilen von elementaren Bedürfnissen	0	1	2	3
...					
2.11	Beteiligen an einem Gespräch	0	1	2	3

Quelle: Anlage 1 zu § 15 SGB XI

Beispiele:

Ein Patient mit fortgeschrittener Alzheimerdemenz ist nicht mehr in der Lage nachhause zu finden, auch in der eigenen Wohnung findet er sich nicht immer zurecht (Kriterium 2.2 zwei Punkte), er erkennt seine Kinder gelegentlich, seine Enkelkinder gar nicht mehr (Kriterium 2.1 zwei Punkte). Eine Patientin mit mittlerer Krankheitsschwere der Alzheimerdemenz kann im Waschbecken Wäsche waschen, ausdrücken und aufhängen, die Bedienung ihrer Waschmaschine ist ihr nicht mehr möglich, ebenso wenig kann sie mit anderen elektrischen Haushaltsgeräten ohne Hilfestellung umgehen (Kriterium 2.5 zwei Punkte).

Modul 3 gibt Kriterien im Bereich »Verhaltensweisen und psychische Problemlagen« wieder. Die Ausprägung der Problemlagen wird hier anhand der Häufigkeit gemessen, mit der sie auftreten. Insgesamt umfasst das Modul 13 Kriterien, die jeweils maximale Punktzahl liegt bei 5, so dass die maximale Gesamtpunktzahl 65 beträgt.

Auszug aus **Modul 3:**

Ziffer	Kriterien	nie oder sehr selten	selten (ein- bis dreimal innerhalb von zwei Wochen)	häufig (zweimal bis mehr- mals wö- chentlich, aber nicht täglich)	täglich
3.1	Motorisch geprägte Ver- haltensauffälligkeiten	0	1	3	5
3.2	Nächtliche Unruhe	0	1	3	5
3.3	Selbstschädigendes und autoaggressives Verhal- ten	0	1	3	5
...					
3.6	Verbale Aggression	0	1	3	5
...					
3.8	Abwehr pflegerischer und anderer unterstüt- zender Maßnahmen	0	1	3	5
3.9	Wahnvorstellungen	0	1	3	5
3.10	Ängste	0	1	3	5
3.11	Antriebslosigkeit bei de- pressiver Stimmungslage	0	1	3	5
...					

Quelle: Anlage 1 zu § 15 SGB XI

Beispiel:

Herr F. leidet an beginnender Demenz und aufgrund dessen an Depression. An einigen Tagen der Woche ist er gegenüber seinen Angehörigen verbal ausfällig und beschimpft sie, an anderen Tagen quälen ihn Ängste oder er sitzt stundenlang teilnahmslos am Tisch (Kriterien 3.6, 3.10 und 3.11 je drei Punkte).

Modul 4 misst anhand von 13 Kriterien die Selbstständigkeit im Bereich der Versorgung der eigenen Person in den Bereichen Hygiene, An- und Auskleiden, Essen, Trinken und Ausscheidungen. Die maximale Punktzahl beträgt 54.

Auszug aus **Modul 4:**

6 Pflege

Ziffer	Kriterien	selbstständig	Überwiegend selbstständig	Überwiegend unselbstständig	unselbstständig
...					
4.2	Körperpflege im Bereich des Kopfes (Kämmen, Zahnpflege/Prothesenreinigung, Rasieren)	0	1	2	3
			...		
4.4	Duschen und Baden einschließlich Waschen der Haare	0	1	2	3
4.5	An- und Auskleiden des Oberkörpers	0	1	2	3
...					
4.7	Mundgerechtes Zubereiten der Nahrung und Eingießen von Getränken	0	1	2	3
4.8	Essen	0	3	6	9
4.9	Trinken	0	2	4	6
4.10	Benutzen einer Toilette oder eines Toilettenstuhls	0	2	4	6
4.11	Bewältigen der Folgen einer Harninkontinenz und Umgang mit Dauerkatheter und Urostoma	0	1	2	3
...					

Quelle: Anlage 1 zu § 15 SGB XI

Die Punktebewertung ist hier nicht einheitlich, sondern orientiert sich am Pflegeaufwand. Hilfestellung bei der Einnahme von Essen und Trinken ist zeitintensiv und bedarf hoher pflegerischer Kompetenz, entsprechend hoch ist die Punktzahl.

Beispiel:

Ein Patient mit schwerer Ausprägung von Morbus Parkinson ist nicht in der Lage, sich die Nahrung mundgerecht zuzubereiten und zudem überwiegend unselbstständig bei der Aufnahme von Essen und Trinken (Kriterium 4.7 drei Punkte, Kriterium 4.8 sechs Punkte, Kriterium 4.9 vier Punkte).

Die 15 Kriterien des **Moduls 5** erfassen die Krankheits- und Therapiebewältigung der Patienten. Die Punktevergabe erfolgt mittels der Häufigkeit von Hilfestellungen.

Auszug aus **Modul 5:**

Ziffer	Kriterien in Bezug auf	entfällt oder selbstständig	Anzahl der Maßnahmen		
			pro Tag	pro Woche	pro Monat
5.1	Medikation	0			
5.2	Injektionen (subcutan oder intramuskulär)	0			
...					
5.7	Körpernahe Hilfsmittel	0			
Summe der Maßnahmen aus 5.1 bis 5.7		0			
5.8	Verbandswechsel und Wundversorgung	0			
5.9	Versorgung mit Stoma	0			
...					
Summe der Maßnahmen aus 5.8 bis 5.11		0			

Quelle: Anlage 1 zu § 15 SGB XI

Die Punktmenge richtet sich nach der Häufigkeit pro Tag (Angaben zur Woche und zum Monat werden auf den Tag heruntergerechnet). Wer z. B. bei den Kriterien 5.1 bis 5.7 einmal bis maximal viermal pro Tag der Hilfe bedarf erhält einen Punkt; wer bei den Kriterien. 5.8 bis 5.11 pro Tag ein- bis zweimal Hilfe benötigt, erhält zwei Punkte. Maximal können im Modul 5 15 Punkte vergeben werden.

Beispiel:

Eine Patientin mit künstlichem Darmausgang (Enterostoma) benötigt pro Tag dreimal eine Medikamentengabe (1 Punkt) und zweimal die Versorgung des Stomas (2 Punkte).

Zudem werden im Modul 5 z.B. auch Arztbesuche, Besuche nicht-ärztlicher Therapeuten, Einhaltung von Diät etc. erfasst, sofern dabei Hilfestellung benötigt wird.

Modul 6 erfasst die **Selbstständigkeit bei der Gestaltung des alltäglichen Lebens und sozialer Kontakte** anhand von folgenden 6 Kriterien:

Ziffer	Kriterien	selbststän-dig	überwie-gend selbststän-dig	überwie-gend un-selbststän-dig	unselbst-ständig
6.1	Gestaltung des Tagesablaufs und Anpassung an Veränderungen	0	1	2	3
6.2	Ruhen und Schlafen	0	1	2	3
6.3	Sich beschäftigen	0	1	2	3
6.4	Vornehmen von in die Zukunft gerichteten Planungen	0	1	2	3
6.5	Interaktion mit Personen im direkten Kontakt	0	1	2	3
6.6	Kontaktpflege zu Personen außerhalb des direkten Umfelds	0	1	2	3

Quelle: Anlage 1 zu § 15 SGB XI

> **Beispiel:**
>
> Frau G. leidet an beginnender Demenz. Ihren Tagesablauf kann sie mit einigen Merkzetteln selbstständig bewältigen, jedoch nur, wenn keine unerwarteten Ereignisse auftreten (Kriterium 6.1 ein Punkt). Sie hört gern Musik im Radio, ist aber mitunter nicht mehr in der Lage, die richtigen Sender und Tasten zu finden (Kriterium 6.3 ein Punkt). Seit Ausbruch ihrer Erkrankung hat es die alleinstehende Frau G. vermieden, Kontakt mit ihren Freundinnen aufzunehmen. Zu Begegnungen oder Gesprächen kommt es nur, wenn eine Freundin sie anruft oder besucht (Kriterium 6.6 zwei Punkte).

Sind alle Kriterien in Punkten erfasst, werden diese nach der Intensität des Pflegeaufwandes mit Prozentsätzen gewichtet, mit welchen sie in die Gesamtbeurteilung eingehen. Die ermittelten Einzelpunkte der Kriterien je Modul werden in **gewichtete Punkte**, insgesamt maximal 100, umgerechnet. Abbildung 28 zeigt die prozentuale Gewichtung der sechs Module (▶ Abb. 28).

Eine Besonderheit gilt es bei den Modulen 2 und 3 zu beachten: In die Endsumme geht dasjenige Modul ein, das die höchste Punktzahl aufweist. Erreicht ein Versicherter z. B. in Modul 3 eine höhere Punktzahl als in Modul 2, so geht die gewichtete Punktzahl des Moduls 3 in die Gesamtsumme ein.

Die Einteilung in die fünf Pflegegrade erfolgt dann mittels folgender Einteilung:

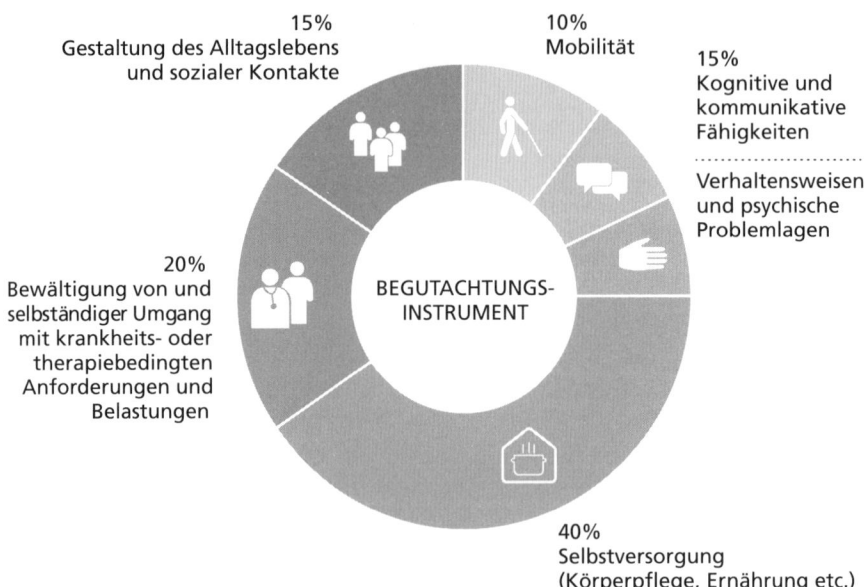

Abb. 28: Gewichtung der Module in der Pflegegradeinstufung
Quelle: https://www.buzer.de/15_SGB_11.htm, SGB XI 3 15 i. d. F. vom 30.05.2024 (Zugriff 21.11.2024)

1. ab 12,5 bis unter 27 Gesamtpunkten in den **Pflegegrad 1: geringe Beeinträchtigungen** der Selbständigkeit oder der Fähigkeiten,
2. ab 27 bis unter 47,5 Gesamtpunkten in den **Pflegegrad 2: erhebliche Beeinträchtigungen** der Selbständigkeit oder der Fähigkeiten,
3. ab 47,5 bis unter 70 Gesamtpunkten in den **Pflegegrad 3: schwere Beeinträchtigungen** der Selbständigkeit oder der Fähigkeiten,
4. ab 70 bis unter 90 Gesamtpunkten in den **Pflegegrad 4: schwerste Beeinträchtigungen** der Selbständigkeit oder der Fähigkeiten,
5. ab 90 bis 100 Gesamtpunkten in den **Pflegegrad 5: schwerste Beeinträchtigungen** der Selbständigkeit oder der Fähigkeiten **mit besonderen Anforderungen an die pflegerische Versorgung.**

> **Beispiel:**
>
> Frau K. aus dem Beispiel oben hat eine schwere Arthrose und leidet zudem an einer Herzinsuffizienz. Kognitive, psychische und soziale Beeinträchtigungen sind nicht gegeben, so dass Frau K. in den Modulen 2 bzw. 3 und 6 keine Punkte hat. In den Modulen 1, 4 und 5 kommt sie auf insgesamt 30 Punkte. Dies entspricht dem Pflegegrad 2.

Im Zuge des Pflegestärkungsgesetz III wurden die Module 7 und 8 hinzugefügt, welche nicht für die Ermittlung des Pflegegrades relevant sind. Sie dienen lediglich zur Vervollständigung des Gesamtbildes der Pflegebedürftigkeit und der individuellen Versorgungsplanung.

Modul 7 erfasst die **Außerhäuslichen Aktivitäten** in sieben Kriterien:
7.1 Verlassen des Bereichs der Wohnung oder der Einrichtung
7.2 Fortbewegen außerhalb der Wohnung oder Einrichtung
7.3 Nutzung öffentlicher Verkehrsmittel im Nahverkehr
7.4 Mitfahren in einem Kraftfahrzeug
7.5 Teilnahme an kulturellen, religiösen oder sportlichen Veranstaltungen
7.6 Besuch von Arbeitsplatz, einer Werkstatt für behinderte Menschen oder einer Einrichtung der Tages- und Nachtpflege oder eines Tagesbetreuungsangebotes
7.7 Teilnahme an sonstigen Aktivitäten mit anderen Menschen

Modul 8 bewerte die Fähigkeiten zur **Haushaltsführung** in sieben Kriterien:

8.1 Einkaufen für den täglichen Bedarf
8.2 Zubereitung einfacher Mahlzeiten
8.3 Einfache Aufräum- und Reinigungsarbeiten
8.4 Aufwändige Aufräum- und Reinigungsarbeiten einschließlich Wäschepflege
8.5 Nutzung von Dienstleistungen
8.6 Umgang mit finanziellen Angelegenheiten
8.7 Umgang mit Behördenangelegenheiten

6.3 Antragsverfahren

Pflegeleistungen werden **auf Antrag** gewährt, d. h., wer bei sich selbst oder einem Angehörigen Pflegebedürftigkeit vermutet, stellt bei der zuständigen Pflegekasse einen Antrag. Die Versicherung beauftragt den MD, die Pflegebedürftigkeit und ihre Ausprägung zu begutachten. Zur Begutachtung und Einstufung bedient sich der MDder in den §§ 14 und 15 SGB XI genannten Kriterien. Ist eine Überprüfung anhand der Aktenlage nicht möglich, sind Mitarbeiter des MD befugt, den Versicherten im Krankenhaus oder in seiner Wohnung aufzusuchen. Die **Bewilligung** (= Verwaltungsakt) **erfolgt durch die Pflegekasse** ab Datum der Antragstellung.

Privat Pflegeversicherte werden von privaten Gutachterstellen, z. B. der Medicproof GmbH, also quasi dem MDder Privatversicherer, begutachtet und einer Pflegestufe zugeordnet. Auch hier erfolgt die Bewilligung durch den Versicherer. Die Begutachtung muss nach den gleichen Kriterien wie bei Versicherten der sozialen Pflegeversicherung vorgenommen werden. **Pflegegrade und Leistungen** beider Versicherungen, der privaten und der gesetzlichen, **sind identisch.**

Spätestens fünf Wochen, nachdem ein Antrag auf Pflegeleistungen gestellt wird, muss der Antragsteller vom Ergebnis unterrichtet werden. Die Frist verkürzt sich auf eine Woche, wenn der Antragsteller, z. B. nach einem Schlaganfall, im Krankenhaus liegt und seine Weiterversorgung nach der Entlassung sichergestellt werden muss. Die Wochenfrist ist auch einzuhalten, wenn sich der Versicherte in einem Hospiz befindet. Gleiches gilt, wenn ein Angehöriger, z. B. die Tochter oder

der Sohn des Patienten, sich nach dem Pflegezeitgesetz von der Arbeit freistellen lassen möchte (▶ Kap. IV.6.4.6). Hierzu benötigt er zur Vorlage bei seinem Arbeitgeber eine Bestätigung der Pflegebedürftigkeit seines Angehörigen.

Im weiteren Verlauf erhält der Pflegebedürftige (ebenso seine Angehörigen) einen Rechtsanspruch auf Pflegeberatung (▶ Kap. IV.6.4.4). Nach der Beratung wählt der Pflegebedürftige die für seine Situation geeigneten Leistungen der Pflegeversicherung.

Die folgende Abbildung gibt die Verfahrensschritte wieder (▶ Abb. 29).

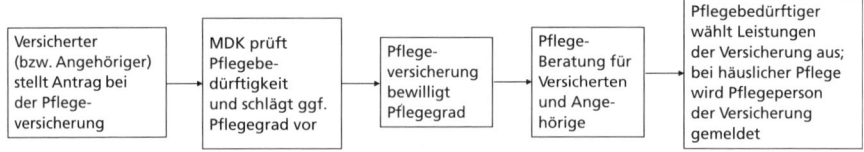

Abb. 29: Antragsverfahren zum Erhalt eines Pflegegrades

Als **Pflegeperson** gilt, wer als Angehöriger im Rahmen der häuslichen Pflege für den Pflegebedürftigen Pflegeleistungen erbringt. Da Pflegepersonen Rechte aus dem SGB XI ableiten können, müssen sie sich bei der Pflegekasse melden. Die Leistungen, die die Pflegekassen gewähren, werden in den folgenden Abschnitten vorgestellt.

6.4 Leistungsspektrum der Pflegeversicherung

Die Pflegeversicherung folgt wie auch die Krankenversicherung dem Grundsatz »ambulant vor stationär«. Diese Zielsetzung ist humanitär zu begründen, da die meisten Menschen das Leben zuhause in der gewohnten Umgebung der stationären Unterbringung in einem Pflegeheim vorziehen. Hinzukommt eine finanzielle Zielsetzung: Stationäre Leistungen sind in der Regel mit höheren Kosten verbunden als ambulante. Der Anteil der Pflegeheimbewohner, welche die hohen Kosten nicht tragen können und deshalb auf Sozialhilfe angewiesen sind, steigt stetig an. Dementsprechend nimmt die Belastung der Kommunen durch Sozialhilfeausgaben zu.

Die Leistungen der Pflegeversicherung sind gerade bei der häuslichen Pflege vielfältig und flexibel gestaltbar, um möglichst viele individuell unterschiedliche Bedarfslagen abdecken zu können und stationäre Versorgung im Pflegeheim dadurch zu ersetzen. Sie können miteinander kombiniert werden und wurden im Lauf der Zeit immer wieder verbessert. Diesem erfreulichen Resultat steht jedoch eine steigende Intransparenz gegenüber. Außer Fachleuten dürfte kaum jemand in der Lage sein, das Leistungsspektrum der Pflegeversicherung zu überblicken. Umso mehr gewinnen Beratung und Aufklärung der Versicherten an Bedeutung.

Die folgende Abbildung 30 zeigt die Leistungen der Pflegeversicherung für pflegebedürftige Menschen, der auch die Gliederung der folgenden Abschnitte folgt. Daneben bieten die Pflegekassen Beratungsleistungen an sowie Leistungen für pflegende Angehörige, denen jeweils eigene Abschnitte gewidmet sind (▶ Abb. 30).

Die jeweiligen Leistungen sind mit der Rechtsquelle des SGB XI versehen. Die einzelnen Paragrafen geben die jeweils maximal von der Pflegeversicherung finanzierten €-Beträge sowie Einzelheiten zur Leistungsgewährung wieder. Zu beachten ist die Regelung für **beihilfeberechtigte Beamte**, die Leistungen der Pflegeversicherung beziehen (§ 28 Abs. 2 SGB XI). Da die Beihilfe die Hälfte der erstattungsfähigen Kosten übernimmt, wird der Pflegeversicherung jeweils der halbe Betrag nach SGB XI in Rechnung gestellt.

Eine Sonderstellung nehmen die Leistungen für Versicherte des Pflegegrades 1 ein. Es handelt sich um Leistungen für Personen, die bisher nicht als pflegebedürftig galten. Sie werden in einem gesonderten Abschnitt besprochen.

6.4.1 Leistungen der Pflegeversicherung für zuhause lebende Pflegebedürftige

Seit langem ist es das Anliegen der Gesundheitspolitik, die häusliche Pflege zu stärken. Durch Pflegereformen der vergangenen Jahre und ebenso durch die große Pflegereform 2017 ist dies in mehrfacher Hinsicht geschehen. So wurden die Erstattungsbeträge der Pflegeversicherung für die ambulante Pflege deutlich stärker angehoben als jene für stationäre Pflege. Zudem wurden die Leistungen für Demenzpatienten verbessert.

Zunächst ist aber der Begriff »zuhause« bzw. der Begriff »häuslich«, wie ihn das SGB XI verwendet, zu klären. Zuhause muss nicht bedeuten, dass der Pflegebedürftige in der Wohnung lebt, die er auch vor seiner Pflegebedürftigkeit bewohnte, auch wenn dies in vielen Fällen so ist. Ebenso gut ist es möglich, dass der Pflegebedürftige bei Verwandten oder Freunden lebt, in einer Einrichtung des betreuten Wohnens mit eigenem Wohnrecht, in einem Mehr-Generationen-Haus oder in einer sog. »Pflege-WG« oder – wie sie offiziell nach SGB XI heißt – in einer ambulant betreuten Wohngruppe. Alle genannten Wohnformen fallen unter den Begriff »häuslich«.

6.4.1.1 Pflegesachleistungen

Die vom SGB XI in sozialrechtlicher Terminologie als Sachleistung (§ 36 SGB XI) titulierte Pflege ist im ökonomischen Sinne eine Dienstleistung. Pflegebedürftige der Pflegegrade 2 bis 5 können einen **ambulanten Pflegedienst** in Anspruch nehmen, mit dem ihre Pflegekasse einen Versorgungsvertrag (▶ Kap. IV.6.5.1.1) abgeschlossen hat. Der Pflegedienst sucht den Pflegebedürftigen in der Wohnung auf und leistet Hilfe in allen Bereichen, die in den sechs Modulen angesprochen werden, sowie hauswirtschaftliche Arbeiten. Der ambulante Pflegedienst rechnet direkt mit der Pflegekasse ab. Es gelten dabei die in der folgenden Tabelle ausgewiesenen monatlichen Höchstbeträge der Pflegekassen (▶ Tab. 28).

Teil IV Leistungsbereiche des Gesundheitswesens

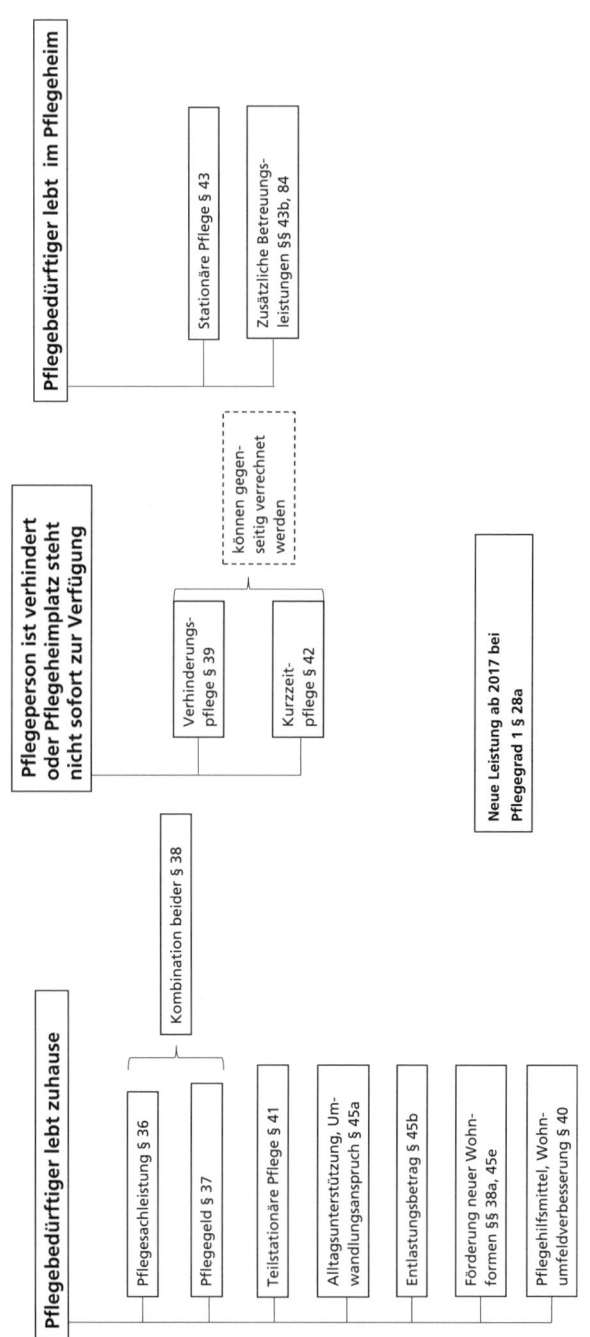

Abb. 30: Übersicht über die Leistungen der Pflegeversicherung

Tab. 28: Pflegesachleistung – monatliche Höchstbeträge in Euro

Pflegegrad	in 2024	ab 2025
Pflegegrad 1	Entlastungsbetrag 125 €	Entlastungsbetrag 131 €
Pflegegrad 2	761 €	796 €
Pflegegrad 3	1432 €	1497 €
Pflegegrad 4	1778 €	1859 €
Pflegegrad 5	2200 €	2299 €

> **Beispiele:**
>
> Herr N. hat Pflegegrad 3 und leidet an Alzheimer-Demenz. Sein ambulanter Pflegedienst kommt dreimal täglich zu ihm. Dessen Mitarbeiterin unterstützt Herrn N. bei der Morgentoilette und bei den Mahlzeiten. Sie hilft ihm, sich mit farbigen Notizzetteln in seiner Wohnung orientieren zu können; gelegentlich unternimmt sie einen Spaziergang mit ihm. Der Pflegedienst kann mit seiner Pflegekasse bis zu 1432 € abrechnen.
> Frau L. ist eine beihilfeberechtigte pensionierte Lehrerin, sie hat Pflegegrad 2. Zweimal täglich, morgens und abends, kommt eine Mitarbeiterin eines Pflegedienstes, um ihr bei der Morgentoilette und dem Ankleiden bzw. abends beim Auskleiden zu helfen. Zudem unterstützt die Mitarbeiterin Frau L. beim Wäschewaschen und -legen und beim Sauberhalten der Wohnung. Der ambulante Pflegedienst kann mit Frau L's privater Pflegeversicherung bis zu 380,50 € pro Monat abrechnen, die andere Hälfte des Betrages finanziert die Beihilfe.

Pflegebedürftige haben die Möglichkeit des sogenannten **Poolens** von Pflegesachleistungen. Wohnen mehrere pflegebedürftige Menschen in einer Wohnung, einem Haus oder in einer Straße, so können sie gemeinsam einen Pflegedienst beauftragen. Die Leistung wird dadurch günstiger, da die Anfahrtspauschale des Pflegedienstes nur einmal berechnet und auf die Pflegebedürftigen aufgeteilt wird. Auch hauswirtschaftliche Versorgung kann effizienter erbracht werden. Die Mitarbeiter des ambulanten Pflegedienstes sparen Zeit ein, die sie – so das Anliegen der Regelung – für die Betreuung der alten Menschen nutzen können.

Ebenso ist es möglich, die Dienste von **Einzelpflegekräften** in Anspruch zu nehmen. Statt eines ambulanten Pflegedienstes versorgt eine professionelle Pflegefachkraft einen oder mehrere Pflegebedürftige zuhause. Die Einzelpflegekraft geht jedoch kein Beschäftigungsverhältnis mit den Pflegebedürftigen ein. Vielmehr schließt sie einen Vertrag mit der Pflegeversicherung des Pflegebedürftigen ab, in dem auch die Vergütung geregelt ist. Pflegefachkräften ist es damit erleichtert, sich als Einzelperson selbstständig zu machen, anstatt als Angestellte eines Pflegedienstes zu arbeiten.

Beide Angebote, das Poolen und die Inanspruchnahme von Einzelpflegekräften, soll häusliche Pflege und vor allem **neue Versorgungsformen der ambulanten Pflege, wie ambulant betreute Wohngruppen, betreutes Wohnen, Leben in Mehrgenerationenhäusern**, stützen.

> **Beispiele:**
>
> Drei pflegebedürftige alte Menschen leben mit ihren Angehörigen in einem Wohnblock. Sie verpflichten gemeinsam einen Pflegedienst. Dessen Mitarbeiterin fährt zweimal pro Tag den Block an und versorgt die alten Menschen mit den notwendigen Pflegeleistungen. Sie spart Fahrzeit und kann auch in der hauswirtschaftlichen Versorgung Zeit gewinnen, wenn sie z. B. Einkäufe für alle drei Haushalte zusammen erledigt. Der Zeitgewinn kommt den pflegebedürftigen Menschen zugute.
>
> In einer ambulant betreuten Wohngruppe bzw. in einer Pflege-WG leben vier pflegebedürftige alte Menschen, jeder versichert in einer anderen Pflegekasse Auf ihren gemeinsamen Wunsch hin soll sich Frau S., eine staatlich geprüfte Altenpflegerin, um die vier pflegebedürftigen Bewohner kümmern. Frau S. schließt mit den jeweiligen Pflegeversicherungen der pflegebedürftigen Menschen je einen Vertrag ab und wird von diesen sowie ggf. zusätzlich von den Bewohnern selbst bezahlt. Ein Beschäftigungsverhältnis zwischen ihr und den vier Bewohnern besteht nicht.

6.4.1.2 Pflegegeld

Anstelle der Sachleistung kann ein Pflegebedürftiger der Pflegegrade 2 bis 5 **Pflegegeld** beantragen (§ 37 SGB XI), wenn sichergestellt ist, dass Pflegeleistungen und hauswirtschaftliche Versorgung in geeigneter Weise erbracht werden. Die Pflege erfolgt zuhause durch Angehörige oder Freunde. Vom Gesetz werden sie als Pflegepersonen bezeichnet. Sie dürfen die Leistungen nicht erwerbsmäßig erbringen (▶ Tab. 29).

Tab. 29: Höhe des Pflegegeldes pro Monat in Euro

Pflegegrad	in 2024	ab 2025
Pflegegrad 2	332 €	347 €
Pflegegrad 3	572 €	599 €
Pflegegrad 4	764 €	799 €
Pflegegrad 5	946 €	990 €

Wer Pflegegeld bezieht, ist **verpflichtet,** Beratung durch eine zugelassene Pflegeeinrichtung oder durch eine von der Pflegekasse beauftragte Pflegefachkraft anzufordern (§ 37 Abs. 3 SGB XI) und zwar

- bei Pflegegrad 2 und 3 einmal halbjährlich und
- bei Pflegegrad 4 und 5 einmal vierteljährlich.

Der Mitarbeiter der Pflegeeinrichtung bzw. die Pflegefachkraft besucht den Pflegebedürftigen in seiner Wohnung. Unterlässt es der Pflegebedürftige Beratung abzurufen, kann ihm das Pflegegeld gekürzt bzw. im Wiederholungsfall entzogen werden. Die Pflicht zur Beratung dient der Qualitätssicherung der häuslichen Pflege durch pflegende Angehörige. Diese sind, anders als die Mitarbeiter von Pflegediensten, nicht einschlägig ausgebildet.

Beispiel:

Herr M., Pflegegrad 3, wird von seiner Frau zuhause gepflegt. Er erhält ein monatliches Pflegegeld in Höhe von 572 €. Einmal im Halbjahr ruft er bei einem zugelassenen Pflegedienst in seiner Gemeinde an, um Beratung anzufordern. Wie die €-Beträge in Tabelle 17 zeigen (▶ Tab. 17), ist das Pflegegeld als Alternative zur Pflegesachleistung finanziell unattraktiv. Aus gesundheitspolitischer Sicht ist es erwünscht, wenn Pflege nicht allein im Laienbereich stattfindet, sondern von professionellen Pflegekräften unterstützt wird.

6.4.1.3 Kombinationsleistung

Schöpft ein Pflegebedürftiger die maximale Höhe der Sachleistung nicht aus, kann er zusätzlich anteilig Pflegegeld beziehen, also Pflege durch professionelle Pflegedienste und durch Angehörige kombinieren (Kombinationsleistung nach § 38 SGB XI). Das Pflegegeld wird dabei um den Prozentsatz gekürzt, zu dem der Pflegebedürftige Sachleistungen in Anspruch genommen hat.

Beispiele:

Herr M. (siehe Beispiel oben) hat einen ambulanten Pflegedienst beauftragt. Da er aber von seiner Frau unterstützt wird, benötigt er die Leistungen des Pflegedienstes nicht bis zum Höchstbetrag von 1432 € pro Monat. Seine monatlichen Sachleistungen kosten 750 €, also 52,37 % der ihm zustehenden Summe von 1432 €. Herr M. bezieht zusätzlich zu den Sachleistungen ein um 52,73 % gekürztes Pflegegeld von 572 € − 0,5273 × 572 € = 270,38 € **pro Monat**, das er seiner Frau für ihre Hilfeleistung geben kann. (Alternative Berechnung: 100 % − 52,73 % = 47,27 %; 572 € × 0,4727 = 270,38 €.)

Frau O., Pflegegrad 4, leidet an Demenz; sie lebt bei ihrer berufstätigen Tochter. Täglich zweimal kommt ein ambulanter Pflegedienst, zudem sieht

gelegentlich eine Nachbarin nach ihr, bis die Tochter von der Arbeit nach Hause kommt. Um der Nachbarin für ihre Bemühungen etwas zukommen lassen zu können, hat Frau Os Tochter die Leistungen des ambulanten Pflegedienstes so ausgewählt, dass der Höchstbetrag nicht ausgeschöpft wird. Sie selbst kann nach ihrer Arbeit die Pflege der Mutter übernehmen, ihr abends beim Zubettgehen behilflich sein etc. Der ambulante Pflegedienst rechnet monatlich 992 € mit Frau Os Pflegekasse ab. 992 € sind 55,79 % von 1778 €, der maximal möglichen Erstattungssumme der Pflegeversicherung. Folglich bleiben für das Pflegegeld
764 € − 0,5579 × 764 € = 337,76 €.

Wie die Beispiele belegen, können die Leistungen der Pflegekassen an die jeweilige individuelle Situation der Pflegebedürftigen angepasst werden. Die weiteren Ausführungen zeigen zusätzliche Möglichkeiten für Pflegebedürftige auf, die zuhause leben.

6.4.1.4 Teilstationäre Pflege

Versicherte Pflegebedürftige der Pflegegrade 2 bis 5 haben Anspruch auf teilstationäre Tages- oder Nachtpflege, wenn häusliche Pflege nicht in ausreichendem Maß sichergestellt werden kann oder wenn dies zur Stützung der häuslichen Pflege notwendig ist (§ 41 SGB XI). Für die Pflegeversicherung gilt, das wird an dieser Stelle deutlich, ebenso wie für die Krankenversicherung der Grundsatz »ambulant vor stationär«.

Die Leistungshöhe für teilstationäre Leistungen entspricht je Pflegegrad und Monat dem Anspruch bei Sachleistungen (▶ Tab. 28). Die Finanzierung der Pflegekassen dient dabei neben den **pflegebedingten Aufwendungen** und der sozialen **Betreuung** auch der **medizinischen Behandlungspflege** der Pflegebedürftigen in der teilstationären Einrichtung. Sie umfasst die Beförderung des Patienten von zuhause zur Einrichtung und zurück. Vom Versicherten selbst sind die Kosten für Verpflegung und Unterkunft sowie die Investitionskosten (▶ Kap. IV.6.5.3.2) zu tragen.

Seit 2015 bleibt der Anspruch auf teilstationäre Pflege in voller Höhe neben der Pflegesachleistung, dem Pflegegeld oder der Kombinationsleistung erhalten.

Beispiele:

Frau S. hat Pflegegrad 3, sie leidet an Demenz. Sie lebt bei ihrem Sohn und ihrer Schwiegertochter. Beide sind in Vollzeit erwerbstätig. An den Wochenenden übernimmt das Ehepaar die Pflege der Mutter. Da im Falle von Frau S. aufgrund der Erwerbstätigkeit ihrer Angehörigen häusliche Pflege nicht in ausreichendem Maß möglich ist, wird zudem eine teilstationäre Tagespflegeeinrichtung in Anspruch genommen. Angenommen, deren Tagessatz beträgt für Pflegegrad 3 = 79,50 €. Der Mutter stehen maximal 1432 € dafür von der Pflegekasse zu.
1432 € : 79,50 € ≈ 18

> Der Sohn bringt seine Mutter, um Fahrtkosten zu sparen, 18 x pro Monat in die Tagespflege und holt sie nach der Arbeit ab. Die Mutter und ihr Sohn haben eine Einzelpflegekraft gefunden, die sich an den restlichen Werktagen um die Mutter kümmert. Die Pflegekasse der Mutter hat bewilligt, mit der Pflegekraft einen Vertrag abzuschließen und ihre Leistungen in der Höhe zu vergüten, die ein ambulanter Pflegedienst abrechnen kann. Die Einzelpflegekraft hat zudem einen Pflegevertrag mit Frau S.s Sohn, der rechtlicher Betreuer seiner Mutter ist, abgeschlossen.
> Frau V., 82 Jahre alt hat Pflegegrad 4, sie leidet an Demenz. Ihr 84jähriger Mann pflegt sie zuhause. Dabei wird er unterstützt von einem ambulanten Pflegedienst, der pro Monat 1263 € mit Frau Vs Pflegeversicherung abrechnet. Das Ehepaar bezieht als Kombinationsleistung zusätzlich Pflegegeld. 1263 € sind 71,03 % der maximalen Summe von 1778 €. Das Pflegegeld wird folglich in Höhe von 764 € × 0,2897 = 221,33 € auf das Konto des Ehepaares überwiesen. Zusätzlich hat das Ehepaar einen Antrag auf teilstationäre Pflege bei der Pflegekasse gestellt, der auch bewilligt wurde. Herr V. kann nun seine Frau jede Woche einmal in eine Tagespflegeeinrichtung nach § 41 bringen und wird dadurch selbst entlastet.

6.4.1.5 Alltagsunterstützung, Umwandlungsanspruch

Einer der Schwerpunkte der Pflegereform 2017 ist es, pflegende Angehörige wie Herrn V. im Beispiel oben zu unterstützen und zu entlasten. Vor allem die Pflege und Betreuung demenziell Erkrankter stellt für deren Angehörige oft eine große Belastung dar. Deshalb wurden gerade mit Blick auf diese Personengruppe entsprechende Angebote ausgebaut. Das Gesetz (§ 45 a SGB XI) nennt drei Arten dieser Leistungen:

- Betreuungsleistungen: Pflegebedürftige werden v. a. durch ehrenamtlich Tätige zuhause oder in Gruppen betreut.
- Entlastung von Pflegenden: Pflegende Angehörige, insbesondere solche, die Demenzpatienten pflegen, können z. B. durch die Unterstützung von Helferkreisen in der Nachbarschaft stundenweise vertreten werden.
- Entlastung im Alltag: Pflegebedürftige und ihre Angehörigen werden bei alltäglichen Anforderungen wie z. B. Einkaufen, Arztbesuchen, organisatorischen Arbeiten etc. unterstützt.

Unterstützungsangebote können durch ehrenamtliche Helferkreise, kommunal organisierte Demenzgruppen, Familiendienste aber auch durch Agenturen zur Vermittlung von Betreuungsleistungen oder Serviceangebote für Dienstleistungen im Haushalt bereitgestellt werden. Die Anbieter benötigen eine Zulassung nach Landesrecht und müssen dafür eine Qualitätssicherung nachweisen.

> **Beispiel:**
>
> Herr Z. ist an Alzheimer-Demenz erkrankt (Pflegegrad 3). Er wird von seiner Lebensgefährtin, Frau B. gepflegt und bezieht dafür Pflegegeld. Zur Entlastung von Frau B. bringt diese ihn er zweimal in der Woche zu einem Gruppentreffen in das Sozialbürgerhaus ihres Stadtviertels. Unter Anleitung einer Pflegefachkraft erbringen Helferinnen sowie ein ehrenamtlicher Unterstützerkreis Betreuungsleistungen. Sie organisieren z.B. ein gemeinsames Frühstück und betrachten mit den Pflegebedürftigen Fotoalben, die diese mitgebracht haben.

Die Finanzierung der Unterstützungsangebote durch die Pflegeversicherung kann mit dem Entlastungsbetrag von 125 €/Monat (vgl. folgenden Abschnitt) sowie durch die **Umwandlung eines Teils des Leistungsanspruchs für Pflegesachleistung** erfolgen. Pflegebedürftige ab Pflegegrad 2 können bei der Pflegeversicherung beantragen, 40% ihres monatlichen Anspruchs auf Pflegesachleistung für Unterstützungsangebote verwenden zu dürfen.

> **Beispiel:**
>
> Frau T. hat Pflegegrad 4. Sie ist nach einer schweren Verletzung auf einen Rollstuhl angewiesen. Ihr Sohn lebt im Haus nebenan und kümmert sich nach der Arbeit und am Wochenende um seine Mutter. Frau T.s monatlicher Leistungsanspruch auf Pflegesachleistung beträgt 1778 €. Davon verwendet sie 60%, also 166,80 € für den ambulanten Pflegedienst, dessen Mitarbeiter sie werktäglich aufsucht. Für die verbleibenden 40%, also 711,20 €, kann sie einen Dienst zur Alltagsunterstützung engagieren, der sie bei Hausarbeiten, beim Einkaufen und Arzt- bzw. Therapeutenbesuchen unterstützt.

Für Leistungen der Alltagsunterstützung werden von den Pflegeversicherungen auf Antrag die Kosten erstattet. D.h. der Pflegebedürftige bzw. seine Angehörigen reichen die Rechnungen der Dienste bei der Pflegeversicherung ein und bekommen danach von dieser das Geld bis zum Höchstbetrag (40% der Pflegesachleistung + 125 € pro Monat) überwiesen.

6.4.1.6 Entlastungsbetrag

Jeder Pflegebedürftige, also auch Personen mit Pflegegrad 1, können von der Pflegeversicherung einen Entlastungsbetrag von 125 € pro Monat erhalten. Dieser Betrag muss zweckgebunden eingesetzt werden und wird im Wege der Kostenerstattung ausbezahlt. Folgende Verwendungszwecke sind möglich:

- Teilstationäre Pflege
- Kurzzeitpflege

- Ambulanter Pflegedienst (für Pflegegrad 2 bis 5 jedoch nicht für Leistungen zur Selbstversorgung nach Modul 4)
- Alltagsunterstützung nach Landesrecht.

Der Betrag kann innerhalb eines Kalenderjahres in Anspruch genommen werden; nicht verbrauchte Anteile können im Folgejahr verwendet werden.

6.4.1.7 Pflegehilfsmittel, wohnumfeldverbessernde Maßnahmen

Das Leistungsrecht des SGB XI sieht für die häusliche Pflege zusätzlich **Pflegehilfsmittel** (§ 40 SGB XI) vor; sie dienen der Erleichterung der Pflege. Pflegehilfsmittel können Gebrauchs- oder Verbrauchsgüter sein. Gebrauchsgüter wie z. B. ein spezielles Pflegebett, beantragt der Pflegebedürftige bei seiner Pflegekasse. Diese prüft durch den MD, ob das Spezialbett zur Erleichterung der Pflege nötig ist oder zur Beschwerdelinderung beiträgt. Wird das Gebrauchsgut bewilligt, soll es die Pflegekasse dem Pflegebedürftigen leihweise überlassen. Verbrauchsgüter, wie z. B. Handschuhe für Pflegepersonen, können pro Monat bis maximal 40 € von der Pflegekasse finanziert werden. Ist ein Umbau der Wohnung nötig, so kann dieser von der Pflegekasse nach vorheriger Prüfung, in der Regel durch den MD, mit einem Zuschuss bis zu 4000 € je Maßnahme gefördert werden. Eine solche Maßnahme zur Verbesserung des Wohnumfeldes kann z. B. eine Verbreiterung der Türen, Beseitigung von Türschwellen, Badezimmerumbau, Einbau eines Treppenlifters etc. sein.

6.4.1.8 Förderung neuer Wohnformen

Seit langem forciert die Gesundheitspolitik Alternativen zum Pflegeheim. An verschiedenen Stellen des SGB XI finden sich Hinweise zur finanziellen Förderung von neuen Wohnkonzepten im Rahmen von Modellvorhaben (vgl. z. B. § 8 Abs.3, § 45 f). Eine Wohnform setzt sich derzeit mehr und mehr durch, sog. **Ambulant betreute Wohngruppen** (Pflege-WG). Pflegebedürftige Menschen leben gemeinsam in einer Wohnung und werden von ambulanten Pflegediensten ihrer Wahl oder von Einzelpflegekräften gepflegt, mit hauswirtschaftlichen Hilfen versorgt und betreut.

Die Pflegeversicherung zahlt an Pflegebedürftige in ambulant betreuten Wohngruppen zusätzlich zu den bisher aufgeführten Leistungen pro Monat 214 €. Voraussetzung für die Leistungen ist, dass mindestens drei Pflegebedürftige in der Wohngruppe leben, die Anspruch auf häusliche Pflege nach SGB XI haben. Ferner muss sich eine Person, die von den Pflegebedürftigen beauftragt ist, um Organisatorisches, die Hauswirtschaft und sonstige nicht pflegerische Tätigkeiten kümmern.

Von einem Pflegeheim muss sich die ambulant betreute Wohngruppe auch dadurch unterscheiden, dass die Pflegebedürftigen im Rahmen ihrer Möglichkeiten in die Alltagsgestaltung einbezogen werden.

> **Beispiel:**
>
> In einer ambulant betreuten Wohngruppe leben drei alleinstehende bzw. verwitwete Pflegebedürftige sowie Ehepaar A. Herr A. hat eine Einstufung in Pflegegrad 2, seine Frau ist gesund. Die vier Pflegebedürftigen nutzen das sog. Poolen von Pflegesachleistungen und haben alle vier denselben ambulanten Pflegedienst beauftragt. Dessen Leistungen bezahlen die Pflegekassen den Pflegebedürftigen je nach ihrem Pflegegrad in Höhe der im **Kapitel IV.6.4.1.1** genannten Beträge (▶ Kap. IV.6.4.1.1). Da bei einem Hausbesuch des Pflegedienstes vier Personen versorgt werden, können Anfahrtspauschalen eingespart werden und die freiwerdenden Mittel für Betreuung verwendet werden. Frau A. kümmert sich um die Speiseversorgung, kocht gemeinsam mit den Pflegebedürftigen, begleitet sie zu Arztterminen und gestaltet ihre Freizeit. Zudem haben die Bewohner der Wohngruppe aus den 4 x 214 € = 856 € eine Hilfskraft engagiert, die gelegentlich vorbeikommt, Behördengänge erledigt und sich um die Wohnung kümmert.

Neben den monatlichen Zahlungen von 214 € sieht das SGB XI einen **Gründungszuschuss** für neue ambulant betreute Wohngruppen vor. Je Bewohner – maximal jedoch für vier Bewohner – wird ein Zuschuss von 2500 € je Pflegebedürftigem für die altersgerechte oder barrierearme Umgestaltung der gemeinsamen Wohnung gewährt. Daneben bleibt der Anspruch auf wohnumfeldverbessernde Maßnahmen erhalten.

6.4.2 Verhinderungspflege – Kurzzeitpflege

Der Anspruch auf **Verhinderungspflege** (§ 39 SGB XI) steht Pflegebedürftigen ab Pflegegrad 2 zu, stellt aber de facto vor allem für pflegende Angehörige eine Erleichterung dar. Bei Urlaub, Krankheit oder sonstiger Verhinderung der Pflegeperson übernimmt die Pflegekasse die Kosten einer Ersatzpflege für **längstens sechs Wochen pro Kalenderjahr.** Voraussetzung für den Anspruch ist, dass die Pflegeperson vor der Verhinderung den Pflegebedürftigen ein halbes Jahr lang versorgt hat.

Die maximale Erstattungssumme beträgt pro Kalenderjahr 1612 €. Die Höhe der Summe ist **unabhängig vom Pflegegrad.** Sie kann für die Inanspruchnahme eines ambulanten Pflegedienstes verwendet werden, ebenso für selbst beschaffte Hilfen. Dies können Nachbarn, Freunde, ehrenamtliche Helfer einer Wohlfahrtsorganisation, Familienpflegedienste etc. sein. Sofern Angehörige die Ersatzpflege übernehmen ist jedoch zu beachten, dass der Höchstbetrag von 1612 € nicht bezahlt wird, wenn es sich um Verwandte oder Verschwägerte bis zum 2. Grad handelt. Dazu zählen Geschwister des Pflegebedürftigen, Schwager oder Schwägerin, Enkelkinder. Übernehmen diese die Ersatzpflege, so wird lediglich das Pflegegeld der jeweiligen Pflegestufe von der Pflegeversicherung bezahlt. Nicht im 2. Grad verwandt sind z. B. Nichten, Neffen, Cousins und Cousinen.

Während der Verhinderungspflege wird die Hälfte des zuvor bezogenen Pflegegeldes weiterbezahlt. Seit 2015 ist es ferner möglich, die Hälfte der im Kalenderjahr noch nicht in Anspruch genommenen Summe für Kurzzeitpflege, das sind 806 €, für Verhinderungspflege zu verwenden. Damit stehen 2418 € für Verhinderungspflege zur Verfügung.

Verhinderungspflege muss nicht am Stück in Anspruch genommen werden, sie kann ebenso gut übers Jahr verteilt werden. Die Pflegeperson kann also wählen, ob sie am Stück einige Wochen Urlaub oder mehrere Kurzurlaube machen möchte oder ob sie sich gelegentlich einen freien Tag nehmen möchte. Zukünftig ist geplant die Leistungen der Kurzzeitpflege und der Verhinderungspflege in einem Entlastungsbudget zusammenzuführen.

Beispiele:

Frau G. pflegt ihren Vater, Herrn K., seit über einem Jahr. Er hat Pflegegrad 2 und bezieht Pflegegeld. Frau G. möchte drei Wochen Urlaub machen. Ihr Vater beauftragt für diese Zeit einen ambulanten Pflegedienst. Dafür steht ihm der Betrag von 1612 € von seiner Pflegekasse zu. Zusätzlich kann er sich weitere Einsätze des ambulanten Dienstes aus der Hälfte des Pflegegeldes, also 158 € finanzieren.

Herr W. pflegt seine Mutter, Pflegegrad 3. Alle drei bis vier Wochen verbringt er das Wochenende in einer anderen Stadt bei seinen Freunden. Je Wochenende hat er einen Betrag von ca. 100 € für Verhinderungspflege zur Verfügung. Er gibt das Geld einer Bekannten seiner Mutter, die sich dafür an den Wochenenden um Frau W. kümmert.

Frau U. pflegt ihren Mann, er hat Pflegegrad 2. Frau U. wird selbst krank, muss für zwei Wochen ins Krankenhaus und danach für drei Wochen in stationäre Rehabilitation. Ehepaar U. verwendet für die Abwesenheitszeit der Ehefrau die 1612 € Verhinderungspflege und die Hälfte des Anspruchs der Kurzzeitpflege, also 806 €. Für die Gesamtsumme von 2418 € organisiert das Ehepaar die Ersatzpflege. Einmal täglich kommt ein ambulanter Pflegedienst zu Herrn U. und hilft ihm beim Duschen. Das restliche Geld zahlt das Ehepaar an eine Cousine von Herrn U., die sich in den fünf Wochen der Abwesenheit seiner Frau um ihn kümmert.

Zusätzlich kann für Personen mit Pflegegrad 2 bis 5 **einmal pro Kalenderjahr** die Möglichkeit der **Kurzzeitpflege** (§ 42) genutzt werden. Kurzzeitpflege ist für zwei Fälle gedacht: Einmal, in Krisenzeiten, wenn häusliche Pflege nicht sichergestellt werden kann, zum anderen für eine Übergangszeit im Anschluss an eine stationäre Behandlung des Pflegebedürftigen. Der Pflegebedürftige zieht für maximal acht Wochen vorübergehend in ein Pflegeheim.

Der Leistungsanspruch auf Kurzzeitpflege beträgt für maximal acht Wochen pro Jahr 1612 €, **unabhängig vom Pflegegrad.** Der Betrag dient der Finanzierung der Pflegeaufwendungen, der sozialen Betreuung und der medizinischen Behandlungspflege. Hat ein Pflegebedürftiger in einem Kalenderjahr die Verhinderungspflege nach § 39 nicht in Anspruch genommen, so kann er den dafür vorgesehenen Betrag, also 1612 €, vollständig für Kurzzeitpflege verwenden. Insgesamt steht dann ein Betrag von 3224 € zur Verfügung.

> **Beispiele:**
>
> Ehepaar U. (s. o.) könnte, sofern Verhinderungspflege im betreffenden Kalenderjahr noch nicht in Anspruch genommen wurde, 3224 € dafür verwenden, Herrn U. während der fünfwöchigen krankheitsbedingten Abwesenheit seiner Frau einen vorübergehenden Pflegeheimaufenthalt zu finanzieren. Allerdings muss Familie U. selbst einen Teil der Heimkosten übernehmen (▶ Kap. IV.6.5.3).
>
> Nach einem schweren Schlaganfall wird bei Frau Z. noch während ihres Krankenhausaufenthaltes eine Schnelleinstufung in Pflegegrad 3 vorgenommen. Eine Rückkehr nach Hause kommt für die alleinstehende Frau Z. nicht infrage. Da die Suche nach einem geeigneten Pflegeheim Zeit beansprucht, wird Frau Z. vorübergehend zur Kurzzeitpflege in einem Pflegeheim untergebracht.

Seit 01.01.2016 kann Kurzzeitpflege von den **gesetzlichen Krankenkassen** finanziert werden. Für Patienten, die nach einer schweren Krankenhausbehandlung nicht gleich nachhause zurückkehren können, wird, auch wenn sie keine Pflegeeinstufung haben, ein Kurzzeitpflege-Aufenthalt von der Krankenkasse finanziert. Die Leistungshöhe entspricht mit 1612 € und einer Dauer von längstens 8 Wochen den Vorgaben für Pflegebedürftige der Grade 2 bis 5.

6.4.3 Vollstationäre Pflege

Wenn häusliche oder teilstationäre Pflege nicht möglich sind oder wegen Besonderheiten des einzelnen Falles nicht in Betracht kommen, haben Pflegebedürftige Anspruch auf Pflege in vollstationären Einrichtungen (§ 43 SGB XI). In dieser Formulierung wird der Vorrang ambulanter Versorgung deutlich.

Die Pflegekassen beteiligen sich an der Finanzierung der **Pflegeaufwendungen**, der **Betreuung** und der **medizinischen Behandlungspflege** im Pflegeheim. Alle drei Leistungen werden dem Heim im Pflegesatz vergütet (▶ Kap. IV.6.5.3.2). Betreuung beinhaltet eine Vielzahl von Leistungen der Pflegeheime, z. B. Ausflüge mit den Bewohnern, das Gestalten jahreszeitlicher Feste, Beistand in Krisen und Sterbebegleitung. Die von den Pflegekassen erstatteten Höchstbeträge sind in der folgenden Tabelle ausgewiesen (▶ Tab. 30).

Tab. 30: Stationäre Pflege – Monatliche Höchstbeträge in Euro ab 2025

Pflegegrad	Betrag
Pflegegrad 2	805 €
Pflegegrad 3	1319 €

Tab. 30: Stationäre Pflege – Monatliche Höchstbeträge in Euro ab 2025 – Fortsetzung

Pflegegrad	Betrag
Pflegegrad 4	1855 €
Pflegegrad 5	2096 €

In diesen Beträgen wird das Bestreben des Gesetzgebers, häusliche Pflegearrangements für Pflegebedürftige niedrigerer Grade zu forcieren, sehr deutlich. Für Pflegestufe 1, die am 01.01.2017 zum Pflegegrad 2 wurde, zahlte die Pflegeversicherung noch 1064 €, der Betrag sinkt nun auf 770 € pro Monat. Ebenso wurde der Betrag für Pflegestufe 2, nunmehr Pflegegrad 3 von vormals 1330 € auf 1262 € vermindert. Hier ist allerdings zu beachten, dass niemand, der vor dem 01.01.2017 pflegebedürftig war, durch die Reform schlechter gestellt werden darf. Dies wird dadurch sichergestellt, dass der Eigenanteil von Bewohnern, die bereits im Dezember 2016 im Pflegeheim lebten, ab 2017 nicht steigen darf (▶ Kap. IV.6.5.3.3).

Für die niedrigen Pflegegrade 2 und 3 ist der finanzielle Anreiz gestiegen, zuhause gepflegt zu werden. Für Pflegegrad 3 ist – erstmals seit Bestehen der Pflegeversicherung – der Betrag für Pflegesachleistung bzw. teilstationäre Pflege mit 1298 € pro Monat **höher** als der Betrag, den die Pflegeversicherung bei Heimunterbringung bezahlt (1262 €).

Zudem können Heime Vergütungszuschläge für zusätzliche Betreuung und Aktivierung nach § 43b SGB XI erhalten. Der Zuschlag pro Tag wird von der Pflegeversicherung übernommen; das Heim stellt der Pflegeversicherung den Zuschlag **zusätzlich** zum Erstattungsbetrag je Pflegegrad in Rechnung (dazu Berechnungsbeispiele ▶ Kap. IV.6.5.3.3). Voraussetzung dafür, den Zuschlag abrechnen zu können ist es, dass das Heim zusätzliche speziell geschulte, sozialversicherungspflichtig Beschäftigte zur Betreuung der Bewohner einstellt.

Um Pflegebedürftige vor Überforderung durch steigende Pflegekosten zu schützen, zahlt die Pflegeversicherung neben dem nach Pflegegrad differenzierten Leistungsbetrag einen Leistungszuschlag zum pflegebedürftigen Eigenanteil der pflegebedürftigen Person, der mit der Dauer der vollstationären Pflege steigt: Seit Januar 2024 trägt die Pflegekasse im ersten Jahr 15 Prozent des pflegebedingten Eigenanteils, im zweiten Jahr 30 Prozent, im dritten Jahr 50 Prozent und danach 75 Prozent.

6.4.4 Pflegeberatung, Pflegestützpunkte

Jeder, der Leistungen nach SGB XI empfängt, hat einen Rechtsanspruch auf Pflegeberatung (§ 7a, 7b, SGB XI). Wünscht der Pflegebedürftige dies, sind auch seine Angehörigen in die Beratung einzubeziehen. Gutachter des MD weisen den versicherten Antragsteller bereits bei der Begutachtung auf die Pflegeberatung hin. Die Pflegeversicherung leistet die Beratung durch eigene Mitarbeiter, jedoch kann ein pflegebedürftiger Versicherter auch einen Beratungsgutschein einfordern. Dieser kann bei einer neutralen Beratungsstelle eingelöst werden.

Das SGB XI gibt genau vor, welche Aufgaben der **Pflegeberater** hat, bzw. im Umkehrschluss auf welche Leistungen der Pflegeberatung ein Ratsuchender Anspruch hat.

Der Pflegeberater

- erfasst und analysiert den Pflegebedarf,
- erstellt einen individuellen Versorgungsplan, der, falls erforderlich, präventive, kurative, rehabilitative, pflegerische und soziale Hilfen beinhaltet,
- wirkt darauf hin, dass die notwendigen Maßnahmen durchgeführt werden,
- überwacht die Durchführung des Versorgungsplanes, passt ihn ggf. an den veränderten Bedarf an,
- wertet bei schwierigen Fällen den Hilfeprozess aus,
- informiert über Leistungen zur Entlastung von Pflegepersonen.

Pflegestützpunkte (§ 7c SGB XI) sind eine **Institution der sozialen** Infrastruktur welche landesrechtlichen Vorschriften unterliegen. Sie sollen wohnortnah als Anlaufstelle für alle Fragen rund um die Pflegeversorgung dienen. Entscheidend ist das Adjektiv »wohnortnah«, denn neben Auskunft und Beratung ist es Aufgabe der Pflegestützpunkte, lokal, also im Stadtviertel, im Landkreis etc., Versorgungsangebote zu **koordinieren** und zu **vernetzen.** Versorgung ist umfassend zu verstehen, nicht nur bezogen auf Pflege, sondern auch auf Kuration, Prävention, Rehabilitation und soziale Dienste. Ausdrücklich wird im SGB XI auf das Instrument der **integrierten Versorgung** hingewiesen (§ 92b SGB XI), das sich für solche vernetzten Angebote speziell eignet (▶ Kap. IV.7.3.5). Die Pflegeberater der Pflegeversicherung sind in den Stützpunkten tätig.

Entscheidet sich ein Bundesland für Pflegestützpunkte, so schließt es mit Pflege- und Krankenkassen Verträge, in denen auch die laufenden Kosten der Stützpunkte auf die Vertragsparteien aufgeteilt werden. Um Errichtungskosten zu sparen, sollen die Stützpunkte in bereits vorhandene Einrichtungen, z. B. Alten-Service-Zentren, Sozialbürgerhäuser etc. integriert werden. Das Gesetz fordert allerdings eine wettbewerbsneutrale Umsetzung der Pflegestützpunkte. D. h., es muss gewährleistet sein, dass die Stützpunkte nicht bestimmte Anbieter, z. B. ein Pflegeheim, einen ambulanten Pflegedienst, bevorzugt vermitteln, selbst wenn sie sich in räumlicher Nähe zu ihm befinden.

6.4.5 Leistungen für Pflegebedürftige mit Pflegegrad 1

Wie erwähnt handelt es sich bei Pflegebedürftigen mit Pflegegrad 1 um Personen, die bisher nicht unter den Pflegebedürftigkeitsbegriff fielen. Ihre Selbstständigkeit ist geringfügig eingeschränkt.

> **Beispiel:**
>
> Frau W. lebt allein, sie ist gehbehindert, zudem leidet sie an Depression aufgrund derer sie kaum soziale Kontakte pflegt. In den Modulen (siehe oben) 2, 4 und 5 hat sie nach dem Gutachten des MD insgesamt 15 gewichtete Punkte.

Nach § 28a SGB XI stehen Pflegebedürftigen des Grades 1 folgende Leistungen zu:

1. Pflegeberatung gemäß den §§ 7a und 7b,
2. Beratung in der eigenen Häuslichkeit gemäß § 37 Absatz 3,
3. zusätzliche Leistungen für Pflegebedürftige in ambulant betreuten Wohngruppen gemäß § 38a, ohne dass § 38a Absatz 1 Satz 1 Nummer 2 erfüllt sein muss,
4. Versorgung mit Pflegehilfsmitteln gemäß § 40,
5. finanzielle Zuschüsse für Maßnahmen zur Verbesserung des individuellen oder gemeinsamen Wohnumfelds gemäß § 40,
6. Leistungen zur ergänzenden Unterstützung bei der Nutzung von digitalen Pflegeanwendungen sowie zur Versorgung mit digitalen Pflegeanwendungen gemäß den §§ 39a, 40a und 40b,
7. Versorgung Pflegebedürftiger bei Inanspruchnahme von Vorsorge- oder Rehabilitationsleistungen durch die Pflegeperson gemäß § 42a,
8. einen monatlichen Zuschuss bei vollstationärer Pflege gemäß § 43 Absatz 3,
9. zusätzliche Betreuung und Aktivierung in stationären Pflegeeinrichtungen gemäß § 43b,
10. zusätzliche Leistungen bei Pflegezeit und kurzzeitiger Arbeitsverhinderung gemäß § 44a,
11. Pflegekurse für Angehörige und ehrenamtliche Pflegepersonen gemäß § 45,
12. den Entlastungsbetrag gemäß § 45b,
13. die Anschubfinanzierung zur Gründung von ambulant betreuten Wohngruppen gemäß § 45e nach Maßgabe von § 28 Absatz 1b.

Darüber hinaus erhalten sie einen monatlichen Zuschuss von 125 €, der zweckgebunden eingesetzt werden muss. Folgende Verwendungsmöglichkeiten gemäß § 45 b sieht das Gesetz vor:

- Kurzzeitpflege
- Tages- und Nachtpflege
- Ambulante Pflegedienste
- Alltagsunterstützung

Wohnt der Pflegebedürftige des Grades 1 in einem Pflegeheim erhält er die 125 € als Zuschuss zu den Heimkosten.

> **Fortführung des Beispiels oben:**
>
> Frau W. könnte z.B. Leistungen zur Wohnumfeldverbesserung (Entfernen von Schwellen wegen Stolpergefahr) erhalten; zudem könnte sie von ehrenamtlichen Mitarbeitern eines Helferkreises gelegentlich zuhause besucht werden und dafür die 125 € einsetzen.

6.4.6 Leistungen für Pflegepersonen – Familienpflegezeitgesetz

Das SGB XI sieht im § 44 Sozialleistungen für pflegende Angehörige bzw. Freunde – die sogenannten Pflegepersonen – vor. Pflegekassen und private Pflegeversicherer entrichten für die Pflegeperson **Beiträge zur Rentenversicherung**, sofern die Pflegeperson nicht mehr als 30 Stunden pro Woche erwerbstätig ist. Ebenso entrichten die Pflegeversicherungen Beiträge an die Bundesagentur für Arbeit für Pflegepersonen, die vor Beginn der Pflegetätigkeit arbeitslosenversichert oder Leistungsempfänger der Arbeitsagentur waren. Beide Sozialleistungen, Übernahme der Renten- und der Arbeitslosenversicherungsbeiträge, setzen voraus, dass die Pflegepersonen mindestens 10 Stunden wöchentlich verteilt auf 2 oder mehr Tage pro Woche häusliche Pflege leisten. Während der Pflege sind Pflegepersonen in den Versicherungsschutz der **Unfallversicherung** einbezogen. Alle genannten Sozialversicherungsleistungen gelten für Pflegepersonen, die Pflegebedürftige der Grade 2 bis 5 zuhause versorgen.

Für pflegende Angehörige und ehrenamtliche Pflegepersonen finanzieren die Kassen Schulungskurse zur Vermittlung von Fertigkeiten für die Pflege (§ 45 SGB XI).

Erwerbstätige Pflegepersonen können sich nach dem Pflegezeitgesetz (PflegeZG) und dem Familienpflegezeitgesetz (FPfZG) von der Arbeit freistellen lassen. Sie haben einen Rechtsanspruch auf Freistellung, d. h. der Arbeitgeber des Angehörigen kann eine vorübergehende Freistellung bzw. Minderung der Arbeitszeit nicht verweigern. Es besteht Kündigungsschutz während der Familienpflegezeit. Es gibt vier Varianten:

Kurzfristige Variante: Jeder Arbeitnehmer kann sich bis zu 10 Tagen von der Arbeit freistellen lassen, wenn akut eine Pflegesituation eines Angehörigen eintritt, z. B. nach einem Schlaganfall, einem Unfall. In dieser Zeit erhält der Arbeitnehmer von der Pflegekasse des Angehörigen eine Entgeltersatzleistung in Höhe von 90 % des zuvor bezogenen Nettoentgeltes (sog. Pflegeunterstützungsgeld).

Mittelfristige Variante: Der Arbeitnehmer ist berechtigt, sich bis zu sechs Monate freistellen zu lassen oder seine Arbeitszeit zu reduzieren. Er kann die Zeit nutzen, um z. B. die Pflege des Angehörigen im häuslichen Umfeld zu organisieren oder um einen geeigneten Pflegeheimplatz zu suchen. Der Rechtsanspruch gilt allerdings nicht für Arbeitnehmer in Betrieben mit 15 oder weniger Mitarbeitern. Während der Pflegezeit kann der Arbeitnehmer für seinen Lebensunterhalt ein zinsloses Darlehen des Bundes in Anspruch nehmen.

Langfristige Variante: Bis zu 24 Monate ist eine **teilweise** Freistellung von der Arbeit möglich; die Mindestarbeitszeit beträgt 15 Stunden pro Woche. Auch hier ist die Inanspruchnahme eines zinslosen Darlehens möglich. Die langfristige Variante ist jedoch Arbeitnehmern in Betrieben mit 25 oder weniger Mitarbeitern versperrt.

Sterbebegleitung: Wenn ein Erwerbstätiger einen Angehörigen in der letzten Lebensphase begleitet und betreut, kann er sich bis zu drei Monate von der Arbeit freistellen lassen. Auch für diese Variante kann zum Lebensunterhalt das o. g. zinslose Darlehen in Anspruch genommen werden.

6.4.7 Der Pflegeausbildungsfonds

Das Pflegeberufegesetz regelt in den §§ 26 ff. die bundeseinheitliche Refinanzierung der Ausbildungskosten über länderspezifische Ausbildungsfonds. Die Pflegeschulen und Träger der praktischen Ausbildung erhalten die Kosten der Pflegeausbildung aus diesem Fonds erstattet. Zusätzlich werden den Trägern der praktischen Ausbildung die Mehrkosten der Ausbildungsvergütungen erstattet.

Der Träger der Ausbildung erhält auch die Kosten der Teile der Ausbildung erstattet, die seine Auszubildenden bei weiteren Ausbildungseinrichtungen absolvieren. In den Kooperationsverträgen sind daher Regelungen für eine evtl. Erstattung der Kosten der weiteren Einrichtungen durch den Träger der praktischen Ausbildung zu treffen.

Alle Pflegeeinrichtungen (Krankenhäuser, stationäre und ambulante Pflegeeinrichtungen) müssen monatliche Umlagebeiträge für die Ausbildung an den Ausbildungsfonds abführen, um eine finanzielle Benachteiligung ausbildender Einrichtungen zu vermeiden. Ebenso zahlen das Land und die Pflegeversicherung jährlich einmalig in den Fonds ein. Pflegeschulen sowie ausbildende Pflegeeinrichtungen erhalten Ausgleichszuweisungen aus dem Ausbildungsfonds (▶ Abb. 31).

Direkte Einzahler:
- Krankenhäuser
- Pflegeeinrichtungen (stationär/ambulant)
- Pflegeversicherung
- Land

Ausgleichsfonds auf Landesebene nach §§ 26 ff. PflBG

Empfänger:
- Pflegeschulen
- Träger der praktischen Ausbildung

Abb. 31: Ausgleichsfonds auf Landesebene

Die Regelungen der einzelnen Bundesländer finden Sie unter:

https://www.pflegeausbildung.net/beratung-und-information/gesetzliche-grundlagen-und-uebergangsregelungen/landesgesetzliche-regelungen.html (Zugriff 22.11.2024)

6.5 Pflegeeinrichtungen

Ein Anliegen des Gesetzgebers bei Einführung der Pflegeversicherung war es, die Infrastruktur mit Pflegeeinrichtungen zu verbessern und neue Versorgungsformen zu schaffen. Die pflegerische Versorgung der Bevölkerung wird im § 8 des SGB XI als gesamtgesellschaftliche Aufgabe definiert. In einer für das Sozialrecht typischen

Weise ordnet das SGB XI dann den einzelnen staatlichen Gebietskörperschaften und den Verbänden ihre spezifischen Aufgaben zu. So obliegt den Pflegekassen die **Sicherstellung der pflegerischen Versorgung** für ihre Versicherten (§ 12 SGB XI). Dazu schließen sie Versorgungsverträge, Qualitätssicherungs- und Vergütungsvereinbarungen mit den Pflegeeinrichtungen.

Aufgabe der Bundesländer ist es, für eine leistungsfähige, ausreichende und wirtschaftliche **pflegerische Infrastruktur** zu sorgen (§ 9); deshalb führen sie **landesweite Pflegepläne**. Aus dieser Rollenzuweisung für die Bundesländer resultiert die Möglichkeit für Pflegeeinrichtungen, öffentliche Zuschüsse für Investitionen zu erhalten.

Ausdrücklicher Wunsch des Gesetzgebers ist es, die **Vielfalt der Träger** von Pflegeeinrichtungen zu wahren (§ 11 SGB XI). So soll den unterschiedlichen Lebenshintergründen und Weltanschauungen der Pflegebedürftigen Rechnung getragen werden. Folgerichtig sieht das Gesetz einen Vorrang freigemeinnütziger und privater Träger vor öffentlichen Trägern von Pflegeeinrichtungen vor.

6.5.1 Gemeinsame Vorschriften für ambulante und stationäre/teilstationäre Pflegeeinrichtungen

Das Gesetz verpflichtet alle Pflegeeinrichtungen auf Humanität sowie die Einhaltung wissenschaftlicher Erkenntnisse. Im § 11 Abs. 1 des SGB XI heißt es:

> »*Die Pflegeeinrichtungen pflegen, versorgen und betreuen die Pflegebedürftigen, die ihre Leistungen in Anspruch nehmen, entsprechend dem allgemein anerkannten Stand medizinisch-pflegerischer Erkenntnisse. Inhalt und Organisation der Leistungen haben eine humane und aktivierende Pflege unter Achtung der Menschenwürde zu gewährleisten.*«

Um diesem Anspruch gerecht werden zu können, haben Pflegeeinrichtungen einer Reihe von Vorschriften und Auflagen zu genügen.

6.5.1.1 Anforderungen an eine Pflegeeinrichtung

Ambulante und stationäre bzw. teilstationäre Pflegeeinrichtungen müssen unter **ständiger Verantwortung einer ausgebildeten Pflegefachkraft** stehen (§ 71 SGB XI). Als Pflegefachkraft kann anerkannt werden, wer eine Ausbildung als Pflegefachfrau/mann, Altenpfleger/in, Gesundheits- und Krankenpfleger/in oder Kindergesundheits- und Krankenpfleger/in hat. Voraussetzung ist ferner, dass der Bewerber in seinem erlernten Beruf eine mindestens zweijährige Berufspraxis innerhalb der letzten acht Jahre vorweisen kann.

Pflegekassen dürfen Pflegeleistungen nur durch zugelassene Pflegeeinrichtungen gewähren (§ 72 SGB XI), mit denen ein **Versorgungsvertrag** geschlossen wurde. Der Versorgungsvertrag beinhaltet eine Verpflichtung der Pflegeeinrichtungen, die im Vertrag vereinbarten Leistungen auch tatsächlich anzubieten. Regelt der Vertrag beispielsweise, dass ein Pflegeheim den Bewohnern Leistungen gemäß Pflegegrad (PG) 2 bis 5 vorzuhalten hat, kann es diese Leistungen den Pflegebedürftigen nicht verweigern. Voraussetzung für einen Versorgungsvertrag ist, dass die Pflegeeinrichtung unter ständiger Verantwortung einer ausgebildeten Pflegefachkraft steht, wie oben beschrieben, dass sie die Gewähr für eine leistungsfähige und wirtschaftliche Versorgung bietet und sich verpflichtet, ein **Qualitätsmanagement** einzuführen. Darüber hinaus ist die Pflegeeinrichtung verpflichtet, alle Expertenstandards anzuwenden. Diese werden aus gesicherten Erkenntnissen der Pflegewissenschaft, z. B. zur wirksamen Dekubitusprophylaxe, entwickelt und mit der Vorschrift des § 72 SGB XI in die Praxis umgesetzt. Genügt eine Pflegeeinrichtung allen genannten Anforderungen, so hat sie Anspruch auf einen Versorgungsvertrag; es besteht also **Kontrahierungszwang** seitens der Pflegekassen. Auf diese Weise wird der Wettbewerb der Einrichtungen um pflegebedürftige Nachfrager sichergestellt.

Generell gilt für alle zugelassenen Leistungserbringer das Verbot, die Vergütung nach Kostenträgern zu differenzieren. Konkret bedeutet dies, dass es den Leistungserbringern untersagt ist, für privatversicherte Pflegebedürftige höhere Sätze zu berechnen als für gesetzlich Versicherte. Hier zeigt sich ein weiteres Mal die Gleichstellung beider Versicherungsvarianten in der Pflegeversorgung.

Nach § 75 SGB XI gelten **Rahmenverträge** auf **Landesebene** zwischen den Pflegekassen, dem MD und den Trägern von Pflegeeinrichtungen, die für die Beteiligen **unmittelbar verbindlich** sind. Die Verträge regeln u. a.

- den Inhalt der Pflegeleistungen, der medizinischen Behandlungspflege und der Betreuung
- Abrechnungsbestimmungen
- Rechte des MD zur Überprüfung der Notwendigkeit und Dauer der Pflege und zur Kontrolle der Pflegeeinrichtungen
- Pflegedokumentation
- Verfahren bei Wirtschaftlichkeitsprüfungen
- Entgeltabschläge bei vorübergehender Abwesenheit des Pflegebedürftigen.

Zur Personalausstattung der Pflegeeinrichtungen sind im Rahmenvertrag ferner

- landesweite Verfahren zur Ermittlung des Personalbedarfs oder
- landesweite Personalrichtwerte

vorzusehen.

Beispiel:

Rahmenvertrag über die vollstationäre pflegerische Versorgung gemäß 75 Abs. 1 SGB XI für das Land Schleswig-Holstein in der Fassung ab 01.10. 2024

§ 21 Untergrenzen für Personal in Pflege und Betreuung

(1) Die für vollstationäre Pflegeeinrichtungen nach § 113c Abs. 5 Nr. 1 SGB XI mindestens zu vereinbarende personelle Ausstattung für das Pflege- und Betreuungspersonal, unabhängig von Einrichtungsgröße und Einrichtungskonzeption, beträgt für[1]

- Pflegegrad 1:   1 : 5,6657
- Pflegegrad 2:   1 : 4,2882
- Pflegegrad 3:   1 : 3,0684
- Pflegegrad 4:   1 : 2,2717
- Pflegegrad 5:   1 : 1,8650.

Die Personalschlüssel nach Satz 1 wurden anhand nachfolgender Kriterien, zugeordnet gemäß Vollzeitäquivalente (VZÄ), ermittelt:

1. für Hilfskraftpersonal ohne Ausbildung und Hilfskraftpersonal mit landesrechtlich geregelter Helfer- oder Assistenzausbildung in der Pflege mit einer Ausbildungsdauer von mindestens einem Jahr
   a) 0,1149 VZÄ je Pflegebedürftigen des Pflegegrades 1,
   b) 0,1502 VZÄ je Pflegebedürftigen des Pflegegrades 2,
   c) 0,2018 VZÄ je Pflegebedürftigen des Pflegegrades 3,
   d) 0,2432 VZÄ je Pflegebedürftigen des Pflegegrades 4,
   e) 0,2288 VZÄ je Pflegebedürftigen des Pflegegrades 5,
2. für Fachkraftpersonal
   a) 0,0616 VZÄ je Pflegebedürftigen des Pflegegrades 1,
   b) 0,0830 VZÄ je Pflegebedürftigen des Pflegegrades 2,
   c) 0,1241 VZÄ je Pflegebedürftigen des Pflegegrades 3,
   d) 0,1970 VZÄ je Pflegebedürftigen des Pflegegrades 4,
   e) 0,3074 VZÄ je Pflegebedürftigen des Pflegegrades 5.

§ 22 Obergrenzen für Personal in Pflege und Betreuung

Die für vollstationäre Pflegeeinrichtungen höchstens zu vereinbarende personelle Ausstattung für das Pflege- und Betreuungspersonal richtet sich nach den Werten des § 113c Abs.1 SGB XI:

- Pflegegrad 1:   1 : 4,5331
- Pflegegrad 2:   1 : 3,4317
- Pflegegrad 3:   1 : 2,4546
- Pflegegrad 4:   1 : 1,8172
- Pflegegrad 5:   1 : 1,4921.

---

[1] 80% der Personalobergrenze Stand 01.07.2023

Die Personalschlüssel nach Satz 1 wurden anhand nachfolgender Kriterien – zugeordnet gemäß Vollzeitäquivalente (VZÄ) – ermittelt:

1. für Hilfskraftpersonal ohne Ausbildung
   a) 0,0872 VZÄ je Pflegebedürftigen des Pflegegrades 1,
   b) 0,1202 VZÄ je Pflegebedürftigen des Pflegegrades 2,
   c) 0,1449 VZÄ je Pflegebedürftigen des Pflegegrades 3,
   d) 0,1627 VZÄ je Pflegebedürftigen des Pflegegrades 4,
   e) 0,1758 VZÄ je Pflegebedürftigen des Pflegegrades 5,
2. für Hilfskraftpersonal mit landesrechtlich geregelter Helfer- oder Assistenzausbildung in der Pflege mit einer Ausbildungsdauer von mindestens einem Jahr
   a) 0,0564 VZÄ je Pflegebedürftigen des Pflegegrades 1,
   b) 0,0675 VZÄ je Pflegebedürftigen des Pflegegrades 2,
   c) 0,1074 VZÄ je Pflegebedürftigen des Pflegegrades 3,
   d) 0,1413 VZÄ je Pflegebedürftigen des Pflegegrades 4,
   e) 0,1102 VZÄ je Pflegebedürftigen des Pflegegrades 5,
3. für Fachkraftpersonal
   a) 0,0770 VZÄ je Pflegebedürftigen des Pflegegrades 1,
   b) 0,1037 VZÄ je Pflegebedürftigen des Pflegegrades 2,
   c) 0,1551 VZÄ je Pflegebedürftigen des Pflegegrades 3,
   d) 0,2463 VZÄ je Pflegebedürftigen des Pflegegrades 4,
   e) 0,3842 VZÄ je Pflegebedürftigen des Pflegegrades 5.

Insgesamt können vollstationäre Pflegeeinrichtungen seit dem 1. Juli 2023 auf Basis bundeseinheitlicher Personalanhaltswerte eine deutlich höhere Personalausstattung mit Pflege- und Betreuungskräften als bisher vereinbaren.

Für jede Qualifikationsstufe und jeden Pflegegrad ist in § 113c Absatz 1 SGB XI rechnerisch eine bestimmte Menge an Personal (in sog. Vollzeitäquivalenten [VZÄ]) vorgesehen. Das heißt: es kommt nicht darauf an, ob jemand in Teilzeit oder in Vollzeit arbeitet, sondern die gesetzlich vorgesehenen Personalanhaltswerte können in diesem Rahmen voll ausgeschöpft werden. Die möglichen zu berücksichtigenden Personalmengen sind im Gesetz für drei Qualifikationsstufen geregelt:

1. für Hilfskraftpersonal ohne Ausbildung (sog. Qualifikationsniveaus [QN] 1 und 2)
2. für Hilfskraftpersonal mit landesrechtlich geregelter Helfer- oder Assistenzausbildung in der Pflege mit einer Ausbildungsdauer von mindestens einem Jahr (sog. QN 3)
3. für Fachkraftpersonal (sog. QN 4)

Vertiefen können Sie die das neue Personalbemessungsverfahren unter:

https://pflegenetzwerk-deutschland.de/faq-das-neue-personalbemessungsverfahren-in-der-langzeitpflege (**Zugriff am 22.11.2024**)

Daneben gilt, bis auf Weiteres, eine Fachkraftquote von 50 %, welche durch die Rahmenverträge für vollstationäre Pflege gem. § 75 SGB XI verändert werden kann.

Werden 20 Bewohner in PG 2 gepflegt, so muss die Einrichtung 4,08 = 20 / 4,9 Vollkräfteäquivalent (VK) Pflegekräfte vorhalten und davon müssen 2,04 VK examinierte Pflegefachkräfte sein.

6.5.1.2 Wirtschaftlichkeits- und Qualitätsprüfungen

Die Landesverbände der Pflegekassen dürften die Wirtschaftlichkeit von Pflegeeinrichtungen durch Sachverständige prüfen lassen. Der Träger der Pflegeeinrichtung ist zur Kooperation mit dem Sachverständigen verpflichtet; er muss ihm die zur Prüfung notwendigen Unterlagen, z. B. die Buchführung, zur Verfügung stellen und ihm Auskünfte erteilen.

Für die Qualitätssicherung sind die Pflegeeinrichtungen grundsätzlich selbst zuständig (§ 112 SGB XI). Sie müssen sich dabei aber an bundesweit gültigen Grundsätzen und Maßstäben orientieren (§ 113 SGB XI). Um sicherzustellen, dass die Einrichtungen nach medizinisch-pflegerischen Erkenntnissen ihre Leistungen erbringen, sind o. g. Expertenstandards einzuhalten.

Pflegeeinrichtungen sind verpflichtet, ihre Leistungen und ihre Qualität auf Verlangen der Landesverbände der Pflegekassen, durch deren Sachverständige oder den MD prüfen zu lassen. Dazu haben die Prüfer das Recht, sich an Ort und Stelle umzusehen. Sie dürfen Grundstücke und Räume betreten, mit Pflegebedürftigen und deren Angehörigen sprechen und die Mitarbeiter der Pflegeeinrichtung befragen. Grundsätzlich müssen die **Prüfungen unangemeldet** durchgeführt werden (§ 114a SGB XI). Unterliegen die Räume des Pflegeheimes einem Wohnrecht des Heimbewohners, hat der MD ohne Zustimmung des Bewohners keinen Zutritt. Das Grundrecht auf Unverletzlichkeit der Wohnung (Art. 13 Grundgesetz) gibt dem Bewohner das Recht, dem MD den Zutritt zu verweigern.

Zu den Kriterien der Qualitätsprüfung sei auf **Kapitel VII.2.3** im Teil Qualitätssicherung, Qualitätsmanagement, Risikomanagement verwiesen (▶ Kap. VII.2.3).

Wurden bei einer Prüfung Mängel festgestellt, erhält der Träger der Einrichtung eine angemessene Frist zur Beseitigung der Missstände. Bei Vertragsverletzung der Leistungs- und Qualitätsvereinbarung können der Einrichtung die Pflegesätze gekürzt werden. Werden schwerwiegende Mängel festgestellt, so kann dies die fristlose Kündigung des Versorgungsvertrages nach sich ziehen. In diesem Falle sind die Pflegekassen verpflichtet, den betroffenen Pflegebedürftigen eine andere Pflegeeinrichtung zu vermitteln (§ 115 SGB XI).

Nach jeweiligem Landesrecht werden Pflegeeinrichtungen zudem von kommunalen Aufsichtsbehörden geprüft. Das SGB XI verpflichtet MD und kommunale Behörden ausdrücklich zur Zusammenarbeit bei Qualitätsprüfungen.

6.5.2 Ambulante Pflegeeinrichtungen

Ambulante Pflegeeinrichtungen werden zu etwa 68 % von privaten Trägern betrieben, zu etwa 31 % von freigemeinnützigen. Öffentliche Träger spielen nur eine untergeordnete Rolle.

Die Vergütung ambulanter Dienste wird landeseinheitlich auf dem Verhandlungsweg geregelt. Verhandlungspartner sind die **ambulanten Pflegedienste bzw. deren Träger, Pflegekassen und Sozialhilfeträger** (§ 89 SGB XI). Letztere wirken an der Verhandlung mit, da sie an der Finanzierung beteiligt sind, sofern die Versicherungsleistungen nicht ausreichen und der Pflegebedürftige selbst bzw. seine nächsten Angehörigen nicht in der Lage sind, die fehlenden Beträge aufzubringen.

Die Vertragspartner bedienen sich einer Gebührenordnung, in der die Pflegeleistungen anhand von **Leistungskomplexen** definiert werden und anhand von Aufwandspunkten gewichtet werden. Je höher der Arbeitsaufwand für die Pflegekraft ist, desto höher fällt die zugeordnete Punktzahl aus.

> **Beispiel:**
>
> Leistungskomplex 9 aus der Grundpflege: Hilfen bei Aufsuchen und Verlassen des Bettes
> Der Leistungskomplex enthält Hilfe beim Aufsuchen oder Verlassen des Bettes oder anderen Sitz- und Liegegelegenheiten, Machen und Richten des Bettes, ggf. Wechsel der Bettwäsche, Maßnahmen zum körper- und situationsgerechten Liegen und Sitzen.
> 105 Punkte

Verhandelt wird um den Punktwert, der, mit der Punktzahl multipliziert, die Vergütung der Pflegeeinrichtung ergibt. Die Vergütung ambulanter Pflegedienste ähnelt also jener der niedergelassenen Ärzte. Bei einem Punktwert von z. B. 0,054 € erhielte der Pflegedienst für den Leistungskomplex »Hilfen bei Aufsuchen und Verlassen des Bettes« 0,054 € × 105 = 5,67 €.

Betreuungs-, Beschäftigungsleistungen oder psychosoziale Hilfestellungen (Module 2, 3 und 6) werden üblicherweise in Minuten abgerechnet.

Entscheidet sich ein Pflegebedürftiger für Sachleistungen, sucht er sich selbst bzw. seine Angehörigen oder sein Betreuer (▶ Kap. IV.6.8) einen Anbieter ambulanter Pflegeleistungen. Der Pflegedienst stellt dem Pflegebedürftigen einen Kostenvoranschlag aus, dem zu entnehmen ist, welchen Kostenanteil die Pflegekasse und welchen der Pflegebedürftige selbst bzw. die subsidiäre Sozialhilfe trägt.

Beispiele:

Frau T., Pflegegrad 2, hat mit einem ambulanten Pflegedienst Leistungen vereinbart und erhält folgenden **Kostenvoranschlag:**

Leistungskomplex 3:

- Kleine Pflege (inkl. An-/Auskleiden, Teilwaschen, Mund-/Zahnpflege)
- 1-mal täglich morgens je 231 Punkte à 0,054 € ergibt 12,74 €

Leistungskomplex 9:

- Hilfe beim Aufsuchen des Bettes (inkl. Bett machen)
- 1-mal täglich abends je 105 Punkte à 0,054 € ergibt 5,67 €

Leistungskomplex 11:

- Vorratseinkauf (84 Punkte je angefangene 10 Minuten, hier 20 Minuten)
- 1-mal wöchentlich je 84 Punkte × 2 à 0,054 € ergibt 9,07 €

Leistungskomplex 21:

- Wegepauschale (pro Besuch) 4,10 €

Frau T. erhält den Leistungskomplexe 3 und 9 pro Monat je 30mal an jedem Morgen (Leistungskomplex 2) bzw. Abend (Leistungskomplex 5). Den Vorratseinkauf erledigt die Mitarbeiterin des Pflegedienstes 1mal wöchentlich (also 4mal pro Monat) mit, es ist also keine zusätzliche Wegepauschale zu entrichten.

30 × 12,74 €	=	382,20 €	Leistungskomplex 3
30 × 5,67 €	=	170,01 €	Leistungskomplex 9
4 × 9,07 €	=	36,28 €	Leistungskomplex 11
60 × 4,10 €	=	246,00 €	Leistungskomplex 21
Summe		834,49 €	

Die Pflegeversicherung übernimmt davon 761 €. Der ambulante Pflegedienst rechnet diesen Betrag **direkt mit der Pflegeversicherung** ab. Den Rest, also 73,49 € zahlt Frau T. selbst.

Herr A. hat Pflegegrad 2, bei ihm wurde beginnende Alzheimerdemenz diagnostiziert. Er lebt allein, jedoch kümmert sich seine in der Nähe lebende Partnerin um ihn. Sie besucht ihn mehrmals wöchentlich und unterstützt ihn bei hauswirtschaftlichen Tätigkeiten. Bei der Pflegeversicherung von Herrn A. ist sie als Pflegeperson gemeldet.

Herr A. hat einen ambulanten Pflegedienst engagiert. Dessen Mitarbeiterin besucht ihn dreimal pro Woche für eine halbe Stunde. Sie hilft ihm dabei, seinen

Tag zu strukturieren, erklärt ihm Risiken und beseitigt potenziell gefährliche Gegenstände wie z. B. Kerzen. Mit bunten Merkzetteln erleichtert sie ihm die Orientierung und das Erinnern. Gelegentlich hilft sie ihm beim Ausfüllen von Anträgen oder begleitet ihn bei Behördengängen.

Der ambulante Pflegedienst berechnet pro Minute 0,51 € für Betreuungsleistungen seiner Mitarbeiterin.
Rechnung an die Pflegeversicherung von Herrn A.:
30 min × 0,51 € = 15,30 € dieser Betrag fällt dreimal pro Woche bzw. 12-mal pro Monat an:
15,30 € × 12 = 183,60 €
Zusätzlich wird 12-mal die Wegepauschale berechnet: 12 × 3,10 € = 37,20 €
Insgesamt: 183,60 € + 37,20 € = 220,80 €
Herrn A. stehen nach § 36 SGB XI maximal 761 € pro Monat für Pflegesachleistungen zu. Da er diesen Anspruch nicht ausschöpft, erhält er anteiliges Pflegegeld, das er seiner Partnerin zukommen lässt.
220,80 € sind 29,01 % der Maximalsumme von 761 €. Das Pflegegeld (vgl. § 37 SGB XI) beträgt folglich: 332 € − (332 € × 0,2901 %) = 235,69 €

Zwischen Pflegebedürftigem und Pflegedienst wird ein Vertrag abgeschlossen, der den Anforderungen des § 75 SGB XI (▶ Kap. IV.6.5.1.1) genügen muss. So enthält der Vertrag die Leistungsbeschreibung der Dienste und Abrechnungsbestimmungen. Darin werden u. a. die Vergütung und die Abrechnungsmodalitäten festgelegt. Die Abrechnung erfolgt mit der Pflegeversicherung bis zum festgesetzten Höchstbetrag nach § 36 SGB XI. Darüber hinausgehende Beträge für Pflegeleistungen sowie **Investitionszuschläge** werden dem Pflegebedürftigen oder ggf. der Sozialhilfe in Rechnung gestellt. (Zur Investitionsfinanzierung ▶ Kap. IV.6.5.3.2; die Regelungen gelten gleichermaßen für alle Pflegeeinrichtungen.)

Ambulante Pflegedienste erbringen neben Leistungen nach dem SGB XI auch Leistungen der gesetzlichen Krankenversicherung und rechnen diese mit den Krankenkassen direkt ab. Es handelt sich dabei um die unter **Kapitel IV.6.1** beschriebene **häusliche Krankenpflege nach § 37 SGB V**. Auch diese Leistungen sind im Pflegevertrag zu regeln (▶ Kap. IV.6.1).

Fortführung des Beispiels:

Angenommen Frau T. (vgl. oben) muss sich täglich Insulin spritzen. Der Arzt hat ihr als medizinische Behandlungspflege das Herrichten der Injektion verordnet. Die Mitarbeiterin des ambulanten Pflegedienstes erledigt dies bei ihrem täglichen Besuch am Morgen und rechnet die Leistung mit der Krankenkasse von Frau T. ab. Die Wegepauschale für den Morgenbesuch wird in diesem Fall zur Hälfte, je 1,55 €, der Krankenkasse, zur anderen Hälfte der Pflegekasse in Rechnung gestellt. Frau T.s Pflegedienst berechnet Investitionskosten von 1 € pro Pflegebedürftigen und Tag. Frau T.s Abrechnung und ihr Eigenanteil ändert sich wie folgt:

> Die Krankenkasse bezahlt ½ Wegepauschale 1,55 € × 30 Tage = 46,50 €
>
> Für die Pflegeversicherung verbleiben 834,49 € – 46,50 € = 787,99 €.
>
> Für Investitionen bezahlt Frau T. als Eigenanteil 30 × 1 € = 30 €.

Die Beispiele zeigen im Übrigen, dass es sich für Pflegebedürftige lohnt, Pflegeleistungen zu poolen. Ein großer Einzelposten der Abrechnung ist die Anfahrtspauschale.

Leben Pflegebedürftige in einer Anlage des betreuten Wohnens oder einer ambulant betreuten Wohngruppe und nutzen mit anderen gemeinsam die Dienste eines ambulanten Pflegedienstes, so rechnet der Pflegedienst die Anfahrtspauschale nur einmal ab und ordnet jedem Pflegebedürftigen seinen Anteil zu. Bei z. B. vier Pflegebedürftigen wäre dies nur ein Viertel des Betrages.

6.5.3 Stationäre Einrichtungen

Träger von Pflegeheimen sind überwiegend (ca. 53 %) freigemeinnützig; private Anbieter betreiben ca. 43 % der Heime, öffentliche ca. 4,5 %. Neben Heimen etablieren sich mehr und mehr alternative Wohnformen für pflegebedürftige Menschen. Die Verbesserungen der häuslichen Pflege tragen dazu bei, solche Alternativen zum Pflegeheim zu etablieren. Betreutes Wohnen, ambulant betreute Wohngruppen und andere neue Lebensformen im Alter stellen einen Kompromiss zwischen dem Leben in der vorherigen Umgebung und dem Heim dar. Besser als im Heim soll die Privatsphäre gewahrt werden, zum anderen sind Service- und Pflegeleistungen jederzeit abrufbar. Rechtlich sind Unterschiede zwischen Heimen und betreutem Wohnen zu beachten; auf diese wird im folgenden Abschnitt eingegangen.

6.5.3.1 Wohn- und Betreuungsvertragsgesetz und Vertragsvorschriften nach SGB XI

Für Pflegeheime sind neben dem SGB XI die Heimgesetze der Bundesländer und die aus diesen Gesetzen abgeleiteten Verordnungen für das Heimpersonal und baurechtliche Vorschriften zu beachten. Die **Bundesländer** haben mit Inkrafttreten der Föderalismusreform im September 2006 die Zuständigkeit für die Heimgesetzgebung erhalten. **Bundesweit** gelten die Vorschriften des SGB XI sowie ein **spezielles Verbraucherschutzgesetz** für volljährige Bewohner von Heimen, das Gesetz zur Regelung von Verträgen über Wohnraum mit Pflege- oder Betreuungsleistungen (WBVG).

Somit hat das Heim zwei wichtige Verträge zu beachten, den bereits unter **Kapitel IV.6.5.1.1** angesprochenen Versorgungsvertrag mit den Pflegeversicherungen und den Heimvertrag, in dem die Bestimmungen des WBVG und des SGB XI zu berücksichtigen sind (▶ Kap. IV.6.5.1.1).

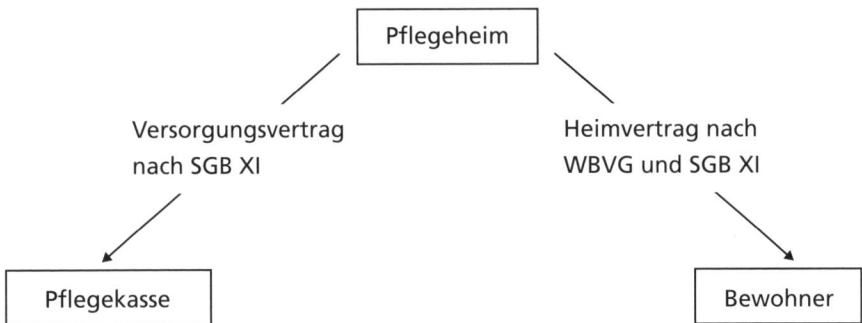

Abb. 32: Bundesgesetzlich geregelte Vertragsbeziehungen des Pflegeheimes

Die Vorschriften des WBVG sind zu beachten, wenn Bewohnern neben der Wohnraumüberlassung vom Betreiber der Einrichtung vertraglich zusätzlich **spezielle Pflege- oder Betreuungsleistungen** angeboten werden. Diese dienen dazu, Behinderung oder altersspezifische Beeinträchtigungen der Bewohner zu bewältigen. Dazu gehören Pflegeleistungen im Sinne des SGB XI, **nicht** jedoch sogenannte **allgemeine Betreuungsleistungen**. Dabei handelt es sich z. B. um die hauswirtschaftliche Versorgung, das Vorhalten eines Notrufes, die Vermittlung von Pflegediensten.

Da Pflegeheime Pflegeleistungen bereitstellen, ist für Verträge zwischen Bewohnern von Pflegeheimen und deren Betreibern das WBVG anzuwenden, und zwar sowohl für normale stationäre Pflege als auch für Kurzzeitpflege. Für das betreute Wohnen bzw. das sogenannte **Service-Wohnen** gilt das WBVG nur dann, wenn **neben der Überlassung von Mietraum spezielle Pflegeleistungen** vertraglich zwischen Bewohner und Vermieter **vereinbart werden.** Damit werden im WBVG Pflegeheim und betreutes Wohnen definitorisch voneinander abgegrenzt.

> **Beispiele:**
>
> Frau F. hat Pflegegrad 2. Sie lebt in einer Anlage, in der betreutes Wohnen angeboten wird. Sie hat dort ein behindertengerechtes Zimmer mit Küche und Bad gemietet. Ihr Vermieter sorgt für die hauswirtschaftliche Versorgung, kümmert sich also um die Reinigung der Wohnung, Einkäufe für Frau F. etc. Zusätzlich wurde zwischen Frau F. und dem Betreiber der Anlage vereinbart, dass Frau F. Hilfestellung bei ihrer persönlichen Hygiene erhält. Dies ist eine Pflegeleistung, die über allgemeine Betreuungsleistungen hinausgeht. Somit ist das WBVG anzuwenden.
>
> Frau M., ebenfalls Pflegegrad 2, wohnt auch in einer Anlage des betreuten Wohnens. Anders als Frau F. hat sie sich selbst einen ambulanten Pflegedienst ausgesucht und mit diesem einen Vertrag geschlossen. Mitarbeiter des Pflegedienstes besuchen sie täglich und helfen ihr bei der Körperpflege. In ihrem Fall gilt das WBVG nicht, sondern lediglich das Mietvertragsrecht des BGB.

Nicht anzuwenden ist das WBVG für ambulant betreute Wohngruppen, denn auch deren Bewohner erhalten, wie Frau M. im Beispiel, Pflegeleistungen **nicht** vom Vermieter, sondern von ambulanten Pflegediensten oder Einzelpflegekräften.

Frau F. aus dem obigen Beispiel, ebenso Bewohner von Pflegeheimen (das Gesetz nennt sie Verbraucher), können aus dem WBVG Rechte ableiten. Umgekehrt unterliegt der Betreiber der Anlage bzw. des Pflegeheimes, vom Gesetz als Unternehmer tituliert, gesetzlichen Verpflichtungen. Er muss künftige Bewohner vor Vertragsabschluss **umfassend informieren** über die Ausstattung der Gebäude, alle angebotenen Leistungen, deren Vergütung, Voraussetzungen für Leistungs- oder Vergütungsänderungen, ebenso über die Ergebnisse der Qualitätsprüfungen. Das WBVG ermöglicht es den Unternehmen, bestimmte Leistungen auszuschließen. Darauf müssen die Verbraucher in der Vorabinformation hingewiesen werden.

> **Beispiel:**
>
> Das Pflegeheim »Am Stadtbach« schließt mit folgender Klausel in der Vorabinformation nach § 3 WBVG die Versorgung von Beatmungspatienten aus: »Die Versorgung von Beatmungspatienten setzt eine Vereinbarung mit den Kostenträgern über die Vorhaltung einer geeigneten Infrastruktur und die Vergütung voraus. Eine solche Vereinbarung ist nicht geschlossen.«

Die Entscheidung, in ein Heim umzuziehen, ist für die betroffenen Menschen oft schwierig, legt sie doch die zukünftige Lebensgestaltung in aller Regel nur schwer revidierbar fest. Vorabinformationen über die Angebote sollen die **Entscheidung für ein bestimmtes Heim zumindest erleichtern** und ermöglichen es, Preis-Leistungs-Vergleiche anzustellen.

Der Heimvertrag ist **schriftlich** zu schließen und darf nur dann befristet werden, wenn es den Interessen des Verbrauchers nicht widerspricht, also z. B. bei vereinbarter Kurzzeitpflege. Die Kündigungsvorschriften begünstigen die Bewohner. Sie können den Vertrag am dritten Werktag eines Monats zum Ablauf dieses Monats kündigen. Erhöht der Unternehmer das Entgelt, ist eine sofortige Kündigung möglich. Der Unternehmer selbst unterliegt strengeren Vorschriften. Er darf den Vertrag nur aus wichtigem Grund beenden. Ein solcher kann z. B. vorliegen, wenn der Betrieb eingestellt wird oder wenn der Bewohner Leistungen benötigt, die der Unternehmer nicht erbringen kann und die er deshalb vertraglich ausgeschlossen hat. In obigem Beispiel wären dies Versorgungsleistungen für Beatmungspatienten. Kündigungsgrund für den Unternehmer kann ferner eine grobe Pflichtverletzung des Bewohners sein. Als solche gilt ein mindestens zweimaliger Zahlungsverzug.

Ist ein Bewohner vorübergehend abwesend, muss das Heim die Vergütung kürzen. Diese Forderung stellt sowohl der § 87a Abs. 1 SGB XI als auch der § 7 WBVG. In den Heimvertrag ist eine entsprechende Regelung aufzunehmen, z. B.

> »Bei einer vorübergehenden Abwesenheit von bis zu drei Tagen wird das Heimentgelt abzüglich der Kosten für Verpflegung berechnet. Bei einer Abwesenheit von mehr als drei

Tagen werden die Tagessätze für Pflege und für Unterkunft und Verpflegung um 25 % gekürzt; der Satz für Investitionskosten wird in voller Höhe berechnet.«

Gesetzlich geregelt ist das Vorgehen bei einer **Änderung des Pflegebedarfes.** Steigt nach Ansicht des Heimes der Pflegebedarf eines Bewohners, ist dieser verpflichtet, bei seiner Pflegekasse einen höheren Pflegegrad zu beantragen (§ 87a Abs. 2 SGB XI). Weigert sich der Pflegebedürftige, dies zu tun, kann das Heim ihm vorläufig – bis zur Bestätigung durch ein Gutachten des MD und der Bewilligung durch die Pflegekasse – den Pflegesatz für den höheren Grad berechnen. Lehnt die Pflegekasse die Höherstufung ab, muss das Heim den erhöhten Betrag unverzüglich zurückerstatten.

Ergibt sich tatsächlich ein höherer Pflegegrad, ist der Heimträger nach WBVG verpflichtet, den betroffenen Bewohnern die entsprechenden Leistungen anzubieten, sofern der Heimvertrag zwischen Bewohner und Heim dies vorsieht.

Im Fall einer Höherstufung darf das Heim ein höheres Entgelt berechnen (umgekehrt muss es bei niedrigerer Einstufung ein geringeres Entgelt verlangen). Der Bewohner hat im Fall der Entgelterhöhung ein Sonderkündigungsrecht (vgl. oben). Macht er davon keinen Gebrauch, gilt nach § 9 WBVG für das höhere Entgelt automatisch der zwischen dem Pflegeheim und den Pflegekassen und Sozialhilfeträgern vereinbarte Betrag (zum Pflegesatzverfahren vgl. den folgenden Abschnitt).

> **Beispiel:**
>
> Herr D. hatte bisher Pflegegrad 3 und erhielt nunmehr von seiner Pflegekasse den Pflegegrad 4 zugewiesen. Für diese Stufe hat das Heim mit den Verhandlungspartnern, Pflegekassen und Sozialhilfeträger, einen Tagessatz von 82,32 € vereinbart. Dieser ist folglich vom Heim zu berechnen.

Für den Fall, dass das Heim seine vertraglichen Verpflichtungen verletzt, sind zwei Möglichkeiten zu unterscheiden. Einmal kann es sich um eine **Verletzung des Versorgungsvertrages** zwischen Heim und Pflegekassen handeln, etwa dann, wenn das Heim seine Pflichten zur qualitätsgesicherten Leistungserbringung nicht einhält. Die Pflegeversicherung wird in diesem Fall dem Heim eine Frist setzen, innerhalb der die Mängel zu beseitigen sind (vgl. § 115 SGB XI). Kommt das Heim dieser Pflicht nicht nach, können die Pflegekassen den Versorgungsvertrag kündigen. Werden die Mängel vereinbarungsgemäß behoben, können die Pflegekassen eine Minderung des Heimentgelts für die Zeit verlangen, in der die Leistungserbringung nicht vertragsgerecht erfolgte. Der Kürzungsbetrag steht dem Bewohner bis zu seinem Eigenanteil zu, den darüberhinausgehenden Betrag erhält die Pflegekasse.

Zum anderen kann es sich um eine **Vertragsverletzung des Heimvertrages** zwischen Bewohner und Heimträger handeln. Eine solche kann der Bewohner nur dann geltend machen, wenn nicht bereits eine Entgeltkürzung durch die Pflegekasse erreicht wurde.

> **Beispiel:**
>
> In dem Heim, das Herr D., vgl. oben, bewohnt, wurde vom MD festgestellt, dass die Besetzung der Nachtschicht mit einer ausgebildeten Pflegefachkraft vom Heim nicht gewährleistet war. Für diese Zeit verlangen die Kassen aufgrund der Vorschriften des SGB XI eine Entgeltminderung. Herr D. selbst kann seinerseits denselben Mangel nicht mehr nach WBVG geltend machen.
>   Angenommen, er hat in seinem Heimvertrag eine Klausel, in der ihm das Heim einen Kabelanschluss für Radio und Fernsehen zusichert. Sofern der Anschluss nicht funktioniert, kann Herr D. aber aufgrund dieses Mangels nach WBVG vom Heim eine Entgeltminderung verlangen.

6.5.3.2 Vergütung der Pflegeheime; Investitionsfinanzierung von Pflegeeinrichtungen

Pflegeheime, ebenso teilstationäre Pflegeeinrichtungen, erhalten einen tagesgleichen Pflegesatz, mit dem die Pflegeleistungen des Heimes sowie medizinische Behandlungspflege und Betreuung der Bewohner entgolten werden (§ 84 SGB XI). Die Pflegesätze müssen für jeden Pflegegrad gesondert kalkuliert und verhandelt werden, d. h. es ist nicht erlaubt, in einer Mischkalkulation einen einheitlichen Satz für die Bewohner aller Pflegegrade zu berechnen. Die Sätze müssen für alle Heimbewohner nach einheitlichen Grundsätzen bemessen werden; eine unterschiedliche Höhe der Sätze nach Kostenträgern ist nicht gestattet. Die Kosten werden von der Pflegeversicherung, in Höhe der je Pflegegrad erstattungsfähigen Höchstbeträge (vgl. § 43 SGB XI) sowie darüber hinaus dem Bewohner bzw. – falls dieser dazu finanziell nicht in der Lage ist – von der Sozialhilfe getragen. Die Pflegeversicherung bietet lediglich eine Teilkostendeckung. Dies zeigt sich vor allem bei stationärer Pflege: Der Erstattungsbetrag der Pflegekasse reicht nicht aus, um die vom Heim berechneten Pflegesätze zu decken, vielmehr bleibt immer ein Eigenbetrag für den Bewohner sowie ggf. den Sozialhilfeträger übrig. Der eirichtungseinheitliche Eigenanteil (EEE) ist seit dem 01.01.2017 für alle Bewohner der Pflegegrade 2 bis 5 gleich sein.

Vollständig von der Pflegeversicherung wird **der** Vergütungszuschlag für zusätzliche Betreuung und Aktivierung im Pflegeheim nach § 43b SGB XI **übernommen.** Um diesen Satz abrechnen zu dürfen, müssen die Heime zusätzliches sozialversicherungspflichtiges Personal einstellen. Diese Mitarbeiter müssen keine Pflegefachkräfte sein, jedoch sind sie verpflichtet eine Schulung zu absolvieren. Ihre Aufgabe kann es z. B. sein, mit den Bewohnern spazieren zu gehen, mit ihnen Fotoalben zu betrachten etc. Die Heimbewohner haben einen Anspruch auf solche Leistungen, müssen sie aber nicht in Anspruch nehmen.

Neben dem Pflegesatz erhält das Heim eine **Vergütung für Unterkunft und Verpflegung**, die grundsätzlich vom Bewohner selbst (bzw. der Sozialhilfe) zu zahlen ist. Mit beiden Entgelten (Pflegesatz und Satz für Unterkunft und Verpflegung) sind nur die Kosten des laufenden Betriebs, also vor allem Personalkosten und Kosten für Sachgüter, abgedeckt, **nicht jedoch Investitionskosten**.

Pflegesatz, Vergütungszuschlag für zusätzliche Betreuung und Aktivierung und Entgelt für Unterkunft und Verpflegung werden auf dem Verhandlungsweg gefunden zwischen den Verhandlungspartnern (§§ 85, 87 SGB XI)

- Träger des Heimes
- Pflegekassen bzw. Arbeitsgemeinschaften der Sozialversicherungsträger
- Sozialhilfeträger.

Die Verhandlungen finden regelmäßig prospektiv statt und legen für das Folgejahr die Vergütungssätze fest. Für Pflegeeinrichtungen gilt demnach, wie für alle Gesundheitsbetriebe, dass sie mit gegebenen Preisen ihrer Leistungen arbeiten müssen. Eigene Gestaltungsmöglichkeiten bei der Vergütungshöhe haben sie nach Abschluss der Verhandlungen nur noch in Ausnahmefällen.

Kommt eine Vereinbarung nach sechswöchiger Verhandlung nicht zustande, trifft die **Schiedsstelle** unverzüglich eine Entscheidung über die Höhe des Entgelts. Die Schiedsstelle (§ 76 SGB XI) setzt sich neben einem neutralen Vorsitzenden zu je gleichen Teilen aus Vertretern der Heimträger einerseits und Vertretern der Pflegekassen, der privaten Versicherer und der Sozialhilfeträger andererseits zusammen.

Neben den genannten Entgeltarten können **alle zugelassenen Pflegeeinrichtungen Investitionskosten berechnen.** Dies ist allerdings nur möglich für Investitionen, die nicht aus öffentlichen Mitteln des Bundeslandes nach § 9 SGB XI gefördert werden. Ähnlich den Krankenhausbedarfsplänen führen die Bundesländer Pläne der mit Investitionsmitteln förderungsfähigen Pflegeeinrichtungen. Jedoch können die Einrichtungen daraus keinen Rechtsanspruch auf Förderung ableiten, wie dies für die Pauschalförderung der Plankrankenhäuser nach KHG gilt. Tatsächlich haben die meisten Bundesländer die Investitionsförderung aus Steuermitteln eingestellt. Stattdessen haben die Pflegeeinrichtungen die Möglichkeit, Investitionskosten den Bewohnern zu berechnen.

Angenommen, ein Pflegeheim plant eine Erweiterung der Abteilung für Pflegebedürftige des Plegegrades 5. Zunächst kann es versuchen, Fördermittel nach dem Landespflegeplan zu erhalten. Wird der Antrag negativ beschieden, bittet das Pflegeheim das Sozialministerium des Bundeslandes um Erlaubnis, den Bewohnern des Heimes die Zinskosten eines Darlehens, das zur Erweiterung der Pflegeabteilung vom Heim aufgenommen wird sowie die Abschreibungen berechnen zu dürften. Stimmt die Landesbehörde zu, tragen die Heimbewohner anteilig die Investitionskosten mit. An der **Finanzierung der Investitionskosten beteiligt sich die Pflegeversicherung**, ebenso wie an der Finanzierung von Unterkunft und Verpflegung, **grundsätzlich nicht.** Für Pflegebedürftige, die aufgrund ihrer finanziellen Verhältnisse nicht in der Lage sind, diese Kosten selbst zu tragen, übernimmt dies der Sozialträger. Dafür ist allerdings eine gesonderte Vereinbarung des Heims mit dem Sozialhilfeträger nötig.

Komfortleistungen bei Unterkunft und Verpflegung (z. B. Verpflegung nach individuellen Wünschen) und zusätzliche pflegerisch-betreuende Leistungen kann das Pflegeheim den Bewohnern in Rechnung stellen, sofern dadurch die notwendigen Leistungen des Heimes nicht beeinträchtigt werden (§ 88 SGB XI). Diese Vorschrift gleicht jener für Krankenhäuser: Wahlleistungen dürfen nur angeboten werden, wenn dadurch die allgemeinen Krankenhausleistungen nicht beeinträchtigt werden. Sowohl im Pflegeheim als auch im Krankenhaus hat die Versorgung mit notwendigen Leistungen Vorrang vor Komfort- und Luxusangeboten. Dadurch wird der soziale Auftrag der Gesundheitsbetriebe unterstrichen. Rechnet das Pflegeheim Zusatzleistungen ab, muss es dies den Pflegekassen und dem Sozialhilfeträger mitteilen.

Ist ein Pflegeheim Ausbildungsbetrieb für die Berufe Altenpflege oder Altenpflegehilfe, berechnet es dafür einen **Ausbildungszuschlag** zum Entgelt. (Ein Ausbildungszuschlag kann auch von einem ambulanten oder teilstationären Pflegedienst erhoben werden). Nach dem 01.01.2020 begonnene Ausbildungen sind nach dem Pflegeberufegesetz (PflBG) geregelt. Dieses sieht eine generalisierte Pflegeausbildung für die Kranken-, Kinderkranken-, und Altenpflege vor. Grundsätzlich sind alle Entgeltbestandteile im Heimvertrag auszuweisen.

Pflegeheime rechnen auf den Tag bezogen ab (§ 87a SGB XI). Die Zahlungspflicht endet mit dem Tag, an dem der Bewohner auszieht oder stirbt.

Häufig treten Pflegebedürftige ihre Rente dem Heim ab. Mit einer Rentenüberleitung wird die Rente direkt an das Pflegeheim überwiesen, das Heim verrechnet die Rente mit dem auf den Bewohner entfallenden Entgelt und zahlt den Restbetrag an den Pflegebedürftigen aus. Reicht die Rente nicht aus und ist der Bewohner sozialhilfeberechtigt, rechnet das Pflegeheim mit dem Sozialhilfeträger ab. Für sozialhilfeberechtigte Bewohner zahlt das Sozialamt einen sogenannten **Barbetrag** als Taschengeld. Der Barbetrag beträgt mindestens 27 % (vgl. § 27b SGB XII) des Satzes für alleinstehende Empfänger von Grundsicherung für Arbeitsuchende (»Hartz-IV«), also derzeit (2024) mindestens 152,01 € (vgl. § 27b SGB XII). Das Pflegeheim stellt dem Sozialhilfeträger den Barbetrag in Rechnung und zahlt ihn an den Bewohner aus.

6.5.3.3 Einrichtungseinheitlicher Eigenanteil (EEE) der Bewohner von Pflegeheimen –

Eine wesentliche Neuerung des Pflegestärkungsgesetztes II ist die Einführung eines für alle Bewohner der Pflegegrade 2 bis 5 einrichtungseinheitlichen Eigenanteils. Wie im vorigen Abschnitt erläutert, handelt es sich bei der Beteiligung der Pflegeversicherung am Pflegesatz des Heimes um eine Teilkostendeckung: Der Bewohner (bzw. subsidiär die Sozialhilfe) trägt einen Teil der Kosten selbst, den sog. Eigenanteil. Bis zur Pflegereform 2017 stieg dieser Eigenanteil tendenziell mit dem Ausmaß der Pflegebedürftigkeit an. Je schlechter es dem Bewohner ging, desto höher stieg sein Eigenanteil. Um diese Ungerechtigkeit zu beseitigen, ist der Eigenanteil seit 2017 vereinheitlicht.

Die Berechnung des einheitlichen Eigenanteils ist vom Heim mit den durchschnittlichen Monatstagen von 30,42 (= 365 Tage / 12 Monate) durchzuführen. Anhand des folgenden Beispiels soll die Berechnung demonstriert werden. Zugrunde gelegt ist die Formel gemäß § 92e SGB XI in der Fassung vom 01.07.2020. Dieser Paragraf wurde 2020 aufgehoben. Die Formel wird für die Pflegesatzverhandlungen teilweise noch verwendet.

Das Pflegeheim »Am Stadtbach« hat folgende Bewohnerstruktur und Pflegesätze:

Pflegegrade	Anzahl der Bewohner je Pflegegrad	Pflegesatz pro Tag in €
Pflegegrad 2	20	46,50
Pflegegrad 3	30	61,70
Pflegegrad 4	12	77,80
Pflegegrad 5	8	105,00

1. Schritt: Berechnung des Gesamtbetrages der Pflegesätze (PS) pro Tag
   Σ PS pro Tag = 46,50 € × 20 + 61,70 € × 30 + 77,80 € × 12 + 105 € × 8 = 4554,60 €
2. Schritt: Berechnung des Gesamtbetrages im Monat (Monatstage im Durchschnitt 30,42)
   Σ PS pro Monat = 4554,60 € × 30,42 = 138.551 €
3. Schritt: Berechnung der Zahlungen der Pflegeversicherung im Monat nach § 43 SGB XI
   770 € × 20 + 1262 € × 30 + 1775 € × 12 + 2005 € × 8 = 90.600 €
4. Schritt: Berechnung des Betrages, der nicht durch Zahlungen der Pflegeversicherung gedeckt ist
   138.551 € − 90.600 € = 47.951 €
5. Schritt: Berechnung des einheitlichen Eigenanteils mittels Division des Restbetrages durch die Anzahl aller Bewohner
   47.951 €: 70 = **685 € einheitlicher Eigenanteil** für jeden Bewohner der Pflegegrade 2 bis 5

Für Pflegeheime bedeutet dies, dass sie die Eigenanteile laufend einer veränderten Bewohnerstruktur anpassen müssen. Dabei gilt, dass der Eigenanteil steigt, je mehr Bewohner höherer Pflegegrade im Heim wohnen.

Zu beachten ist für den Übergang zum Pflegestärkungsgesetz II, dass kein Pflegebedürftiger durch die Reform schlechter gestellt werden darf. Im Beispiel des Pflegeheimes »Am Stadtbach« ist anzunehmen, dass bis zum 31.12.2016 die Bewohner der Pflegegrade 2 und 3 (vormals Pflegestufen 1 und 2) niedrigere Eigenanteile entrichten mussten. Sie würden folglich höher belastet werden. Deshalb übernimmt die Pflegeversicherung die Differenz, die ihr das Heim in Rechnung stellt (sog. Besitzstandsschutz).

> **Beispiel:**
>
> Angenommen der Eigenanteil der Bewohner, die vormals die Pflegestufe 1 hatten (nunmehr Pflegegrad 2) betrug im Jahr 2016 zuletzt 350 €, der Eigenanteil der Bewohner der vormaligen Pflegestufe 2 (nun Pflegegrad 3) betrug 547 €.
> Das Pflegeheim stellt nach Wirksamwerden der Reform der Pflegeversicherung pro Monat in Rechnung:
> 685 € – 350 € = 335 € für Bewohner des Pflegegrades 2,
> 685 € – 547 € = 138 € für Bewohner des Pflegegrades 3.
> Damit ist sichergestellt, dass diese Bewohner durch die Reform nicht benachteiligt werden.

Seit 2018 wird diskutiert, ob die Belastung der der Bewohner durch weiter steigende Pflegesätze nicht begrenzt werden kann. Eine Idee ist der Sockel-Spitze-Tausch: dieser sieht vor, dass die Eigenanteile der Bewohner festgeschrieben werden und sich folglich der Kostenanteil der Pflegekassen bei Pflegesatzerhöhungen verändert.

6.5.3.4 Abrechnungsbeispiele für Pflegeheime und teilstationäre Einrichtungen

> **Beispiel: Stationäre Einrichtungen**
>
> Pflegeheime können die Abrechnungen tagesgenau, also z. B. den Februar mit 28, den Juli mit 31 Tagen ansetzen. Sie können aber auch jeden Monat den Durchschnittswert von 30,42 Tagen zugrunde legen, da dieser auch für die Berechnung des einheitlichen Eigenanteils verwendet wird. In der Kalkulation des Pflegeheimes und in den Vergütungsverhandlungen wird den Tagessätzen jeweils der Durchschnittswert von 30,42 Tagen zugrunde gelegt. Einer gemeinsamen Empfehlung des Bundesministeriums für Gesundheit und der Leistungsträger zufolge wird den Heimen zu einer Monatsabrechnung mit den Bewohnern auf Basis von 30,42 Tagen geraten. Die durchschnittlichen Monatstage gelten bei der Abrechnung aller Entgeltbestandteile. Die folgenden Abrechnungsbeispiele basieren auf dieser Empfehlung.
> Frau M., AOK-versichert, hat Pflegegrad 4. Sie ist nicht sozialhilfeberechtigt. Frau M. erhält zusätzliche Betreuungsleistungen. Sie ist im Februar 2020 in das Pflegeheim eingezogen. Das Pflegeheim »Clemenzia« rechnet den Monat März 2025 ab. Es gelten die folgenden Sätze:

Tagessätze	Betrag in €
Pflegegrad 2	59,65
Pflegegrad 3	78,32

Tagessätze	Betrag in €
Pflegegrad 4	93,86
Pflegegrad 5	126,17
Unterkunft und Verpflegung	19,30 (davon Verpflegung 8,95 €)
Zusätzliche Betreuung und Aktivierung	4,10
Investition	27,76
Ausbildungsfinanzierung	5,75

Abrechnung Frau M. im März 2025:

Leistung	Menge	Betrag in €	Summe in €
Pflegesatz PG 4	30,42	93,86	2855,22
Ausbildungsfinanzierung	30,42	5,75	174,92
Summe pflegebedingte Aufwendungen			**3030,14**
Anteil Pflegekasse PG 4			-1855,00
Eigenanteil pflegebedingte Aufwendungen			**1175,14**
Entlastungsbetrag 75 %, zahlt Pflegekasse	75 %	1175,14	-881,35
Unterkunft und Verpflegung	30,42	19,30	587,11
Investitionskosten	30,42	27,76	844,46
Zusätzliche Betreuung und Aktivierung	30,42	4,10	124,72
		Zahlbetrag	**1850,08**

- Die Pflegekasse zahlt: 1855 € + 881,35 € = 2766,35 €
- Frau M. zahlt: 1850,08 €

Herr H. lebt seit Januar 2020 im Pflegeheim »Clemenzia«, er hat den Pflegegrad 5. Er ist bei der DAK versichert und sozialhilfeberechtigt. Seine Rente in Höhe von 1088 € hat er dem Heim abgetreten. Zusätzliche Betreuungsleistungen erhält er nicht. Das Heim rechnet den Monat Februar 2025 ab.

Leistung	Menge	Betrag in €	Summe in €
Pflegesatz PG 5	30,42	126,17	3838,09
Ausbildungsfinanzierung	30,42	5,75	174,92
Summe pflegebedingte Aufwendungen			**4014,01**

Leistung	Menge	Betrag in €	Summe in €
Anteil Pflegekasse PG 5			-2096,00
Eigenanteil pflegebedingte Aufwendungen			**1918,01**
Entlastungsbetrag 75 %, zahlt Pflegekasse	75 %	1918,01	-1438,51
Unterkunft und Verpflegung	30,42	19,30	587,11
Investitionskosten	30,42	27,76	844,46
Zusätzliche Betreuung und Aktivierung	0	4,10	0,00
		Zahlbetrag	**1911,07**
		Einsatz Rente Herr H	1088,00
		Anteil Sozialamt	**823,07**

- Die Pflegekasse zahlt: 2096 € + 1438,51 € = 3534,51 €
- Herr H. zahlt: 1088,00 €
- Das Sozialamt zahlt: 823,07 € zzgl. 152,01 € Barbetrag (Taschengeld) = 975,08 €

Zieht ein Bewohner im Lauf eines Monats ein oder verstirbt er in einem Monat, so leistet die Pflegeversicherung den Betrag, der sich aus der Multiplikation des Tagessatzes mit der Anzahl der im Heim verbrachten Tage ergibt (Rumpfmonat). Als im Heim verbrachte Tage gelten dabei sowohl der Aufnahmetag als auch der Tag, an dem der Bewohner auszieht oder verstirbt. Wird der Maximalbetrag nach § 43 SBG XI dabei erreicht oder überschritten, so zahlt die Pflegeversicherung den Maximalbetrag an das Heim.

Frau U. hat den Pflegegrad 3, sie ist AOK-versichert und nicht sozialhilfeberechtigt. Frau U. zieht am 20.06. in das Pflegeheim »Clemenzia« ein (Eigenanteil im Juni 518,30 €). Damit ist sie an 11 Tagen des Monats im Heim. Frau U. erhält zusätzliche Betreuung und Aktivierung.

Leistung	Menge	Betrag in €	Summe in €
Pflegesatz PG 3	11	78,32	861,52
Ausbildungsfinanzierung	11	5,75	63,25
Summe pflegebedingte Aufwendungen			**924,77**
Anteil Pflegekasse PG 3			924,77
Eigenanteil pflegebedingte Aufwendungen			**0,00**

Leistung	Menge	Betrag in €	Summe in €
Entlastungsbetrag 0 %, zahlt Pflegekasse	0 %	0,00	0,00
Unterkunft und Verpflegung	11	19,30	212,30
Investitionskosten	11	27,76	305,36
Zusätzliche Betreuung und Aktivierung	11	4,10	45,10
		Zahlbetrag	562,76

- Die Pflegekasse zahlt: 924,77 € (maximal 1319,00 €)
- Frau U. zahlt: 562,76 €

Das Pflegeheim »Clemenzia« nimmt auch Pflegebedürftige zur **Kurzzeitpflege** auf. Für sie wird der Pflegesatz bis zum Höchstbetrag von 1612 € der Pflegeversicherung in Rechnung gestellt. Die verbleibenden Kosten werden tagesgenau berechnet und dem Pflegebedürftigen in Rechnung gestellt.

Herr P. hat Pflegegrad 3. Er wird für 28 Tage in die Pflegeeinrichtung aufgenommen.

Leistung	Menge	Betrag in €	Summe in €
Pflegesatz PG 3	28	78,32	2193,96
Ausbildungsfinanzierung	28	5,75	161,00
Summe pflegebedingte Aufwendungen			**2354,96**
Anteil Pflegekasse PG 3			1610,00
Eigenanteil pflegebedingte Aufwendungen			**744,96**
Entlastungsbetrag 0 %, zahlt Pflegekasse	0 %	0,00	0,00
Unterkunft und Verpflegung	28	19,30	540,40
Investitionskosten	28	27,76	777,28
Zusätzliche Betreuung und Aktivierung	0	4,10	0,00
		Zahlbetrag	1576,52

- Die Pflegekasse zahlt: 1610,00 €
- Herr P. zahlt: 1576,52 €

Beispiel: Teilstationäre Einrichtungen

Frau D. hat Pflegegrad 3, sie leidet an Demenz. Frau D. ist nicht sozialhilfeberechtigt. Ihre Pflegeperson ist ihre Tochter, die jedoch ganztags erwerbstätig ist.

Die Tochter bringt die Mutter jeden Tag in eine **Tagespflegeeinrichtung** und holt sie gegen Abend ab. Zu beachten ist: In Tages- oder Nachtpflegeeinrichtungen wird tagesgenau abgerechnet und es **gelten keine einrichtungseinheitlichen Eigenanteile**. Diese Regelung gibt es nur in vollstationären Einrichtungen.

Die Tagespflegeeinrichtung berechnet folgende Sätze:

- Tagespflegesatz Pflegegrad 3: 76,75 €
- Unterkunft und Verpflegung: 15,20 €
- Investition: 10,20 €

Leistung	Menge	Betrag in €	Summe in €
Pflegesatz PG 3	23	76,75	1765,25
Summe pflegebedingte Aufwendungen			**1765,25**
Anteil Pflegekasse PG 3			1357,00
Eigenanteil pflegebedingte Aufwendungen			**408,25**
Unterkunft und Verpflegung	23	15,20	349,60
Investitionskosten	23	10,20	234,60
		Zahlbetrag	992,45

- Die Pflegekasse zahlt: 1357,00 €
- Frau D. zahlt: 992,45 €

6.6 Medizinische und pflegerische Leistungen für Menschen am Ende des Lebens

In den vergangenen Jahren wurden vom Gesetzgeber die Angebote der Palliativversorgung stetig ausgeweitet und verbessert, so auch mit den jüngsten Reformen. Zuletzt trat 2016 das Hospiz- und Palliativgesetz (HPG) in Kraft, das weitere Leistungen vorsieht, die in diesem Abschnitt angesprochen werden. Damit trug die Gesundheitspolitik dem demografischen Wandel Rechnung. Eine immer älter werdende Gesellschaft steht in der Pflicht, Leistungen für Menschen an ihrem Lebensende bereitzustellen, die ein Sterben in Würde ermöglichen.

Palliativversorgung wird für Menschen mit fortgeschrittener Krankheit erbracht, wenn nicht mehr Heilung, sondern Linderung im Vordergrund steht. Ziel ist die Verbesserung der Lebensqualität am Ende des Lebens. Dazu gehören verschiedene Aspekte – neben der Schmerzlinderung ebenso Pflege, psychosoziale Betreuung der Patienten und ihrer Angehörigen, gegebenenfalls auch seelsorgerische Unterstützung. Entsprechend der Vielfalt der Aufgaben arbeiten in der Palliativversorgung multiprofessionelle Teams – unter Beteiligung von Ärzten, Pflegefachkräften, Therapeuten, Psychologen, Geistlichen – zusammen. Mittlerweile stehen in Deutschland verschiedene stationäre wie ambulante Versorgungsmöglichkeiten zur Verfügung.

Krankenkassen sind nach § 39b SGB V verpflichtet, ihre Versicherten in Fragen der Hospiz- und Palliativversorgung zu beraten. Die Kassen geben den Fragestellern Übersichten der in der Region verfügbaren Dienste, helfen bei der Kontaktaufnahme und stimmen sich gegebenenfalls mit den Pflegeberatern nach § 7a SGB XI ab.

Hospize werden seit 1996 von den Kassen gefördert. Sie sind eigenständige Einrichtungen, die weder dem Krankenhaus noch dem Pflegeheim zuzuordnen sind. Sie haben mindestens acht und höchstens 16 Betten und folgen einem familiären Konzept. Die Pflegekräfte in den Hospizen sind speziell geschult in der Versorgung sterbender Menschen. Neben der Palliativversorgung werden auch psychosoziale und – sofern gewünscht – seelsorgerische Leistungen für Patienten und Angehörige erbracht. Zum Selbstverständnis von Hospizen gehört die regionale Vernetzung mit Ärzten, Krankenhäusern, Pflege- und Behinderteneinrichtungen. Patienten in Hospizen haben keinen Eigenanteil an den Kosten zu tragen. Die Kassen übernehmen 95% der anfallenden Kosten (vgl. § 39a SGB V), die verbleibenden Kosten finanzieren die gemeinnützigen Hospize aus Spenden.

Die Krankenkassen fördern auch **ambulante Hospizdienste**. Diese werden von einer Pflegefachkraft geleitet, beschäftigen aber überwiegend ehrenamtliche Mitarbeiter. Aufgabe der Hospizdienste ist die psychosoziale Betreuung Schwerstkranker und ihrer Angehörigen. Um die Förderung durch die Krankenkassen zu erhalten, müssen sie mit Pflegediensten, die mit Palliativversorgung Erfahrung haben, sowie mit Ärzten zusammenarbeiten. Auf diese Weise wird arbeitsteilig – psychosozial, pflegerisch, medizinisch – und in Kooperation die Versorgung sichergestellt.

Seit 2016 können **ambulante Pflegedienste** nach § 37 SGB V mit ärztlicher Verordnung Palliativversorgung erbringen. Sie überwachen z. B. die vom Arzt verordnete Schmerztherapie, sorgen für Dekubitusprophylaxe und weitere notwendige medizinisch-pflegerische Leistungen.

Seit 2007 gibt es eine institutionalisierte ambulante Variante der Versorgung sterbender Menschen, die **spezialisierte ambulante Palliativversorgung (SAPV)** nach § 37b SGB V. Sie wird häufig in der Form der Integrierten bzw. Besonderen Versorgung (▶ Kap. IV.7.3.4) erbracht in **Zusammenarbeit von niedergelassenen Ärzten und spezialisierten Pflegediensten**.

Den Patienten soll es, begleitet und unterstützt vom Team der Mitarbeiter der SAPV, ermöglicht werden, in ihrer vertrauten Umgebung zu sterben. SAPV muss von einem Vertragsarzt oder einem Krankenhausarzt **verordnet werden** und umfasst palliativärztliche und -pflegerische Leistungen sowie deren Koordination.

Die Linderung von Schmerzen und die Kontrolle der Symptome des Sterbenden stehen im Vordergrund. Auch Bewohner in Pflegeheimen können die Leistung der SAPV erhalten. Die Verträge zwischen den Leistungserbringern der SAPV und den Kassen haben sich an einer Richtlinie des Gemeinsamen Bundesausschusses (G-BA) zu orientieren. Sie definiert sechs Symptomgruppen, darunter z. B. ausgeprägte Schmerzsymptomatik, ausgeprägte neurologische/psychiatrische/psychische

Symptomatik. Trifft eine davon auf den Patienten zu, kann SAPV verordnet werden. Darüber hinaus legt die Richtlinie das Leistungsspektrum der SAPV fest. Es enthält neben medizinischen Leistungen, insbesondere Symptomkontrolle, weitere Aufgaben wie z. B. die Koordination aller palliativmedizinischen Maßnahmen, ggf. auch durch Hinzuziehung weiterer Professionen neben Ärzten und Pflegekräften. Kooperationspartner können Hospize, Sozialarbeiter und Seelsorger sein. Es ist ein individueller Versorgungsplan zu erstellen und vorbeugendes Krisenmanagement zu leisten; Patienten und Angehörige werden beraten und unterstützt beim Umgang mit Sterben und Tod. Sowohl für Ärzte als auch für Pflegende wird eine Fortbildung in Palliativversorgung vorausgesetzt; werden weitere Berufsgruppen herangezogen, so müssen auch diese Kenntnisse in Sterbebegleitung nachweisen.

> **Beispiel:**
>
> Zwei niedergelassene Ärzte mit entsprechender Fortbildung und ein ambulanter Pflegedienst mit Schwerpunkt Palliativversorgung schließen mit mehreren Krankenkassen einen Vertrag zur SAPV. Sie sind vernetzt mit der Palliativstation eines Krankenhauses und einem psychologischen Kriseninterventionsteam. Bei Bedarf kooperieren diese mit der evangelischen und der katholischen Kirche sowie der muslimischen und der jüdischen Gemeinde.

Verbesserungen gibt es für **Palliativstationen in Krankenhäusern**. Sie können als sog. Besondere Einrichtung (▶ Kap. IV.3.7.1.2) geführt werden und mit den Krankenkassen tagesgleiche Entgelte vereinbaren. Die andere Möglichkeit ist eine Abrechnung mit DRG und einem Zusatzentgelt. Das Krankenhaus hat die Möglichkeit, die für das Haus günstigere Variante zu wählen.

Das Hospiz- und Palliativgesetz brachte für **Pflegeheime eine Neuerung** mit sich. Sie sollen, wie es im § 132 g SGB V heißt, »eine gesundheitliche Versorgungsplanung für die letzte Lebensphase anbieten«. Dies geschieht im Rahmen einer **Fallbesprechung**, zu der der Hausarzt (bzw. ein anderer Vertragsarzt) des Bewohners hinzuzuziehen ist. Die Pflegekräfte des Heimes und der Arzt planen, ausgerichtet an den individuellen Bedürfnissen des Bewohners, medizinische Abläufe in der Sterbephase, palliativ-pflegerische und psychosoziale Maßnahmen. Auch mögliche Notfallsituationen sind zu besprechen. Ärzte rechnen ihre Leistung mit einer neu geschaffenen Abrechnungsziffern des EBM ab, den Pflegeheimen werden die Fallbesprechungen von der Krankenkasse des Bewohners vergütet.

6.7 Pflegebuchführungsverordnung

Pflegeheime unterliegen ebenso wie Krankenhäuser einer vom Gesetzgeber vorgeschriebenen Buchführungsvorschrift, der sogenannten Pflegebuchführungsverordnung (PBV). Auch Pflegeheime können, wie Krankenhäuser, öffentliche Fördermittel für Investitionen erhalten. Die Buchungssätze für solche öffentlich geförderten Investitionen entsprechen genau jenen der Krankenhausbuchführungsverordnung (▶ Kap. IV.3.12), deshalb werden sie an dieser Stelle nicht mehr wiedergegeben.

Eine Besonderheit, die in der Buchführung von Pflegeheimen zu berücksichtigen ist und die es in anderen Gesundheitsbetrieben nicht gibt, sind die **Verwahrgelder**, die das Pflegeheim für die Bewohner verwaltet. Bewohner von Pflegeheimen erhalten **Barbeträge** bzw. Taschengeld zu ihrer eigenen Verfügung. Sie können damit Güter und Dienstleistungen erwerben und bestreiten daraus Zuzahlungen für Arzneimittel, Krankenhaus-Aufenthalte, Frisör etc.

Die Verwahrgelder stammen aus Mitteln der Bewohner selbst, z.B. aus ihrer Rente, von ihren Angehörigen oder vom Sozialhilfeträger. Bewohner können ihre Barbeträge vom Pflegeheim aufbewahren und auf ihren Wunsch auszahlen lassen. Das Pflegeheim verwaltet also Gelder, die nicht ihm, sondern dem Bewohner gehören und übernimmt damit quasi die Funktion einer Bank. Barbeträge stehen dem Bewohner in jedem Fall zu, auch dann, wenn er selbst Schulden beim Heim hat, z.B. weil er in Zahlungsverzug geraten ist. Taschengelder dürfen nicht mit ausstehenden Zahlungen des Bewohners verrechnet werden.

Das Pflegeheim führt für jeden Bewohner, der dies möchte, im Nebenbuch ein **Verwahrgeldkonto**, auf dem die Barbeträge gebucht werden. Im Hauptbuch werden diese Konten zusammengeführt zum Konto Verwahrgelder. Es ist ein Passivkonto und gibt die Verbindlichkeiten des Heimes aus Barbeträgen gegenüber den Bewohnern wieder.

Beispiele:

Frau L., Pflegegrad 2, hat dem Heim ihre Rente in Höhe von 3250 € abgetreten. Sie lebt seit einem Monat im Heim und erhält zusätzliche Betreuungsleistungen.

Leistung	Menge	Betrag in €	Summe in €
Pflegesatz PG 2	30,42	59,65	1784,13
Ausbildungsfinanzierung	30,42	5,75	174,92
Summe pflegebedingte Aufwendungen			**1959,05**
Anteil Pflegekasse PG 2			805,00
Eigenanteil pflegebedingte Aufwendungen			**1154,05**
Entlastungsbetrag 0 %, zahlt Pflegekasse	0 %	0,00	0,00
Unterkunft und Verpflegung	30,42	19,30	587,11
Investitionskosten	30,42	27,76	844,46
Zusätzliche Betreuung und Aktivierung	30,42	4,10	124,72
		Zahlbetrag	**2710,34**

Das monatliche Taschengeld von Frau L. ergibt sich als Differenz aus ihrer Rente und ihrem Anteil am Heimentgelt: 3250 € − 2710,34 € = 539,66 € Taschengeld. Der Betrag wird vom Heim auf ihrem Verwahrgeldkonto gutgeschrieben.

Buchungen des Heimes (Angaben in Klammern: Konto bzw. Kontengruppe nach PBV):

a) Frau L.s Rente geht ein
Bank (12)
an Renteneingang (353)   3250,00 €
b) Ausgangsrechnung an die Pflegekasse
Forderungen an Pflegekassen (11)
an Erträge aus Pflegeleistungen bei Grad 2 (4210)   805,00 €
c) Ausgangsrechnung an Frau L.
Forderungen an Bewohner (11)   2710,34 €
an Erträge aus Pflegeleistungen bei Grad 2 (4212)   1154,05 €
an Erträge aus Unterkunft und Verpflegung (426)   587,11 €
an Erträge aus gesonderter Berechnung von
Investitionsaufwendungen (464)   844,46 €
an Erträge Betreuung und Aktivierung 43 b (425)   124,72 €
d) Frau L.s Rente wird verrechnet und das Verwahrgeld gutgeschrieben
Renteneingang (353)   3250,00 €
an Forderungen an Bewohner (11)   2710,34 €
an Verwahrgeldkonto Frau L. (37xx)   539,66 €

Frau W. wohnt ebenfalls seit einem Monat im gleichen Heim; ihre Abrechnung erfolgt im selben Monat wie jene der Frau L. Auch Frau W. hat Pflegegrad 2; ihre Rente in Höhe von 900 € pro Monat wird auf das Konto des Heimes überwiesen. Frau W. erhält von der Sozialhilfe den nicht-gedeckten Teil des Heimentgelts sowie einen monatlichen Barbetrag von 152,01 €, der ihrem Verwahrgeldkonto gutgeschrieben wird.

Leistung	Menge	Betrag in €	Summe in €
Pflegesatz PG 2	30,42	59,65	1784,13
Ausbildungsfinanzierung	30,42	5,75	174,92
Summe pflegebedingte Aufwendungen			**1959,05**
Anteil Pflegekasse PG 3			805,00
Eigenanteil pflegebedingte Aufwendungen			**1154,05**
Entlastungsbetrag 0 %, zahlt Pflegekasse	0 %	0,00	0,00
Unterkunft und Verpflegung	30,42	19,30	587,11

Leistung	Menge	Betrag in €	Summe in €
Investitionskosten	30,42	27,76	844,46
Zusätzliche Betreuung und Aktivierung	30,42	4,10	124,72
		Zahlbetrag	**2710,34**
		Rente	-900,00
		Anteil Sozialamt	1810,34
		Barbetrag	152,01
		Zahlbetrag Sozialamt	**1962,35**

Buchungen des Heimes (Angaben in Klammern: Konto bzw. Kontengruppe nach PBV):

a) Frau W.s Rente geht ein
Bank (12)
an Renteneingang (353)   900,00 €
b) Ausgangsrechnung an die Pflegekasse
Forderungen an Pflegekassen (11)
an Erträge aus (4210)   805,00 €
c) Ausgangsrechnung an Frau W.
Forderung an Bewohner (11)   900,00 €
an Erträge aus Pflegeleistungen bei Grad 2 (4212)   900,00 €
d) Frau W.s Rente wird verrechnet
Renteneingang (353)
an Forderungen an Bewohner (11)   900,00 €
e) Ausgangsrechnung an den Sozialhilfeträger und Gutschrift des Verwahrgeldes
Forderungen an Sozialämter (11)   1962,35 €
an Erträge aus Pflegeleistungen bei Grad 2 (4211)   254,05 €
an Erträge aus Unterkunft und Verpflegung (426)   587,11 €
an Erträge aus gesonderter Berechnung von Investitionsaufwendungen (464)   844,46 €
an Erträge Betreuung und Aktivierung 43 b (425)   124,72 €
an Verwahrgeldkonto Frau W. (37xx)   152,01 €

6.8 Grundzüge des Betreuungsrechts

Beschäftigte in Pflegeeinrichtungen aber auch in anderen Gesundheitsbetrieben wie Krankenhäusern, in Einrichtungen für behinderte Menschen werden häufig mit Fragen des Betreuungsrechts konfrontiert. Deshalb soll es in seinen Grundzügen skizziert werden.

Das Betreuungsrecht ist Teil des bürgerlichen Rechts (§ 1896 bis § 1921 BGB). Es wurde im Jahr 1992 grundlegend reformiert. Seitdem gibt es keine Entmündigung mehr, die für Betroffene einen weitgehenden Entzug von Rechten mit sich brachte. Die rechtliche Betreuung bezieht sich jeweils auf einzelne Aufgabenkreise und ist somit nicht umfassend, wie es die Entmündigung war. Grundanliegen des Betreuungsrechtes ist es, das Wohl des Betreuten zu wahren und Schaden von ihm abzuwenden.

Die rechtliche Betreuung unterliegt laut Gesetz strikt dem **Prinzip der Erforderlichkeit:** Es müssen bestimmte Voraussetzungen vorliegen, die eine Betreuung nötig machen. Nach § 1896 BGB sind diese gegeben, wenn ein Volljähriger aufgrund

- einer psychischen Krankheit (dazu gehört z. B. auch Alzheimer-Demenz) oder
- einer körperlichen, geistigen oder seelischen Behinderung

seine Angelegenheiten ganz oder teilweise nicht besorgen kann. In solchen Fällen wird vom Amtsgericht auf Antrag des zu Betreuenden oder von Amts wegen ein Betreuer bestellt. Dabei gilt für körperlich behinderte Menschen eine strengere Regelung: sie bestimmen selbst wer ihr Betreuer sein soll, sofern sie in der Lage sind ihren Willen kund zu tun. Eine Bestellung des Betreuers von Amts wegen gibt es für körperbehinderte Menschen nicht.

Der Betreuer darf **nur für die Aufgabenkreise tätig werden, für die er bestellt wurde.** In diesen Aufgabenbereichen vertritt der Betreuer den Betreuten gerichtlich und außergerichtlich (§ 1902 BGB). Welche Aufgaben der Betreuer zur Wahrung der Interessen des Betreuten zu übernehmen hat, **bestimmt das Betreuungsgericht.** Ist der Betreute z. B. nicht in der Lage, Sozialleistungen von der Pflegekasse anzufordern, kann das Gericht verfügen, dass der Betreuer dies für ihn übernimmt. Die wichtigsten Aufgabenkreise, die für Betreuer von Pflegeheimbewohnern anfallen, sind die Sorge um die medizinische Versorgung, die sogenannte **Behandlungsbetreuung,** sowie die **Bestimmung des Aufenthaltsortes.**

Beispiel:

Herr P. leidet an der Alzheimer-Krankheit. Als er noch gesund war, hat er schriftlich in einer Betreuungsverfügung niedergelegt, dass im Bedarfsfall seine Tochter als Betreuerin bestellt werden soll, was nun auch vom Gericht seinem Wunsch gemäß verfügt wurde. Konkret wurde der Tochter übertragen, das Wohl ihres Vaters in medizinischen Angelegenheiten zu wahren. Die Tochter wird also dabei sein, wenn ihr Vater mit behandelnden Ärzten spricht. Ihr gegenüber ist der Arzt von der Schweigepflicht entbunden. Ist Herr P. kognitiv nicht in der Lage, Behandlungsalternativen, die der Arzt vorschlägt, abzuwägen, tut dies seine Tochter für ihn. Die Aufklärungspflicht des Arztes gilt also auch der Betreuerin gegenüber. Sie hat die Entscheidung so zu treffen, dass es dem Wohl ihres Vaters dient. Sie wird sich daran orientieren, was ihr Vater gewünscht hätte, wenn er noch in der Lage wäre, seine Bedürfnisse zu äußern.

Es gibt auch Bewohner in Heimen, die keine Angehörigen haben. Für diese kann das Pflegeheim, wenn sie z.B. an einer Demenzerkrankung leiden, ein **Betreuungsverfahren** anregen. Das Gericht leitet von Amts wegen ein Betreuungsverfahren ein. Dieses wird für den Betroffenen, sofern er selbst keinen Rechtsbeistand hat, einen Verfahrenspfleger mit der Wahrnehmung der Interessen des Betroffenen während des Verfahrens betrauen. Zur Prüfung der Notwendigkeit einer Betreuung benötigt das Gericht ein ärztliches Gutachten. Dies kann es selbst in Auftrag geben oder auf vorhandene Gutachten, z.B. des MD, zurückgreifen. Sofern der Betroffene oder sein Verfahrenspfleger dies wünschen, wird eine Stellungnahme der örtlichen Betreuungsstelle eingeholt.

Betreuungsstellen sind kommunale Behörden, die z.B. beim Sozialreferat einer Stadt/eines Landkreises angesiedelt sind. Ein wichtiges Recht des Betroffenen ist es, selbst vor Gericht gehört zu werden. Es darf aufgrund des Selbstbestimmungsrechtes eines jeden Menschen nicht »über seinen Kopf hinweg« über ihn entschieden werden. Eine Anhörung kann nur dann unterbleiben, wenn nach ärztlichem Gutachten gesundheitliche Nachteile für den Betroffenen zu erwarten wären oder wenn er nicht in der Lage ist, seinen Willen zu bekunden. Schließlich werden vom Gericht der Aufgabenkreis (bzw. die Aufgabenkreise) der Betreuung bestimmt und ein Betreuer bestellt. Das Gericht muss nach dem Willen des Gesetzes bevorzugt natürliche Personen als Betreuer einsetzen, die geeignet sind, die rechtliche Angelegenheit des Betroffenen zu besorgen (§ 1897 BGB). In aller Regel sind dies Angehörige des Betroffenen. Hat ein zu Betreuender keine Angehörigen oder sind diese nicht geeignet, haben ehrenamtliche Betreuer Vorrang. Wer Betreuungen berufsmäßig ausübt soll nur dann zum Betreuer bestellt werden, wenn sich kein ehrenamtlicher Betreuer findet (§ 1897 Abs. 6 BGB). Wenn eine Betreuung durch natürliche Personen nicht möglich ist, kann das Gericht einen anerkannten Betreuungsverein beauftragen (§ 1900 BGB). Lebt der zu Betreuende in einem Heim, so verbietet das Gesetz ausdrücklich, jemanden zum Betreuer zu bestellen, der zum Heim in einem Abhängigkeitsverhältnis steht. Demgemäß ist es nicht möglich, dass Mitarbeiter des Heims Betreuer von Heimbewohnern werden.

Der oben geschilderte Fall des Herrn P. und seiner Tochter, die ihn zum Arzt begleitet, wird wohl leider eher als Ausnahmefall anzusehen sein. Im Alltagsbetrieb eines Pflegeheimes wird es häufig nicht möglich sein, bei jeder ärztlichen Behandlung den Betreuer hinzuzuziehen. Deshalb sollte sich das Heim schriftlich dessen Einverständnis einholen, dass das Pflegepersonal den Bewohner zum Arzt bringt und den ärztlichen Rat im Interesse des Betroffenen befolgt.

Für weitgehende Eingriffe in die Rechte des Betreuten gilt der **Einwilligungsvorbehalt** des Betreuungsgerichts (§§ 1903, 1904 BGB). So muss das Betreuungsgericht angerufen werden, wenn es um medizinische Behandlung geht, die mit einer schweren gesundheitlichen Gefahr für den Betroffenen verbunden sein kann, z.B. eine riskante Operation. Nur wenn mit einem Aufschub der medizinischen Maßnahme eine Gefahr für den Betroffenen verbunden ist – im Notfall also – darf sie ohne Genehmigung des Gerichts vorgenommen werden.

Hat der Betreute eine **Patientenverfügung** verfasst, so hat der Betreuer diese zu beachten. In einer Patientenverfügung kann man vorsorglich für den Fall einer

Einwilligungsunfähigkeit (z. B. durch Koma) festlegen, ob lebensverlängernde Maßnahmen vorgenommen oder unterlassen werden sollen.

> **Beispiel:**
>
> Frau L. hat in einer Patientenverfügung (§ 1901a Abs. 1 BGB) festgelegt, im Fall einer irreversiblen Bewusstlosigkeit lebensverlängernde Maßnahmen (z. B. künstliche Ernährung) zu unterlassen. Dieser Wille der Frau L. ist vom Betreuer zu respektieren, die Behandlung ist in der Situation, die in der Verfügung beschrieben ist, einzustellen. Kommt es zu Streitigkeiten, etwa mit den behandelnden Ärzten der Frau L., die eine Weiterführung der Behandlung fordern, entscheidet das Betreuungsgericht.
> Wenn Frau L. keine Patientenverfügung verfasst hat, obliegt es ihrem Betreuer, ihren mutmaßlichen Willen zu ermitteln (§ 1901a Abs. 2 BGB). Dies können beispielsweise mündliche Äußerungen von Frau L. aus gesunden Tagen sein.

Ein strenger Einwilligungsvorbehalt des Gerichtes gilt auch für Aufgaben der Bestimmung des Aufenthaltsortes, die mit Freiheitsentziehung für den Betroffenen verbunden sind (§ 1906 BGB). Eine **freiheitsentziehende Unterbringung** darf der Betreuer nur gestatten, wenn für den Betreuten Lebensgefahr besteht oder wenn eine medizinische Maßnahme durchgeführt werden muss, die eine Unterbringung des Betroffenen erfordert. Der Betreuer hat jedoch die Einwilligung des Betreuungsgerichts einzuholen. Soll z. B. ein Heimbewohner oder ein Patient in einer geschlossenen Station untergebracht werden, so bedarf es der Einwilligung des Gerichts. Gleiches gilt für unterbringungsähnliche Maßnahmen, wie z. B. Fixierung an das Bett, Gabe von Medikamenten, die die Gehfähigkeit beeinträchtigen.

> **Beispiel:**
>
> Die Bewohnerin eines Pflegeheimes, Frau E., ist nach einem schweren Schlaganfall halbseitig gelähmt und hat ihre Sprech- und Schluckfähigkeit verloren. Sie wird mit einer Magensonde ernährt, die sie sich jedoch immer wieder selbst entfernt. Das Heim bittet ihre Betreuerin, Frau E.s Hand am Bett fixieren zu dürfen. Die Betreuerin beantragt die Genehmigung beim Betreuungsgericht. Dieses willigt ein, die Maßnahme für drei Tage durchzuführen.

Ohne gerichtliche Genehmigung ist eine freiheitsentziehende Maßnahme nur zulässig bei »Gefahr im Verzug«. Dies ist dann der Fall, wenn aufgrund einer für den Betroffenen lebensgefährlichen Situation nicht auf die Entscheidung des Gerichts gewartet werden kann. Die Genehmigung des Gerichtes ist aber »*unverzüglich nachzuholen*« (§ 106 Abs. 2 BGB).

Übungsaufgaben zu Teil IV Kapitel 6

Aufgabe 1
Ein ambulanter Pflegedienst rechnet ab. Was stellt er welchem Kostenträger in Rechnung? Bitte ordnen Sie zu:
 a) Pflegeversicherung b) Krankenversicherung

1. Ganzkörperwäsche
2. Heizen der Wohnung
3. Zerkleinern des Essens
4. Anlegen von Thrombosestrümpfen
5. Transfer von der Toilette ins Wohnzimmer
6. Kämmen
7. Wocheneinkauf
8. Blutdruckmessung
9. Herrichten der Arzneimittel

Aufgabe 2
Bitte kreuzen Sie die drei **nicht** zutreffenden Aussagen an.

Verhinderungspflege in Höhe von 1685 € ...

1. setzt voraus, dass die Pflegeperson mindestens ein Jahr lang gepflegt hat.
2. wird unabhängig vom Pflegegrad 2 bis 5 bezahlt.
3. erhält man nicht, wenn die Ersatzpflege von Tochter oder Sohn übernommen wird.
4. gibt es für alle Pflegegrade.
5. wird für längstens 8 Wochen gewährt.
6. kann man einmal pro Kalenderjahr in Anspruch nehmen.
7. kann man auf 2418 € aus im Kalenderjahr nicht verbrauchten Leistungen der Kurzzeitpflege aufstocken.

Aufgabe 3
Welche der nachfolgend genannten Personen darf einen ambulanten Pflegedienst leiten?

1. Frau B. ist Kinderkrankenpflegerin und hat bis vor neun Jahren in einem Krankenhaus gearbeitet und war danach als Hausfrau und Mutter tätig.
2. Herr F. ist Altenpflegehelfer und arbeitet seit 10 Jahren in einem teilstationären Altenpflegezentrum.
3. Frau V. ist Krankenpflegerin und arbeitet seit acht Jahren als Chefarztsekretärin.
4. Frau M. ist Krankenpflegerin und arbeitet nach 6-jähriger Kinderpause seit drei Jahren in ihrem Beruf in einer Rehabilitationsklinik.

5. Frau K. ist Krankenpflegehelferin und arbeitet seit ihrer Abschlussprüfung vor fünf Jahren in einem ambulanten Rehabilitationszentrum.

Aufgabe 4

- Frau A. (Pflegegrad 3) wird ambulant von einem Pflegedienst versorgt. Ihr Mann übernimmt einen Teil der Pflege seiner Frau, sodass Frau A. von der ihr zustehenden Summe von 1357 € pro Monat für den ambulanten Pflegedienst nur 775 € benötigt. Bitte berechnen Sie, wie viel Pflegegeld Ehepaar A. pro Monat von der Pflegekasse erhält.

Aufgabe 5

a) Frau E. hat Pflegegrad 2. Ihr Sohn hat eine teilstationäre Pflegeeinrichtung für seine Mutter gefunden, die für Pflegegrad 2 einen Pflegesatz von 42,48 € (ohne Fahrtkosten) berechnet. Für wie viele Tage in der Tagespflegeeinrichtung reicht der Erstattungsbetrag der Pflegekasse aus, wenn der Sohn seine Mutter selbst zur Einrichtung fährt?

b) Für Fahrtkosten fielen täglich zusätzlich 8,10 € pro Tag an. Wie oft kann Frau E. vom Erstattungsbetrag der Pflegekasse die Tagespflegeeinrichtung besuchen, wenn sie die Transportleistung in Anspruch nimmt? Runden Sie jeweils kaufmännisch auf ganze Tage.

Aufgabe 6
Bitte ordnen Sie zu, in welchen Tagessatz folgende Leistungen einkalkuliert sind

Entgelte	Leistung des Pflegeheimes
a) Pflegesatz b) Unterkunft c) Verpflegung d) Investitionssatz e) Vergütungszuschlag (zusätzliche Betreuung)	• Nachmittagskaffee wird serviert. • Herr T. wird beim Duschen unterstützt. • Frau A. wird Insulin gespritzt. • Pflegeheim erweitert die Sonnenterrasse. • Die Gemeinschaftsräume werden gereinigt. • Frau U. wird in einer Krisensituation getröstet. • Herr W. erhält Unterstützung bei der Orientierung. • In den Bewohnerzimmern werden die Betten gemacht. • Zusätzliche Betreuungskräfte gehen mit Bewohnern spazieren.

Aufgabe 7
Sie sind mit der Vorbereitung der Vergütungsverhandlungen in einem Pflegeheim betraut worden. Folgende Angaben stehen Ihnen zur Verfügung:

Personalkosten pro Tag und Bewohner im laufenden Jahr

Pflegegrad 2   37,50 €
Pflegegrad 3   49,39 €
Pflegegrad 4   61,15 €
Pflegegrad 5   75,28 €

Für das kommende Jahr werden Erhöhungen der Personalkosten wie folgt geschätzt: Pflegegrad 2 + 1,8 %; Pflegegrad 3 + 2,1 %; Pflegegrad 4 + 2,3 % Pflegegrad 5 + 2 %. Pro Tag und Bewohner werden je Pflegegrad Gemeinkosten in Höhe von 4,58 € aufgeschlagen. Bitte errechnen Sie die Selbstkosten je Bewohner und Tag in den vier Pflegegraden.

Aufgabe 8
Auf welche der folgenden Fälle (alle haben eine Einstufung als Pflegefall) ist beim Vertragsabschluss das WBVG anzuwenden?

1. Frau H. zieht in eine Anlage des betreuten Wohnens; ihre Grundpflege übernimmt weiterhin der ambulante Pflegedienst, der sie auch in ihrer früheren Wohnung betreute.
2. Herr L. kommt zur Kurzzeitpflege in ein Pflegeheim.
3. Frau W. wird zuhause von ihrem Mann gepflegt. Das Ehepaar beschließt, einen ambulanten Pflegedienst zu engagieren.
4. Frau Z. wird nach einem Schlaganfall in ein Pflegeheim aufgenommen.
5. Herr D. bewohnt zwei Zimmer im sogenannten Service-Wohnen. Neben der Reinigung seiner Wohnung stellt ihm das Personal seines Vermieters Hilfestellung beim An- und Auskleiden zur Verfügung.
6. Frau A. wohnt in einer ambulant betreuten Wohngruppe. Täglich kommt ein ambulanter Pflegedienst und kümmert sich um sie und ihre Mitbewohner.

Aufgabe 9
Abrechnung im Pflegeheim

Frau F., Pflegegrad 3, pflegeversichert bei der AOK, erhält eine Rente in Höhe von 2428,36 € pro Monat. Das Pflegeheim berechnet einen Satz für Pflegeleistungen im Pflegegrad 3 in Höhe von 71,33 € pro Tag, Unterkunft und Verpflegung kosten pro Tag 18,25 €. Für Investitionen berechnet das Pflegeheim pro Tag 14,28 €. Beitrag zur Ausbildungsfinanzierung 5,75 € je Tag. Frau F. erhält zusätzliche Betreuungsleistungen in Höhe von 4,30 € pro Tag.

Bitte errechnen Sie, wie viel das Pflegeheim Frau F. im Oktober in Rechnung stellt, welcher Betrag für Frau F. zur freien Verfügung übrig bleibt und welchen Betrag das Pflegeheim der Pflegekasse von Frau F. berechnet. Rechnen Sie auf Basis von 30,42 Monatstagen ab.

Aufgabe 10
Die Vergütung der Pflegeheime wird zwischen drei Vertragsparteien verhandelt. In welcher Zeile sind die richtigen Vertragsparteien verzeichnet?

1. Pflegekassen   Krankenkassen   Sozialhilfeträger
2. Pflegeheim   Pflegekassen   MD
3. Pflegeheim   Bundesland   Sozialhilfeträger
4. Pflegeheim   Pflegekassen   Sozialhilfeträger
5. Pflegeheim   Pflegekassen   Bundesland

Aufgabe 11
Der Rahmenvertrag nach § 75 SGB XI sieht für ein Bundesland folgende Personalrichtwerte für Pflegekräfte in Pflegeheimen vor:

Pflegegrad 1:1:7,25
Pflegegrad 2:1:3,9
Pflegegrad 3:1:2,8
Pflegegrad 4:1:2,2
Pflegegrad 5:1:1,8

Für die Verwaltungskräfte gilt ein Richtwert von 1:20

Im Pflegeheim Beethoven verteilen sich die Bewohner wie folgt auf die Pflegegrade:

Pflegegrad	1	2	3	4	5
Anzahl Bewohner	4	17	27	39	

Bitte errechnen Sie die Anzahl der Pflegekräfte und der Verwaltungsmitarbeiter.

Aufgabe 12
Bitte kreuzen Sie die **falschen** Angaben an

1. Bei teilstationärer Pflege kann die Pflegeversicherung die Fahrtkosten übernehmen.
2. Bei Verhinderungspflege durch Verwandte oder Verschwägerte bis zum zweiten Grad zahlt die Pflegekasse für längstens sechs Wochen 1685 €.

3. Bezieht ein Pflegebedürftiger zusätzlich zu Pflegeleistungen nach SGB XI medizinische Behandlungspflege nach SGB V, rechnet der ambulante Pflegedienst diese mit der Krankenkasse ab.
4. Die Pflegeversicherungen beteiligen sich grundsätzlich nicht an den Investitionskosten.
5. Der einrichtungsinterne einheitliche Eigenanteil ist umso höher, je mehr Pflegebedürftige niedrigerer Pflegegrade im Heim leben.
6. Verhinderungspflege und Kurzzeitpflege können jeweils pro Kalenderjahr einmal in Anspruch genommen werden.
7. Da kein Pflegebedürftiger durch die Pflegereform schlechter gestellt werden darf, bezieht jeder bereits 2016 pflegebedürftige Mensch in Zukunft dieselben Leistungen wie im Dezember 2016.
8. Bei teilstationärer Pflege gibt es keinen einrichtungsinternen einheitlichen Eigenanteil.

Aufgabe 13
Vergleichen Sie die Kontenrahmen nach der Krankenhaus- und der Pflegebuchführungsverordnung. Stellen Sie Gemeinsamkeiten und Unterschiede zusammen.

Aufgabe 14
Sie sind in einer Pflegeeinrichtung beschäftigt. Am Montagvormittag erscheinen Mitarbeiter des MD. Sie möchten die Gemeinschaftseinrichtungen sehen und mit Pflegebedürftigen und Angehörigen sprechen. Überdies möchten sie die von der Bewohnerin, Frau I., gemieteten zwei Räume besichtigen. Bitte geben Sie an, wie Sie sich richtigerweise verhalten.

Aufgabe 15
Bitte geben Sie die Rechtsquellen im SGB XI für folgende Aussagen an:

1. Pflegeeinrichtungen haben einen Rechtsanspruch auf Abschluss eines Versorgungsvertrages, wenn sie die gesetzlichen Anforderungen erfüllen (Kontrahierungszwang seitens der Pflegekassen).
2. Pflegeeinrichtungen sind zur Qualitätssicherung verpflichtet.
3. Zusatzleistungen darf ein Pflegeheim nur dann anbieten, wenn dadurch die notwendigen Pflegeleistungen nicht beeinträchtigt werden.
4. Pflegebedürftige haben einen Rechtsanspruch auf Beratung.

Aufgabe 16
Ordnen Sie bitte die Entgeltarten den folgenden Gesundheitsbetrieben zu

	a) Einzelleistungsvergütung	b) Fallpauschalen	c) Pflegesätze	d) Einzelleistungsvergütung mit Pauschalen
1. Reha-Klinik der Deutschen Rentenversicherung Niederbayern				
2. Kreiskrankenhaus Neustadt				
3. Altenpflegeheim St. Gero				
4. Gemeinschaftspraxis Dres. Müller				
5. Augenklinik der Universität Erlangen				
6. Rot-Kreuz-Klinik für Frauenkrankheiten und Geburtshilfe				
7. Zahnarztpraxis Dr. Reich (nur Privatpatienten)				
8. Tagespflegeeinrichtung				

Aufgabe 17
Bitte geben Sie an, was einem Pflegeheim bei der Berechnung der Vergütung nicht gestattet ist (3 Nennungen)

1. Das Pflegeheim weist die Sätze für Unterkunft und Verpflegung getrennt aus.
2. Das Pflegeheim berechnet einen Ausbildungszuschlag.
3. Das Pflegeheim berechnet für Privatversicherte in Pflegegrad 3 einen Pflegesatz von 88,17 € und für gesetzlich Versicherte von 78,35 €.
4. Das Pflegeheim rechnet Tagessätze ab.
5. Das Pflegeheim kalkuliert einen Durchschnittssatz für Pflegegrad 2 und 3 und stellt diesen in Rechnung.
6. Das Pflegeheim rechnet den Sterbetag des Bewohners ab.
7. Das Pflegeheim stellt den Bewohnern für Investitionen 6,55 € pro Tag in Rechnung.
8. Das Pflegeheim stellt der Pflegeversicherung der Bewohner mit zusätzlichem Betreuungsbedarf einen Tagessatz von 3,70 € in Rechnung.
9. Das Pflegeheim stellt der Pflegeversicherung der Bewohner einen anteiligen Satz für Investitionen in Rechnung.
10. Das Pflegeheim stellt dem Sozialhilfeträger den Barbetrag für eine Bewohnerin in Rechnung.

Aufgabe 18
Im Monat Mai hat das Pflegeheim Bad Neustadt die in der Tabelle ausgewiesene Belegung; es gelten die dort verzeichneten Pflegesätze je Pflegegrad und Tag.

Pflegegrade	Anzahl Bewohner	Pflegesatz in € pro Tag
Pflegegrad 1	4	29,50
Pflegegrad 2	16	39,95
Pflegegrad 3	23	51,75
Pflegegrad 4	37	68,39
Pflegegrad 5	17	80,14

Errechnen Sie den einrichtungseinheitlichen Eigenanteil für den Monat Mai auf Basis von 30,42 Tagen.

Aufgabe 19
Frau K., Pflegegrad 2, nicht sozialhilfeberechtigt, hat mit einem ambulanten Pflegedienst folgende Leistungen vereinbart:

Leistungskomplex 1 b:
Hilfe bei An- und Auskleiden, 2x täglich — je 50 Punkte à 0,05044 €

Leistungskomplex 2 a:
Teilkörperwäsche, 1x täglich — je 90 Punkte à 0,05044 €

Leistungskomplex 12 a:
Vorratseinkauf, 1x wöchentlich — je 200 Punkte à 0,05044 €

Investitionszuschlag pro Tag — 1,05 €
Hausbesuchspauschale je Besuch — 3,90 €
1x täglich Medikamentengabe (med. Behandlungspflege) — 1,76 €

Bitte erstellen Sie die Rechnung des ambulanten Pflegedienstes für den Monat Januar. Zur Abrechnung der Vorratseinkäufe: Der Januar hat vier Wochen. Geben Sie jeweils an, welcher Betrag wem in Rechnung gestellt wird. (Hinweise: Die Medikamentengabe erfordert keine zusätzliche Anfahrt, deshalb ist die Hausbesuchspauschale aufzuteilen.)

Aufgabe 20
Ordnen Sie bitte die folgenden Geldleistungen den Sozialgesetzbüchern zu.
1. Frau S., seit 20 Jahren Angestellte, erhält während ihrer Umschulung Übergangsgeld.   a) SGB XII
2. Herr. F. erhält Verletztengeld.   b) SGB III

3. Frau Z. bezieht Pflegegeld.   c) SGB V
4. Fam. G. lebt von Arbeitslosengeld II.   d) SGB VI
5. Herr M. erhält nach der sechswöchigen Entgeltfortzahlung Krankengeld.   e) SGB VII
6. Frau L. hat ihren Arbeitsplatz verloren und hat Anspruch auf Arbeitslosengeld I.   e) SGB II
7. Frau A. lebt von Sozialhilfe.   g) SGB XI

Aufgabe 21
Recherchieren Sie im Internet: Welche Versorgungsangebote gibt es in Ihrer Region für Menschen am Ende ihres Lebens? Wer bietet diese Leistungen an? Welchem Selbstverständnis, ggf. Leitbild, folgen die Einrichtungen?

Aufgabe 22
Bitte geben Sie an, was für das Betreuungsgericht **nicht** zutrifft (2 Nennungen): Das Betreuungsgericht entscheidet...

1. wer zum Betreuer bestellt wird.
2. was in einer Patientenverfügung steht.
3. welche Aufgabenkreise der Betreuer übernimmt.
4. ob ein Bewohner am Bett fixiert werden darf.
5. ob die Pflegeeinstufung dem Bedarf des Bewohners entspricht.
6. über die Zulässigkeit eines schweren medizinischen Eingriffs.
7. den Wechsel eines Betreuers.

7 Angebote des Versorgungsmanagements

7.1 Anliegen und Kennzeichen des Versorgungsmanagements

Versorgungsmanagement – oder managed care, wie es im englischen Sprachraum genannt wird – ist ein mittlerweile häufig benutzter Begriff im Gesundheitswesen. Die Definition des Begriffs ist weit; sie reicht von der effizienten Handhabung einzelner Arbeitsabläufe in Krankenhäusern bis zum Angebot breitgefächerter Versorgungsnetze durch Leistungserbringer unterschiedlicher Versorgungsstufen oder auch unterschiedlicher Berufsgruppen. In den folgenden Abschnitten werden Kennzeichen und Anliegen des Versorgungsmanagements, dessen Grundtypen und Instrumente sowie konkrete Angebote in Deutschland besprochen.

Zweck des managed care ist die Verbesserung der Versorgung, um

- zum einen für Patienten die Kontinuität der Behandlung zu wahren, ihnen Versorgungsbrüche beim Übergang von einer zur anderen Versorgungsstufe zu ersparen sowie
- zum anderen die Effizienz der Versorgung zu erhöhen, um Ressourcen sparsamer zu verwenden und Kosten zu senken.

In **Kapitel IV.2.11** wurde schon auf die Probleme der sektoralen Abgrenzung in der deutschen Gesundheitsversorgung hingewiesen. Wer als Patient die Versorgungsstufen ambulant (Hausarzt, Facharzt) – stationär – rehabilitativ durchläuft, wird in aller Regel von einem zum anderen Leistungsanbieter weitergeschickt (▶ Kap. IV.2.11). Die Kooperation erschöpft sich in der Übermittlung von Arztbriefen. Dabei können Informationen verloren gehen, mit der Konsequenz von Doppeluntersuchungen, also z. B. einer Röntgenaufnahme beim niedergelassenen Arzt und einer weiteren nach Einweisung in das Krankenhaus. Patienten werden unnötig belastet, für die Krankenkassen entstehen vermeidbare Kosten. Ineffizient und aus Sicht der Patienten mit Unannehmlichkeiten verbunden, kann es auch sein, wenn auf verschiedenen Versorgungsstufen unterschiedliche Therapieansätze verfolgt werden. Solches zu vermeiden ist das Ziel des Versorgungsmanagements.

Einige Angebote des managed care sind mit einem Verzicht auf freie Arztwahl der Patienten verbunden (z. B. Hausarztmodell, strukturierte Behandlungsprogramme, Besondere bzw. Integrierte Versorgung). Oftmals geht die Leistung über medizinische oder pflegerische Belange hinaus (z. B. beim Entlassungsmanagement im Krankenhaus). Typisch für bestimmte Angebote ist die Gestaltungsmöglichkeit der Krankenkassen durch Einzelverträge (Besondere bzw. Integrierte Versorgung, hausarztzentrierte Versorgung).

7.2 Grundtypen und Instrumente des Versorgungsmanagements

Grundtypen des managed care die mittlerweile in vielen Gesundheitssystemen eingesetzt werden, sind das disease (aus dem Engl.: = Erkrankung) management, das case (aus dem Engl.: = Fall) management und das gate keeping (aus dem Engl. = Torwärter). Alle drei Arten finden sich im deutschen Gesundheitswesen.

Disease management setzt an der Erkrankung des Patienten an. Ziel ist es, die Behandlung von Patienten mit derselben Krankheit zu steuern, um die Versorgung zu verbessern. Dazu werden **schwere chronische Erkrankungen** ausgewählt,

- die eine große Anzahl von Patienten betreffen,
- deren Verlauf günstig beeinflusst werden kann,
- deren Behandlung qualitativ verbessert werden kann und die verschiedene Versorgungssektoren umfasst,
- für die es wissenschaftlich gesicherte Behandlungsleitlinien gibt und
- die hohe Kosten verursachen.

Mit disease management werden Behandlungsabläufe nach den neuesten wissenschaftlichen Erkenntnissen standardisiert. Den Patienten, die daran teilnehmen, bieten sie die Gewähr der besten derzeit verfügbaren Behandlung. Anders als das case management bleibt das disease management auf die Gesundheitsversorgung beschränkt.

Im Mittelpunkt des **case management** steht nicht die Erkrankung selbst, sondern der **einzelne komplexe Fall** eines Patienten. Mit case management wird der Bedarf eines einzelnen Patienten individuell koordiniert. Der Bedarf geht dabei in der Regel über das Gesundheitswesen hinaus, er kann z. B. Unterstützung in rentenrechtlichen Angelegenheiten des Patienten beinhalten. Für case management oder Fallmanagement gibt es mittlerweile zahlreiche Fortbildungsmöglichkeiten, z. B. für Angehörige von Pflegeberufen. Häufig übernehmen auch Sozialpädagogen diese Aufgabe. Ein Fallmanager arbeitet eng mit dem Patienten selbst zusammen, knüpft für ihn ein Versorgungsnetz, kooperiert mit Angehörigen, klärt sozialrechtliche Fragen. Abbildung 33 veranschaulicht die Breite der Aufgabenbereiche (▶ Abb. 33).

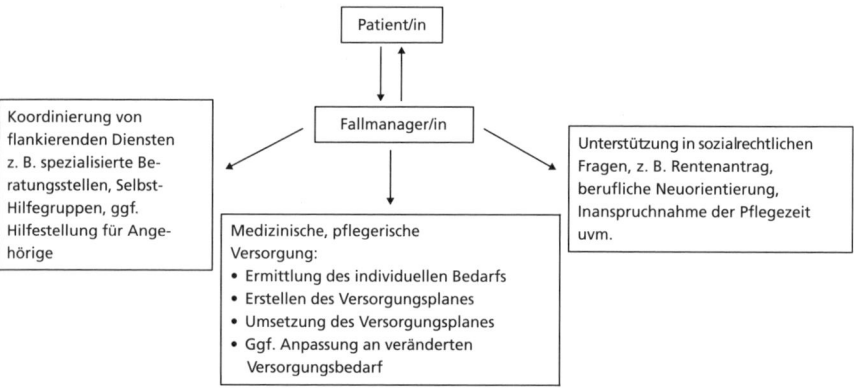

Abb. 33: Aufgabenbereiche eines Fallmanagers

Beispiel:

Frau L., 47 Jahre alt, hat einen schweren Autounfall erlitten. Nach dem Aufenthalt im Akutkrankenhaus wird sie in einer Rehabilitationsklinik weiterbehandelt. Die Verletzungsfolgen sind so schwer, dass sich die Frage einer Umschulung bzw. eines Rentenantrages stellt. Zudem muss geprüft werden, ob Frau L. mit ihrer Behinderung in ihrer Wohnung (zweiter Stock ohne Lift) bleiben kann. Ihre seelische Belastung und die der Familie sind nach dem Unfall hoch. Eine Fallmanagerin hilft Frau L. und ihrer Familie und entlastet sie davon, sich in ihrer schwierigen Situation auch noch um institutionelle Fragen kümmern zu müssen. Sie sorgt für eine nahtlose Rehabilitationsversorgung und die ambulante physio- und ergotherapeutische Weiterbehandlung nach der Entlassung, klärt den Umschulungsbedarf, organisiert ggf. den Umzug in eine Erdgeschosswohnung und vermittelt psychologische Beratungsdienste.

Das Prinzip des **gate keeping** stellt den Hausarzt in den Mittelpunkt. Er steht sozusagen an der Pforte des Gesundheitssystems und öffnet die Wege in die einzelnen Versorgungsbereiche. In vielen Gesundheitssystemen, so z. B. im britischen, ist das gate keeping die übliche Versorgung. Patienten schreiben sich bei einem von ihnen ausgewählten Hausarzt ein. Von Notfällen abgesehen koordiniert allein der Hausarzt die Versorgung. Eine Erstkonsultation eines Facharztes ist nicht möglich; fachärztliche Behandlung setzt die Überweisung durch den Hausarzt voraus. Der Hausarzt wird zur Schaltstelle der gesamten Versorgung.

Zunehmend setzen Gesundheitseinrichtungen **Behandlungspfade** (bzw. engl.: = clinical pathways) ein. Mit Pfaden wird der Ablauf der Behandlung in einzelnen Schritten festgelegt und damit gesteuert. So werden Prozesse standardisiert, und zwar nach dem besten derzeit verfügbaren Kenntnisstand. Pfade werden von **allen** an der Behandlung Beteiligten, also z. B. Ärzten, Pflegekräften, evtl. Physiotherapeuten etc., **gemeinsam entwickelt** und weisen jedem seine Arbeitsschritte zu. Ziel ist es, die Abläufe ohne Reibungsverluste (z. B. Doppelarbeiten, unabgestimmtes Arbeiten, Unterlassen wichtiger Arbeitsschritte) zu vermeiden und Routinen zu schaffen. Durch Pfade soll die Qualität gesichert und zusätzlich unnötiger Ressourcenverbrauch verhindert werden. Zur bildlichen Darstellung bedient man sich zumeist eines Flussdiagrammes. Die folgenden Abbildungen zeigen die dabei verwendeten Symbole (▶ Abb. 34) und einen konkreten Pfadausschnitt beginnend mit der Aufnahme des Patienten. (▶ Abb. 35).

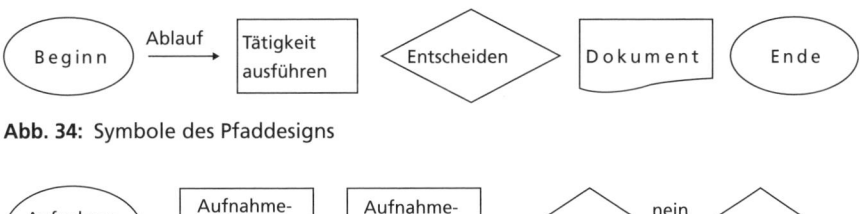

Abb. 34: Symbole des Pfaddesigns

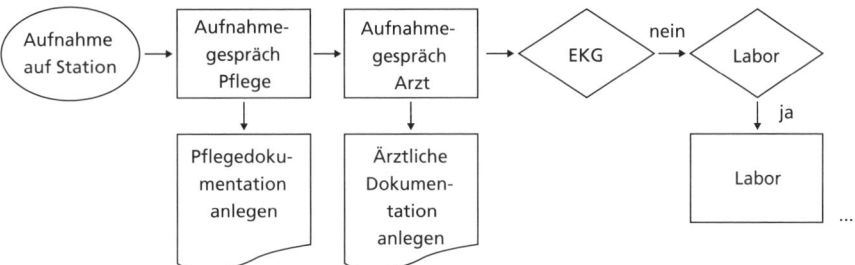

Abb. 35: Behandlungspfad (Beispiel)

7.3 Versorgungsmanagement im deutschen Sozialrecht

7.3.1 Entlassungsmanagement, Pflegeberatung und Unterstützung beim persönlichen Budget

Seit einigen Jahren haben gesetzlich Krankenversicherte einen Rechtsanspruch auf Versorgungsmanagement. In § 11 Abs. 4 SGB V heißt es:

> »Versicherte haben Anspruch auf ein Versorgungsmanagement insbesondere zur Lösung von Problemen beim Übergang in die verschiedenen Versorgungsbereiche. Die betroffenen Leistungserbringer sorgen für eine sachgerechte Anschlussversorgung des Versicherten und übermitteln sich gegenseitig die erforderlichen Informationen. Sie sind zur Erfüllung dieser Aufgaben von den Krankenkassen zu unterstützen. In das Versorgungsmanagement sind die Pflegeeinrichtungen einzubeziehen; dabei ist eine enge Zusammenarbeit mit Pflegeberatern ... zu gewährleisten.«

Selbstverständlich muss der Patient der Übermittlung seiner Daten zwischen den Leistungserbringern schriftlich zustimmen.

Große Bedeutung hat das Versorgungsmanagement in Kliniken, wenn es gilt, für Patienten mit einer schweren Erkrankung oder Verletzung die Anschlussversorgung zu organisieren. In Krankenhäusern gibt es dazu Sozialstationen, deren Mitarbeiter als case manager die betreffenden Patienten betreuen. Eine kurze Verweildauer, die unter DRG-Bedingungen betriebswirtschaftlich nötig ist, setzt voraus, dass die Weiterversorgung der Patienten vom Krankenhaus reibungslos sichergestellt wird.

Beispiel:

Der 85-jährige Herr Z. hat einen schweren Schlaganfall erlitten. Er ist halbseitig gelähmt und hat sein Sprachvermögen weitgehend eingebüßt. Bisher lebte er allein und konnte sich und seinen Haushalt selbst versorgen. Während seines Aufenthaltes im Akutkrankenhaus nimmt eine Mitarbeiterin der Sozialstation Kontakt zu ihm und zu seinem Sohn auf. Sie bespricht mit Vater und Sohn das weitere Vorgehen, zunächst eine Behandlung in einer Rehabilitationsklinik. Sie kontaktiert Herrn Z.s Krankenkasse, organisiert ein freies Bett in einer Rehabilitationsklinik und kümmert sich um den Transport am Tag der Entlassung.

Pfaddarstellungen, analog den clinical pathways, können auch genutzt werden, um die Schrittfolge beim Entlassungsmanagement zu standardisieren. Abbildung 36 zeigt eine Möglichkeit anhand des Beispiels von Herrn Z (▶ Abb. 36).

Nach der Forderung des SGB V ist auch die pflegerische Versorgung der Patienten in das Fallmanagement einzubeziehen. Die Pflegekassen sind nach § 7a SGB XI zur Pflegeberatung verpflichtet (▶ Kap. IV.6.4.4). Die im Gesetz genannten Anforderungen an die Pflegeberater der Krankenkassen entsprechen vollinhaltlich dem Tätigkeitsfeld von Fallmanagern bei der Organisation der pflegerischen Versorgung.

7 Angebote des Versorgungsmanagements

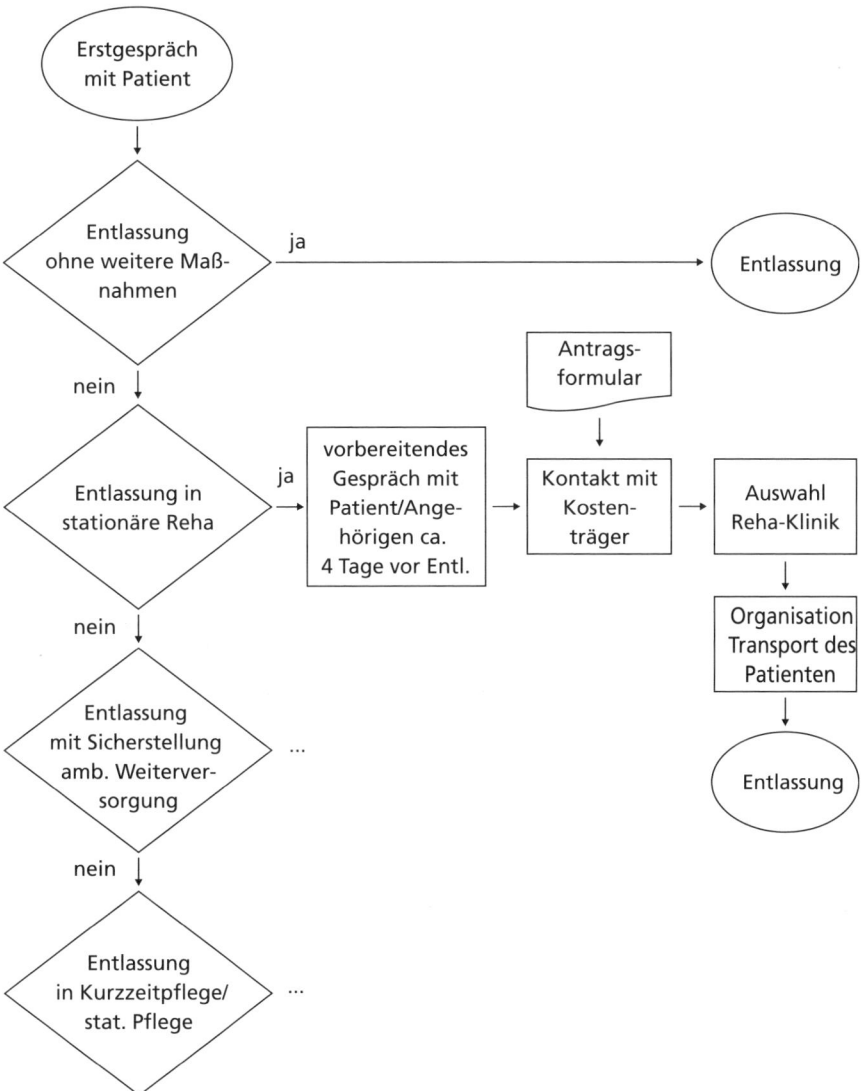

Abb. 36: Entlassungsmanagement als Flussdiagramm

Fortführung des Beispiels:

In der Rehabilitation gelingt es zwar, Herrn Z.s Sprechfähigkeiten zu verbessern, dennoch wird ihm von seiner Kasse künftiger Pflegebedarf attestiert. Ein Fallmanager der Reha-Klinik informiert Vater und Sohn über die weiteren Schritte. Herrn Z.s Sohn unterrichtet er über dessen Möglichkeiten nach dem Familienpflegezeitgesetz, sich vorübergehend von der Arbeit freistellen zu lassen. Zudem nimmt er Kontakt zum zuständigen Mitarbeiter der Pflegekasse auf.

> Dieser leitet zusammen mit Herrn Z. und dessen Sohn die pflegerische Anschlussversorgung in die Wege.

Elemente des case management finden sich auch bei der Ausgestaltung des persönlichen Budgets für behinderte Menschen nach SGB IX (▶ Kap. IV.4.5.3). Erhält ein behinderter Mensch ein trägerübergreifendes **persönliches Budget** (also z. B. Leistungen des Sozialamtes, der Kranken- und Pflegeversicherung), so unterstützt ihn ein Beauftragter, der in der Regel bei einem der Rehabilitationsträger oder auch dem Integrationsamt angesiedelt ist. Zusammen mit ihm wird eine Zielvereinbarung geschlossen, die z. B. eine berufliche Wiedereingliederung zum Inhalt haben kann. Der Beauftragte koordiniert nötige Maßnahmen und hilft dem behinderten Menschen, die vereinbarten Ziele umzusetzen.

Palliativleistungen sind ebenfalls dem case management zuzuordnen. Beschäftigte verschiedener Professionen arbeiten für den individuellen Patienten und seine Angehörigen in Teams koordiniert zusammen. In ▶ Kap. IV.6.7 sind die Palliativleistungen des Sozialrechts gesondert dargestellt.

7.3.2 Strukturierte Behandlungsprogramme

Strukturierte Behandlungsprogramme (§ 137f SGB V) sind der Anwendungsfall des disease management im deutschen Sozialrecht; sie werden auch häufig als sogenannte DMP (Disease-Management-Programme) oder als **Chronikerprogramme** bezeichnet.

Alle unter Abschnitt 7.1 genannten Auswahlkriterien treffen auf strukturierte Behandlungsprogramme zu. Es gibt sie für Versicherte der GKV mit einer der folgenden Erkrankungen:

- Asthma bronchiale
- Brustkrebs
- Chronische Herzinsuffizienz
- Chronischer Rückenschmerz
- COPD, Chronische obstruktive Lungenkrankheit
- Depressionen
- Diabetes mellitus Typ 1 und Typ 2
- Koronare Herzkrankheit
- Osteoporose
- Rheumatoide Arthritis

Für Patienten mit einer dieser Erkrankungen ist die Teilnahme freiwillig. Möchten sie eine DMP-Versorgung, so müssen sie sich in das Programm einschreiben und dabei in die Erhebung und Nutzung ihrer Daten einwilligen. Chronikerprogramme unterliegen **strengen gesetzlichen Vorgaben.** Sie werden vom Bundesversicherungsamt genehmigt, von diesem überwacht und laufend evaluiert. Deshalb müssen die Patienten der Nutzung ihrer Daten zustimmen. Richtlinien des G-BA steuern die Versorgungsabläufe. Leistungserbringer, die DMP anbieten, sind verpflichtet, diese Richtlinien einzuhalten. Sie müssen spezielle Schulungen durchlaufen, Qualitätssicherung gewährleisten und hohen Dokumentationsanforderungen genügen. DMP werden von entsprechend spezialisierten Vertragsärzten und Krankenhäusern angeboten. Für letztere ist es eine Möglichkeit, sich an der ambulanten Behandlung zu beteiligen.

> **Beispiel:**
>
> Ein Universitätsklinikum betreibt ein sogenanntes Mammazentrum (Brustkrebszentrum) als Schwerpunktversorgung. Es genießt bei der Behandlung von Brustkrebs einen überregional guten Ruf. Neben der stationären Behandlung bietet das Mammazentrum ein strukturiertes Behandlungsprogramm für Brustkrebspatientinnen an.

Kassen können teilnehmenden Patienten einen Bonus, z. B. in Form zusätzlicher Vorsorgeuntersuchungen einräumen. Der Hauptvorteil für Patienten dürfte es allerdings sein, dass sie die Gewähr haben, von Spezialisten nach neuen wissenschaftlichen Erkenntnissen behandelt zu werden. Kassen erhalten für jeden Versicherten, der sich in ein DMP einschreibt, eine zusätzliche Pauschale aus dem Gesundheitsfonds (▶ Kap. II.2.5.2).

Der G-BA entwickelt die DMP-Richtlinien laufend weiter.

7.3.3 Hausarztzentrierte Versorgung

Die hausarztzentrierte Versorgung ist seit 2007 die deutsche Variante des gate keeping. Häufig ist von sogenannten **Hausarztmodellen** die Rede. Die Rechtsgrundlage findet sich im § 73b des SGB V. Danach sind die Krankenkassen verpflichtet, ihren Versicherten hausarztzentrierte Versorgung anzubieten. Hausärzte, die sich an Hausarztmodellen beteiligen möchten, müssen laut Gesetz an Qualitätszirkeln zur Arzneimitteltherapie teilnehmen. Sie verpflichten sich zur Einhaltung von hausärztlichen Leitlinien, führen ein praxisinternes Qualitätsmanagement ein und absolvieren bestimmte Fortbildungen. Diese beinhalten z. B. Zusatzqualifikationen in Geriatrie, Schmerztherapie, Palliativversorgung.

Versicherte, die an einem Hausarztmodell teilnehmen, verpflichten sich gegenüber ihrer Krankenkasse, einen Hausarzt auszuwählen und nur auf dessen Überweisung zum Facharzt zu gehen (Ausnahmen davon sind Konsultationen von Frauen- und Augenärzten). Grundsätzlich ist es Versicherten freigestellt, sich an der hausärztlichen Versorgung zu beteiligen. Entscheiden sie sich dafür, so sind sie **ein Jahr** an ihre Wahl gebunden. Für diesen Zeitraum verzichten sie auf die freie Arztwahl, die ihnen nach § 76 SGB V zustünde.

Für die Krankenkassen können Kosteneinsparungen resultieren, wenn – im Vergleich zur Hausarzt-Konsultation – kostspieligere Facharztbesuche auf das notwendige Maß begrenzt werden. Dafür kann die Satzung der Kasse als finanziellen Anreiz einen speziellen Tarif für Versicherte vorsehen, die an der hausarztzentrierten Versorgung teilnehmen. In diesem Rahmen können den Versicherten

Prämienzahlungen oder Zuzahlungsermäßigungen gewährt werden (Wahltarife gem. § 53 SGB V). Üblich sind auch Angebote zusätzlicher Vorsorgeuntersuchungen und bevorzugte Terminvergabe bei Arztkonsultationen.

Eine Besonderheit der hausarztzentrierten Versorgung ist die Vertragsgestaltung zwischen Kassen und Leistungserbringern. Nach § 73b SGB V haben Kassen allein oder zusammen mit anderen Kassen Verträge mit Gemeinschaften von Leistungserbringern zu schließen, die **mindestens die Hälfte der Allgemeinärzte** eines KV-Bezirks vertreten. Dieser Passus begünstigt die **Hausärzteverbände** und belastet die Kassenärztlichen Vereinigungen (KV). Die regionalen Gliederungen des Hausarztverbandes erfüllen in der Regel die Voraussetzung, mindestens die Hälfte der Allgemeinärzte zu repräsentieren und sind deshalb anstatt der Kassenärztlichen Vereinigung Vertragspartner der Kassen bei der hausarztzentrierten Versorgung. Die Kassen kontrahieren per **Einzelvertrag** (vgl. dazu auch den folgenden Abschnitt) mit dem Hausärzteverband und vereinbaren mit ihm die Vergütung. Diese fließt dem Verband zu, der sie an die teilnehmenden Hausärzte verteilt. Im Gegenzug wird die Gesamtvergütung, die die Kassen an die KV bezahlen, gekürzt und der Sicherstellungsauftrag der KV eingeschränkt.

> **Beispiel:**
>
> Frau Dr. B. ist Allgemeinärztin. Sie nimmt an der vertragsärztlichen Versorgung teil, ist also Mitglied ihrer KV. Ihr Hausärzteverband hat für Versicherte der regionalen AOK und einer großen Ersatzkasse Verträge zur hausarztzentrierten Versorgung abgeschlossen. Patienten ihrer Praxis, die bei diesen Kassen versichert sind, können sich in die hausarztzentrierte Versorgung einschreiben. Für diese rechnet Frau Dr. B. nicht mit der KV ab, vielmehr erhält sie ihre Vergütung vom Hausarztverband.

7.3.4 Ganzheitliche und Besondere Versorgung

Die Besondere Versorgung, § 140a SGB V, wurde im Jahr 2000 unter dem Namen »Integrierte Versorgung« in das SGB V aufgenommen. Sie stellt den bisher konsequentesten Versuch dar, die Schnittstellen im deutschen Gesundheitswesen zu überwinden. § 140a SGB V definiert sie als

- eine verschiedene Leistungssektoren übergreifende Versorgung (vertikale Vernetzung)
  oder
- eine interdisziplinär-fachübergreifende Versorgung (horizontale Vernetzung).

Als Beispiel einer **vertikalen Vernetzung** sei die Zusammenarbeit von hausärztlichen Praxen, öffentlichen Apotheken, der geriatrischen Station eines Krankenhauses, eines ambulanten Rehabilitationszentrums sowie teilstationärer Pflegedienste genannt.

Horizontale Vernetzung findet auf derselben Versorgungsstufe statt; ein Beispiel wäre die Kooperation von Vertragsärzten. Bisher realisierte Angebote der Integrierten Versorgung beziehen sich in aller Regel auf einzelne Erkrankungen oder Leistungskomplexe (z. B. Hüftprothesen, Schlaganfallpatienten).

Eine idealtypische Integrierte Versorgung soll den Patienten eine koordinierte Versorgung mit Gesundheitsleistungen bieten, erbracht von Therapeuten, die sich auf seine Erkrankung spezialisiert haben und die ohne Brüche und Informationsverluste zusammenarbeiten. Die Versorgung soll an einem Behandlungskonzept ausgerichtet sein, das jedem Leistungserbringer seinen Part im Lauf der Therapie zuweist. Die Anbieter bedienen sich dazu **clinical pathways** bzw. wissenschaftlich gesicherter **Behandlungsleitlinien** (z. B. DMP) (▶ Kap. IV.7.2).

Versicherte, die eine Besondere Versorgung in Anspruch nehmen möchten, erklären dies gegenüber ihrer Krankenkasse. Die Teilnahme erfolgt grundsätzlich freiwillig. Um ihren Versicherten einen Anreiz zur Teilnahme zu geben, gewähren ihnen die Kassen einen Bonus, z. B. in Form einer Prämienzahlung (vgl. § 53 Abs. 3 SGB V).

Verträge zur Integrierten Versorgung werden zwischen der Krankenkasse und den im Integrationsnetz kooperierenden Leistungsanbietern geschlossen. Es ist möglich, dass sich mehrere Krankenkassen gemeinsam als Vertragspartner zusammenschließen. Die Gesamtvergütung, die die Kassen an die KV zahlen, ist um den Betrag zu kürzen, der für die ambulante Versorgung durch Integrierte Versorgung verausgabt wird.

Dominierender Vertragspartner sind die Krankenkassen. Sie **können**, wie es im § 140a SGB V heißt, Verträge mit Integrationsnetzen abschließen. Die Integrierte bzw. Besondere Versorgung ist somit dem Einkaufsmodell zuzuordnen, wonach die Kassen selbst Anbieter ihrer Wahl aussuchen und mit ihnen einen Einzelvertrag abschließen. Einzel- oder, wie sie auch genannt werden, Selektivverträge stellen den Gegenpart zum Kollektivvertrag dar. Dieser wird zwischen den Kassen (als Kollektiv) und der Kassenärztlichen Vereinigung, ebenfalls ein Kollektiv, dem alle Vertragsärzte angehören, geschlossen. Im Kollektivvertrag haben einzelne Kassen keine eigenen Gestaltungsmöglichkeiten.

Unter welchen Voraussetzungen ist für die Kassen ein Integrationsvertrag attraktiv? Krankenkassen konkurrieren um Versicherte, da diese Kassenwahlfreiheit haben. Im Wettbewerb um Kunden setzten sie vor allem zwei Größen ein: den kassenindividuellen Zusatzbeitrag und ihre Leistungen. Eine ideale Integrierte Versorgung aus Sicht der Kassen überzeugt die Versicherten durch ihr Konzept und ihre Qualität und trägt zudem zur Kosteneinsparung bei, z. B. durch verminderte Krankenhauseinweisungen.

Wer kommt als Vertragspartner der Kassen infrage? Die Kassen können nach § 140 a SGB V Integrationsverträge

1. zur Versorgung der Versicherten berechtigten Leistungserbringern oder deren Gemeinschaften,
2. Trägern von Einrichtungen, die eine besondere Versorgung durch zur Versorgung der Versicherten nach dem Vierten Kapitel berechtigte Leistungserbringer anbieten,

3. Pflegekassen und zugelassenen Pflegeeinrichtungen auf der Grundlage des § 92b des Elften Buches,
   3a. anderen Leistungsträgern nach § 12 des Ersten Buches und den Leistungserbringern, die nach den für diese Leistungsträger geltenden Bestimmungen zur Versorgung berechtigt sind,
   3b. privaten Kranken- und Pflegeversicherungen, um Angebote der besonderen Versorgung für Versicherte in der gesetzlichen und in der privaten Krankenversicherung zu ermöglichen,
4. Praxiskliniken nach § 115 Absatz 2 Satz 1 Nummer 1,
5. pharmazeutischen Unternehmern,
6. Herstellern von Medizinprodukten im Sinne der Verordnung (EU) 2017/745,
7. Kassenärztlichen Vereinigungen oder Berufs- und Interessenverbänden der Leistungserbringer nach Nummer 1 zur Unterstützung von Mitgliedern, die an der besonderen Versorgung teilnehmen,
8. Anbietern von digitalen Diensten und Anwendungen nach § 68a Absatz 3 Satz 2 Nummer 2 und 3.

Als Gemeinschaft der Anbieter kann z. B. eine Management-Gesellschaft fungieren, die als Vertragspartner der Krankenkasse auftritt.

In Fragen der Vergütung gewährt das Gesetz den Vertragspartnern **weitgehende Freiheit.** Der Integrationsvertrag kann z. B. eine vom Krankenhausentgeltgesetz oder vom EBM abweichende Vergütung festlegen. Aus der im Vertrag zwischen Kasse(n) und den Partnern der Besonderen Versorgung vereinbarten Vergütung sind sämtliche Leistungen zu bezahlen, die von den Kooperationspartnern an den teilnehmenden Patienten für die jeweilige Indikation der Besonderen Versorgung erbracht werden.

Trotz großer Gestaltungsmöglichkeiten ist die Besondere bzw. Integrierte Versorgung eher eine Ausnahmeerscheinung im deutschen Gesundheitswesen geblieben, obgleich man sich nach ihrer Einführung viel davon versprochen hatte. Gründe für das weitgehende Scheitern sind u. a. die Auseinandersetzungen der Kassen mit den Kassenärztlichen Vereinigungen um die Bereinigung, also Kürzung, der Gesamtvergütung, die häufig zu Schiedsstellenverfahren führten. Ebenso dürfte die gute Ertragslage der Praxen in Deutschland dazu beitragen, dass das Interesse der Vertragsärzte an zusätzlichen Einnahmequellen, wie sie die Besondere Versorgung bietet, eher gering ist. Für die Krankenkassen ist nach Einführung des kassenindividuellen Zusatzbeitrages der Preiswettbewerb eher in den Vordergrund gerückt als ein Qualitätswettbewerb, wie ihn die Besondere Versorgung für die Versicherten bieten könnte.

7.3.5 Telemedizinische Versorgung

Durch die Einführung der elektronischen Patientenakte und durch Covid-19 ist auch die telemedizinische Versorgung fortgeschritten. Haben in 2017 nur circa 2 % der Ärzte telemedizinische Sprechstunden und Beratungsleistungen angeboten, sollen es in 2020 ca. 60 % sein. Eine digitale Sprechstunde wird jedoch nur von ca. 20% der Ärzte angeboten, da viele den Verlust des Pateienten-Arzt-Vertrauensverhältnisses befürchten. Auch der edv-technische und datenschutzrechtliche Aufwand wird von vielen Beteiligten als noch zu hoch eingeschätzt. Trotzdem ist damit zu rechnen, dass die Unternehmen welche telemedizinische Plattformlösungen anbieten diese weiter ausbauen und Telemedizin zu einem Standardangebot entwickelt werden wird.

7.3.6 Digitalisierung im Gesundheitswesen

Das »Gesetz zur Beschleunigung der Digitalisierung im Gesundheitswesen« (Digital-Gesetz – DigiG) und das »Gesetz zur verbesserten Nutzung von Gesundheitsdaten« (Gesundheitsdatennutzungsgesetz – GDNG) sind seit 27. März 2024 in Kraft.

Kernelement des DigiG ist die Einführung der elektronischen Patientenakte (ePA). Jeder gesetzlich Krankenversicherte soll bis zum 15. Januar 2025 eine ePA erhalten, es sei denn, er widerspricht (Opt-out-Verfahren).

Folgende Elemente werden im DigiG und GDNG geregelt:

- Elektronische Patientenakte
- Elektronischer Arztbrief
- Elektronisches Rezept
- Videosprechstunde
- Digitale Gesundheitsanwendungen
- Assistierte Telemedizin in der Apotheke
- DMP mit digitalisierten Versorgungsprozessen
- Interoperabilität

Übungsaufgaben zu Teil IV Kapitel 7

Aufgabe 1
Skizzieren Sie den Unterschied zwischen disease management und case management und geben Sie jeweils ein Beispiel an.

Aufgabe 2
Ihre Nachbarin hat von der hausarztzentrierten Versorgung gehört und möchte von Ihnen wissen, ob sie auf freie Arztwahl verzichten muss, wenn sie daran teilnimmt. Bitte beantworten Sie ihre Frage.

Aufgabe 3
Nennen Sie einige Möglichkeiten zur Überwindung von sektoralen Schnittstellen im Gesundheitswesen.

> **Aufgabe 4**
> Entwerfen Sie ein vertikal integriertes Versorgungsnetz (Besondere Versorgung) für Demenzpatienten. Welche Leistungserbringer könnten daran beteiligt werden?

8 Notfalldienste und Krankentransporte

Im § 69 SGB V werden sogenannte sonstige Leistungserbringer erwähnt. Damit sind Anbieter von Krankentransportleistungen für die Versicherten der gesetzlichen Krankenversicherung und Rettungsdienste gemeint. Es handelt sich dabei um Hilfsorganisationen und private Firmen, die im Rettungsdienst tätig sind bzw. Krankentransporte durchführen. Details dieser Aufgaben sind in den jeweiligen Landesnorm **Rettungsdienstgesetzen** der Bundesländer ausgeführt. Zudem wird auf die Organisation des kassenärztlichen Notdienstes eingegangen.

8.1 Notfallrettung – Rettungskette

»Notfallrettung umfasst die notfallmedizinische Versorgung von Notfallpatienten am Notfallort und den Notfalltransport. Notfallpatienten sind Verletzte oder Kranke, die sich in Lebensgefahr befinden oder bei denen schwere gesundheitliche Schäden zu befürchten sind, wenn sie nicht unverzüglich die erforderliche medizinische Versorgung erhalten. Notfallmedizinische Versorgung sind die medizinischen Maßnahmen zur Abwendung von Lebensgefahr und schweren gesundheitlichen Schäden sowie zur Herstellung der Transportfähigkeit von Notfallpatienten. Notfalltransport ist die Beförderung von Notfallpatienten unter fachgerechter medizinischer Betreuung in eine für die weitere Versorgung geeignete Einrichtung« (Art. 2 Abs. 2 Bayerisches Rettungsdienstgesetz BayRDG). Die **europaweite Notrufnummer dazu lautet 112.**

Der Ablauf der Notfallrettung kann anhand der Rettungskette dargestellt werden (▶ Abb. 37).

Die Rettungskette beschreibt die präklinische Zeit, also die Zeit vom Unfall- bzw. Notfallgeschehen bis zur Einlieferung. Für Notfallpatienten kann die Länge dieser Zeit und die Qualität der Versorgung in der präklinischen Phase über Leben und Tod oder über bleibende Behinderungen entscheiden. Noch so gute Therapien können bereits aufgetretene Schäden bestenfalls nur noch lindern. Zum Beispiel muss die Versorgung des Gehirns mit Sauerstoff in vier Minuten erfolgen, danach treten irreversible Schäden auf. Deshalb ist das therapiefreie Intervall, also die Zeit, die bis zur ersten Behandlung durch Ersthelfer vergeht, so gering wie möglich zu halten.

Der Rettungsdienst garantiert die präklinische, notfallmedizinische Versorgung der Bevölkerung in den Bereichen Rettungsdienst und Krankentransport (vgl. z. B.

8 Notfalldienste und Krankentransporte

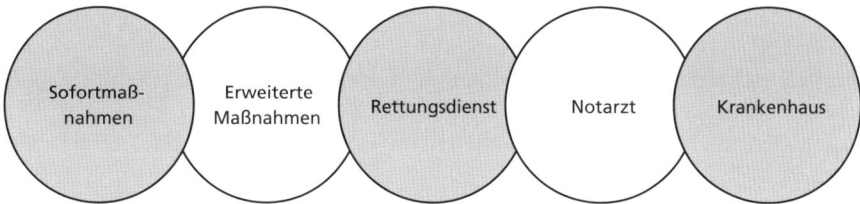

Abb. 37: Rettungskette

BayRDG), ihm obliegt die dauerhafte Sicherstellung einer flächendeckenden, bedarfs- und fachgerechten Versorgung der Bevölkerung mit Leistungen der Notfallrettung und des Krankentransportes. Wenn sich eine Organisation oder ein Unternehmen am Rettungsdienst beteiligen möchte, so bedarf es der **Genehmigung** durch die zuständige Behörde (in Bayern z. B. der Kreisverwaltungsbehörde).

Die großen Anbieter von Rettungsdiensten sind, mit je nach Bundesland unterschiedlichem Gewicht, die kommunalen Feuerwehren und die gemeinnützigen Organisationen Deutsches Rotes Kreuz, Malteser Hilfsdienst, Johanniter Unfallhilfe und Arbeiter Samariter Bund. Gemeinnützige Organisationen sind berechtigt, Spenden gegen Zuwendungsbestätigung entgegenzunehmen (▶ Kap. V.1).

Die laufenden Kosten werden von den Krankenversicherungen, also vor allem den gesetzlichen Krankenkassen getragen. Wie es für das Gesundheitswesen typisch ist, erfolgt die Preisbildung in Verhandlungen zwischen Krankenkassen und Anbietern von Rettungsdiensten.

8.2 Kassenärztlicher Bereitschaftsdienst

Bestandteil des **Sicherstellungsauftrages der KV** ist der ärztliche Notdienst. »*Der Sicherstellungsauftrag nach Absatz 1 umfasst auch die angemessene und zeitnahe Zurverfügungstellung der vertragsärztlichen Versorgung. Hierzu informieren die Kassenärztlichen Vereinigungen die Versicherten im Internet in geeigneter Weise bundesweit einheitlich über die Sprechstundenzeiten der Vertragsärzte und über die Zugangsmöglichkeiten von Menschen mit Behinderungen zur Versorgung (Barrierefreiheit) und richten Terminservicestellen ein, die seit dem 1. Januar 2020 für 24 Stunden täglich an sieben Tagen in der Woche unter einer bundesweit einheitlichen Telefonnummer erreichbar sind. Die Terminservicestellen können in Kooperation mit den Landesverbänden der Krankenkassen und den Ersatzkassen betrieben werden und mit den Rettungsleitstellen der Länder kooperieren*« (§ 75 Abs. 1a SGB V).

Jede Kassenärztliche Vereinigung organisiert einen ärztlichen Bereitschaftsdienst mit einer entsprechenden Leitstelle. Alle an der vertragsärztlichen Versorgung mitwirkenden Praxisinhaber sind verpflichtet, sich am ärztlichen Bereitschaftsdienst der KV zu beteiligen. Einzelheiten werden jeweils in den Satzungen der KV geregelt. Heute ist es üblich, dass sowohl ein hausärztlicher als auch fachärztlicher Notdienst zur Verfügung steht. Vor allem in größeren Städten haben sich Praxen etabliert, die ihre Dienste am Wochenende und am Feierabend erbringen.

Der Kassenärztliche Notdienst deckt Erkrankungen oder Unfälle ab, die nicht so gravierend sind, dass sie eines Rettungsdiensteinsatzes bedürften. Allerdings kann der Bereitschaftsarzt, wenn es die Situation im Einzelfall erfordert, einen Transport des Patienten in ein Krankenhaus durch ein Rettungsfahrzeug verordnen. Der Bereitschaftsdienst ist über die **einheitliche Telefonnummer 116 117 erreichbar.**

Die Leistungen der Bereitschaftsärzte werden für **gesetzlich Krankenversicherte** durch die Krankenkassen nach **EBM** abgerechnet. **Für Privatpatienten** erfolgt die Abrechnung nach der GOÄ.

8.3 Transportleistungen

Neben den Transporten des Rettungsdienstes zur Einlieferung in ein Krankenhaus nach einem Notfall (sogenannte Primärtransporte) gibt es im Gesundheitswesen weitere Transportleistungen. Müssen Patienten von einem Krankenhaus in ein anderes verlegt werden (Sekundärtransporte), übernehmen diese Leistung in der Regel die in **Kapitel IV.8.1** genannten Anbieter im Rettungsdienst. Für schwere Fälle – intensivpflichtige Patienten – werden Intensivwagen oder -hubschrauber vorgehalten (▶ Kap. IV.8.1). Für schwergewichtige Patienten gibt es in verschiedenen Bundesländern nun sogenannte Schwerlast-Rettungswägen (S-RTW).

Kostenträger der genannten Transporte sind die Krankenversicherungen. Sie finanzieren ebenso Fahrten zum niedergelassenen Arzt mit dem Taxi. Patienten, die z. B. aufgrund einer Gehbehinderung nicht in der Lage sind öffentliche Verkehrsmittel zu benutzen, müssen sich die Taxifahrt von der Kasse genehmigen lassen.

Transporte von Menschen mit Behinderung, z. B. in eine teilstationäre Einrichtung, in eine Werkstätte für Behinderte, werden von gemeinnützigen oder privaten Rettungsdiensten übernommen, aber auch z. B. von Taxiunternehmern, die Spezialfahrzeuge, etwa für die Nutzung mit einem Rollstuhl, vorhalten. Kostenträger sind in der Regel die Kommunen im Rahmen der Behindertenhilfe des SGB XII.

Übungsaufgaben zu Teil IV Kapitel 8

Aufgabe 1
Erklären Sie, warum Rettungsdienste ebenso wie Krankenhäuser, Merkmale von Kollektivgütern haben.

Aufgabe 2
Suchen Sie im SGB V die Paragraphen, welche die Übernahme von Fahrtkosten durch die Krankenkassen regeln. Wie hoch ist die Zuzahlung der Patienten? Welche Besonderheit ist zu beachten?

Aufgabe 3
Bitte geben Sie an, welche der folgenden Preise auf dem Verhandlungsweg vereinbart werden, welche im Zusammenspiel von Angebot und Nachfrage am Markt gebildet werden und welche vom Staat per Gesetz oder Rechtsverordnung vorgegeben werden.

	a) Verhandlungspreis	b) Marktpreis	c) staatlich vorgegeben
1. Punktwert eines EBM-Punktes			
2. Preis eines Zahnarzt-Behandlungsstuhles			
3. Pflegesatz eines Altenpflegeheimes			
4. Preis eines nicht-verschreibungspflichtigen Medikamentes			
5. Preis der Transportleistung von Rettungsfahrzeugen des Roten Kreuzes			
6. Basisfallwert			
7. Punktwert eines GOÄ-Punktes			
8. Preis eines Blutdruckmessgerätes			
9. Maßnahmenpauschale einer Behinderteneinrichtung			
10. Pflegesatz einer Rehabilitationsklinik			

9 Öffentlicher Gesundheitsdienst

Aufgaben des Staates in der Gesundheitsversorgung sind je Gebietskörperschaft unterschiedlich. Auf **Bundesebene** werden vom Gesetzgeber die Rahmenbedingungen in Form der Sozialgesetzgebung festgelegt. Bundesweite Zuständigkeit besitzen auch vier Bundesbehörden, die dem Gesundheitsministerium unterstehen. In der Auflistung sind jeweils die Hauptaufgaben der Behörden angegeben.

- **Robert-Koch-Institut (RKI)** – Überwachung von Infektions- und Pandemiegeschehen, Impfempfehlungen durch die Ständige Impfkommission (STIKO)
- **Paul-Ehrlich-Institut (PEI)** – Arzneimittelsicherheit, Zulassung von Impfstoffen und Seren

- **Bundeszentrale für gesundheitliche Aufklärung (BzgA)** – Aufklärung der Bevölkerung über Gesundheitsgefahren und deren Vermeidung.
- **Bundesinstitut für Arzneimittel und Medizinprodukte (BfArM)** – Zulassung von Arzneimitteln und Überwachung von Medizinprodukten

Die folgenden Institute und Ämter beschäftigen sich ebenfalls bundesweit mit dem Gesundheitswesen:

- **Bundesinstitut für Risikobewertung (BfR)** – Lebens-, Produkt und Chemikalienmittelsicherheit.
- **Bundesamt für Verbraucherschutz und Lebensmittelsicherheit (BVL)** – Zulassungs- und Überwachungsaufgaben im Bereich der Lebensmittelsicherheit.
- **Bundesinstitut für Arzneimittel und Medizinprodukte (BfArM)**– Herausgeber des ICD-10-GM und des OPS

Den **Ländern** obliegt die Krankenhausplanung, die Finanzierung der Investitionen von Plankrankenhäusern, die Rechtsaufsicht über Körperschaften des öffentlichen Rechts, die auf Landesebene organisiert sind, die Heimaufsicht.

Die **Kommunen** betreiben Gesundheitsämter als sogenannte untere Gesundheitsbehörden, und diese werden im engeren Sinn als öffentlicher Gesundheitsdienst bezeichnet.

9.1 Aufgaben der Gesundheitsämter

In jedem Bundesland gibt es ein **Gesetz über den öffentlichen Gesundheitsdienst** (ÖGDG), in dem die Aufgaben der kommunalen Gesundheitsämter festgelegt sind. Danach ist es die Pflicht von Gesundheitsämtern

- Ursachen von Gesundheitsgefahren zu ermitteln und auf ihre Beseitigung hinzuwirken
- Hygieneanforderungen zu überwachen
- Infektionskrankheiten zu verhüten und zu bekämpfen
- bei Prävention und Gesundheitserziehung mitzuwirken
- Aufrechterhaltung und Weiterentwicklung gesundheitsbezogener Dienstleistungen
- das Krankheitsgeschehen epidemiologisch (aus dem Griech.: epidemia nosos = im ganzen Volk verbreitete Krankheit) zu erfassen und Gesundheitsberichte zu erstellen
- Berufe des Gesundheitswesens zu beaufsichtigen, sofern keine andere Stelle zuständig ist.

Aus dieser Aufzählung resultieren einige konkrete Aufgaben der Gesundheitsämter. Sie überwachen die Einhaltung von **Hygienevorschriften** (aus dem Griech.: hygieinos = heilsam, gesund) in Krankenhäusern, Heimen (einschließlich Pflegeheimen), Kur- und Badeeinrichtungen, Einrichtungen des Rettungswesens sowie in zahlreichen weiteren Institutionen, die nicht zum Gesundheitswesen gehören, wie z. B. in Wasserwerken. Liegen Anhaltspunkte für Verstöße gegen Hygienevorschriften vor, können Gesundheitsämter auch Praxen von Freiberuflern im Gesundheitswesen überwachen. Mitarbeitern der Gesundheitsämter ist es gestattet, für Hygieneprüfungen in die Betriebe zu gehen und Proben zu entnehmen. Benötigen sie Unterlagen, so müssen ihnen diese ausgehändigt werden.

Im Rahmen ihrer Präventionsaufgaben führen die Gesundheitsämter die obligatorischen **Einschulungsuntersuchungen** bei Kindern durch. Dabei wird die Schulfähigkeit getestet und gesundheitliche Beeinträchtigungen der Kinder erfasst. Dies ist ein Screening, das die gesamte Bevölkerung im Einschulungsalter erfasst. Die daraus gewonnenen Daten werden von den Gesundheitsämtern anonymisiert statistisch erfasst. Sie können in der Gesundheitsberichterstattung Hinweise auf gesundheitliche Defizite der Kinder geben und daraus resultierend gesundheitspolitischen Handlungsbedarf aufzeigen. Mitarbeiter von Gesundheitsämtern führen in Kindergärten und Schulen Gruppenprophylaxe gegen Zahnerkrankungen durch.

Die in der Aufzählung erwähnte Aufsicht über Berufe des Gesundheitswesens bezieht sich konkret auf **Heilpraktiker**. Sie müssen im Gegensatz zu anderen Heilbzw. Pflegeberufen keinen staatlichen Abschluss ablegen und sie gehören auch keiner Körperschaft des öffentlichen Rechts an. Wer Heilpraktiker werden möchte, muss keine berufsqualifizierende Fachprüfung ablegen. Um zu gewährleisten, dass Heilpraktiker ihren Beruf verantwortlich ausführen, ist es die Aufgabe der Gesundheitsämter, ihnen Prüfungen abzunehmen.

> »Die Erlaubnis wird nicht erteilt, [...] wenn sich aus einer Überprüfung der Kenntnisse und Fähigkeiten des Antragstellers durch das Gesundheitsamt, die auf der Grundlage von Leitlinien zur Überprüfung von Heilpraktikeranwärtern durchgeführt wurde, ergibt, dass die Ausübung der Heilkunde durch den Betreffenden eine Gefahr für die Gesundheit der Bevölkerung oder für die ihn aufsuchenden Patientinnen und Patienten bedeuten würde.« (§ 2 Erste Durchführungsverordnung zum Gesetz über die berufsmäßige Ausübung der Heilkunde ohne Bestallung (Heilpraktikergesetz) vom 23.01.2016)

Als Heilpraktiker darf sich nur niederlassen, wer weiß, in welchen Krankheitsfällen er eine Behandlung **zu unterlassen hat.** Heilpraktiker dürfen grundsätzlich keine meldepflichtigen Krankheiten behandeln. So bezieht sich die Prüfung beim Gesundheitsamt vor allem darauf, dass der Berufsanwärter zum Heilpraktiker diese Krankheiten erkennen kann.

Die Gesundheitsämter erteilen die Zulassung zu den Heilberufen und überwachen die Berufsausübung in Heilberufen für die keine Kammer besteht.

9.2 Vollzug des Infektionsschutzgesetzes

Eine Schlüsselfunktion kommt den Gesundheitsämtern beim Vollzug des Infektionsschutzgesetzes zu. Der Schutz vor Seuchen gehört zu den ältesten Aufgaben des Staates im Gesundheitswesen. Dies ist aus der Geschichte erklärbar; waren es doch Seuchen größten Ausmaßes, die in früheren Zeiten die Menschen in Europa bedrohten. Noch vor 100 Jahren dominierten hierzulande als Todesursachen Infektionskrankheiten, vor allem Scharlach und Tuberkulose. Der Schutz vor Ansteckung ähnelt einem Kollektivgut: Wer sich selbst vor Infektionen schützt, z. B. durch eine Impfung, der kann die Krankheit auch nicht übertragen und schützt damit auch diejenigen Menschen vor Ansteckung, die mit ihm in Kontakt kommen. Jeder, der mit dem Geimpften zusammentrifft, kommt in den Genuss des Schutzes, von ihm nicht infiziert zu werden, obwohl er selbst keine Anstrengungen dafür in Kauf nehmen muss. Also kann man fordern, diejenigen zu belohnen, die sich impfen lassen, etwa dadurch, dass ihnen die Impfung vom Staat bezahlt wird. Weitere Gründe dafür, die Verhinderung einer Ausbreitung von übertragbaren Krankheiten als Aufgabe des Staates zu sehen, sind die potentielle Gefahr, die von solchen Krankheiten für die Menschen ausgehen kann und die Tatsache, dass beim Infektionsschutz zum Allgemeinwohl Grundrechte eingeschränkt werden können.

Das Infektionsgeschehen wird in Deutschland mithilfe des Infektionsschutzgesetzes (IfSG) kontrolliert. Sein Zweck ist es, übertragbaren Krankheiten vorzubeugen, Infektionen frühzeitig zu erkennen und ihre Weiterverbreitung zu verhindern (§ 1 IfSG). Das wichtigste Instrument bei dieser Aufgabe ist die **Meldepflicht** bestimmter Krankheiten und Krankheitserreger beim Gesundheitsamt. Denn nur wenn die Behörden Kenntnis über das Auftreten übertragbarer Krankheiten haben, können sie wirksam etwas gegen deren Ausbreitung tun. Das Gesetz nennt eine Reihe von namentlich **meldepflichtigen Krankheiten** (§ 6 Abs. 1 IfSG), darunter z. B. Diphtherie, Masern, Tuberkulose, Kinderlähmung, Typhus etc. Ebenso muss der Verdacht auf eine bakteriell bedingte Lebensmittelvergiftung und der Verdacht auf besonders heftige Impfreaktionen den Gesundheitsämtern mitgeteilt werden. Wird ein Mensch durch ein tollwutkrankes oder tollwutverdächtiges Tier verletzt, ist das Gesundheitsamt zu unterrichten.

Meldepflichtige Erreger (§ 7 IfSG) sind z. B. Salmonellen, Hepatitisviren, Mumpsvirus, Norovirus und ca. 50 weitere. Bei namentlichen Meldungen erhält das Gesundheitsamt Namen, Adresse und Geburtstag des von der Krankheit oder dem Erreger Befallenen. Einige Krankheiten, darunter HIV, werden nicht-namentlich gemeldet (§ 7 Abs. 3 IfSG). In jedem Fall aber muss das Gesundheitsamt Informationen erheben, um den Infektionsweg nachvollziehen zu können.

Zur Meldung **verpflichtet** sind Ärzte, die eine meldepflichtige Krankheit diagnostizieren, ebenso Leiter von Laboren, die einen meldepflichtigen Erreger identifizieren. Die Schweigepflicht des Arztes und damit auch das Recht des Patienten auf Verschwiegenheit sind aufgehoben. Der Staat greift in ein Grundrecht ein, denn das Recht auf Verschwiegenheit resultiert letztlich aus Artikel 1 der Verfassung (Wahrung der Menschenwürde). Der Staat darf dies nur dann, wenn ein höherwertiges Rechtsgut zu schützen ist und das ist hier der Schutz der Allgemeinheit vor übertragbaren Krankheiten. Neben Ärzten sind auch Angehörige von Heil- und Pflegeberufen mit staatlich geregelter Ausbildung (z. B. Krankenschwestern) zur Meldung verpflichtet, ebenso Leiter von Pflegeeinrichtungen, von Heimen und Heilpraktiker. Für sie alle entfällt die Schweigepflicht. Das Infektionsschutzgesetz nennt eine Meldefrist: Wer Kenntnis von einer meldepflichtigen Krankheit erlangt, muss dies innerhalb von 24 Stunden dem zuständigen Gesundheitsamt mitteilen.

Die Gesundheitsämter sind verpflichtet, wöchentlich, spätestens aber am dritten Arbeitstag der Folgewoche die namentlich gemeldeten Krankheiten an die zuständige Landesbehörde weiterzuleiten, die sie dann wiederum innerhalb einer Woche an das **Robert-Koch-Institut**, also die Bundesbehörde zur Überwachung des Infektionsgeschehens, weitergibt. Im RKI laufen damit alle Informationen bundesweit zusammen. Von dort werden die Daten an die Europäische Union weitergeleitet. Bestimmte Erkrankungen, z. B. SARS-CoV-2, Cholera, übertragbare Tropenerkrankungen, Pest und andere werden ohne Namensnennung der Kranken vom Robert-Koch-Institut der Weltgesundheitsorganisation der Vereinten Nationen (WHO) gemeldet. Die Daten können also, beginnend auf der kommunalen Ebene der Gesundheitsämter, für ein europa- oder sogar weltweites Netz zur Bekämpfung von Infektionskrankheiten genutzt werden.

Maßnahmen, die den Gesundheitsämtern zur Verfügung stehen, um die Verbreitung von Infektionskrankheiten zu verhindern, können für die Betroffenen – wiederum im Interesse der Allgemeinheit – mit weiteren **Einschränkungen ihrer Grundrechte** einhergehen. So können Mitarbeiter der Gesundheitsämter Wohnungen betreten, wenn sie z. B. Proben entnehmen müssen (§ 16 IfSG) und damit das Grundrecht auf Unverletzlichkeit der Wohnung (Art. 13 Grundgesetz) einschränken. Menschen mit meldepflichtigen Infektionen, bzw. dem Verdacht auf eine solche Infektion, kann vorübergehend das Recht der Freizügigkeit, also der Freiheit sich in Deutschland aufhalten zu dürfen, wo man will (Art. 11 Grundgesetz), genommen werden. Im Grenzfall, bei besonders gefährlichen Krankheiten wie den übertragbaren Tropenkrankheiten, kann den Betroffenen die Freiheit entzogen werden (**Quarantäne**, § 30 IfSG). Damit wird ihr Freiheitsrecht nach Art. 2 Grundgesetz beschnitten.

Eine spezielle Dokumentationspflicht sieht das IfSG (§ 23) für **nosokomiale** (aus dem Griech.: nosokomeion = Krankenhaus) **Infektionen** und das Auftreten von Krankheitserregern mit Resistenzen (aus dem Lat.: resistere = widerstehen) vor. Nosokomiale Infektionen sind solche, die sich Patienten im Krankenhaus selbst zuziehen. Resistenzen von Erregern liegen vor, wenn eine Behandlung mit Antibiotika unwirksam ist, weil der Erreger auf das Medikament nicht anspricht. Leiter von Krankenhäusern und von Einrichtungen für ambulante Operationen müssen solche Infektionen fortlaufend schriftlich festhalten und bewerten. Zudem haben diese, wie auch Betreiber von Arztpraxen, die Pflicht, infektionspräventive Maßnahmen, die das Robert-Koch-Institut vorschreibt, umzusetzen. Die Vorschriften zielen auf die Bekämpfung des im Krankenhaus selbst verursachten, bzw. durch medizinische Behandlung begünstigten Infektionsgeschehens.

Das IfSG (§ 36) verpflichtet stationäre und teilstationäre Gesundheitseinrichtungen einschließlich Pflegeheimen dazu, innerbetrieblich **Hygienepläne** vorzulegen. Darin werden infektionshygienische Verfahren, z. B. Desinfektionen, als Selbstverpflichtung des Gesundheitsbetriebes sowie die Nutzung von Schutzkleidung und der persönlicher Schutzausrüstung (PSA) festgelegt. Die Gesundheitsämter überwachen die Einhaltung der Infektionshygiene.

Übungsaufgaben zu Teil IV Kapitel 9

Aufgabe 1
Welche der folgenden Aufgaben gehören in die Zuständigkeit der Gesundheitsämter?

1. Das Krankheitsgeschehen statistisch erfassen
2. Beratung der Kassenärztlichen Vereinigungen
3. Sicherstellung des Unfallschutzes
4. Einschulungsuntersuchungen
5. Hautkrebsscreening
6. Heilpraktiker-Überprüfung
7. Hygieneüberwachung

Aufgabe 2
Welche Aufgabe haben die Gesundheitsämter bei der Prüfung von Heilpraktikern?

Aufgabe 3
Skizzieren Sie den Meldeweg einer übertragbaren Tropenkrankheit.

Teil V Gemeinnützigkeit und Tendenzbetrieb als typische Rechtsformen von Gesundheitseinrichtungen

Einrichtungen des Gesundheitswesens sind häufig selbst **steuerbegünstigte Zweckbetriebe** oder werden von steuerbegünstigten Organisationen getragen. Üblicherweise werden sie als **gemeinnützige Körperschaften** bezeichnet. Sie gehören dem **Non-Profit-Sektor** der Wirtschaft an; d.h. primäres Ziel ist nicht die Gewinnerzielung gemäß dem erwerbswirtschaftlichen Prinzip. Stattdessen verfolgen sie nach dem **gemeinwirtschaftlichen Prinzip** Versorgungs- und Bedarfsdeckungsziele. Häufig sind Gesundheitseinrichtungen darüber hinaus weltanschaulich geprägte sogenannte **Tendenzbetriebe**, in denen das Betriebsverfassungsgesetz nicht oder nur mit Einschränkungen gilt. Viele Gesundheitsbetriebe sind beides, sowohl Zweck- als auch Tendenzbetrieb, wie z.B. ein Pflegeheim der Arbeiterwohlfahrt. Es gibt aber auch Betriebe, die nur Zweckbetrieb sind, z.B. gemeinnützige städtische Krankenhäuser, die auf den Tendenzschutz verzichten. Wichtig ist es, die Konsequenzen für die Betriebe auseinander zu halten: Die Eigenschaft **Zweckbetrieb hat steuerrechtliche Konsequenzen**, die Eigenschaft **Tendenzbetrieb arbeitsrechtliche**.

1 Zweckbetriebe

Ausschließlich **juristischen Personen** (= Körperschaften des privaten oder öffentlichen Rechts) ist es vorbehalten, Zweckbetrieb zu sein, d.h. eine OHG kann nicht steuerbegünstigt werden, wohl aber eine GmbH. Rechtsgrundlage ist die Abgabenordnung (AO), dritter Abschnitt mit der Überschrift »*Steuerbegünstigte Zwecke*« (§§ 51 ff. AO).

1.1 Rechtsformen

Rechtsformen **juristischer Personen** (**Körperschaften**) des Privatrechts, die im Gesundheitswesen Bedeutung haben, sind Vereine, Stiftungen und gemeinnützige GmbH.

Vereine bestehen aus Mitgliedern; jeder Verein muss einen Vorstand haben, der ihn nach außen und vor Gericht vertritt. Die »Legislative« eines Vereins ist die Mitgliederversammlung, die alle Entscheidungen, sofern sie nicht dem Vorstand übertragen sind, per Mehrheitsbeschluss trifft. Eingetragene Vereine sind im Vereinsregister verzeichnet.

Alle Wohlfahrtsverbände firmieren als gemeinnützige Vereine. Es gibt in Deutschland **sechs Wohlfahrtsverbände**, die zahlreiche Einrichtungen des Gesundheitswesens – Pflegeheime, Krankenhäuser, Einrichtungen für Behinderte – betreiben:

- Arbeiterwohlfahrt e.V.
- Deutscher Caritasverband e.V.
- Deutsches Rotes Kreuz e.V.
- Diakonie Deutschland
- Paritätischer Wohlfahrtsverband e.V.
- Zentralwohlfahrtsstelle der Juden in Deutschland e.V.

Eine **Stiftung** ist eine Vermögensmasse, die vom Stifter für einen bestimmten Zweck zur Verfügung gestellt wird. Die Höhe des Vermögens wird im Gesetz nicht vorgegeben. Über 90% aller Stiftungen in Deutschland sind als gemeinnützig anerkannt. Im Gesundheitswesen dienen sie häufig der Forschungsförderung für Diagnostik und Therapie bestimmter Krankheiten, so z.B. die Dr. Mildred Scheel-Stiftung, deren Zweck die Unterstützung von Forschung zur Krebsentstehung und -behandlung ist. Stiftungen unterstützen Einrichtungen des Gesundheitswesens, z.B. fördert die Stiftung Deutsche Schlaganfall-Hilfe die Einrichtung von Schlaganfall-Stationen (Stroke-Units), die Christiane Herzog-Stiftung stellt für Kinder mit Mukoviszidose finanzielle Mittel für Spezialambulanzen an Kinderkliniken zur Verfügung. Auch eigene Gesundheitseinrichtungen werden von Stiftungen betrieben, jedoch sehen sie ihre Aufgaben, wie die Beispiele zeigen, eher in der finanziellen Förderung und Unterstützung.

Die **gemeinnützige GmbH** (gGmbH) ist die geläufige Rechtsform von Krankenhäusern, Rehabilitationskliniken, Pflegeheimen, Behinderteneinrichtungen, die unter dem Dach eines Wohlfahrtsverbandes firmieren. Immer mehr Kommunen privatisieren Krankenhäuser, die bisher als kommunale Eigenbetriebe geführt wurden; auch hier findet sich die Rechtsform der gGmbH. Für eine gGmbH gelten vollinhaltlich die Vorschriften des Gesetzes betreffend die Gesellschaften mit beschränkter Haftung (GmbH-Gesetz). Der Unterschied besteht in der Steuerbegünstigung aufgrund der Gemeinnützigkeit der GmbH nach AO.

1.2 Steuerbegünstigung

Wie aus den Beispielen gemeinnütziger Körperschaften im **Kapitel V.1.1** deutlich wurde, nehmen diese zum Teil Aufgaben wahr, sei es der Betrieb von Krankenhäusern, Forschungsförderung etc., die der Staat übernehmen müsste, wenn sich kein anderer Anbieter finden würde. Dafür werden sie vom Staat »belohnt« und zwar durch eine im Vergleich zu anderen Betrieben bevorzugte Besteuerung.

Sind Körperschaften von den Finanzbehörden als steuerbegünstigt anerkannt, können sie folgende Rechte in Anspruch nehmen:

1 Zweckbetriebe

- Steuerfreiheit von der Körperschaft- und Gewerbesteuer
- Befreiung von der Schenkung- und Erbschaftsteuer
- Erlaubnis, Zuwendungsbestätigungen (Spendenbescheinigungen) auszustellen.

Die **Finanzämter** prüfen in der Regel alle drei Jahre, ob die Betriebe die Voraussetzungen eines Zweckbetriebes erfüllen. Die Befreiung von der Umsatzsteuer ist für Zweckbetriebe nicht zwingend; jedoch spielt dies für Gesundheitsbetriebe keine Rolle, da Dienstleistungen im Gesundheitswesen nicht der Umsatzsteuer unterliegen.

Ein steuerbegünstigter Zweckbetrieb **muss eine Satzung haben**, in der er sich auf **gemeinnützige** oder **mildtätige** Zwecke verpflichtet. »*Eine Körperschaft verfolgt gemeinnützige Zwecke, wenn ihre Tätigkeit darauf gerichtet ist, die Allgemeinheit auf materiellem, geistigem oder sittlichem Gebiet selbstlos zu fördern*« (§ 52 AO). Das Gesetz nennt einige Tätigkeiten, die diesem Ziel im Besonderen dienen, darunter die Förderung der Altenhilfe, des Gesundheitswesens, des Wohlfahrtswesens. Mildtätige Zwecke verfolgt eine Körperschaft, wenn sie Menschen **selbstlos** unterstützt, die aufgrund ihres »*körperlichen, geistigen oder seelischen Zustands auf die Hilfe anderer angewiesen sind*« (§ 53 AO) oder die bedürftig sind.

> **Beispiel:**
>
> Das Altenpflegeheim Am Stadtbach gGmbH hat sich in seiner Satzung verpflichtet, »… ausschließlich und unmittelbar alte pflegebedürftige Menschen mildtätig zu unterstützen …«.

Entscheidend ist der Begriff der **Selbstlosigkeit**; darin kommt das gemeinwirtschaftliche Prinzip zum Tragen: Ein Zweckbetrieb verfolgt eben nicht das Ziel der Gewinnmaximierung, sondern dient altruistisch (aus dem Franz.: altruisme = Selbstlosigkeit) der Allgemeinheit. In der Abgabenordnung (§ 55) wird genau vorgeschrieben, welche Verhaltensweisen eines Betriebes das Attribut selbstlos rechtfertigen. Die Mittel der Körperschaft dürfen **nur für satzungsgemäße Zwecke**, also für gemeinnützige oder mildtätige Zwecke, verwendet werden. Mitglieder oder Gesellschafter dürfen **keine Gewinnanteile** oder sonstige Zuwendungen aus Mitteln der Körperschaft erhalten. Nach dieser Vorschrift ist es der Körperschaft nicht verboten, Gewinne zu erzielen; sofern ein Überschuss erzielt wird, muss er für den in der Satzung genannten Zweck – also z. B. die Förderung pflegebedürftiger Menschen – verwendet werden.

> **Beispiel:**
>
> Das Altenpflegeheim Am Stadtbach gGmbH erwirtschaftet einen Gewinn von 45.000 € und renoviert davon im folgenden Jahr den Aufenthalts- und Fernsehraum für die Bewohner.

Mitglieder oder Gesellschafter der Körperschaft dürfen bei ihrem Ausscheiden **nicht mehr als die eingezahlten Kapitalanteile** und den Wert ihrer geleisteten Sacheinlagen zurückerhalten.

> **Beispiel:**
>
> Frau Z. ist Gesellschafterin des Altenpflegeheims Am Stadtbach gGmbH, ihre Einlage beträgt 30.000 €. Bei ihrem Ausscheiden erhält sie 30.000 € zurück.

Die Körperschaft darf keine Person durch Ausgaben, die dem Zweck der Körperschaft fremd sind, oder durch **unverhältnismäßig hohe Vergütungen** begünstigen.

> **Beispiel für ein Vorgehen, das mit der Steuerbegünstigung nicht vereinbar ist:**
>
> Herr E. ist Gesellschafter des Altenpflegeheims Am Stadtbach gGmbH. Seine Frau, eine Designerin, erhält vom Pflegeheim den Auftrag, für 100.000 € ein neues Logo für die gGmbH zu entwerfen.

Bei Auflösung oder Aufhebung der Körperschaft oder dem Wegfall des Zwecks darf das Vermögen der Körperschaft, das die eingezahlten Kapitalanteile der Mitglieder und deren geleistete Sacheinlagen übersteigt, nur für steuerbegünstigte Zwecke verwendet werden. Diese Voraussetzung ist auch erfüllt, wenn das Vermögen einer anderen steuerbegünstigten Körperschaft oder einer Körperschaft des öffentlichen Rechts für steuerbegünstigte Zwecke übertragen wird. Dies ist **der Grundsatz der Vermögensbindung:** Vermögen, das bisher für gemeinnützige oder mildtätige Zwecke eingesetzt wurde, darf auch in Zukunft nur für steuerbegünstigte Zwecke, die aber anderer Art sein dürfen als die vorherigen, verwendet werden.

> **Beispiel:**
>
> Das Altenpflegeheim Am Stadtbach gGmbH wird aufgelöst. Jeder Gesellschafter erhält die eingezahlten Kapitalanteile zurück. Das verbleibende Vermögen wird einem gemeinnützigen Verein übertragen, der eine Behinderteneinrichtung betreibt.

Die Mittel der Körperschaft sind **zeitnah** für ihre steuerbegünstigten Zwecke zu verwenden. Die Vorschrift ist erfüllt, wenn die Mittel spätestens im Folgejahr des Mittelzuflusses für Satzungszwecke ausgegeben werden. Allerdings darf ein Zweckbetrieb Rücklagen bilden, wenn dies der Sicherstellung der satzungsmäßigen Zwecke in der Zukunft dient (§ 62 AO). Dies können Rücklagen für betriebsnotwendige Ersatzinvestitionen sein oder sogenannte Betriebsmittelrücklagen, für regelmäßig wiederkehrende Ausgaben (z. B. Löhne und Gehälter) für eine angemessene Zeitperiode. Gewinne dürfen zu 10 % einer freien Rücklage zugeführt werden, ohne dass dadurch die Steuerbegünstigung gefährdet wird.

> **Beispiel:**
>
> Das Altenpflegeheim Am Stadtbach gGmbH hat (vgl. oben) einen Gewinn von 45.000 € erzielt. Dieser wird zu 10 %, also 4500 €, der freien Rücklage zugeführt, um später in zusätzliche Pflegebetten für die Station Pflegegrad 4 investiert zu werden. Die verbleibenden 40.500 € werden zeitnah für die Renovierung des Aufenthalts- und Fernsehraumes eingesetzt.

§ 56 der AO schreibt weiterhin vor, dass eine steuerbegünstigte Körperschaft **nur** ihre satzungsmäßigen Zwecke verfolgen darf (**Gebot der Ausschließlichkeit**). Strebt sie weitere steuerbegünstigte Unternehmensziele an, muss sie ihre Satzung ändern.

> **Beispiel:**
>
> Das Altenpflegeheim Am Stadtbach gGmbH möchte, um behinderten Menschen die Teilhabe am Leben in der Gemeinschaft zu ermöglichen, Räume als Begegnungsstätte für behinderte und nicht-behinderte Menschen nutzen. In die Satzung wird der Zusatz eingefügt, dass die gGmbH darüber hinaus die Begegnung von Menschen mit und ohne Behinderung fördert.

Das **Gebot der Unmittelbarkeit** fordert, dass die Körperschaft selbst Leistungen unmittelbar für die Begünstigten erbringt. Die Vorschrift stellt sicher, dass der Zweckbetrieb diejenigen Leistungen, auf die er sich in der Satzung verpflichtet, nicht durch Dritte erbringen lässt, z. B. durch Outsourcing. Die Abgabenordnung nennt Betätigungen, die der Steuerbegünstigung nicht entgegenstehen (§ 58 AO). Die wichtigsten sind **die Möglichkeit, zu erben sowie zu Spenden aufzurufen.**

> **Beispiele**
>
> Das Pflegeheim »Am Stadtbach« ruft die Bevölkerung zu Spenden auf, um die Station für schwerstpflegebedürftige Bewohner zu renovieren. Die Spender erhalten Bescheinigungen für das Finanzamt.
>
> Das Altenpflegeheim Am Stadtbach gGmbH erbt von einem verstorbenen Förderer 1 Mio. €. Von der Erbschaftsteuer ist die gGmbH befreit. Sie investiert die Erbschaft in den Ausbau der Pflegestation.

Die Abgabenordnung nennt einige Einrichtungen, die unter bestimmten Voraussetzungen quasi automatisch Zweckbetriebe sind. **Einrichtungen der Wohlfahrtpflege** und **Alten- sowie Altenpflegeheime** sind Zweckbetriebe, wenn sie in erster Linie Menschen dienen, die aufgrund ihres körperlichen, geistigen oder seelischen Zustandes auf Hilfe angewiesen sind oder die bedürftig sind (§ 53 AO).

Einrichtungen zur Teilhabe Behinderter am Arbeitsleben sind Zweckbetriebe, also Werkstätten für Behinderte, Inklusionsbetriebe, **Einrichtungen der Blindenfürsorge** und der **Fürsorge für körperbehinderte Menschen** (§ 68 AO). Krankenhäuser können nur dann Zweckbetriebe sein, wenn mindestens 40 % der jährlichen Pflegetage auf Patienten entfallen, bei denen **nur Entgelte für allgemeine Krankenhausleistungen** – also **keine** Wahlleistungen – berechnet werden. Mit dieser Vorschrift wird sichergestellt, dass der soziale Zweck im Vordergrund steht.

Allerdings können Einrichtungen im Gesundheitswesen auf Steuerbegünstigung verzichten. Sie tun dies dann, wenn das Unternehmensziel gemäß dem erwerbswirtschaftlichen Prinzip darin besteht, einen maximalen Gewinn zu erzielen. So ist etwa eine börsennotierte Klinikkette in der Form einer AG nicht gemeinnützig; ihr Ziel ist gerade die Ausschüttung von Gewinnen an die Aktionäre, die sich bei einer Steuerbegünstigung verbieten würde.

2 Tendenzbetriebe

Viele Zweckbetriebe sind zugleich Tendenzbetriebe; als solche werden Unternehmen bezeichnet, die **ideelle, weltanschauliche Vorstellungen** verwirklichen. Für sie gilt das Betriebsverfassungsgesetz (BetrVG) nur eingeschränkt oder gar nicht. In § 118 BetrVG wird der Tendenzbetrieb definiert. Danach handelt es sich um Unternehmen und Betriebe, die

> »unmittelbar und überwiegend
> 1. *politischen, koalitionspolitischen, konfessionellen, karitativen, erzieherischen, wissenschaftlichen oder künstlerischen Bestimmungen oder*
> 2. *Zwecken der Berichterstattung oder Meinungsäußerung, auf die Artikel 5 Abs. 1 Satz 2 des Grundgesetzes (Pressefreiheit, die Verf.) Anwendung findet, dienen …«* (§ 118 Abs. 1 BetrVG).

»Das BetrVG findet keine Anwendung auf Religionsgemeinschaften und ihre karitativen ... Einrichtungen ...« (§ 118 Abs. 2 BetrVG). In einem Altenpflegeheim der Diakonie oder der Caritas wird folglich das BetrVG nicht umgesetzt. Die Beschäftigten haben nicht das Recht, einen Betriebsrat zu wählen. Hier gilt das jeweilige Mitarbeitervertretungsgesetz (MVG), welches die Mitbestimmung durch eine Mitarbeitervertretung regelt.

Für die übrigen Tendenzbetriebe finden die Vorschriften des BetrVG dann keine Anwendung, »*soweit die Eigenart des Unternehmens oder des Betriebs dem entgegensteht*« (§ 118 Abs. 1 BetrVG). Die §§ 106 bis 110 BetrVG sind grundsätzlich nicht anzuwenden, die §§ 111 bis 113 nur zur Milderung wirtschaftlicher Nachteile für die Arbeitnehmer.

Die Eigenart des Unternehmens steht den Rechten nach dem BetrVG dann entgegen, wenn es um einen sogenannten **Tendenzträger** geht, der von einer tendenzbedingten Maßnahme betroffen ist, nicht jedoch dann, wenn eine Entscheidung in einem wertneutralen, von der ideellen Zielsetzung unabhängigen Unternehmensbereich betroffen ist. Tendenzträger sind leitende Mitarbeiter, die den ideellen Betriebszweck mitgestalten.

> **Beispiele:**
>
> Die stellvertretende Leiterin eines Altenpflegeheimes des Roten Kreuzes hat sich wiederholt herabsetzend über die Bewohner des Heimes geäußert und soll deshalb gekündigt werden. Sie fällt unter den Begriff Tendenzträger und ihre Äußerungen laufen dem ideellen Zweck zuwider. In diesem Fall hat der Betriebsrat zwar das Recht gehört zu werden, nicht jedoch das Recht, der Kündigung zu widersprechen (§ 102 BetrVG). Seine Rechte sind folglich im Sinne des Tendenzschutz-Paragrafen (§ 118 BetrVG) eingeschränkt.
> Einer Mitarbeiterin der Küche des Altenpflegeheimes soll gekündigt werden. Diese Mitarbeiterin ist in einem Bereich des Unternehmens beschäftigt, der nichts mit der weltanschaulich-ideellen Zielsetzung des Betriebes zu tun hat. In diesem Fall bleiben die Rechte des Betriebsrates erhalten. Er kann nach § 102 BetrVG der Kündigung widersprechen.

Grundsätzlich **keine** Gültigkeit haben in Tendenzbetrieben die §§ 106 bis 110 BetrVG. Sie räumen dem Betriebsrat in Unternehmen mit mehr als 100 Beschäftigten das Recht ein, einen Wirtschaftsausschuss zu bilden, der vom Unternehmer umfassend über die wirtschaftlichen Angelegenheiten des Betriebs unterrichtet wird.

In Betrieben von Religionsgemeinschaften gelten darüber hinaus weitere arbeitsrechtliche Einschränkungen. Ein Streikrecht besitzen Kirchenmitarbeiter nicht, allerdings wurde dieses Privileg der Religionsgemeinschaften in jüngster Zeit vom Bundesarbeitsgericht abgemildert. Kirchliche Arbeitgeber haben das Recht, bei Lohnverhandlungen die Gewerkschaften von der Mitwirkung auszuschließen. Macht die Kirche jedoch von diesem Recht Gebrauch, so das Bundesarbeitsgericht, dürfen die Beschäftigten streiken.

Kirchen als Arbeitgeber sind von Bestimmungen des **Allgemeinen Gleichbehandlungsgesetzes** (AGG) ausgenommen, sie dürfen ihre Mitarbeiter je nach deren Religionszugehörigkeit unterschiedlich behandeln. Dies gilt allerdings nur für leitende Mitarbeiter (Tendenzträger, s. o.), z. B. die Leiterin eines kirchlichen Pflegeheims. Kirchen können mit Hinweis auf die Konfessionszugehörigkeit Bewerber für leitende Positionen ablehnen. Juristisch ist sehr umstritten, inwieweit Kirchen von ihren Mitarbeitern auch im Privatleben religionskonformes Verhalten verlangen dürfen (vgl. z. B. das Verbot gleichgeschlechtlicher Beziehungen in der katholischen Kirche). Bislang hat die katholische Kirche am konsequentesten den arbeitsrechtlichen Sonderweg beschritten. In jüngster Zeit, im Frühjahr 2015, hat sie jedoch Zugeständnisse gemacht an Mitarbeiter, die in gleichgeschlechtlichen

Beziehungen leben und an geschiedene und wiederverheiratete Mitarbeiter. Diese dürfen nun unter bestimmten Voraussetzungen weiterbeschäftigt werden.

Übungsaufgaben zu Teil V

Aufgabe 1
Welche der nachfolgenden Betriebe sind Tendenzbetriebe? (Vier Nennungen)

1. Zeitungsverlag
2. Arzneimittelhersteller
3. Krankenhaus des Roten Kreuzes
4. Behindertenwohnheime der Caritas
5. Theodor Heuss Stiftung der FDP
6. Arzneimittel-Großhandlung

Aufgabe 2
Frau B. möchte eine gemeinnützige GmbH, die »Sonnenschein gGmbH« gründen, deren Zweck die häusliche Betreuung und Teilhabe behinderter Menschen am Leben in der Gemeinschaft ist. Sie entwirft eine Satzung. Bitte kreuzen Sie an, was **nicht** in der Satzung stehen darf.

1. Die Sonnenschein gGmbH hilft behinderten Menschen bei der Verrichtung ihrer täglichen Arbeiten im Haushalt.
2. Diese häusliche Betreuung wird im Auftrag der Sonnenschein gGmbH von der Firma Heinzelmann OHG ausgeführt.
3. Die Sonnenschein gGmbH verpflichtet sich, behinderten Menschen die Teilnahme am Leben in der Gemeinschaft zu ermöglichen.
4. Aus den Mitteln der Körperschaft werden Gemeinschaftsräume errichtet, in denen behinderte und nicht-behinderte Kinder miteinander spielen können.
5. Die Sonnenschein gGmbH betreibt aus den Mitteln der Körperschaft ein Taxiunternehmen, das gelegentlich auch dem Transport von Behinderten dienen soll.
6. Die Gesellschafter der Sonnenschein gGmbH erhalten nach ihrem Ausscheiden aus der Körperschaft ihre Einlagen zuzüglich eines angemessenen Zuschlags zurück.

Aufgabe 3
Das Pflegeheim Am Stadtpark hat die Rechtsform einer gemeinnützigen GmbH. Welche steuerlichen Konsequenzen ergeben sich

a) aus der Eigenschaft Pflegeeinrichtung?
b) aus der Gemeinnützigkeit?

Aufgabe 4
Das Plankrankenhaus A ist eine gGmbH und ein Tendenzbetrieb, da es von einem kirchlichen Träger betrieben wird. Welche Aussage trifft auf das Krankenhaus **nicht** zu?

1. Das Betriebsverfassungsgesetz gilt für Krankenhaus A grundsätzlich nicht.
2. Das Stammkapital beträgt mindestens 25.000 €.
3. Das Krankenhaus investiert den Mehrerlös des vergangenen Jahres in den Ausbau der Notaufnahme.
4. Aufgrund gesetzlicher Bestimmungen dürfen im Krankenhaus A konfessionslose Mitarbeiter nicht beschäftigt werden.
5. Als Plankrankenhaus erhält Krankenhaus A vom Bundesland einen jährlichen Pauschalbetrag zur Wiederbeschaffung kurzfristiger Anlagegüter.
6. Steuervergünstigung setzt eine Satzung für das Krankenhaus voraus.

Aufgabe 5
Die gemeinnützige Rehabilitationsklinik Bad Neustadt möchte verstärkt auf den Export von Gesundheitsleistungen setzen. Deshalb forciert sie den Absatz von Luxusleistungen an wohlhabende Patienten aus dem Ausland. Worauf muss die Klinik achten, wenn sie die Steuerbegünstigung aufrechterhalten möchte?

Teil VI Dokumentation, Datenschutz und Berichtswesen in Gesundheitsbetrieben

Das Recht der Patienten auf ordnungsgemäße Dokumentation und ihre Einsichtsrechte in die Unterlagen resultieren aus der ärztlichen Berufsordnung (▶ Kap. IV.2.1.3) und aus dem Behandlungsvertrag (▶ Kap. IV.2.2.2). An dieser Stelle werden rechtliche Aspekte erläutert, spezielle Anforderungen an medizinische und pflegerische Dokumentation, die digitale Dokumentation und den Datenschutz aufgezeigt sowie auf das Berichtswesen in betriebswirtschaftlicher Sicht, das Controlling, eingegangen.

1 Ärztliche und pflegerische Dokumentation

1.1 Dokumentationspflicht

In der Klinik dokumentieren Ärzte, Pflegekräfte und nicht-ärztliche Mitarbeiter. Die Deutsche Krankenhausgesellschaft empfiehlt, dass der Krankenhausträger zur Vermeidung von Fehlern und damit eines Organisationsverschuldens eine Dienstanweisung über die Durchführung der Dokumentation erlassen und regelmäßig überprüfen sollte, ob diese ausreichend umgesetzt wird.

Alle Ärzte sind gemäß § 10 Abs. 1 der Berufsordnung für Ärzte (BO) und gemäß § 630f BGB zur Dokumentation der Behandlung verpflichtet. Daneben gibt es zahlreiche rechtliche Vorschriften; z.B. verpflichtet der Vertrag zu ambulanten Operationen zwischen Kassen, Krankenhäusern und Vertragsärzten den Operator, seine Entscheidung für eine ambulante Operation zu dokumentieren. EBM und GOÄ enthalten Leistungspositionen, für die eine Dokumentation explizit als Bestandteil der Leistung obligatorisch ist.

Spezielle Dokumentationspflichten ergeben sich aus weiteren Gesetzen und Verordnungen, z.B. der Röntgenverordnung oder dem Transplantationsgesetz.

Pflegeeinrichtungen sind sowohl nach SGB XI als auch nach den Heimgesetzen der jeweiligen Bundesländer zur Dokumentation verpflichtet.

In besonderen Fällen, in denen die Datenerfassung nicht unmittelbar mit der Behandlung oder einer vertraglichen Beziehung zusammenhängt, ist eine **Einverständniserklärung** des Patienten, die jederzeit widerrufen werden kann, erforderlich (z.B. für klinische Studien bei Krebspatienten).

1.2 Begriffsdefinitionen

Die medizinische Dokumentation beinhaltet das manuelle oder elektronische Erfassen/Sammeln (= Primärdokumentation), das formale und inhaltliche Erschließen (= Sekundärdokumentation), das Speichern, das Ordnen, das Aufbewahren und das Wiederfinden der medizinischen Informationen bzw. Daten.

Von Ärzten, Pflegekräften und ggf. Therapeuten erhobene Dokumentation, die sogenannte Primärdokumentation, befindet sich in der vollständigen Krankenakte. Die Sekundärdokumentation wird aus Gründen der Weiterverarbeitung (oder der Auswertbarkeit) aus der Primärdokumentation heraus erstellt und ggf. durch spezielle Informationen ergänzt. Hierunter fallen Abrechnungsunterlagen, die Tumordokumentation, die Dokumentation Strukturierter Behandlungsprogramme nach § 137f Abs. 2 Nr. 5 und die **Dokumentation zur einrichtungsübergreifenden Qualitätssicherung nach § 137 Abs. 2 SGB V** (Dokumentationsraten für dokumentationspflichtige Datensätze der Krankenhäuser).

Die **digitale Dokumentation** im Gesundheitswesen umfasst die Nutzung elektronischer Systeme zur Datenerfassung, Speicherung, Verwaltung und Datenübermittlung von personenbezogenen Daten und medizinischen Informationen. **Diese Systeme tragen zur effizienteren Patientenversorgung bei und unterstützen Arztpraxen, Krankenhäuser und andere Gesundheitseinrichtungen im Alltag** (▶ Kap. VI.1.5).

1.3 Zwecke der medizinischen Dokumentation, Aufbewahrungspflichten

Damit die ärztliche und pflegerische Dokumentation den in der Abbildung 38 dargestellten vorrangigen Zwecken dient, muss sie ausführlich, sorgfältig, vollständig und zeitnah erfolgen (▶ Abb. 38).

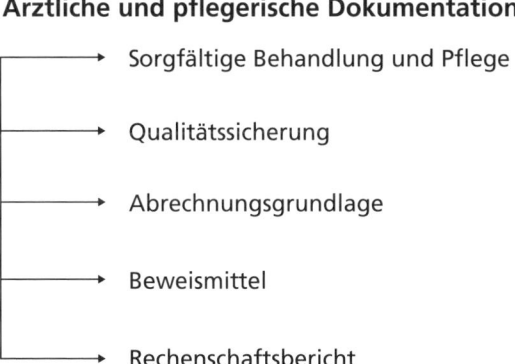

Abb. 38: Zwecke der Dokumentation

Die medizinische Dokumentation ist **Voraussetzung für eine kontinuierliche Versorgung des Patienten**. Der Arzt muss nach einer Unterbrechung der Behandlung als Gedächtnisstütze auf seine Aufzeichnungen zurückgreifen können, wenn der Patient wieder zu ihm kommt. Wird die Behandlung von einem anderen Therapeuten, z. B. bei Praxisübernahme, fortgeführt, so kann dieser – allerdings nur, wenn der Patient zustimmt – Einsicht in die Dokumentation nehmen.

Niedergelassene Ärzte und Krankenhäuser legen für jeden Patienten eine Patientenkarte oder Patientenakte an. Heute geschieht dies in den meisten Fällen auf **elektronischem** Wege.

Beispiel:

Zur Verbesserung des Behandlungsablaufs und der Qualität der Versorgung sollen zukünftig Strukturierte Behandlungsprozesse (DMP) durch **digitalisierte** Versorgungsprozesse wie

- die elektronische Patientenakte,
- den elektronischen Medikamentenplan,
- das sichere Übermittlungsverfahren nach § 311 Abs. 6 SGB V,
- ambulante telemedizinische Leistungen, z. B. die Videosprechstunde, und
- digitale Gesundheitsanwendungen, z. B. verordnete Gesundheits-App für Diabetiker,

ergänzt werden (§ 137f Abs. 9 SGB V). Das sichere Übermittlungsverfahren gehört zu den Aufgaben der Nationalen Agentur für Digitale Medizin (gematik) nach § 311 Abs. 6 SGB V. Die digitalisierten Prozesse sollen zunächst Patienten mit Diabetes Typ I und II angeboten werden. Die Teilnahme ist für die Versicherten **freiwillig**.

Dem Arzt obliegt die Sicherung der Daten und deren Schutz (▶ Kap. VI.1.6); sie dürfen Außenstehenden nicht zugänglich sein. Die Patientenakte enthält die **Personalien** (Name, Geburtsdatum, Anschrift) des Patienten, um ihn jederzeit einwandfrei identifizieren zu können. Der Arzt legt in seiner Aufzeichnung die **Anamnese** (aus dem Griech.: anamnesis = Erinnerung), die krankheitsbezogene Vorgeschichte nach den Angaben des Patienten, nieder. Jeder Arztkontakt ist mit dem **Datum** zu versehen, bei manchen Prozeduren, z. B. Operationen, wird auch die Uhrzeit angegeben. Kernbestandteile der Dokumentation sind **Diagnostik und Therapie**. Im Krankenhaus sind die Prozeduren als Verlaufsblatt anzulegen, aus dem die einzelnen Verfahrensschritte, z. B. Medikamentengaben, in zeitlicher Abfolge ersichtlich sind. Bestandteil der Patientenakte sind Diagnosebefunde, z. B. Laborwerte, EKG-Auswertung etc. Besonders wichtig ist die Dokumentation der Aufklärung und von Anordnungen.

Die Behandelnden sind verpflichtet, die »*Dokumentation in unmittelbarem zeitlichen Zusammenhang mit der Behandlung*« zu führen, und es ist ihnen nur dann erlaubt Berichtigungen und Änderungen vorzunehmen, wenn der ursprüngliche Inhalt erkennbar bleibt (§ 630 f Abs. 1 BGB).

Nicht zwingend notwendig ist es, dass der Arzt selbst dokumentiert. Er kann dies delegieren, z. B. an eine/n medizinische/n Fachangestellte/n, eine Pflegefachkraft oder eine Schreibkraft. Die Verantwortung für die Dokumentation liegt beim Arzt.

Die **Pflegedokumentation** ist neben der ärztlichen Dokumentation ein wichtiger Teil der medizinischen Dokumentation. Pflegekräfte sind verpflichtet, den körperlichen und seelischen Zustand des Patienten und die diesen beeinflussende Umstände zu beobachten und diese Beobachtungen an die an Diagnose, Therapie und Pflege Beteiligten weiterzugeben (§ 4 und § 5 Pflegeberufegesetz PflBG – am 01.01.2020 in Kraft getreten). Sie sind weiterhin verpflichtet, administrative Aufgaben im Zusammenhang mit der Pflege zu übernehmen. Aus beidem leitet sich eine **Dokumentationspflicht für das Pflegepersonal** ab. Verantwortlich dafür ist die leitende Pflegekraft. Jede Pflegekraft hat die von ihr selbst durchgeführten Pflegemaßnahmen zu dokumentieren. Die Aufzeichnungen müssen Leistungen der Grundpflege, wie z. B. Bettenmachen, nicht enthalten. Dokumentiert werden Maßnahmen der medizinischen Behandlungspflege (Verabreichung von Medikamenten, Verbände, Injektionen etc.) und krankheitsrelevante Beobachtungen, wie sie im Pflegeberufegesetz beschrieben werden.

Für die Pflegedokumentation in der stationären **Altenpflege** wurde vom Bundesministerium für Familie, Senioren, Frauen und Jugend das Handbuch »Pflegedokumentation stationär – das Handbuch für die Pflegeleitung« herausgegeben. Es bietet eine sehr gute und klare Orientierungshilfe darüber, was, in welcher Form und für wen zu dokumentieren ist, zudem werden spezifische Anleitungen gegeben für typische und alltägliche Pflegesituationen, z. B. in den Berichten Flüssigkeitsdefizit, Wunddokumentation oder Sturz.

Die medizinische Dokumentation im Krankenhaus hat sowohl durch die **gesetzlichen Qualitätssicherungsmaßnahmen** als auch für die **Abrechnung stationärer Fälle** mittels DRG einen hohen Stellenwert. So sind seit 01.01.2001 alle nach § 108 SGB V zugelassenen Krankenhäuser gesetzlich verpflichtet (§§ 135a, 136, 136a, 136b und 137a SGB V), an der **externen vergleichenden Qualitätssicherung** teilzunehmen. In bestimmten Leistungsbereichen sind Informationen zur Qualitätsmessung und zum Qualitätsvergleich in Medizin und Pflege zu dokumentieren und anonymisiert an Auswertestellen zu übermitteln (▶ Kap. VII).

> **Beispiel:**
>
> Im Leistungsbereich Hüftgelenksersatz wird anhand zuvor festgelegter Qualitätsmerkmale bzw. Qualitätsindikatoren (z. B. Entzündung des OP-Bereiches nach der Operation) die Behandlung aller Patienten dokumentiert. Diese Daten werden an eine zentrale externe Stelle, das Institut für Qualitätssicherung und Transparenz im Gesundheitswesen (IQTIG) übermittelt und ausgewertet (▶ Kap. VII.2.1.2).

Krankenhäuser veröffentlichen in ihrem Qualitätsbericht z. B. ihre Dokumentationsraten (= Qualitätsindikator) (▶ Tab. 31).

Tab. 31: Ermittelte Dokumentationsraten

Leistungsbereich	Fallzahl	Dokumentationsrate (%)
Dekubitusprophylaxe	2649	98,5
Herztransplantation	31	100
Hüftgelenksersatz	655	94

Als Nachweis für das Erbringen einer Leistung ist die Dokumentation **Grundlage für die Vergütung**. Dies gilt für alle Leistungserbringer, hat jedoch im Krankenhaus eine besondere Bedeutung. Da Leistungsansprüche generell nur dann geltend gemacht werden können, wenn eine stationäre Aufnahme notwendig ist, d. h., eine ambulante oder teilstationäre Behandlung nicht ausreicht, müssen Kliniken zunehmend mit **Abrechnungsprüfungen durch den MD** rechnen. Auf der Basis einer nachvollziehbaren und gut strukturierten Dokumentation der Behandlung über deren gesamten Verlauf kann vonseiten der Klinik der **Nachweis für die Notwendigkeit der Krankenhausbehandlung** erbracht werden. Eine korrekte Dokumentation, d. h., eine schlüssige Übereinstimmung der medizinischen Dokumentation mit der DRG-Dokumentation trägt entscheidend dazu bei, Auseinandersetzungen mit den Kostenträgern bzw. Entgeltkürzungen nach MD-Prüfverfahren zu vermeiden (▶ Kap. IV.3.11).

Aufzeichnungen können schließlich auch als **Beweismittel** eine Rolle spielen, wenn es zu gerichtlichen Auseinandersetzungen zwischen Patienten und Ärzten bzw. Pflegepersonen kommt. In Arzthaftungsprozessen, in Fällen also, in denen dem Arzt ein **Behandlungsfehler** nachgewiesen werden soll, wird von Gerichten bei mangelhafter oder fehlender Dokumentation meist im Sinne des Patienten entschieden. Eine nicht dokumentierte Leistung gilt in der Regel als nicht erbrachte Leistung. Dokumentationsmängel können im Zivilprozess zu Beweiserleichterungen bis hin zu einer **Beweislastumkehr** führen (▶ Kap. IV.2.2).

Jederzeit gerichtlich überprüfbar, und also einer strengen Dokumentationspflicht unterworfen, müssen Maßnahmen sein, die **Grundrechte von Patienten berühren**, wie freiheitsentziehende Maßnahmen (z. B. Fixierung im Bett). Wichtig ist ferner die Dokumentation von **Patientenentscheidungen** wie Behandlungsabbruch oder Beurlaubung auf eigene Gefahr.

Ein weiterer Zweck der Dokumentation ist auch das **Recht der Patienten**, darüber informiert zu werden, welche Prozeduren mit welchem Ergebnis an ihnen vorgenommen wurden. Patienten haben das Recht, ihre Behandlungsunterlagen einzusehen (§ 630 g Abs. 1 BGB) und sich Kopien gegen Entgelt oder elektronische Abschriften anfertigen zu lassen (§ 630 g Abs. 2 BGB).

Die **Pflicht zur Aufbewahrung** liegt beim Vertragspartner des Patienten. Im Krankenhaus ist dies der Träger des Krankenhauses. Nimmt die Dokumentation der Belegarzt vor, dann bleibt die Akte trotzdem im Besitz des Krankenhauses. Die Klinik ist für die Archivierung verantwortlich. Beauftragt die Klinik ein Archivierungsunternehmen, so bleibt die Gesamtverantwortung über den Verbleib der Akte bei der Klinik.

Der Nutzen der Dokumentation liegt insbesondere darin, zum gegebenen Anlass und zum gegebenen Zeitpunkt jederzeit darauf zurückgreifen zu können. Die Information oder das Wissen darf jedoch nur **berechtigten Personen** zur Verfügung gestellt werden. Damit diese Zweckbestimmungen eingehalten werden, müssen die Schweigepflicht und der Datenschutz sowie die Datensicherung gewährleistet werden, vor allem bei der Archivierung (▶ Kap. VI.1.6). Im Krankenhausbetrieb muss der Träger dafür sorgen, dass sämtliche Vorschriften eingehalten werden bis hin zur vorschriftsgemäßen Entsorgung.

Nach den gesetzlichen Bestimmungen gelten unterschiedliche Aufbewahrungsfristen. Fristen für die wichtigsten Unterlagen sind in der folgenden Tabelle verzeichnet (▶ Tab. 32).

Tab. 32: Aufbewahrungsfristen

Art des Dokumentes	Aufbewahrungsfrist
Ärztliche Aufzeichnungen, Befunde wie EKG-Aufzeichnungen, Ergebnisse von Früherkennungsuntersuchungen, Disease-Management-Programme (Unterlagen), Arztbriefe	Mind. 10 Jahre nach Abschluss der Behandlung
Röntgenbilder, Aufzeichnungen von Röntgenuntersuchungen	10 Jahre
Röntgenbilder, Aufzeichnungen von Röntgenuntersuchungen von Kindern, Jugendlichen	Bis zur Vollendung des 28. Lebensjahres
Aufzeichnungen über Röntgenbehandlung und Strahlenbehandlung	30 Jahre
Aufzeichnungen zu Medizinprodukten	5 Jahre
Arbeitsunfähigkeitsbescheinigungen, (Durchschriften)	1 Jahr
Überweisungsscheine	1 Jahr
Pflegedokumente	5 Jahre
Betäubungsmittel-Dokumente	3 Jahre
Berufsgenossenschaftliche Verletzungsverfahren	15 Jahre

Aufgrund der Tatsache, dass zivilrechtliche Ansprüche (vertragliche und deliktische) von Patienten gegen ihren Arzt oder das Krankenhaus nach dem Bürgerlichen Gesetzbuch erst **nach 30 Jahren verjähren**, werden die Krankenunterlagen in Kliniken entsprechend der Empfehlung der Deutschen Krankenhausgesellschaft (DKG e.V.) 30 Jahre lang aufbewahrt. Die Kassenärztliche Bundesvereinigung empfiehlt, die Dokumentation so lange aufzubewahren, bis eindeutig feststeht, dass aus der ärztlichen Behandlung keine Schadensersatzansprüche mehr erwachsen können. Dies gilt auch für Bewohnerakten.

1.4 Dokumentation mit ICD, OPS

Die Klassifikationen **ICD-10** (International Classification of Diseases, Internationale statistische Klassifikation der Krankheiten und verwandter Gesundheitsprobleme) und **OPS** (**O**perationen- und **P**rozeduren-**S**chlüssel) dienen der **einheitlichen Verschlüsselung** von Diagnosen, Operationen und Prozeduren. Ihre Anwendung im ambulanten und stationären Bereich ist im Sozialgesetzbuch V gesetzlich verankert. Die ICD-10 ist die international verwendete Klassifikation von Krankheiten in ihrer 10. Version. Die Klassifikation ICD-10 enthält 22 Kapitel, die nach Indikationen gegliedert sind und mit römischen Ziffern durchnummeriert werden. Kapitel I trägt die Überschrift »*Bestimmte infektiöse und parasitäre Krankheiten*«. Innerhalb der Gruppen wird nach einzelnen Diagnosen anhand von Großbuchstaben und arabischen Ziffern weiter differenziert, z. B.

Kapitel I   Bestimmte infektiöse und parasitäre Krankheiten A00 – B99
Kapitel XI Krankheiten der Verdauungsorgane K00 – K93

Eine akute Blinddarmentzündung (Appendizitis) gehört zu den Krankheiten der Verdauungsorgane und wird folglich im Kapitel XI verschlüsselt mit **K35.8**.
In Deutschland gibt es für die ICD-10 zwei wesentliche Einsatzbereiche:

- Zur Verschlüsselung von Diagnosen in der ambulanten und stationären Versorgung ist die jeweilige **ICD-10-GM-Version** (2025, 2026 usw.) anzuwenden.
- Für die Verschlüsselung von Todesursachen gilt die ICD-10 WHO Version 2019.

Die ICD-10-WHO ist die Grundlage der amtlichen **Todesursachenstatistik**. Für diesen Zweck wird die ICD-10-WHO, die deutschsprachige WHO-Ausgabe der ICD-10, verwendet. Dabei handelt es sich um eine 1:1-Übertragung der englischsprachigen WHO-Originalausgabe. Zweck der Standardisierung ist die internationale Vergleichbarkeit von Todesursachenstatistiken.

Die **ICD-10-GM** (der Zusatz GM bedeutet **G**erman **M**odification) ist auf die Erfordernisse der **Datenübermittlung** und Kodifizierung **nach dem SGB V** zugeschnitten und trägt damit deutschen Besonderheiten (vor allem der DRG-Zuordnung) Rechnung.

Nach langjähriger internationaler Entwicklungsarbeit wurde die **ICD-11** von der WHO 2019 verabschiedet und trat schließlich am 01.01.2022 in Kraft. Seitdem können Mitgliedsstaaten der WHO ihre **Mortalitätsdaten** – ICD-11-kodiert – an die Weltgesundheitsorganisation übermitteln.

Die ICD-11 enthält mehr Kapitel, teils durch Teilung, teils neue Kapitel. Die Klassifikation wurde digital erstellt; das Kodieren soll leichter und zuverlässiger werden.

1 Ärztliche und pflegerische Dokumentation

Zur **Morbiditätskodierung** (sprich: Diagnosenkodierung) muss die ICD-11 noch an die nationalen Anforderungen angepasst werden. Dies wird noch einige Jahre in Anspruch nehmen.

Derzeit gilt sowohl für die **Mortalitätskodierung als auch für die Morbiditätskodierung**, dass bis zur Einführung der ICD-11 im jeweiligen Anwendungsbereich, die ICD-10 weiterhin die **gültige amtliche Klassifikation** für Deutschland bleibt, ICD-10-WHO für Mortalität und **ICD-10-GM** für Morbidität.

Für die interessierte Öffentlichkeit stellt das Bundesinstitut für Arzneimittel und Medizinprodukte (BfArM) eine Entwurfsfassung der ICD-11 auf der Webseite zur Ansicht zur Verfügung. Der **OPS** ordnet jeder Operation bzw. Prozedur eine Ziffer zu. Würde ein Patient mit der Diagnose K35.8 operiert, so wäre die Blinddarmoperation mit 5–470.0 (**Appendektomie**, offen chirurgisch) zu verschlüsseln.

Besondere Bedeutung hatten im **G-DRG**-System (German Diagnosis Related Groups) neben pflegerelevanten Nebendiagnosen OPS-Kodes für die **hochaufwändige Pflege** von Erwachsenen, Jugendlichen und Kindern auf der Basis der Pflegekomplexmaßnahmen-Scores (PKMS; engl. Score = Auswertung) auf Normalstationen.

Seit 2020 fällt die bis dahin geforderte aufwendige Leistungsdokumentation für hochaufwendige Pflege auf Normalstationen weg. Grund dafür ist die Einführung von krankenhausindividuellen **Pflegeentgeltwerten.** Die Gesamtvergütung eines Krankenhausfalles setzt sich nun im **aG-DRG-System** (a steht für »Pflege am Bett« ausgegliedert) aus dem DRG-Erlös und dem ausgegliederten Pflegeerlös zusammen (▶ Kap. IV.3.7.2).

> **Beispiel:**
>
> Mitarbeiter/innen in der Krankenhausverwaltung erstellen nach Entlassung von Frau M. die Abrechnung: Nach Eingabe der Haupt- und Nebendiagnosen-Kodes, des Prozeduren-Kodes, dem Alter, der Verweildauer, dem Aufnahmegrund und der Entlassungsart generiert der Grouper die entsprechende DRG. Der DRG von Frau M. ist im Fallpauschalenkatalog eine Bewertungsrelation zugeordnet; Zusätzlich erhält die Klinik pro Pflegetag ein Pflegeentgelt. Frau M. lag 5 Tage im Krankenhaus, folglich erhält die Klinik für 5 Tage Pflege-Entgelt. Die Höhe des täglichen Pflegeentgelts richtet sich nach dem Aufwand und ist im Fallpauschalenkatalog – der DRG zugeordnet – als Pflegebewertungsrelation in der letzten Spalte angegeben.

Beide Klassifikationen, ICD-10 GM und OPS, werden seit 2020 vom Bundesinstitut für Arzneimittel Medizinprodukte (BfArM) herausgegeben. Bis 2020 war das Deutsche Institut für Medizinische Dokumentation und Information (DIMDI) zuständig.

Die Pflicht zum Kodieren der **Behandlungsdiagnosen (nicht** Prozedurenverschlüsselung) gilt auch für Vertragsärzte, Vertragszahnärzte und Psychotherapeuten. Als Kodierhilfen stellt die Kassenärztliche Vereinigung den niedergelassenen Ärzten sog. Wegweiser-ICD 10 und Checklisten-ICD 10 zur Verfügung.

1.5 Digitalisierung im Gesundheitswesen, elektronische Gesundheitskarte und Telematikinfrastruktur

Im Krankenhaus wie auch in der niedergelassenen Praxis wird überwiegend elektronisch dokumentiert. Zur Anwendung der digitalen Dokumentation kommt in Kliniken das KIS (Krankenhausinformationssystem = Gesamtheit aller informationsverarbeitenden Einheiten, z. B. Fachabteilung, Verwaltung, Patientenaufnahme) zum Einsatz, in der Praxis dienen PVS (Praxisverwaltungssysteme) Dokumentationszwecken und der Organisation von Praxisaufgaben. KIS spielten eine wesentliche Rolle beim Aufbau einer **Gesundheitstelematik**, der Vernetzung von Einrichtungen im Gesundheitswesen.

Die **Telematikinfrastruktur (TI)** – ein vom Internet getrenntes Netz – soll die IT-Systeme der Leistungserbringer im Gesundheitswesen verbinden und einen systemübergreifenden Austausch von **administrativen und medizinischen Informationen** ermöglichen. Die TI ist die digitale Datenverarbeitung.

Das am 19. Dezember 2019 in Kraft getretene DVG (**Digitale Versorgungsgesetz**) forderte die Erweiterung der TI, sie verlangte den **Anschluss** der Ärzte, Apotheken und Krankenhäuser an die Telematikinfrastruktur.

Arztpraxen erhalten seit 1. Juli 2023 monatlich eine sog. TI-Pauschale von ihren zuständigen Kassenärztlichen Vereinigungen, um die Installation und den Betrieb der Telematikinfrastruktur zu finanzieren. Die jeweils gültigen Regelungen und die Höhe der Pauschale wurden durch das Bundesministerium für Gesundheit festgelegt. Den Arztpraxen werden quasi die Anschluss- wie auch die Betriebskosten erstattet. Telematikzuschläge für **Krankenhäuser** wurden in »Vereinbarungen zur Finanzierung der Ausstattungs- und Betriebskosten im Rahmen der Einführung und des Betriebs der TI gemäß § 377 Abs. 3 SGB V« zwischen der Deutschen Krankenhausgesellschaft (DKG) und dem GKV-Spitzenverband verhandelt.

Auch Hebammen, Physiotherapeuten, Pflege- und Rehabilitationseinrichtungen soll die Anbindung an die TI ermöglicht werden. Die Kosten dafür werden von den Kostenträgern (KK, bei Rehakliniken auch DRV-Bund) übernommen, sofern die Einrichtungen die notwendigen Voraussetzungen erfüllen.

Zugang zu diesem geschlossenen Netzwerk bekommt nur der **Versicherte** selbst mit seiner **elektronischen Gesundheitskarte** (eGK) oder wer im Besitz eines **Heilberufsausweises** (HBA) ist. Besitzer des Heilberufsausweises sind die Leistungserbringer, also die Ärzte, Zahnärzte, Psychotherapeuten, Krankenhäuser und Apotheker. Die eGK ist somit die Eintrittskarte bzw. der Zugangsschlüssel in die Telematik. Mit ihrem eingebauten **Mikroprozessorchip** ist die eGK in der Lage, medizinische Informationen zu verschlüsseln und sicher zu transportieren, sodass nur ein berechtigter Empfänger sie lesen kann (▶ Kap. VI.1.6).

Vorteile der eGK liegen darin, dass die gespeicherten Versichertendaten wie Name, Adresse bei Bedarf **online geprüft** und **online aktualisiert** werden können, und dass auf der Karte, wenn der Patient dies wünscht, freiwillig **Daten**, z. B. Notfalldaten, gespeichert werden können.

In Deutschland hat der Gesetzgeber die **Nationale Agentur für Digitale Medizin** (bis 2019 Gesellschaft für Telematikanwendungen der Gesundheitskarte mbH) (**gematik**) mit dem Aufbau (Einführung und Weiterentwicklung) der Telematikinfrastruktur (TI) und der elektronischen Gesundheitskarte – beauftragt. In der **gematik** sind die wichtigsten Institutionen des Gesundheitswesens vertreten: Das Bundesministerium für Gesundheit, der Spitzenverband Bund der Krankenkassen, die Bundesärztekammer, die Bundeszahnärztekammer, die Kassenärztliche Bundesvereinigung und die Kassenzahnärztliche Bundesvereinigung, die Deutsche Krankenhausgesellschaft, der Deutsche Apothekerverband und der Verband der Privaten Krankenversicherung.

Einführung von Telematikanwendungen

Nach erfolgreicher Einführung der eGK und dem Aufbau einer einrichtungsübergreifenden Kommunikationsstruktur – der sog. Telematikinfrastruktur (TI) – unterstützt der GKV-Spitzenverband konsequent die Einführung **nutzenbringender Telematikanwendungen.** Dies dient dem Ziel, die Versorgung der Patientinnen und Patienten qualitativ zu verbessern sowie effizienter und wirtschaftlicher zu gestalten. Der Gesetzgeber fordert von der Gesetzlichen Krankenversicherung, dass die eGK sowohl für **Pflichtanwendungen** wie auch für **freiwillige Anwendungen** geeignet sein muss.

2015 wurde das sog. **E-Health-Gesetz** (Gesetz für sichere digitale Kommunikation und Anwendungen im Gesundheitswesen) verabschiedet. Es beinhaltet den »Fahrplan für den Aufbau der sicheren Telematikinfrastruktur und die medizinischen Anwendungen«. Ziel des Gesetzes ist, die Chancen der Digitalisierung für die Patientenversorgung zu nutzen und die sog. »freiwilligen« medizinischen Anwendungen den Patienten baldmöglichst zur Verfügung zu stellen.

Bei den freiwilligen Anwendungen hat jeder Versicherte die **Hoheit über seine Daten**, d.h. er selbst entscheidet, ob seine Notfalldaten, ein von seinem Arzt erstellter Medikationsplan oder gar Behandlungsdaten auf seiner Gesundheitskarte gespeichert werden oder wurden und verfügbar sind.

Freiwillige Anwendungen, die die Telematikinfrastruktur Versicherten und Leistungserbringern bietet, dienen einerseits der Verbesserung der **Wirtschaftlichkeit,** der **Qualität** und der **Transparenz** der **Versorgung**, andererseits stellen sie ein Datenschutzrisiko dar. Dies ist unter anderem ein Grund dafür, dass die Einführung dieser Anwendungen immer wieder stockt.

Der Bundestag hat am 14. Oktober 2020 das Gesetz zum Schutz elektronischer Patientendaten in der Telematikinfrastruktur – **Patientendatenschutzgesetz** (PDSG) beschlossen. Die flächendeckende Einführung und Ausgestaltung der elektronischen Patientenakte wurden damit weiter konkretisiert. Die Digitalisierung sollte erneut angeschoben werden.

Im PDSG wird unter anderem auch die Verantwortlichkeit geregelt, dass sowohl die **Nutzer** (Krankenhaus, niedergelassene Ärzte) wie auch die **Betreiber von Diensten und Komponenten** der Telematikinfrastruktur **Störungen** unverzüglich an die gematik melden müssen. Unterlassen Nutzer oder Betreiber die Meldung oder erfolgt sie nicht ordnungsgemäß und gefährdet damit den Datenschutz und die Datensicherheit, so kann dies mit einem hohen Bußgeld geahndet werden (VI 1.6.4)

Datenschutzrechtliche Defizite im Zusammenhang mit dem Zugriffskonzept der elektronischen Patientenakte (ePA) kritisierte **der Bundesbeauftragte für den Datenschutz und die Informationsfreiheit** (BfDI), Prof. Ulrich Kelber (seit September 2024 ist Prof. Dr. Louisa Specht-Riemenschneider Bundesbeauftragte für den Datenschutz und die Informationsfreiheit (BfDI)). Inzwischen (seit 2022) wurde die Möglichkeit geschaffen, dass der Versicherte entscheiden kann, welcher Arzt auf welche Daten zugreifen kann.

Wegen der schleppend vorangehenden Digitalisierung wurde das Gesetz zur Beschleunigung der Digitalisierung im Gesundheitswesen (Digital-Gesetz – DigiG) verabschiedet. Das DigiG trat am 26. März 2024 in Kraft und verpflichtet sowohl die Leistungserbringer wie auch die Krankenkassen dazu, digitale Angebote bis zu den dort genannten Fristen zur Verfügung zu stellen. Für die Leistungserbringer wurde z. B. die verpflichtende Empfangsbereitschaft von digitalen Arztbriefen festgelegt. Die Krankenkassen werden verpflichtet, ihren Versicherten auf deren Verlangen eine eGK mit kontaktloser Schnittstelle und einer persönlichen Identifikationsnummer (PIN) zur Verfügung zu stellen, soweit dies noch nicht erfolgt ist.

Die nachfolgend aufgeführten Anwendungen dienen der schnelleren Erfassung, Übermittlung und Speicherung von Patientendaten. Die Digitalisierung unterstützt Versicherte und Leistungserbringer, einen umfassenden Überblick über sämtliche Befunde, Diagnosen und Therapien zu behalten. Ziel sind **weniger Fehler** und dadurch eine **bessere Patientenversorgung**.

Verpflichtende und freiwillige Anwendungen:

- **VSDM** – das online-gestützte **Versichertenstammdatenmanagement (Pflicht)**
  Der **Datenabgleich** auf der elektronischen Gesundheitskarte ist bei jedem ersten Arzt-Patienten-Kontakt im Quartal **Pflicht**; es geht um die ständige Aktualisierung der auf der eGK gespeicherten persönlichen Daten und Angaben zur Krankenversicherung von gesetzlich Versicherten.

> **Beispiele:**
>
> - Herr Moser hat seine elektronische Gesundheitskarte verloren und teilt dies seiner Krankenkasse mit; die Karte wird daraufhin gesperrt.
> - Herr Meier hat die KK gewechselt.
> - Frau Müller wurde die Geldbörse mit der eGK entwendet; sie meldet dies ihrer KK.
>
> Beim Einlesen in der Praxis wird die Ungültigkeit der Karten in allen drei Fällen erkannt; die Karten können nicht mehr genutzt werden (vgl. § 291c SGB V).

- **EHIC** – European Health Insurance Card (**Pflicht**)
  Die Berechtigung, in einem Mitgliedstaat der Europäischen Union, einem

1 Ärztliche und pflegerische Dokumentation

Vertragsstaat des Abkommens über den Europäischen Wirtschaftsraum oder in der Schweiz behandelt zu werden.
- **E-Rezept** – das **elektronische Rezept** (**Pflicht**)
  Seit Januar 2024 ist das E-Rezept verbindlich für die Verordnung von Arzneimitteln von gesetzlich Versicherten. Mit der Einlösung der Rezepte per elektronischer Gesundheitskarte (eGK) oder mittels E-Rezept-App oder in seltenen Ausnahmefällen mit einem Ausdruck stehen verschiedene Wege für Versicherte zur Verfügung.
- **eArztbrief** – der **elektronische Arztbrief** (**Pflicht**)
  Mit eArztbriefen ist ein sicherer und schneller Informationsaustausch zwischen den Praxen und anderen Leistungserbringern möglich. Nach dem Digital-Gesetz und nach § 291 Abs. 1c SGB V sind die an der vertragsärztlichen Versorgung teilnehmenden Ärzte und Einrichtungen **verpflichtet**, spätestens **ab dem 30. Juni 2024** die Empfangsbereitschaft für **elektronische Briefe** in der vertragsärztlichen Versorgung nach § 383 SGB V, die die nach § 311 Abs. 6 Satz 1 SGB V festgelegten sicheren Verfahren nutzen, sicherzustellen.
- **KIM** – die sichere elektronische **Kommunikation im Medizinwesen** (**vormals KOM-LE**)
  Mithilfe der Basisfunktion **qualifizierte elektronische Signatur** (**QES**) können Ärzte per Kommunikationsdienst **KIM** neben der eAU wichtige Dokumente wie den eArztbrief, Befunde, Abrechnungen und Röntgenbilder eindeutig elektronisch signieren und durch den E-Mail-Dienst KIM verschlüsselt versenden

> **Beispiel:**
>
> Herr Meier wird von seiner Hausärztin zum Urologen überwiesen. Sie gibt gleich für die Rücksendung ihre »KIM-Adresse« für den E-Mail-Versand an. Der Urologe verschickt den eArztbrief mit Befund und dem aktualisierten Medikationsplan an die Hausärztin zurück.

- **eAU** – die **elektronische Arbeitsunfähigkeitsbescheinigung** (**Pflicht**)
  AUs werden von Ärzten digital – über die Telematikinfrastruktur – an die Krankenkassen übermittelt. Sie sind dazu verpflichtet. Die Arbeitgeber können die AUs rechtzeitig abrufen.

Für die elektronische Gesundheitskarte sind weitere **freiwillige** medizinische **Online-Anwendungen** vorgesehen. Sie muss geeignet sein, folgende Anwendungen zu unterstützen:

- **GesundheitsID** als digitale Identität
  Mit ihr kann sich der Versicherte online ausweisen und digitale Dienste im Gesundheitswesen nutzen.
- **NFDM** – das **Notfalldatenmanagement**
  Die NFDM soll Versicherten zur freiwilligen Nutzung zur Verfügung stehen. Es

umfasst sämtliche Daten, die im Notfall ohne Mitwirkung des Patienten von Ärzten bzw. Notfallsanitätern gelesen werden können; dies sind zum Beispiel Kontaktdaten der im Notfall zu verständigenden Angehörigen, Informationen über bestehende Medikationen (z. B. starke **Blutverdünner), Arzneimittelunverträglichkeiten bis hin zu einem Hinweis auf das** Vorhandensein einer Patientenverfügung.

Der Notfalldatensatz kann auf der eGK und auf Wunsch auch in der elektronischen Patientenakte (ePA) gespeichert werden und soll zu einer elektronischen Patientenkurzakte (ePKA) (§ 358 SGB V) weiterentwickelt werden.

> **Beispiel:**
>
> Frau Meier bittet ihren Hausarzt, für sie einen Notfalldatensatz auf ihrer eGK anzulegen. Ihr Hausarzt erfüllt die Voraussetzungen dafür: Er hat alle umfassenden Informationen über Diagnosen einschließlich ihrer Befunde und durchgeführten Therapiemaßnahmen. Er gibt die Daten ein, signiert den Datensatz elektronisch und speichert ihn auf der eGK.

- eMP – der **elektronische Medikationsplan nach § 31a SGB V**
  Der eMP zur Prüfung der **Arzneimitteltherapiesicherheit (AMTS)** ist die digitale Weiterentwicklung des bereits 2016 eingeführten bundeseinheitlichen Medikationsplans. Die Aktualisierung müssen sowohl Hausärzte wie auch Fachärzte vornehmen. Schätzungsweise sterben deutschlandweit jährlich mehr Menschen an den Folgen von unerwünschten Arzneimittelwirkungen als im Straßenverkehr; Ziel ist, das Risiko zu verringern, z. B. durch Vermeidung unerwünschter Wechselwirkungen.

> **Beispiel:**
>
> Auf der elektronischen Gesundheitskarte der 50-jährigen Patientin Frau Mitterer sind der Ort ihrer Patientenverfügung und ihre Einwilligung zur Organspende gespeichert. Da sie aufgrund ihrer chronischen Erkrankungen (Diabetes mellitus, Bluthochdruck) täglich mehrere verschiedene Tabletten einnehmen muss, wurde ihr von ihrem Arzt ein Medikationsplan auf Papier ausgestellt. Sie hofft, dass dieser Plan ebenfalls bald elektronisch auf ihrer Gesundheitskarte gespeichert wird. Laut DigiG sind Ärzte verpflichtet, den elektronischen Medikationsplan ab dem Zeitpunkt zu erstellen, ab dem eine elektronische Patientenakte zur Verfügung steht und der Versicherte dem Arzt den Zugriff auf diese Akte (§ 353 Abs. 1 und 2 SGB V) nicht widersprochen hat.

- ePA – die **elektronische Patientenakte nach § 341 SGB V**
  Die ePA ist keine Akte, die ausschließlich von Behandlern geführt wird. **Versicherte** haben das **Recht**, sie **freiwillig** zu nutzen, und entscheiden eigenständig darüber, ob und wie sie ihre ePA nutzen wollen, welche Dokumente darauf gespeichert werden, welcher Arzt darauf Zugriff hat und ob der Zugriff nur für

einen Tag oder für einen längeren Zeitraum gilt.
Patienten haben auch das Recht darauf, dass ihr Arzt ihre ePA mit ihren Laborbefunden, Krankenhausentlassbriefen oder weiteren Befundberichten befüllt. Sie haben ab 2026 ebenso **Anspruch auf Befüllung ihrer ePA** mit dem Impfausweis, dem Mutterpass oder dem gelben Untersuchungsheft für Kinder und dem Bonusheft des Zahnarztes.
Die ePA soll sämtliche Daten über Befunde, Diagnosen, Therapiemaßnahmen, Behandlungsberichte sowie Impfungen für eine fall- und einrichtungsübergreifende Dokumentation über die Versicherten sowie durch von Versicherten selbst oder für sie zur Verfügung gestellten Daten enthalten.
Neben der Einstellung von medizinischen Informationen (§ 341 Abs. 2 Nr. 1 SGB V) besteht nach § 341 Abs. 2 SGB V auch die Möglichkeit für nachfolgend genannte Daten der Versicherten, insbesondere für

- Daten über in Anspruch genommene Leistungen und deren vorläufige Kosten für die Versicherten (§ 305 Abs. 2 SGB V)
- Erklärungen der Versicherten zur Organ- und Gewebespende
- Hinweise der Versicherten auf das Vorhandensein und den Aufbewahrungsort von Erklärungen zur Organ- und Gewebespende
- Daten zur pflegerischen Versorgung des Versicherten nach SGB XI
- Hinweise der Versicherten auf das Vorhandensein und den Aufbewahrungsort von Vorsorgevollmachten oder Patientenverfügungen nach § 1901a des Bürgerlichen Gesetzbuches (BGB)
- Daten des Versicherten aus Digitalen Gesundheitsanwendungen nach § 33a SGB V

- **ePA für Alle:**
Ab Januar 2025 sollen alle gesetzlich Versicherten eine elektronische Patientenakte haben. Der Gesetzgeber hat die **Krankenkassen** dazu **verpflichtet** (§ 342 SGB V). Sie müssen ihre Versicherten darüber zu informieren (§ 343 SGB V) und, wenn diese der Einrichtung einer ePA nicht innerhalb einer Frist von 6 Wochen widersprechen, eine elektronische Patientenakte einrichten. Die Krankenkassen stellen entsprechende ePA-Anwendungen in Form von Apps oder Desktop-Anwendungen bereit. Einige Krankenkassen entwickeln eigenständige Anwendungen oder integrieren die ePA-Funktionen in ihre bestehenden Apps.
Die (Weiter-)Entwicklung der ePA und der entsprechenden Anwendungen der Krankenkassen erfolgt stufenweise. Die einzelnen Stufen zeichnen sich insbesondere dadurch aus, welche weiteren Informationen die Versicherten und/oder die Leistungserbringer über die ePA zur Verfügung stellen können.
Die Entscheidung darüber, ob er mit einer ePA einverstanden ist, ob er mit der Nutzung der freiwilligen Anwendungen einverstanden ist, trifft immer noch der **Versicherte** selbst. Ausführliche Informationen zur korrekten Führung einer elektronischen Patientenakte stellt die Kassenärztliche Bundesvereinigung den **Arztpraxen** zur Verfügung. Der Arzt und die Ärztin müssen im Bilde sein, welche Daten sie in die ePA einpflegen müssen, welche Informationspflichten in diesem Zusammenhang auf sie zukommen und welche Widerspruchsmöglichkeiten die Patienten haben.

Für **Krankenhäuser** gab die Deutsche Krankenhausgesellschaft »Umsetzungshinweise für die Elektronische Patientenakte nach § 341 SGB V« heraus.
- Durchführung von **Videosprechstunden,** z. B. videobasierte Psychotherapie
Sie wurde im Zuge der Corona-Pandemie umfassend ausgebaut. Praxen müssen für die Nutzung des Videodienstes die entsprechenden technischen Anforderungen – insbesondere zur **Datensicherheit und zum Datenschutz** – erfüllen. Die Anforderungen, auch die Nutzung zertifizierter Videodienstanbieter, sind im Bundesmantelvertrag für Ärzte geregelt (Anlage 31b BMV-Ä).

Arztpraxen benötigen für die neuen Anwendungen anstelle des bisher verwendeten Konnektors einen sog. E-Health-Konnektor; dazu ist kein neues Gerät, sondern nur eine neue Software erforderlich. Mit dem **E-Health-Konnektor** – eine Art DSL-Router **für die Anbindung der Praxis an die Telematikinfrastruktur** – können dann verschlüsselte Daten an die Krankenkassen (z. B. die elektronische **Arbeitsunfähigkeitsbescheinigung (eAU)** oder der elektronische Arztbrief an den Kollegen) übermittelt werden. Der Versand von Arztbriefen mit qualifizierter elektronischer Signatur (QES) wird mit dem E-Health-Konnektor unterstützt.

Sämtliche Entwicklungsstufen und Testphasen dürfen nur unter strenger Beachtung des Datenschutzes und des Selbstbestimmungsrechtes des Patienten durchgeführt werden. Die Vorgaben der Datenschutzgesetze finden Anwendung (▶ Kap. VI.1.6).

Die elektronische Datenerfassung bringt viele **Vorteile** mit sich. Die Daten können schnell erfasst und zügig verarbeitet und übermittelt werden, sind bei Bedarf Berechtigten jederzeit schnell verfügbar. Der Zugriff auf die »identische Datenquelle«, z. B. für das Erstellen verschiedenster Berichte, kann nur **Berechtigten** vorbehalten werden. Der **Zugriff** wird dokumentiert und Veränderungen werden zeitgenau gespeichert. Die **technischen und organisatorischen Maßnahmen** für einen reibungslosen, den **Datenschutzvorschriften** entsprechenden Umgang mit den Patientendaten müssen jedoch gewährleistet sein. Weitere Vorteile sind geringerer Platzbedarf und geringerer Papierverbrauch.

Nachteile sind die höheren Kosten, die strengere Formalisierung und der mögliche **Datenmissbrauch** aufgrund des schnellen Zugriffs, z. B. interne Zugriffe von nicht dazu berechtigten Personen oder das Eindringen von außen in das Kliniknetz (z. B. Befall mit Schadsoftware). Evtl. sind ältere Datenbestände in Zukunft nicht mehr lesbar.

1.6 Datenschutz und Datensicherheit

In Krankenhäusern und anderen Einrichtungen des Gesundheits- und Sozialwesens werden täglich in großem Umfang **personenbezogene Daten** erfasst, verarbeitet und genutzt (Begriffsbestimmungen ▶ Kap. VI.1.6.2).

Die **fortschreitende Digitalisierung** bringt erhebliche Risiken mit sich: Bisher lag der Schwerpunkt (ausgehend von den Grundrechten) auf dem Schutz der personenbezogenen Daten (Persönlichkeitsrecht), heute kommen **wirtschaftli-**

che Interessen an der Verarbeitung personenbezogener Daten hinzu; dies erfordert einen Ausgleich zwischen jenen Interessen und den **Persönlichkeitsrechten.**

Zum Schutz der personenbezogenen Daten haben die Gesetzgeber der EU, des Bundes und der Länder eine Reihe von **Datenschutzvorschriften** erlassen (▶ Kap. VI.1.6.1).

Ein vorschriftsgemäßer Umgang mit den besonders sensiblen Sozialdaten setzt in Sozial- und Gesundheitseinrichtungen voraus, dass alle ärztlichen und nichtärztlichen Mitarbeiter die Schweigepflicht einhalten und die vom Gesetzgeber gezogenen Grenzen für den Umgang mit den personenbezogenen Daten und Informationen (von Patienten, Heimbewohnern, Personal) beachten. Dazu werden sie vom Arbeitgeber zur **Verschwiegenheit** und zum **Datengeheimnis** (Artikel 32 (4) Datenschutz-Grundverordnung (DSGVO); (§ 53 BDSG) **verpflichtet** (▶ Kap. VI.1.6.4). Wer dennoch die Schweigepflicht oder den Datenschutz missachtet, muss mit zivilrechtlichen, strafrechtlichen und arbeitsrechtlichen Konsequenzen rechnen.

Die Einhaltung der neuen datenschutzrechtlichen Vorschriften und die Verpflichtung zur Geheimhaltung müssen bei bestehenden und neuen Verträgen mit externen Dienstleistern, z. B. zur Ausführung von Wartungsaufgaben an der Praxis-EDV-Anlage oder mit privaten Abrechnungsstellen berücksichtigt und überprüft werden.

Betriebe tragen die Verantwortung für die Einhaltung der datenschutzrechtlichen Vorschriften und den ordnungsgemäßen Umgang in der Praxis. Sie müssen durch entsprechende **organisatorische und technische Maßnahmen** sicherstellen, dass die Anforderungen an den Datenschutz und die Datensicherheit erfüllt werden. Zur Bewältigung dieser Aufgabe hat der Gesetzgeber die Bestellung eines betrieblichen **Datenschutzbeauftragten** (▶ Kap. VI.1.6.5) vorgeschrieben. Kommen Betriebe ihrer Pflicht nicht nach, so müssen sie mit hohen Bußgeldern rechnen.

Der Gesetzgeber hat den Betroffenen Rechte im Zusammenhang mit der Erhebung, Verarbeitung und Nutzung ihrer Daten zuerkannt. Zu den wichtigsten Rechten zählen die Informationspflicht des Verantwortlichen gegenüber dem Betroffenen und das Recht auf Auskunft, Berichtigung, Löschung bzw. Einschränkung der Verarbeitung ihrer Daten, das Widerspruchsrecht gegen eine Datenverarbeitung und das Recht auf Beschwerde bei einer Aufsichtsbehörde (▶ Kap. VI.1.6.4.2). Der Bundesbeauftragte für den Datenschutz und die Informationsfreiheit, an den sie sich jederzeit wenden können, hat sie in ihren Rechten zu unterstützen.

1.6.1 Datenschutzrechtliche Vorschriften

Neben der strafrechtlichen (Strafgesetzbuch) und berufsrechtlichen (Berufsordnung für Ärzte) ärztlichen Schweigepflicht wurden eine Reihe von **allgemeinen** und **bereichsspezifischen** Datenschutzvorschriften auf europäischer, Bundes- und Landesebene erlassen (▶ Tab. 33).

1.6.1.1 Allgemeine und bereichsspezifische Datenschutzvorschriften

Seit 25. Mai 2018 ist die **Datenschutz-Grundverordnung** der EU (EU-DSGVO) in allen Mitgliedstaaten unmittelbar geltendes Recht. Sie ist für alle Mitgliedstaaten verbindlich und fordert grundsätzlich die gleichen Standards. Die Datenschutz-Grundverordnung ist ein Meilenstein des Datenschutzes in Europa, denn sie verknüpft bewährte Prinzipien des Datenschutzrechts mit einer stärkeren Harmonisierung und einer maßvollen Modernisierung. Wichtige, im **Kapitel VI.1.6.3** beschriebene **Prinzipien des Datenschutzes,** wurden beibehalten (▶ Kap. VI.1.6.3). Durch die DSGVO bekommt die IT-Sicherheit eine höhere Gewichtung für Verantwortliche des Datenschutzes (▶ Tab. 33).

Datenschutz ist ein Grundrecht:

Das Recht auf den Schutz der personenbezogenen Daten ist nicht nur ein deutsches Recht, sondern ein **europäisches Grundrecht** (▶ Kap. VI.1.6.3). Es wurde in die

- Charta der Grundrechte der Europäischen Union
  Artikel 8 sowie in Artikel 16 des Vertrages über die Arbeitsweise der Europäischen Union aufgenommen.
- **Grundgesetz** (Verfassung)
  In Deutschland ist das Recht auf informationelle Selbstbestimmung im Grundgesetz (GG) (Artikel 1 und 2 GG) verankert.

Auf **Europäischer Ebene** gilt

- die Datenschutzgrundverordnung der EU
  Artikel 1 Absatz 1 und 2 der Datenschutzgrundverordnung greifen den grundrechtlichen Charakter des Datenschutzes auf.

Auf **Bundesebene** finden neben

- dem Bundesdatenschutzgesetz (BDSG),
  in Deutschland hat ein neues BDSG das bis dato gültige BDSG abgelöst,
- die kirchlichen Datenschutzgesetze,
- die bereichsspezifischen Vorschriften der Sozialgesetzbücher und
- weitere Gesetze wie z. B. das Infektionsschutzgesetz (IfSG),
  das Gesetz zur Kooperation und Information im Kinderschutz (KKG) Anwendung.

Auf **Landesebene** finden sich Regelungen in

- den Landesdatenschutzgesetzen (LDSG)
- den Landeskrankenhausgesetzen

1 Ärztliche und pflegerische Dokumentation

Tab. 33: Allgemeines und bereichsspezifisches Datenschutzrecht

Geltungsbereich	Allgemeines Datenschutzrecht	Bereichsspezifisches Datenschutzrecht
Europäische Ebene	• Datenschutzgrundverordnung der EU (DSGVO)	
Bundesebene	• Bundesdatenschutzgesetz (BDSG) • Kirchliche Datenschutzgesetze (KDO, DSG-EKD)	• Sozialgesetzbuch I (SGB I) (Sozialgeheimnis) • Sozialgesetzbuch X (SGB X) (Sozialdatenschutz) • SGB V, VI, VII u. a. • Infektionsschutzgesetz • Personenstandsgesetz
Landesebene	• Landesdatenschutzgesetze	• Landeskrankenhausgesetz • Krebsregistergesetz

Welche Datenschutzvorschrift hat Vorrang?

Die Rechtmäßigkeit der Verarbeitung personenbezogener Daten ist primär zuerst nach der DSGVO zu beurteilen.

- **Vorrang der DSGVO vor BDSG**
  Als europäische Verordnung hat sie gegenüber dem allgemeinen nationalen Datenschutzrecht Vorrang in der Anwendung;
  Vorschriften des BDSG (bzw. LDSG) gelten nur noch ergänzend zur DSGVO Vorschriften der DSGVO dürfen folglich im neuen BDSG grundsätzlich nicht wiederholt werden; nur falls es zur besseren Verständlichkeit notwendig ist;
- **Vorrang der DSGVO vor Datenschutzregelungen des SGB**
  Die DSGVO hat zu umfassenden Änderungen in den Sozialgesetzbüchern geführt
- **Vorrang der bereichsspezifischen Regelungen im SGB vor dem BDSG**
- **Vorrang der bereichsspezifischen Regelungen in den einzelnen Sozialgesetzbüchern**, z. B. SGB V vor SGB X
- **das Landesdatenschutzgesetz geht dem BDSG vor** (§ 1 Abs. 1 BDSG)

> **Beispiel:**
>
> Eine gesetzliche Krankenkasse kann Sozialdaten nur nach der DSGVO und ergänzend den speziellen Vorschriften des SGB V und ggf. des SGB X übermitteln. Ein Rückgriff auf das BDSG ist ausgeschlossen.

Die DSGVO unterscheidet **nicht** zwischen öffentlichen und nichtöffentlichen (privaten) Einrichtungen. Der Bund oder die Länder können jedoch nachrangig die von der DSGVO belassenen Spielräume im Bundesdatenschutzgesetz oder Landesdatenschutzgesetz nutzen. Welches Gesetz Anwendung findet, ist abhängig von der **Trägerschaft** der Gesundheitseinrichtung.

Zum Anwendungsbereich des Bundesdatenschutzgesetzes gehören die **Bundesbehörden** (Ministerien und nachgeordnete Behörden, z. B. das Bundesministerium für Gesundheit und das Robert-Koch-Institut), andere **öffentlich-rechtlich organisierte Einrichtungen des Bundes** (z. B. Bundeswehrkrankenhaus), sowie alle **nicht-öffentlichen**, also **privaten** Einrichtungen. Zu den zuletzt genannten zählen die Privatkliniken, Medizinischen Versorgungszentren und Arztpraxen.

Landesdatenschutzgesetze sind anzuwenden durch alle **öffentlichen Stellen und Behörden des Bundeslandes** (Landesministerien, Universitäten, Universitätskliniken), der **Bezirke** (Bezirkskliniken), der **Landkreise** (Kreiskrankenhaus), der **Städte** oder der **Gemeinden** (Stadtkrankenhaus). Landesdatenschutzgesetze existieren in Deutschland in allen 16 Bundesländern. Sie sind dem Bundesdatenschutzgesetz in der Systematik und den Grundsatzvorschriften ähnlich.

Das Bundesdatenschutzgesetz gilt **nicht** für Einrichtungen der **öffentlich-rechtlichen Religionsgemeinschaften.** Die Evangelischen Kirchen in Deutschland und die Bistümer der Katholischen Kirche haben **eigene Datenschutzvorschriften** erlassen: Beide Vorschriften, die Anordnung über den kirchlichen Datenschutz in Verbindung mit der Verordnung zur Durchführung der Anordnung über den kirchlichen Datenschutz und das Datenschutzgesetz der evangelischen Kirche in Deutschland sind jedoch weitestgehend den Bestimmungen des Bundesdatenschutzgesetzes angepasst.

> **Beispiele:**
>
> Die Deutsche Rentenversicherung Bund muss die Vorschriften der DSGVO, des SGB VI, ggf. des SGB X einhalten und unterliegt als öffentlich-rechtliche Einrichtung nachrangig dem Bundesdatenschutzgesetz.
>
> Für das Universitätsklinikum des Bundeslandes gelten die Vorschriften der DSGVO, des SGB V, ggf. SGB X und das jeweilige Landesdatenschutzgesetz.
>
> Für die Arztpraxis gilt die DSGVO, das SGB V, ggf. SGB X und das Bundesdatenschutzgesetz.

1.6.1.2 Bereichsspezifische Regelungen

In allen 16 Bundesländern existieren **Landeskrankenhausgesetze.** Mit Ausnahme der Länder Bremen, Niedersachsen, Nordrhein-Westfalen, Sachsen-Anhalt und Schleswig-Holstein gibt es in den übrigen 11 Bundesländern spezifische Regelungen zum Datenschutz im Krankenhaus. Sie gelten im jeweiligen Bundesland für alle Krankenhäuser, auf die das Krankenhausfinanzierungsgesetz (KHG) Anwendung findet. Hierzu gehören die Krankenhäuser in Trägerschaft des Landes einschließlich der Kommunen und alle privaten Kliniken.

Weitere bereichsspezifische Regelungen finden sich umfassend in den **Sozialgesetzbüchern.**

In der Agentur für Arbeit, im Krankenhaus, in der Rehaklinik und in vielen anderen Einrichtungen, die Aufgaben im Sinne des Sozialgesetzbuches wahrnehmen, werden **Sozialdaten** erhoben und verarbeitet. Der Schutz der Sozialdaten ist in § 35 SGB I, in den einzelnen Sozialgesetzbüchern in eigenen Kapiteln und im Zweiten Kapitel des SGB X geregelt.

Sozialdaten einschließlich der Gesundheitsdaten bedürfen eines besonderen staatlichen Schutzes. Es gibt zahlreiche Gründe, die für einen absolut diskreten Umgang mit diesen Daten sprechen. Um diesen Anforderungen gerecht zu werden, hat der Gesetzgeber in den Sozialgesetzbüchern eine Reihe von Regelungen getroffen:

> **Beispiele:**
>
> Das durch § 35 **SGB I** geschützte **Sozialgeheimnis** gibt jedermann einen Anspruch darauf, dass die ihn betreffenden **Sozialdaten** von den **Leistungsträgern** nicht unbefugt erhoben, verarbeitet oder genutzt werden. Sozialdaten sind Einzelangaben über persönliche oder sachliche Verhältnisse einer bestimmten oder bestimmbaren Person. Ziel des Gesetzgebers ist es vor allem, so weit wie möglich sicherzustellen, dass niemand dadurch, dass er der Sozialversicherung angehört (z. B. gesetzlich Krankenversicherter) oder auf Sozialleistungen angewiesen ist, mehr als andere Bürger staatlichem Eingriff oder Zugriff ausgesetzt sein soll. Die Vorschriften des § 35 Abs. 1 SGB I und des zweiten Kapitels des SGB X gelten (jedoch nachrangig gegenüber der Datenschutzgrundverordnung der EU) für alle Leistungsbereiche des Sozialgesetzbuches, soweit sich aus den übrigen Sozialgesetzbüchern nichts Abweichendes ergibt. Die allgemeinen Vorschriften gelten damit für sämtliche Leistungsbereiche wie die Krankenversicherung, die Rentenversicherung, Unfallversicherung, Pflegeversicherung oder die Arbeitsförderung.
>
> Im **SGB V** finden sich zusammengefasst im 10. Kapitel »Versicherungs- und Leistungsdaten, Datenschutz und -transparenz (§§ 284–305 SGB V) insbesondere Regelungen zwischen Leistungserbringern und Krankenkassen. Der Gesetzgeber hat hier beispielsweise die Datenübermittlungspflicht der nach § 108 zugelassenen Krankenhäuser gemäß § 301 SGB V zur Abrechnung erbrachter Leistungen (▶ Kap. IV.3.10) wie auch das Recht des Medizinischen Dienstes zur Abrechnungskontrolle verankert. Die Abrechnung der Apotheken ist im § 300, die Abrechnung der Hebammen im § 301a und die Abrechnung der sonstigen Heil- und Hilfsmittelerbringer im § 302 SGB V geregelt. Den Heil- und Hilfsmittelerbringern und Apotheken ist erlaubt, Rechenzentren in Anspruch zu nehmen.
>
> Die Verpflichtung bzw. Befugnis der Übermittlung von personenbezogenen Daten durch das Pflegeheim oder den ambulanten Pflegedienst zum Zwecke der Abrechnung oder im Rahmen einer Überprüfung ist im **SGB XI** in den §§ 104 und 105 festgeschrieben.

Nimmt der Patient die Dienste des Arztes in Anspruch, so ist ein vertrauensvolles Verhältnis besonders wichtig. Er muss sich auf eine absolute Diskretion im Umgang mit seinen Daten (**Patientengeheimnis**) verlassen können, damit er ihm sämtliche für die gesamte Behandlung erforderlichen Informationen mitteilt. Hierfür gibt es eine Reihe von Gründen (Intimsphäre, Angst davor, wegen einer Erkrankung seinen Arbeitsplatz zu verlieren etc.).

1.6.2 Begriffsbestimmungen

Begriffe der manuellen wie auch digitalen Erhebung, Verarbeitung und Nutzung werden in den Datenschutzvorschriften (DSGVO, BDSG, LDSG, SGB X ab §§ 67 ff.) ausführlich definiert.

Der Begriff **Datenverarbeitung** umfasst jeden mit oder ohne Hilfe automatisierter Verfahren ausgeführten Vorgang wie: das Erheben, das Erfassen, die Organisation, das Ordnen, die Speicherung, die Anpassung oder Veränderung, das Auslesen, das Abfragen, die Verwendung, die Offenlegung durch Übermittlung, die Verbreitung oder eine andere Form der Bereitstellung, den Abgleich oder die Verknüpfung, die Einschränkung, das Löschen oder die Vernichtung.

> **Beispiele:**
>
> Frau M. arbeitet in der Patientenaufnahme und erfasst die personenbezogenen Daten eines Patienten. Zu ihren Aufgaben gehört auch die Übermittlung des Aufnahmedatensatzes an den Kostenträger des Patienten.
>
> Herr A. ist Mitarbeiter im Medizincontrolling und verwendet Daten für die interne Berichterstattung im Krankenhaus.

Abgrenzung zwischen Datenschutz und Datensicherheit

Die Datensicherheit ist ein wichtiger Teil des Datenschutzes.

Datenschutz bedeutet:
Schutz der Person vor **Zugriff und Missbrauch** ihrer personenbezogenen Daten,
Datensicherheit steht für:
Schutz der Daten (der Person) vor Verlust, Feuer, Wasser, Diebstahl, Viren.

Aufgabe des Datenschutzes im Betrieb ist, personenbezogene Daten durch technische und organisatorische Maßnahmen vor **dem Zugriff** (unberechtigte Einsichtnahme und/oder Verwendung) und **Missbrauch von Dritten** (= nicht autorisierte Mitarbeiter) **zu schützen.**

Datenschutzmaßnahmen im Betrieb sind beispielsweise

- datenschutzfreundliche IT-Systeme
- die Benutzung von Passwörtern
- Bildschirmschoner, damit die Daten nicht für unberechtigte Personen sichtbar sind
- eine benutzerbezogene Sperrung
- eine Eingabeprotokollierung: wer hat wann was eingegeben
- die erforderliche Anmeldung der zugriffsberechtigten Personen im Netzwerk
- eine Firewall zum Schutz vor Angriffen von außen
- bei Fax-Versand – Abstimmung eines Sendezeitpunktes.

Jedes Unternehmen muss seine Daten darüber hinaus auch vor Feuer, Wasser, Vandalismus oder Diebstahl schützen. Ein Datenverlust wegen unzureichender Brandschutzmaßnahmen, durch Viren im System oder versehentliche Löschung muss unbedingt vermieden werden.

Angesichts der erheblichen **datenschutzrechtlichen Risiken**, die mit fortschreitender Digitalisierung einhergehen können, ist auch jeder einzelne selbst angehalten, Maßnahmen zum Schutz der digitalen Identität zu ergreifen.

Datensicherungsmaßnahmen im Betrieb sind beispielsweise

- Sicherung der Daten vor Feuchtigkeit (Hochwasser), Hitze etc.
- Tägliche Sicherungskopien
- Verwendung von verschiedenen Datenträgern
- Lagerung der Daten an einem anderen Ort
- Abschließbare Räume, Schränke etc.

Bei Verträgen mit **externen Dienstleistern** und Dritten, z. B. Ausführung von Wartungsaufgaben an der Praxis-EDV-Anlage oder mit privaten Verrechnungsstellen, müssen diese auf ihre Vereinbarkeit mit den neuen datenschutzrechtlichen Vorschriften sowie mit strafrechtlichen Bestimmungen zur ärztlichen Schweigepflicht überprüft werden. Datenpannen und -verstöße sind unverzüglich (innerhalb von 72 Stunden) an die zuständige Aufsichtsbehörde zu melden.

1.6.3 Ziel, Zweck und Prinzipien des Datenschutzes

Leistungserbringer und deren Mitarbeiter dürfen nicht ohne Einschränkungen über die administrativen und medizinischen persönlichen Daten ihrer Patienten verfügen.

Zwei Schranken – die berufsrechtliche, arbeitsrechtliche und insbesondere die strafrechtliche **Schweigepflicht** gemäß § 203 Strafgesetzbuch (▶ Kap. VIII.1.4.2) und die **Datenschutzvorschriften** – hindern sie daran.

Ohne Schweigepflicht wäre das Vertrauen zwischen Arzt und Patient stark beeinträchtigt. Bei Verletzung droht demjenigen, der gegen § 203 Strafgesetzbuch verstoßen hat, eine **Freiheitsstrafe** bis zu **einem Jahr** oder Geldstrafe. Wer gegen Entgelt mit Daten handelt, muss mit zwei Jahren Strafe rechnen.

Die Missachtung des Datenschutzes bedeutet Verletzung der persönlichen Rechte: Im Artikel 1 der DSGVO sind Gegenstand und Ziele wie folgt formuliert:

> *1. Diese Verordnung enthält Vorschriften zum Schutz natürlicher Personen bei der Verarbeitung personenbezogener Daten und zum freien Warenverkehr solcher Daten.*
> *2. Diese Verordnung schützt die Grundrechte und Grundfreiheiten natürlicher Personen und insbesondere deren Recht auf Schutz personenbezogener Daten*
> *3. Der freie Verkehr personenbezogener Daten in der Union darf aus Gründen des Schutzes natürlicher Personen bei der Verarbeitung personenbezogener Daten weder eingeschränkt noch verboten werden.«*

Ziel der DSGVO ist, den einzelnen davor zu schützen, dass er durch den Umgang mit seinen personenbezogenen Daten in seinem **Persönlichkeitsrecht**, abgeleitet aus den **Grundrechten** der Charta der Grundrechte der EU wie auch der deutschen Verfassung (Art. 1 und Art. 2 Grundgesetz). Kap. VI.1.6.1 beeinträchtigt wird.

Personenbezogene Daten sind alle Informationen, die sich auf eine identifizierte oder identifizierbare Person beziehen. Für die Verarbeitung der besonders schutzwürdigen sog. »Gesundheitsdaten« nach Art. 4 Nr. 15 DSGVO gelten verpflichtend folgende Grundsätze (Art. 5 DSGVO):

Prinzipen des Datenschutzes (Grundsätze):

- **Rechtmäßigkeit, Verarbeitung nach Treu und Glauben und Transparenz**
  Rechtmäßig ist die Datenverarbeitung nur **mit Einwilligung** oder wenn sie **rechtlich erlaubt** ist (z. B. Einverständnis des Patienten in die Datenübermittlung an die Abrechnungsstelle der Arztpraxis oder gesetzliche Datenübermittlung nach § 301 SGB V);
  Datenverarbeitung muss von der betroffenen Person nachvollzogen werden können; die besonders sensiblen Patientendaten müssen vertraulich behandelt werden;
  Transparenz setzt voraus, dass alle Informationen und Mitteilungen zur Verarbeitung der personenbezogenen Daten leicht zugänglich und verständlich und in klarer und einfacher Sprache sind.
- **Zweckbindung**
  Daten sollen nur für definierte Zwecke erhoben und verarbeitet werden. Krankenhäuser und andere Einrichtungen müssen dafür sorgen, dass nicht jeder Mitarbeiter auf alle Patientendaten zugreifen kann; Zugriff darf nur auf die Daten möglich sein, die der Mitarbeiter für die Erfüllung seiner Aufgaben benötigt.
  Die Datenerhebung muss für den Verwendungszweck **erforderlich** sein (z. B. Erfassung der administrativen Daten in der Patientenaufnahme, Erfassung der medizinischen Daten auf der Station).
- **Datenminimierung**
  Es muss insbesondere darauf geachtet werden, so wenig personenbezogene Daten wie möglich zu erheben, zu verarbeiten oder zu nutzen; sofern möglich, sind die Daten zu anonymisieren oder zu pseudonymisieren.

- **Richtigkeit**
  Personenbezogene Daten müssen sachlich richtig und auf dem neuesten Stand sein.
- **Speicherbegrenzung**
  Daten müssen in einer Form gespeichert werden, die die Identifizierung nur solange ermöglicht, wie es für die Zwecke der Datenverarbeitung erforderlich ist; danach sind die Daten zu löschen (Einhaltung der Speicherfristen). Ausnahmen gelten z. B. für Daten zu Forschungszwecken; sofern möglich, sind die Daten zu anonymisieren oder zu pseudonymisieren.
- **Datensicherheit (Integrität und Vertraulichkeit)**
  Verantwortliche und ggf. Auftragsverarbeiter haben **geeignete technische und organisatorische Maßnahmen** zu treffen, um einen Schutz vor unbefugter Verarbeitung oder dem unbeabsichtigten Verlust, Zerstörung, Schädigung zu gewährleisten (Art. 5 Abs. 1 Buchstabe f DSGVO und Art. 32 DSGVO).
- Beispiele:
  – Gesetzliche Datenübermittlung von der Arztpraxis an die Kassenärztliche Vereinigung zum Zwecke der Abrechnung.
  – Datenübermittlung an den Rechtsanwalt; eine schriftliche, zeitnahe Einwilligung des Patienten für den bestimmten Zweck liegt vor
  – Versenden des Arztbriefes am Entlasstag vom Krankenhaus an den Hausarzt

1.6.4 Datenschutz im Gesundheitsbetrieb – Aufgaben, Zulässigkeit der Datenübermittlung

Die Datenverarbeitung in einem elektronisch vernetzten Gesundheitswesen mit einer Telematik-Infrastruktur (einer Informations-, Kommunikations- und Sicherheitsinfrastruktur) stellt einen besonders hohen Anspruch an den Datenschutz und die Datensicherheit. Beim Einsatz der im **Kapitel VI.1.5** beschriebenen Telematik-Anwendungen sind die Gewährleistung des Datenschutzes und die Wahrung der Rechte der Patienten zu sichern (▶ Kap. VI.1.5).

Betriebe im Gesundheits- und Sozialwesen haben folgende Aufgaben zu erfüllen:

- Verpflichtung der Mitarbeiter zur Verschwiegenheit und Weitergabe der Geheimhaltungspflicht an »sonstige Personen« gemäß § 203 Strafgesetzbuch und
- Verpflichtung der Mitarbeiter auf das Datengeheimnis gemäß Art. 32 DSGVO, § 53 BDSG (Erklärung zum Arbeitsvertrag)
- Einhaltung der Datenschutzvorschriften (▶ Kap. VI.1.6.1)
- Bestellung eines betrieblichen internen oder externen Datenschutzbeauftragten Bestellpflicht entfällt, wenn höchstens 19 Personen ständig mit der automatisierten Verarbeitung personenbezogener Daten beschäftigt sind
- Erstellung von Hinweisen zum Datenschutz oder einer Datenschutzerklärung zum Behandlungsvertrag, Krankenhausaufnahmevertrag (▶ Kap. VI.1.6.4)

- Schulung der Mitarbeiter; auch Schulungsangebote der Aufsichtsbehörden, Kassenärztlichen Vereinigungen und Ärztekammern sollten in Anspruch genommen werden
- Erstellung einer Dienstanweisung zur Umsetzung des Datenschutzes
- Erstellung einer Liste über zugriffsberechtigte Personen (für den Datenschutzbeauftragten)
- Überwachung der ordnungsgemäßen Anwendung der Datenverarbeitungsprogramme
- Durchführung routinemäßiger Kontrollen
- Technische und organisatorische Maßnahmen zum Schutz der Patientendaten und Personaldaten vor Zugriff und Missbrauch, zur Sicherung, Aufbewahrung, datenschutzkonformen Entsorgung nach Ablauf der Aufbewahrungsfristen (▶ Kap. VI.1.4 und ▶ Kap. X.4).
- Berücksichtigung der Rechte der Betroffenen (Patienten, Personal)

Die Kassenärztliche Bundesvereinigung und die Bundesärztekammer haben die »**Empfehlungen zur ärztlichen Schweigepflicht, Datenschutz und Datenverarbeitung in der Arztpraxis**« aktualisiert: Anhand des **Leitfadens** können Arztpraxen überprüfen, ob sie mit ihrer Praxis im Hinblick auf Datenschutz und Datensicherheit richtig aufgestellt sind. Der Leitfaden wurde an die gesetzlichen Anforderungen des Patientenrechtegesetzes angepasst.

Der G-BA fordert beispielsweise in der Richtlinie über Maßnahmen zur Qualitätssicherung in Krankenhäusern bei der Wahrnehmung ihrer Aufgaben die strikte Einhaltung des Datenschutzes und der Datensicherheit von allen beteiligten Institutionen. Diese resultiert aus dem gesetzlichen Auftrag (§ 137a Abs. 10 SGB V).

1.6.4.1 Grenzen der Elektronischen Datenverarbeitung, zulässige Datenübermittlung

Bedingt durch aktuelle Entwicklungen im Gesundheitswesen werden Patientendaten zunehmend auch außerhalb der Gesundheitseinrichtungen – auch Outsourcing genannt – verarbeitet. Bei der **Auftragsverarbeitung** werden bestimmte Aufgaben aus platzsparenden und vor allem auch aus Kostengründen an externe Dienstleister übertragen. Gemäß Art. 28 DSGVO i. Verbindung mit § 80 SGB X. Auftragsdatenverarbeiter müssen seit Einführung der DSGVO ebenfalls einen Datenschutzbeauftragten bestellen. Auftragsverarbeiter, z.B. Entsorger von Datenträgern dürfen nur im Rahmen der Weisungen ihres Verantwortlichen (Auftraggeber) tätig werden. Sie müssen alle gesetzlichen und vertraglich vereinbarten Vorgaben erfüllen. Auftragsverarbeiter sollten als hinreichende Garantie dafür, dass geeignete technische und organisatorische Maßnahmen so durchgeführt werden, dass sie im Einklang mit der DSGVO erfolgt und den Schutz der betroffenen Person gewährleistet, eine **Datenschutz-Zertifizierung** durch eine akkreditierte Stelle (Artikel 42 DSGVO) vorweisen können.

So lassen Kliniken z. B. das Schreiben von Arztbriefen nicht von Mitarbeitern des Krankenhauses, sondern durch beauftragte Mitarbeiter an Heimarbeitsplätzen durchführen. Die **Telearbeit** ist dann möglich, wenn sowohl beim Datentransport zwischen dem Auftraggeber Krankenhaus und dem Heimarbeitsplatz wie auch am Heimarbeitsplatz selbst durch **technisch-organisatorische Maßnahmen** ausgeschlossen ist, dass unbefugte Dritte Kenntnis von Patientengeheimnissen erlangen und wenn der Patient **ausdrücklich** damit einverstanden ist.

Ein weiteres Beispiel ist die **Telemedizin**, die Medizin aus der Ferne. Durch Hinzuziehung eines externen Experten kann die Behandlung qualitativ verbessert werden. Der erforderliche schnelle Austausch von Patientendaten mit verschlüsselten personenbezogenen Daten ist zulässig, wenn die Datensicherheit gewährleistet ist.

Werden dagegen Daten für das interne und externe Berichtswesen, z.B. **Klinikregister, genutzt,** und hierfür gibt es keine gesetzliche Grundlage, dann bedürfen diese wiederum der **schriftlichen Einwilligung** des Patienten.

Die **Übermittlung** personenbezogener Daten ist, wie bereits an anderer Stelle erwähnt, nur **zulässig,**

- soweit ein **Gesetz dies erlaubt oder anordnet** z.B. das Sozialgesetzbuch, das Infektionsschutzgesetz, das Personenstandsgesetz, u.a.) oder
- wenn der Betroffene eingewilligt hat (▶ Kap. VIII.1.4.2).

Gesetzliche Übermittlungsbefugnisse in der **vertragsärztlichen Versorgung**, d.h. zulässige Datenübermittlung gemäß SGB V sind z.B.

- die Übermittlung an die Kassenärztlichen Vereinigungen zum Zweck der Abrechnung (§ 295 SGB V auch in Verbindung mit § 106a SGB V, der Abrechnungsprüfung),
- die Übermittlung an die Krankenkassen, z.B. zum Zweck der allgemeinen Aufgabenerfüllung (§ 294 SGB V),
- die Mitteilungspflicht von Krankheitsursachen und drittverursachten Gesundheitsschäden gegenüber den Krankenkassen gemäß § 294a SGB V (gilt auch für nach § 108 zugelassene Krankenhäuser),
- die Übermittlung der mitunter umfangreichen Versichertendaten an den Medizinischen Dienst ist auch ohne Einwilligung des Betroffenen datenschutzrechtlich zulässig, soweit die Informationen für gesetzeskonforme Aufgabenerfüllung (Prüfungen, Beratungen und gutachtlichen Stellungnahmen) erforderlich sind (§ 276 Abs. 2 Satz 1 SGB V).

Gesetzlich erlaubt ist auch die Datenübermittlung an die **Gesetzliche Unfallversicherung.** Nach einem Arbeitsunfall gilt das Durchgangsarztverfahren, in dessen Rahmen erweiterte Datenverarbeitungsbefugnisse der zuständigen Kostenträger, die Berufsgenossenschaften und Unfallkassen, nach § 201 SGB VII gelten.

Das am 1. Dez. 2012 in Kraft getretene Bundeskinderschutzgesetz und das darin enthaltene »**Gesetz zur Kooperation und Information im Kinderschutz**« (§ 4 KKG) enthält neben der Einrichtung von Netzwerken im Kinderschutz auf der örtlichen Ebene erstmals eine bundeseinheitliche Regelung zur Beratung und insbesondere **Weitergabe von Informationen** bei Kindeswohlgefährdung durch bestimmte »Geheimnisträger« an die Träger der öffentlichen Jugendhilfe. Geheimnisträger im Sinne des Gesetzes sind Ärzte, Hebammen, Angehörige eines anderen Heilberufes, Berufspsychologen, Sozialarbeiter oder Lehrer.

Für die Weitergabe von Patientendaten an **private Versicherungsunternehmen** oder an **private Abrechnungsstellen** ist eine **ausdrückliche Einwilligung** des Patienten erforderlich, die sich auf den konkreten Übermittlungsvorgang bezieht. Nicht ausreichend ist, wenn bei Abschluss des Behandlungsvertrages **pauschal** für alle denkbaren Fälle der Datenweitergabe eine vorweggenommene Einwilligung eingeholt wird; dies entspricht nicht den gesetzlichen Vorgaben.

An **Einwilligungserklärungen**, die Patienten in der Praxis oder in der Klinik unterschreiben, sind nach Art. 4 Nr. 11 und Art. 7 DSGVO und § 67b SGB X hohe Anforderungen zu stellen: Bei Einholung der Einwilligung, die auf freiwilliger Basis in schriftlicher oder elektronischer Form erfolgen muss, ist auf den **Zweck** der Verarbeitung und die **Widerrufsmöglichkeit** hinzuweisen.

Dies gilt in gleicher Weise für das Krankenhaus. Die im Zusammenhang mit dem Behandlungsvertrag unterzeichnete **Datenschutzerklärung** muss genau erkennen lassen, zu welchem Zweck welche Daten an wen übermittelt werden sollen. Die Einwilligung darf auch nicht in den Allgemeinen Vertragsbedingungen »versteckt« sein, sondern muss – um den gesetzlichen Anforderungen zu genügen – im äußeren Erscheinungsbild des Behandlungsvertrages optisch hervorgehoben sein.

Nach Art. 77 DSGVO können sich Betroffene (Bürger, Patienten, Mitarbeiter) jederzeit bei einer Aufsichtsbehörde, insbesondere in dem Mitgliedstaat ihres gewöhnlichen Aufenthaltsortes, ihres Arbeitsplatzes oder des Ortes des mutmaßlichen Verstoßes beschweren, wenn die Person der Ansicht ist, dass die Verarbeitung der Daten gegen die DSGVO verstösst.

1.6.4.2 Rechte der Betroffenen

Der Gesetzgeber hat den Betroffenen folgende **Rechte** zuerkannt (Kap. VI.1.6):

Jeder Bürger hat das Recht, sich bei Verdacht oder bereits bestehenden Datenschutzverletzungen mit seiner **Beschwerde** an den Bundesbeauftragten, zuständigen Landesbeauftragten für Datenschutz oder die zuständige Aufsichtsbehörde zu wenden. Sie haben jedermann zu unterstützen.

- Einrichtungen unterliegen der **Informationspflicht bei Erhebung** von personenbezogenen Daten (Artikel 13, 14 DSGVO; §§ 82 und 82a SGB X),
- Patienten haben **Recht auf Auskunft** über die zu ihrer Person gespeicherten Daten, einschließlich der Angabe, woher sie stammen, an wen sie weitergeleitet werden und zu welchem Zweck sie gespeichert werden (Artikel 15 DSGVO; 83 SGB X).
- Und sie haben das **Recht auf Berichtigung,** wenn Daten unrichtig sind, auf **Löschung** (Recht auf Vergessenwerden), wenn ihre Speicherung unzulässig ist,

auf **Einschränkung der Verarbeitung und auf Widerspruch,** wenn z. B. eine Löschung aufgrund der gesetzlichen Aufbewahrungsfristen noch nicht möglich ist oder einen unmöglich hohen Aufwand erfordert (Artikel 16 bis 21 DSGVO; § 84 SGB X).
- Einrichtungen unterliegen einer **Meldepflicht bei Verletzung des Schutzes personenbezogener Daten an die Aufsichtsbehörde** (Art. 33–34 DSGVO), § 83a SGB X).

Zu gewährleisten ist eine **sichere elektronische Kommunikation zwischen den Leistungserbringern** (z. B. zwischen Ärzten) (▶ Kap. VI.1.5).

1.6.5 Der Datenschutzbeauftragte – DSB

Datenschutzbeauftragte sind wichtige Ansprechpartner in Behörden oder Unternehmen.

Die DSGVO fordert die Benennung eines Datenschutzbeauftragten generell von allen **öffentlichen Stellen** (Artikel 37 DSGVO). Vor allem auch, wenn nach Art. 37 Absatz 1 Buchstabe c) die Kerntätigkeit des Betriebes oder des damit beauftragten Unternehmens die Verarbeitung von Gesundheitsdaten ist. Neu ist, dass auch »**Auftragsverarbeiter**« einen Datenschutzbeauftragten benennen müssen (Kap. VI.1.6.4.1).

Die DSGVO erlaubt den Mitgliedsstaaten, weitere Bestellpflichten zu regeln. In Deutschland wurde die Regelung der bisherigen Bestellpflicht im BDSG, LDSG und den kirchlichen Datenschutzgesetzen beibehalten.

So müssen alle **Behörden und sonstigen öffentlichen Stellen** (z. B. Kreiskrankenhaus) einen **behördlichen** Datenschutzbeauftragten benennen.

> **Beispiel:**
>
> Die Stadt A hat einen **behördlichen** Datenschutzbeauftragten. Dieser ist zuständig für das Stadtkrankenhaus, das Gesundheitsamt, das Landratsamt und die Stadtverwaltung (Rathaus). Öffentliche Stellen müssen immer einen Datenschutzbeauftragten bestellen.

Nichtöffentliche Stellen, wie z. B. Arztpraxen und ihre Auftragsverarbeiter müssen einen **betrieblichen** Datenschutzbeauftragten (bDSB) bestellen, aber nur dann, wenn **mindestens zwanzig Mitarbeiter** ständig mit der automatisierten Verarbeitung personenbezogener Daten beschäftigt sind. Diese Grenze legt das Bundesdatenschutzgesetz fest (§ 38 Abs. 1 BDSG neue Fassung). Eine Arztpraxis mit drei Angestellten ist folglich nicht dazu verpflichtet. Eine freiwillige Bestellung ist jedoch immer möglich.

> **Beispiel:**
>
> Im Medizinischen Versorgungszentrum (MVZ) der Stadt A arbeiten drei Vertragsärzte, fünf angestellte Ärzte, eine Praxismanagerin, eine Röntgenassistentin und drei Medizinische Fachangestellte. Eine Mitarbeiterin wurde zur betrieblichen Datenschutzbeauftragten bestellt.

Die DSGVO schreibt die Benennung nicht mehr in Schriftform vor; es ist jedoch empfehlenswert, die Benennung zu dokumentieren. Sie fordert die Veröffentlichung der Kontaktdaten des Datenschutzbeauftragten z. B. auf der Homepage des Unternehmens, und die Meldung der Daten an die zuständige Datenschutzbehörde (Art. 37 (7) DSGVO).

In Krankenhäusern sind in der Regel mehr als 19 Mitarbeiter mit der Datenerfassung in der Aufnahme und der Datenverarbeitung in der Abrechnung beschäftigt, folglich müssen Kliniken grundsätzlich einen Datenschutzbeauftragten bestellen.

Der betriebliche Datenschutzbeauftragte kann sowohl als »**interner**« (im Beispiel MVZ wäre das ein Beschäftigter), als auch als »**externer**« bDSB (auf Grundlage eines Dienstleistungsvertrags) bestellt werden.

Eine fehlende oder fehlerhafte Bestellung eines betrieblichen Datenschutzbeauftragten kann nach bisherigem BDSG mit einer **Geldbuße** bis zu 50.000 € geahndet werden. Wesentlich höhere Bußgelder sieht die DSGVO bei Verstößen vor, bis zu 10 Millionen Euro oder 2 Prozent des weltweiten Jahresumsatzes des Unternehmens, je nachdem, welcher Betrag höher ist.

1.6.5.1 Stellung des DSB gemäß Art. 38 DSGVO

Nach Artikel 38 (3) DSGVO und § 6 bzw. § 38 Bundesdatenschutzgesetz ist der Datenschutzbeauftragte dem Leiter der öffentlichen oder nichtöffentlichen Stelle unmittelbar zu unterstellen (in Betrieben zum Beispiel in **Stabsfunktion**). Er ist in Ausübung seiner Fachkunde **auf dem Gebiet des Datenschutzes weisungsfrei.** Die Unabhängigkeit des Datenschutzbeauftragten geht allerdings nicht so weit, dass er eigene Entscheidungsbefugnisse hat. Die Entscheidungen zur Umsetzung des Datenschutzes werden von der Leitung getroffen. Der Datenschutzbeauftragte berichtet unmittelbar der höchsten Leitungsebene. Diese hat das Recht und die Pflicht zu überprüfen, ob der Datenschutzbeauftragte seine Aufgaben ordnungsgemäß durchführt.

Er genießt zudem **besonderen Kündigungsschutz.** In der Regel wird der interne betriebliche Datenschutzbeauftragte **für fünf Jahre** bestellt, in manchen Bundesländern sieht man auch drei Jahre für angemessen an. Nach Beendigung der Bestellung hat der Beauftragte noch ein Jahr Kündigungsschutz (§ 6 Abs. 4 BDSG). Eine Abberufung ist nur in entsprechender Anwendung des § 626 des Bürgerlichen Gesetzbuches zulässig.

1.6.5.2 Aufgaben gemäß Art. 39 DSGVO, Rechte und Pflichten

Vor dem Hintergrund der zunehmenden Digitalisierung der Gesundheitsversorgung und der damit einhergehenden Gefährdungen müssen alle Einrichtungen des Gesundheitswesens die rechtlich geforderten und dem Stand der Technik angemessenen Vorkehrungen zu einem effektiven Schutz der Daten von Patientinnen und Patienten treffen.

Um Vorfälle aus der Vergangenheit – verursacht durch unzureichende technische und organisatorische Vorkehrungen – zu vermeiden, ist die **Sicherung des Datenschutzes durch Technik** von immer größerer Bedeutung.

Der Datenschutzbeauftragte nimmt entsprechende Datenschutzaufgaben in der Gesundheitseinrichtung etc. wahr und arbeitet mit **Aufsichtsbehörden** zusammen. Zu seinen Aufgaben gehören die unter **Kapitel VI.1.6.4** genannten Aufgaben, z. B. die Überwachung der ordnungsgemäßen Anwendung der Datenverarbeitungs-Programme und die routinemäßigen Kontrollen im Betrieb. Er hat die Mitarbeiter mit den Vorschriften der DSGVO, des Bundesdatenschutzgesetzes sowie anderen Vorschriften vertraut zu machen. Er arbeitet mit an der Entwicklung von Datenschutz- oder Sicherheitskonzepten bei der Verarbeitung und Archivierung von Patientenakten oder Personalakten der Mitarbeiter. Die Verantwortung für die Einhaltung des Datenschutzes bleibt nach wie vor beim Träger selbst.

Eine der vorrangigen Aufgaben des DSB ist die **Beratung.** DSB beraten entweder die Behörden- oder die Unternehmensleitung, Beschäftigte und ggf. auch die Personalvertretung.

Das Unternehmen hat den Datenschutzbeauftragten bei der Erfüllung seiner Aufgaben zu **unterstützen** und ihm soweit erforderlich, Hilfspersonal, Räume, Geräte etc. zur Verfügung zu stellen. Der erforderliche Zugang zu den Daten ist sicherzustellen.

Das Gesetz legt die qualitativen Anforderungen an betriebliche Datenschutzbeauftragte fest. Bestellt werden darf nur, wer die zur Erfüllung der Aufgaben erforderliche **Fachkunde** und **Zuverlässigkeit** besitzt. Das Maß des erforderlichen Fachwissens ist abhängig vom Umfang der Datenverarbeitung und vom Schutzbedarf der personenbezogenen Daten. Der Beauftragte für den Datenschutz hat das Recht auf Fort- und Weiterbildung, deren Kosten hat der Betrieb zu übernehmen.

Datenschutzbeauftragte einer Arztpraxis können die erforderlichen Fachkenntnisse über Schulungen, die von Kassenärztlichen Vereinigungen (KV) oder ihrer Landesärztekammer angeboten werden, erwerben.

Zum Datenschutzbeauftragten eignet sich jedoch nicht jeder Mitarbeiter, z. B. kann der EDV-Leiter einer Privatklinik aufgrund einer **Interessenskollision** nicht gleichzeitig Datenschutzbeauftragter sein. Ebenso sollten Personalleiter oder Geschäftsführer nicht gleichzeitig diese Aufgabe wahrnehmen.

Der Datenschutzbeauftragte hat **Einsicht** in alle personenbezogenen Patienten- und Personaldaten und unterliegt der Schweigepflicht. Der Gesetzgeber hat vor einigen Jahren **den Datenschutzbeauftragten** in den Kreis der Geheimnisträger in den § 203 des **Strafgesetzbuches** (StGB) aufgenommen:

§ 203 Abs. 2a StGB: 2017 neu gefasst –
Bislang erlaubte der § 203 StGB die Weitergabe von Privatgeheimnissen nur an berufsmäßig tätige Gehilfen (meist Angestellte). Folglich war die Nutzung von externen Dienstleistern und Subdienstleistern von Ärzten und Anwälten nicht legal; dies wurde gelockert.

Mit der Änderung des Wortlautes **»sonstige Personen«** wurde sie erlaubt – es ist jedoch vorgeschrieben, dass die Verpflichtung der Geheimhaltung weitergegeben werden muss. Der Arzt ist z. B. verpflichtet, über die Geheimhaltungspflicht aufzuklären und auf die Strafbarkeit des Verstoßes hinzuweisen. So gelten für diese Personen dieselben Strafandrohungen wie z. B. für Ärzte. Der Datenschutzbeauftragte kann gemäß § 6 i.V. mit § 38 BDSG in besonderen Fällen auf sein **Zeugnisverweigerungsrecht** aus beruflichen Gründen verweisen.

1.6.6 Kontrollen durch Datenschutzbehörden, Kontrollinstanzen

Der Bundesbeauftragte für Datenschutz kontrolliert alle öffentlichen Stellen des Bundes, also beispielsweise das Bundesministerium für Gesundheit, die meisten gesetzlichen Krankenkassen (ca. 65), Unfallkassen oder die Deutsche Rentenversicherung Bund. Er hat auch die Aufsicht über die Telekommunikationsunternehmen. Bei den Kontrollen wird überprüft, ob der Datenschutz eingehalten wird. Es geht dabei um die Vorschriften der DSGVO, der bereichsspezifischen Vorschriften und des BDSG, aber auch um die Gestaltung von Fragebögen, die Sicherheit in Computernetzen oder die datenschutzkonforme Aktenvernichtung.

Krankenkassen oder Kliniken in öffentlicher Trägerschaft werden durch den Landesdatenschutzbeauftragten kontrolliert und beraten. Die Ergebnisse der Kontrolle werden in einem schriftlichen Kontrollbericht festgehalten.

Wer **ordnungswidrig**, d. h. vorsätzlich oder fahrlässig handelt, dem wird ein Bußgeld auferlegt.

> **Beispiel:**
>
> Bei Nutzung von offenen E-Mail-Verteilern drohen Bußgelder.
> Das Bayerische Landesamt für Datenschutzaufsicht hat einer Mitarbeiterin eines Unternehmens ein Bußgeld auferlegt, da diese einen offenen E-Mail-Verteiler benutzt hatte. Durch Schulungen der Mitarbeiter im Datenschutz kann fahrlässiges Handeln vermieden werden.

Weitere mögliche Pflichtverletzungen sind zu beachten:

- bei Auftragsdatenverarbeitung (Datenaustausch mit Gehaltsabrechnungsstelle, Fernwartungsstelle oder dem Steuerberater)
- Verstoß gegen die sog. Zweckbindung
- Auskunft gegenüber einem Betroffenen wurde nicht korrekt und rechtzeitig durchgeführt

2 Innerbetriebliches Berichtswesen – Controlling

Controlling (aus dem Engl.: to control = nachprüfen, überwachen, steuern) ist eine Aufgabe der Unternehmensleitung, die der Planung, Prüfung und Steuerung der Unternehmensabläufe dient. Mit Controllinginstrumenten wird die Umsetzung der Planung **laufend geprüft** und bei Abweichungen der Ist-Werte vom Plansoll **möglichst früh gewarnt**. Welche Entscheidung der Unternehmensleitung eine Ist-Soll-Abweichung nach sich zieht, bleibt offen. So ist es möglich, dass die Zielerreichung forciert wird, z. B. durch eine Erhöhung der Arbeitsproduktivität (Arbeitsleistung je Pflegetag), denkbar ist aber auch, dass die Planvorgaben revidiert werden müssen, weil die Zielsetzung nicht realistisch war. Geläufigstes Instrument des Controllings sind je Leistungsbereich **spezifische Kennziffern**, z. B. zur Produktivität (Verhältnis von Output zu eingesetzten Produktionsfaktoren), zur Liquidität usw. Controlling kann in allen Leistungsbereichen des Betriebes eingesetzt werden; es kann auf alle Abteilungen und Einzelfunktionen angewandt werden. Betriebliche Kennziffern sind Gegenstand der Fächer Betriebswirtschaftslehre und Buchführung/Kostenrechnung. Deshalb wird an dieser Stelle nicht detailliert auf einzelne Ziffern eingegangen, sondern spezifische Kennziffern für Gesundheitsbetriebe vorgestellt. Sinnvoll ist es, die Controlling-Bereiche aufzugliedern in kaufmännisches, medizinisches und pflegerisches Controlling (auf einen speziellen Aspekt, das Beschwerdecontrolling, wird im **Kapitel VIII.2.2.8** gesondert eingegangen) (▶ Kap. VIII.2.2.8).

2.1 Kaufmännisches Controlling

Beispiele für Teilbereiche:

- Erlöscontrolling (Erlöse aus Fallpauschalen, häufigste DRG nach Haupt- und Nebendiagnosen, Erlöse aus ambulanten Leistungen, ABC Analysen nach Umsatz und Fallzahlen usw.)
- Finanzcontrolling (Kennzahlen und Auswertungen der Bilanz, der Gewinn- und Verlustrechnung, hinsichtlich der Liquidität, der Rentabilität und der Finanzierung)
- Kostencontrolling (Kostenarten- und Kostenträgerrechnung, Gegenüberstellung der Plan- und Istkosten, Deckungsbeitrag einzelner DRG)
- Anlagencontrolling (Auswertungen über Anlagegüter, Alter, durchschnittliche Wartungskosten usw.)
- Projektcontrolling (Auswertung laufender Projekte hinsichtlich Kosten, Termine, Qualität)
- Personalcontrolling (Auswertungen über das Personal, Alter, Ausbildung, Ausfallzeiten, Fluktuation, Personalbesetzung, Stellenplan, Überstunden, Schichtzulagen usw.)
-

Gesundheitsbetriebe können in der Regel die Preise der abgegebenen Dienstleistungen kurzfristig nicht oder kaum beeinflussen. In der Gleichung für den Erlös bzw. Umsatz

> Umsatz = Preis × Menge

lassen sich Erlöse nicht durch eine Preisvariation, sondern allenfalls durch eine Anpassung der Mengen steuern. Erlöscontrolling in Gesundheitsbetrieben wird sich also vornehmlich auf die Art und Menge der abgegebenen Leistungen beziehen. Am Beispiel von Fallpauschalen soll dies anhand einer **ABC- Analyse** dargestellt werden.

> **Beispiel:**
>
> Im Kreiskrankenhaus Neustadt wurden in den vergangenen vier Monaten die in Tabelle 34 genannten DRG erbracht (▶ Tab. 34).
> Als A-DRG werden jene eingestuft, deren Anteil 10 % und mehr am Gesamtumsatz ausmachen; auf B-DRG entfällt ein Umsatzanteil von 5 % bis unter 10 %, auf C-DRG weniger als 5 % (▶ Tab. 35).
> DRG 1, 2 und 4 gehören zur A-Gruppe, DRG 3 und 6 zur B-Gruppe, DRG 5 zur C-Kategorie.
> Das Kreiskrankenhaus Neustadt erwirtschaftet mit den drei DRG der Kategorie A (Nummern 1, 2 und 4) insgesamt 83,2 % des Gesamtumsatzes aus Fallpauschalen. Um Erlöseinbrüche zu vermeiden, sollten Mengenrückgänge dieser drei DRG unterbleiben.

Tab. 34: Erlös je DRG – ABC-Analyse

DRG-Nummer	Erbrachte Mengen	Erlös je DRG
DRG 1	72	1934 €
DRG 2	53	2723 €
DRG 3	36	987 €
DRG 4	21	3578 €
DRG 5	5	3014 €
DRG 6	4	5389 €

Tab. 35: Anteil der DRG am Gesamtumsatz – ABC-Analyse

DRG-Nummer	Erlös (Menge × Preis)	Anteil am Gesamtumsatz in %
1	139.248 €	32,3
2	144.319 €	33,5
3	35.532 €	8,3
4	75.138 €	17,4
5	15.070 €	3,5
6	21.556 €	5,0
Summe	**430.863 €**	

Denkbar sind auch Szenarien, die eine Änderung der Unternehmensstrategie auslösen: Der Controller beobachtet und meldet einen Erlösrückgang beim »Umsatzrenner« DRG 2 und einen leichten Anstieg des Umsatzes aus DRG 6. Zur Behandlung der Indikation der DRG 6 hat das Kreiskrankenhaus eine therapeutische Innovation entwickelt, die die durchschnittliche Verweildauer der DRG um einen Tag senkt. Die Krankenhausleitung beschließt, Marketing-Aktivitäten für DRG 6 zu forcieren, vor allem sollen niedergelassene Ärzte über den neuen Behandlungsansatz informiert werden. Langfristig gibt sich das Krankenhaus als Ziel vor, mit den Erlösen aus DRG 6 in die A-Kategorie zu expandieren, um den Rückgang von DRG 2-Umsätzen zu kompensieren.

Ein weiterer Ansatz, um das Ergebnis bei nicht beeinflussbaren Preisen zu verbessern, ist die Kostensteuerung.

Beispiel:

In einem Plankrankenhaus werden die Deckungsbeiträge von DRG verschiedener Indikationsgruppen ermittelt. Der Deckungsbeitrag der DRG-Gruppen wird als Differenz zwischen dem Erlös der Gruppe und deren variablen Kosten ermittelt. Er gibt an, welchen Beitrag in € die DRG-Gruppe zur Deckung der Fixkosten der Abteilung leistet.
Die Fixkosten der Abteilung Innere Medizin des Krankenhauses betragen pro Monat 150.000 €.

DRG-Gruppe A: durchschnittlicher Erlös je DRG 2450 €, durchschnittliche variable Kosten je DRG 870 €.
Deckungsbeitrag je DRG der Gruppe A: 2450 € – 870 € = 1580 €

DRG-Gruppe B: durchschnittlicher Erlös je DRG 1270 €, durchschnittliche variable Kosten je DRG 510 €.
Deckungsbeitrag je DRG der Gruppe B: 1270 € – 510 € = 760 €

Die DRG der Gruppe A werden pro Monat 30-mal, jene der Gruppe B 35-mal erbracht.
Beide DRG-Gruppen leisten dann folgenden Beitrag zur Deckung der Abteilungsfixkosten:
30 × 1580 € + 35 × 760 € = 74.000 €.

Als Ziel wird nun vorgegeben, den Deckungsbeitrag der DRG-Gruppe B auf 900 € zu erhöhen. Dazu müssen die variablen Kosten auf 370 € gesenkt werden. Dies soll durch den Einsatz preisgünstigerer Medikamente erreicht werden, z. B. könnte die Krankenhausapotheke zu Arzneimittelanbietern wechseln, die höhere Mengenrabatte einräumen.
Der Deckungsbeitrag steigt unter diesen Voraussetzungen auf
30 × 1580 € + 35 × 900 € = 78.900 €.

2.2 Medizincontrolling

Mit dem Medizincontrolling werden alle medizinisch relevanten Vorgänge und Abläufe in einem Krankenhaus erfasst und im Zeitvergleich einander gegenübergestellt. Hauptaufgabe ist es, das **Qualitätsgeschehen** zu überwachen mit dem Ziel, Standards aufrecht zu erhalten oder ggf. Schwachstellen zu identifizieren. Medizincontroller, ebenso Pflegecontroller arbeiten mit Mitarbeitern des Qualitätsmanagements (▶ Kap. VII) und der Dokumentation eng zusammen. Die drei Bereiche überschneiden sich häufig.

Kennziffern des Medizincontrollings können z. B. folgende Angaben sein:

- Verweildauer je DRG nach Alter, Geschlecht etc.
- Medikamenteneinsatz je Indikation
- Fehlerquoten bei der Patientendokumentation
- Operationsdauer je Indikation
- Anzahl der Krankenhausinfektionen
- Komplikationsrate je DRG

Beispiel:

In der Controllingabteilung eines Krankenhauses werden die Dokumentationen der einzelnen Abteilungen auf Vollständigkeit überprüft. Dabei stellt sich heraus, dass in der Abteilung Chirurgie in 10 % aller überprüften Fälle die Dokumentation Mängel aufweist. So geht aus den fehlerhaften Unterlagen z. B. nicht hervor, warum Patienten über die obere Grenzverweildauer hinaus im Krankenhaus liegen, so begründet die Dokumentation in einigen weiteren Fällen nur mangelhaft die Notwendigkeit einer stationären Aufnahme anstatt einer ambulanten OP. Beides kann aber zu Beanstandungen des MD führen mit der Konsequenz, dass die Kasse die vollständige Zahlung der Leistung verweigert.

2.3 Pflegecontrolling

Pflegecontrolling beschäftigt sich mit Auswertungen von Daten der Verwaltung über Kosten, Leistungen, Erlösen und Personal im Bereich des Pflegedienstes; Hauptaufgabe ist auch hier die kontinuierliche Überwachung des Leistungsgeschehens im Hinblick auf die Qualität.
Mögliche Teilbereiche des Pflegecontrollings sind z. B.:

- Auswertungen und Kennzahlen der Pflegequalität, z. B. Patientenzufriedenheit, Dekubitus (= Wundliegen), Infektionen, Stürze
- Auswertungen auf Basis der Pflegediagnosen
- Auswertungen im Bereich Personal, z. B. Personalbedarfsberechnungen
- Auswertungen der Prozessabläufe, z. B. welche Berufsgruppe braucht für welche Tätigkeit wie viel Zeit

Wie Controlling, Dokumentation und Qualitätsmanagement zusammenwirken und einander bedingen, soll an einem Beispiel aus der Altenpflege illustriert werden.

> **Beispiel:**
>
> Im Pflegeheim St. Margarete haben sich Dekubitusfälle in der Station für Pflegebedürftige der Pflegegrade 4 und 5 gehäuft. Man setzt sich zum Ziel, Dekubitusfälle bereits bei Grad 1 (Rötung der Haut, noch keine Hautdefekte) vollständig zu erfassen und eine Verschlimmerung in jedem Fall zu verhindern. Dazu sollen die Beobachtungen durch das Personal verstärkt werden und die Umlagerungen der Pflegebedürftigen erhöht werden. Das Pflegeheim geht vom **PDCA-Zyklus** (▶ Kap. VII.1.2) aus:
>
> **P**lan (Planen) → **D**o (den Plan ausführen) → **C**heck (Zielerreichung überprüfen) → **A**ct (ggf. verbessern).
>
> Der Plan – keine Dekubitusfälle mit höherem Schweregrad als 1 (plan) – wird mit den genannten Mitteln realisiert (do). Das Ergebnis wird dokumentiert und ausgewertet (check). Dabei ergibt sich, dass bei 2 % der Pflegebedürftigen das Ziel nicht erreicht wurde; sie litten unter Hautveränderungen (Risse, Blasen). Daraufhin wird beschlossen, als Verbesserung zusätzlich mehr Lagerungshilfsmittel einzusetzen und die Anzahl der Inspektionen der gefährdeten Hautstellen durch das Pflegepersonal weiter zu erhöhen (act).

2.4 Balanced Score Card (BSC)

Die Balanced Score Card (aus dem Engl. = ausbalanciertes Kennzahlensystem) wird als Controlling-, aber auch als Managementinstrument gesehen. **Alle** Unternehmen haben Auswertungen und Kennzahlen hinsichtlich der Finanzsituation des

Unternehmens. In den achtziger Jahren des vergangenen Jahrhunderts haben Kaplan und Norton aus den USA untersucht, was erfolgreiche Unternehmen – oftmals Markenartikelunternehmen – von nicht-erfolgreichen Unternehmen unterscheidet. Dabei stellte sich heraus, dass die erfolgreichen Unternehmen nicht nur Kennzahlen aus dem Finanzbereich, sondern aus weiteren Bereichen verwenden.

Die BSC ergänzt die eindimensionale finanzwirtschaftliche Sicht um drei Aspekte. Es werden nicht nur Kennziffern ermittelt, die aus Sicht der Anteilseigner, der sog. Shareholder, interessant sind, sondern auch Kennziffern, welche z.B. die Kunden und Mitarbeiter des Unternehmens betreffen (sog. Stakeholder = Interessensgruppen). Deshalb eignet sich die BSC sehr gut für Unternehmen mit sozialem Anspruch, wie gemeinnützige Betriebe, für die Gewinnerzielung zwar wichtig aber nicht unbedingt dominierendes Ziel ist. Für die BSC werden klassischerweise vier **Perspektivbereiche** unterschieden:

- Finanzperspektive
- Mitarbeiterperspektive
- Perspektive der internen Prozesse
- Kundenperspektive

Die BSC kann als strategisches Controllinginstrument genutzt werden. Zu den langfristigen Zielen des Unternehmens gehört es, in einem Konkurrenzumfeld am Markt bestehen zu können. Dies ist nur möglich, wenn das Unternehmen selbst bestimmte Voraussetzungen erfüllt. So kann es sich nur dann behaupten, wenn es langfristig schwarze Zahlen schreibt. Die Erlöse müssen folglich die Kosten übersteigen. Da Erlöse das Produkt aus Preis mal Menge sind, müssen die nachgefragten Mengen, im Falle z.B. eines Krankenhauses die Anzahl der Behandlungen, in ausreichendem Umfang gewährleistet sein. Dies wiederum wird nur gelingen, wenn das Unternehmen von den Patienten und den Einweisern, also den niedergelassenen Ärzten, dauerhaft geschätzt wird. Gesundheitsbetriebe bieten personenbezogene Dienstleistungen an, deren Qualität in erster Linie von der Qualifikation, der Lernbereitschaft und auch dem Engagement der Mitarbeiter abhängt. Kunden erwarten möglichst reibungslose Prozesse, diese wiederum können am ehesten von guten Mitarbeitern gewährleistet werden. Laufen Prozesse reibungslos, so werden Ressourcen eingespart, was wiederum die Kosten senkt.

Alle diese Aspekte versucht die BSC einzufangen und anhand von Kennziffern in allen Abteilungen des Betriebes laufend abzubilden. Die folgende Darstellung soll am Beispiel eines Krankenhauses die Bausteine einer BSC aufzeigen.

Welche Kennziffern das Krankenhaus je Bereich wählt, sollte vorab anhand einer Stärken-Schwächen-Eigendiagnose ermittelt werden. Generell ist es empfehlenswert, nicht zu viele, sondern wenige aussagekräftige Kennziffern heranzuziehen. Abbildung 39 zeigt am Beispiel der Kundenperspektive wie die Kennziffer »Kundenzufriedenheit« aufbereitet werden kann (▶ Abb. 39). Das Krankenhaus führt regelmäßig Erhebungen bei Patienten durch und ermittelt anhand einer Notenskala deren Zufriedenheit mit der Pflege. Gemäß dem Ziel wird ein Standard vorgegeben, der nicht über- bzw. unterschritten werden darf. Im abgebildeten Beispiel ist dies die Forderung, eine bessere Durchschnittsbewertung als die Note

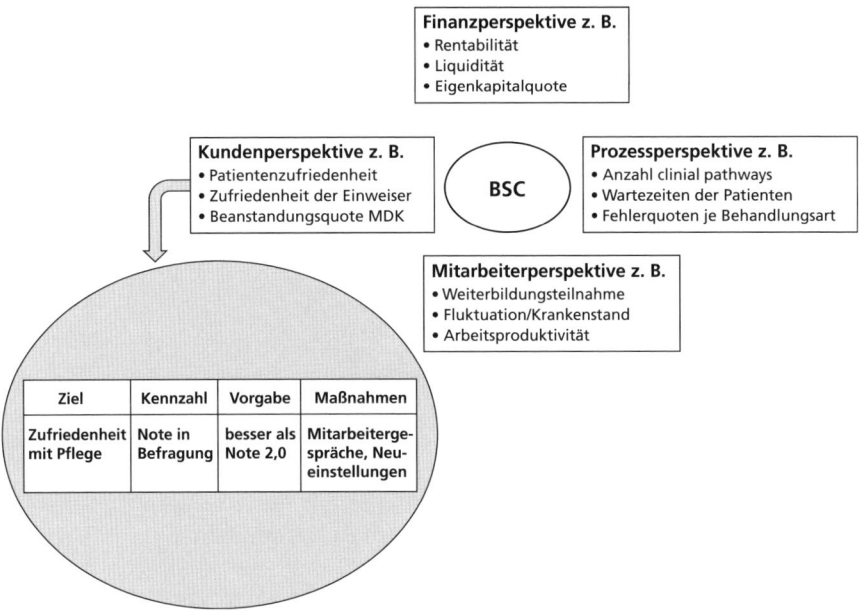

Abb. 39: Beispiel einer Balanced Score Card eines Krankenhauses

2,0 zu erhalten. Wird die Warnmarke erreicht, ergibt also z. B. die Befragung in einer Abteilung die Note 1,9, werden Maßnahmen ergriffen. Denkbar wären etwa Gespräche mit der Stationsleitung und weiteren Mitarbeiter/innen der Pflege. Diese Gespräche könnten z. B. ergeben, dass sich die Situation wegen Überlastung des Personals verschlechtert hat. Dem wiederum könnte mit Personalumsetzungen oder Neueinstellungen begegnet werden.

Betrachtet ein Unternehmen regelmäßig alle vier Perspektiven, bekommt es laufend Informationen, wird dadurch vorgewarnt und kann reagieren. Letztlich ist die BSC nicht nur ein Controlling-Werkzeug, sondern auch ein Managementinstrument, da dadurch ggf. eine Vielzahl von Veränderungen über alle Managementebenen hinweg ausgelöst wird.

Übungsaufgaben zu Teil VI

Aufgabe 1
Nennen Sie die Bedeutung der folgenden Abkürzungen:

1. InEK
2. ICD
3. DKR

4. aG-DRG
5. OPS
6. BfArM

Aufgabe 2
In einer neu gegründeten Privatklinik muss ein betrieblicher Datenschutzbeauftragter gemäß Art. 37 Datenschutzgrundverordnung der Europäischen Union benannt werden. Wer kann in der Klinik zum betrieblichen Datenschutz bestellt werden?

Aufgabe 3
Beschreiben Sie kurz vier Aufgaben des betrieblichen Datenschutzbeauftragten.

Aufgabe 4
Krankenhäuser und andere Gesundheitseinrichtungen dürfen personenbezogene Daten von Patienten und Heimbewohnern nur unter bestimmten Voraussetzungen übermitteln. Welche der folgenden Aussagen sind richtig?

1. Wenn Krankenkassen anfragen, dürfen die Daten in vollem Umfang übermittelt werden.
2. Die Datenübermittlung ist zulässig, wenn eine Rechtsvorschrift dies vorschreibt oder erlaubt.
3. Die Datenübermittlung ist zulässig, wenn der Patient (Betroffene) schriftlich eingewilligt hat.
4. Personenbezogene Daten dürfen übermittelt werden, wenn sie für Versicherungen von Nutzen sind.
5. Daten dürfen immer an den Hausarzt übermittelt werden.

Aufgabe 5
Sie sind Mitarbeiterin in der Patientenaufnahme. Erklären Sie einer Patientin, welche Rechte sie über die zu ihrer Person gespeicherten Daten hat.

Aufgabe 6
Nach der Datenschutzgrundverordnung der Europäischen Union gelten für die Verarbeitung von personenbezogenen Daten verpflichtend bestimmte Prinzipien (Grundsätze) des Datenschutzes. Beschreiben Sie drei Prinzipien.

Aufgabe 7
Nennen Sie die Bedeutung der folgenden Abkürzungen

1. DSGVO
2. BDSG
3. SGB
4. eGK
5. ePA

6. DSB
7. BfDI

Aufgabe 8
Eine DRG (Preis 5812 €) erwirtschaftet einen Deckungsbeitrag von 3687 € pro DRG (bei einer Verweildauer von 6,1 Tagen).

a) Errechnen Sie die variablen Kosten der DRG.
b) Die Gewinnschwelle wird bei einer Menge von 40 DRG pro Monat erreicht. Wie hoch sind die Fixkosten pro Monat?
c) Bei einer Erhöhung der Verweildauer auf 7 Tage steigen die variablen Kosten um 10%. Wie hoch ist der Deckungsbeitrag jetzt und wo liegt die Gewinnschwelle?

Aufgabe 9
In einem Krankenhaus wird ein Rückgang der Belegung in der Abteilung für Geburtshilfe beobachtet. Sollte der Auslastungsgrad im Jahr 2025 drei Monate hintereinander unter 70% fallen, will die Geschäftsleitung über das weitere Vorgehen (Bettenabbau, Umwidmung) entscheiden. Die Geburtshilfeabteilung hat 110 Betten. Die Anzahl der Pflegetage betrug im

Januar	2574
Februar	2346
März	2416
April	2392
Mai	2205
Juni	2211

Erstellen Sie die Kennziffern für die Krankenhausleitung.

Aufgabe 10
In der Abteilung Chirurgie des Kreiskrankenhauses haben sich die Beanstandungen des MD wegen mangelnder Dokumentation der Nebendiagnosen gehäuft. Entwerfen Sie die Verfahrensschritte anhand des PDCA-Zyklus.

Aufgabe 11
Entwerfen Sie für die Balanced Score Card einer stationären Pflegeeinrichtung zwei Kennzahlen für die Prozessperspektive.

Teil VII Qualitätssicherung, Qualitätsmanagement und Risikomanagement

Das SGB V verpflichtet Krankenkassen und Leistungserbringer im § 70 unter der Überschrift »*Qualität, Humanität und Wirtschaftlichkeit*«, die Versorgung der Patienten in der fachlich gebotenen Qualität zu erbringen. Gesetzlich Versicherte haben demgemäß nicht nur einen Anspruch auf Behandlung, sondern auf **gute Behandlung** entsprechend des medizinischen Fortschritts in allen Versorgungsbereichen des SGB V.

Die Pflicht zu guter Leistungserbringung gilt in gleichem Umfang für die Pflegeversicherung. Die »*Leistungen der Pflegeversicherung sollen den Pflegebedürftigen helfen, trotz ihres Hilfebedarfs ein möglichst selbstständiges und selbstbestimmtes Leben zu führen, das der Würde des Menschen entspricht*« (§ 2 SGB XI). Humanität lässt sich schwerlich messen und konkret einfordern; gleichwohl ist sie wesentlicher Teil einer guten Krankenbehandlung und Pflege.

Leistungsanbieter müssen grundsätzlich alle für sie geltenden gesetzlichen und behördlichen Anforderungen einhalten. Medizinische und pflegerische Leistungen dürfen von Leistungserbringern nur dann angeboten und erbracht werden, wenn sie sowohl die Anforderungen an die **interne Qualitätssicherung** als auch die Maßnahmen zur **externen Qualitätssicherung** erfüllen. Der Gesetzgeber hat sie im jeweiligen Sozialgesetzbuch verankert (▶ Kap. VII.2).

Da heute viele medizinische Leistungen sowohl im ambulanten als auch im stationären Sektor durchgeführt werden oder Patienten im Verlauf häufig in beiden Sektoren versorgt werden, fordert der Gesetzgeber zunehmend eine **sektorenübergreifende Qualitätssicherung** für Leistungen, die in Praxen und Krankenhäusern angeboten werden. Ziel ist eine gleich hohe Qualität in beiden Bereichen.

Durch das im Februar 2013 in Kraft getretene Patientenrechtegesetz (▶ Kap. IV.2.2.1, Neuerungen im BGB; ▶ Kap. VII.2, Neuerungen im SGB V) forderte der Gesetzgeber einen verbesserten Patientenschutz, bessere Patienteninformation (▶ Kap. VIII.1.3.4) und die Förderung einer **Fehlervermeidungskultur**. Krankenhäuser und auch Praxen müssen neben einem patientenorientierten Beschwerdemanagementsystem (▶ Kap. VIII.2.2) auch ein Risikomanagementsystem und Fehlermeldesysteme implementieren. Sie sollen nicht nur ihre eigenen Fehler aufarbeiten, sondern durch die Teilnahme an einrichtungsübergreifenden Fehlermeldesystemen auch aus Fehlern anderer lernen.

Voraussetzungen hierfür sind fachkompetente, motivierte, freundliche Mitarbeiter, die sich mit den Qualitäts- und Unternehmenszielen identifizieren und eine Behandlung unter Berücksichtigung der neuesten medizinischen und pflegerischen Standards und Sicherheitsstandards durchführen.

Die Umsetzung des Qualitätsmanagements und Risikomanagements innerhalb der Einrichtung gelingt dieser, wenn die Leitung ihrer Pflicht und den gesetzlichen Forderungen nachkommt und die bewährten Methoden und Instrumente des Qualitätsmanagements einsetzt. Die geforderten **Instrumente** des Qualitätsmanagements werden im **Kapitel VII.1.3.2** beschrieben (▶ Kap. VII.1.3.2).

Krankenhäuser stehen in einem zunehmenden **Wettbewerb** untereinander. Aufgrund der gleichzeitig geforderten **Wirtschaftlichkeit** und der Einführung der DRGs (2005) für Krankenhäuser auf der einen Seite und der **enormen technischen Entwicklung in der Medizin** mit der damit verbundenen **Kostenentwicklung** (auch für Medikamente) auf der anderen Seite.

Die **Verbesserung** der Qualität auf sämtlichen Ebenen (Struktur-, Prozess-, Ergebnis-Qualität) (▶ Kap. VII.1.1) bringt entscheidende Vorteile mit sich: für den Patienten gute Behandlung und Service; für die Einrichtung zufriedene Kunden (Patienten, Mitarbeiter), gutes Image, gute Auslastung, Kosteneinsparung, Gewinnsteigerung, Wettbewerbsvorteil. Und Mitarbeiter arbeiten vorzugsweise gerne in einem Unternehmen mit den genannten Vorteilen des »**gelebten Qualitätsmanagements**«, was sich wiederum positiv auf die Personalsituation auswirkt.

Neben dem Zusammenhang zwischen **Qualität, Wirtschaftlichkeit und Erfolg** spielt insbesondere die **Transparenz** eine große Rolle. Die Führung ist verpflichtet, das Qualitätsmanagement in regelmäßigen Abständen zu bewerten und die Ergebnisse allen Interessierten (Mitarbeitern und externen Anspruchsgruppen) mitzuteilen. Diese Informationen spiegeln wider, ob die geplanten Ziele erreicht wurden.

Nicht zuletzt spiegelt ein einwandfrei funktionierendes **Beschwerdemanagement** (▶ Kap. VIII.2) wider, ob Qualität ein Unternehmensziel ist.

Qualitätsmanagement und Risikomanagement betrifft innerhalb des Unternehmens sämtliche Bereiche – von Medizin über Pflege, Verwaltung bis zum Service – und damit sämtliche Berufsgruppen.

Die Notwendigkeit ergibt sich zwangsläufig dadurch, dass **Haftungsansprüche** vonseiten der Patienten/Angehörigen und Kostenträger in den vergangenen Jahren stark zugenommen haben und folglich die Versicherungsprämien für Krankenhäuser gestiegen sind. Studien belegen, dass sich der Aufwand für das Risikomanagement in jeder Hinsicht lohnt.

Während Qualitätsmanagement die **Kundenzufriedenheit** im Fokus hat, zielt das Risikomanagement auf **Schadensbegrenzung** ab und hat damit juristische Bedeutung.

In den **folgenden Kapiteln** werden Grundlagen und wichtige **Begriffe** des Qualitätsmanagements und Risikomanagements (▶ Kap. VII.1), die **gesetzlichen Regelungen** zur **internen Qualitätssicherung** in den einzelnen Versorgungsbereichen und die rechtlichen Vorgaben an die **externe Qualitätssicherung** beschrieben (▶ Kap. VII.2). Abschließend wird auf **standardisierte Verfahren zur Bewertung von Qualität** eingegangen (▶ Kap. VII.3).

1 Grundlagen, Definitionen

Die Begriffe Qualität, Qualitätssicherung, Qualitätsmanagement und Risikomanagement sind im Gesundheitswesen mittlerweile weitestgehend etabliert und gewinnen zunehmend an Bedeutung. Dazu beigetragen hat insbesondere der Gesetzgeber durch die rechtlichen Forderungen an die Leistungserbringer (▶ Kap. VII.2).

1.1 Qualität, Qualitätsdimensionen

Für den Begriff **Qualität** gibt es eine Vielzahl von Definitionen. Beispielhaft wird die Definition nach der **Grundlagennorm** für Qualitätsmanagement, der **DIN EN ISO 9000:2015** »**Qualitätsmanagementsysteme – Grundlagen und Begriffe**« genannt:

Qualität ist »**der Grad, in dem ein Satz inhärenter Merkmale Anforderungen erfüllt**«.
Gemäß der Norm DIN EN ISO 9000:2015 geben **inhärente** (aus dem Lat.: inhaerere = in etwas hängen, an etwas haften) **Merkmale** an, ob bzw. in welchem »Grad« ein Produkt, eine Dienstleistung, ein Prozess oder das System (Qualitätsmanagementsystem) den (Kunden-)**Anforderungen** entspricht.

In der Medizin und Pflege steht der Begriff »gute« Qualität:

- aus der **Perspektive des Patienten oder Pflegebedürftigen** für
  - eine gute Behandlung, Pflege, Versorgung, Betreuung,
  - gute Information und Aufklärung,
  - einen möglichst angenehmen Aufenthalt mit entsprechendem Service und
  - ggf. eine Anlaufstelle für Beschwerden.
- Im **Unternehmen** steht Qualität beispielsweise für
  - Kundenorientierung (Patient, Heimbewohner u. a.),
    d. h. das Behandlungs-Angebot und Service-Angebot orientiert sich an den Bedürfnissen der Patienten und Pflegebedürftigen,
  - einen hohen medizinischen Standard,
  - für qualifiziertes (kompetentes) Personal,
  - für einen reibungslosen Ablauf der Behandlung usw.,
  - für die Abwesenheit von Fehlern (z. B. Diagnose-, Behandlungs-, Hygiene-, Pflegefehler),
  - für Patientensicherheit/Bewohnersicherheit und
  - für Kundenzufriedenheit,
    d. h. der Patient/Bewohner ist mit der in Anspruch genommenen Leistung zufrieden,
    d. h. auch, dass die Kundenanforderungen erfüllt wurden (Soll-Ist-Vergleich).

1 Grundlagen, Definitionen

- aus der Perspektive der **Mitarbeiter** für
  - Wertschätzung der Mitarbeit im Qualitätsmanagement,
  - eigenverantwortliches Arbeiten, gute Arbeitsbedingungen,
  - gutes Betriebsklima,
  - Betriebliches Vorschlagswesen – Umsetzung der Verbesserungsvorschläge,
  - Mitarbeitergesundheit, Mitarbeitersicherheit und
  - Fortbildungen, Schulungen.

Die Qualität der im Unternehmen erbrachten Dienstleistungen oder Produkte, Prozesse und Ergebnisse hängt von der **Aufbauorganisation und der Ablauforganisation** ab. Sie wird entscheidend beeinflusst durch die **Führungsqualität**, das **Führungsverhalten** und durch die Kompetenz, Schaffenskraft und Motivation seiner Mitarbeiter. Ein guter Arbeitgeber wertschätzt die Fähigkeiten seiner Mitarbeiter und versteht die **Mitarbeiterorientierung** (▶ Kap. VIII.1.3.5) und auch die Mitarbeitersicherheit, inkl. Mitarbeitergesundheit als wichtige Unternehmensaufgabe; sein Ziel ist eine hohe **Mitarbeiterzufriedenheit.**

Qualitätsebenen

Als Dimensionen der Qualität, bzw. als Ansatzpunkte für eine Verbesserung werden im Qualitätsmanagement die Struktur-, Prozess- und Ergebnisqualität unterschieden. Sie bauen hierarchisch aufeinander auf (▶ Abb. 40).

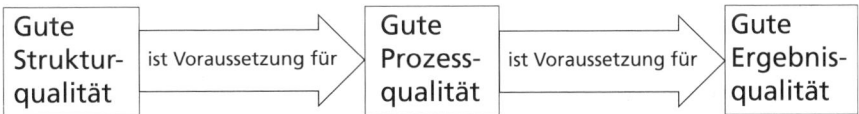

Abb. 40: Dimensionen der Qualität

Strukturqualität setzt an der Ausstattung des Betriebes, z. B. eines Krankenhauses oder einer Pflegeeinrichtung an. Da im Gesundheitswesen personalintensive Dienstleistungen erbracht werden, ist die Anzahl und Qualifikation des Personals die wichtigste Strukturkomponente der Qualität. Nur wenn Personal in ausreichender Anzahl und mit hohem Expertenwissen vorhanden ist, können Patienten professionell nach den Regeln der medizinisch-pflegerischen Erkenntnisse behandelt werden. Letzteres setzt auch eine hohe Qualität der eingesetzten Sachgüter als Bestandteil der Strukturqualität voraus. Wenn ein Krankenhaus mit modernen, allen Hygieneanforderungen genügenden Operationssälen, hochwertigen Medizinprodukten und zeitgemäßer Medizintechnik oder ein Pflegeheim mit hellen Zimmern, Haltegriffen in den Gängen, guter Küche etc. ausgestattet ist, wird es den Ansprüchen an Standards der Strukturqualität gerecht.

Mit dem Begriff **Prozessqualität** wird die Leistungserstellung selbst beschrieben. Gute Prozessqualität setzt einen reibungslosen Ablauf der Behandlung oder der Pflegeprozeduren und deren Lenkung nach bestimmten Kriterien voraus. Sie kann nur gelingen, wenn die personelle und sächliche Ausstattung, also die Strukturqualität, den Anforderungen genügt.

Die Zusammenarbeit der verschiedenen Berufsgruppen muss geplant und den Vorgaben gemäß durchgeführt werden. So sollte vorab festgelegt werden, welche Arbeitsschritte z. B. vor einer Operation erfolgen, von wem (Stationsärzte, -schwestern, Operateure, Anästhesisten, Personal des Funktionsdienstes), in welchem Zeitrahmen sie durchzuführen sind und wer sie dokumentiert. Kommt es zu Brüchen im Ablauf, z. B. zu vermeidbaren Wartezeiten für Patienten vor der Operation, sollen sie durch kontinuierliche Verbesserungsmaßnahmen abgestellt werden. In der Medizin werden heute zur Sicherung der Prozessqualität clinical pathways (klinische Pfade) eingesetzt (▶ Kap. IV.7.2).

Die am schwierigsten zu messende Qualitätsdimension ist die **Ergebnisqualität**. Ziel der Handelnden im Gesundheitswesen ist Heilung und Linderung für Patienten. Heilung aber ist nicht immer erreichbar, Linderung oft schwer zu messen. Prinzipiell ist es aber möglich, **objektiv messbare** Hilfsgrößen heranzuziehen, die einen Rückschluss auf das Ergebnis medizinischen und pflegerischen Handelns erlauben. Als Beispiele für objektive Indikatoren der Ergebnisqualität seien genannt: Anzahl der Dekubiti, Rückfallhäufigkeit, Länge beschwerdefreier Intervalle, nosokomiale Infektionen, Funktionsmaße in der Rehabilitation (z. B. Messung von Gelenkbeweglichkeit). Indirekt lässt sich Ergebnisqualität bei den Patienten selbst, also als **subjektive Größe**, z. B. mittels Befragung erheben. Die Zufriedenheit der Patienten hängt sicher in erster Linie vom Behandlungserfolg ab, wird aber auch beeinflusst von der Freundlichkeit des Personals, der Qualität der Service- und Hotelleistungen bzw. insgesamt der Dienstleistungsorientierung der Einrichtung.

Das folgende Beispiel soll illustrieren, wie die drei Dimensionen der Qualität aufeinander aufbauen.

> **Beispiel:**
>
> Das Pflegeheim »Am Stadtbach« hat zur Verbesserung für Bewohner mit demenziellen Erkrankungen farbliche Orientierungen in den Fluren und an den Türen angebracht und Pflegekräften eine gerontopsychiatrische Fortbildung finanziert (Strukturqualität). Es zeigte sich, dass sich die Bewohner räumlich besser zurechtfanden, z. B. beim Gang in den Speisesaal. Den spezialisierten Pflegekräften gelang es zudem besser, für Bewohner den Tag mit Beschäftigungsmöglichkeiten zu strukturieren (Prozessqualität). Eine Befragung der Bewohner und ihrer Angehörigen ergab höhere Zufriedenheitswerte mit der Lebensqualität im Pflegeheim (Ergebnisqualität).

Generell stehen Gesundheitsbetriebe heute mehr denn je untereinander in Wettbewerb um ihre Kunden, die Patienten und Pflegebedürftigen. Für diese spielt der Preis der Leistungen keine Rolle, wenn die Finanzierung von den Sozialversicherungsträgern übernommen wird. Die Anbieter von Gesundheitsleistungen werden also vor allem die Qualität ihrer Leistung als Argument im Wettbewerb einsetzen, und zwar umso mehr, je aufgeklärter und besser informiert ihre Kunden sind.

1.2 Qualitätsmanagement, Qualitätsmanagementsystem, PDCA-Zyklus

Das **Qualitätsmanagement** (QM) im Betrieb beinhaltet grundsätzlich die **Organisationsstruktur, Verantwortlichkeiten, Verfahren, Prozesse und erforderlichen Mittel** für dessen Verwirklichung.

Die **Grundlagen-Norm** DIN EN ISO 9000:2015 beschreibt die **sieben Grundsätze** des Qualitätsmanagements:

- Kundenorientierung
- Führung
- Einbeziehung von Personen
- Prozessorientierter Ansatz
- Verbesserung
- Faktengestützte Entscheidungsfindung
- Beziehungsmanagement

Die **Zertifizierungs-Norm** DIN EN ISO 9001:2015 erläutert und beschreibt, wie die Grundsätze innerhalb des Unternehmens umzusetzen sind.

Spricht man von Qualitätsmanagement, dann versteht man darunter gemäß DIN EN ISO 9000:2015:

»**aufeinander abgestimmte Tätigkeiten zum Leiten und Lenken einer Organisation**« bezüglich Qualität

Das Qualitätsmanagement im Unternehmen umfasst damit

- das Festlegen der **Qualitätspolitik**,
- das Festlegen der **Qualitätsziele** (strategische und operative)
- die **Qualitätsplanung** (Entwicklung sowie inhaltliche und organisatorische Planung inkl. Ressourcen, Maßnahmen)
- die **Qualitätslenkung** (Ablauf- und Prozesssteuerung unter beherrschten Bedingungen)
- die **Qualitätssicherung** (Prüfungsplanung und Prüfungsroutine) und
- die **Qualitätsverbesserung** (Systematisches Fehler-, Risiko- und Verbesserungsmanagement)

Die Vorgehensweise (Regelungen) im Qualitätsmanagement mit dem Ablauf von **Planung, Handlung, Überprüfung** und **Nachbesserung** wird als **PDCA-Zyklus** (**Plan-Do-Check-Act**-Zyklus) oder nach seinem Erfinder Edwards Deming als »*Deming-Zyklus*« bezeichnet (▶ Abb. 41).

Die Deming-Philosophie und somit das PDCA-Modell dient dazu, den Status Quo der Organisation permanent in Frage zu stellen und überall im Unternehmen in einem wiederkehrenden Regelkreis Verbesserungen an Abläufen und Prozessen zu starten. Man spricht vom **kontinuierlichen Verbesserungsprozess** (KVP), der theoretisch nie endet.

Der PDCA-Zyklus findet sowohl Anwendung bei der **Einführung** eines Qualitäts- und Risikomanagements, eines Umwelt- oder Arbeitsschutzmanagements als auch bei der **Weiterentwicklung** des Qualitätsmanagements z. B. bei der Arbeit in den **Qualitätszirkeln**, den Arbeitsgruppen des internen Qualitätsmanagements.

Wenn der **Regelkreis** nicht rundläuft, wenn z. B. Aspekte übersprungen werden, bleiben die inhaltlichen Qualitätsmanagement-Anforderungen wirkungslos.

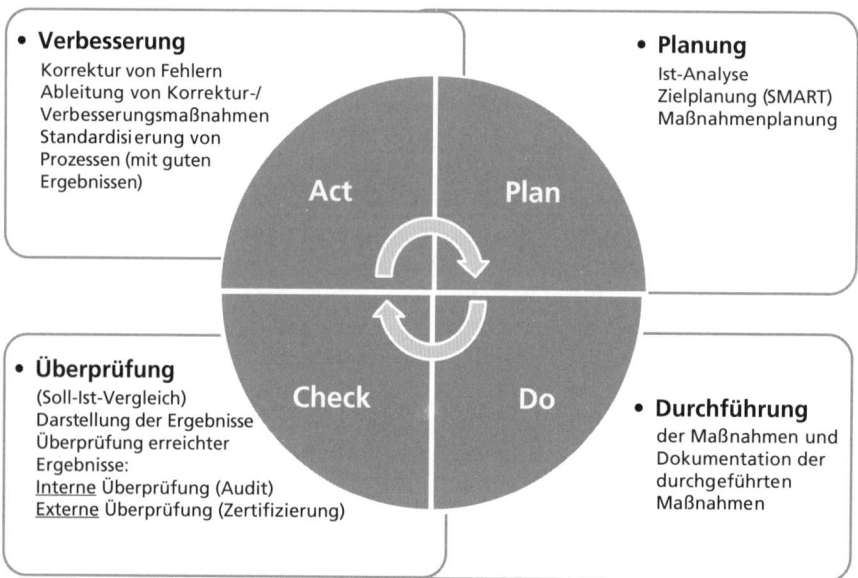

Abb. 41: Die Phasen des PDCA-Zyklus nach Deming (Regelkreis)

> **Beispiele:**
>
> Die Regelung zum Fehlermanagement wurde innerhalb der Klinik sehr gut ausgearbeitet. Sie findet jedoch im Alltag kaum Beachtung. Die Gründe für die Nichtbeachtung werden nicht hinterfragt.
>
> In der Arztpraxis wurde vor zwei Jahren von einer ehemaligen Mitarbeiterin ein hervorragendes Einarbeitungskonzept für neue Mitarbeiter erstellt. Das Konzept findet mittlerweile keine Anwendung mehr. Die Einarbeitung der neuen Mitarbeiter ist sehr schlecht, die Fluktuationsrate entsprechend hoch.

Die Beispiele zeigen, dass der in der Theorie so einfache PDCA-Zyklus seinen Anspruch in der von ihm geforderten Konsequenz im Arbeitsalltag hat: in der Konsequenz der Planung, der Umsetzung, der Kontrolle und in der Verbesserungsphase.

Definition nach DIN EN ISO 9000:2015: »**Ein Qualitätsmanagementsystem dient zum Leiten und Lenken einer Organisation bezüglich Qualität**«.

Qualitätsmanagementsystem
Qualitätsmanagementsysteme (QMS) wie z.B. die DIN EN ISO 9001:2015 oder KTQ (Kooperation für Transparenz und Qualität im Gesundheitswesen) (▶ Kap. VII.3) dienen quasi der **Umsetzung** des Qualitätsmanagements. Ein QMS wird im Unternehmen unter der aktiven Verantwortung der Leitung und unter Einbeziehung der Mitarbeiter aufgebaut und weiterentwickelt.

Die Anforderungen an das Qualitätsmanagementsystem **DIN EN ISO 9001:2015** (▶ Kap. VII.3.1) sind in der Norm »**Qualitätsmanagement-Anforderungen**« in deutscher, französischer und englischer Sprache beschrieben. Diese Norm, auch »**Zertifizierungsnorm**« genannt, dient sowohl als Grundlage bei der Einführung, Aufrechterhaltung, Weiterentwicklung als auch zur Bewertung des Qualitätsmanagementsystems. Überprüft wird, ob das eingeführte, aufrechterhaltene oder weiterentwickelte Qualitätsmanagement-System der Einrichtung die Anforderungen der Norm DIN EN ISO 9001:2015 erfüllt – ob es **konform** ist (aus dem Lat.: conformis = übereinstimmend) mit der Norm. Die Bewertung wird im Rahmen der von der Norm geforderten **Selbstbewertung** (d.h. internes Audit) oder durch **Fremdbewertung** (externes Audit) durchgeführt. **Zertifikate** über ein Managementsystem bestätigen einer Einrichtung die Einhaltung bestimmter vorgegebener Standards.

1.3 Qualitätssicherung in Gesundheits- und Pflegeeinrichtungen

Die Leistungserbringer sind sowohl zur **internen** als auch zur **externen Qualitätssicherung** (QS) verpflichtet.

Im SGB V und SGB XI bezeichnet das Qualitätsmanagement **interne Maßnahmen** der Leistungserbringer, die der Sicherung der Qualität dienen (sog. **interne Qualitätssicherung**) (▶ Kap. VII.1.3.1, ▶ Kap. VII.2). Die Qualitätssicherung ist im eigentlichen Sinne **ein Teil** des umfassenden **Qualitätsmanagements.**

Unter dem Begriff der **externen Qualitätssicherung** werden Überprüfungen der Einrichtungen durch Dritte z.B. MD, Heimaufsicht, KTQ-Visitoren (▶ Kap. VII.3.3) verstanden. Auf die vom Gesetzgeber geforderte **externe** vergleichende **Qualitätssicherung** wird im **Kapitel VII.1.3.3** und **Kapitel VII.2** eingegangen.

1.3.1 Interne Qualitätssicherung – Qualitäts- und Risikomanagement

Im Zusammenhang mit der gesetzlichen Krankenversicherung (SGB V) versteht man unter interner Qualitätssicherung **konkrete interne Maßnahmen** (organisatorische, technische und motivierende). Es geht insbesondere um die **Sicherung und Verbesserung der Versorgungsqualität** der Patienten und um die Weiterentwicklung des medizinischen, pflegerischen und organisatorischen **Wissens.**

Konkrete Maßnahmenempfehlungen hat der Gemeinsame Bundesausschuss (G-BA) (▶ Kap. IV.2.9) in der einheitlichen sektorenübergreifenden Qualitätsmanagement-Richtlinie (QM-RL vom 15. Sept. 2016) für die stationären und ambulanten Versorgungssektoren (einschließlich Zahnärzte) niedergeschrieben (▶ Kap. VII.2).

Der G-BA legt **Mindeststandards für das einrichtungsinterne Qualitätsmanagement, Risikomanagement und für Fehlermeldesysteme** fest.

Über die **Umsetzung** der Maßnahmen müssen z. B. die nach § 108 SGB V zugelassenen **Krankenhäuse**r jährlich in ihren **Strukturierten Qualitätsberichten** (▶ Kap. VII.2.1.3) informieren. Die Berichte sind verpflichtend und müssen veröffentlicht werden (▶ Kap. VII.2). Dabei geht es vor allem darum, Ärzte, Krankenhäuser und andere Leistungserbringer zur **Transparenz** zu verpflichten, um **Vergleichbarkeit** herzustellen und damit die Voraussetzung für einen **Wettbewerb,** um Qualität zu schaffen.

Die **interne** Qualitätssicherung erfolgt durch das einrichtungsinterne **Qualitäts- und Risikomanagement,** die Umsetzung mit **Instrumenten** des Qualitäts- und Risikomanagements (▶ Kap. VII.1.3.2).

Risikomanagement und Qualitätsmanagement sind Leitungsaufgaben und in Krankenhäusern integrativ zu etablieren und weiterzuentwickeln, wobei möglichst **Doppelstrukturen** zu vermeiden sind. Integrativ bedeutet immer kooperativ. Damit wird deutlich, dass Risikomanagement kein Teil des Qualitätsmanagements ist und umgekehrt. So werden – analog zu anderen Branchen – die beiden **Management-Instrumente** in **Kooperation und Verzahnung** implementiert, mit dem Ziel gemeinsam zur **Optimierung der Patienten- und Unternehmenssicherheit** beizutragen.

Für ein erfolgreiches Risikomanagement ist eine ganzheitliche Betrachtung wichtig. Dies bedeutet, dass beispielsweise im Krankenhaus **nicht nur die klinischen Prozesse** (Krankenversorgung), **sondern auch** die **administrativen und wirtschaftlichen Prozesse** (Unternehmersicherheit) und das Verhalten, die Prinzipien und Werte aller Mitarbeiter sowie die Patienteninteressen und die Patientensicherheit berücksichtigt werden (▶ Abb. 42).

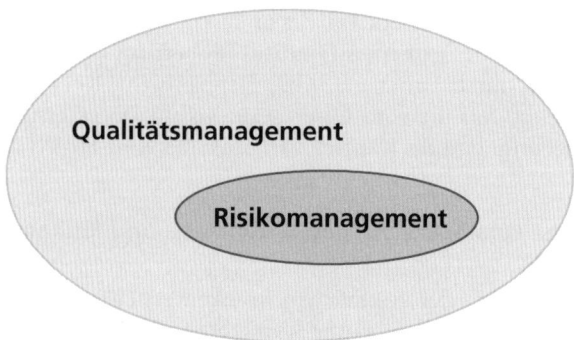

Abb. 42: Risikomanagement als integraler Bestandteil des Qualitätsmanagements

1 Grundlagen, Definitionen

Potenzielle Risiken in Gesundheits- und Pflege-Einrichtungen sind z. B.:

- **Marktrisiken:** z. B. mangelhafte Auslastung
- **Politisch-rechtliche Risiken:** z. B. Leistungskürzungen durch die Kostenträger
- **Trägerrisiken:** Imageverlust
- **Strategische Risiken:** z. B. mangelnde vorausschauende Personalplanung, Fachkräftemangel
- **Leistungswirtschaftliche Risiken** z. B. Pflege-, Versorgungsrisiken (Stürze, Infektionen); Beschaffungsrisiken, Logistikrisiken
- **Technische Risiken:** z. B. Ausfall des Servers; Stromausfall

Definition Risikomanagement

> »*Risikomanagement dient dem Umgang mit potentiellen Risiken, der Vermeidung und Verhütung von Fehlern und unerwünschten Ereignissen und somit der Entwicklung einer Sicherheitskultur. Es wird als **Instrument des Qualitätsmanagements** gesehen. Dabei werden unter Berücksichtigung der Patienten- und Mitarbeiterperspektive alle Risiken in der Versorgung identifiziert und analysiert sowie Informationen aus anderen QM-Instrumenten, insbesondere die Meldungen aus **Fehlermeldesystemen** genutzt.*
> *Eine individuelle **Risikostrategie** umfasst das systematische **Erkennen, Bewerten, Bewältigen und Überwachen** von Risiken sowie die **Analyse** von kritischen und unerwünschten Ereignissen, aufgetretenen Schäden und die Ableitung und Umsetzung von **Präventionsmaßnahmen**. Ein relevanter Teil der Risikostrategie ist eine **strukturierte Risikokommunikation**«* (Beschluss des G-BA über eine gemeinsame Qualitätsmanagement-RL vom 17. Dez. 2015, am 16. Nov. 2016 in Kraft getreten).

Zum **Einführungsstand** und der Weiterentwicklung des klinischen Risikomanagements hat das Institut für Patientensicherheit (IfPS) der Universitätsklinik Bonn deutschlandweit Kliniken in den Jahren 2010, 2015 und 2022 befragt. An der schriftlichen Online-Befragung haben im Jahr 2022 615 von 2706 angeschriebenen Krankenhäusern und Rehabilitationskliniken teilgenommen. 2022 entsprach dies einer gesamten Rücklaufquote von 22,7 % (die Rücklaufquote der Krankenhäuser lag weit über der Quote der Rehakliniken). Ziel der Folgebefragung im Jahr 2022 war die Bewertung der Entwicklung (der Tendenzen im Zeitverlauf) des klinischen Risikomanagements im Vergleich zur früheren Befragung. Die durchgeführte **Befragung** in Kooperation mit dem Aktionsbündnis Patientensicherheit, dem AOK-Bundesverband und der Techniker Krankenkasse lieferten 2015 folgende Ergebnisse zum Fortschritt der **Patientensicherheit**, z. B.:

- Zur **Risiko-Identifikation** verwenden fast alle Kliniken ein breites Spektrum an Datenquellen; die Anzahl der Kliniken, die Patientenbefragungen nutzt, um Risikoquellen zu identifizieren hat sich zwischen 2010 und 2015 verdoppelt.
- Neun von zehn (ca. 90 %) Kliniken führen ein systematisches MRSA-Screening (MRSA = Methicillin-resistenter Staphylokokkus aureus) von Risikopatienten, einem Verfahren zur **Risiko-Bewältigung**, durch; 2010 waren es noch ca. 70 %.
- Die Einführung professioneller Fehlermeldesysteme, sogenannter Critical Incident Reporting Systems (**CIRS**) hat sich zwischen 2010 (34 %) und 2015 (68 %) verdoppelt.
  In der Online-Befragung 2022 gaben über 90 % der befragten Krankenhäuser an,

dass sie in ihrer Einrichtung vollständig oder weitgehend über ein einrichtungsinternes Berichts- und Lernsystem (CIRS) verfügen. Es dient ebenfalls der **Risiko-Bewältigung** (▶ Abb. 43).

Die Studien belegen zwar, dass heute wesentlich mehr Kliniken **Instrumente** (▶ Kap. VII.1.3.2.2) des klinischen Risikomanagements nutzen, jedoch noch auf allen Feldern, insbesondere der **Risiko-Analyse** Verbesserungsbedarf besteht. In vielen Kliniken fehlen noch **Strategie** und Systematisierung der Einzelmaßnahmen. Die befragten Kliniken sehen Verbesserungsbedarf im offenen **Umgang mit Fehlern,** beim **Austausch** zwischen den Kliniken und Abteilungen und bei der **Standardisierung** der Verfahren. Auch in der zuletzt durchgeführten Befragung zeigte sich erheblicher Handlungsbedarf (z. B. Patientensicherheit und aktive Einbeziehung der Patienten in das klinische Risikomanagement).

Die Kliniken wurden auch zu den wichtigsten **Risikoschwerpunkten** im Klinikalltag befragt. Schnittstellenprobleme und Risiken bei der Arzneimitteltherapie nahmen im Befragungsjahr 2015 Platz 1 und Platz 2 ein (▶ Tab. 36).

Konkrete **Maßnahmen** zur Vermeidung, Verminderung der Risiken und damit des Gesamtrisikos im Klinikum sind beispielsweise:

- Beschwerdemanagement,
- ein Notfall-, Krisen- und Kontinuitätsmanagement,
- Morbiditäts-/Mortalitätskonferenzen,
- der Einsatz von präoperativen Checklisten,
- Simulationstrainings (s. Beispiel),
- CIRS-Implementation (Critical Incident Reporting System),
- die Einführung eines Patientenarmbandes,
- Risiko-Audit (mithilfe von Audit-Checklisten) und
- FMEA (Fehler-Möglichkeits-Einfluss-Analyse).

Tab. 36: Patientensicherheit – wo die Kliniken die Risiken vermuten

Rangfolge	Risikoschwerpunkt
1	Schnittstellen (Aufnahme, Entlassung, Abteilungswechsel, Übergabe)
2	Arzneimitteltherapie
3	Diagnostik/Therapie
4	Notfallaufnahme
5	Krankenhaus-Infektionen/Hygiene
6	Personalkompetenz
7	Stürze
8	Verwechseln von Patienten, Proben, Befunden
9	Medizintechnik, Geräte
10	Versorgung von Menschen mit kognitiven Einschränkungen (z. B. Demenz)

1 Grundlagen, Definitionen

Die Einführung und standardisierte Anwendung trägt erheblich zur Patientensicherheit bei; ihrer Komplexität wegen erfolgt sie häufig im Rahmen von Risikomanagement-Projekten oder in ein- bis mehrtägigen Trainings.

> **Beispiel:**
>
> Im Krankenhaus werden Notfälle und schwierige Operationen mit sog. Simulatoren trainiert. Alle Mitarbeiter des Pflege- und Funktionsdienstes sowie alle Ärzte werden in Reanimation und Notfallbehandlung geschult. Den praktischen Übungen vorangestellt werden jeweils die theoretischen Grundlagen, die die Mitarbeiter im Eigenstudium am Computer (»E-Learning«) erarbeiten. In anschließenden praktischen Übungen in realistischer Umgebung wird in den sog. Simulations-Teams interdisziplinär und interprofessionell die Bewältigung von Notfallsituationen geübt. In den Nachbesprechungen werden mithilfe der Videoaufzeichnungen neben medizinischen Details insbesondere allgemeine Aspekte wie Kommunikation, Teamarbeit, Aufgabenmanagement, Entscheidungsfindung und Situationsbewusstsein erarbeitet.

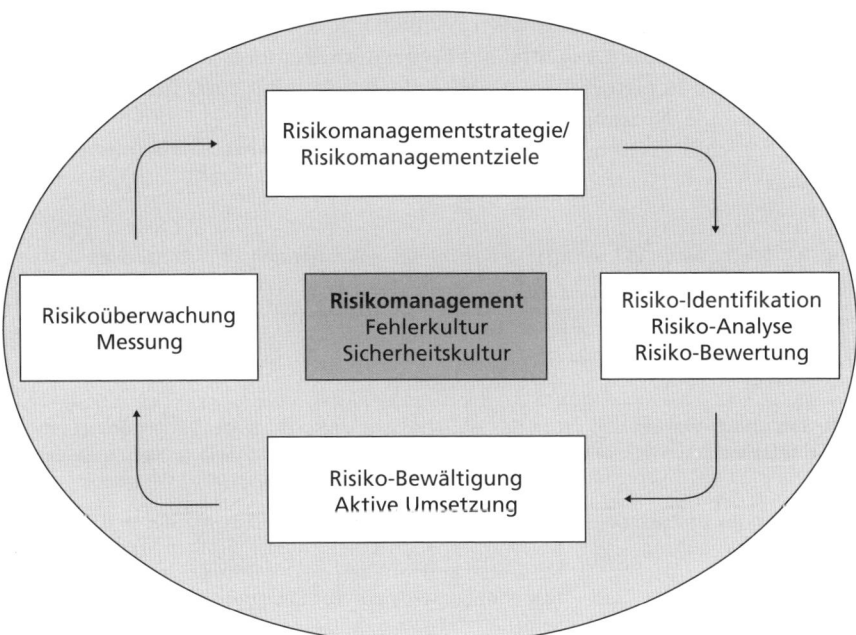

Abb. 43: Risikomanagement-Zyklus

Der Risikomanagement-Zyklus (▶ Abb. 43) beschreibt die »**aufeinander abgestimmten Tätigkeiten**« zur Sicherheit der Patienten und Mitarbeiter und im Umgang mit Fehlern und Risiken. Fehler sollten in erster Linie abgewendet werden; lassen sich Risiken nicht gänzlich ausschließen, so sind Risikomanagement-

Ziele festzulegen, eine Identifikation, eine Bewertung, die aktive Umsetzung und eine Risiko-Überwachung durchzuführen.

1.3.2 Instrumente des Qualitäts- und Risikomanagements

Zur internen Qualitätssicherung steht Betrieben eine große Auswahl an Instrumenten zur Verfügung.

1.3.2.1 Methoden und Instrumente für Praxen und Krankenhäuser

Für ambulante und stationäre Gesundheitseinrichtungen hat der G-BA in der neuen gemeinsamen Qualitätsmanagement-Richtlinie (▶ Kap. VII.2) eine Reihe von **geeigneten** Methoden und Instrumenten festgelegt (QM-RL (Teil A – § 4)).

Zugelassene Leistungserbringer sind verpflichtet und angehalten, nachfolgend aufgelistete **Methoden und Instrumente** anzuwenden. Sie können auf die Anwendung einer dort aufgelisteten Methode oder eines aufgelisteten Instrumentes verzichten, soweit die konkrete personelle und sächliche Ausstattung bzw. die örtlichen Gegebenheiten offensichtlich entgegenstehen.

Für zugelassene **Krankenhäuser** (SGB V) gelten obligat die **Mindeststandards** des **Risikomanagements**, des **Fehlermanagements** und der **Fehlermeldesysteme**, die Implementierung und Aufrechterhaltung eines **Beschwerdemanagements**, die Nutzung von Checklisten bei operativen Eingriffen, die unter Beteiligung von zwei oder mehr Ärzten oder die unter Sedierung erfolgen (▶ Tab. 37).

Tab. 37: Methoden und Instrumente des Qualitätsmanagements für Arztpraxen und Krankenhäuser
Quelle: Sektorenübergreifende QM-RL des G-BA vom Nov. 2016, zuletzt geändert 2024)

Instrument	Kurzbeschreibung
Messen und Bewerten von Qualitätszielen	Um das Ziel »bessere Versorgung der Patienten« zu erreichen, sind Ziele zu definieren; Ziele müssen messbar sein und der Erreichungsgrad überprüft werden.
Erhebung des Ist-Zustandes und Selbstbewertung	Regelmäßige Erhebungen des Ist-Zustandes und Durchführung von Selbstbewertungen; Festlegung von konkreten Zielen und Inhalten des einrichtungsinternen Qualitätsmanagements auf der Basis der Erhebungen und der Selbstbewertung.
Regelung von Verantwortlichkeiten und Zuständigkeiten	Festlegung und übersichtliche Darstellung der Organisationsstruktur (Aufbauorganisation des Qualitätsmanagements in Form eines Organigramms) mit Verantwortlichkeiten, Zuständigkeiten und Entscheidungskompetenzen, vor allem für sicherheitsrelevante Prozesse.

1 Grundlagen, Definitionen

Tab. 37: Methoden und Instrumente des Qualitätsmanagements für Arztpraxen und Krankenhäuser
Quelle: Sektorenübergreifende QM-RL des G-BA vom Nov. 2016, zuletzt geändert 2024) – Fortsetzung

Instrument	Kurzbeschreibung
Prozess- und Ablaufbeschreibungen	Identifikation und Darstellung der wesentlichen Ablaufprozesse in Form von Flussdiagrammen oder Verfahrensanweisungen; für sicherheitsrelevante Prozesse werden fachliche Standards und Verantwortlichkeiten berücksichtigt.
Schnittstellenmanagement	Für eine sichere Patientenversorgung entlang der gesamten Versorgungskette ist wichtig, dass alle Beteiligten die erforderlichen Informationen zeitnah weitergeben bzw. erhalten, gut und gezielt miteinander kommuniziert und zusammengearbeitet wird.
Checklisten Checklisten zur Vermeidung von Verwechslungen OP-Checklisten bei operativen Eingriffen	In Checklisten werden Einzelaspekte eines Prozesses systematisiert, um deren verlässliche Umsetzung zu gewährleisten; Checklisten dienen zur Erkennung und Vermeidung unerwünschter Ereignisse und Risiken (Patienten-, Eingriffs- und Seitenverwechslungen und schwerwiegender Komplikationen); Checklisten enthalten auch Fragen zum Vorhandensein und zur Funktion der erforderlichen Ausstattung.
Teambesprechungen	Regelmäßige Durchführung strukturierter Besprechungen mit Mitarbeitern und Teams; Themen, Probleme können angesprochen werden.
Fortbildungs- und Schulungsmaßnahmen	Abstimmung des Schulungs-/Fortbildungs-Konzeptes mit der Leitung; regelmäßige Teilnahme der Mitarbeiter an Fortbildungen.
Patientenbefragungen	Regelmäßige Durchführung und Auswertung von Patientenbefragungen; Ergebnisse informieren die Leitung und die Mitarbeiter über die Zufriedenheit der Patienten und die Versorgungsqualität.
Mitarbeiterbefragungen	Durchführung von möglichst anonymen Mitarbeiterbefragungen; Ableitung von Veränderungsmaßnahmen aus Perspektive der Mitarbeiter mit dem Ziel der Weiterentwicklung.
Beschwerdemanagement	Aufrechterhaltung eines funktionierenden patientenorientierten Beschwerdemanagements mit anonymer Beschwerdemöglichkeit, der Bearbeitung der Beschwerden und der Rückmeldung; weitere Aufgaben sind die Analyse, Bewertung, ggf. Ableitung von Veränderungsmaßnahmen.
Patienteninformation und -aufklärung	Maßnahmen zur Information und Aufklärung in der Einrichtung unterstützen die Mitwirkung des Patienten und damit den Behandlungsverlauf.

Tab. 37: Methoden und Instrumente des Qualitätsmanagements für Arztpraxen und Krankenhäuser
Quelle: Sektorenübergreifende QM-RL des G-BA vom Nov. 2016, zuletzt geändert 2024) – Fortsetzung

Instrument	Kurzbeschreibung
Risikomanagement	Dient dem Umgang mit potenziellen Risiken, der Vermeidung und Verhütung von Fehlern und unerwünschten Ereignissen (s. Definition).
Fehlermanagement (Teil des Risikomanagements) und Fehlermeldesysteme (Instrument des Fehlermanagements)	Fehlermanagement umfasst die Fehlererkennung, das »Nutzen« von Fehlern und unerwünschten Ereignissen und die Einleitung von Verbesserungsmaßnahmen. Meldesysteme dienen der freiwilligen, anonymen und sanktionsfreien Meldung, einer systematischen Aufarbeitung dieser und der Ableitung von Präventionsmaßnahmen. Ziel ist die Prävention von Fehlern und Schäden durch Lernen aus kritischen Ereignissen und der zukünftigen Vermeidung dieser Fehler.
Notfallmanagement	In der Einrichtung steht eine dem Patienten- und Leistungsspektrum entsprechende Notfallausstattung und Notfallkompetenz zur Verfügung; es findet regelmäßig ein Notfalltraining statt; auch Mitarbeiterschulungen zum Erkennen und Handeln bei Notfallsituationen.
Hygienemanagement	Ein sachgerechter Umgang mit allen hygieneassoziierten Strukturen und Prozessen dient der Verhütung und Vorbeugung von Infektionen und Krankheiten; dies gilt auch für sachgerechten Einsatz von antimikrobiellen Substanzen sowie Maßnahmen (Antibiotika) gegen die Verbreitung multiresistenter Erreger (z. B. MRSA).
Arzneimitteltherapiesicherheit	Umfasst alle Maßnahmen zur Gewährleistung eines optimalen Medikationsprozesses. Ziel ist die Vermeidung von Medikationsfehlern und damit vermeidbaren Risiken für Patienten bei der Arzneimitteltherapie. Die Einrichtung soll bei Verordnung und Verabreichung vermeidbare Risiken identifizieren, durch geeignete Maßnahmen sicherstellen, dass allen Mitarbeitern einschlägige Empfehlungen im Umgang mit Arzneimitteln bekannt sind und sicherstellen, dass angemessene Maßnahmen ergriffen werden, um Risiken im Medikationsprozess zu minimieren.
Schmerzmanagement	Bei Patienten mit Schmerzen erfolgt ein Schmerzmanagement, welches die Erfassung, die Therapie, die Reduktion oder Beseitigung der Schmerzen umfasst.
Maßnahmen zur Vermeidung von Stürzen und Sturzfolgen	Sturzprophylaxe hat zum Ziel, Stürze vorzubeugen und Sturzfolgen zu minimieren, indem Risiken und Gefahren erkannt, möglichst beseitigt werden und entsprechende Maßnahmen zur Vermeidung vorgenommen werden.

Tab. 37: Methoden und Instrumente des Qualitätsmanagements für Arztpraxen und Krankenhäuser
Quelle: Sektorenübergreifende QM-RL des G-BA vom Nov. 2016, zuletzt geändert 2024) – Fortsetzung

Instrument	Kurzbeschreibung
Prävention von und Hilfe bei Missbrauch und Gewalt	Ziel ist es, Missbrauch und Gewalt gegenüber den vulnerablen Gruppen (z. B. Kinder, Jugendliche, hilfsbedürftige Personen) vorzubeugen, zu erkennen, adäquat zu reagieren und auch in der Einrichtung zu verhindern. Geeignete Maßnahmen sind anzuwenden, z. B. Kontaktadressen, Informationsmaterialien, Schulungen, Verhaltenskodizes, Handlungsempfehlungen oder umfassende Schutzkonzepte.

Beispiele:

Notfallmanagement in der Kinderarztpraxis

Damit die Kinderarztpraxis gut auf Notfälle reagieren kann, wird eine den kleinen Patienten und dem Leistungsspektrum entsprechende Notfallausstattung und Notfallkompetenz vorgehalten. Durch regelmäßiges Notfalltraining wird dieses aktualisiert.

Alle Praxismitarbeiter werden einmal jährlich durch einen externen Trainer geschult, damit sie in Notfallsituationen schnell reagieren, das funktionsfähige Equipment schnellstmöglich bereitstellen und vor allem auch die richtigen Handlungen ausführen.

Arzneimitteltherapiesicherheit (AMTS) in Alten- und Pflegeheimen

Die Arzneimittelversorgung im Pflegeheim St. Rupertus birgt eine Reihe von Risiken: Diese sind mangelnde schriftliche und mündliche Kommunikation zwischen Heim, Krankenhaus, Arzt und Apotheke, dazu kommen Applikationsfehler (z. B. bei PEG-Sonden zur künstlichen Ernährung) und unzureichende Therapiebeobachtung (Laborwerte, Blutdruck). Bei noch mobilen Pflegebedürftigen treten relativ häufig Stürze nach Sedierung mit Beruhigungsmitteln auf.

Durch die Teilnahme an AMTS-Schulungen, durch organisatorische Maßnahmen wie Anwendung von Therapiebeobachtungsbögen (Dokumentation) durch die Pflegenden, durch strukturierte Kommunikation zwischen den Berufsgruppen, durch Berücksichtigung von Empfehlungen (z. B. Empfehlungen der Bundesapothekenkammer zur Qualitätssicherung »Versorgung der Bewohner von Heimen« vom 13.06.2017) können die Risiken und die damit verbundenen negativen Auswirkungen erheblich reduziert und dadurch die Bewohner-Sicherheit erhöht werden.

1.3.2.2 Instrumente des klinischen Risiko- und Fehlermanagements

In Tabelle 38 sind einige klinische Risikomanagement-Instrumente (Werkzeuge) beschrieben und deren Nutzen im klinischen Alltag (▶ Tab. 38). Hier zeigt sich, dass sämtliche dort aufgeführte Instrumente zur Risiko-Identifikation dienen. Zur Überwachung von relevanten Risiken in der Patientenversorgung werden definierte Risikokennzahlen (z. B. Infektionsraten, Komplikationsraten) festgelegt und kontrolliert, Risikoaudits durchgeführt und Meldesysteme genutzt. Ein gut funktionierendes Beschwerdemanagement mit systematischer Erfassung, Bewertung und dem Abstellen von Beschwerdegründen trägt zur Steigerung der Kundenzufriedenheit bei und eignet sich neben der Risiko-Identifikation auch zur Überwachung von Risiken.

Im **Fehlermanagement** gilt das Prinzip, dass sämtliche gemeldete Fehler und Ereignisse als **Chance** gesehen werden, um daraus zu lernen und zu verbessern. Die Einführung eines oder mehrerer **Fehlermeldesysteme** dient der Erfassung der Fehler und Ereignisse.

Eine wesentliche Rolle im Zusammenhang mit der Nutzung der Meldesysteme spielt insbesondere das Vertrauen der Meldenden in das Fehlermeldesystem. Wenn sich Mitarbeiter nicht sicher sind, dass sie die Meldung anonym vornehmen können, wird sich das entsprechend auswirken. Deshalb ist es wichtig, dass Mitarbeiter umfassend über das Meldesystem und die Sicherheit des Systems informiert werden.

Im Rahmen des Fehlermanagements können innerhalb der Einrichtung z. B. folgende **Methoden** eingesetzt werden:

Methode zur Fehlervermeidung:	Fehler-Möglichkeits-Einfluss-Analyse (FMEA)
Methode zur Fehlererfassung:	Fehlersammelliste oder CIRS
Methode zur Fehlerursachenanalyse:	Fischgräten-Diagramm (Ishikawa)
Methode zur Fehlerkorrektur:	Ursache suchen und finden; Handlungsbedarf ableiten, beurteilen und notwendige Maßnahmen umsetzen

Mitarbeiter müssen darüber informiert werden, wie sie sich verhalten müssen, wenn ihnen selbst ein Fehler passiert oder wenn sie einen Fehler beobachten. Es stellt sich die Frage, ob der Fehler gemeldet werden soll/muss und was sonst unternommen werden muss.

Deshalb sollten im Handbuch – der Dokumentation des Qualitätsmanagements – nicht nur die Arbeitsprozesse (z. B. Schreiben eines EKGs), sondern auch der Umgang mit Fehlern für jeden Mitarbeiter verständlich – am besten in Form einer Verfahrensanweisung – beschrieben sein (▶ Tab. 38).

Tab. 38: Werkzeuge des klinischen Risikomanagements (Beispiele)

Werkzeug/Instrument	Kurzbeschreibung	Zielsetzung: Instrument ist überwiegend geeignet zur ...
Prozessrisikoanalyse	Analyse von Prozessen im Hinblick auf die Identifikation, Bewertung und Bewältigung von Prozessrisiken	Risiko-Identifikation Risiko-Analyse Risiko-Bewertung Risiko-Bewältigung
CIRS (Critical Incident Reporting System)	Auf Freiwilligkeit und Anonymität basierendes Meldesystem zur Erfassung von kritischen Ereignissen und Gefährdungen, sog. »Beinahe-Fehlern«; Art und Umfang der Meldungen, Meldewege und Bearbeitung können individuell von jeder Einrichtung festgelegt werden. Ein CIRS kann einrichtungsintern und einrichtungsübergreifend eingerichtet werden. Besondere Anforderungen: CIRS-Beauftragte, EDV	Risiko-Identifikation Risiko-Kommunikation auch Analyse, Bewertung, Bewältigung, Kommunikation und Überwachung
Fehlermeldesysteme	Auf Freiwilligkeit basierendes Meldesystem zur Erfassung von Fehlern. Art und Umfang der Meldungen, Meldewege und Bearbeitung können individuell von jeder Einrichtung festgelegt werden.	Risiko-Identifikation und Risiko-Kommunikation auch Analyse, Bewertung, Bewältigung, Kommunikation und Überwachung
Notfall-, Krisenmanagement	Umfasst den Teil des Risikomanagements, der sich mit der Bewältigung interner Krisensituationen (z. B. Stromausfall, IT-Ausfall) oder mit externen Krisensituationen (große Anzahl von Verletzten, Auftreten einer Pandemie) befasst Besondere Anforderungen: Durchführung praktischer Übungen	Risiko-Identifikation Risiko-Analyse Risiko-Bewertung Risiko-Bewältigung
Risikoaudit	Begehung eines Bereiches/einer Station mit dem Fokus der Risikosensibilisierung, -identifikation, -überwachung; Überprüfung der Wirksamkeit der festgelegten Maßnahmen zur Risikovermeidung; Praxis: Integration in ein bestehendes Audit-System z. B. mit Arbeitsschutz, Hygiene, Datenschutz Anforderungen: Audit-Checklisten	Risiko-Identifikation Risiko-Analyse Risiko-Kommunikation Risiko-Überwachung

1.3.3 Externe Qualitätssicherung

Im Rahmen der externen Qualitätssicherung existieren einige **gesetzliche Meldesysteme**, z. B. die Meldung von unerwünschten Nebenwirkungen im Rahmen der Arzneimitteltherapie oder der Anwendung von Medizinprodukten an das Bundesinstitut für Arzneimittel und Medizinprodukte (BfArM) oder die Meldung des gehäuften Auftretens nosokomialer Infektionen im Krankenhaus direkt an das Robert-Koch-Institut in Berlin.

Ein weiteres gesetzlich verpflichtendes Meldesystem ist die externe vergleichende Qualitätssicherung. **Krankenhäuser** sind zur Teilnahme an Maßnahmen der **externen vergleichenden Qualitätssicherung** verpflichtet und müssen jährlich einen Strukturierten Qualitätsbericht verfassen. (▶ Kap. VII.2).

Für Arztpraxen und Krankenhäuser werden mittlerweile gemeinsame Verfahren zur externen QS entwickelt, sog. sektorenübergreifende QS-Verfahren (▶ Kap. VII.2.1.4).

Auf die verpflichtende **externe** Qualitätssicherung für Pflege-Einrichtungen (Pflegequalitäts-Berichte) wird unter **Kapitel VII.2.3** eingegangen.

Neben gesetzlichen gibt es auch die **freiwillige Qualitätssicherung** durch Dritte. Alle Einrichtungen können ihre Qualität, ihr Qualitätsmanagementsystem freiwillig von außen durch **unabhängige Auditoren** der Zertifizierungsgesellschaften oder KTQ-Visitatoren (sog. Fremdbewertung) bewerten lassen und erhalten ein **Zertifikat**. Gesundheits- und Pflegeeinrichtungen entscheiden sich in zunehmendem Maße auch für **integrierte Managementsysteme** – Umweltmanagementsysteme (z. B. DIN EN ISO 14001), ein Arbeits- und Gesundheitsschutzmanagementsystem (z. B. DIN EN ISO 45001) oder ein Gesundheitsmanagementsystem.

2 Rechtliche Grundlagen und Forderungen in den Versorgungssektoren

Gesetzliche Regelungen zur Sicherung der Qualität ergeben sich aus dem Sozialrecht und anderen gesetzlichen Regelungen (Röntgen-Verordnung, Infektionsschutzgesetz u. a.). Qualitätssicherung ist aus ärztlicher und ethischer Verantwortung die Pflicht eines jeden Arztes (§ 5 Berufsordnung für Ärzte).

Eine Reihe von Vorschriften zur Qualitätssicherung, vor allem unangekündigte Stichproben der Heimaufsicht, des MD, der Gesundheitsämter wurden in den jeweiligen Kapiteln bereits angesprochen.

2.1 Pflichten der Leistungserbringer der Gesetzlichen Krankenversicherung

Alle Leistungserbringer nach § 135a **SGB V** (Vertragsärzte, Vertragszahnärzte, medizinische Versorgungszentren, zugelassene Krankenhäuser, Erbringer von Vorsorgeleistungen oder Rehabilitationsmaßnahmen und Einrichtungen, mit denen ein Versorgungsvertrag nach § 111a besteht)

- sind **zur Sicherung und Weiterentwicklung der Qualität** der von ihnen erbrachten Leistungen nach Maßgabe der §§ 136 bis 136b und 137d verpflichtet,
- müssen die Leistungen dem jeweiligen **Stand der wissenschaftlichen Erkenntnisse** entsprechend und in der fachlich gebotenen Qualität erbringen
- müssen sich an **einrichtungsübergreifenden Maßnahmen der Qualitätssicherung** beteiligen, die insbesondere zum Ziel haben, die Ergebnisqualität zu verbessern,
- müssen ein **einrichtungsinternes Qualitätsmanagement** einführen und weiterentwickeln. **Krankenhäuser** müssen darüber hinaus ein patientenorientiertes **Beschwerdemanagement** (§ 135a Abs. 2 Nr. 2 SGB V) implementieren und
- **müssen Meldungen und Daten** aus einrichtungsinternen und einrichtungsübergreifenden **Risikomanagement - und Fehlermeldesystemen schützen** (§ 135a Abs. 3 SGB V in Verbindung mit § 136a Abs. 3 SGB V).

Der G-BA bestimmt in Richtlinien zur Qualitätssicherung, die sektorenübergreifend zu erlassen sind, verpflichtende Maßnahmen zur Qualitätssicherung und die **grundsätzlichen Anforderungen an ein einrichtungsinternes Qualitätsmanagement** (§ 136 Abs. 1 SGB V). Die Richtlinie fordert

- geeignete **Maßnahmen zur Sicherung der Hygiene**
  und für Krankenhäuser Indikatoren zur Beurteilung der Hygienequalität,
- wesentliche **Maßnahmen zur Verbesserung der Patientensicherheit** und Einhaltung von **Mindeststandards** für Risikomanagement- und Fehlermeldesysteme.

Krankenhäuser sind **verpflichtet**, über die **Umsetzung** des patientenorientierten Beschwerdemanagements, Risikomanagements, ihrer Fehlermeldesysteme und über die Ergebnisse des Hygienemanagements in den **Strukturierten Qualitätsberichten** (▶ Kap. VII.2.1.3) nach § 136b Abs. 1 Satz 1 Nr. 3 SGB V zu informieren (§ 136a SGB V).

2.1.1 Interne QS in der stationären und vertragsärztlichen Versorgung

Der Gesetzgeber fordert von sämtlichen Leistungserbringern, dass sie **intern** die Anforderungen an die Qualitätssicherung erfüllen. Die gesetzlichen Anforderungen sind in den **jeweiligen Gesetzbüchern** bzw. in den untergesetzlichen Normen, im Rahmen des SGB V in den **Richtlinien des G-BA,** beschrieben.

Am weitesten ausgereift ist die Qualitätssicherung im Krankenhaussektor. Die gesetzlichen Vorschriften wurden in den vergangenen Jahren auch für diesen Bereich ausgeweitet. Grund dafür war das neue Vergütungsverfahren mit DRG, das die Krankenhäuser dazu verleiten könnte, ihre Leistungen mit möglichst wenig Aufwand zu erbringen, da die Bezahlung pauschal erfolgt.

Alle Leistungserbringer müssen ein **Qualitätsmanagement** einführen und weiterentwickeln. Die Anforderungen an ein solches QM wurden erstmals im Dez. 2005 im Bundesanzeiger bekannt gemacht. Der Gesetzgeber fordert nicht die Implementierung eines bestimmten QM-Systems; das QM-System muss nach dem Prinzip des umfassenden QM, d. h. mit Elementen gemäß der G-BA-Richtlinie ausgestaltet sein. Das QM-System kann von der Einrichtung frei gewählt werden.

Mit Einführung des Patientenrechtegesetzes im Jahr 2013 wurden für nach § 108 zugelassene Krankenhäuser **zusätzlich Mindeststandards** für ein klinisches Risikomanagement und für ein einrichtungsinternes Fehlermeldesystem, sowie die Teilnahme an einrichtungsübergreifenden Fehlermeldesystemen und die Durchführung eines patientenorientierten Beschwerdemanagements Pflicht.

Federführendes Gremium für die Qualitätssicherung im Krankenhaus ist der G-BA in Zusammenarbeit mit dem **IQTIG** -Institut für Qualitätssicherung und Transparenz im Gesundheitswesen. Das IQTIG arbeitet im Auftrag des G-BA und entwickelt Qualitätsindikatoren und entsprechende Erhebungsinstrumente zur Messung und Darstellung der Versorgungsqualität und liefert dem G-BA dauerhaft wissenschaftlich und methodisch fundierte Entscheidungsgrundlagen für Maßnahmen der QS.

Zudem soll das Institut zur besseren **Transparenz** über die Qualität der Versorgung beitragen und **Qualitätsvergleiche** zu Krankenhausleistungen veröffentlichen, damit sich die Patienten bei der Wahl eines Krankenhauses über die Qualität der Leistungen und Einrichtungen leichter informieren können. Darüber hinaus soll es bewerten, ob die in den Krankenhausfluren oder Arztpraxen hängenden Zertifikate und Qualitätssiegel zuverlässig Qualität abbilden.

Nach Inkrafttreten des Krankenhaustransparenzgesetzes im März 2024 wurde das IQTIG vom Bundesgesundheitsministerium (BMG) beauftragt, die Qualität der Versorgung durch einen **Bundesklinikatlas** zu fördern. Die Qualitätsdaten für den Klinikatlas liefern das IQTIG und das Institut für Entgeltsystem (InEK).

Kliniken hatten bisher höhere und umfangreichere Anforderungen an das Qualitätsmanagement und die Qualitätssicherung zu erfüllen als Praxen. Es existierten drei Richtlinien, je eine für Krankenhäuser, eine für Arztpraxen und eine für Zahnarztpraxen.

Seit 16. November 2016 gilt für alle ambulanten und stationären Leistungserbringer der gesetzlichen Krankenversicherung (SGB V) die **neue sektorenübergreifende Qualitätsmanagement-Richtlinie** des G-BA. Der G-BA hat damit die **drei** bisher existierenden QM-Richtlinien für den vertragsärztlichen, vertragszahnärztlichen sowie den stationären Bereich zusammengeführt.

Die Entwicklung eines gemeinsamen Verfahrens zur sektorenübergreifenden Qualitätssicherung war erforderlich, da

- viele medizinische Leistungen sowohl im ambulanten als auch im stationären Sektor durchgeführt werden und
- Patienten im Behandlungsverlauf häufig in beiden Sektoren versorgt werden.

Die QM-Richtlinie besteht aus einem sektoren**übergreifenden** *Teil A* mit den Rahmenbestimmungen für grundsätzliche Anforderungen an ein einrichtungsinternes Qualitätsmanagement *für* **alle Sektoren** und einem sektor**spezifischen** *Teil B* mit themenspezifischen Anforderungen und Präzisierungen an **Krankenhäuser, Arztpraxen, Zahnarztpraxen** (▶ Kap. VII.1.3.2.1).

Gemäß der sektorenübergreifenden Qualitätsmanagement-Richtlinie des Gemeinsamen Bundesausschusses (G-BA) dient ein einrichtungsinternes Qualitätsmanagement in ambulanten und stationären Einrichtungen der kontinuierlichen Sicherung und Verbesserung der Patientenversorgung sowie der Organisationsentwicklung. Ziel ist eine ständige Verbesserung der Struktur-, Prozess- und Ergebnisqualität (▶ Kap. VII.1.1).

Dazu sind innerhalb der Gesundheitseinrichtung die Organisation, die Arbeits- und Behandlungsabläufe festzulegen und diese zusammen mit den Ergebnissen regelmäßig intern zu überprüfen. **Strukturen und Prozesse** sind ggf. anzupassen und zu verbessern. Des Weiteren sind Erkenntnisse aus und Ergebnisse von **interner** und **externer Qualitätssicherung** in das einrichtungsinterne Qualitätsmanagement einzubinden.

Der Gesetzgeber fordert kein bestimmtes QMS. Das **QM-System** kann von der Einrichtung **frei gewählt** werden. Das System muss jedoch nach dem Prinzip des umfassenden Qualitätsmanagements ausgestaltet sein. Die Ausgestaltung des **internen Qualitätsmanagements** wird in der Richtlinie mit folgenden **Grundelementen** beschrieben:

- Patientenorientierung einschließlich Patientensicherheit
- Mitarbeiterorientierung einschließlich Mitarbeitersicherheit
- Prozessorientierung
- Kommunikation und Kooperation
- Informationssicherheit und Datenschutz
- Verantwortung und Führung

Die **Unternehmensleitung** oder Einrichtungsleitung ist für das QM verantwortlich, legt Qualitätsziele zur Verbesserung der Struktur-, Prozess-, Ergebnis-Qualität fest, welche sich an den Grundelementen orientieren. Zur Erreichung der Ziele wendet sie die in der QM-Richtlinie aufgelisteten Instrumente und Methoden an (▶ Kap. VII.1.3.2.1; ▶ Kap. VII.1.3.2.2). Die Leitung verpflichtet sich zur Kunden- und Mitarbeiterorientierung, stellt die notwendigen Ressourcen zur Verfügung. QM-Beauftragte, Steuerungsgruppe, QM-Verantwortliche oder QM-Koordinator steuern und pflegen das QM-System, überprüfen es, berichten den Stand des QM-Systems an die Leitung (zur **Management-Bewertung**) und sensibilisieren Mitarbeiter hinsichtlich des Qualitätsgedankens und motivieren diese. Hier sind für den Erfolg Fach- und Sozialkompetenz unabdingbar. Nachgeordnet können dann Projekt- oder Arbeitsgruppen bzw. Qualitätszirkel agieren. Interne Information und Kommunikation müssen in systematischer Weise geregelt und umgesetzt sein. D. h., es gibt kein QM-Projekt, kein QM-System ohne Information der Mitarbeiter.

In der QM-Richtlinie wird den Einrichtungen ein schrittweises Vorgehen nach dem Prinzip des **PDCA-Zyklus** (Planung, Umsetzung, Überprüfung und ggf. Verbesserung) nahegelegt.

Mit dem »Ziel einer größtmöglichen **Patientensicherheit** sollen neben einer bewussten Patientenorientierung auch die Perspektiven der an der Gesundheitsversorgung beteiligten Akteure berücksichtigt werden. Dabei muss der Aufwand in einem angemessenen Verhältnis, insbesondere zur personellen und strukturellen Ausstattung, stehen«. Es ist explizit dargelegt, dass die Umsetzung der QM-Richtlinie ortsspezifische Bedingungen berücksichtigen soll. Die Richtlinie als **untergesetzliche Norm ist für alle Leistungserbringer verpflichtend.** Der Aufbau und die Weiterentwicklung einer **gelebten Sicherheitskultur** stehen dabei im Fokus.«

Von Krankenhäusern wird ein funktionsfähiges Qualitäts- und Risikomanagement gefordert. Patientensicherheit steht ganz oben: Ein Hygienemanagement mit entsprechenden Strukturen und Prozessen, die konsequente Einhaltung der Hygiene, eine aussagekräftige Überwachung und der gezielte und kontrollierte Umgang mit Antibiotika durch entsprechend qualifizierte Mitarbeiter tragen dazu bei.

> **Beispiel**
>
> Im Klinikum wird die Händehygiene entsprechend der Empfehlung der Kommission für Krankenhaushygiene und Infektionsprävention (KRINKO) beim Robert Koch-Institut:»Händehygiene in Einrichtungen des Gesundheitswesens« vom 13. September 2016 sachgerecht durchgeführt. Es finden regelmäßig Hygieneschulungen statt. Selbstverständlich wird alles ausführlich dokumentiert.

Die Kommission für Krankenhaushygiene und Infektionsprävention (KRINKO) am Robert Koch-Institut (RKI) hat im Bundesgesundheitsblatt Nr. 9/2016 die Empfehlung »Händehygiene in Einrichtungen des Gesundheitswesens« veröffentlicht und damit die Empfehlung aus dem Jahre 2000 aktualisiert und erweitert.

Stationäre Einrichtungen sind ferner verpflichtet, die Umsetzung und Weiterentwicklung ihres Qualitätsmanagements im Sinne einer **Selbstbewertung** regelmäßig zu überprüfen. Die Ergebnisse der Überprüfung sind für interne Zwecke zu **dokumentieren** (§ 5 QM-RL).

Für die **vertragsärztliche Versorgung** trat erstmals am 1. Januar 2006 eine Qualitätsmanagement-Richtlinie in Kraft, welche die Anforderungen an QM-Systeme in Arztpraxen festlegte. Die G-BA-Richtlinie verpflichtete alle niedergelassenen Ärzte und Psychotherapeuten zur Einführung und Weiterentwicklung eines einrichtungsinternen (auf die einzelne Praxis, MVZ bezogenen) Qualitätsmanagements. Nach der Richtlinie waren damals zwei Grundelemente des QM vorgesehen: Patientenversorgung und Praxisorganisation. Unter dem Stichwort »Patientenversorgung« sollte der Vertragsarzt vor allem sicherstellen, seine Patienten nach dem neuesten Stand der medizinischen Kenntnisse zu behandeln. Dazu ist er auch nach seiner Berufsordnung und dem dort verankerten Fortbildungsgebot verpflichtet. Unter dem Stichwort »Praxisorganisation« war z. B. die Terminplanung aufgeführt. Eine Verminderung der Wartezeiten in den Praxen entspräche den Wünschen vieler Patienten.

Mit Änderung der Qualitätsmanagementrichtlinie im Jahr 2014 wurde von Arztpraxen ein **Risikomanagement und Fehlermanagement** gefordert, die Einhaltung des Datenschutzes, der Hygiene und einer Risikokommunikation.

Seit 16. November 2016 gelten für alle **Arztpraxen, MVZ und Zahnarztpraxen** die Anforderungen an das einrichtungsinterne QM der **sektorenübergreifenden QM-Richtlinie**. Die bisher existierende Qualitätsmanagement-Richtlinie für den vertragsärztlichen Bereich vom 1. Januar 2006 (geändert 2014) wurde dadurch abgelöst.

In der neuen Richtlinie werden die Anwendungsbereiche **Notfallmanagement** und **Hygienemanagement** aufgeführt. Neu aufgenommen wurden folgende Grundelemente und Instrumente

- Schnittstellenmanagement
- Mitarbeiterbefragungen – wenn möglich anonym
- Patienteninformation und -aufklärung
- Arzneimitteltherapiesicherheit
- Schmerzmanagement
- Maßnahmen zur Vermeidung von Stürzen und Sturzfolgen.

Ziel der Neuaufnahme ist die **Verbesserung der Patientensicherheit.**

Von Arztpraxen wird ein **Risiko- und Fehlermanagement, Fehlermeldesysteme** und explizit der Einsatz von **OP-Checklisten** gefordert. Durch OP-Checklisten sollen Patienten-, Eingriffs- und Seitenverwechslungen sowie Komplikationen vermieden werden.

Durch Einsatz der Instrumente Risiko- und Fehlermanagement sollen Fehler frühzeitig erkannt, bewertet und bewältigt werden. Erkenntnisse können aus Beschwerden, Patientenbefragungen oder Teambesprechungen gewonnen werden. Die Richtlinie verlangt auch, dass Mitarbeiter an Schulungen teilnehmen, sich fort- und weiterbilden.

Des Weiteren soll in Einrichtungen die **Verantwortlichkeit** für das QM **geregelt** werden: In Praxen mit mehreren Vertragsärzten soll ein **für das QM zuständiger Arzt/Ärztin** benannt werden, **zusätzlich** soll ein/e Mitarbeiter/Mitarbeiterin mit der **Koordination des einrichtungsinternen QM** beauftragt werden.

Kontrollen eines funktionierenden Qualitätsmanagements gab es bisher weder in den Kliniken noch in den Arztpraxen. Aktuell gilt für zugelassene Arztpraxen ein Einführungs- und Umsetzungszeitraum für das interne QM von **3 Jahren** (davor 5 Jahre) ab Zulassung. In dieser Zeit sind die in Teil A § 4 der vom G-BA erlassenen Sektorenübergreifenden QM-Richtlinie aufgeführten **Methoden und Instrumente** umzusetzen, zu überprüfen und weiterzuentwickeln.

Bislang ist das Qualitätsmanagement in der ambulanten Versorgung noch nicht so ausgereift wie im Krankenhaus. **Stichprobenprüfungen** nach dem Zufallsprinzip durch die Kassenärztlichen Vereinigungen (KVen) sollen gemäß der **Qualitätsprüfungs-Richtlinie für Praxen jährlich** in einem **Umfang von 4 Prozent** stattfinden. Entsprechen die Ergebnisse nicht den Anforderungen der QM-Richtlinie, werden die Praxen/MVZs von der QM-Kommission der zuständigen KVen beraten. Bei erheblichen Beanstandungen sind festgestellte Mängel innerhalb einer angemessenen Frist zu beheben; bei schwerwiegenden Beanstandungen sind die Maßnahmen: Nichtvergütung oder Rückforderung bereits geleisteter Vergütung oder Praxisbegehung,

2.1.2 Externe Qualitätssicherung im Krankenhaus

Extern wird die Qualität von Krankenhäusern, die nach § 108 SGB V zur Behandlung gesetzlich Krankenversicherter zugelassen sind, durch die verpflichtende Teilnahme an bestimmten Maßnahmen zur Qualitätssicherung überwacht.

Der G-BA legt in Richtlinien fest, für welche Bereiche Qualitätsanforderungen bestimmt werden. Die Qualität ausgewählter Leistungen soll anhand von Daten gemessen, die Behandlungs-Ergebnisse der Einrichtungen miteinander verglichen (bundesweiter Qualitätsvergleich) und dadurch eine Qualitätsverbesserung erreicht werden.

Krankenhäuser erfassen die erforderlichen Daten standortbezogen für alle Patienten entsprechend der Vorgabe der Richtlinie des G-BA über Maßnahmen der Qualitätssicherung in Krankenhäusern für in der Anlage 1 der Richtlinie vorgegebene **Leistungsbereiche.** Dies sind vorwiegend Leistungsbereiche aus den Gebieten Gefäßchirurgie, Innere Medizin und Kardiologie, Herzchirurgie, Transplantationsmedizin, Gynäkologie, Perinatalmedizin, Orthopädie, Unfallchirurgie und Pflege (Dekubitusprophylaxe). Bisher wird in der externen stationären Qualitätssicherung rund ein Fünftel des stationären Leistungsgeschehens erfasst. Das Verfahren soll vor allem der Aufdeckung von Qualitätsdefiziten dienen.

Für den **Dokumentationsaufwand** (▶ Kap. VI.1.3) erhalten die zugelassenen Krankenhäuser gemäß § 21 der QSKH-Richtlinie von den Kostenträgern einen **Zuschlag** auf die Vergütung für jeden abgerechneten vollstationären Krankenhausfall. Die Deutsche Krankenhausgesellschaft, der GKV-Spitzenverband und der Verband der privaten Krankenversicherung vereinbaren diesen, hinzu kommt der Zuschlagsanteil des jeweiligen Bundeslandes, welchen diese individuell vereinbaren (▶ Kap. IV.3.7.6).

Weitere Beschlüsse des G-BA zur externen QS **im Krankenhaus** sind

- Regelungen zu Fortbildungspflichten,
- ein Katalog planbarer Leistungen (Mindestmengen),
- von Qualität abhängige planungsrechtliche Konsequenzen,
- qualitätsabhängige Vergütung (Qualitäts-Zuschläge und -abschläge),
- Qualitätsverträge und
- der strukturierte Qualitätsbericht.

Der G-BA regelt in Beschlüssen die Qualitätssicherung im Krankenhaus auf der Grundlage des § 136b Abs. 1 Satz 1 SGB V den Nachweis über die Erfüllung der **Fortbildungspflichten** der im Krankenhaus tätigen Fachärzte, der Psychologischen Psychotherapeuten sowie der Kinder- und Jugendpsychotherapeuten. Die fachärztliche und psychotherapeutische Fortbildung dient dem Erhalt und der Aktualisierung der fachärztlichen und psychotherapeutischen Qualifikation für die qualitätsgesicherte Versorgung der Patientinnen und Patienten im Krankenhaus.

Stark ausgeweitet wurden die Pflichten der Krankenhäuser, über ihre Leistungsfähigkeit zu informieren. Seit 2004 gilt eine **Mindestmengenregelung** für Krankenhäuser. **Planbare chirurgische Eingriffe**, deren Auswahl der G-BA trifft, dürfen von Krankenhäusern nur noch erbracht werden, wenn sie eine bestimmte Menge an entsprechenden Operationen pro Jahr durchführen. Dahinter steht die Vermutung, dass Leistungen umso besser sind, je häufiger sie erbracht werden. Behandlerteams sind aufeinander eingespielt, haben – sofern nötig – aus vergangenen Fehlern gelernt, sind geübt im Umgang mit der Operationstechnik.

> **Beispiel:**
>
> Das Bundessozialgericht (BSG) hat in einem Urteil vom 14.10.2014 (Az B 1 KR 33/13 R) bestätigt, dass Knie-TEP (Kniegelenksendoprothesen) planbare Leistungen sind, deren Ergebnisqualität in besonderem Maße von der Menge der erbrachten Leistung abhängt. Somit dürfen nur Krankenhäuser, die voraussichtlich mindestens 50 Knie-TEP im Jahr durchführen, diese Leistungen auch gegenüber der gesetzlichen Krankenversicherung abrechnen. Patienten können sich über die Leistungsmengen der Krankenhäuser informieren.

Zukünftig soll die Versorgungsqualität im Krankenhaus eine noch größere Rolle spielen. Mit dem **Krankenhausstrukturgesetz** (KHSG) wurde **Qualität als Kriterium** bei der Krankenhausplanung und bei der Krankenhausvergütung eingeführt:

- Schlechte Qualität soll zukünftig über die Aufnahme oder den Verbleib eines Krankenhauses im **Krankenhausplan** des jeweiligen Bundeslandes entscheiden (d.h. planungsrechtliche Konsequenzen haben).
- Für außerordentlich gute Qualität soll es zukünftig **Zuschläge**, für unzureichende Qualität **Abschläge** geben; der G-BA legt die Leistungsbereiche dafür fest sowie die Messung und Bewertung der Qualität der Leistungen.
- Der G-BA legt dazu vier Leistungsbereiche fest: Für diese Leistungsbereiche können zwischen Krankenhäusern und Krankenkassen **Qualitäts-Verträge** geschlossen werden.

Mithilfe des vom IQTIG zum 1. Januar 2017 entwickelten Verfahrens »**Planungsrelevante Qualitätsindikatoren**« steht ein QS-Instrument zur Verfügung. Krankenhäuser sollen nun quartalsweise Daten für ausgewählte Qualitätsindikatoren (z.B. der Bereiche Geburtshilfe, gynäkologische Operationen und Mammachirurgie) auf den gewohnten Datenwegen liefern. Für Kliniken bedeutet dies keinen Mehraufwand an Dokumentation, da die Indikatoren bereits Teil der bestehenden externen stationären QS sind.

Zukünftig soll der G-BA auch die Anforderungen an die externe QS **sektorenübergreifend** (d.h. für die Versorgung im Krankenhaus **und** die vertragsärztliche Versorgung) festlegen und Verfahren dazu entwickeln (▶ Kap. VII.2.1.4).

2.1.3 Strukturierter Qualitätsbericht der Krankenhäuser

Wichtige Informationsquellen für **Leistungs- und Qualitätsdaten** zu Krankenhäusern in Deutschland sind die strukturierten Qualitätsberichte der Krankenhäuser (gemäß § 136b SGB V) und die Daten aus der Krankenhausabrechnung auf der Basis von § 21 Krankenhaus-Entgeltgesetz und § 301 SGB V.

Nach § 108 zugelassene Krankenhäuser sind verpflichtet, **jährlich** einen strukturierten Qualitätsbericht zu verfassen, fristgerecht zu übermitteln und im **Internet** zu veröffentlichen. Die Berichte enthalten Informationen über die **Strukturen, Leistungen und die Qualität** der Krankenhäuser und dienen dem Qualitätsvergleich. Sie sollen allen interessierten Personen zur Verfügung stehen, mehr **Transparenz** für Patienten, Krankenkassen und Zuweiser (vor allem niedergelassene Ärzte) garantieren.

Inhalt und Gliederung des Qualitätsberichts sind für die Krankenhäuser durch Regelungen des G-BA (Qb-R) verbindlich vorgeschrieben. Von Kliniken werden struktur-, leistungs- und qualitätsbezogene Angaben z.B. zu folgenden Bereichen gefordert:

- Versorgungsschwerpunkte
- ambulante Angebote
- apparative Ausstattung
- patientenorientiertes Lob- und Beschwerdemanagement
- Personal und dessen Qualifikation, einschließlich Hygienepersonal
- verantwortliche Personen des einrichtungsinternen Qualitätsmanagements und des Risikomanagements
- je Fachabteilung Leistungs- und Strukturdaten (Diagnosen nach ICD und durchgeführte Operationen nach OPS je Abteilung)
- Teilnahme an der externen Qualitätssicherung
- Dokumentationsraten
- Umsetzung der Mindestmengenvereinbarung
- Umsetzung der Regelungen zur Fortbildung
- Ergebnisse für Qualitätsindikatoren

So sind z.B. Fallzahlen der Organisationseinheit/Fachabteilung (siehe nachfolgende Auflistung unter Teil B – **B-X.5**) für Patienten oftmals eine Beurteilungsgröße für »Kliniken mit Erfahrung«.

Weitere wichtige vom Gesetzgeber geforderte qualitative und quantitative Merkmale sind die vorgeschriebenen **Mindestmengen** je Operation und die tatsächlich erbrachte Menge in der Klinik, die Teilnahme der Fachärzte an Fortbildungen etc. In zunehmendem Umfang werden qualitätsbezogene Daten in sog. ausgewählten Bereichen gefordert: Dies sind z. B. Angaben zum Stand der Hygienequalität in der Einrichtung und Informationen über die Umsetzung des Risikomanagements und der Fehlermeldesysteme, z. B. CIRS (§ 136a SGB V).

Der Bericht besteht aus den drei folgenden Teilen:

A. **Struktur- und Leistungsdaten** des Krankenhauses bzw. Krankenhaus-Standortes; Angaben, die für das **ganze Krankenhaus** gelten
B. Angaben zu den **Fachabteilungen oder Organisationseinheiten**, zu den durchgeführten Behandlungen und den behandelten Krankheiten – jeweils mit Angaben darüber, wie oft etwa eine Operation im Jahr durchgeführt wurde
C. **Maßnahmen und Projekte der Qualitätssicherung**

Im strukturierten Qualitätsbericht sind aktuell für **das Berichtsjahr 2024** folgende Angaben zum Inhalt, Umfang und Datenformat (gemäß G-BA-Richtlinie »Regelungen zum Qualitätsbericht für Krankenhäuser« (zuletzt geändert am 21. November 2023, am 17. Februar 2024 in Kraft getreten) zu machen:

A	*Struktur- und Leistungsdaten des Krankenhauses bzw. Krankenhausstandorts*
A-1	*Allgemeine Kontaktdaten des Krankenhauses*
A-2	*Name und Art des Krankenhausträgers*
A-3	*Universitätsklinikum oder akademisches Lehrkrankenhaus*
A-4	*unbesetzt*
A-5	*Medizinisch-pflegerische Leistungsangebote des Krankenhauses*
A-6	*Weitere nicht-medizinische Leistungsangebote des Krankenhauses*
A-7	*Aspekte der Barrierefreiheit*
A-8	*Forschung und Lehre des Krankenhauses*
A-8.1	*Forschung und akademische Lehre*
A-8.2	*Ausbildung in anderen Heilberufen*
A-9	*Anzahl der Betten im gesamten Krankenhaus*
A-10	*Gesamtfallzahlen*
A-11	*Personal des Krankenhauses*
A-11.1	*Ärzte und Ärztinnen*
A-11.2	*Pflegepersonal*
A-11.3	*Angaben zu ausgewähltem therapeutischen Personal in Psychiatrie und Psychosomatik*
A-11.4	*Spezielles therapeutisches Personal*
A-12	**Umgang mit Risiken in der Patientenversorgung**
A-12.1	**Qualitätsmanagement**
A-12.1.1	*Verantwortliche Person*
A-12.1.2	*Lenkungsgremium*
A-12.2	**Klinisches Risikomanagement**
A-12.2.1	*Verantwortliche Person*
A-12.2.2	*Lenkungsgremium*

A-12.2.3	**Instrumente und Maßnahmen**
	– Regelmäßige Fort- und Weiterbildungsmaßnahmen
	– Mitarbeiterbefragungen
	– Sturzprophylaxe, Dekubitusprophylaxe u. a.
	– Vorgehensweise zur Vermeidung von Eingriffs- und Patientenverwechslungen
	– Entlassmanagement
	– Anwendung von standardisierten OP-Checklisten
A-12.2.3.1	Einsatz eines einrichtungs**internen** Fehlermeldesystems
	– Interne Auswertung der eingegangenen Fehlermeldungen
	– Schulungen der Mitarbeiter zum Umgang mit Fehlermeldungen
A-12.2.3.2	Teilnahme an einrichtungs**übergreifenden** Fehlermeldesystemen **CIRS** (Critical Incident Reporting System)
A-12.3	**Hygienebezogene und infektionsmedizinische Aspekte**
A-12.3.1	Hygienepersonal
A-12.3.2	Weitere Informationen zur Hygiene
A-12.3.2.1	Vermeidung gefäßkatheterassoziierter Infektionen Vorliegen eines standortspezifischen Standards?
A-12.3.2.2	Durchführung von Antibiotika-Prophylaxe und Antibiotika-Therapie Standortspezifische gemeinsame Leitlinie?
A-12.3.2.3	Umgang mit Wunden Vorliegen eines standortspezifischen Standards?
A-12.3.2.4	Händedesinfektion Verbrauch von Händedesinfektionsmittel
A-12.3.2.5	Umgang mit Patienten mit multiresistenten Erregern (MRE)
A-12.3.2.6	Hygienebezogenes Risikomanagement
A-12.4	**Patientenorientiertes Lob- und Beschwerdemanagement**
A-12.5	**Arzneimitteltherapiesicherheit**
A-12.5.1	Verantwortliches Gremium
A-12.5.2	Verantwortliche Person
A-12.5.3	Pharmazeutisches Personal
A-12.5.4	Instrumente und Maßnahmen
A-13	**Besondere apparative Ausstattung**
A-14	**Teilnahme am gestuften System der Notfallversorgung des G-BA gemäß § 136c Abs. 4 SGB V**
B	**Struktur- und Leistungsdaten der Organisationseinheiten/ Fachabteilungen**
B-X.1	**Name der Organisationseinheit/Fachabteilung**
B-X.2	**Zielvereinbarungen mit leitenden Ärzten und Ärztinnen**
B-X.3	**Medizinische Leistungsangebote der Organisationseinheit/ Fachabteilung**
B-X.4	**unbesetzt**
B-X.5	**Fallzahlen der Organisationseinheit/Fachabteilung**
B-X.6	**Hauptdiagnosen nach ICD**
B-X.7	**Durchgeführte Prozeduren nach OPS**
B-X.8	**Ambulante Behandlungsmöglichkeiten**
B-X.9	**Ambulante Operationen nach § 115b SGB V**

B-X.10	Zulassung zum Durchgangsarztverfahren der Berufsgenossenschaften
B-X.11	**Personelle Ausstattung**
B-X.11.1	Ärzte und Ärztinnen
B-X.11.2	Pflegepersonal
B-X.11.3	Angaben zu ausgewähltem therapeutischen Personal in Fachabteilungen für Psychiatrie und Psychosomatik
C	**Qualitätssicherung**
C-1	Teilnahme an Verfahren der datengestützten einrichtungsübergreifenden Qualitätssicherung nach§ **136 Abs. 1 Satz 1 Nummer 1 SGB V**
C-1.1	Leistungsbereiche mit **Fallzahlen und Dokumentationsrate**
C-1.2	Ergebnisse der **Qualitätssicherung**
C-1.2.1	Ergebnisse für Qualitätsindikatoren und Kennzahlen
C-2	Externe Qualitätssicherung nach Landesrecht gemäß § **112 SGB V**
C-3	Qualitätssicherung bei Teilnahme an Disease-Management- Programmen (DMP) nach§ **137f SGB V** a.F. (= alte Fassung)
C-4	Teilnahme an sonstigen Verfahren der externen vergleichenden Qualitätssicherung
C-5	Umsetzung der Mindestmengenregelungen (MmR) nach § **136b SGB V**
C-6	Umsetzung von Beschlüssen zur Qualitätssicherung
C-7	Umsetzung der Regelungen zur Fortbildung im Krankenhaus nach § 136b SGB V
C-8	Pflegepersonaluntergrenzen (PpUG) im Berichtsjahr
C-9	Umsetzung der Personalausstattung Psychiatrie und Psychosomatik-Richtlinie
C-10	Umsetzung der Anforderungen an die Anwendung von Arzneimitteln für neuartige Therapien

Der Gemeinsame Bundesausschuss hat in der Regelung zum **Strukturierten Qualitätsbericht**, Stand 2024, festgelegt, welche Angaben von Kliniken im Bericht zu machen sind. Nachfolgend sind Beispiele zu *A-12 Umgang mit Risiken in der Patientenversorgung* und zu *C Qualitätssicherung* beschrieben:

Beispiele:

Zu A-12.2.3 Instrumente und Maßnahmen des Klinischen Risikomanagements

Die Klinik muss im Bericht Angaben zu ihren risikominimierenden Aktivitäten machen. Dazu wählt sie aus den insgesamt 18 im Anhang 2 der Qb-Richtlinie aufgelisteten Instrumenten diejenigen aus, die sie intern tatsächlich umgesetzt hat. Sie muss verpflichtend noch weitere Zusätze hinzufügen (s. Ausschnitt Qb-Richtlinie – Anhang 2 für das Berichtsjahr 2023).

Ausschnitt aus Qb-Richtlinie:

Nummer	Instrument bzw. Maßnahme	Zusatzangaben
RM08	Geregelter Umgang mit freiheitsentziehenden Maßnahmen	Teil der QM/RM-Dokumentation (gemäß RM01) oder Name der Verfahrensbeschreibung/SOP* letzte Aktualisierung (Datum)
RM 16	Vorgehensweise zur Vermeidung von Eingriffs- und Patientenverwechslungen	Teil der QM/RM-Dokumentation (gemäß RM01) oder Name der Verfahrensbeschreibung/SOP* letzte Aktualisierung (Datum)

* SOP steht für Standard Operation Procedure. Das ist die englische Bezeichnung für die Verfahrensbeschreibungen, die wiederum der Umsetzung im Klinikum dienen.

Zu A-12.2.3.1 Einrichtung eines einrichtungsinternen Fehlermeldesystems

Die Klinik beantwortet die Frage, ob in der Einrichtung ein Fehlermeldesystem eingesetzt wird mit ja (oder mit nein). Sie gibt das Intervall an, in dem die eingegangenen Meldungen intern ausgewertet werden und wie oft Schulungen stattfinden (z.B. bei Bedarf). Weitere verpflichtende Angaben sind, ob Verfahrensanweisungen und Dokumentationen zum Umgang mit dem Fehlermeldesystem vorliegen und wann diese zuletzt aktualisiert wurden.

Zu A-12.2.3.2 Teilnahme an einrichtungsübergreifenden Fehlermeldesystemen (CIRS)

Gefragt wird nach der Teilnahme an einem CIRS. Das CIRS ermöglicht es Mitarbeitern Fehler bzw. Beinahe-Fehler zu melden. Die Berichte der Mitarbeiter werden vom CIRS gesichtet und anonymisiert und danach im Internet veröffentlicht.

Gefragt wird hier auch nach dem Typ des genutzten Systems, ob es ein Gremium gibt, welches die gemeldeten Ereignisse bewertet und wie oft das Gremium zusammentrifft.

Zu A-12.3 Hygienebezogene und infektionsmedizinische Aspekte: A-12.3.2.4 Händedesinfektion

Die Einrichtungen müssen den Verbrauch von Händedesinfektionsmittel in Millilitern pro Patiententag angeben. Als Patiententage zählen im DRG-System die Belegungstage auf den Stationen: Der Aufnahmetag zählt als 1. Patiententag; der Entlassungstag wird nicht mehr gezählt. Im Bericht ist die während eines

Jahres auf die jeweilige Station gelieferte, d.h. auf die Kostenstelle der Station verbuchte Menge an Händedesinfektionsmittel anzugeben.

Für die Betten der Intensiv- und Knochenmarkstransplantationsstationen sollte eine eigene interne Kostenstelle zur Erhebung genutzt werden.

Zu A-12.5.4 Instrumente und Maßnahmen zur Arzneimitteltherapiesicherheit

Angaben im Qualitätsbericht beziehen sich auf Maßnahmen bei der Aufnahme, während des Aufenthalts im Krankenhaus und vor allem auch auf jene, die eine lückenlose Arzneimitteltherapie nach der Entlassung sicherstellen (AS13). Letzteres geschieht unter anderem durch Aushändigung eines Medikationsplans. Nachfolgend ein Ausschnitt aus dem Anhang der Qb-Richtlinie:

Nummer	Instrument bzw. Maßnahme	Zusatzangaben
AS05	Prozessbeschreibung für einen optimalen Medikationsprozess Vorgehensweise zur Vermeidung von Eingriffs- und Patientenverwechslungen z. B. • Arzneimittelanamnese • Verordnung • Patienteninformation • Arzneimittelabgabe • Arzneimittelanwendung • Dokumentation • Therapieüberwachung • Ergebnisbewertung	Teil der QM/RM-Dokumentation (gemäß RM01) oder Name der Verfahrensbeschreibung / SOP* letzte Aktualisierung (Datum)

Zu C-5 Umsetzung der Mindestmengenregelungen (MmR) nach § 136b SGB V

Für das Berichtsjahr 2023 hat der G-BA folgende Mindestmengen für die angegebenen Leistungsbereiche definiert: Das Universitätsklinikum veröffentlicht im Qualitätsbericht folgende verpflichtende Angaben:

Leistungsbereich	Mindestmenge	Erbrachte Menge (im Berichtsjahr)
Kniegelenk-Totalendoprothesen (TEP)	50	87
Komplexe Eingriffe am Organsystem Ösophagus	26	22
Komplexe Eingriffe am Organsystem Pankreas	20	27
Lebertransplantation	20	26

Leistungsbereich	Mindestmenge	Erbrachte Menge (im Berichtsjahr)
Nierentransplantation	25	48
Stammzelltransplantation	40	48
Versorgung von Früh- und Neugeborenen (mit einem Geburtsgewicht kleiner 1250 g) bei einem Krankenhaus mit ausgewiesenem Level 1	25	59

Zu C-7 Umsetzung der Regelungen zur Fortbildung im Krankenhaus nach § 136b SGB V

Im Klinikum sind insgesamt 580 Fachärzte, psychologische Psychotherapeuten sowie Kinder- und Jugend-Psychotherapeuten beschäftigt, die der Fortbildungspflicht unterliegen.

Von den **580** ärztlichen Mitarbeitern unterliegen im Berichtsjahr 334 Mitarbeiter der Pflicht zum Fortbildungsnachweis, da ihre Facharztanerkennung bzw. Approbation mehr als 5 Jahre zurückliegt.

Von den 334 Nachweispflichtigen haben 319 den Fortbildungs-Nachweis erbracht.

Krankenhäuser müssen die Qualitätsberichte – Teil A und Teil B und Teil C (ohne C-1) – **fristgerecht** und **ordnungsgemäß** an die gemeinsame Annahmestelle der gesetzlichen Krankenkassen, ihrer Verbände, den Verband der Privaten Krankenversicherung, die sog. Informationstechnische Servicestelle der gesetzlichen Krankenversicherung GmbH (**ITSG**) **übermitteln.** Die KH-bezogenen Angaben der externen vergleichenden Qualitätssicherung gemäß Teil C-1 werden nach Prüfung und Kommentierung durch das Krankenhaus direkt von den mit der Durchführung der externen vergleichenden QS beauftragten Stellen an die Annahmestelle übermittelt.

Die ordnungsgemäß gelieferten Qualitätsberichte müssen entsprechend § 11 Qb-R spätestens zum 31. Januar des darauffolgenden Jahres – d. h. ca. 2 Monate später – **von den Krankenkassen im Internet veröffentlicht werden.**

Bei **nicht** ordnungsgemäßer Lieferung (nicht formal korrekt) informiert die Annahmestelle schriftlich das Krankenhaus über die Mängel, welche die Ablehnung begründen.

Hat ein Krankenhaus den Bericht nicht innerhalb der Frist geliefert, wird es in die vom G-BA eigens dazu erstellte **Liste** der Krankenhäuser aufgenommen; die Liste wird veröffentlicht. Sofern das Krankenhaus erneut nicht ordnungsgemäß liefert, ist vom Krankenhaus ein **Qualitätssicherungsabschlag** von 1 €, bei Wiederholung von 2 € pro teil- und vollstationärem Fall zu entrichten (§ 13 Qb-R) (▶ Kap. VI.1.3).

Die Sanktionsregelungen werden vom G-BA nach Ablauf von drei Jahren überprüft. Der G-BA hält eine Referenzdatenbank für alle daran Interessierte vor, in der die maschinenverwertbaren Qualitätsberichte der deutschen Krankenhäuser vollständig lesbar abgerufen werden können. Seit 2024 können Patienten, Ärzte und Gesundheitseinrichtungen den aktualisierten Bundesklinikatlas auf der Seite des Bundesgesundheitsministerium (BMG) bzw. unter https://bundes-klinik-atlas.de/ finden und anwenden. Eine Reihe weiterer Suchmaschinen, wie z. B. der https://www.aok.de/pk/gesundheitsnavigator/ oder der https://klinikfuehrer.tk.de/ u. v. a., stellen ebenfalls die Berichte zur Verfügung. Hier kommen die Landesverbände der Krankenkassen, die Ersatzkassen sowie der Verband der Privaten Krankenversicherung ihren Pflichten nach.

Die Krankenkassen und ihre Verbände und die Kassenärztlichen Vereinigungen können die Leistungserbringer und die Versicherten **auf Basis der Qualitätsberichte** über die Qualitätsmerkmale der Krankenhäuser vergleichend informieren und **Empfehlungen** aussprechen, dies jedoch ohne Kommentierung. Ziel des Gesetzgebers ist die Erhöhung der **Transparenz** und vor allem auch eine Erhöhung der stationären Versorgungsqualität (§ 136b Abs. 7 SGB V). Die Krankenhäuser müssen ihren Qualitätsbericht leicht auffindbar auf ihrer **Internetseite** veröffentlichen.

Ärzte und Patienten können sich auch über den **Qualitätsmonitor** 2020 »Stationäre Versorgungsstruktur ausgewählter Krankheitsbilder in Deutschland« – eine Zusammenfassung der Ergebnisse – informieren. Herausgegeben wird der Bericht seit 2017 von der Medizinisch Wissenschaftlichen Verlagsgesellschaft Berlin, erstellt vom Wissenschaftlichen Institut der AOK.

2.1.4 Sektorenübergreifende Qualitätssicherung (sQS)

Seit Mitte der 1990er-Jahre schreibt der Gesetzgeber in Deutschland eine externe **einrichtungsübergreifende** Qualitätssicherung medizinischer Leistungen vor. Die sektorspezifischen Regelungen dazu sind für die ambulante und stationäre Versorgung im SGB V, für die Rehabilitation im SGB IX verankert. Der G-BA hat in der **Richtlinie zur datengestützten einrichtungsübergreifenden Qualitätssicherung** (DeQS-RL) konkrete Einzelheiten der jeweiligen Qualitätssicherungsverfahren geregelt. Die bis 2019 gültige Qesü-RL ist aufgegangen in die neue DeQS-Richtlinie.

Die Richtlinie beschreibt die grundlegenden Strukturen und Prozesse, die zur Umsetzung der sektorenübergreifenden Qualitätssicherung erforderlich sind und die Aufgaben der beteiligten Einrichtungen. Die Richtlinie enthält im 2. Teil spezifische Regelungen für die jeweiligen Verfahren. Die verpflichtende Datenerhebung umfasst auch die Befragung der Patienten.

Sektorenübergreifende Instrumente und Indikatoren zur Messung und Darstellung der Versorgungsqualität werden von der Institution nach § 137a SGB V, dem Institut für Qualitätssicherung und Transparenz im Gesundheitswesen (IQTIG), entwickelt.

Seit dem 1. Januar 2016 liegt das erste sektorenübergreifende Qualitätssicherungs-Verfahren (**sQS-Verfahren**) für den Leistungsbereich Kardiologie – für therapeutische und diagnostische **Herzkatheter-Eingriffe** vor. Seitdem sind alle Kardiologen, die invasive Eingriffe durchführen, verpflichtet, jede Herzkatheter-Untersuchung und jede **perkutane Koronarintervention** bei gesetzlich versicherten Patienten zu dokumentieren.

Ein zweites Verfahren betrifft die **Vermeidung von postoperativen Wundinfektionen** und hat das Ziel, die Zahl der nosokomialen Infektionen in Krankenhäusern und Arztpraxen zu verringern. Beide Verfahren werden bereits durchgeführt.

Das Verfahren zur **Vermeidung von postoperativen Wundinfektionen nach der Operation** (= Wundinfektionen nach chirurgischen Eingriffen) in Praxen und Kliniken gilt seit 1. Januar 2017.

Bei diesem Verfahren werden einerseits postoperative Wundinfektionen, die zur stationären Aufnahme geführt haben, im Krankenhaus erfasst. Durch Verknüpfung dieser Daten mit Sozialdaten, die den Krankenkassen vorliegen, ist es möglich, diese Wundinfektionen zurückzuverfolgen und festzustellen, wo der ambulante oder stationäre Eingriff erfolgt ist.

Andererseits beantworten Ärzte in Praxen, Medizinischen Versorgungszentren (MVZ), OP-Zentren und Krankenhäusern, die chirurgische Eingriffe durchführen, jährlich Fragen zum Hygiene- und Infektionsmanagement ihrer Einrichtung. Sie wird im vertragsärztlichen Bereich im Rahmen einer webbasierten Befragung zum Hygiene- und Infektionsmanagement durchgeführt.

Beispiel:

Gefragt werden die ambulanten Einrichtungen nach Indikatoren wie dem jährlichen Hände-Desinfektionsmittelverbrauch, dazu, ob Arbeitsanweisungen zur präoperativen (vor dem Eingriff) Antiseptik des OP-Feldes, entsprechende Hygienepläne mit OP-Art-spezifischen Details vorliegen, z. B. dazu, ob die Durchführung der präoperativen Antiseptik unter sterilen Bedingungen und die Einwirkzeit innerhalb der Einrichtung thematisiert wird. Auch Fragen zu Sterilgutaufbereitung der OP-Instrumente, zu OP-Material, zu Teilnahme an Schulungen sind vorgesehen sowie dazu, ob in der Praxis ein MRSA-Informationsblatt zum speziellen Hygieneverhalten für MRSA-Patienten vorgehalten wird.

Die Dokumentationspflicht begann erstmalig im ersten Quartal 2018 und bezog sich auf das einrichtungsbezogene Hygiene- und Infektionsmanagement des Jahres 2017. Die am QS-Verfahren beteiligten Praxen und Krankenhäuser erhalten regelmäßige Rückmeldeberichte mit ihren Ergebnissen.

Ob schließlich die Patienten diejenigen sind, die von einer besseren Versorgung profitieren, wird sich in Zukunft zeigen. Kritiker warnen vor Datensammlung zur vermeintlichen Effizienzsteigerung im Gesundheitswesen.

2.2 Stationäre und ambulante Rehabilitationseinrichtungen

Stationäre und ambulante **Rehabilitationseinrichtungen**, mit denen Krankenkassen einen Versorgungsvertrag geschlossen haben, sind zu interner und externer Qualitätssicherung verpflichtet. Das einrichtungsinterne Qualitätsmanagement und die **Verpflichtung** zur **Zertifizierung** für **stationäre** Rehabilitationseinrichtungen sind im § 37 des Neunten Buches festgeschrieben. Das QM-System muss den Vorgaben der Bundesarbeitsgemeinschaft für Rehabilitation (BAR) entsprechen.

Als Anforderungen an das Qualitätsmanagement der Klinik werden in der Vereinbarung unter anderem genannt: verbindliches Klinikkonzept, indikationsspezifische Behandlungskonzepte, Beschwerde- und Fehlermanagement, Einbeziehung der Erwartung der Versicherten.

Die »Qualität« der Leistungserbringer spielt durchaus eine Rolle bei der Verhandlung der Tagessätze bzw. der Vergütungspauschalen zwischen den **Vertragspartnern** – den Kostenträgern und den Reha-Einrichtungen.

2.3 Stationäre und ambulante Pflege-Einrichtungen

Zugelassene **Pflegeeinrichtungen** sind für die Sicherung und Weiterentwicklung der Pflegequalität grundsätzlich selbst verantwortlich (§ 112 SGB XI). Sie sind verpflichtet, ein **einrichtungsinternes Qualitätsmanagement** einzuführen und weiterzuentwickeln (§ 72 Abs. 3 Nr. 3 SGB XI) und sich dabei an bundesweit gültigen **Maßstäben und Grundsätzen für die Qualität, Qualitätssicherung und Qualitätsdarstellung** (MuG) zu orientieren (§ 113 SGB XI). Um sicherzustellen, dass die Einrichtungen nach medizinisch-pflegerischen Erkenntnissen ihre Leistungen erbringen, sind nationale **Expertenstandards** nach § 113a SGB XI einzuhalten. Mit diesen werden gesicherte Erkenntnisse pflegewissenschaftlicher Forschung in die Praxis umgesetzt.

Extern werden alle Pflegeeinrichtungen vom Medizinischen Dienst (MD) oder Prüfdienst der Privaten Krankenversicherung (PKV-Prüfdienst) überprüft, Pflegeheime zusätzlich von der kommunalen **Heimaufsicht** (Fachstelle für Pflege- und Behinderteneinrichtungen – Qualitätsentwicklung und Aufsicht – **FQA**).

Stationäre Pflegeeinrichtungen (Pflegeheime) müssen die **landesrechtlichen Bestimmungen** einhalten, z. B. die **baulichen** und **personellen** und die **Sicherheit betreffenden Anforderungen** erfüllen. Ferner wird eine **Interessensvertretung** der Bewohner (Heimbeirat) verlangt.

Qualitätsprüfungen in **Heimen** sind grundsätzlich am Tag zuvor anzukündigen (§ 114a Abs. 1 Satz 2 SGB XI). **Anlassprüfungen** sollen dagegen unangekündigt erfolgen. Kommt eine stationäre Einrichtung ihrer Verpflichtung nach § 114b SGB XI nicht oder nur unzureichend nach, d. h. sie erfasst und **übermittelt nicht** die nach dem **neuen Prüfverfahren** geforderten **indikatorenbezogenen Daten** zur vergleichenden Messung und Darstellung von **Ergebnis-Qualität**, dann sollen Prüfungen ebenfalls unangekündigt erfolgen.

Die MD-Qualitätsprüfung für stationäre Einrichtungen wurde reformiert, da die Darstellung der Pflegequalität in **Pflegenoten** in Kritik geraten war. Pflegebedüftigen und ihren Angehörigen standen nicht die von ihnen dringend benötigten **zuverlässigen Informationen über die Qualität in den Pflegeheimen** zur Verfügung.

Mit dem Pflegestärkungsgesetz II hat der Gesetzgeber den **Qualitätsausschuss für Pflege**, ein Gremium von Pflegekassen und Leistungserbringer, eingerichtet und dieses mit der Entwicklung des **neuen Qualitätssystems für Pflegeheime** beauftragt.

Das neue **Verfahren zur Prüfung und Darstellung der Pflegequalität für den vollstationären Sektor** – vom Institut für Pflegewissenschaft an der Uni Bielefeld und dem Institut für angewandte Qualitätsförderung und Forschung, im Auftrag des Qualitätsausschusses entwickelt – ist am 1. November 2019 gestartet. In der Zeit vom 1. November 2019 bis 30. Juni 2021 sollten alle Pflegeheime einmal geprüft werden, danach einmal jährlich. Pflegeeinrichtungen mit guten Ergebnissen nur alle 2 Jahre.

Das neue System steht auf **drei Säulen,** die nachfolgend beschrieben werden:

- die **Indikatorenerhebung** durch die **Pflegeheime** (Basis für Ergebnis-Qualität) und
- die externe **Qualitätsprüfung** durch den **MD oder PKV-Prüfdienst** und
- die neue **Qualitätsdarstellung für die Verbraucher**

Wissenschaftler haben somit ein Qualitätssystem erarbeitet, das aus einem **internen Qualitätsmanagement** (Daten vom Pflegeheim) und einem neuen **externen Qualitätssicherungsverfahren** (externe Prüfung) besteht. Die Qualitätsdaten bilden zukünftig neben den Prüfergebnissen des MD oder PKV-Prüfdienstes einen Teil der **Qualitätsdarstellung** für die Verbraucher im Internet.

Seit Oktober 2019 müssen alle stationären Pflege-Einrichtungen halbjährlich zu einem bestimmten Stichtag intern Qualitätsdaten (**Ergebnis-Indikatoren**) über sämtliche Bewohner erheben und an eine Datenauswertungsstelle (DAS) weiterleiten. Dabei können sie erkennen, wie gut ihre Qualität ist und wo noch Schwachstellen sind. Nach Durchführung einer Ursachen-Analyse können sie diese Erkenntnisse intern zur **Qualitätsverbesserung** nutzen.

2.3.1 Indikatorenerhebung durch die Pflegeheime

Das **indikatorengestützte Verfahren** und die **Indikatoren** sind in den weiterentwickelten **Maßstäben und Grundsätzen** (MuG) (§ 113 Abs. 1 SGB XI) und den dazugehörigen 4 Anlagen beschrieben. Die zwischen den Landesverbänden der Pflegekassen und den Landesvereinigungen der Träger der Pflegeeinrichtungen vereinbarten MuGs sind am 1. März 2019 in Kraft getreten. Sie sind Grundlage und Ausgangspunkt des Systems der Qualitätssicherung: In den weiterentwickelten MuGs wurde insbesondere der neue **Pflegebedürftigkeitsbegriff** (§ 14 SGB XI) berücksichtigt, die **Pflegeplanung** und **Pflegedokumentation** wurden entbürokratisiert, d. h. die Pflegedokumentation spielt zukünftig eine nachgeordnete Rolle, im Gegensatz dazu gewinnt die **pflegefachliche Beratung** des MD an Bedeutung.

In der Anlage 2 der MuG sind die **Qualitätsindikatoren** aus **drei** Qualitätsbereichen zur Messung der Ergebnis-Qualität gelistet.

Qualitätsbereich 1: Erhalt und Förderung der Selbständigkeit

1. Erhaltene Mobilität*
2. Erhaltene Selbständigkeit bei alltäglichen Verrichtungen (z. B. Körperpflege)*
3. Erhaltene Selbständigkeit bei der Gestaltung des Alltagslebens und sozialer Kontakte

Qualitätsbereich 2: Schutz vor gesundheitlichen Schädigungen und Belastungen

4. Dekubitusentstehung*
5. Schwerwiegende Sturzfolgen*
6. Unbeabsichtigter Gewichtsverlust*

Qualitätsbereich 3: Unterstützung bei spezifischen Bedarfslagen

7. Durchführung eines Integrationsgesprächs (nach dem Einzug)
8. Anwendung von Gurten
9. Anwendung von Bettseitenteilen
10. Aktualität der Schmerzeinschätzung

---

*Hier findet eine nach Risikogruppen getrennte Bewertung statt, deshalb 2 Indikatoren; insgesamt somit 15 Indikatoren

Die in der Anlage 2 der MuG definierten Indikatoren sind innerhalb der Betriebe häufig als sog. **Qualitätskennzahlen** bekannt. Die personenbezogenen Indikatoren werden erfasst, **pseudonymisiert** und mit Datum versehen. Für die Durchführung der Datenerhebung (Ergebniserfassung) benötigen Mitarbeiter im Pflegeheim dringend Schulungen. Das Bundesministerium für Gesundheit (BMG) stellt auf der Webseite Materialien zur Verfügung.

Erfasst werden allgemeine Angaben der Pflegebedürftigen (jeder Bewohner bekommt einen Bewohnercode), gefragt wird nach gravierenden Krankheitsereignissen seit der letzten Datenerhebung wie z. B. Schlaganfall, Informationen zum Bewusstseinszustand und Angaben, ob bestimmte schwerwiegende Diagnosen vorliegen wie z. B. Parkinson.

Weiter werden Daten zu den **sechs Lebensbereichen** erhoben. Die Nummerierung im Instrument der Datenerhebung folgt der Nummerierung des neuen

Begutachtungsinstrumentes (BI) (Modul 1 für Mobilität usw.) zur Feststellung der Pflegebedürftigkeit (▶ Kap. IV.6.2) (▶ Tab. 39).

Tab. 39: Auszug aus Anlage 3: Erhebungsinstrument (Quelle: Maßstäbe und Grundsätze nach § 113 SGB XI)

1. BI-Modul Mobilität (nur körperliche Fähigkeiten bewerten!)	0 = selbständig 1 = überwiegend selbständig 2 = überwiegend unselbständig 3 = unselbständig			
1.1 Positionswechsel im Bett	☐ 0	☐ 1	☐ 2	☐ 3
1.2 Halten einer stabilen Sitzposition	☐ 0	☐ 1	☐ 2	☐ 3
1.3 Sich umsetzen	☐ 0	☐ 1	☐ 2	☐ 3
1.4 Fortbewegen innerhalb des Wohnbereichs	☐ 0	☐ 1	☐ 2	☐ 3
1.5 Treppensteigen	☐ 0	☐ 1	☐ 2	☐ 3

Quelle: Maßstäbe und Grundsätze nach § 113 SGB XI

Im Rahmen der Datenerhebung müssen auch Angaben zum Qualitätsbereich 2 und Bereich 3 gemacht werden. Beispielsweise müssen alle freiheitsentziehenden Maßnahmen angegeben werden, auch wenn bei Anwendung von Gurten eine richterliche Genehmigung vorliegt (▶ Tab. 40).

Tab. 40: Auszug aus Anlage 3: Erhebungsinstrument (Quelle: Maßstäbe und Grundsätze nach § 113 SGB XI)

10.a Anwendung von Gurten (bitte jede Art Gurt berücksichtigen)			
10.1 Wurden bei dem Bewohner bzw. der Bewohnerin in den vergangenen 4 Wochen Gurte angewendet?			
☐ ja	☐ nein (bei »nein« weiter mit Frage 10.b)		
10.2 Wenn ja: Wie oft wurden Gurte angewendet?			
☐ täglich	☐ mehrmals wöchentlich	☐ 1x wöchentlich	☐ seltener als 1x wöchentlich

Quelle: Maßstäbe und Grundsätze nach § 113 SGB XI

Die Datenauswertungsstelle (DAS) prüft die Daten auf Vollständigkeit und statistische Plausibilität, führt die **Qualitätsbewertung** durch und stellt die **Ergebnisse** den Pflegeeinrichtungen für das **interne Qualitätsmanagement**, den Prüf-Institutionen (MD oder PKV-Prüfdienst) und den Landesverbänden der Pflegekassen für die **Veröffentlichung auf den Webportalen** zur Verfügung (▶ Abb. 44).

> **Beispiele:**
>
> Die DAS stellt dem Pflegeheim nach Auswertung dessen Indikatorenergebnisse zur Verfügung. Die Qualitätsindikatoren (Kennzahlen) beziehen sich jeweils auf die Gesamtheit der Bewohner): (Auszug)
>
> Indikator Mobilität: gibt an, bei wie vielen Bewohnern die Mobilität innerhalb eines bestimmten Zeitraumes erhalten geblieben ist.
> Ergebnis: bei 48 von 58 Bewohnern = 83 %
> Indikator Dekubitus: gibt den Anteil der Bewohner an, die in den letzten sechs Monaten einen Dekubitus entwickelt haben
> Ergebnis: 5 von 57 Bewohnern = 8,8 %
> 1 Bewohner wird nicht dazugerechnet, da der Dekubitus nicht in der Verantwortung des Pflegeheimes liegt (Zustand nach Amputation)

Die Pflegeheime erhalten von der DAS nicht nur einen Überblick zu ihrem eigenen Qualitätsstatus, sondern auch im Vergleich zu anderen Pflegeheimen in Deutschland.

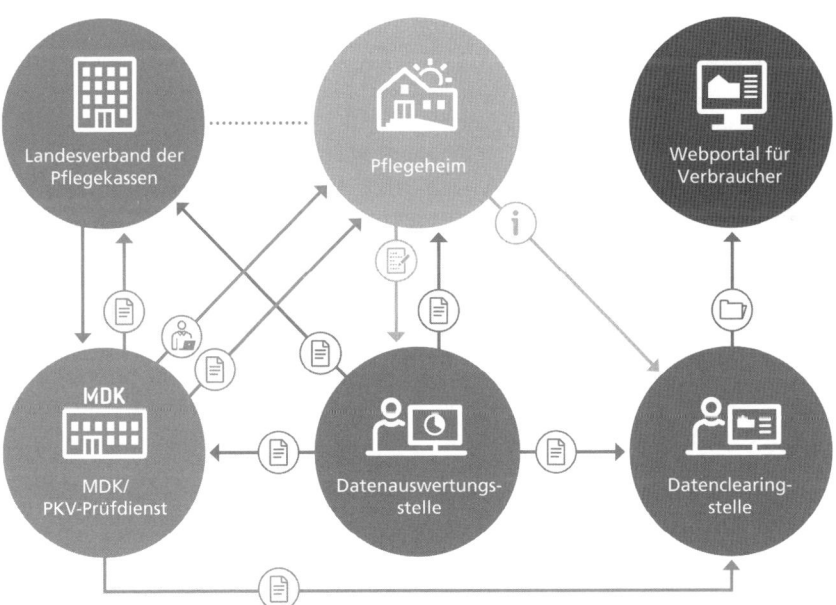

Abb. 44: Zusammenspiel der Akteure des neuen Prüfsystems (Quelle: https://md-bund.de/fileadmin/dokumente/Publikationen/SPV/PV_Qualitaetspruefung/200325_Fachinfo_QP_stationaer_BA.pdf)

2.3.2 Die externe Qualitätsprüfung durch den MD bzw. PKV-Prüfdienst

Nachfolgend wird der **Ablauf der externen Prüfung** in vollstationären Pflegeeinrichtungen inklusive Sanktionen und die Qualitätsdarstellung beschrieben:

1. MD/PKV-Prüfdienst (nachfolgend MD genannt) erhält einen Prüfauftrag durch den zuständigen Landesverband der Pflegekassen.
2. MD ruft bei der DAS aktuelle Daten ab, die er für die Prüfung benötigt:
    - Indikatorenergebnisse der letzten 3 Erhebungen
    - Bewohner-Code-Liste (pseudonymisierte Daten) für die Stichprobenermittlung
3. MD meldet sich beim Pflegeheim einen Tag zuvor zur Prüfung an. Einrichtungen, die nicht an der Indikatorenerhebung teilnehmen besucht er unangemeldet
   MD besucht die Einrichtung
4. **Einführungsgespräch** im Pflegeheim:
    - Besprechung der Durchführung, organisatorische Fragen
    - Zusammenstellung der Stichprobe, bei welchen Bewohnern die Versorgung personenbezogen überprüft werden soll
    - Einholung der **Einwilligung** der betroffenen Bewohner; Bewohnervertretung wird informiert
5. MD **prüft die Versorgungssituation** bei insgesamt 9 Bewohnern auf Basis der Qualitätsprüfungsrichtlinie (QPR stationär) (6 werden anhand der von der DAS zur Verfügung gestellten Kodes ausgewählt, 3 werden vor Ort durch Zufallszahlen bestimmt. Dadurch soll vermieden werden, dass Bewohner, die z. B. erst kürzlich ins Heim gezogen sind, übersehen werden).
    Inhalt der Prüfung und Informationsgrundlagen:
    - *Inaugenscheinnahme des gesundheitlichen und pflegerischen Zustands und persönliches Gespräch mit den ausgewählten Pflegebedürftigen* (bezogen auf vier der nachfolgend aufgelisteten Qualitätsbereiche (Mobilität usw.))*
    - *das Fachgespräch mit Mitarbeitern der Pflegeeinrichtung**
    - *zufällige Beobachtungen*
    - *die Pflegedokumentation und die gesamte Bewohnerakte*
    - *die Dokumentation im Rahmen des internen Qualitätsmanagements, speziell auch von der Einrichtung erstellte Dokumentation zur Prüfungsvorbereitung*
    - *Verfahrensanweisungen zur Durchführung einer fachgerechten Pflege (bzw. Pflegekonzepte)*
    (* Diese Punkte haben einen hohen Stellenwert)
6. MD überprüft die vom Heim erhobenen Indikatorenergebnisse auf Plausibilität bei 6 Bewohnern.
7. MD **bewertet und beschreibt evtl. vorliegende Defizite**
   Bewertungsfragen zielen vor allem darauf ab, ob für den Bewohner **negative Folgen** oder **Risiken** entstanden sind, welche die Einrichtung zu vertreten hat.
8. MD-Prüfer besprechen und bewerten die Ergebnisse (Teamgespräch).

9. Prüfer erläutern der Heimleitung und Vertretern der Pflegeeinrichtungen die Ergebnisse und beraten die Einrichtung mit Hinweisen zur Qualitätsverbesserung (Abschlussgespräch).
10. MD **übermittelt den Prüfbericht** innerhalb von 3 Wochen **an** das **Pflegeheim**, den **Landesverband der Pflegekassen** und an den **zuständigen Sozialhilfeträger**. Den Bericht erhält auch die nach heimrechtlichen Vorschriften zuständige Aufsichtsbehörde (FQA).
11. Nach Anhörung der Pflegeeinrichtungen entscheiden die Landesverbände der Pflegekassen ggf. über erforderliche Maßnahmen zur Beseitigung der Qualitätsdefizite. Die Pflegekassen erteilen den Pflegeeinrichtungen hierüber einen **Bescheid**.
12. Das Pflegeheim muss die Maßnahmen innerhalb einer Frist umsetzen. Werden diese nicht umgesetzt, können die Landesverbände der Pflegekassen **Sanktionen** gegenüber der Pflegeeinrichtung ergreifen: Sie können den Versorgungsvertrag gemäß § 74 Abs. 1 SGB XI, in schwerwiegenden Fällen auch ohne Einhaltung der Kündigungsfrist, kündigen (§ 115 Abs. 2 SGB XI).
13. Der MD stellt gleichzeitig einen Datensatz (vergl. Punkt 10) der Datenclearingstelle (DCS) zur Verfügung. Die von den Landesverbänden der Pflegekassen eingerichtete DCS erstellt die Qualitätsdarstellung. Die Form der Darstellung einschließlich der 4-stufigen Bewertungssystematik sind in der Qualitätsdarstellungsvereinbarung (QDVS) festgelegt (§ 115 Abs. 1a SGB XI).
14. **Veröffentlichung** der Gesamtergebnisse im Internet und in der Pflegeeinrichtung (Kap. VII.2.3.3).

Die Qualitätsprüfung der Einrichtungen erfolgt auf Grundlage der **Qualitätsprüfungs-Richtlinien** (QPR vollstationär), die zwischen dem GKV-Spitzenverband, den Sozialhilfeträgern und den Bundesverbänden der Pflegeeinrichtungen beschlossen wurden.

Sie beschreiben insbesondere das Prüf-Verfahren. In den Anlagen sind folgende Beurteilungsbögen enthalten:

- Prüfbogen A zur Beurteilung der personenbezogenen Versorgung
- Prüfbogen B zur Beurteilung auf Einrichtungsebene und den
- Prüfbogen C zur Plausibilitätskontrolle

Hinweis:

Im Juni 2020 wurden in die QPR vollstationär ergänzend zwei weitere Kapitel eingefügt: Die »**Sonderregelungen für Anlassprüfungen in Zeiten der Corona-Pandemie**«.

Aufgrund des COVID-19-Krankenhausentlastungsgesetz fanden während der Corona-Zeit ab März 2020 keine Regelprüfungen nach §§ 114ff. SGB XI sowie nach § 275b SGB V statt. Ausgenommen von dieser Regel waren und sind auch zukünftig **Anlassprüfungen.**

Die externe Prüfung durch den MD basiert wie bisher auf der Inaugenscheinnahme der Bewohner sowie dem persönlichen Gespräch mit ihnen; befragt werden können auch Angehörige, Betreuer und Beschäftigte. Bei Ablehnung dürfen keine Nachteile entstehen. Der MD-Qualitätsprüfer stellt in jeder Einrichtung anhand einer Stichprobe von neun Bewohnern die Qualitätssituation fest und untersucht, wie die Versorgung bei **jedem Einzelnen** ist. Inhaltlich stehen 24 bewertungsrelevante und darstellungsrelevante **Qualitätsaspekte** aus folgenden **6 Qualitätsbereichen** im Fokus der Prüfung: Die Bereiche 1–4 beziehen sich auf den **Bewohner**, die Bereiche 5 und 6 auf die **Einrichtung** selbst.

1. Unterstützung bei der Mobilität und Selbstversorgung (Mobilität, Ernährung, Kontinenz, Körperpflege)
2. Unterstützung bei der Bewältigung von krankheits- und therapiebedingten Anforderungen und Belastungen (Schmerzmanagement, Wundversorgung u. a.)
3. Unterstützung bei der Gestaltung des Alltagslebens und der sozialen Kontakte (Kommunikation, Tagesstrukturierung u. a.)
4. Unterstützung bei besonderen Bedarfs- und Versorgungssituationen
5. Bedarfsübergreifende fachliche Anforderungen (Risiken, Hygiene, Hilfsmittel)
6. Einrichtungsinterne Organisation und Qualitätsmanagement

Beispiel:

Im Qualitätsbereich »Unterstützung bei der Mobilität und Selbstversorgung« werden 4 Aspekte überprüft: z. B. Aspekt 1.4 bezieht sich auf die Unterstützung bei der Körperpflege

Im Pflegeheim A. wird bei Frau S. im Rahmen der MD-Prüfung festgestellt, dass Beeinträchtigungen der Selbständigkeit im Bereich der Körperpflege (die Mund-, Zahn- und Hautpflege) vorliegen. Der MD prüft, ob die Maßnahmen zur Unterstützung dem Bedarf der Pflegebedürftigen entsprechen, insbesondere auch, ob das Selbstbestimmungsrecht und die Intimsphäre gewahrt werden. Auffälligkeiten und Defizite werden dokumentiert.

Danach überprüft der MD bei 6 dieser 9 Pflegebedürftigen, ob die von der Einrichtung selbst übermittelten Indikatorendaten plausibel sind: Passt das Gesamtbild, das sich der MD gemacht hat zu dem, was das Heim der Datenauswertungsstelle gemeldet hat?

2.3.3 Die Gesamtbewertung der Qualität, Darstellung und Veröffentlichung

In die **Gesamtbewertung** fließen die **bewohnerbezogenen** und die **einrichtungsbezogenen** Ergebnisse ein.

Die Qualitätsbeurteilung der Versorgung auf **Bewohnerebene** erfolgt für jeden Bewohner anhand einer vierstufigen Bewertung. Am Beispiel Mobilität werden die vier Kategorien dargestellt:

A. Keine Auffälligkeiten
z. B. die Mobilitätsunterstützungen sind gut
B. Auffälligkeiten, die keine Risiken oder negativen Folgen für die versorgte Person erwarten lassen
z. B. in der Versorgung liegen keine Beeinträchtigungen vor; in der Dokumentation werden Mobilitätsbeeinträchtigungen vernachlässigt
C. Defizit mit Risiko negativer Folgen für die versorgte Person
z. B. Sturzrisiko bleibt unberücksichtigt; Möglichkeiten zur Verbesserung werden nicht erkannt und nicht genutzt
D. Defizit mit eingetretenen negativen Folgen für die versorgte Person
z. B. versorgte Person kann sich aufgrund fehlender Unterstützung nicht im Freien aufhalten

Für die Qualitätsbewertung auf **Einrichtungsebene**, die Struktur- und Ablauforganisation betreffend – sind nur die Bewertungskategorien C und D relevant. Je mehr Defizite und Risiken mit eingetretenen negativen Folgen festgestellt wurden, umso schlechter wird die **Gesamtbewertung** je Qualitätsaspekt ausfallen.

Nach § 115 Abs. 1a SGB XI müssen die Landesverbände der Pflegekassen sicherstellen, dass die von den Pflegeeinrichtungen erbrachten Leistungen und deren Qualität für die Pflegebedürftigen und ihre Angehörigen verständlich, übersichtlich und vergleichbar sowohl im **Internet** als auch in **anderer geeigneter Form** kostenfrei **veröffentlicht** werden.

Stationäre Pflegeeinrichtungen sind verpflichtet, die **Prüfergebnisse** an gut sichtbarer Stelle **auszuhängen.** Verpflichtend anzugeben sind das Datum, die Art der letzten Prüfung (Regel-, Anlass-, oder Wiederholungsprüfung), die Einordnung der Ergebnisse nach der Bewertungssystematik und die Zusammenfassung der Ergebnisse (§ 115 Abs. 1a SGB XI) (▶ Kap. IV.6.5.1.2).

Elemente für die neue Qualitätsdarstellung nach der QDVS

Die Qualitätsdarstellungsvereinbarung nach § 115 Abs. 1a SGB XI löst die bisherige PTVS (Pflegetransparenzvereinbarung stationär) ab. In der Vereinbarung ist neben der Bewertungssystematik festgelegt, welche Informationen zukünftig im Internet veröffentlicht und den Verbrauchern zur Verfügung gestellt werden, die Form der Darstellung und die Form der Veröffentlichung. Zur Verfügung gestellt werden

- **die von den Pflegeheimen erhobenen Qualitätsdaten**
  Heime liefern Informationen zu ihren Versorgungsergebnissen und übernehmen dadurch mehr Verantwortung bei der Qualitätstransparenz.
  Die Daten dienen dem Vergleich mit anderen Heimen.
- **die Ergebnisse der externen Qualitätsprüfung durch den MD bzw. Prüfdienst der privaten Krankenversicherung**
- **allgemeine Informationen vom Pflegeheim selbst**

Während in den sog. Pflegenoten nur die Struktur- und Prozess-Qualität berücksichtigt wurde, wird mit der verpflichtenden Indikator-Erfassung und Übermittlung durch die Pflegeheime **auch die Ergebnis-Qualität mit einbezogen.** Der MD überprüft die Plausibilität der Daten im Rahmen der externen Qualitätsprüfung. Dies erhöht die Akzeptanz der vom Pflegeheim erhobenen Daten in der Öffentlichkeit (▶ Abb. 45).

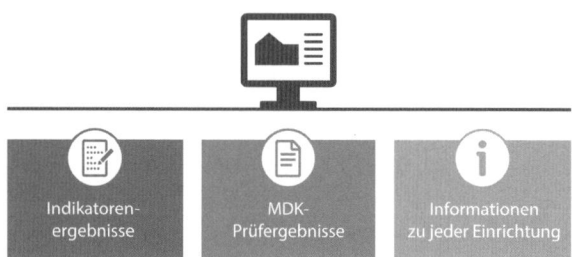

Abb. 45: Die drei Säulen der Qualitätsdarstellung im Webportal (Quelle: https://md-bund.de/fileadmin/dokumente/Publikationen/SPV/PV_Qualitaetspruefung/200325_Fachinfo_QP_stationaer_BA.pdf)

Die Datenclearingstelle, eine gemeinnützige Einrichtung der Landesverbände der Pflegekassen, übermittelt die Ergebnisse der Qualitätsprüfungen der einzelnen Einrichtungen an die Veröffentlichungsplattformen der Kassenarten – im Bereich der Ersatzkassen an den Pflegelotsen.

Für die Qualitätsdarstellung sind drei verschiedene Darstellungsformen vorgesehen:

1. ***Standardisiertes Dokument (5 Teile)***
   a) *Überblick der Bewertungen der Ergebnisqualität (Darstellungen der einzelnen Indikatoren einschließlich ihrer Bewertung)*
   b) *Überblick der Ergebnisse aus Qualitätsprüfungen; Darstellung der Bewertung der einzelnen Qualitätsaspekte ohne weitere differenzierende Informationen.*
   c) *Darstellung der einrichtungsbezogenen Informationen.*
   d) *Die Erläuterung der Bewertungen der Ergebnisqualität.*
   e) *Die Erläuterungen der Ergebnisse aus Qualitätsprüfungen*
2. ***Webbasiertes Informationsangebot***
   Das webbasierte Informationsangebot enthält neben dem Standarddokument ein individuell gestaltbares Informationsangebot. Damit sollen die Nutzer in der Lage sein, die sie interessierenden Informationen auszuwählen und nicht benötigte Informationen auszublenden.
3. ***Individuell gestaltbares Dokument***
   Die dritte Form der Aufbereitung von Qualitätsdarstellungen ist ein individuell gestaltbares Dokument. Es setzt auf dem webbasierten Angebot auf. Nutzer können für die sie interessierenden Einrichtungen eine Zusammenstellung ausgewählten Informationen vornehmen und diese als gesondertes Dokument generieren.

Näheres regelt die Qualitätsdarstellungsvereinbarung (QDVS) mit ihren acht Anlagen.

Geplant war die Veröffentlichung der von Pflegeheimen übermittelten Indikatorenergebnisse ab Mitte 2020 im Internet.

Mit dem COVID-19-Krankenhausentlastungsgesetz hat der Gesetzgeber die Frist für die »Erhebung ohne Veröffentlichung« immer wieder verlängert, um damit die Pflegeheime in der schwierigen Situation zu entlasten. Die erste Erhebung der Indikatordaten, die auch veröffentlicht wurde, fand erst im Sommer 2022 statt.

Ab wann und ob Verbraucher in Zukunft besser gute von schlechten Heimen unterscheiden können, bleibt abzuwarten. Pflegebedürftige und Angehörige hoffen weiterhin auf eine unabhängige, verlässliche zuverlässige und ihre Entscheidung unterstützende Information im Internet oder im Pflegeheim.

Mithilfe von Punkten wird dargestellt, wie sich die Einrichtungen vom Durchschnitt – positiv oder negativ – abhebt (▶ Abb. 46)

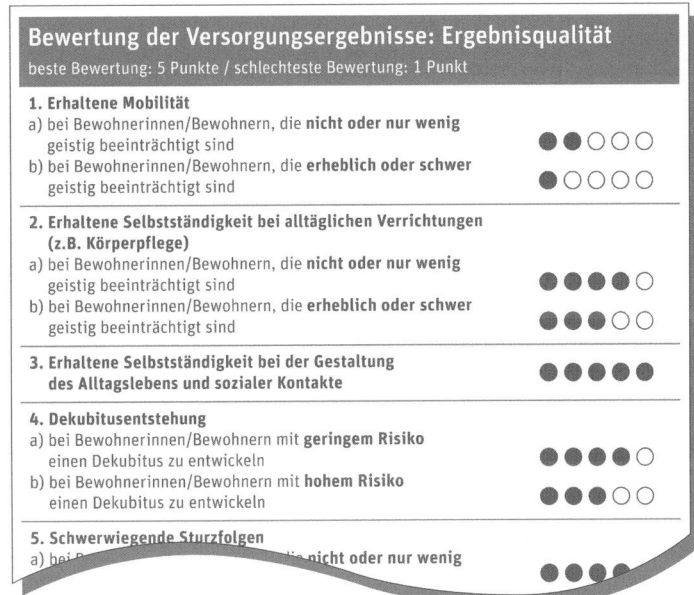

Abb. 46: Qualitätsdarstellung der Indikatorenergebnisse im Webportal (Quelle: https://md-bund.de/fileadmin/dokumente/Publikationen/SPV/PV_Qualitaetspruefung/200325_Fachinfo_QP_stationaer_BA.pdf)

2.3.4 Qualitätsprüfungen in ambulanten Pflegeeinrichtungen

Prüfungen in **ambulanten Pflegediensten** sind grundsätzlich am Tag zuvor anzukündigen. Anlassprüfungen sollen unangemeldet erfolgen.

Am 1. Januar 2021 traten die neuen Qualitätsprüfungsrichtlinien – **QPR Ambulante Pflege** – in Kraft. Im Teil 1a werden die Prüfgrundlagen für ambulante Pflegedienste beschrieben (inkl. Prüfung von Leistungen der häuslichen Krankenpflege), im Teil 1b jene für ambulante Betreuungsdienste. Sie dienen dazu, die

Qualität der Pflege und Versorgung in ambulanten Pflegediensten weiter zu verbessern und zu sichern. Die Regelprüfung bezieht sich auf die Qualität der

- körperbezogenen Pflegemaßnahmen
- pflegerischen Betreuungsmaßnahmen
- Hilfen bei der Haushaltsführung
- Leistungen der häuslichen Krankenpflege nach § 37 SGB V

In der neuen QPR ambulant wurden die Änderungen der §§ 114 und 114a SGB X umgesetzt: Zum einen werden in die Regelprüfung auch Personen, die Leistungen der häuslichen Krankenpflege in Anspruch nehmen, mit einbezogen, zum anderen wurden **gemeinsame Prüfkriterien** für die intensivpflegerische Versorgung im Rahmen der häuslichen Krankenpflege entwickelt.

Die Prüfung bezieht sich auch auf die **Anforderungen** der relevanten Empfehlungen der Kommission für Krankenhaushygiene und Infektionsprävention nach § 23 Absatz 1 **des Infektionsschutzgesetzes** (IfSG).

Schwerpunkte der MD-Prüfungen sind unter anderem, ob Besonderheiten bei demenziellen Erkrankungen, ob individuelle Wünsche oder Beschwerden der Pflegebedürftigen berücksichtigt werden und die Kommunikation mit dem behandelnden Arzt.

Die Einbeziehung in die Prüfung setzt die **Einwilligung** der versorgten Person oder eines hierzu Berechtigten (vertretungsberechtigte Person, gesetzlich bestellter Betreuer) voraus.

Es muss wie im stationären Bereich ausdrücklich darauf hingewiesen werden, dass im Falle einer Ablehnung der versorgten Person keine Nachteile entstehen.

Kontrolliert wird nach wie vor Ort die Pflegeplanung (Dokumentation), die Zufriedenheit der Pflegebedürftigen, die Einhaltung der Hygiene und das Handbuch. Der Schwerpunkt liegt auf **Beratung** – dies soll die Sicherung und Weiterentwicklung der Qualität maßgeblich unterstützen.

3 Standardisierte Verfahren zur Bewertung von Qualität

Qualität, wenn sie die Bewertung der Dienstleistungen als Gesamtpaket zum Ziel hat, ist ein subjektiver Begriff. Jeder, der ihn definiert, wird individuell eigene Schwerpunkte setzen. Um die Qualität von Anbietern dennoch vergleichbar zu machen, wurden Qualitätsmanagement-Normen mit einheitlichen Qualitätsmaßstäben für Betriebe entwickelt. Die für Gesundheitseinrichtungen, vor allem Krankenhäuser, wichtigsten werden im Folgenden kurz vorgestellt.

Krankenhäusern, Arztpraxen und anderen Einrichtungen stehen **branchenübergreifende** und **branchenspezifische** Systeme zur Auswahl. Für welches

QM-System sich die Einrichtung entscheidet, bleibt ihr selbst überlassen. Mit Ausnahme des EFQM-Modells (▶ Kap. VII.3.2.2) stellen sämtliche nachfolgend beschriebenen Normen eine **Zertifizierungsnorm** dar. Der Gesetzgeber verlangt jedoch ausschließlich für **stationäre Reha-Einrichtungen** eine Zertifizierung.

3.1 DIN EN ISO

DIN EN ISO (Deutsches Institut für Normung Europa Norm International Organization for Standardization) 9000 ff. ist ein internationales, branchenübergreifendes und prozessorientiertes Norm-Verfahren, das ursprünglich in der Industrie zum Einsatz kam. Es wurde für Dienstleistungsbetriebe weiterentwickelt und wird in der Variante ISO 9001:2015, der Folge-Version der ISO 9001:2008, häufig auch zur Qualitätsbeurteilung von Einrichtungen des Gesundheitswesens herangezogen.

Die ISO-Norm baut auf den bereits unter ▶ Kap. VII.1.2 beschriebenen sieben Grundsätzen des Qualitätsmanagements gemäß der **Grundlagen-Norm** DIN EN ISO 9000:2015 auf, die ein Leitbild für das Management darstellen. Rückblick: Im September 2015 wurde die DIN EN ISO 9001:2015 veröffentlicht. Einrichtungen im Gesundheitswesen, die nach DIN EN ISO 9001:2008 zertifiziert waren, standen vor der Aufgabe, bis spätestens **2018** die »neue« Norm einzuführen. 2018 endete die Übergangsfrist für die Umstellung des Zertifikates. Zurzeit wird die DIN EN ISO 9001:2015 von der ISO überarbeitet und soll voraussichtlich im Dezember 2025 veröffentlicht werden.

Die Norm DIN EN ISO 9001:2015 wartete mit neuen **Inhalten** auf: Sie nimmt die Leitung (Führung) noch mehr in die Pflicht, stellt den Dienstleistungssektor stärker in den Mittelpunkt, was für den Gesundheitsbereich durchaus entscheidend sein kann, stellt ausdrücklich Anforderungen an die Prozesse des QM- und Risikomanagement-Systems und berücksichtigt insbesondere die interessierten Parteien (Stakeholder-Ansatz) stärker.

Grundsätzlich neue Forderungen der ISO 9001:2015 sind z. B.

- die Berücksichtigung des **Kontextes der Organisation**, d. h., dass die Einrichtung versteht, dass sowohl äußere (Versorgungsauftrag, Standort der Klinik) als auch innere Faktoren (fachliche Ausrichtung) einen Einfluss auf den Betrieb und auf den Erfolg der Einrichtung haben und dass sie die Risiken bestimmt,
- die Integration der Anforderungen »**interessierter Parteien**« (dass die Einrichtung berücksichtigen muss, wer ihre »interessierten Parteien« sind und welche Erwartungen sie haben),
- **Führung** (Unternehmensleitung) wird noch mehr in die **Pflicht** genommen (sie ist verantwortlich für das Qualitäts- und Risikomanagement),
- Definition und Festlegung des **Anwendungsbereiches** (QMS für die ganze Klinik oder für bestimmte Abteilungen),
- neue Bezeichnung »**Dokumentierte Information**« für zu lenkende Dokumente und Aufzeichnungen innerhalb der Einrichtung,
- dem **Prozessmanagement** kommt eine größere Bedeutung zu (KVP als Grundprinzip),

- **Risikomanagement** als neue Herausforderung
  (risikobasiertes Denken an unterschiedlichen Stellen; Planung/Prozessablauf),
- **Wissensmanagement** als neue Herausforderung
  (fordert ausdrücklich den Umgang mit dem Wissen der Organisation).

Nicht mehr gefordert wird die/der Qualitätsmanagement-Beauftragte (QMB, BdOL) der obersten Leitung, sondern vergleichbare Verantwortlichkeiten und Befugnisse. Und die Einrichtung muss kein Qualitätsmanagementhandbuch mehr vorweisen; verwendet wird der Begriff »Dokumentierte Information«. Die Norm stellt dem Unternehmen frei, welche Bezeichnungen für sie am besten geeignet sind (z. B. Dokumente, Aufzeichnungen, Protokolle).

Durch die ISO (International Organization for Standardization) wurde im Jahr 2012 ein für alle neuen bzw. neu überarbeiteten Managementnormen gültiger Aufbau veröffentlicht. So besitzen bereits die ISO 9001 und die ISO 14001 (= Umweltmanagementsystem) und die 45001 (Arbeits- und Gesundheitsschutzmanagementsystem) eine einheitliche Struktur (sog. High Level Structure); künftig sollen einheitliche Textbausteine, Begriffe und Definitionen verwendet werden.

DIN EN ISO 9001:2015 – Struktur

Kapitel 0: Einleitung
Kapitel 1: Anwendungsbereich
Kapitel 2: Normative Verweisungen
Kapitel 3: Begriffe
Kapitel 4: Kontext der Organisation
    4.1   Verstehen der Organisation und ihres Kontextes
    4.2   Verstehen der Erfordernisse und Erwartungen interessierter Parteien
    4.3   Festlegen des Anwendungsbereiches des Qualitätsmanagementsystems
    4.4   Qualitätsmanagementsystem und seine Prozesse
Kapitel 5: Führung
    5.1   Führung und Verpflichtung
    5.1.1 Allgemeines
    5.1.2 Kundenorientierung
    5.2   Politik
    5.2.1 Festlegung der Qualitätspolitik
    5.2.2 Bekanntmachung der Qualitätspolitik
    5.3   Rollen, Verantwortlichkeiten und Befugnisse der Organisation
Kapitel 6: Planung
    6.1   Maßnahmen zum **Umgang mit Risiken und Chancen**
    6.2   Qualitätsziele und Planung zu deren Erreichung
    6.3   Planung von Änderungen
Kapitel 7: Unterstützung
    7.1   Ressourcen (Allgemeines, Personen, Infrastruktur, Prozessumgebung, Ressourcen zur Überwachung und Messung; **Wissen der Organisation**)

7.2 Kompetenz
7.3 Bewusstsein
7.4 Kommunikation
7.5 **Dokumentierte Information** (Erstellen und aktualisieren, Lenkung dokumentierter Information) (**davor das Handbuch**)

Kapitel 8: Betrieb
8.1 Betriebliche Planung und Steuerung
8.2 Anforderungen an Produkte und Dienstleistungen z. B. Kommunikation mit Kunden
8.3 Entwicklung von Produkten und Dienstleistungen
8.4 Steuerung von extern bereit gestellten Prozessen
8.5 Produktion und Dienstleistungserbringung
8.6 Freigabe von Produkten und Dienstleistungen
8.7 Steuerung nichtkonformer Ergebnisse

Kapitel 9: Bewertung der Leistung
9.1 Überwachung, Messung, Analyse und Bewertung
9.2 Internes Audit
9.3 Managementbewertung (Allgemeines, Eingaben für die MB, Ergebnisse der MB)

Kapitel 10: Verbesserung
10.1 Allgemeines
10.2 Nichtkonformität und Korrekturmaßnahmen
10.3 Fortlaufende Verbesserung

Der PDCA-Zyklus ist die Grundlage des gesamten QM-Systems. Die Forderung nach der Vorgehensweise, dem Handeln nach dem PDCA-Zyklus ist inhaltlich (▶ Abb. 41) eindeutig erkennbar und anschaulich im Modell (▶ Abb. 47) dargestellt.

Die **Forderungen** sind in der Norm in den **Kapiteln 4, 5, 6, 7, 8, 9 und 10** beschrieben; die Kapitel 4, 5 und 6 betreffen die **Planung**, Kapitel 7 und 8 die **Durchführung**; Kapitel 9 die **Überprüfung/Bewertung** und Kapitel 10 die **Verbesserung.** Sechs Begriffe aus dem Modell sind inhaltlich in der Norm dargestellt; diese Hauptprozesse bilden im Kreis der ISO 9001:2015 einen zentralen Regelkreis. Den einzelnen Prozessen sind detaillierte Forderungen zugeordnet. Die Struktur der DIN EN ISO 9001:2015 (Norm) wird in der folgenden Abbildung im PDCA-Zyklus dargestellt (▶ Abb. 47).

Im Modell beziehen sich die Managementaufgaben auf eine starke Kunden- und Mitarbeiterorientierung, prozessorientierte Organisation des Unternehmens, Dokumentation und Bewertung des QM-Systems. **Durch** eine **Zertifizierung ist die Umsetzung** der Kapitel/Abschnitte 4 bis 10 mit ihren konkreten Forderungen im Unternehmen **nachzuweisen.**

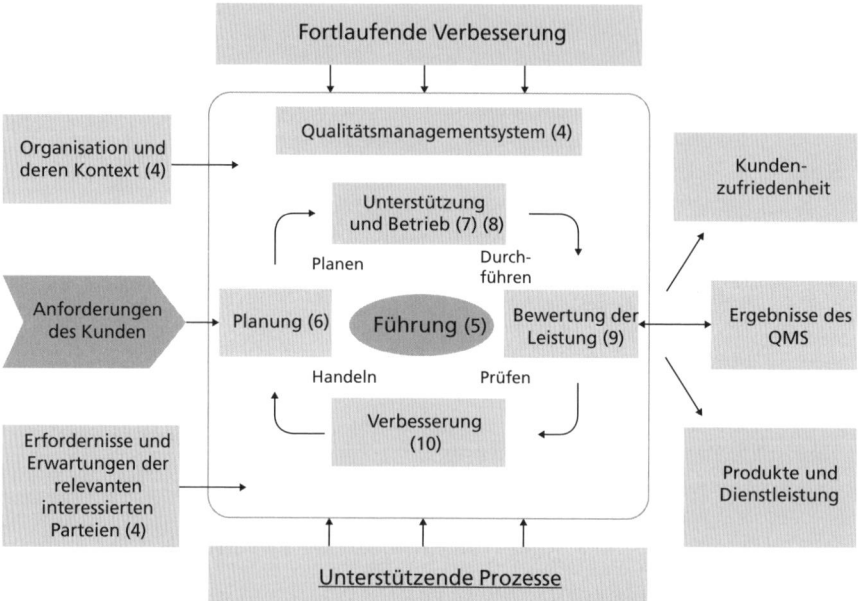

Abb. 47: Darstellung der Struktur der DIN EN ISO 9001:2015 im PDCA-Zyklus

Beispiel:

7.1 Ressourcen – 7.1.6 Wissen der Organisation:

Wissen wird als eigenständige Ressource betrachtet und damit systematischer reflektiert und gesichert. Die Einrichtung muss das erforderliche Wissen der Organisation für die Leistungserbringung ermitteln, sichern und entwickeln. Dies könnte auf dem Gebiet Hygiene folgendermaßen umgesetzt werden:

Wissens-Ziele	Alle MA kennen die Hygiene-Vorschriften	Alle MA kennen und finden den Hygiene-Plan
Wissens-Identifikation	Gesetzliche Anforderungen (Infektionsschutzgesetz, Hygieneverordnung)	Hygiene-Vorschriften des Robert-Koch-Institutes
Wissens-Erwerb	Pflicht-Fortbildungen Online-Schulungen	Interne oder externe Fortbildung
Wissens-Entwicklung	Expertentreffen Qualitätszirkel	

Nach Planung und Umsetzung soll z. B. kontrolliert werden, ob die Wissensziele erreicht wurden (MA werden schriftlich geprüft, mündlich abgefragt oder beobachtet); dann erfolgt im PDCA-Zyklus die Verbesserung. Einen Überprü-

> fungsparameter, ob die Händedesinfektion ausreichend durchgeführt wird, stellt die Menge des Verbrauchs an Desinfektionsmittel dar.

Neben den management- und prozessbezogenen Forderungen werden Prozess-, Produkt- und Systemprüfungen vorgeschrieben. Die Systemprüfung wird als **Audit** bezeichnet. Das Audit (Kapitel 9) ist eine **systematische unabhängige Untersuchung**, um festzustellen, ob die qualitätsbezogenen Tätigkeiten und die damit zusammenhängenden Ergebnisse den geplanten Anordnungen entsprechen, und ob diese Anordnungen tatsächlich verwirklicht und geeignet sind, die Ziele zu erreichen. **Zweck des Audits** ist also die Beurteilung der Notwendigkeit von Korrektur- und Verbesserungsmaßnahmen.

Neben der Erfüllung von festgelegten Forderungen werden die Wirksamkeit aller Regelungen des QM-Systems, aber auch die Erfüllung gesetzlicher und behördlicher Forderungen geprüft und damit auch (Unternehmens-)Risiken bewertet.

Einrichtungen, die ein Zertifikat (= Gütesiegel) nach DIN EN ISO 9001:2015 erhalten möchten, setzen die Forderungen der Norm angemessen, sinnvoll und wirksam um und erstellen parallel eine **Dokumentierte Information** gemäß Kapitel 7.5 der ISO-Norm. Ein externer Prüfer (**Auditor**) eines akkreditierten Zertifizierungsunternehmens besucht den Betrieb und vergleicht die Qualität vor Ort mit den Vorgaben des Handbuchs auf Normkonformität. Erfüllt der Betrieb die Anforderungen der DIN EN ISO, erhält er ein **Zertifikat**, das bei jährlicher externer Überwachung nach drei Jahren zu erneuern ist.

Zertifiziert wird das Qualitätsmanagementsystem, d.h. die Organisationsfähigkeit des Unternehmens, nicht die Qualität der Produkte oder Leistungen.

Der Ablauf eines Zertifizierungsverfahrens nach ISO 9001:2015 über 3 Jahre:

- **Antragstellung**
  ⇓
- **Stufe-1-Audit**
  ⇓
- **Bewertung der Management-Dokumente**
  ⇓
- **Bereitschaftsbewertung (evtl. verbunden mit einem vor Ort Besuch)**
  ⇓
- **Stufe-2-Audit**
  ⇓
- **Audit vor Ort (am Standort des Kunden)**
  ⇓
- **Auswertung des Zertifizierungsaudits**
  ⇓
- **Zertifizierungsentscheidung durch Zertifizierungsstelle »Zertifikat«** anhand der Berichterstattung der Auditoren und anderen relevanten Informa-

tionen
⇓
- **Überwachungsaudit** (12 Monate nach dem Zertifizierungsaudit)
⇓
- **Überwachungsaudit** (spätestens 24 Monate nach Zertifizierungsaudit)
⇓
- **Re-Zertifizierungs-Audit** (spätestens vor Ablauf der Zertifikatsgültigkeit von 36 Monaten)

Die Re-Zertifizierung erfolgt im dritten Jahr nach der Erstzertifizierung; das Zertifikat ist **3 Jahre** gültig, jedoch findet nach dem 1. Jahr und 2. Jahr ein **Überwachungsaudit** statt.

3.2 TQM und EFQM

3.2.1 TQM – Total Quality Management

Der umfassende, ganzheitlich orientierte Qualitätsmanagementansatz **Total Quality Management** (**TQM**) wurde von W. Edwards Deming bereits 1940 entwickelt. Die Philosophie von Deming fand jedoch in den Nachkriegsjahren mehr Aufmerksamkeit in Japan und kam erst wieder zwischen 1970 und 1980 in die USA zurück. Demings QM-Methode fand Anerkennung – seit 1987 wird für Unternehmen mit hohen Qualitätsanforderungen der sog. Baldrige Award verliehen. Die Auszeichnung beruht auf den Prinzipien des TQM: Es handelt sich hier um eine zielgerichtete kontinuierliche Entwicklung der wesentlichen Prozesse in der Organisation und der Menschen im Unternehmen (Kunden und Mitarbeiter).

Zu den wichtigen **Grundprinzipien** des TQM-Ansatzes gehören:

Total:	Einbeziehung aller Personen (von Kunden über Mitarbeiter bis Lieferanten)
Quality:	Qualität als oberstes Unternehmensziel, Prozessorientierung, Fehlervermeidung, Streben nach kontinuierlicher Verbesserung (KAIZEN)
Management:	Vorbildfunktion der Geschäftsführung

KAIZEN ist eine Leitidee in der japanischen Lebens- und Arbeitsphilosophie; sie wurde in Deutschland zu Beginn der 1980er-Jahre als »**Kontinuierlicher Verbesserungsprozess**« eingeführt. Der japanische Begriff (KAI für Veränderung und ZEN zum Besseren) beruht auf der stetigen Generierung kleiner Verbesserungsvorschläge seitens der Mitarbeiter im Unternehmen – ein Prozess, der nie endet.

Der TQM-Ansatz (▶ Abb. 48) findet seinen Niederschlag im nachfolgend beschriebenen **EFQM-Modell** (▶ Abb. 49).

3 Standardisierte Verfahren zur Bewertung von Qualität

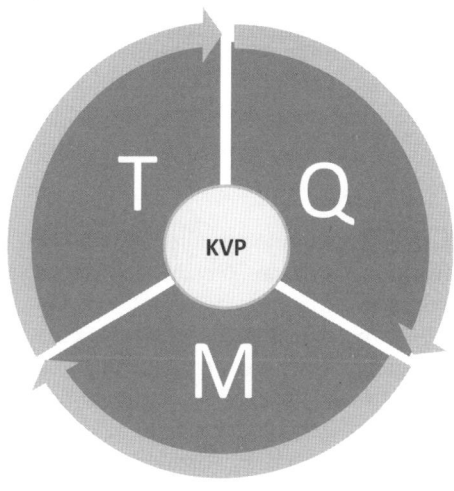

Total
- Einbeziehung aller Beteiligten
- Mitarbeiter
- Kunden (Patienten u. a.)
- Lieferanten
- Öffentlichkeit

Quality
- Qualität aller Prozesse
- Qualität aller Produkte
- Unternehmensqualität
- Arbeitsqualität

Management
- Führungsqualität
  (Verantwortung, Vorbild sein)
- Teamfähigkeit, -kompetenzen

Abb. 48: Das TQM-Modell

3.2.2 EFQM – European Foundation for Quality Management

Die EFQM (European Foundation for Quality Management) ist eine gemeinnützige Organisation (Non Profit) mit Sitz in Brüssel. Sie wurde 1988 von 14 führenden europäischen Unternehmen mit dem Ziel gegründet, einen **Qualitätspreis für Wirtschaftsunternehmen** zu schaffen. Die Gründungsmitglieder entwickelten in Europa das **Exzellenzmodell.** Das Modell galt als Grundlage für die Umsetzung von TQM und wurde in regelmäßigen Abständen überarbeitet.

Unternehmen, die Interesse an TQM haben, finden bei der EFQM Unterstützung. Zu den Mitgliedsunternehmen zählen kleinere und größere Unternehmen verschiedenster Branchen wie auch öffentliche Einrichtungen, Hochschulen, Wohlfahrtseinrichtungen und Krankenhäuser.

Die von der EFQM entwickelten branchenübergreifenden Verfahren zur Qualitätsbewertung sind stark ergebnisorientiert und basieren auf der Selbstbewertung durch den Betrieb. Für die Anwendung des EFQM-Modells werden **keine Zertifikate** vergeben, denn die würden dem Prinzip der Selbstbewertung widersprechen. Selbstbewertungen werden aber auf Wunsch des Kunden von erfahrenen EFQM-Assessoren auf ihre Plausibilität und Glaubwürdigkeit hin überprüft. Das Niveau des QM wird mittels Urkunde bescheinigt.

Das EFQM-Modell basiert auf dem unter ▶ Kap. VII.3.2.1 beschriebenen ganzheitlichen Qualitätsmanagementansatz **Total Quality Management** (**TQM**); es erfordert ein systematisches Vorgehen und das Engagement aller Beteiligten. Bis 2019 bestand das Modell aus neun Kriterien: fünf Befähigerkriterien und 4 Ergebniskritieren. Der Betrieb bewertete sich selbst durch Punktevergabe anhand von Kriterien zur Struktur- und Prozessqualität (sogenannte Befähigerkriterien) und zur Ergebnisqualität (Ergebniskriterien).

Im November 2019 hat die EFQM das grundlegend modifizierte Verfahren zur Selbstbewertung von **Qualität und Nachhaltigkeit – das EFQM-Modell 2020** – veröffentlicht. Das Modell ist ein weltweit anerkannter Managementrahmen, der Organisationen dabei unterstützt,

- Veränderungen zu managen und
- die Leistung zu verbessern.

EFQM steht auf der Managementagenda von Organisationen, die sich eine langfristige und nachhaltige Zukunft wünschen. Es geht darum, Organisationen besser auf moderne Herausforderungen vorzubereiten.

Der EFQM-Rahmen unterstützt Organisationen dabei, ihre Stärken zu erkennen und Verbesserungsmöglichkeiten zu identifizieren. Er unterstützt sie, ihren Weg zu nachhaltiger Leistung und nachhaltigen Ergebnissen durch Transformation und kontinuierliche Verbesserungen zu beschreiben. Nachhaltiges Handeln der Organisation bedeutet, dass sie ihr Handeln an **ökologischen, sozialen und wirtschaftlichen** Zielen ausrichtet.

Das EFQM-Modell 2020 wurde bereits aktualisiert, im Juni 2024 wurde in Istanbul das **EFQM-Modell 2025** vorgestellt. Das aktuelle Modell unterscheidet sich insbesondere durch die **Stärkung der nachhaltigen Leistungssteigerung**.

Das EFQM-Modell 2025 (▶ Abb. 49) umfasst 7 Kriterien (▶ Tab. 41).

Tab. 41: 7 Kriterien des EFQM-Modells 2025 (nach EFQM 2024)

3 Fragen	7 Kriterien
Ausrichtung (Warum?) Warum gibt es diese Organisation? Welche Ausrichtung bzw. welchen Zweck erfüllt sie? Warum diese besondere Strategie?	**Ausrichtung:** (1) Zweck; Vision, Strategie (2) Organisationskultur & Führung
Realisierung (Wie?) Wie beabsichtigt eine Organisation, ihren Zweck und ihre Strategie zu erfüllen, umzusetzen?	**Realisierung:** (3) Interessensgruppen einbinden (4) Nachhaltigen Nutzen schaffen (5) Leistungsfähigkeit und Transformation vorantreiben
Ergebnisse (Was?) Was hat sie bis heute tatsächlich erreicht? Was will sie morgen, zukünftig erreichen?	**Ergebnisse:** (6) Wahrnehmung der Interessensgruppen (7) Strategie- und leistungsbezogene Ergebnisse

Mithilfe des EFQM-Modells 2025 und der **RADAR-Logik** überprüfen Organisationen ihr Leistungsvermögen, ihre Potenziale, die Effektivität ihrer Strategieumsetzung und die Schaffung von nachhaltigem Nutzen.

RADAR ist das Akronym, das die EFQM verwendet, um die Logik hinter dem Diagnosetool zu beschreiben, das sie entwickelt hat. Es dient dazu, Organisationen

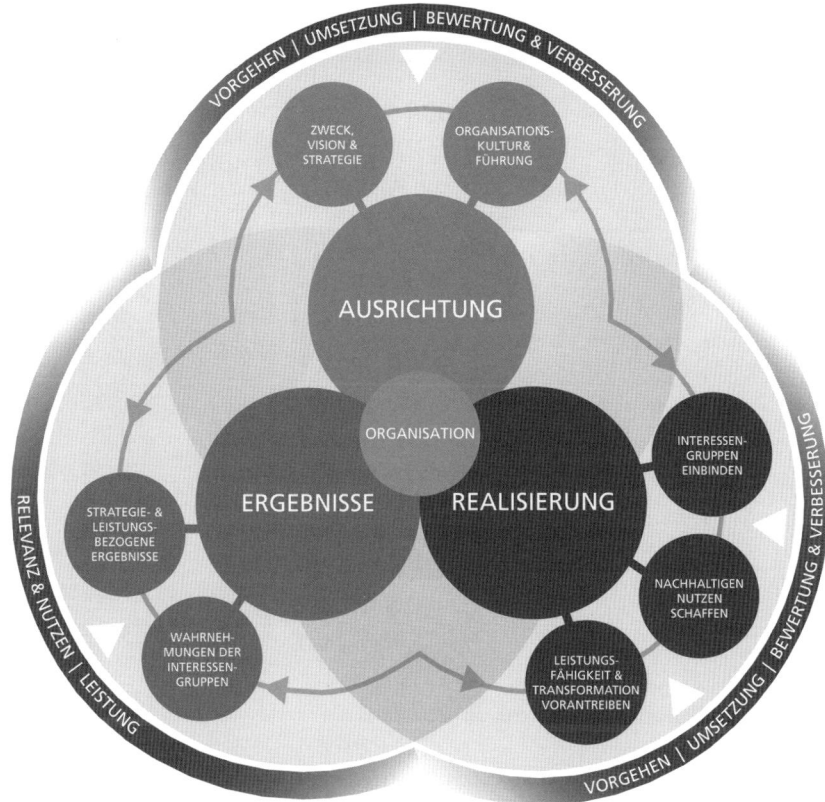

Abb. 49: Das EFQM-Modell 2025
Quelle: https://efqm.org/de/the-efqm-model/#download

dabei zu helfen ihre derzeitige Arbeitsweise besser zu managen und Verbesserungsmöglichkeiten zu erkennen.

Die RADAR-Logik legt dar, wie die Organisation:

- **R**esults (Ergebnisse): die angestrebten Ergebnisse definiert, die sie durch ihre Strategie erreichen möchte,
- **A**pproaches (Vorgehensweisen): Vorgehensweisen festgelegt hat, um die angestrebten Ergebnisse jetzt und in Zukunft zu erreichen,
- **D**eployment (Umsetzung): die Vorgehensweisen angemessen umsetzt,
- **A**ssess and **R**efine (Bewerten und Verbessern): die umgesetzten Vorgehensweisen bewertet und verbessert, um zu lernen, sich weiterzuentwickeln.

EFQM und ihre nationalen Partner bieten ein Anerkennungssystem an, das Organisationen auszeichnet, die durch ein Assessment gemäß den 7 EFQM-Modellkriterien ihre herausragende und nachhaltige Leistungsfähigkeit nachweisen können. Die numerische Bewertung einer Bewerbung um Anerkennung nach dem EFQM-Modell bezieht sich auf eine Gesamtpunktzahl von 1000 Punkten. Diese

1000 Punkte sind, wie nachfolgend dargestellt, über sieben Kriterien verteilt (▶ Abb. 50).

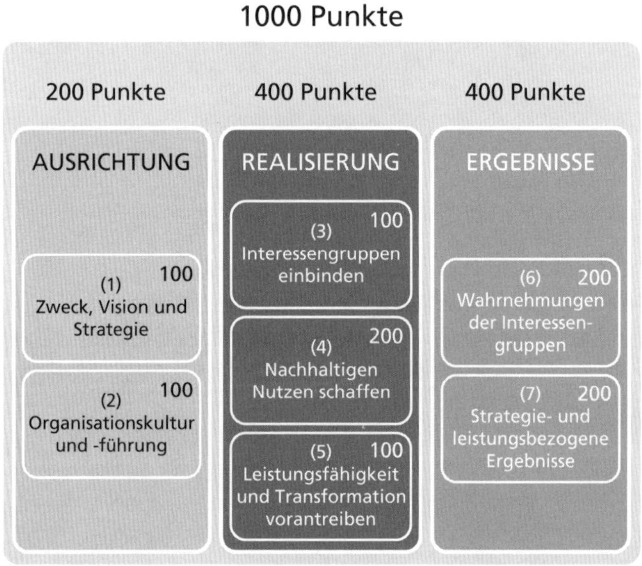

1000 Punkte

200 Punkte	400 Punkte	400 Punkte
AUSRICHTUNG	**REALISIERUNG**	**ERGEBNISSE**
(1) 100 Zweck, Vision und Strategie	(3) 100 Interessengruppen einbinden	(6) 200 Wahrnehmungen der Interessengruppen
(2) 100 Organisationskultur und -führung	(4) 200 Nachhaltigen Nutzen schaffen	(7) 200 Strategie- und leistungsbezogene Ergebnisse
	(5) 100 Leistungsfähigkeit und Transformation vorantreiben	

Abb. 50: Die Punkteverteilung im EFQM-Modell 2025
Quelle: https://efqm.org/de

Organisationen können sich extern beurteilen lassen und für die Teilnahme an einem EFQM-Anerkennungsprogramm bewerben. Die Bewertung erfolgt in allen **Stufen** der Anerkennung (abhängig vom Reifegrad der Organisation) nach dem EFQM-Modell 2025. Es gibt folgende Stufen der Anerkennung:

- Validated by EFQM (niedrigste Stufe der Anerkennung)
- Qualified by EFQM
- Recognised by EFQM
- EFQM Global Award (höchste Stufe der Anerkennung)

Wie bereits erwähnt, wurde das EFQM-Modells 2020 bereits zum EFQM 2025 weiterentwickelt. Ökonomische und soziale Bedingungen sowie Umweltbedingungen können nicht auf die leichte Schulter genommen werden. Die globalen Krisen in der Lieferkette im Zusammenhang mit der COVID-19-Pandemie haben aufgezeigt, wie wichtig die Entwicklung und Pflege der Beziehungen zu den **Interessensgruppen** sind und welch große Bedeutung die Umsetzung nachhaltiger, **kontinuierlicher Verbesserung** (die Berücksichtigung der 17 Nachhaltigkeitsziele der UN-Organisation) hat. Auch der Fachkräftemangel ist eine permanente Herausforderung.

Organisationen verfolgen mit EFQM z. B. das Ziel,

- Veränderungen auf dem Markt rechtzeitig wahrzunehmen und zu reagieren,
- Risiken zu erkennen und zu reduzieren, Widerstandsfähigkeit (Resilienz) weiter anzustreben
- oder eine Auszeichnung zu erlangen.

3.3 KTQ®

Entstanden ist das KTQ®-Verfahren (Kooperation für Transparenz und Qualität im Krankenhaus) als Projekt bereits 1997, bis dann 2001 die KTQ®-GmbH gegründet wurde. Die beteiligten Gesellschafter/Träger der KTQ®-GmbH sind der Spitzenverband Bund der Kassen (die Krankenkassen traten zum Ende des Jahres 2017 aus dem Kreis der stimmberechtigten Gesellschafter aus), die Bundesärztekammer (BÄK), die Deutsche Krankenhausgesellschaft (DKG) und der Deutsche Pflegerat. Am KTQ®-Verfahren orientiert sich auch das Zertifizierungsverfahren der konfessionellen Krankenhäuser proCum Cert.

Das KTQ®-Verfahren war zunächst nur auf Krankenhäuser zugeschnitten. Ab 2004 kamen vier weitere Zertifizierungsverfahren dazu für

- Arztpraxen, Medizinische Versorgungszentren (MVZ) und Institute für Pathologie und Zytologie (2004)
- Rehabilitationseinrichtungen (2005)
- die Bereiche der stationären und teilstationären Pflege, der ambulanten Pflegedienste, Hospize und alternativen Wohnformen (2007)
- Rettungsdienste und qualifizierte Krankentransporte (2011)

und es erfolgte die Umbenennung in **Kooperation für Transparenz und Qualität im Gesundheitswesen.**

Das Verfahren hat den Anspruch, das interne Qualitätsmanagement (hier z. B. der Kliniken) zu standardisieren und somit vergleichbar zu machen. Das KTQ®-Modell besteht aus sechs Kategorien mit Subkategorien und 48 zu bearbeitenden Kriterien. Die Kriterien wiederum werden unterteilt, wobei vor allem die Kernkriterien bei der Bewertung eine Rolle spielen.

Die Hauptkategorien sind dabei:

1. **Patientenorientierung** (z. B. Information der Patienten über den Behandlungsverlauf)
2. **Mitarbeiterorientierung** (z. B. Einarbeitung, Fortbildungsmöglichkeiten, betriebliches Vorschlagswesen)
3. **Sicherheit** (z. B. Hygiene, Dienstanweisungen zum Umgang mit Medizinprodukten)
4. **Kommunikations- und Informationswesen** (z. B. Dokumentation, Datenschutz)
5. **Unternehmensführung** (z. B. Leitbild, Organisation)

6. **Qualitätsmanagement und** klinisches **Risikomanagement** (z. B. Einsatz von Steuergruppen bzw. Stäben, Methoden wie etwa Patientenbefragungen zur Zufriedenheit)

Im KTQ-Katalog Version 2021 für Krankenhäuser wurden die aktuellen gesetzlichen Vorgaben für Qualitätsmanagement und Patientensicherheit der Qualitätsmanagement-Richtlinie Krankenhäuser (KQM-RL) des G-BA aufgegriffen und konkretisiert. Die umfangreichsten Kategorien sind weiterhin »Patientenorientierung« und »Sicherheit«.

Die KTQ-Kataloge (Manuale) für die weiteren Bereiche sind entsprechend gegliedert. So wird die Kategorie 1 im KTQ-Katalog für Pflegeeinrichtungen anstelle »Patientenorientierung« als »Bewohnerorientierung« bezeichnet. Und im Katalog für Rettungsdienste finden sich in der Kategorie »Patientenorientierung« Kriterien wie »Sicherung der Einsatzbereitschaft« oder »Versorgung am Einsatzort«, während im Pflege-Katalog das Kriterium »Gestaltung der Aufnahme« unter der Subkategorie »Organisation der Aufnahme« aufgeführt ist.

> **Beispiel – KTQ Manual Krankenhaus – Kategorie 4:**
>
> »Die Dokumente zu ärztlichen und pflegerischen Maßnahmen sowie aller weiteren Mitbehandelnden sind aufzubewahren. Vorteilen der elektronischen Speicherung von Behandlungsdaten stehen allerdings auch Gefahren gegenüber, wie zum Beispiel deren Verlust oder der unberechtigte Zugriff. Bei der Datensicherung gilt es daher, diese Gefährdungen möglichst auszuschließen und die unter Einsatz moderner technischer Datendokumentations- und Archivierungsverfahren gespeicherten Gesundheitsdaten vor Missbrauch besonders zu schützen. Die Archivierung patientenbezogener Daten und revisionssichere Langzeitarchivierung wird als ein sicherheitsrelevantes **Kriterium unter 4.2.2.** Verfügbarkeit und Archivierung in der Kategorie Informations- und Kommunikationswesen aufgegriffen.«

Im KTQ-Katalog für Krankenhäuser wurden die aktuellen Anforderungen der Qualitätsmanagement-Richtlinie Krankenhäuser (KQM-RL) des G-BA aufgegriffen und konkretisiert. Zudem werden die für die Patientensicherheit besonders einschlägigen Handlungsempfehlungen des Aktionsbündnisses Patientensicherheit (APS) und die Sicherheitsaspekte der Deutschen Arbeitsgemeinschaft Krankenhaus-Einsatzplanung (DAKEP) beachtet.

Die Bewertung nach KTQ beruht auf **zwei Bewertungsverfahren:** Es sind als aufeinander folgende Schritte sowohl eine Selbstbeurteilung der Gesundheitseinrichtung als auch eine externe Fremdbeurteilung, die in eine **Zertifizierung** mündet, vorgesehen.

Im Folgenden wird der Ablauf des Zertifizierungsverfahrens für das Krankenhaus dargestellt:

1. Das Krankenhaus führt eine KTQ®-Selbstbewertung durch. Dies ist eine Gesamtdarstellung des Krankenhauses, bezogen auf die im KTQ®-Katalog für das Krankenhaus beschriebenen Anforderungen. Diese Selbstbewertung basiert auf dem PDCA-Zyklus.
2. Vertragsabschluss mit der Zertifizierungs-Stelle, Benennung des Visitationsbegleiters, der als Koordinator fungiert.
3. Einreichen der Antragsunterlagen und der Selbstbewertung inkl. Qualitätsbericht, Strukturerhebungsbogen, Lageplan und Organigramm an Zertifizierungsstelle.
4. Formale Prüfung der Unterlagen durch den Visitationsbegleiter.
5. Festlegung des Visitationstermins und Zusammenstellung des Visitorenteams. Dies besteht immer aus einem ärztlichen, pflegerischen und kaufmännischen Visitor und dem Visitationsbegleiter.
6. KTQ®-Visitoren geben ihre Erstbewertung ab, Erstellung des Visitationsplanes und des Interviewleitfadens.
7. Visitation vor Ort ca. 3–4 Tage mit Begehung und Interviews durch die drei unter Punkt 5 genannten Visitoren.
8. Erstellung des KTQ®-Visitationsberichts und KTQ®-Qualitätsberichts durch KTQ®-Visitoren.
9. Weiterleitung der Berichte an das Krankenhaus.
10. Rückmeldung des Krankenhauses, ggf. Einspruch des Krankenhauses.
11. Weiterleitung des KTQ®-Qualitätsberichtes durch die Zertifizierungsstelle an die KTQ®.
12. Erteilung des KTQ®-Zertifikates durch die KTQ® und Veröffentlichung.

Stimmen die Ergebnisse der Selbstbewertung mit den Erkenntnissen der KTQ®-Visitoren weitestgehend überein und wurden mindestens 55% der Gesamtpunktzahl erreicht, erhält die Klinik das **KTQ®-Zertifikat.** Für jedes Kriterium, auch für die Kernkriterien können maximal 18 Punkte erreicht werden. Für die folgenden Kernkriterien gelten **besonders strenge Bedingungen:** Arbeitsschutz, Brandschutz, Medizinisches Notfallmanagement, Hygienemanagement, Hygienerelevante Daten, Infektionsmanagement, Arzneimittel, Blutkomponenten und Plasmaderivate, Medizinprodukte und Aufbau und Entwicklung eines Risikomanagements. Sie müssen – jedes für sich genommen – 55% der möglichen Punktzahl, also 10 Punkte erreichen.

Ansonsten gilt die Anforderung, dass **innerhalb jeder Kategorie**, z.B. Patientenorientierung, mindestens 55% der maximal möglichen Gesamtpunktzahl erreicht werden müssen. Diese Anforderungen gelten für den Erhalt des Zertifikats in der Erst-Zertifizierung und der ersten Re-Zertifizierung.

Ab der zweiten Re-Zertifizierung (also ab der dritten KTQ-Zertifizierung) werden 55% nicht nur auf der Kategorie- sondern auf der **Kriterien**-Ebene gefordert.

Ein KTQ®-Zertifikat ist für den Zeitraum von **drei Jahren** ohne weitere Überprüfungen gültig und muss danach erneuert werden.

Die KTQ bietet inzwischen neben der Gesamtzertifizierung auch weitere Varianten an: Dies sind die Verbundzertifizierung (für mehrere Kliniken im Verbund), eine vernetzte Zertifizierung (z. B. für Krankenhaus mit MVZ) und eine Zertifizierung für Organisationseinheiten, z. B. für die Klinik für Orthopädie am Universitätsklinikum.

Das **proCum Cert** GmbH-Modell der **konfessionell** ausgerichteten Einrichtungen entspricht im Wesentlichen dem KTQ®, sieht jedoch spezifische zusätzliche christliche Werteaspekte vor. Es geht zum Beispiel um Seelsorge in kirchlichen Krankenhäusern, um Verantwortung gegenüber der Gesellschaft und um Trägerverantwortung.

3.4 DIN EN 15224

Die DIN EN 15224:2012 wurde nach der Revision der ISO 9001:2015 überarbeitet. Die aktuelle **DIN EN 15224:2017** hat alle Änderungen der ISO 9001 übernommen und schreibt weiterhin ihre **bereichsspezifischen** Anforderungen für Gesundheitseinrichtungen fort.

Sie ist für alle Leistungsanbieter in der Gesundheitsversorgung relevant, sprich von der Arztpraxis über Pflegeheime, Rehabilitationseinrichtungen bis hin zu Krankenhäusern.

Die eigenständige Norm baut auf der Grundlagennorm DIN EN ISO 9001 »Qualitätsmanagementsysteme – Anforderungen« (▶ Kap. VII.3.1) auf und gibt **europaweit vereinheitlichte Anforderungen** vor, die speziell auf den **medizinischen Bereich** ausgerichtet sind und für eine gleichbleibend **hohe Qualität** der Dienstleistungen im Gesundheitswesen sorgen. Zusätzlich enthält die Norm vor allem die Forderung nach einem **klinischen Risikomanagement** und betrachtet diesen als integrierten Teil des QM-Systems. Damit erfüllt sie die Vorgaben der Qualitätsmanagementrichtlinie des Gemeinsamen Bundesausschusses (G-BA), in der eine Vermeidung von Doppelstrukturen von Qualitäts- und Risikomanagement gefordert wird.

Die Norm legt Anforderungen an ein QM-System fest, in dem die Einrichtung des Gesundheitswesens folgende Fähigkeiten nachweisen muss, um ein **Zertifikat** zu erhalten:

- gleichbleibend Dienstleistungen der Gesundheitsversorgung zu erbringen
- die Kundenanforderungen zu erfüllen
- die rechtlichen Vorgaben (z. B. Gesetze, behördliche Vorgaben, berufliche Standards) einzuhalten
- die Kundenzufriedenheit durch die effektive Anwendung des Systems ständig zu verbessern
- die Patientensicherheit zu gewährleisten
- die Prozesse der Gesundheitsversorgung und die Anforderungen hinsichtlich der Qualitätsmerkmale einzuhalten.

Die Norm legt hierzu folgende **elf Qualitätsmerkmale** als sog. Schlüsselfaktoren fest, an denen Einrichtungen gemessen werden können. Schwerpunkte legt sie auf die Themen Patientensicherheit (Patientenversorgung, Risikomanagement) und Personalentwicklung.

1. **Angemessene, richtige Versorgung:**
   Untersuchung und Behandlung nach Einschätzung medizinischer Fachpersonen entsprechend der Erfordernisse des Patienten und das Erforderliche nicht überschreitend
2. **Verfügbarkeit:**
   Bereitstellung und Erreichbarkeit für Patienten, unabhängig von Vergütungen, Gesundheitskompetenz etc.
3. **Kontinuität der Versorgung:**
   nahtlose Kette von Dienstleistungen der Gesundheitsversorgung (Überweisung, Untersuchungen, Versorgung, Behandlung, Rehabilitation, Nachsorge)
4. **Wirksamkeit:**
   Tätigkeiten der Gesundheitsversorgung verbessern die Wahrscheinlichkeit eines erwarteten positiven Ergebnisses (hohe Wertschöpfung)
5. **Effizienz:**
   bestmögliches Verhältnis zwischen Ergebnissen und Ressourcen
6. **Gleichheit:**
   gleiche Versorgung bei gleichartigen Erfordernissen und Schweregrad; z. B. durch Standardisierung
7. **Evidenz basierte/wissensbasierte Versorgung:**
   Handeln nach aktuellem Stand von Wissenschaft und Technik; unterstützt durch Infrastruktur und Ausstattung nach aktuellem Stand und Technik
8. **Auf den Patienten ausgerichtete Versorgung, einschließlich physischer, psychologischer und sozialer Unversehrtheit (ICF):**
   Bereitstellung und Ausführung der Dienstleistungen im Hinblick auf Werte und Einstellungen des Patienten und möglichst mit Einverständnis des Patienten sowie dessen körperliche und psychische Unversehrtheit
9. **Einbeziehung des Patienten:**
   Patient informieren, befragen und möglichst in die ihn betreffenden Entscheidungen/Eingriffe mit einbeziehen
10. **Patientensicherheit:**
    Risiken müssen bestimmt und unter Kontrolle sein, vermeidbare Schäden verhindert werden
11. **Rechtzeitigkeit und Zugänglichkeit:**
    Bereitstellung in angemessener Zeit, Abfolgen sind ausschließlich an den Erfordernissen, dem akuten Zustand und der Schwere der Krankheit zu orientieren

3.5 QEP®

QEP® (Qualität und Entwicklung in Praxen) wurde von der Kassenärztlichen Bundesvereinigung für Arzt-, Psychotherapeutenpraxen und MVZ entwickelt, um den Vertragsärzten die Umsetzung der QM-Richtlinie vertragsärztliche Versorgung des G-BA zu ermöglichen. Das Verfahren des QEP® ist orientiert an den Abläufen in der ambulanten Gesundheitsversorgung, die anhand eines Zielkataloges beurteilt werden.

Wichtigste Kriterien sind:

1. Patientenversorgung
2. Patientenrechte und Patientensicherheit
3. Mitarbeiter und Fortbildung
4. Praxisführung und Organisation
5. Qualitätsentwicklung

Der QEP-Qualitätszielkatalog ist prozessorientiert in Anlehnung an den Ablauf der Patientenversorgung gegliedert. QEP-Kernziele sind vor allem jene, deren Umsetzung eine große Bedeutung für den Aufbau des QM-Systems, die Erfüllung der gesetzlichen Vorgaben zum praxisinternen QM oder die Beachtung bestehender Vorschriften haben.

Ähnlich dem KTQ®-Verfahren ist eine Selbstbeurteilung der Praxis vorgesehen, der anschließend eine Fremdbewertung mit formaler und inhaltlicher Dokumentenprüfung, der Visitationsplanung und der Visitation mit Berichterstellung durch externe Visitoren folgt. Geprüft wird die erfolgreiche Umsetzung der Qualitätsziele. Bei Einhaltung der Qualitätsvorgaben wird ein **Zertifikat erteilt, welches 3 Jahre gültig ist.**

Übungsaufgaben zu Teil VII

Aufgabe 1
Bitte ordnen Sie die aufgelisteten Nennungen einer Qualitätsdimension zu

	a) Struktur-qualität	b) Prozess-qualität	c) Ergebnis-qualität
1. Anzahl Dekubitusfälle			
2. Ausstattung der Pflegestation mit Pflegehilfsgeräten			
3. Wartezeit auf das Essen im Speisesaal			
4. Anzahl Pflegebedürftige Pflegegrad 3 je Altenpfleger/in			
5. Zufriedenheit der Pflegebedürftigen mit der Freundlichkeit des Personals			
6. Flexibilität der Planung der Arbeitsschichten			

Aufgabe 2
Bitte geben Sie an, welche Maßnahmen für Krankenhäuser verpflichtend sind.

1. Zertifizierung mit KTQ®
2. Einhaltung von clinical pathways
3. Veröffentlichung der Diagnosen im Qualitätsbericht
4. Selbstbewertung nach EFQM
5. einrichtungsinternes Qualitätsmanagement
6. Veröffentlichung der Umsetzung der Mindestmengenvereinbarung

Aufgabe 3
Was verstehen Sie unter internem Qualitätsmanagement und externer Qualitätssicherung?

Aufgabe 4
Im Kreiskrankenhaus Neustadt hat eine Patientenbefragung ergeben, dass das ärztliche und pflegerische Personal der Inneren Abteilung sich zu wenig den Patienten zuwendet. Überlegen Sie sich anhand des PDCA-Zyklus, welche Verfahrensschritte das Krankenhaus einleiten sollte.

Aufgabe 5
Laden Sie sich im Internet den Qualitätsbericht eines Krankenhauses herunter und sehen Sie sich die Leistungs- und Strukturdaten der Abteilungen an.

Aufgabe 6
Benennen Sie jene Normen, die Zertifizierungsnormen darstellen.

1. KTQ
2. TQM
3. EFQM
4. DIN EN 15224
5. QEP
6. ProCum Cert

Aufgabe 7
Welches Ziel verfolgt der Gesetzgeber durch die Mindestmengenregelung?

1. Dass Kliniken generell weniger Operationen durchführen.
2. Dass die Kosten pro Operation und auch insgesamt gesenkt werden.
3. Dass eine Mindestmengenregelung zur Prozessverbesserung beiträgt.
4. Dass Kliniken durch Erreichen der Mindestmenge ihr Image verbessern.

Aufgabe 8
Sie sind Teilnehmer/in eines Workshops zum Thema »Qualitätsmanagement im Gesundheitswesen«. Im Rahmen des Workshops wird der Zusammenhang

zwischen dem Fehlermanagement, der Verbesserung der Prozessqualität im Krankenhaus und der hohen Fluktuationsrate der Mitarbeiter bearbeitet. Beurteilen Sie, welche Aussagen **nicht** richtig sind.

1. Verbesserung der Prozessqualität trägt zur Erhöhung der Mitarbeiterzufriedenheit und zur Senkung der Fluktuationsrate bei.
2. Verbesserung der Prozessqualität trägt zur Erhöhung der Fluktuationsrate bei.
3. Gute Prozessqualität trägt zur Reduzierung von Fehlern bei.
4. Ein Fehlermanagement trägt zur Erhöhung der Fluktuationsrate bei.
5. Ein Fehlermanagement trägt zur Verbesserung der Prozessqualität bei.

Aufgabe 9
Das (einrichtungsinterne) Qualitätsmanagement einer Gesundheitseinrichtung beinhaltet die Organisationsstruktur, die Verantwortlichkeiten, die Verfahren, Prozesse und erforderlichen Mittel für die Verwirklichung / Umsetzung.

Entscheiden Sie, welche (drei) der folgenden Tätigkeiten **Führungsaufgaben darstellen!**

1. Festlegung der Qualitätsziele
2. Prozessbeschreibung
3. Erstellung von Flussdiagrammen
4. Qualitätszirkel moderieren
5. Genehmigung der Auditierung
6. Protokollierung von Teamsitzungen
7. Erstellen von Checklisten
8. Managementbewertung

Aufgabe 10
Nachfolgend sind Instrumente des klinischen Risikomanagements aufgelistet. Welches Instrument gehört nicht dazu?

1. Präoperative Checklisten
2. Mortalitätskonferenzen
3. Durchführung der Operation
4. Simulationstrainings
5. Notfalltrainings
6. Risikoaudit

Aufgabe 11:
Ein wichtiger Baustein des Wissensmanagements ist die Personalentwicklung. Welche der folgenden Maßnahmen sind dafür geeignet?

1. Mitarbeiter müssen Überstunden machen.
2. Jeder Mitarbeiter darf pro Jahr an zwei fachbezogenen Fortbildungen teilnehmen.

3. Vorgesetzte sind der Meinung, dass der Tag der offenen Tür zur Personalentwicklung beiträgt.
4. Mitarbeiter nehmen an Hygieneschulungen teil.
5. Teilnahme an der Betriebsversammlung

Teil VIII Kommunikation und Beschwerdemanagement

Begibt sich der Patient in ambulante oder stationäre Behandlung, so entscheidet bereits der erste Kontakt mit dem Personal in der Krankenhausaufnahme darüber, ob er sich in guten Händen fühlt. Eine kundenorientierte Kommunikation trägt maßgeblich zur Stärkung des Vertrauensverhältnisses zwischen Personal und Patienten bei.

Von Mitarbeitern einer Gesundheitseinrichtung wird erwartet, dass sie über kommunikative Fähigkeiten verfügen und die sensiblen Patienteninformationen vertraulich behandeln. Dann fühlt sich der Patient sicher, dass diese nicht in falsche Hände geraten.

Während des stationären Aufenthaltes im Krankenhaus erlebt der Patient neben der persönlichen Kommunikation mit dem Klinikpersonal oftmals auch die betriebliche Kommunikation – mitunter Gespräche über andere Patienten – und auch den Umgang der Mitarbeiter untereinander. Die auf verschiedenen Ebenen stattfindende betriebliche Kommunikation spielt eine nicht unerhebliche Rolle für das Wohlbefinden des Patienten.

Patientenbefragungen bestätigen immer wieder, wie wichtig neben einer guten Behandlung das Gespräch ist. Die Kommunikation zwischen Arzt und Patient, zwischen der Pflegekraft und dem Patienten und allen weiteren Mitarbeitern des Krankenhauses (Funktionsabteilung, Verwaltung etc.) ist dann erfolgreich, wenn der Patient als gleichwertiger Gesprächspartner ernst genommen und in gemeinsame Entscheidungen mit einbezogen wird. Ebenso wichtig ist für ihn, dass er Antworten auf seine Fragen erhält, offen Kritik äußern kann und mit seinen Beschwerden professionell umgegangen wird.

Ob er sich erneut für dieselbe Klinik entscheidet, hängt davon ab, ob seine Erwartungen hinsichtlich Behandlung, Service und Organisation erfüllt wurden. Ein unzufriedener Kunde trägt in aller Regel seine negativen Erfahrungen weiter, auch an den Haus- oder Facharzt. Diese beeinflussen durch ihr (Zuweiser-)Verhalten maßgeblich den wirtschaftlichen Erfolg des Dienstleistungsunternehmens Krankenhaus.

Im **Kapitel VIII.1** wird vorwiegend auf die Kommunikation mit Kunden des Krankenhauses eingegangen. Im **Kapitel VIII.2** wird die Bedeutung von Beschwerden wie auch der richtige Umgang mit unzufriedenen Kunden herausgestellt.

1 Kommunikation in Gesundheitsbetrieben

Die Kommunikation ist eine **Schlüsselqualifikation** in Medizin und Pflege. Wer mit dem wichtigsten Kunden des Krankenhauses, dem Patienten, zu tun hat, sollte nicht nur gute Kenntnisse auf dem Gebiet Kommunikation und Psychohygiene (Umgang mit beruflichen Belastungen) mitbringen, sondern auch psychosoziale Fähigkeiten und **soziale Kompetenz**. Entsprechende Fähigkeiten benötigt auch das Verwaltungspersonal, sowohl im Umgang mit dem Patienten, der sich in einer für ihn besonders schwierigen belastenden Situation befindet, als auch für Kontakte mit weiteren Kunden des Krankenhauses. Eine gute Kommunikation verbessert nachweislich die Zusammenarbeit im Team sowie die Kooperation verschiedener Abteilungen und Berufsgruppen.

1.1 Was ist Kommunikation, wodurch wird sie beeinflusst?

Ein Computerfachmann im Krankenhaus versteht unter Kommunikation etwas anderes als ein Arzt oder eine Mitarbeiterin in der Beschwerdestelle. Jene Mitarbeiterin weiß, dass Botschaften vom Sender zum Empfänger, z. B. im Gespräch mit dem Beschwerdeführer (Patient oder Angehörige) neben dem inhaltlichen Aspekt noch weitere, z. B. den Beziehungsaspekt beinhalten.

1.1.1 Definitionen

Unter Kommunikation wird im Allgemeinen der Austausch von Informationen durch Zeichensysteme bzw. Sprache verstanden. Der Austausch findet zwischen Menschen untereinander, zwischen Mensch und Maschine und in zunehmendem Maße zwischen Maschinen statt. Die folgende Tabelle enthält Beispiele für entsprechende Kommunikations-Beziehungen im Betrieb Krankenhaus (▶ Tab. 42).

Tab. 42: Kommunikationsbeziehungen

Kommunikation zwischen	Anwendungsbeispiel
Krankenhauspersonal und Patient	Aufnahmegespräch
Krankenhauspersonal und EDV-Gerät	Dateneingabe in der Aufnahme
Computer Aufnahme und Computer Krankenkasse	Datenübermittlung an die Krankenkasse

1.1.2 Unterschied zwischen Kommunikation und Interaktion mit Gesprächspartnern

Kommunikation ist der Prozess der Informationsübertragung wie auch der Verständigung zwischen den Gesprächspartnern. Hierunter fällt auch der Austausch von Erfahrungen, Wissen, Gedanken, Meinungen und Gefühlen durch Zeichensysteme verbaler und nonverbaler Art.

Interaktion bezeichnet darüber hinaus die durch Kommunikation vermittelten wechselseitigen Beziehungen zwischen Personen und Gruppen (z. B. die Arzt-Patienten-Beziehung) und die daraus resultierende wechselseitige Beeinflussung der Einstellungen, Erwartungen und Handlungen.

Die Kommunikation geschieht auf mündlichem, schriftlichem, telefonischem und stark zunehmend auf elektronischem Wege, wobei dem persönlichen Gespräch immer noch die größte Bedeutung zukommt.

1.1.3 Verbale und nonverbale Kommunikation

Alle Menschen kommunizieren verbal (mit Worten) und nonverbal (ohne Worte) miteinander. Nonverbale Ausdrucksmittel sind der eigene Körper (Mimik, Gestik, Körperhaltung, Blickkontakt), Objekte (Kleidung, Statussymbole) und die räumliche Distanz zum Gesprächspartner. Stimmen verbaler und nonverbaler Ausdruck überein (ja sagen und dabei nicken), ist die Kommunikation kongruent. Ist dies nicht der Fall, spricht man von inkongruentem Verhalten (siehe Beispiel).

> **Beispiel:**
>
> Der Patient sagt: »Nein, ich habe keine Fragen mehr.« Sein Gesichtsausdruck zeigt aber einen völlig überforderten Menschen mit vielen Fragezeichen.

Bei sprachbegabten Menschen nimmt die **verbale Kommunikation** einen vergleichsweise hohen Stellenwert ein; im Normalfall jedoch einen geringeren als die nonverbale Sprache. Die **nonverbale Kommunikation** nimmt durchschnittlich 60 Prozent der Mitteilung ein, sie kann jedoch beim ersten Kontakt mit unbekannten Menschen bis zu 90 Prozent betragen. Einen vergleichsweise hohen Stellenwert hat sie bei alten Menschen, bei Patienten mit Sprachstörungen (z. B. nach Schlaganfall) wie auch bei Kindern. Bei Patienten mit Migrationshintergrund können nonverbale Zeichen aufgrund unterschiedlicher kultureller Gepflogenheiten leicht zu Missverständnissen führen.

> **Beispiel:**
>
> Während eine türkische Patientin eine deutsche Pflegekraft mit den Fingern nach unten herbeiwinkt, könnte die Pflegekraft die Geste so verstehen, als ob es um nichts Besonderes geht (sogenannte Geste des keine-Bedeutung-Beimessens).

Nonverbale Signale wie Verschränken der Arme oder fehlender Blickkontakt werden als negativ im Gespräch empfunden. Sie vermitteln Desinteresse, Langeweile oder fehlende Aufmerksamkeit.

1.1.4 Einflüsse auf die Kommunikation

Es gibt viele Faktoren, die die Kommunikation mitunter erheblich behindern oder verzerren.

Biologische Faktoren: Bedingt durch die demografische Entwicklung werden Mitarbeiter im Gesundheitswesen zunehmend mit älteren und alten Menschen zu tun haben. Diese Menschen haben andere Bedürfnisse, auch im Hinblick auf Kommunikation, und die Nachfrage konzentriert sich auf bestimmte Gesundheitsleistungen. Menschen mit Seh-, Hör- oder Sprachbehinderung sind oft stark eingeschränkt und haben teilweise nur begrenzt Zugang zu bestimmten Informationen und Kommunikationsmitteln. Probleme treten häufig aufgrund von Vergesslichkeit auf, was zu Missverständnissen führen kann.

Kulturelle Faktoren: Fast ein Viertel der Deutschen hat einen Migrationshintergrund. Krankenhäuser werden heute und in Zukunft unausweichlich mit neuen Herausforderungen aufgrund unterschiedlicher Herkunft, Sprache, Kultur sowie Gesundheits- und Krankheitsverhalten bei wachsendem Anteil an Patienten und Mitarbeitern mit Migrationshintergrund konfrontiert. Während sich einerseits eine Verständigung zwischen Patienten und Krankenhausmitarbeitern wegen fehlender deutscher Sprachkenntnisse oft schwierig gestaltet, dienen andererseits zwei- oder mehrsprachige Krankenhausmitarbeiter der Überwindung der sprachlichen Barrieren. Durch die Inanspruchnahme des sprachkundigen Krankenhauspersonals, Angehöriger oder Dolmetscher kommt der Träger seiner Verpflichtung nach. Der Patient ist wiederum verpflichtet, auf seine Verständigungsprobleme hinzuweisen.

Soziale Faktoren: Alte, alleinlebende Menschen sind kontaktscheu und verunsichert. Im Gegensatz dazu sind Menschen, die privat oder beruflich sehr viel mit Menschen zu tun haben, kommunikativ sehr kompetent.

Psychische Faktoren: Die Kommunikation wird beispielsweise durch Bedürfnisse, Stimmung, Gefühle beeinflusst. Gereizte, verärgerte Menschen sprechen laut und aggressiv, ängstliche sprechen schnell.

Umgebungsfaktoren: Eine ruhige Umgebung wirkt sich enorm positiv auf das Gespräch aus. Störend sind sowohl technische Geräusche (z. B. Drucker oder Telefon) als auch die Anwesenheit oder Unterhaltungen weiterer Personen im Raum. Diese Faktoren können und sollten berücksichtigt werden, auch beim Telefongespräch.

1.1.5 Bedeutende Fehlerquellen

Die zwischenmenschliche Kommunikation wird zudem durch die unterschiedliche Wahrnehmung der Gesprächspartner, durch subjektive Theorien wie auch durch Unterschiede in Selbst- und Fremdwahrnehmung beeinträchtigt.

Die Wahrnehmung der am Gespräch Beteiligten ist selektiv. Sie wird beeinflusst durch ihr Wissen, ihre Bedürfnisse, Erfahrungen, Erwartungen, Meinungen, Glaubensvorstellungen und Überzeugungen. Bei der Wahrnehmung spielen psychische Gegebenheiten eine nicht unerhebliche Rolle.

> **Beispiel:**
>
> Herr M. muss sich einer stationären Behandlung unterziehen. Während er zuhause seinen eigenen Tagesrhythmus hatte, muss er sich im Krankenhaus dem Tagesgeschehen unterordnen und Anweisungen befolgen. Herr M. fühlt sich nicht wohl, er nimmt den Tag-/Nachtrhythmus als große Einschränkung seiner Freiheit wahr. Ein anderer Patient findet diesen Rhythmus sehr angenehm als Frühaufsteher. Und die Pflegekräfte haben sich schon lange an diesen Rhythmus gewöhnt und sind der Meinung, dass dieser gut für alle sei.

Subjektive Theorien oder Selbsttheorien haben einen großen Einfluss auf das Kommunikationsverhalten. Sie bestimmen darüber, welche Situationen ein Mensch aufsucht und wie er diese interpretiert. Infolge dieses Verhaltens tritt genau das ein, was er erwartet, es kommt also zu einer »sich selbst erfüllenden Prophezeiung«.

> **Beispiel:**
>
> Herr F. hat starke Schmerzen im Hüftgelenk. Vor drei Jahren hatte er auch Schmerzen. Damals hatte er den Eindruck, dass ihm das nicht abgenommen wurde. Er ist davon überzeugt, dass der Arzt und die Pflegekräfte seine Schmerzen nicht ernst nehmen. Er verhält sich aufgrund seiner Gedanken unsicher und etwas eigenartig. Er ist davon überzeugt, dass er deshalb abends nicht ein Schmerzmittel, sondern ein Placebo (lat. »ich werde gefallen« – Scheinmedikament) erhält. Bedingt durch sein Verhalten sind nun auch die Krankenhausmitarbeiter verunsichert, ob bzw. wie stark seine Schmerzen sind. Herr F. fühlt sich in seiner Annahme bestätigt.

Diskrepanzen in der **Selbst- und Fremdwahrnehmung** können durchaus die Kommunikation beeinträchtigen.

> **Beispiel:**
>
> Herr B. nimmt sich selbst als sehr kooperativ wahr. Aus Sicht des Krankenhauspersonals ist Herr B. keineswegs kooperativ.

1.2 Anforderungen an die Patientenkommunikation

Der mündige Bürger, im Gesundheitssystem der »Kunde« oder »Patient«, möchte aktiv an seiner Behandlung mitwirken. Ein sehr großer Anteil der Patienten informiert sich über ihre Krankheit, zunehmend auch im Internet. Beim nächsten Arztbesuch sucht der Patient dann das Gespräch.

Während des Arztbesuches oder eines stationären Aufenthaltes wird die Beziehung zwischen dem Krankenhauspersonal und dem Patienten durch eine Reihe von Aspekten beeinflusst.

1.2.1 Aus Sicht des Patienten

Kranke Menschen haben Sorgen und Ängste im Zusammenhang mit ihrer Erkrankung oder Behinderung. Hinzu kommt, dass sich der Patient während des stationären Aufenthaltes dem streng organisierten Tagesplan unterordnen muss, der für die Aufrechterhaltung des Klinikbetriebes wiederum notwendig ist.

Vermeidbar jedoch sind unangebrachte Kommunikationsstile wie infantilisierende Sprache gegenüber Patienten oder ein nicht angemessener Umgang mit Fachausdrücken, da ihn diese verunsichern. Der Kunde Patient hat das Bedürfnis nach freundlichem, würdevollem Umgang. Er möchte ernst genommen werden, sich nicht abhängig fühlen und sucht oft Zuspruch oder Trost.

Auch die Visite, auf die der Patient wartet, lässt oftmals einen enttäuschten Patienten zurück, der sich dann hilfesuchend, verzweifelt an die Pflegekraft wendet, um die eine oder andere Frage oder Sorge loszuwerden. Ganz zu schweigen von der Zuwendung, die für ihn und seine erfolgreiche Behandlung so wichtig wäre. Die derzeitige Situation ist weder zufriedenstellend für die Patienten noch für die Ärzte. Auch Ärzte beklagen häufig, dass das Patientengespräch viel zu kurz kommt. Im Beisein des Pflegepersonals ist der Arzt während der »Schnellvisite« damit beschäftigt, die aktuell eingetroffenen Befunde (z. B. Laborwerte) auszuwerten, notwendige Untersuchungen zu veranlassen und/oder entsprechende Therapien anzuordnen. Der persönliche Kontakt dauert im Schnitt nur wenige Minuten. Dem Patienten bleibt noch die Möglichkeit, den Arzt um einen Extrabesuch zu bitten. Dieses Problem wird zudem verstärkt durch steigende Fallzahlen und die zunehmende Verwaltungsarbeit der Krankenhausärzte.

Auf onkologischen Stationen sind sogenannte schwierige Gespräche mit dem Patienten selbst oder mit seinen Angehörigen wichtige pflegerische und ärztliche Handlungen. Sie setzen gute Kenntnisse auf dem Gebiet der Kommunikation voraus. Hier ist nicht ausschließlich fachliches Wissen gefordert.

Beispiele:

Auf die sorgenvolle Äußerung »Ich habe große Angst vor den starken Schmerzen« folgt eine Erklärung der Zuverlässigkeit der modernen Analgetika (Schmerzmittel) und auf die Frage »Was machen wir, wenn der Krebs sich

> ausbreitet?« folgt die ausführliche Erläuterung verschiedener neuester Therapieformen.
> Patienten erinnern sich oft Jahre danach noch an die »Worte« der Diagnose-Mitteilung »Krebs« und an die Worte und die Zeit, die sich der Arzt für sie genommen hat.
> Patienten, vor allem Krebskranke und chronisch Kranke, beklagen sich zunehmend darüber, dass keine oder zu wenig Zeit für das Gespräch ist, das ihnen doch so wichtig ist.

1.2.2 Aus Sicht des Krankenhauspersonals: Pflege und Verwaltung

Ein Teil der Gespräche wird nach Plan durchgeführt, wie z. B. die Aufnahmegespräche, ob in der Krankenhausaufnahme oder auf Station. Der andere Teil umfasst die alltägliche begleitende Interaktion wie das Gespräch über Anliegen – inwieweit der/die Betroffene auf dem Weg zur Station begleitet werden möchte oder die Angst davor, nachts aus dem Bett zu fallen – und die besondere Kommunikation wie z. B. das Gespräch der Pflegekraft mit dem Patienten, nachdem dieser vom Arzt erfahren hat, dass die Niere nicht mehr funktioniert. Für diese nicht immer planbare, vorwiegend psychosoziale Arbeit bleibt im Pflegeprozess ungewollt zu wenig oder keine Zeit. Ebenso belastend ist die »Pflege im Laufschritt« auf Station, im Pflegeheim und in der ambulanten Pflege, bedingt durch zeitliche Kürzungen aus Kostengründen. Von Pflegenden selbst wird die begleitende Interaktion oft nicht als »richtige Arbeit« empfunden.

Mitarbeiter der Krankenhausverwaltung klagen ebenso über Überlastung wie die Pflegekräfte auf Station oder in der Tagespflege.

1.2.3 Entwicklungen der modernen Medizin

Im Vordergrund steht eher »die nicht funktionierende, reparaturbedürftige Maschine« als der leidende Mensch. Durch die enorme Entwicklung in der Medizin mit ihrer Technisierung und Spezialisierung steht den Ärzten einerseits eine Fülle diagnostischer und therapeutischer Möglichkeiten zur Verfügung. Andererseits muss der selbstbewusste Patient zwangsläufig in zunehmendem Umfang in die Entscheidung mit einbezogen werden, weil es für den behandelnden Arzt immer schwieriger wird, stellvertretend für den Patienten zu entscheiden, was für ihn »das Richtige« ist. Voraussetzung dafür ist, dass dem Patienten alle relevanten Informationen in geeigneter Form zur Verfügung gestellt werden. Dazu gehören Informationen über die entsprechenden Methoden/Verfahren und deren Risiken, Nebenwirkungen wie auch Informationen über die Qualität der Leistungserbringer. Wird dies berücksichtigt, trägt die dabei entstehende Arzt-Patienten-Beziehung (▶ Kap. VIII.1.2.4) Früchte und die partnerschaftliche Entscheidungsfindung lässt eine auf Vertrauen basierende, stabile langfristige Kundenbeziehung entstehen. Das ist der beste Schutz vor »Doktor-Hopping«.

Nach den Ergebnissen einer repräsentativen Bevölkerungsstudie aus dem Jahr 2002 wird ein partizipatives Entscheidungsmodell von mehr als 80 % der erwachsenen deutschen Bevölkerung grundsätzlich befürwortet, tatsächlich realisiert sehen dies allerdings nur knapp 45 %. Im internationalen Vergleich zeigt sich, dass Spanier zu 43 %, Polen zu 57 %, Schweden zu 80 % und Schweizer zu 91 % eine partnerschaftliche Entscheidung wünschen. Die partizipative Entscheidungsfindung hat vor allem in der Onkologie zunehmend an Bedeutung gewonnen.

1.2.4 Arzt-Patienten-Beziehung und Compliance

Einerseits hat es der Arzt mit dem Patienten zu tun, der sich durch dessen kompetente Behandlung passiv gesund machen lässt, andererseits jedoch mit Patienten, die aktiv am Gesundheitsprozess mitwirken wollen. Diese Patienten sind dann zufrieden, wenn sie sich als Partner in der Behandlungsaufgabe ernst genommen fühlen und der Arzt eine Hilfestellung gibt. Voraussetzung für die Zusammenarbeit sind das ausführliche Gespräch und die Betrachtung des Patienten als mündiges Individuum. Gelingt die Entstehung einer partnerschaftlichen Beziehung zwischen Arzt und Patient und übernimmt der Patient schließlich eine Rolle im Behandlungsgeschehen, dann spricht man von Compliance (engl.: = Einwilligung).

> **Beispiel:**
>
> Patient A. sucht wegen leichter Kopfschmerzen (immer morgens) seinen Hausarzt auf. Bei mehrfachen Blutdruckmessungen werden hohe Werte ermittelt. Der Arzt teilt ihm daraufhin mit, dass die Hypertonie (Bluthochdruck) unbedingt behandelt werden muss, weil solche Blutdruckwerte sehr ungesund sind und schlimmstenfalls können Herzinfarkt, Schlaganfall und Durchblutungsstörungen die Folge sein. Daraufhin wird eine medikamentöse Behandlung eingeleitet.

Tatsächlich hält sich jedoch nur jeder zweite Hypertoniker an die Empfehlungen seines Arztes. Mehr als 50 % steigen innerhalb eines Jahres aus, nur zwei Drittel der Verbliebenen nehmen ihre Medikamente korrekt ein.

Compliance ist die Bereitschaft eines Patienten zur Zusammenarbeit mit dem Arzt bzw. zur Mitarbeit bei diagnostischen oder therapeutischen Maßnahmen. Dazu gehört z. B. die Zuverlässigkeit, mit der therapeutische Anweisungen befolgt werden (sogenannte Verordnungstreue). Die Compliance ist u. a. abhängig von Persönlichkeit, Krankheitsverständnis und Leidensdruck des Patienten, der Arzt-Patienten-Beziehung, Anzahl und Schwierigkeit der Anweisungen, Art der Therapie und eventuell erforderlichen Verhaltensänderungen.

Noncompliance steht für die fehlende Bereitschaft, der Patient wirkt nicht effektiv an der Behandlung mit oder es kommt sogar zum Behandlungsabbruch trotz Bedarf. Gründe für Noncompliance können Defizite in der Arzt-Patienten-Kommunikation sein:

- Patienten verstehen die Anweisungen des Arztes nicht
- Patienten vergessen die Anweisungen
- Ärzte verwenden zu viele Fachausdrücke
- von 20 Minuten Arzt-Patienten-Kontaktzeit entfallen nur 2 Minuten auf die Informationsvermittlung.

Ein Arztwechsel erfolgt häufig nicht wegen mangelnder Fachkompetenz, sondern wegen schlechter Kommunikation.

1.2.5 Kommunikative Qualifikationen

In der Berufsordnung für Ärzte (BO-Ä) sind im Abschnitt B allgemeine Berufsregeln und **Verhaltensregeln korrekter ärztlicher Berufsausübung** festgelegt:
Nach BO-Ä wird neben »einer *korrekten ärztlichen Berufsausübung verlangt, dass Ärztinnen und Ärzte beim Umgang mit den Patienten*

- *ihre Würde und ihr Selbstbestimmungsrecht respektieren*
- *ihre Privatsphäre achten*
- *über die beabsichtigte Diagnostik und Therapie, ggf. über ihre Alternativen und über ihre Beurteilung des Gesundheitszustandes in für die Patientinnen und Patienten **verständlicher und angemessener Weise informieren** und ...*
- *Rücksicht auf die Situation der Patientinnen und Patienten nehmen,*
- *auch bei Meinungsverschiedenheiten **sachlich und korrekt bleiben**,*
- *den **Mitteilungen** der Patientinnen und Patienten **gebührende Aufmerksamkeit entgegenbringen** und einer **Patientenkritik sachlich begegnen.**«*

»*Ebenso wird vom Arzt verlangt, dass er bei der Ausübung seiner Tätigkeit nichtärztliche Mitarbeiterinnen und Mitarbeiter nicht **diskriminiert**.*« Ebenso untersagt ist Medizinern die Kollegenschelte.
Das Thema Kommunikation wird im Medizinstudium nach wie vor vernachlässigt. Die Delegierten des 113. Deutschen Ärztetages forderten Ausbildungsreformen: »Studenten sollten frühzeitig am Patienten arbeiten und verstärkt in Kommunikationsfähigkeit und Teamfähigkeit« geschult (Trainings mit Simulationspatienten) werden.
Dass den Arzt-Patienten-Gesprächen große Aufmerksamkeit gebührt, wird im Kapitel Kundenorientierung noch ausführlicher dargestellt.

1.3 Kundenorientierte Kommunikation

Die Bedeutung der persönlichen Kommunikation bzw. Interaktion zwischen Personal und Patient wurde bereits angesprochen (▶ Kap. VIII.1.2). In diesem Kapitel ist der Schwerpunkt der Kommunikation und Information auf die Kundenorientierung ausgerichtet.

1.3.1 Definitionen

Kundenorientierung bedeutet, das gesamte betriebliche Denken und Handeln aller Führungskräfte und Mitarbeiter auf den Kunden hin auszurichten. Die Wünsche, Erwartungen des Kunden stehen im Mittelpunkt.

Unter **Patientenorientierung** versteht man, dass sich das Gesundheitssystem und die darin handelnden Professionellen an den Wünschen, Erwartungen und der Zufriedenheit der Patienten und Patientinnen orientieren.

Mitarbeiterorientierung im Unternehmen heißt, dass dieses auf die Wünsche, Bedürfnisse und Erwartungen ihrer Mitarbeiter eingeht (▶ Kap. VIII.1.3.5).

1.3.2 Patientenorientierung in der Arztpraxis

Viele Patienten sehen den Arzt als Berater in Gesundheitsfragen und erwarten in der Praxis eine individuelle und hochwertige Dienstleistung. Mit gutem Recht verlangen sie Informationen über die bevorstehende Untersuchung oder Therapie, vor allem dann, wenn sie – wie immer häufiger der Fall – die Kosten dafür selbst tragen müssen (Individuelle Gesundheitsleistungen, IGeL).

Dem müssen der Arzt und sein Team gerecht werden. Entscheidend dafür, dass und ob sich der Patient in der Arztpraxis wohlfühlt, sind in erster Linie qualitativ hochwertige medizinische Leistungen. Da der Patient diese im Allgemeinen als Laie nicht beurteilen kann, zieht er zur Bewertung Kriterien wie saubere und gepflegte Räume, freundliche Mitarbeiter, das Gefühl, dass sich Arzt und Praxismitarbeiter Zeit für ihn nehmen, heran. Deshalb fordert die Kassenärztliche Bundesvereinigung eine gezielte und verständliche Kommunikation in der Praxis.

In einer Vergleichsstudie (▶ Abb. 51), bei der Bürger und Bürgerinnen verschiedener Länder befragt wurden, wie sie die Kommunikation mit Ärzten oder anderen Professionellen einschätzen, lag Deutschland nur an vorletzter Stelle.

1.3.3 Kundenorientierung im Krankenhaus

Aus der Sicht des Krankenhausbetriebes gibt es interne Kunden und externe Kunden. Interne Kunden sind die tatsächlichen und potenziellen Mitarbeiter, externe Kunden sind Leistungsempfänger (z. B. Patient), andere Leistungserbringer (z. B. zuweisender Arzt), Leistungsträger (z. B. Krankenkasse, Berufsgenossenschaft) oder Lieferanten (▶ Kap. VIII.1.4.2).

Die Kunden- und Mitarbeiterorientierung sind wichtige Instrumente zur Zielerreichung des Qualitätsmanagements – neben Prozessorientierung (Hinterfragen von Strukturen und Abläufen), Benchmarking (Vergleichsanalysen) und Führung und Zusammenarbeit (übergreifendes Denken, kooperativer Führungsstil etc.).

Konkrete Vorgaben zur Patienten- und Mitarbeiterorientierung lassen sich auch aus dem Kriterienkatalog der Kooperation für Transparenz und Qualität im Gesundheitswesen (KTQ) ableiten (▶ Kap. VII.3.3). Anforderungen der Patientenorientierung richten sich an den Abläufen im Krankenhaus aus und umfassen sämtliche Prozesse, von Erreichbarkeit und Aufnahmeplanung über Visite bis zu

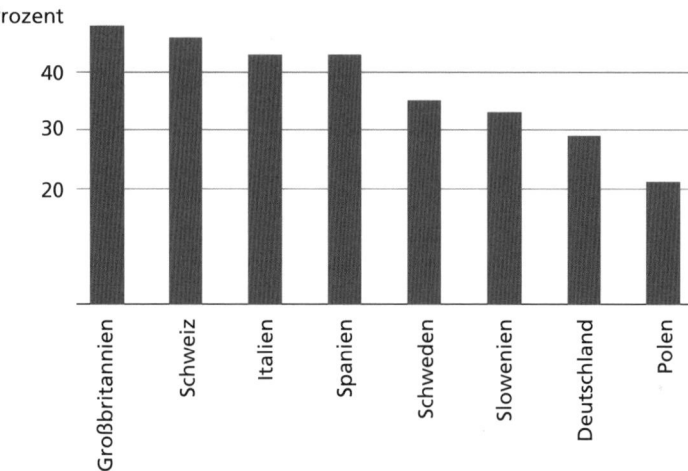

Abb. 51: Befragung von Bürgerinnen und Bürgern nach Einschätzung der Kommunikation mit Ärzten oder anderen Professionellen.
Quelle: GBE des Bundes, Heft 32, Hrsg. RKI, 2006

Entlassung, Weiterbetreuung, Umgang mit Angehörigen von Verstorbenen. Anforderungen der Mitarbeiterorientierung beziehen sich auf die Einarbeitung von Mitarbeitern, mitarbeiterorientierten Führungsstil, auf Mitarbeiterwünsche und -beschwerden.

1.3.4 Patientenorientierung im Krankenhaus – »Der Patient ist König«

Patientenorientierung im Krankenhaus bedeutet einerseits, dass patientenorientierte Leistungen wie gute Erreichbarkeit, kurze Wartezeiten, gute Ausstattung der Räume, evtl. Internetanschluss etc., optimal gestaltet und geregelt werden. Andererseits bedeutet es auch, dass die Patienten ausreichend informiert werden. Ziel einer Einrichtung ist, an sämtlichen Schnittstellen wie Telefonzentrale, Ambulanz oder Notaufnahme eine offene Kommunikation und nicht Kommunikationsbarrieren zu schaffen.

Eine große Bedeutung kommt den Leit- und Orientierungssystemen eines Krankenhauses zu. Leitsysteme geleiten den Patienten oder Besucher vom Eingang bis hin zum gesuchten Ziel und wieder zurück zum Ausgang. Sie werden visuell wahrgenommen und hinterlassen einen ersten und bleibenden Eindruck. Wesentliche Merkmale sind Übersichtstafeln, versehen mit Pfeilen, solange, bis man das Ziel erreicht hat. Auch Patienten mit Sehbehinderung oder Migranten mit mangelhaften Sprachkenntnissen sollten sich ohne größere Schwierigkeit zurechtfinden.

Orientierungssysteme unterstützen das Zurechtfinden, insbesondere in großen Kliniken, mithilfe von Orientierungsplänen, auf denen der jeweilige Standort gekennzeichnet ist und durch Verwendung von bestimmten Merkmalen (Farben, Licht) für die jeweiligen Bereiche.

Zusätzlich existiert in kundenorientierten Einrichtungen ein Informationssystem. Dieses dient nicht als Wegweiser und nicht zur Orientierung, sondern ausschließlich zur Information der Kunden des Krankenhauses. Informationselemente sind nach wie vor Hinweisschilder, Pinnwände und Aushangvitrinen. Da die Übermittlung von Informationen im Krankenhaus überwiegend digital erfolgt, werden auch die Pinnwände und Schilder nach und nach durch Bildschirme ersetzt oder ergänzt.

Während des Aufenthaltes gelten für den Patienten die Qualität der Kommunikation und die Information als wichtige Indikatoren der guten Fürsorge und Krankenhausleistung.

Kundenorientierte Kommunikation in der Klinik bedeutet für den Patienten, dass

- er Erwartungen, Bedürfnisse äußern kann,
- er als gleichwertiger Gesprächspartner ernst genommen wird,
- er in Entscheidungen mit einbezogen wird,
- Zeit ist für Gespräche mit Arzt oder Pflegepersonal und Gelegenheit für Fragen bleibt,
- Übersetzungshilfen zur Kommunikation mit ausländischen Patienten angeboten werden,
- Kritik und Beschwerden artikuliert werden können.

Notwendige **patientenorientierte Informationen** im Krankenhaus sind beispielsweise

- allgemeine Informationen über die Klinik
- Informationen zum Tagesablauf
- Informationen zur Notwendigkeit von Behandlungen, Operationen
- Übersetzung von Aufnahmevertrag bis Informationsblatt in verschiedene Sprachen
- Patienteninformationsbroschüre
- Informationen über Patientenrechte in Broschüre oder an Aushängetafel
- Patientenzeitung, schwarzes Brett für Patienten usw.

1.3.5 Mitarbeiterorientierung und Betriebsklima

Eine Organisation, die sich an den Bedürfnissen ihrer Mitarbeiter orientiert, stellt ausreichend qualifiziertes Personal ein, arbeitet dieses gut ein, bietet Fort- und Weiterbildungen an, greift die Ideen der Mitarbeiter auf und geht sowohl auf

Wünsche als auch auf Beschwerden ein. Wertschätzung, Anerkennung und Kontaktpflege (z. B. Zusendung einer Mitarbeiterzeitschrift) unterstützen die Motivation der Mitarbeiter und fördern das Betriebsklima. Der Umgang der Mitarbeiter untereinander gibt den Patienten und anderen Kunden einen tiefen Einblick in das Miteinander und die Zusammenarbeit im Krankenhaus und prägt das entstehende Bild über die Einrichtung entscheidend mit. Das Betriebsklima ist somit eine Größe, die vom Patienten wahrgenommen wird und die sein Wohlbefinden direkt beeinflusst.

1.4 Betriebliche Kommunikation

Der Begriff »betriebliche Kommunikation« umfasst den Informationsaustausch zwischen Unternehmensleitung und Mitarbeitern bis hin zu Public Relations-Planung (▶ Abb. 52, ▶ Kap. IX.3).

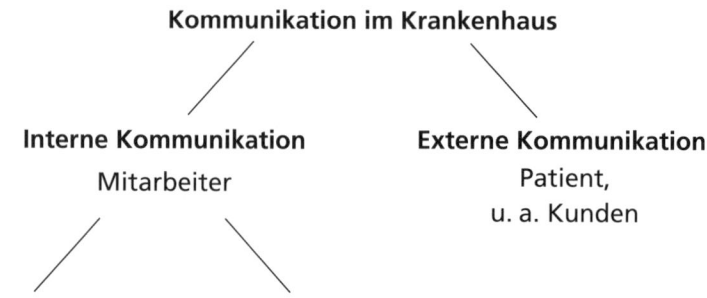

Abb. 52: Einteilung der betrieblichen Kommunikation

1.4.1 Interne Kommunikation, Organisationsstruktur eines Krankenhauses

Unter interner Kommunikation eines Betriebes ist der Austausch von Informationen zwischen den organisatorischen Einheiten, d. h. letztlich zwischen sämtlichen Mitarbeitern (inkl. Führungskräften) zu verstehen. Sie unterscheidet sich von der Kommunikation in anderen Lebensbereichen nur insoweit, als sie begrenzt ist und geprägt durch die Art und Organisation des Betriebes.

Durch die interne Organisation eines Krankenhauses werden Aufgaben und Kompetenzen der Mitarbeiter so festgelegt, dass die Erfüllung des Zieles eines Krankenhauses, nämlich die Gewährleistung der bestmöglichen Hilfe für den Patienten, auf Dauer sichergestellt werden kann.

Aufbauorganisation: In den meisten Krankenhäusern bestehen die Organisationen aus drei funktionalen Säulen mit relativer Eigenständigkeit. Sie werden gebildet aus ärztlichem Dienst, Pflegedienst und der Verwaltung. (▶ Kap. IV.3.3.4). Die Arbeitsteilung besteht:

a) zwischen den drei Berufsgruppen
b) und innerhalb der Säulen.

Jede Säule verfügt über eine hierarchische Ordnung. Beispielsweise sind im ärztlichen Bereich dem Chefarzt ein leitender Arzt sowie ein Oberarzt und Assistenzärzte unterstellt.

Kommunikationsprobleme können sich ergeben, wenn die drei Bereiche Medizin, Pflege, Verwaltung ein übermäßiges Eigenleben entwickeln. Besteht die Klinikleitung (Direktorium) aus dem Chefarzt, dem Leiter des Pflegedienstes und dem Verwaltungsleiter, werden oftmals Zielkonflikte (z. B. leistungs- und finanzwirtschaftliche Aspekte) zwischen den Berufsgruppen in der Klinikleitung ausgetragen, da auf unteren hierarchischen Ebenen zu wenig (horizontal) kommuniziert wird.

Ablauforganisation: Voraussetzung für eine ordnungsgemäße Behandlung der Patienten in der Klinik ist eine interdisziplinäre Zusammenarbeit der einzelnen Fachbereiche, Stationen und Berufsgruppen. Die Koordination der Zusammenarbeit des medizinischen Personals, das unmittelbar an der Behandlung des Patienten beteiligt ist, sogenanntes Behandlungsteam, hat dabei eine herausragende Bedeutung.

Für Fehler in der Ablauforganisation (Organisationsmängel, z. B. fehlende Dienstanweisung zur ordnungsgemäßen Aufklärung, Unterlassen von persönlichem Aufnahmegespräch, Nichtweitergabe von wichtigen medizinischen Informationen oder unterlassene Hinzuziehung eines Spezialisten), durch die der Patient geschädigt wird, **haftet die Einrichtung** aufgrund der sogenannten Organisationshaftung. Die Sorgfaltspflicht des Trägers beschränkt sich nicht auf die richtige Auswahl, Überwachung und Instruktion der Arbeitnehmer. Der Unternehmer hat auch für eine zweckmäßige Organisation des Betriebs zu sorgen.

> **Informationsdefizite führen zu Fehlern**
>
> Durch die Vorgaben des Arbeitszeitgesetzes vom 01.01.1996 entstehen oftmals Lücken in der Kontinuität und in der Weitergabe von Informationen, wenn der verantwortliche Stationsarzt, der sich selbstverständlich nach dem anstrengenden Nachtdienst ausruhen muss, ein- bis zweimal pro Woche einen Tag lang als **Ansprechpartner** fehlt. Diese Arbeitsteiligkeit kann nur durch qualifizierte Dienstübergaben aufgefangen werden. Notwendig ist eine persönliche Übergabe des Patienten am Bett, auch im Beisein der zuständigen Pflegefachkraft. Gerade hier sind Kommunikationsprobleme eine nicht seltene Fehlerquelle.

In jedem Betrieb sind Kommunikationswege nötig. Sie dienen der Koordination der Arbeitsprozesse (z. B. Termin für Röntgenuntersuchung) und der Übermittlung von Informationen. Die Kommunikationswege werden zwangsläufig bestimmt durch die Aufbau- und Ablauforganisation des Betriebes.

Formelle und informelle Kommunikation: Im Betrieb Krankenhaus existiert wie in anderen Betrieben auch neben dem formalen ein informales Kommunikationssystem. Die formelle Kommunikation findet auf horizontal, vertikal und diagonal verlaufenden Mitteilungswegen (gegenseitiges Informieren) oder auf nur vertikal verlaufenden Anordnungswegen (Anweisungen geben) statt.

a) Anordnungsweg:
Information gelangt **indirekt** (Umweg) über **Dienstweg** vom Sender zum Empfänger: **Pflegedienstleitung → Stationsschwester → Pflegekraft**

b) Mitteilungsweg:
Information gelangt **direkt** (horizontal, vertikal, diagonal durch die Organisationsstruktur) zum Empfänger: **Pflegekraft → Pflegedienstleitung**

Obwohl die formellen Kommunikationsbeziehungen diejenigen sind, die innerhalb des Betriebes geplant wurden bzw. werden, nehmen sie einen weitaus geringeren Anteil ein als die informellen Kommunikationsbeziehungen (▶ Tab. 43). Die informelle Kommunikation, die sich zwischen Mitarbeitern aufgrund von Sympathie oder Antipathie bildet, führt häufig dazu, dass einzelne Mitarbeiter zu viele Informationen erhalten, andere dagegen zu wenig. Sie ist durchaus erforderlich, da nicht alle Kommunikationsvorgänge vorhersehbar sind und geplant werden können. Tatsache ist, dass die informelle Kommunikation mit zunehmender Größe des Betriebes abnimmt. In kleineren Krankenhäusern (Kreiskrankenhaus) kennen sich die Mitarbeiter besser; hier nimmt die informelle Kommunikation einen großen Raum ein. In großen Betrieben (Universitätskliniken) finden sich informelle Gruppen eher in einzelnen Arbeitsbereichen.

Probleme im Zusammenhang mit der informellen Kommunikation können insbesondere dann auftreten, wenn unzulässig Informationen weitergegeben werden.

Tab. 43: Gegenüberstellung von formeller und informeller Kommunikation

Formales Kommunikationssystem	Informales Kommunikationssystem
• Geplant und geregelt	• Nicht geplant, ergibt sich aus Beziehungen zwischen den Mitarbeitern
• Mitteilungen, Anordnungen	
• Anteil: entspricht der Spitze des Eisberges	• Anteil: entspricht dem Eisberg unter der Wasseroberfläche
• Umfang ist abhängig von Betriebsgröße (dominiert in großen Betrieben)	• Umfang ist abhängig von Betriebsgröße (dominiert in kleinen Betrieben)

Im modernen Krankenhaus findet neben der persönlichen Kommunikation (Gespräch, Telefongespräch) ein Austausch über das Intranet statt. Im Kommunikationssystem eines Krankenhauses, dem sogenannten Krankenhausinformationssystem (KIS), wird festgelegt, welche Informationen zu übermitteln sind, zu welchem Zeitpunkt die Weitergabe der Information erfolgen soll und welche Kommunikationsmittel (gebundene Kommunikation, z.B. mithilfe von Formularen, oder offene Kommunikation) verwendet werden müssen. Weiter wird in jedem Kommunikationssystem geregelt, welche Informationen zu speichern sind, wer auf welche Daten Zugriff erhält usw. Jede Einrichtung hat ein Datenschutzkonzept zu erstellen. Über das Intranet kann die Einrichtung ihren Mitarbeitern eine Reihe von Informationen zur Verfügung stellen. Hier können Mitarbeiter z.B. den Qualitätsbericht (▶ Kap. VII.2.1.3) einsehen oder die Mitarbeiterzeitung lesen.

1.4.2 Externe Kommunikation, Schweigepflicht

Bei der externen Kommunikation geht es um den Austausch mit der Umwelt des Krankenhauses. Hierzu gehören die externen Kunden entsprechend Tabelle 44 (▶ Tab. 44). Das Besondere der Kommunikation eines Krankenhauses liegt in der zentralen Ausrichtung auf die Kommunikation mit dem Patienten.

Kommunikation hat unter Berücksichtigung der Patientenrechte zu erfolgen (▶ Kap. IV.2.2). Der Patient hat im Rahmen seiner Behandlung Recht auf Information und Beratung und vor allem das Recht auf Selbstbestimmung. Der Patient ist »Herr seiner Daten, Herr des medizinischen Verfahrens« und er entscheidet, ob Informationen über ihn und seine Krankheit – über die gesetzlich zulässige Übermittlung hinaus – weitergegeben werden dürfen (▶ Kap. VI.1.6.4).

Die Kommunikation im Krankenhaus kann sich nicht so frei entfalten, wie dies etwa im privaten Bereich möglich ist. Der Kommunikation der Mitarbeiter im Krankenhaus sind Grenzen gesetzt – sie unterliegen der Schweigepflicht. So darf beispielsweise eine Pflegekraft der kardiologischen Station keine personenbezogenen Angaben (von einem ihrer Patienten) einer Pflegekraft auf der gynäkologischen Station mitteilen. Erlaubt ist eine Weitergabe von Informationen nur, wenn beide Pflegekräfte die Patientin betreuen. Es dürfen nur die für den Pflegeprozess bzw. Behandlungsprozess notwendigen Informationen weitergegeben werden. Die vorsätzliche (mit Wissen und Wollen im Bewusstsein der Rechtswidrigkeit) Verletzung von Privatgeheimnissen, Betriebs- oder Geschäftsgeheimnissen wird im § 203 Strafgesetzbuch unter Freiheitsstrafe bis zu einem Jahr oder unter Geldstrafe gestellt. Für Ärzte stellt die Verletzung der Schweigepflicht zusätzlich einen Verstoß gegen die Berufsordnung dar, der von der Ärztekammer geahndet werden kann bis hin zum Entzug der Approbation.

§ 9 Abs. 1 BO: *»Der Arzt hat über das, was ihm in seiner Eigenschaft als Arzt anvertraut oder bekannt geworden ist – auch über den Tod des Patienten hinaus – zu schweigen. Dazu gehören auch schriftliche Mitteilungen über Patienten, Röntgenaufnahmen und sonstige Unterlagen.«*

Zweck der ärztlichen Schweigepflicht: Die in der Berufsordnung für Ärzte festgelegte Schweigepflicht und das Arztgeheimnis im Sinne des § 203 Strafgesetzbuch bilden eine rechtliche Schranke der innerbetrieblichen und außerbetrieblichen Kommunikation. Die Schweigepflicht verfolgt einen doppelten Zweck. Zum einen dient sie dem Schutz der Intimsphäre des Patienten. Zum anderen ist die Schweigepflicht Voraussetzung für das Vertrauensverhältnis zwischen Arzt und Patient. Ein Patient, der nicht auf »Geheimhaltung« vertrauen kann, wird dem Arzt wahrscheinlich nicht mitteilen, dass er übermäßig viel Alkohol konsumiert, obwohl diese Information sehr wichtig wäre für die Anamnese und die Therapie.

Alle Mitarbeiter im Krankenhaus, selbstverständlich auch Mitarbeiter in der Verwaltung, müssen sich entsprechend den Vorschriften des Grundgesetzes, des Sozialrechts, Datenschutzrechts, Strafrechts, Zivilrechts, Berufsrechts und entsprechender Hinweise im Arbeitsvertrag korrekt im Umgang mit Sozialdaten und dem Patientengeheimnis verhalten. So ist beispielsweise die Weitergabe von Informationen an Angehörige oder eine Weitergabe von Daten an die Lebensversicherung nur mit schriftlicher Einwilligung des Patienten zulässig (▶ Kap. VI.1.6.4).

Laut Berufsordnung ist es Aufgabe von Ärzten, ihre Mitarbeiter über die Verschwiegenheit zu belehren und dies schriftlich festzuhalten. Der Schweigepflicht unterliegen nicht Personen, deren Tätigkeit nicht im Zusammenhang mit der Arztleistung steht, also z. B. das Reinigungspersonal. Hier muss allerdings der Arzt dafür Sorge tragen, dass der Zugang zu Patientendaten für Außenstehende, wie die Putzkolonne, unmöglich ist. Das kann durch Wegschließen der Unterlagen oder durch einen passwortgeschützten Zugang zum PC geschehen. Der Arzt hat auch sicherzustellen, dass ärztliche Dokumente mit Patientendaten so entsorgt werden, dass sie nicht mehr wiederherstellbar sind. Das heißt, dass z. B. schriftliche Dokumente in einem Aktenvernichter zerkleinert werden müssen, Festplatteneinträge so entfernt werden, dass sie nicht wieder zugänglich gemacht werden können.

Wenn das Patientengeheimnis den Bereich des Krankenhauses verlässt (Entlassung, Verlegung, Rehabilitation), bedeutet dies keinesfalls, dass hier die Schweigepflicht endet. Sie gilt laut Berufsordnung über den Tod hinaus. Die Offenbarung des Geheimnisses, d. h. die Kommunikation mit Dritten, ist nur erlaubt, wenn

- eine Einwilligung des Betroffenen (Entbindung von der Schweigepflicht) vorliegt, z. B. dass der Patient mit der ärztlichen Auskunft an den Hausarzt einverstanden ist,
- eine gesetzliche Meldepflicht besteht (z. B. nach Infektionsschutzgesetz),
- eine gesetzliche Datenübermittlung oder Auskunft nach dem Sozialgesetzbuch vorgeschrieben/zulässig ist (z. B. Datenübermittlung gemäß § 301 SGB V an die Krankenkassen und die Mitteilungspflicht nach § 294a SGB V),
- der Schweigepflicht der Schutz eines höherwertigen Rechtsgutes gegenübersteht.

Ob es sich um ein höherwertiges Rechtsgut handelt, ist für jeden Einzelfall abzuwägen. Jedoch sind sogar Fälle denkbar, bei denen der Arzt zum Schutz anderer seine Schweigepflicht durchbrechen muss. Nach der Rechtsprechung muss er z. B. dann sein Schweigen brechen, wenn ihm konkrete Hinweise auf die Misshandlung eines Kindes vorliegen (▶ Kap. VI.1.6.4).

1.4.3 Weitere externe Kundenkontakte

Krankenhäuser kommunizieren mit externen Kunden, die direkt mit der Behandlung zu tun haben (▶ Tab. 44), aber auch mit Kunden, die nichts mit der Behandlung zu tun haben. Zu letztgenannten gehören die Lieferanten, der Besitzer der Cafeteria des Krankenhauses, die Reinigungsfirma oder das Entsorgungsunternehmen. Ziel der Krankenhäuser ist es, ihre Kunden zufriedenzustellen, Neukunden zu gewinnen und ein gutes Image zu bewahren.

Durch ein gutes Verhältnis und eine gute Zusammenarbeit mit den **niedergelassenen Ärzten** kann sich das Krankenhaus zwei äußerst wichtige Zielgruppen, den Patienten und den Zuweiser, sichern. Auf die Kommunikation mit niedergelassenen Ärzten als Marketing-Instrument wird im **Kapitel IX.3.2.3** eingegangen.

Tab. 44: Externe Kunden

Leistungsempfänger	Andere Leistungserbringer	Leistungsträger
• Patienten • Potenzielle Patienten • Angehörige • Besucher	• Einweiser • Krankentransportunternehmen • Krankenhäuser • Reha-Einrichtungen • Pflegedienste	• Krankenkassen • Pflegekassen • Unfallkassen • Rentenkasse

Während die externe Kommunikation mit den Lieferanten über das Internet (weltweites Netz) erfolgt, dürfen Patientendaten an die **gesetzlichen Krankenkassen** nur über besonders gesicherte Datenleitungen übermittelt werden. Durch zusätzliche aufwändige Verschlüsselung der Daten wird verhindert, dass Unbefugte auf die Daten zugreifen können. Die Spitzenverbände haben in der Datenübermittlungsvereinbarung nach § 301 Abs. 3 SGB V kassenartenbezogen zentrale Datenannahme- und -verteilerstellen eingerichtet.

Auch der **Kommunikationsweg** kann nicht immer beliebig gewählt werden. Ein Beispiel dafür ist die gesetzliche Regelung zur Kommunikation der **Leistungserbringer untereinander** und der **Leistungserbringer mit den Krankenkassen** (▶ Kap. VI.1.5 und ▶ Kap. VI.1.6): § 67 SGB V:

»Elektronische Kommunikation.
(1) Zur Verbesserung der Qualität und Wirtschaftlichkeit der Versorgung soll die Kommunikation sowie der Daten- und Informationsfluss unter den Leistungserbringern, zwischen den Krankenkassen und Leistungserbringern sowie im Verhältnis von Krankenkassen und Leistungserbringern zu den Versicherten durch vernetzte digitale Anwendungen und Dienste ausgebaut werden, insbesondere zur

1. *elektronischen und maschinell verwertbaren Übermittlung von Befunden, Diagnosen, Therapieempfehlungen, Behandlungsberichten und Unterlagen in Genehmigungsverfahren,*
2. *Förderung der aktiven und informierten Mitwirkung der Versicherten am Behandlungs- und Rehabilitationsprozess sowie*
3. *Unterstützung der Versicherten bei einer gesundheitsbewussten Lebensführung.*

(2) Die Krankenkassen und Leistungserbringer sowie ihre Verbände sollen den Übergang zur elektronischen Kommunikation nach Absatz 1 finanziell unterstützen.
(3) (...) ⁴Für die elektronische Übermittlung von Verordnungen von Leistungen nach § 33a V sind ausschließlich geeignete Dienste der Telematikinfrastruktur zu verwenden, sobald diese zur Verfügung stehen. (...)«

Übungsaufgaben zu Teil VIII Kapitel 1

Aufgabe 1
Welche nonverbalen Signale sollten von Gesprächspartnern, insbesondere Mitarbeitern, unbedingt vermieden werden? (2 Beispiele)

Aufgabe 2
Beschreiben Sie den Unterschied zwischen formeller und informeller Kommunikation.

Aufgabe 3
Erklären Sie den Begriff Patientenorientierung.

Aufgabe 4
Sie haben an einer Fortbildung »Kundenorientierte Kommunikation« teilgenommen. Beantworten Sie bitte folgende Fragen:

1. Welche Kunden sind »interne Kunden« in der Klinik? (3 Beispiele)
2. Welche sind die zwei bedeutendsten »externen« Kundengruppen einer Klinik?
3. Welche externen Kunden kennen Sie, die nichts mit der Behandlung zu tun haben? (3 Beispiele)

Aufgabe 5
Sie sind Mitarbeiter/in in einem Krankenhaus und werden am Telefon von folgenden Personen gebeten, Auskunft über das Befinden eines Patienten zu geben. Wem geben Sie Auskunft?

1. Chef des Patienten
2. Bruder des Patienten
3. Sachbearbeiter seiner Krankenversicherung
4. Rechtsanwalt des Patienten
5. Keiner der genannten Personen

2 Beschwerdemanagement

2.1 Erwartung und Kundenzufriedenheit

Kunden haben bestimmte Erwartungen gegenüber den Dienstleistungen und Produkten, die von Einrichtungen des Gesundheitssystems angeboten werden. Krankenhäuser, Pflegeheime und alle weiteren Dienstleistungsunternehmen müssen diesen gerecht werden.

Den Verantwortlichen ist bewusst, dass **zufriedene Kunden wiederkommen** und/oder die **Einrichtung weiterempfehlen.** Die Imagepflege und die Kundenorientierung sind eng miteinander verbunden und werden in der Regel durch die Abteilungen Öffentlichkeitsarbeit und Qualitätsmanagement gesteuert.

Wie jedoch ein Unternehmen mit dem Begriff Qualität tatsächlich umgeht, zeigt sich insbesondere in der Qualität im Umgang mit Beschwerden und Reklamationen. Ein professioneller Umgang durch die Mitarbeiter bedeutet primär eine **kompetente Annahme und Reaktion.** Voraussetzung dafür sind Kenntnisse von der Beschwerdeentstehung bis hin zur kundenorientierten Bearbeitung. Mitarbeiter müssen zu einer guten Gesprächsführung befähigt sein und ihre Rolle innerhalb eines institutionalisierten Beschwerdemanagementsystems erkennen und einnehmen.

Eine **kundenorientierte Gesundheitseinrichtung** ermuntert ihre Kunden dazu, ihre Sorgen, Anregungen und Beschwerden mitzuteilen. Sie nutzt einerseits die Chance, Schwachstellen herauszufinden, die Vorschläge der Patienten aufzugreifen und die Qualität zu verbessern, andererseits die Gelegenheit, sie noch enger an die Einrichtung zu binden. Voraussetzung hierfür ist die sogenannte Beschwerdezufriedenheit, die nicht mit dem Beschwerdegrund, sondern mit dem Umgang der Beschwerde selbst zusammenhängt. Dies sind Aufgaben des Beschwerdemanagements.

In **stationären Einrichtungen oder Pflegeheimen** kommt erschwerend hinzu, dass zwischen den Patienten, Heimbewohnern und Angehörigen oft noch eine Abhängigkeit vom Wohlwollen des Personals besteht, die zur Konfliktvermeidung der Betroffenen führt. Sie halten sich deshalb zurück mit Kritik und der Artikulation ihrer Unzufriedenheit. Gerade deshalb sollte ihnen das »Beschweren« leichter gemacht werden.

Leistungserbringer, die Kundenorientierung nicht nur als marketingstrategische Notwendigkeit sehen, sondern die Kundenzufriedenheit zum Ziel haben, werden ihre Chancen auf dem Markt deutlich verbessern.

2.1.1 Einflussfaktoren auf die Entstehung von Unzufriedenheit

Patienten beschweren sich, wenn ihre Erwartungen nicht erfüllt wurden. Die Erwartungen wiederum hängen ab von **individuellen Bedürfnissen** wie gute Behandlung, Service und respektvoller Umgang, von bisherigen **eigenen Erfahrungen,** von positiver und negativer **Mundkommunikation** in Form von

Empfehlungen oder Abraten durch Zuweiser, Verwandte, Freunde, Arbeitskollegen oder Infos aus Bewertungsportalen. Die Erwartungen werden ebenso beeinflusst durch **Informationen,** die z. B. die Klinik selbst nach außen verbreitet: **Public Relations** dienen zum einen dazu, die Einrichtung bekannter zu machen, zum anderen dazu, den potenziellen Kunden durch Vorträge, Veranstaltungen und Auftritt im Internet die besondere Kompetenz auf einem Spezialgebiet oder die außergewöhnliche Patientenfreundlichkeit zu vermitteln (▶ Kap. IX.3).

Werden während des gesamten Aufenthaltes in der Klinik die Erwartungen des Patienten erfüllt, dann entsteht zunächst Zufriedenheit, bei Enttäuschung ist der Patient unzufrieden (▶ Abb. 53).

Die Patientenzufriedenheit ist nicht nur abhängig von konkreten Erfahrungen im Versorgungssystem und ist deshalb nur begrenzt ein aussagefähiger Indikator für die Bewertung der Versorgungsqualität in einem Gesundheitssystem. Wissenschaftler vermuten, dass die Berichterstattung in den Medien, das Ausmaß an Lob und Tadel, in ganz erheblichem Umfang das Urteil von Patienten mit beeinflusst. Die Vermutung beruht auf Ergebnissen einer von der WHO in Auftrag gegebenen EU-Studie, in der festgestellt wurde, dass konkrete eigene Erfahrungen im Zusammenhang mit der medizinischen Versorgung und durchgeführten Reformen im jeweiligen Land mit nur 10,4 % bei der Bewertung eine untergeordnete Rolle spielen.

Untersuchungen zur Zufriedenheit von Kunden und Patienten zeigen in Studien häufig, dass die überwiegende Mehrheit der Befragten sehr oder eher zufrieden ist. Man geht davon aus, die Artikulation von Unzufriedenheit werde deshalb sehr zurückgehalten, weil der Befragte sonst eingesteht, dass er nicht in der Lage ist, diese Situation zu verbessern. Ärzteverbände, Krankenhäuser, Krankenkassen und die Kassenärztliche Bundesvereinigung nutzen diese Befragungen für eine positive Selbstdarstellung (▶ Kap. VIII.2.1.3, ▶ Kap. VIII.2.1.4).

2.1.2 Verhaltensmöglichkeiten unzufriedener Kunden/Patienten

Krankenhäuser und andere Gesundheitsbetriebe können durch ein aktives Beschwerdemanagement Einfluss auf das Verhalten ihrer unzufriedenen Kunden nehmen. Es ist durchaus möglich, dass besonders verärgerte Patienten nachfolgende Reaktionsformen gleichzeitig äußern:

Sehr häufig wird von unzufriedenen Kunden **negative Mundkommunikation** betrieben. Sie ist sehr wirksam (▶ Kap. VIII.2.1.1) und beeinflusst einerseits die Entscheidung potenzieller Kunden für oder gegen einen Aufenthalt in derselben Einrichtung, andererseits erleidet das Image erheblichen Schaden. Der unzufriedene Patient spricht, noch bevor er sich beschwert, erfahrungsgemäß mit **mindestens zehn Personen** über seine negativen Erfahrungen. Diese Kontaktpersonen oder Personengruppen (z. B. Angehörige, Personal, Zuweiser, Besucher u. a.) sind – auch ohne eigene Erfahrungen – erheblich an der Weiterverbreitung beteiligt.

Andere verärgerte oder enttäuschte Patienten **bleiben fern.** Sie entscheiden sich bei erneutem Bedarf für einen anderen Arzt bzw. ein anderes Krankenhaus. Das

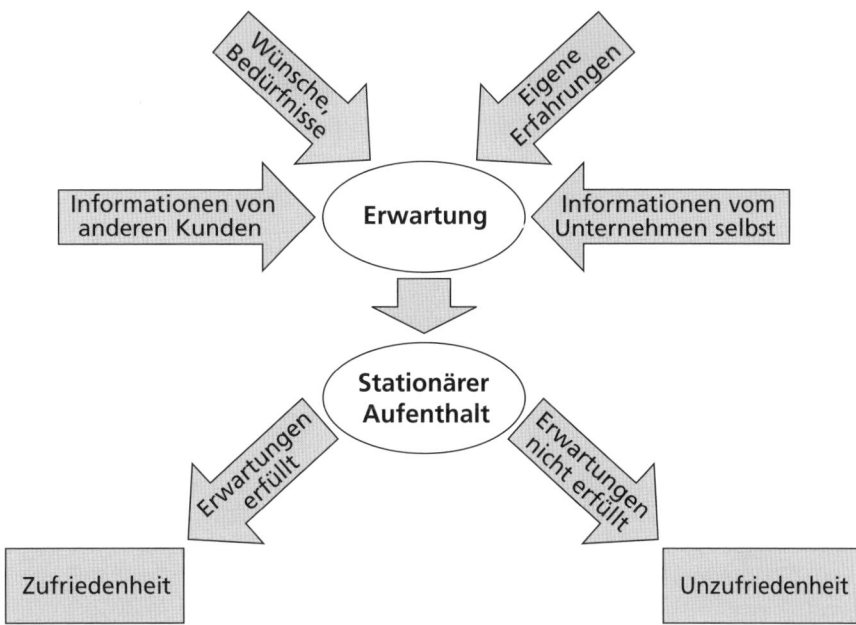

Abb. 53: Entstehung von Zufriedenheit bzw. Unzufriedenheit

Unternehmen erfährt von diesen bereits verlorenen Kunden weder den Grund ihrer Unzufriedenheit oder des Abwanderns, noch bekommt es eine Chance, die negative Mundkommunikation zu verhindern.

Viele Patienten unternehmen nichts, **bleiben** also **inaktiv** trotz großer Enttäuschung oder Ärgernis. Bietet sich die Gelegenheit zum Wechsel, dann werden sie diese wahrnehmen und zur Konkurrenz abwandern. Unzufriedene Patienten sind durchaus bereit, sich in einer Klinik behandeln zu lassen, die vom Wohnort weiter entfernt ist.

Zu wenige der unzufriedenen Patienten äußern ihre Beschwerden direkt gegenüber dem Unternehmen, sondern gegenüber Drittinstitutionen wie Verbraucherorganisationen oder Krankenkassen oder auf Bewertungsportalen im Internet. Das mag daran liegen, dass das Unternehmen gar kein Interesse an Beschwerden hat und der Kunde nur schwerlich Ansprechpartner findet bzw. einen Briefkasten, in den er seinen Beschwerdebrief einwerfen kann.

2.1.3 Beschwerden in stationären Einrichtungen

Beschwerden können auftreten im Zusammenhang mit der Behandlung selbst, dem Umgang mit dem Patienten bzw. Heimbewohner, mit Schwachstellen oder Fehlern in der Organisation. Strukturelle Veränderungen im Betrieb, hoher Arbeitsdruck, ausgeprägte ökonomische Denkweise sind oftmals Auslöser für Unzufriedenheit der Mitarbeiter. Sie wirken sich zunehmend auch auf die externen Kunden aus.

Bedingt durch die steigenden Gesundheitskosten sind immer mehr Kliniken darauf angewiesen, ihre Deckungsbeiträge aus behandlungsfernen Dienstleistungen, wie aus Telefongebühren, zu erschließen. Diese Maßnahmen führen zu Unmut bei Patienten.

> **Beispiel:**
>
> Frau B. beschwert sich über überhöhte Telefongebühren aufgrund der teuren 0180-Rufnummer in den Patientenzimmern. Dies hat natürlich zur Folge, dass auch eingehende Anrufe von Verwandten und Freunden sehr teuer werden können. Dass die Kliniken Grundgebühren und Gebühren pro Einheit für ausgehende Gespräche verlangen, obwohl für ausgehende Gespräche Flatrates existieren, ist ihrer Meinung nach nicht in Ordnung.

Nicht selten ist die Unzufriedenheit im Krankenhaus verbunden mit dem Zustand des Patienten, seiner erhöhten Empfindlichkeit, seinen Ängsten oder den Sorgen seiner Angehörigen. Die Beschwerde richtet der Patient seltener an die Ärzte, meist an das Pflegepersonal, nicht selten auch an das Personal in der Verwaltung, weil gerade hier das Abhängigkeitsverhältnis nicht so ausgeprägt ist.

Wenn sich Patienten, Heimbewohner oder ihre Angehörigen beschweren, dann wurden nicht nur ihre Erwartungen nicht erfüllt, sondern häufig ist die Beziehung zwischen ihnen und der Einrichtung bzw. den Mitarbeitern gestört. Das eigentliche Problem ist nicht immer sofort erkennbar. In Pflegeheimen und auf geriatrischen Stationen sind nicht die Betroffenen selbst, sondern weitaus häufiger deren Angehörige die Beschwerdeführer.

> **Beispiel:**
>
> Eine Angehörige beschwert sich bei der Pflegedienstleitung (PDL) über schmutzige Bettwäsche.

Eine erfolgreiche PDL wird nicht versuchen, das Problem durch Aufzeichnungen zu lösen. Sie wird gemeinsam mit der Wohnbereichsleitung sicherstellen, dass kein Anlass zu berechtigter Klage besteht. Sie wird einschätzen, ob die Beschwerde tatsächlich dem Zustand von Bett und Bettwäsche gilt oder Ausdruck einer misslungenen Kommunikation zwischen der Angehörigen und den Pflegenden oder eines gestörten Vertrauensverhältnisses ist. Beidem ist mit den Mitteln des Beschwerdemanagements zu begegnen und nicht mit den Mitteln der Pflegedokumentation.

2.1.4 Beschwerden in der Arztpraxis

Im Rahmen der Versichertenbefragung der Kassenärztlichen Bundesvereinigung KBV von 2010 wurden 6065 zufällig ausgewählte Bürgerinnen und Bürger zu Patientenbeschwerden sowie der individuellen Situation telefonisch befragt. Gefragt wurde nach Unzufriedenheit mit dem Arzt und ihren Ursachen, nach Adressaten von Kritik sowie nach Arztwechseln, die aus Unzufriedenheit mit ärztlichen Leistungen resultierten (▶ Abb. 54).

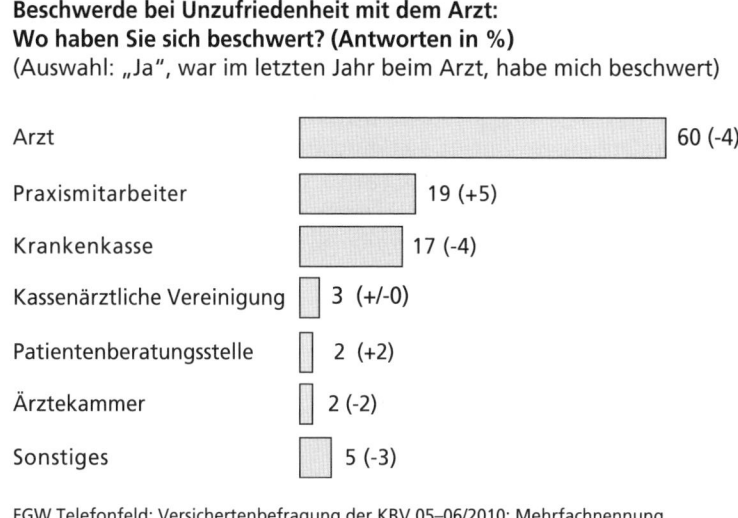

Abb. 54: Adressat der Beschwerde Quelle: KBV

Die Frage: »Waren Sie im letzten Jahr einmal so unzufrieden mit dem Arzt, dass Sie sich beschweren wollten?« beantworteten 16% der Befragten mit Ja. Von diesen 16% hat sich weniger als die Hälfte (42%) tatsächlich beschwert, was einem prozentualen Anteil von lediglich 6,7% an allen 6065 Befragten entspricht. Allerdings steigt die Anzahl der Unzufriedenen, die es wagen, sich zu beschweren. 2008 und 2006 waren es mit 34% und 36% gegenüber 42% im Jahr 2010 noch weniger, die ihre Unzufriedenheit geäußert haben. Die Patienten in der Praxis beschweren sich meistens (60%) direkt beim Arzt.

Gründe für Unzufriedenheit mit dem Arzt liegen mit ca. 30% vorwiegend im medizinisch-therapeutischen Bereich. Zunehmend spielen bei GKV-Patienten Wartezeiten eine Rolle, sie steigen von 12% im Jahr 2006 auf 19% im Jahr 2010. Von 10% im Jahr 2006 auf 20% im Jahr 2010 verdoppelt haben sich Beschwerden der Patienten darüber, dass ihr Anliegen nicht ernst genommen wird. 16% der Befragten beklagten, der Arzt sei ihnen gegenüber respektlos oder unhöflich aufgetreten. Privatpatienten beklagen sich vergleichsweise weniger über Wartezeiten und zu wenig Zeit mit dem Arzt, jedoch häufiger über falsche Behandlung und falsche Abrechnung.

Einen Arztwechsel nehmen in Deutschland durchschnittlich 10% der Befragten einmal jährlich wegen Unzufriedenheit vor. Während ältere Patienten seltener den

Arzt wechseln, suchen sich jüngere Menschen bei Unzufriedenheit häufiger einen neuen Arzt.

2.2 Beschwerdemanagement

Das Beschwerdemanagement stellt einen eigenständigen Zweig kundenorientierter Unternehmensführung dar. Die Zielgruppe des Beschwerdemanagements sind die Kunden, die sich mit einer Beschwerde an das Unternehmen wenden. Damit spielt es eine bedeutende Rolle im Qualitätsmanagement (▶ Kap. VII.2) und ist ein Teil des Kundenbindungsmanagements. In Einrichtungen des Gesundheitswesens wird vom Gesetzgeber die Implementierung eines patientenorientierten Beschwerdemanagements gefordert (▶ Kap. VII.2). Das Beschwerdemanagement umfasst die Planung, die Durchführung und die Kontrolle sämtlicher Maßnahmen im Zusammenhang mit Beschwerden.

2.2.1 Ziele des Beschwerdemanagements

Allgemeine Ziele des Beschwerdemanagements sind die Wiederherstellung der Kundenzufriedenheit, die Minimierung sämtlicher negativer Auswirkungen auf das Unternehmen und die Feststellung der in Beschwerden enthaltenen Hinweise auf betriebliche Schwächen und Marktchancen. Die Kenntnisse darüber und die Erfüllung der Bedürfnisse des Kunden im Anschluss daran tragen dazu bei, dass das oberste Ziel des Beschwerdemanagements, die Erhöhung der Gewinn- und Wettbewerbsfähigkeit des Unternehmens, erreicht werden kann.

Nach Stauss/Seidel (2007) werden die Ziele unterteilt in das Globalziel und in Teilziele. Die Teilziele beziehen sich entweder auf die Beziehung mit dem Kunden, auf die Qualität oder auf die effiziente Aufgabenerfüllung im Unternehmen:

- **Stabilisierung gefährdeter Kundenbeziehungen bzw. Vermeidung von Kundenverlusten durch Herstellung von (Beschwerde-)Zufriedenheit**
- **Schaffung zusätzlicher werblicher Effekte, z.B. durch positive Mundkommunikation:**
  Zufriedene und unzufriedene Kunden sind Multiplikatoren. Ziel ist Verhinderung negativer Mundkommunikation und die Stimulation positiver Mundkommunikation.
- **Förderung eines kundenorientierten Unternehmensimages:**
  Ein aktives Beschwerdemanagement vermittelt dem Kunden Sicherheit und den Mitarbeitern die große Bedeutung kundenorientierten Handelns.
- **Verbesserung der Qualität von Produkten und Dienstleistungen durch Nutzung der in Beschwerden enthaltenen Informationen:**
  Beschwerden enthalten wertvolle Informationen über relevante Kundenprobleme im Umgang mit Produkten, Dienstleistungen oder unternehmerische Verhaltensweisen.
- **Vermeidung externer Fehlerkosten, z.B. Auseinandersetzungskosten:**
  Kundenbeschwerden verursachen Kosten, insbesondere dann, wenn Kunden

ihre Beschwerden nicht direkt an das Unternehmen richten, sondern an Drittinstitutionen (Schlichtungsstellen, Verbraucherorganisationen, Medien). Gelingt es dem Unternehmen, die Mängel zu erkennen und zu beseitigen, kann es Auseinandersetzungskosten, Prozesskosten etc. vermeiden.
- **Vermeidung interner Fehlerkosten:**
Durch Kenntnis der Produktmängel und der Prozessmängel können die internen Prozesse produktiver gestaltet, dadurch Falsch-, Doppelarbeiten vermieden werden.
- **Effiziente Aufgabenerfüllung:**
Zur Erreichung obiger Ziele ist der Einsatz von Ressourcen erforderlich. Bei allen Maßnahmen ist grundsätzlich das Ziel einer effizienten Aufgabenerfüllung zu beachten.
- **Globalziel: Erhöhung der Gewinn- und Wettbewerbsfähigkeit:**
Durch den positiv erlebten Beschwerdeprozess können eine höhere Bindung erreicht werden, negative Auswirkungen minimiert und die in Beschwerden enthaltenen Hinweise genutzt werden.

2.2.2 Nutzen des Beschwerdemanagements – Die Beschwerde als Chance

Der Vorteil für Patienten besteht darin, dass sie die Möglichkeit haben, ihren Ärger loszuwerden und so zu einer Verbesserung beizutragen. Soweit möglich, wird der Beschwerdeführer dann im Gespräch aktiv in den Lösungsprozess eingebunden.

Durch kontinuierliche Förderung und Entwicklung **des Krankenhauspersonals**, sowohl fachlich als auch im Kommunikationsprozess, entsteht eine Dynamik, die eine Verbesserung der Betreuungsqualität, aber auch eine Stärkung des Verantwortungsgefühls der Mitarbeiter bedeutet. Besonders wertvoll sind die Ideen der Mitarbeiter im Lösungsprozess der Beschwerden, da diese die Bedürfnisse des Patienten am besten kennen. Den Mitarbeitern bietet sich die Möglichkeit, aktiv an der Gestaltung von Arbeitsprozessen mitzuwirken. Dies wiederum erhöht den Selbstwert und die Professionalität und kann so zu einer Steigerung der Motivation und Leistungsbereitschaft beitragen. Die Mitarbeiter fühlen sich zuständig, wenn Probleme auftreten und behandeln diese kompetent (▶ Kap. VIII.2.2.5).

Die Rolle der Mitarbeiter spielt im Beschwerdemanagement eine entscheidende Rolle. Sie verlangt Kritikfähigkeit, Selbstbeherrschung und Belastbarkeit. Durch Verhaltenstrainings und Rollenspiele kann dies erlernt werden. Zur Vorbeugung von Gesundheitsschäden wie Burnout sollten die extremen Belastungen unbedingt in Supervisionsgruppen oder durch alternative Möglichkeiten abgebaut werden.

Für die Gesundheitseinrichtung ist die Beschwerde die günstigste Reaktionsform von Kunden. Das Beschwerdemanagement ist ein bedeutsames Instrument des Qualitätsmanagements.

2.2.3 Aufgaben des Beschwerdemanagements

Patientenorientierter Umgang mit Beschwerden bedeutet, die Patienten dazu zu ermuntern, ihre Beschwerden mitzuteilen. Voraussetzung hierfür ist, dass umfassend auf **Beschwerdewege** hingewiesen wird und diese **leicht zugänglich** sind. Nach professioneller Beschwerdeannahme sollte die Beschwerde **zügig**, sprich innerhalb von ein bis drei Werktagen, bearbeitet werden. Unternehmen sollten grundsätzlich Voraussetzungen dafür schaffen, dass sich die Beschwerdeführer an unabhängig arbeitendes Personal wenden können. Sämtliche Aufgaben, die unmittelbar gegenüber dem Kunden erfüllt werden, sollten **transparent** sein. Beispielsweise muss die Funktion des Personals, das die Beschwerde entgegennimmt und/oder bearbeitet, bekannt sein, gleichermaßen das Stadium der Bearbeitung gegenüber dem Beschwerdeführer und das Ergebnis der Bearbeitung (z.B. ob sich der Vorwurf bestätigt hat). Informationen über die Wirkung der Beschwerde, ob z.B. der Fehler behoben wurde, ob jemand zur Rechenschaft gezogen wurde, ob qualitative Änderungen bereits vorgenommen wurden oder geplant sind, stehen ebenso für Transparenz. Die Tätigkeiten der Beschwerdestelle sollten in einem **Jahresbericht** veröffentlicht werden. Die Teilaufgaben des Beschwerdemanagements werden zusammengefasst in zwei Bereiche. In den **direkten Beschwerdemanagementprozess** fallen sämtliche Aufgaben mit direktem Kontakt des Beschwerdeführers. Der indirekte **Beschwerdemanagementprozess** umfasst weitere Aufgaben, die den Kunden nur indirekt betreffen (▶ Abb. 55).

2.2.4 Beschwerdestimulierung

Beschwerden sind bereits im Vorfeld – also schon im Zustand latenter Unzufriedenheit – anzuregen. Unternehmen müssen signalisieren, dass sie sich für alle Gründe von Unzufriedenheit verantwortlich fühlen und diese auch beseitigen möchten.

Im Durchschnitt beschweren sich nur 10% der unzufriedenen Kunden. In Gesundheitseinrichtungen werden wegen der abhängigen Position vermutlich weit mehr Beschwerden nicht geäußert (▶ Kap. VIII.2.1.4). Das Ziel eines patientenorientierten Beschwerdemanagements darf nicht sein, die Zahl der Kunden, die es wagen, ihre Unzufriedenheit zu äußern, zu minimieren, sondern im Gegenteil zu maximieren.

Die Hauptaufgabe der Beschwerdestimulierung ist somit, Beschwerdebarrieren aus dem Weg zu räumen und dem Betroffenen die Möglichkeit zu bieten, seine Beschwerde auf dem von ihm gewünschten Weg zu äußern.

Zugänglichkeit bedeutet, dass nicht nur im Eingangsbereich, sondern auch auf Station in geeigneter Form (Aufnahmepapiere, Flyer) auf die Beschwerdemöglichkeit hingewiesen und dadurch sichergestellt wird, dass sich Patienten jederzeit telefonisch, schriftlich oder persönlich beschweren können. Dem Patienten muss hierfür die Telefonnummer, die Platzierung des Kummerkastens und die Sprechzeit der Beschwerdestelle bekannt gegeben werden. Der Beschwerdebeauftragte sollte gut sichtbar eine eigene Seite im Internet erhalten.

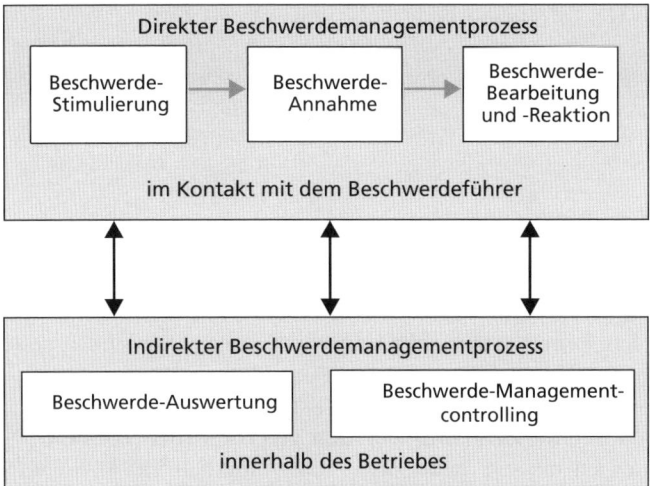

Abb. 55: Der Beschwerdemanagementprozess im Überblick in Anlehnung an Stauss/Seidel (2007).
Quelle: Stauss, B., Seidel, W. (2007): Beschwerdemanagement, 4., vollständig überarbeitete Auflage. München, Hanser Verlag.

Während in stationären Einrichtungen des Gesundheitssystems die Einrichtung **mündlicher** Beschwerdewege geeignet ist, sind vor allem im ambulanten Pflegebereich die **telefonischen** Beschwerdewege von Vorteil. Sie signalisieren Erreichbarkeit, der Anrufer kann bei Bedarf eine Nachricht hinterlassen. Junge Menschen bevorzugen **elektronische Medien.** Die Kliniken haben darauf reagiert und fordern ihre Patienten auf ihrer Homepage auf, das elektronische Kontakt- bzw. Beschwerdeformular auszufüllen (Feedback).

Neben offenen Kontakten müssen auch Möglichkeiten geschaffen werden, **anonym** zu bleiben. Viele Menschen, insbesondere alte Menschen, trauen sich nicht, ihre Unzufriedenheit direkt der Organisation gegenüber zu äußern. Hier spielen **Ombudsmänner** und **unabhängige Patienten- oder Heimfürsprecher** eine wichtige Rolle.

Die Beschwerdeanregung in Gesundheitseinrichtungen wird immens beeinflusst durch Mitarbeiter, weil sie es sind, die dem Patienten mitteilen, ob Kritik und Beschwerden erwünscht oder nicht erwünscht sind:

> »Wenn Sie zufrieden sind, sagen Sie es Ihren Freunden, wenn Sie nicht zufrieden sind, sagen Sie es bitte uns!« (Stauss/Seidel 2007).

Positiv beeinflusst wird die Lösung eines Problems bereits dadurch, dass der Patient mündlich oder schriftlich nach seiner Meinung gefragt wird, er persönlich auf die »Beschwerdebriefkästen«, auf die Beschwerde-Sprechstunden wie auch auf neutrale, anonyme Beschwerdeannahme durch Patientenfürsprecher hingewiesen wird. Dadurch wird das Vertrauen gestärkt und der Patient fühlt sich sicherer. Beschwerden nehmen durch solche Möglichkeiten nicht zu, es verhält sich gerade umgekehrt: Die Anzahl der Beschwerden geht meist zurück, wenn Patienten wissen, dass sie im Bedarfsfall einen kompetenten Ansprechpartner haben.

Für Patienten, die es vorziehen, sich an eine externe **unabhängige Beschwerdestelle** zu wenden, gibt es unabhängige Patientenberatungsstellen Deutschland (UPD), bei denen man eine kostenlose Beratung in Anspruch nehmen kann.

2.2.5 Beschwerdeannahme

Jeder Mitarbeiter ist sein eigener Beschwerdemanager. Er kann, vorausgesetzt er bekommt die Chance dazu, den Beschwerdeführer oft in direktem Kontakt zufrieden stellen. Beim **Erstkontakt** kann die Kundenzufriedenheit gesteigert, aber auch abgebaut werden.

Der Beschwerdeannahmeprozess umfasst die **Organisation** des Eingangs der Beschwerden und die **Erfassung der Beschwerdeinformationen.**

Einrichtungen müssen dafür sorgen, dass innerhalb des Betriebes Zuständigkeiten, Verantwortlichkeiten, Kompetenzen klar definiert sind. Ein Leitfaden oder eine Dienstanweisung kann sicherstellen, dass die Beschwerde kompetent und zuverlässig angenommen wird. Von Mitarbeitern im Unternehmen wird erwartet, dass sie

- über Beschwerdewege und über Bearbeitungsstandards informiert sind,
- über sozialpsychologische Kenntnisse zur Beruhigung der Situation verfügen,
- den Willen des Unternehmens zur Problemlösung deutlich machen.

Erfahrungsgemäß werden Beschwerden von Mitarbeitern erfolgreich angenommen und auch bearbeitet, wenn sie sich dafür verantwortlich fühlen. Das Prinzip der **Complaint Ownership** (aus dem Engl.: complaint = Beschwerde, Klage; ownership = Eigentum) hat sich bewährt. Derjenige Mitarbeiter, der als erster das Kundenproblem wahrnimmt, hat das »Eigentum« an dieser Beschwerde erworben und als sogenannter **Complaint Owner** die Aufgabe, das Problem unmittelbar zu lösen, wenn es in seinen fachlichen Kompetenzbereich fällt. Ist dies nicht der Fall, muss er die Beschwerde weiterleiten an den nächsten Complaint Owner, den Qualitätsbeauftragten oder Vorgesetzten. Obwohl sein Eigentum an der Beschwerde erlischt, sollte er über den weiteren Verlauf informiert werden und möglichst mit dem Beschwerdeführer Kontakt halten.

Damit die Mitarbeiter diesen hohen Anforderungen gerecht werden, sollte ihnen die Teilnahme an entsprechenden Schulungen zu Gesprächsführung und zum patientenorientierten Umgang mit Beschwerden ermöglicht werden. Durch korrektes Verhalten der Mitarbeiter und eine kundenorientierte Kommunikation können Folge-Beschwerden vermieden werden.

> **Beispiele für Verhaltensfehler:**
>
> - Beschwerdeannahme im Beisein anderer Kunden
> - Keine vertrauliche Behandlung

- Fehlende Entschuldigung
- Respektloses Verhalten gegenüber dem Kunden
- Kein Interesse am Problem und Bedürfnis des Kunden
- Sich nicht zuständig oder verantwortlich fühlen
- Schuldzuweisungen gegenüber anderen Mitarbeitern

Beschwerdeprobleme müssen vollständig und gut strukturiert erfasst werden. Mithilfe von standardisierten Formblättern oder mittels elektronischer Datenerfassung können diese Anforderungen erfüllt werden. Neben Informationen zum Inhalt der Beschwerde (Nr. 2–4) müssen auch Informationen zur Abwicklung bzw. Bearbeitung (Nr. 1, 5, 6) dokumentiert werden.

Ein umfangreiches Beschwerdeerfassungsformular sollte folgende Fragen beantworten:

1. Angaben zur Beschwerdeannahme
   - Wer hat die Beschwerde entgegengenommen?
   - Wann wurde sie entgegengenommen?
   - Welcher Beschwerdeweg wurde gewählt?
   - An wen wurde die Beschwerde gerichtet?
2. Angaben zum Beschwerdeführer
   - Wer hat sich beschwert (Name, Adresse)?
   - Erreichbarkeit des Betroffenen?
   - Handelt es sich um einen internen oder externen Kunden?
   - Wer hat sich beschwert: der Betroffene selbst, ein Verwandter oder andere?
   - Wie hoch ist das Ausmaß der Verärgerung?
   - Welche Lösung wünscht bzw. erwartet der Kunde?
3. Angaben zum Beschwerdeobjekt
   - Welche Dienstleistung wird beanstandet?
   - Was erwartet der Betroffene (Kenntnis ist wichtig für die Beschwerdeannahme wie auch für die Bearbeitung)?
4. Angaben zum Beschwerdeproblem
   - Welches Problem ist aufgetreten?
   - Wann ist das Problem aufgetreten?
   - Wo ist das Problem aufgetreten?
   - Welche betriebliche Organisationseinheit betrifft der Vorfall?
   - Handelt es sich um eine Erstbeschwerde oder eine Folgebeschwerde?
5. Angaben zur Beschwerdebearbeitung
   - Wer sind die Verantwortlichen während der Bearbeitung?
6. Angaben zur Beschwerdelösung
   - Wurden dem Kunden gegenüber bereits Zusagen gemacht, wenn ja: Welche?
   - Welcher Termin wurde zugesagt für Zwischenbescheid, zur Problemlösung?

2.2.6 Beschwerdebearbeitung und Beschwerdereaktion

Für den Patienten ist in erster Linie wichtig, dass sein Anliegen zügig bearbeitet wird, dass versprochene Termine eingehalten werden und ihm eine faire Lösung angeboten wird. Nicht alle Beschwerden werden mündlich artikuliert. Schriftliche Beschwerden haben den Vorteil, nicht unter dem Druck des verärgerten Patienten angenommen und bearbeitet werden zu müssen. Die Gestaltung der **internen Bearbeitungsprozesse** von Beschwerden erfordert:

- die Festlegung von Verantwortlichen auf unterschiedlichen Ebenen:
  - für den gesamten Prozess (Process Owner)
  - für die Bearbeitung des Einzelfalles (Complaint Owner, ▶ Kap. VIII.2.2.5)
  - für einzelne Bearbeitungsstufen bzw. Aufgaben (Task Owner)
- die Festlegung von Bearbeitungsterminen, die Einrichtung von Mechanismen zur Überwachung der Termineinhaltung
- die Entscheidung über den Umfang der Kommunikation (Rückmeldung, Zwischenbescheid), die Kommunikationsform (mündlich, schriftlich) mit dem Kunden während der Bearbeitung und die festgelegten Termine
- die Entscheidung darüber, welche Lösungen dem Kunden angeboten werden:
  - finanzielles Angebot: Preisnachlass, Schadensersatz
  - materielles Angebot: Geschenk, Gutschein für Massage
  - immaterielles Angebot: Entschuldigung, Gespräch mit Personal, Information

Nach dem Erstkontakt folgen weitere Kontakte mit dem Kunden. Die Kommunikation mit dem Kunden während des Bearbeitungsprozesses bis einschließlich der endgültigen angebotenen Problemlösung sind die einzelnen Schritte der **Beschwerdereaktion.**

Die Problemlösung bzw. Wiedergutmachung trägt entscheidend zur Beschwerdezufriedenheit bei. Damit seine Erwartungen erfüllt werden und er die Lösung für fair und angemessen hält, ist es je nach Beschwerdegrund sinnvoll, den Patienten mit in die Problemlösung einzubeziehen.

2.2.7 Beschwerdeauswertung

Beschwerden enthalten wertvolle Informationen. Im Rahmen der Beschwerdeauswertung werden sie mithilfe geeigneter Analyseverfahren **quantitativ und qualitativ** ausgewertet. Die Ergebnisse werden bereitgestellt für strategische und operative Entscheidungen und aktiv genutzt im Rahmen eines kontinuierlichen Verbesserungsprozesses.

Bei der quantitativen Auswertung wird das gesamte Beschwerdeaufkommen erfasst und auf wichtige, häufig auftretende Merkmale untersucht. Die Ergebnisse deuten auf innerbetriebliche Schwachstellen hin, geben aber nicht immer eindeutige Hinweise auf die Beschwerdeursachen. Diese werden durch qualitative (inhaltliche) Analyse ermittelt. Die Ergebnisse liefern dem Betrieb somit wichtige

Hinweise über die tatsächlichen Ursachen und dienen der Entwicklung von Verbesserungsvorschlägen.

> **Beispiel:**
>
> Immer mehr Patienten beschweren sich darüber, dass das Essen kalt serviert wird. Da das Essen auf Station zügig ausgeteilt wird, ist hier die vermutete Ursache nicht zu finden. Arbeitsgruppen finden schließlich heraus, dass der Essenswagen sehr lange bevor er zur Station gebracht wird unterwegs ist. Der Grund hierfür ist Personalmangel. Der Hol- und Bringe-Dienst ist seit Wochen schlecht besetzt, weshalb früher mit der Essenswagen-Verteilung begonnen wurde.
> Die Arbeitsgruppen schlagen vor, zwei weitere Mitarbeiter des Unternehmens, die für den Transport von Patienten zuständig sind, einzuarbeiten und für zwei Stunden zur Verteilung der warmen Mittagsmahlzeit einzusetzen. Die Mittagspausen sollen je nach Wunsch der Mitarbeiter davor oder danach genommen werden.

Die quantitative Auswertung kann mittels Häufigkeitsverteilung erfolgen. Zur qualitativen Auswertung könnte das **Ursachen-Wirkungs-Diagramm** (Fischgräten- oder Ishikawa-Diagramm) zum Einsatz kommen. Das Verfahren ist geeignet, für ein Problem (= Wirkung) alle Einflussgrößen (= Ursachen) zu ermitteln, die zu dessen Auftreten beitragen können.

Im Krankenhaus oder im Pflegeheim werden die Analysen und Vorschläge durch Arbeitsgruppen bewältigt, die Umsetzung der erhaltenen Informationen wird durch **Qualitätszirkel**, sogenannte Qualitätsverbesserungsteams, erreicht. Das Unternehmen erhält somit Informationen, die sich zur kontinuierlichen Verbesserung der Qualität nutzen lassen.

2.2.8 Beschwerdecontrolling

Controlling-Aufgaben allgemein sind Koordination, Planung, Steuerung und Überwachung des betrieblichen Geschehens, um die adäquate Umsetzung der Ziele der Organisation sicherzustellen.

Der Aufgabenbereich des Beschwerdemanagement-Controllings kann inhaltlich in drei Bereiche unterteilt werden:

1. **Evidenzcontrolling** ist für das Unternehmen sehr wichtig, weil man weiß, dass die Unzufriedenheit von Kunden in den im Unternehmen erfassten Beschwerden oft nur unzureichend zum Ausdruck kommt. Es hat vor allem die Aufgabe, den Umfang der Nicht-Artikulation und Nicht-Registrierung von (verborgenen) Beschwerden aufzudecken und daraus Schlussfolgerungen für das Beschwerdemanagement zu ziehen. Mit den Ergebnissen wird ermittelt, inwieweit das Beschwerdemanagement in der Lage ist, das Ausmaß der unter den Kunden des

Unternehmens verbreiteten Unzufriedenheit in Form von Beschwerden aufzudecken, d. h. für das Management evident zu machen.
2. Der Bereich **Aufgabencontrolling** überwacht, inwieweit die Aufgaben des Beschwerdemanagements, z. B. Beschwerdebearbeitung und -reaktion der Patienten, erfüllt werden. Im Rahmen des **objektiven** Aufgabencontrollings wird die Einhaltung von Leistungsstandards für alle Aufgabenbereiche des Beschwerdemanagements mittels objektiver Messgrößen überwacht. Im Zuge des **subjektiven** Aufgabencontrollings wird die Zufriedenheit der Beschwerdeführer mit dem direkten Beschwerdemanagementprozess erfasst (z. B. Zufriedenheit mit der Schnelligkeit der Beschwerdebearbeitung).
3. **Kosten-Nutzen-Controlling:** Das Kosten-Controlling dient der Abschätzung der durch das Beschwerdemanagement-System entstehenden Ausgaben der drei vorausgehenden Prozesse (Annahme, Reaktion und Bearbeitung). In Gesundheitseinrichtungen werden die Personal-, Verwaltungs-, Kommunikations- und Wiedergutmachungskosten dem Nutzen gegenübergestellt. Aus der Kosten-Erfolgs-Rechnung wird der **Gewinn** berechnet.

Aus der Gegenüberstellung von Beschwerdekosten und Beschwerdenutzen lässt sich die Rentabilität des Beschwerdemanagements berechnen. Der durch positive Mundkommunikation erzeugte **nicht messbare Nutzen** sei an dieser Stelle nochmal erwähnt; er spielt insbesondere in Dienstleistungsbetrieben des Gesundheitssystems eine nicht unerhebliche Rolle.

2.2.9 Beschwerdereporting

Das Berichtswesen ist das Bindeglied zwischen dem Beschwerdemanagement und der Controlling-Funktion. Die Ergebnisse der qualitativen und quantitativen Beschwerdeauswertung werden an die Unternehmensleitung und Funktionsbereiche wie Controlling, Qualitätsmanagement, Personalmanagement, Marketing, Vertrieb u. a. weitergeleitet. Sie dienen als Grundlage für zukünftige Entscheidungen. Selbstverständlich sind die Daten allen Verantwortlichen des Kundenmanagements zugänglich zu machen.

Innerhalb der Einrichtung ist ferner festzulegen, welche Ergebnisse aus Beschwerdemanagement und -controlling allen Mitarbeitern der Einrichtung, z. B. im Intranet oder in Mitarbeiterzeitschriften, zugänglich gemacht werden.

2.3 Anregungsmanagement

Hierunter versteht man die Verbesserung bzw. Weiterentwicklung des Beschwerdemanagements zum Anregungsmanagement.

Kliniken, Krankenkassen und andere Einrichtungen im Gesundheits- und Sozialwesen teilen ihren Kunden mit, dass sie mit hinter die Kulissen schauen sollen, dass sie sich gut informierte, interessierte und aktive Kunden wünschen. Dies schafft bei den Kunden (Patienten, Versichertenmitgliedern) Vertrauen, welches neben medizinischen Kriterien von großer Bedeutung ist. Sie ermutigen ihre Kunden mitzuwirken.

Die Anregungen können sowohl die Patientensicherheit als auch den Service betreffen.

Der Ablauf für die Annahme, Bearbeitung und Auswertung von Anregungen erfolgt wie der von Beschwerden.

> **Beispiel:**
>
> Die Reha-Klinik A. erstellt einen Info-Brief an die Rehabilitanden mit dem Hinweis
> **»Sagen Sie uns ruhig Ihre Meinung«**. Sie fragt nach, ob ihre Kunden Ideen haben, wie Dinge besser laufen könnten. Sie ermutigt sie, kritische Rückmeldungen zu geben und Vorschläge für Verbesserungen zu machen. Sie weist darauf hin, dass jeder Mitarbeiter die Beschwerde oder den Vorschlag annehmen muss, dass sich die Einrichtung zeitnah um Klärung und eine gemeinsame Lösung kümmert. Es werden zwei Formulare erarbeitet und im Handbuch hinterlegt: Ein Formblatt zur Annahme und ein weiteres Formblatt zur internen Bearbeitung. Hier wird abschließend dokumentiert, wann und auf welchem Weg eine Rückmeldung an den Kunden erfolgte.

Die Implementierung kann beispielsweise nach dem Prinzip One-Stop-Shop eingeführt werden. Hier kommuniziert jeder Kunde immer mit nur einer Stelle (einer Person) – bei der Annahme, der Weiterleitung und Beantwortung ihrer Anregungen.

Maßnahmen, um von einem Beschwerdemanagement zum Anregungsmanagement zu kommen sind beispielweise:

- Mitarbeiter durch Schulungen/Trainings zu sensibilisieren, damit sie einerseits in schwierigen Situationen handlungsfähig sind, andererseits die Chance der Beschwerde oder Anregung erkennen und kundenorientiert handeln.
Das Ziel ist, dass die Mitarbeiter kompetente Ansprechpartner sind und stellvertretend für das Unternehmen die Beschwerden und Anregungen annehmen.
- Schaffen einer Anregungsplattform durch leicht zugängliche Kommunikationswege
  - auf der eigenen Website
  - E-Mail-Adressen
  - Ansprechpartner mit eigener Telefonnummer
  - Soziale Medien mit Rückmeldemöglichkeit
  - Auf die Feedbackmöglichkeit sollte gut sichtbar auf der Eingangsseite des eigenen Internetauftritts hingewiesen werden.

Werden Anregungen softwaregestützt angenommen und bearbeitet, so muss der Aufbau der Datenbank einer Reihe von Anforderungen gerecht werden:

- der Kunde muss zwingend eine Rückmeldung erhalten
- der Kunde muss den Bearbeitungsstatus verfolgen können (Transparenz)
- für die Bearbeiter des Prozesses bzw. Teilprozesses (Mitarbeiter) muss eine Erinnerungsfunktion existieren
- die Prozesse müssen zügig bearbeitet werden und
- wichtig sind klare Regelungen, wer wofür zuständig ist

Das Ziel des Anregungsmanagements ist die Einbeziehung der Kunden, eine gute Zusammenarbeit mit ihnen, ihre Wünsche und Bedürfnisse zu erfüllen und eine ständige Verbesserung der Qualität und Sicherheit.

Übungsaufgaben zu Teil VIII Kapitel 2

Aufgabe 1
Sie erklären einem Azubi in Ihrer Klinik die Aufgaben des Beschwerdemanagements. Welche Aussage ist nicht richtig?

1. Aufgaben des Beschwerdemanagements sind Beschwerdeanregung, die Beschwerdeannahme, -bearbeitung, -auswertung und das -controlling.
2. Zum indirekten Beschwerdemanagementprozess gehören sämtliche Aufgaben des Beschwerdemanagements, die unmittelbar gegenüber dem Kunden erfüllt werden.
3. Der indirekte Beschwerdeprozess dient dem Unternehmen dazu, sämtliche Beschwerden qualitativ und quantitativ auszuwerten und umfasst auch das Aufgaben-, Kosten- und Nutzencontrolling.
4. Ergebnisse der quantitativen Beschwerdeauswertung deuten auf innerbetriebliche Schwachstellen hin, geben aber nicht immer eindeutige Hinweise auf problemerzeugende Ursachen.
5. Die qualitative Auswertung dient der Suche nach Ursachen und der Entwicklung von Verbesserungsvorschlägen.

Aufgabe 2
Herr P. musste sich einer stationären Behandlung im Krankenhaus unterziehen. Er beklagte, dass er schlecht informiert wurde über seine Krankheit und Behandlungsalternativen, ferner sei das Personal sehr unfreundlich gewesen. Beschreiben Sie drei mögliche Verhaltensweisen von unzufriedenen Kunden im Krankenhaus.

Aufgabe 3
Nennen Sie je zwei kundenbeziehungsrelevante Ziele und zwei qualitätsrelevante Ziele des Beschwerdemanagements.

Aufgabe 4
Zur Ermittlung der Kundenwünsche und -bedürfnisse und/oder Kundenzufriedenheit stehen dem kundenorientierten Beschwerdemanagement eine Reihe von Instrumenten zur Verfügung.
Welche drei Instrumente sind dazu nicht geeignet?

1. In der Einrichtung werden Kummerkästen gut sichtbar angebracht und Leerungsfrequenzen angegeben. Meinungskarten liegen im Eingangsbereich und auf Station aus.
2. Die Einrichtung führt eine schriftliche Zufriedenheitsbefragung durch.
3. Die unzufriedenen Patienten werden persönlich von Ärzten und Pflegekräften angesprochen und ermuntert, ihre Beschwerden persönlich oder anonym abzugeben.
4. Die Einrichtung ist der Meinung, dass eine geringe Anzahl an Beschwerden als Indikator einer hohen Patientenzufriedenheit gewertet werden kann und diese keine weiteren Wünsche haben.
5. Die Patienten werden am Tag der Entlassung persönlich interviewt.
6. Die Verantwortlichen fragen die Mitarbeiter, ob die Patienten ihrer Meinung nach mit Behandlung, Pflege und Versorgung zufrieden sind.
7. Die Patienten werden am Tag der Aufnahme persönlich interviewt.

Aufgabe 5
Entscheiden Sie, welche der folgenden Angaben ein Beschwerdeerfassungsformular enthalten sollte. Kreuzen Sie die vier richtigen Angaben an.

1. Wer sich beschwert hat, der Name wie auch die Erreichbarkeit des Beschwerdeführers.
2. Ergebnisse der qualitativen und quantitativen Beschwerdeanalyse.
3. Welche Verbesserungsvorschläge von Arbeitsgruppen erarbeitet wurden.
4. Den Grad der Verärgerung des Betroffenen und seine Erwartungshaltung.
5. Wer, wann die Beschwerde entgegengenommen hat.
6. Wer die Verantwortlichen bei der Beschwerdebearbeitung sind.

Teil IX Marketing und Public Relations im Gesundheitswesen

Aufgrund politischer Gesetze, Vorgaben und Regelungen sind das Gesundheitswesen und seine Einrichtungen in einem permanenten Wettbewerb untereinander. Kliniken, Krankenkassen, Heime, aber auch andere Organisationen sind dem politisch erwünschten Konkurrenzkampf ausgesetzt. Deutlich wird das insbesondere nach der 2024 beschlossenen Krankenhausreform, die die Zahl der Kliniken um ca. 700 verringern wird. Viele, insbesondere somatische Kliniken schauen in eine ungewisse Zukunft. Der politische Wunsch, der auch medial ausgefochten wird, stationäre Angebote zu verringern, verschärft dies. Auch deswegen bedienen sich die Einrichtungen mehr und mehr den Instrumenten des betriebswirtschaftlichen Marketings. Einerseits, um neue Kunden zu gewinnen und anzusprechen, andererseits um sich noch stärker von ihrer Konkurrenz abzuheben und ein individuelles, klar definiertes Profil zu erarbeiten. Dies ist notwendig, weil sich immer mehr Patienten/Kunden auf ihr Recht der freien Krankenhaus- und Arztwahl berufen.

Im Folgenden wird auf den speziellen Zuschnitt des Marketings in Gesundheitsbetrieben eingegangen. Da im Gesundheitswesen die Schutzwürdigkeit der Kunden stärker ausgeprägt ist als auf anderen Märkten, gelten für Leistungserbringer zusätzliche rechtliche Regelungen, die in **Kapitel IX.3.4** besprochen werden (▶ Kap. IX.3.4).

Bevor die einzelnen Instrumente im Marketing und der Presse- und Öffentlichkeitsarbeit vorgestellt werden, ist eine Abgrenzung und Definition der Begriffe Marketing, Presse- und Öffentlichkeitsarbeit sinnvoll. Häufig werden beide Begriffe synonym verwandt, was jedoch nicht korrekt ist.

1 Begriffsbestimmung

Unter dem Begriff Marketing werden alle Aktivitäten eines Unternehmens verstanden, die sich auf den Absatz seiner Produkte beziehen. Im Gesundheitswesen ist das Produkt die Behandlung, Pflege und Therapie des Kunden. Dazu gehört immer stärker auch das Ambiente, der Hotelcharakter der Kliniken. Konzeptionell geht Marketing davon aus, dass der Schlüssel zum Erreichen der unternehmerischen Ziele darin liegt, die Wünsche und Bedürfnisse der ausgesuchten Zielgruppen bzw. Zielmärkte zu ermitteln und wirksamer und wirtschaftlicher zu befriedigen als die Konkurrenz. Dies bedeutet, dass eine permanente Markt- und

Konkurrenzbeobachtung nötig ist. Nur durch Kenntnisse über neue gesetzliche Rahmenbedingungen, Wünsche und Bedürfnisse der Patienten nach neuen medizinischen, therapeutischen, pflegerischen und Serviceleistungen und der Aktivitäten der Konkurrenz kann ein Betrieb seine eigene Marketingstrategie planen.

Im Marketing stehen den Unternehmen die klassischen sieben Instrumente, der sogenannte Marketing-Mix als Gestaltungsmöglichkeit zur Verfügung.

- Preispolitik (price)
- Produktpolitik (product)
- Vertriebspolitik (place)
- Kommunikationspolitik (promotion)
- Personal
- Physical Facilities

Die Öffentlichkeitsarbeit bzw. Public Relations (PR) ist der wichtigste Teil der Kommunikationspolitik des Unternehmens. Sie zielt darauf, die Wahrnehmung des Unternehmens in der Öffentlichkeit positiv zu gestalten. Anders als durch Werbung, die direkt am Produkt des Unternehmens ansetzt, und ebenfalls der Kommunikationspolitik zuzurechnen ist, soll durch PR das Bild des gesamten Unternehmens vermittelt werden. Zweck von PR ist es vor allem ein klares, eindeutig definiertes und positives Image und Vertrauen der Öffentlichkeit in das eigene Unternehmen aufzubauen.

2 Marketinginstrumente im Gesundheitswesen

Im Gegensatz zu anderen Märkten sind dem Einsatz der sieben Marketinginstrumente im Gesundheitswesen durch gesetzliche Regelungen Grenzen gesetzt.

2.1 Preispolitik

Aufgrund des regulierten Gesundheitsmarktes und der engen gesetzlichen Rahmenbedingungen können Kliniken und Mediziner die Preise für ihre Leistungen nicht selbst bilden. Stattdessen gelten vertraglich oder gesetzlich festgelegte Preise. Auch bei einer hohen Nachfrage nach einer Leistung (z. B. innovative Hüftoperation), die auf nicht regulierten Märkten zu einem Preisanstieg führen würde, kann das Krankenhaus seine Preise nicht verändern. Aufgrund der gesetzlich definierten Finanzierung durch die DRG bekommt die Klinik einen festgeschriebenen Erlös.

Variationsmöglichkeiten beim Preis bieten sich den Kliniken nur durch Wahlmöglichkeiten wie z. B. Chefarztbehandlung, Einzelzimmerzuschlag, therapeutische und medizinische Leistungen, die nicht von den Krankenkassen finanziert werden und vom Patienten selbst zu tragen sind. Kliniken und Ärzte konzentrieren sich deshalb verstärkt auf Privatpatienten und Selbstzahler.

In den vergangenen Jahren haben einige Kliniken sich verstärkt auf Medizintouristen konzentriert und somit einen neuen Markt gefunden. Insbesondere Patienten aus dem arabischen Raum, Russland sowie teilweise China wurden angesprochen. Inzwischen treten staatliche Agenturen als Vermittler zwischen Patienten und Kliniken auf. Die Agenturen orientieren sich an den gültigen DRGs. Dieses Geschäftsmodell birgt jedoch Risiken: Nach dem Beginn des Ukraine-Krieges ließen sich z. B. deutlich weniger russische Patient/-innen in Deutschland behandeln.

Niedergelassene Ärzte haben Preisgestaltungsmöglichkeiten aufgrund der Steigerungsfaktoren der GOÄ bei der Abrechnung mit Privatpatienten und GKV-Patienten, die individuelle Gesundheitsleistungen (IGeL) erhalten (▶ Kap. IV.2.7.2). Im Wettbewerb um Kunden werden Preisvariationen aber nicht eingesetzt. Privatpatienten sind nicht gezwungen, Preisvergleiche anzustellen, da die Versicherung Steigerungsfaktoren nach der GOÄ in aller Regel akzeptiert, sofern sie vom Arzt begründet werden. Zum andern gilt die Nachfrage nach Gesundheitsleistungen als nur wenig preisreagibel. Ist ein Patient davon überzeugt, z. B. eine Untersuchung seines Augeninnendrucks zu benötigen, die vom G-BA als Routineuntersuchung aus der Erstattungspflicht durch die Kassen genommen wurde, bzw. gelingt es dem Augenarzt seinen Patienten von deren Notwendigkeit zu überzeugen, so wird dieser in aller Regel die Leistung erwerben und bezahlen. Experten gehen davon aus, dass es derzeit mehrere Hundert IGel-Leistungen mit einem Volumen von mehr als 1 Mrd. Euro pro Jahr gibt. Die gesellschaftliche Diskussion über den Sinn bzw. Unsinn der IGel-Leistungen nimmt zu.

Im Rahmen der Integrierten Versorgung und anderen Versorgungsvarianten können Krankenkassen und Kliniken Verträge abschließen, die nach dem Einkaufsmodell ausgestaltet sind und in Vergütungsfragen große Freiräume bieten. Für Kliniken kann sich damit der Preiswettbewerb und Konkurrenzkampf unter Kliniken weiter verschärfen.

Möglichkeiten zur Preisgestaltung haben Pflegeheime, wenn sie mit den Bewohnern Komfortleistungen und zusätzliche pflegerisch-betreuende Maßnahmen vereinbaren, die über die Leistungen nach SGB XI hinausgehen. Die Heime müssen in diesen Fällen die Preise nicht mit Pflegekassen und Sozialhilfeträgern verhandeln, sondern können ihre Preisgestaltung am Markt ausrichten.

2.2 Produktpolitik

Das Produkt einer Klinik / Praxis / eines Heimes sind die erbrachten medizinischen, therapeutischen, pflegerischen und Serviceleistungen. Innerhalb der von Fachgesellschaften und Berufsverbänden vorgegebenen medizinischen und pflegerischen Standards und Leitlinien können die Kliniken ihr Produkt bzw. ihre Leistung variieren und somit um Patienten konkurrieren. Qualitativ hochwertige Medizin, Pflege und Therapie sind die Grundvoraussetzung, um Kunden gewinnen zu können. Ein Instrument zur Messbarkeit der Qualität der erbrachten Leistungen ist das Qualitätsmanagement, allerdings gelten die für jeden Interessierten einsehbaren Qualitätsberichte oft als »unlesbar«: ohne ein Vorwissen können Laien die Berichte kaum miteinander vergleichen.

Die Ansprüche der Kunden und Angehörigen sind in den vergangenen Jahren stetig gestiegen. Auch deswegen hat die Vernetzung der Einrichtungen in die vertikale und horizontale Versorgung an Bedeutung gewonnen. Hierzu gehört zum Beispiel die enge Zusammenarbeit mit niedergelassenen Ärzten wie auch mit ambulanten Pflegediensten, Heimen oder Rehabilitationseinrichtungen und Selbsthilfegruppen.

Die Möglichkeiten der Produktgestaltung wurden in den vergangenen Jahren durch neue Angebotsformen wie die Integrierte Versorgung, medizinische Versorgungszentren usw. erweitert.

Dienstleistungen der Pflege wurden in den vergangenen Jahren diversifiziert. Die zahlreichen Pflegereformen beschleunigen diese Tendenzen, da sie Angebotsformen forcieren, die an die Stelle eines Heimaufenthaltes treten. In Pflegeheimen leben immer mehr Menschen der höchsten Pflegegrade und bringen dort die letzte Phase ihres Lebens zu. Häusliche Pflegeangebote, die es den Betroffenen ermöglichen, ihren individuellen Lebensstil zu erhalten und ihre Privatsphäre zu bewahren, müssen verstärkt entwickelt werden. Die Anforderungen an die Produktgestaltung werden für Anbieter von Pflegedienstleistungen tendenziell zunehmen.

Zusammen mit der Öffentlichkeitsarbeit bietet die Produktgestaltung derzeit für Gesundheitsbetriebe das größte Marketing-Potential. Wenn Anbieter neben fachlicher Kompetenz den Nachfragern zusätzlichen Service (z. B. online-Terminvergabe, besondere Öffnungszeiten, IGel-Leistungen, Behandlung und Therapie in weiteren Sprachen wie Russisch, Französisch oder Türkisch) anbieten können, haben sie im Wettbewerb gute Chancen. Die Kunden nutzen mehr ihr Recht auf freie Krankenhaus- und Arztwahl und sind bereit, längere Anreisen in Kauf zu nehmen, wenn sie umgekehrt von der Ärztin ihrer Wahl behandelt werden.

2.3 Vertriebspolitik

Die Vertriebs- oder Distributionspolitik umfasst alle Maßnahmen eines Unternehmens, das Produkt an den Kunden zu bringen. Dazu gehören Absatzwege und -arten und die Wahl des Standortes des Unternehmens. Klassische Absatzwege sind eigene Geschäfte (Stores), die Einbindung von Zwischenhändlern und verstärkt das Internet, auch hier über eigene Vertriebswege.

Der Vertriebsweg begleitet den Kunden auf der Customer-Journey, auf dem Weg von der ersten Überlegung zum Kauf eines Produkts bis zum Kauf selbst. Auf der Customer-Journey übernehmen PR, Werbung und die Nutzung diverser Online-Kanäle den Hauptpart.

Im Gesundheitswesen spielt das Marketing-Instrument »place« aufgrund gesetzlicher Vorgaben eine untergeordnete Rolle. Kliniken haben einen Versorgungsauftrag für eine Region, den sie erfüllen sollen. Daraus leitet sich der Anspruch auf Investitionsfinanzierung durch die öffentliche Hand ab. Da die Krankenhausplanung der Bundesländer auf Fachabteilungen der Krankenhäuser bezogen ist, ist es den Kliniken selten möglich, den »Place« ihrer Einrichtung frei zu wählen. Dies gilt für die Kliniken, die mit der GKV abrechnen wollen.

Als Vertriebsweg hat sich das Digitale etabliert: Auf der Customer-Journey des Kunden sind eigene Internetseiten, Werbung auf Google etc. können die Einrichtungen die Kunden ansprechen, sie von sich überzeugen und zu sich »lotsen«.

Auch Vertragsärzte sind verpflichtet, für eine Region die Versorgung zu sichern. Wer sich als Vertragsarzt niederlassen möchte, unterliegt den Vorschriften der Bedarfsplanung (▶ Kap. IV.2.5.2). Neue Möglichkeiten bieten sich jedoch durch die Lockerung des Zulassungsrechtes. So dürfen Ärzte heute Zweitpraxen, also Filialen, unterhalten. Zudem übernehmen mehr »Praxisketten« immer mehr Praxen und erreichen somit auch eine marktbeherrschende Stellung, die inzwischen auch die Politik alarmiert.

2.4 Kommunikationspolitik

Kommunikation und Promotion stehen als Sammelbegriff für alle Aktivitäten und Maßnahmen, die anvisierte Zielgruppe zum Kauf des Produkts zu begleiten. Unter die Begriffe fallen die klassische Werbung mit Anzeigen, Radio-, TV-Spots und Bannerwerbung im Internet etc. ebenso wie die Öffentlichkeitsarbeit (Public Relations, PR). PR ist der wichtigste Baustein des Marketings im Gesundheitswesen. Deshalb sind den Instrumenten und Methoden der Kommunikation und der Öffentlichkeitsarbeit ein eigener Abschnitt gewidmet.

2.5 Physical Facilities / Physical Environment

Physical Facilities bzw. Physical Environment beschäftigt sich mit der Ausstattung und dem sichtbaren Umfeld des Unternehmens. Im Mittelpunkt stehen dabei Serviceleistungen der Einrichtung. Diese können sich auf die Ausstattung und das Ambiente der Räume beziehen, ebenso Parkplätze vor dem Haus. Ebenso sind Physical Facilities Leistungen und Angebote, die dem Kunden nach dem Kauf des Produkts angeboten werden, wie z. B. Service- und Wartungsverträge.

2.6 Person / Personal

Unsere Kaufentscheidung wird maßgeblich durch das Personal mitbestimmt: fachlich gut ausgebildetes Personal überzeugt den Kunden« und kann entscheidend zu einer positiven Kaufentscheidung führen. Ebenso wichtig sind die klassischen Umgangsformen, die dem Kunden das Gefühl geben, tatsächlich erwünscht zu sein und »König« zu sein. Gerade in Einrichtungen des Gesundheitswesens ist gut ausgebildetes, sich ständig fortbildendes Personal ein »Muss«.

2.7 Process

Gemeint ist der Prozess der Leistungserbringung, der durch das Unternehmen und seinen Mitarbeitenden geleistet wird. Im Mittelpunkt steht dabei der Kunde und dessen Wünsche. In Kliniken gehören hierzu die Vorabinformation zu Behandlung und Therapie, Aufnahmemanagement sowie zeitnahe Informationen zu den weiteren Schritten während der Behandlung.

3 Public Relations

Wie kann eine Gesundheitseinrichtung die Öffentlichkeit ansprechen und welche Instrumente stehen ihr hierbei zur Verfügung? Im Prinzip kann auf eine Vielzahl von PR-Instrumenten zurückgegriffen werden, um sich dem Informationswunsch der Öffentlichkeit zu stellen und sich gegenüber der zunehmenden Konkurrenz positiv abzuheben. Viele Inhalte sind mehrfach wiederverwertbar, z. B. Pressemitteilungen können an Medien verschickt werden und zeitgleich für die eigene Internetseite und eigene social-media Kanäle genutzt werden.

3.1 Zielgruppenübergreifende Instrumente

Einige der PR-Instrumente sind speziell auf eine Zielgruppe zugeschnitten, wie z. B. die Patientenbroschüre. Daneben gibt es PR-Instrumente, die sich an mehrere Zielgruppen wenden und deswegen auch universell eingesetzt werden können.

3.1.1 Medium Zeitung

Eine eigene Zeitung bietet sich als Medium für Gesundheitseinrichtungen an, um Patienten, Angehörige und andere Zielgruppen über die Entwicklungen und Neuigkeiten im Haus zu informieren. Viele Krankenhäuser, ebenso Pflegeheime oder Einrichtungen für Menschen mit Behinderung, haben bereits eine Hauszeitschrift, konzipieren sie allerdings als reine Patientenzeitschrift. Man kann das Angebot auf die Zielgruppe Patienten beschränken, jedoch lohnt es sich, die Zeitschrift inhaltlich nicht nur auf die Kunden zu begrenzen. Eine Hauszeitschrift, die z. B. auch Themen anspricht, die für Journalisten, Selbsthilfegruppen oder andere Gruppen von Interesse sind, erhöht die Aufmerksamkeit in der Öffentlichkeit.

Bei allen Veröffentlichungen muss ein Impressum angegeben werden. Anhand des Impressums übernimmt die Gesundheitseinrichtung die Verantwortung im Sinne des Presserechts für den Inhalt der Publikation. Es ist zwingend vorgeschrieben für folgende Publikationen: Patientenbroschüre, Mitarbeiterzeitung, Hauszeitschrift bzw. Patientenzeitung, Internet (auch bei Social Media wie Facebook) und Informationsbroschüren für einzelne Abteilungen.

> **Beispiel:**
>
> Impressum der Hauszeitung der Klinik Neustadt GmbH
> Geschäftsführerin: Fr. A. M.
> Presserechtlich verantwortlich: Hr. B. Z.
> Postanschrift: ...
> E-Mail: ...
> Handelsregister: Amtsgericht Neustadt, Registergericht ...
> Steueridentifikationsnummer: ...

Webseiten bzw. Homepages unterliegen nicht dem Presserecht, jedoch müssen auch sie den Anbieter der Informationen kennzeichnen. Das Impressum und der sogenannte Disclaimer sind unverzichtbar und stets aktuell zuhalten. So müssen der Firmenname angegeben werden, die für die Texte und Bilder verantwortliche Person, Quellenangaben zu Texten und Bildern, ebenso Kontaktdaten wie E-Mail-Adresse, Telefonnummer, Postanschrift und Informationen zum Handelsregister. In der Vergangenheit hatten sich einzelne Anwaltskanzleien auf die Abmahnung fehlerhafter bzw. unvollständiger Impressen spezialisiert. Viele Krankenhausgesellschaften bieten auch ein Muster-Impressum als Download/Vorlage kostenlos an.

3.1.2 Internet und Digitale Medien

Das Internet und weitere digitale Angebote haben in den vergangenen Jahren mehr und mehr an Bedeutung gewonnen und werden zukünftig der entscheidende Informationskanal zu allen relevanten Zielgruppen sein. In diesen Kommunikationskanal fließen bereits heute große Teile eines Marketingbudgets, insbesondere wenn ein Unternehmen sich an jüngere, digitalaffine Zielgruppen wendet. Da immer mehr Menschen ihr Recht auf freie Krankenhauswahl bzw. freie Arztwahl nutzen, sind die Internetseiten für diese Zielgruppe extrem relevant.

Für alle digitalen Medien gilt grundsätzlich: verantwortlich für alle Inhalte der Internetseiten, Apps, Social-Media-Kanäle etc. ist die Geschäftsführung der Einrichtung. Dies gilt für alle Filme, Bilder, Grafiken und Texte. Umso wichtiger ist, dass alle rechtlichen Vorgaben und Regelungen wie Urheberrecht, DSGVO und weitere berücksichtigt wurden.

Die Registrierung und Vergabe der Domäne (Name der Internetseite) mit der Endung «.de» läuft zentral über die Organisation DENIC. Bei der Benennung der eigenen Internetseite ist eine gewisse Wahlfreiheit gegeben, falls möglich mit einem direkten Bezug zur Institution. Da bereits zahlreiche Domains mit der Endung «.de» registriert sind, weichen mehr und mehr Unternehmen auf Endungen wie «.eu» aus. Dies ist rechtlich möglich.

Barrierefreiheit und Texte in leichter Sprache sind inzwischen anerkannte und notwendige Anforderungen an Internetseiten. Beides, Barrierefreiheit und Texte in leichter Sprache, sind Instrumente der Inklusion, damit Menschen mit Handicaps bzw. Einschränkungen sich informieren können.

Kunden erwarten eine digitale Terminvergabe, insbesondere bei Praxen und Ambulanzen. Auch hier ziehen Kliniken bei elektiven Behandlungen nach. Hierdurch ergibt sich für beide Seiten eine Win-win-Situation und eine deutliche Vereinfachung des Aufnahmemanagements, solange die Vorgaben des Datenschutzes eingehalten werden.

Das Internet bietet den Einrichtungen die Möglichkeit, **alle relevanten Zielgruppen** direkt anzusprechen. Nicht nur die junge Generation, sondern zunehmend auch die älteren Menschen nutzen die Möglichkeiten, sich im Netz zu informieren. Gesundheitseinrichtungen sollten ihre Präsenz im Internet nach den grundlegenden Informationsbedürfnissen ausrichten und nicht mit einer Unmenge von unwichtigen Mitteilungen füllen. Da für Internetnutzer eine leichte Orientierung entscheidend ist, sollte eine klare und übersichtliche Navigationsleiste vorgesehen werden. Hierzu gehört auch, dass die Internetseite und alle weiteren Angebote auf allen mobilen Endgeräten erreichbar und lesbar sind. Insbesondere Smartphones und Tablets werden in der täglichen Nutzung der User immer wichtiger.

3.1.2.1 Medien auf der Internetseite

Sie können alle Medien auf Ihrer Internetseite nutzen, um sie interessant zu gestalten und den User möglichst lange auf der Seite »zu halten«; durchschnittlich ist die Aufmerksamkeitsspanne der User eher gering und die Verweildauer auf einer Internetseite beträgt wenige Minuten. Filme und Videos, virtuelle Rundgänge, Bilder und Grafiken sind Mittel der Wahl, um sogenannte »Bleiwüsten« zu vermeiden. Achten Sie darauf, dass die genutzten Medien tatsächlich urheberrechtlich Ihnen gehören, d. h. dass Ihnen die Bildrechte etc. gehören. Aufgrund der strengen Vorgaben der DSGVO und den damit verbundenen Rechten der abgebildeten bzw. im Film zusehenden Personen, sollten Sie die Nutzungsgenehmigungen schriftlich fixieren und archivieren. Dies gilt auch für den Fall, dass Sie Fotos Ihrer Mitarbeiter verwenden wollen. Mitarbeiter müssen der Veröffentlichung schriftlich zustimmen, unabhängig vom Medium.

Seit vielen Jahren gibt es **Klinikportale**, die eine bundesweite Datenbank der Krankenhäuser anbieten. Als Beispiele seien genannt: https://www.kliniken.de/ und http://www.deutsches-krankenhaus-verzeichnis.de. Ebenso gibt es für Internetnutzer **Pflegeportale**; häufig sind diese auf Regionen bezogen. Sie stellen Informationen mit Angabe der jeweiligen Websites der Anbieter für verschiedene Pflegedienste (häuslich, teilstationär, stationär) sowie zu alternativen Wohnformen für Pflegebedürftige zur Verfügung. Hier finden sich ebenso Bewertungen der Kliniken bzw. einzelner Mitarbeiter wieder. Diese müssen regelmäßig überprüft werden, um falsche Bewertungen korrigieren zu können. Gerade bei Kritik und geäußerten Vorwürfen sollte die Einrichtung schnell korrigieren. Da bei manchen Einträgen die Trennung zwischen freier Meinungsfreiheit und Beleidigung bzw. Verunglimpfung fließend sind, empfiehlt sich eine Beratung durch eine auf Medienrecht spezialisierte Anwaltskanzlei. Dies gilt natürlich auch für die bekannten Bewertungsportale wie jameda.de und andere.

Niedergelassene Ärzte empfehlen ihren Patienten Krankenhäuser, Rehabilitationskliniken oder Pflegeeinrichtungen und stellen damit ein wichtiges Verbindungsglied zum Kunden dar. Per Internet können sie direkt angesprochen und an das Haus gebunden werden. Krankenhäuser können Ärzten aktuelle Informationen zu neuen Therapien, zu Medikamenten etc. anbieten, ihnen online-Lexika zur Verfügung stellen und vieles andere mehr. Im Gegensatz zum Informationsangebot für Patienten und Angehörige können Kliniken Ärzte auch über spezielle Angebote und besondere Leistungsschwerpunkte ihres Hauses informieren. Gegenüber dem Fachpublikum ist dies ausdrücklich gestattet. Viele Krankenhäuser bieten Fachärzten daher einen separaten Bereich an, der durch ein Passwort geschützt ist.

Journalisten sind immer auf der Suche nach neuen Informationen. Indem Kliniken aktuelle Informationen anbieten, binden sie die Medien auch an das Haus. Das Informationsangebot kann breit gestreut sein und das ganze Leistungsspektrum umfassen. Die Journalisten können bei Bedarf die einzelnen Informationen abrufen. In einem separaten Bereich für die Medien, der jedoch nicht mit einem Passwort geschützt ist, können vielfältige Themen angeboten werden.

Einige Krankenhäuser nutzen das World Wide Web für eine **interaktive Kommunikation.** Sie bieten Chatrooms für einzelne Krankheiten an. Das »Chatten mit dem Chefarzt« ist ein Versuch, auch über die räumliche Distanz mit Patienten sprechen zu können und ihnen Informationen zu geben. In einem interaktiven Gespräch haben hier Patienten die Möglichkeit, direkt und in Echtzeit mit einem Chefarzt zu sprechen. In Sekunden kann der Mediziner die Fragen beantworten und per PC verschicken. Die ersten Versuche in einigen Krankenhäusern zeigen, dass dies eine erfolgversprechende Kommunikation sein kann. Neu geregelt wurde das Gesetz zur Fernbehandlung. Inzwischen ist diese auch per verschlüsselter Videoübertragung etc. erlaubt. Gerade in Regionen, in denen es z. B. einen spürbaren Mangel an Hausärzten gibt, ist dies hilfreich. Ebenso spiegeln sich Erfahrungen der Covid-19-Pandemie wider: Da zahlreiche psychotherapeutische Praxen aufgrund der Pandemie längere Zeit geschlossen bleiben mussten, wichen diese auf eine videobasierte Behandlung aus. Dieser Trend wird sich in den kommenden Jahren noch fortsetzen, auch unter dem Eindruck des »Digitale-Versorgung-Gesetz« von 2020, das in den kommenden Jahren in einzelnen Schritten umgesetzt wird.

3.1.2.2 Apps

Bereits heute nutzen viele Einrichtungen eigens entwickelte Apps, um mit ihren Kunden direkt zu kommunizieren. Kliniken, Pflegeheime, Praxen, Krankenkassen haben diesen Trend aufgenommen und sehen in der Digitalisierung auch Chancen. Als Einrichtung können Sie diesen neuen Weg nutzen und eigene Apps entwickeln lassen. Sie sind dabei frei in der Entscheidung, welche Wege und Apps Sie anbieten.

3.1.2.3 Social Media

Facebook, Instagram, Snapchat , TikTok und viele weitere: Social Media sind alltäglich, werden von fast allen Zielgruppen intensiv genutzt und sind somit ein weiteres, ergänzendes Instrument für die Kommunikation mit Kunden. Die Social-Media-Kanäle bieten den Vorteil, dass die Einrichtungen den Zielgruppen direkt Themen und Inhalte anbieten können, ohne den »Umweg« über Journalisten gehen zu müssen. Grundsätzlich dürfen alle Einrichtungen und Organisationen die Social-Media-Kanäle nutzen und sich dort präsentieren. Hierbei gibt es keinerlei rechtliche Einschränkungen. Genutzt werden Social-Media u. a. auch zur Gewinnung von neuen Mitarbeitern. Die Kanäle sollten aktuelle Informationen enthalten, ein eigens Verantwortlicher sollte die Inhalte und vor allem auch Kommentare/Rückmeldungen der User prüfen und rasch reagieren. Sogenannte »Shitstorms« können innerhalb weniger Tage das Image und Ansehen einer Einrichtung langfristig ruinieren. Beachtenswert sind sowohl die personellen und finanziellen Ressourcen für die Pflege der Kanäle. Eine Vollkraft für die Social-Media-Kanäle ist für ein größeres Klinikum einzuplanen.

3.2 Zielgruppengerechte Presse- und Öffentlichkeitsarbeit

3.2.1 Medien

Medien sind eine wichtige öffentliche Zielgruppe der PR. Redaktionen und Journalisten fungieren als **Multiplikatoren der Nachrichten.** Man kann direkt mit den Medien kommunizieren (zum Beispiel bei einer Pressekonferenz oder einem Presseworkshop) oder auch indirekt, zum Beispiel durch eine Pressemitteilung. Egal, auf welche Art und Weise kommuniziert wird: Die Grundregeln der PR, nämlich seriös, ehrlich und transparent zu sein, gelten uneingeschränkt.

3.2.1.1 Pressemitteilung

Schnell und einfach erreicht man Journalisten durch eine Pressemitteilung. In schriftlicher Form bietet man den Journalisten die relevanten Informationen an.
  Damit die Pressemitteilung nicht in der Flut von Informationen, die Journalisten täglich erhalten, verloren geht, muss sie journalistisch aufbereitet werden. Im Vordergrund stehen der Informationsgehalt und die Neuigkeiten. Die W-Fragen (Wer?, Was?, Wann?, Wo?, Wie?, Warum?) müssen beantwortet werden. Das wichtigste steht am Anfang der Pressemitteilung. Dieser Einstieg (»lead« genannt) serviert das Besondere und soll das Interesse der Leser wecken. Das heißt, die Meldung kommt ohne Umschweife und Einleitung sofort auf den Punkt. Die weiteren Details folgen später im Text und verbreitern die Meldung. Am Ende muss ein Ansprechpartner für Nachfragen angegeben sein. Falls es eine Sperrfrist für die Veröffentlichung gibt, muss der genaue Zeitpunkt angegeben werden, ab dem die

Journalisten die Nachricht verwerten können. Der Versand erfolgt heutzutage fast ausschließlich per Mail. Natürlich können Sie die Pressemitteilung sowohl für Ihre Internetseite bzw. Social-Media-Kanäle nutzen und dort veröffentlichen; somit erreichen Sie eine Mehrfachnutzung Ihrer Arbeit.

> **Beispiel:**
>
> Vierlingsgeburt im Klinikum Neustadt – Mutter und Kinder wohlauf
>
> Alle wohlauf: glücklich halten Maria und Thomas S. die vier Neugeborenen in ihren Armen. In nur zwei Stunden kamen die drei Mädchen und ein Junge auf die Welt. Mutter, Babys und Vater sind wohlauf und glücklich. »Es gab keine Komplikationen während der Geburt, unser eingespieltes Team begleiteten die Eltern während der Geburt. Wir sind glücklich und sehr zufrieden« erläutert Prof. Dr. Jeanette Muller, Chefärztin der Abteilung für Gynäkologie. Die Eltern überlegen noch, welche Vornamen die Babys bekommen sollen.
> (Falls Sie ein Bild mitschicken möchten, brauchen Sie die schriftliche Zustimmung aller abgebildeten Personen bzw. in dem Fall die Zustimmung der Eltern, dass die Babys fotografiert werden dürfen.
> Bildunterschrift.: immer von links benennen, Titel, Vor- und Nachname sowie Funktion nennen)
>
> Kontakt: Frau Prof. Dr. J. M., Klinikum Neustadt, Tel. ..., E-Mail ...

Medien sind nicht verpflichtet, Pressemitteilungen abzudrucken. Sie können die Pressemitteilung auch kürzen oder, dies passiert seltener, mit weiteren Informationen »verlängern«. In beiden Fällen müssen die Medien sich nicht bei den Einrichtungen melden. Mitgeschickte Bilder werden von den Redaktionen häufig archiviert und bei späteren Artikeln genutzt. Falls Sie dies verhindern wollen, weisen Sie beim Versand der Pressemitteilung ausdrücklich darauf hin, dass die Fotos nur für den Abdruck dieser Pressemitteilung genutzt werden dürfen.

3.2.1.2 Direkter Kontakt mit Journalisten – Pressekonferenz

Ein weiteres Instrument der Presse- und Öffentlichkeitsarbeit ist die Pressekonferenz (PK). Im direkten Kontakt mit den Medienvertretern haben Einrichtungen die Möglichkeit, sich zu präsentieren. Allerdings gibt es einige Aspekte zu beachten, um die Veranstaltung auch für beide Seiten, Journalisten und Gesundheitseinrichtung, gewinnbringend umzusetzen.

Ist das Thema wirklich interessant genug, um Journalisten einzuladen? Ist es aktuell und für die Öffentlichkeit interessant? Hat die Einrichtung der Öffentlichkeit wirkliche Neuigkeiten mitzuteilen? Nur dann lohnt es sich, eine Pressekonferenz einzuberufen. Journalisten leiden auch unter Zeitmangel, zudem sind viele Redaktionen eher unterbesetzt und können es sich nicht leisten, dass ein Journalist mehrere Stunden durch einen »unwichtigen« Termin gebunden ist.

Ist das Thema sehr komplex, wie etwa eine neue medizinische Therapie, reicht eine Pressemitteilung nicht aus, um den Informationswunsch der Journalisten zu erfüllen. Hier lohnt es sich, die Journalisten einzuladen und ihnen die Therapie mit allen Vorteilen und Nachteilen vorzustellen. Ein anderes Beispiel ist die Vorstellung des Geschäftsberichtes. Die Öffentlichkeit interessiert sich dafür, wie eine Gesundheitseinrichtung das zur Verfügung stehende Geld verwendet, ob ein Plus erwirtschaftet worden ist etc. Der Geschäftsbericht ist zu umfangreich, um ihn per Pressemitteilung zu veröffentlichen.

Bevor eine Pressekonferenz einberufen wird, arbeiten Sie eine Checkliste ab. Folgende Punkte sind zu beachten:

- Die Einrichtung sollte sich vorab informieren, ob an dem favorisierten Datum eine andere Pressekonferenz (Konkurrenzveranstaltung) geplant ist. Informationen können Ihnen z. B. Journalisten geben
- Rechtzeitige Information an die Presse über die geplante Pressekonferenz, ca. zehn Arbeitstage zuvor, per Mail
- Erinnerungsmail: 2–3 Tage vor der PK nochmals eine Erinnerung an die Medien schicken
- Die PK selbst: Sind vor dem Haus Parkplätze reserviert worden?
- Ist der Raum gut beschildert worden und ist die Pforte über die PK informiert?
- Namensschilder aller Podiumsteilnehmer, inklusive akademischer Titel und Vor- und Nachnamen sowie Funktion
- Pressemappe für weitere Informationen (vgl. den folgenden Abschnitt)
- Falls möglich: Manuskripte der einzelnen Referenten
- Lebenslauf der einzelnen Referenten
- Fotomaterial (Fotos der Referenten, Fotos zum Thema)
- Telefonnummern und E-Mail-Adresse der Referenten für weitere Nachfragen der Journalisten
- Hintergrundmaterial: Tipps und Hinweise für Journalisten, die dieses Thema weiter vertiefen möchten
- Literaturhinweise, gerade bei wissenschaftlichen Themen
- Ansprechpartner für Journalisten
- Falls TV und Radio an der Pressekonferenz teilnehmen: Zeit für Interviews einplanen, gegebenenfalls weitere Räume hierzu bereithalten.

Häufig werden Pressekonferenzen in Krisensituationen genutzt, um mit den Medien direkt zu kommunizieren. In Krisensituationen müssen insbesondere die Personen auf dem Podium intensiv geschult und »gebrieft« werden, um bei kritischen und hartnäckigen Nachfragen der Medien Ruhe zu bewahren. Sinnvoll ist es, die PK intern vorab mit allen möglichen Eventualitäten durchzuspielen, um im Ernstfall einen guten Eindruck zu hinterlassen.

3.2.1.3 Allgemeine Pressemappe

Die Pressemappe ist ein Baustein der Presse- und Öffentlichkeitsarbeit. In ihr sollten die wichtigsten Informationen über die Einrichtung, deren Organisation und Leitung enthalten sein. Diese Basisinformationen helfen Journalisten, sich einen ersten Überblick über die Gesundheitseinrichtung zu verschaffen und gezielte Nachfragen zu einzelnen Themen zu stellen.

Die Pressemappe wird heutzutage digital angeboten: als PDF-Version, die per E-Mail zugestellt wird. Auf der Internetseite findet man sie häufig als kostenlosen Download.

Ein möglicher Aufbau einer Pressemappe kann folgendermaßen aussehen:

- Geschichte der Einrichtung
- Organisatorischer und struktureller Aufbau
- Wichtige Kennzahlen (z.B. in einem Krankenhaus die Anzahl der behandelten Patienten, der Kliniken und Institute, der Mitarbeiter, Operationen im Jahr etc.)
- Als »Q & A« (»questions and answers«, Fragen und Antworten) sollten die häufigsten Fragestellungen alphabetisch abrufbar sein
- Kurzlebenslauf der Leitung (z.B. im Krankenhaus ärztlicher Direktor, Verwaltungsdirektor, Pflegedirektor) mit Fotos
- Leitbild der Einrichtung
- Aktuelle Informationen und Pressemitteilungen
- Informationsbroschüren des Hauses
- Ansprechpartner für weitere Fragen

Wichtig ist, dass die Pressemappe stets aktuell ist. Eine permanente Überarbeitung (jeden Monat) empfiehlt sich.

3.2.1.4 Workshop – Hintergrundinformation aus erster Hand

Die moderne Medizin und Wissenschaft und das Gesundheitswesen sind komplex. Kleine, aber oft bedeutende Schritte in der Erforschung der einzelnen Krankheiten bedeuten einen großen Fortschritt für Behandlung und Therapie. Medizinische Laien können die einzelnen Schritte des Fortschrittes kaum nachvollziehen. Dies gilt für die Kunden genauso wie für die überwiegende Zahl der Journalisten, die kein Medizinstudium oder eine ähnliche Ausbildung aufweisen können.

Ein Workshop, der vom Krankenhaus bzw. den Medizinern organisiert wird, kann Journalisten Hintergrundinformationen anbieten. Um dieses Instrument auch sinnvoll einsetzen zu können, bedarf es allerdings mehrerer Rahmenbedingungen. Die wichtigste ist, dass es genügend Medien vor Ort gibt. Für ein Krankenhaus in einer Stadt mit nur einer Tageszeitung ist ein Workshop zu aufwändig. Ein persönliches Hintergrundgespräch erfüllt hier denselben Zweck. In Städten allerdings, die über eine breitere Mediendichte verfügen und die Medien auch in Konkurrenz zueinanderstehen, lohnt sich die Veranstaltung auf jeden Fall. Als weitere Zielgruppe sind Journalistenschulen zu nennen, die gerade in größeren Städten zu finden sind. Durch den Workshop gelingt eine frühzeitige Bindung der Journalisten an die Einrichtung. Der Workshop sollte in der Regel maximal einen Tag dauern, häufig reicht auch ein halber. Die Themen sollten modulartig aufbereitet sein, Unterlagen per Mail etc. zur Verfügung gestellt werden.

3.2.2 Patienten/Bewohner – Öffentlichkeit

Eine wichtige Zielgruppe der PR sind die Patienten, die der Gesundheitseinrichtung ihr Vertrauen schenken sollen. Im Mittelpunkt stehen die medizinische bzw. pflegerische Qualität und die soziale Kompetenz: zwei Ebenen, denen Patienten bzw. Bewohner große Bedeutung beimessen.

3.2.2.1 Telefonaktion

Eine Möglichkeit, viele interessierte Leser auf das Thema Gesundheit oder eine bestimmte Erkrankung aufmerksam zu machen, ist eine Telefonaktion, an der z. B. Ärztinnen eines Klinikums oder einer Praxis beteiligt sind. Dieses **gemeinsame Projekt mit einer Tageszeitung oder eines Radiosenders** bietet die Möglichkeit, das Krankenhaus mit seinen medizinischen Experten als ein Kompetenzzentrum für die Erkrankung darzustellen. Auch die beteiligten Medien profitieren von dem Projekt, denn eine Telefonaktion ist relativ günstig, erhöht das Image der Zeitung und das Thema Gesundheit interessiert viele Leser. Viele Zeitungen übernehmen deshalb selbst die Kosten für Raum, Telefonanlage und Verpflegung. Einige Zeitungen sind jedoch auf einen geringen Kostenbeitrag der Gesundheitseinrichtung angewiesen.

Die Telefonaktion ist meist auf eine Stunde begrenzt. In dieser Zeit haben die Anrufer die Möglichkeit, allgemeine und persönliche Fragen zur Erkrankung und deren Behandlung zu stellen. Die Mediziner können neben allgemeinen Tipps auch auf die persönlichen Probleme der Anrufer eingehen. Natürlich sind hierbei enge Grenzen gesetzt, denn eine Beratung am Telefon ersetzt nicht das persönliche Gespräch zwischen Arzt und Patient. Die anwesenden Redakteure wählen die Anrufe aus und protokollieren sie. Die Auswahl dient dazu, allzu spezielle Fragen auszuschließen und eher Fragen auszuwählen, die für die Mehrheit der Leser interessant sind. Als Themen der Aktion bieten sich **bekannte und weit verbreitete Krankheiten** wie zum Beispiel Schlaganfall, Diabetes und Osteoporose an, von denen auch viele Hörer und Leser betroffen oder potentiell gefährdet sind.

3.2.2.2 Tag der Offenen Tür

Ein Tag der offenen Tür ist für eine Gesundheitseinrichtung ein wichtiges Instrument, um mit allen Interessierten, ehemaligen und zukünftigen Patienten bzw. Bewohnern, niedergelassenen Ärzten, Vertretern von Kassen und anderen relevanten Bezugsgruppen direkt und persönlich in Kontakt zu treten. Zudem bietet ein solcher Event die Möglichkeit, Ängste, Sorgen und Vorurteile von Patienten oder Angehörigen zu verringern und abzubauen.

Ein Tag der offenen Tür erfordert eine lange und sorgfältige Vorbereitung. Die Planung sollte mindestens **acht Monate** vor dem Termin beginnen, damit es keinen zeitlichen Engpass gibt. Bevor der Termin für den Tag der offenen Tür festgelegt wird, muss recherchiert werden, ob es Konkurrenzveranstaltungen gibt, die mit dem Event kollidieren. Zu berücksichtigen sind auch Ferien, lokale Feiertage und Brückentage, an denen wahrscheinlich viele der möglichen Besucher nicht in der Stadt sein werden.

Steht der Termin fest, müssen die Besucher im Vorfeld darauf aufmerksam gemacht werden, damit sie sich ihn freihalten. Die Gesundheitseinrichtung wird sich der lokalen Zeitung bedienen, um auf den Tag der offenen Tür hinzuweisen. Sie sollte aber auch weitere Informationsmöglichkeiten nutzen, wie z. B. Internet, Social-Media-Kanäle Plakate, Folder und Informationsbroschüren, die an verschiedene Multiplikatoren verschickt werden. Als solche kommen z. B. niedergelassene Ärzte, das Informationszentrum und das Gesundheitsamt der Stadt, Schulen, Filialen der Krankenkassen vor Ort, Selbsthilfegruppen etc. infrage. Mindestens einen Monat vor dem Tag der offenen Tür sollte das Informationsmaterial an die verschiedenen Multiplikatoren verschickt sein.

Falls die Gesundheitseinrichtung zum ersten Mal einen Tag der Offenen Tür ausrichtet, sollte sorgfältig überlegt werden, was den Besuchern angeboten werden soll. Möglichkeiten gibt es genügend: Führungen, Vorträge, Informationsstände, vielleicht auch Filme und Präsentationen helfen, die Einrichtung den Besuchern näherzubringen.

> **Beispiele:**
>
> Eine Werkstätte für Menschen mit Behinderung veranstaltet zum 20-jährigen Bestehen der Einrichtung einen Tag der Offenen Tür und bietet den Besuchern die Möglichkeit, die einzelnen Werkstätten und die dort gefertigten Artikel zu besichtigen.
>
> Ärzte eines Krankenhauses halten für interessierte Besucher am Tag der offenen Tür Vorträge zu bestimmten Behandlungen in ihrer Abteilung. Für Kinder der Besucher steht ein beaufsichtigter Spielbereich zur Verfügung. Durch Führungen zu bestimmten Zeiten können Fragen der Besucher beantwortet werden wie etwa: Wie funktioniert ein CT? Wie sieht eine Intensivstation oder ein OP-Saal von innen aus? Wer reinigt die schmutzige Wäsche und garantiert den neuen Patienten ein sauberes Bett?

Um einen Tag der offenen Tür erfolgreich umsetzen zu können, müssen **alle Berufsgruppen** der Einrichtung in das Projekt integriert werden. Pflege, Medizin, Verwaltung, interne Dienstleister stellen die Einrichtung vor. Den Besuchern wird damit demonstriert, dass der Betrieb vom **gemeinsamen Engagement** und dem Zusammenwirken der vielen Mitarbeiter lebt.

3.2.2.3 Messen

Messen sind ein Marketing-Instrument, das auch für Gesundheitseinrichtungen zunehmend an Bedeutung gewinnt. Gesundheitsbetrieben wird branchenspezifisch die Möglichkeit geboten, ihre Leistungen dem Fachpublikum, der Presse bzw. auch den interessierten Laien zu präsentieren. Im Vordergrund stehen die klassischen Messen des Gesundheits- und des Krankenhauswesens. Sie sind reine Fachmessen, die sich nicht an Laien wenden. Die jährlich ausgerichtete »Medica« in Düsseldorf ist sicherlich die bekannteste Messe für Anbieter von Gesundheitsleistungen. In den letzten Jahren haben sich auch Messen und Kongresse für Pflege und Rehabilitation etabliert. Manche von ihnen wenden sich neben dem Fachpublikum auch an Laien, z. B. die Pflegemesse »Pflege + Homecare« in Leipzig und die »Altenpflege«.

Aufgrund des starken Interesses der Bevölkerung an gesundheitlichen Themen haben Gesundheitsmessen stetig zugenommen. Auf diesen können Einrichtungen sich präsentieren und den Menschen als ein Behandlungsoption empfehlen. Zudem haben sich Messen in den vergangenen Jahren gezielt auf eine klar definierte Zielgruppe konzentriert. So hatte sich die »Messe 66« (heute »Leif-Leidenschaft, Emotionen, Inspiration und Freiheit«) auf Menschen ab dem 65. Lebensjahr konzentriert. Vertieft werden nicht nur medizinische Themen, sondern auch Reisen für Senioren, Innenausstattung der eigenen vier Wände, Versicherungen, Lifestyle für Senioren.

Da jede Messebeteiligung personelle, finanzielle und zeitliche Ressourcen der Einrichtung bindet, muss im Vorfeld überlegt werde, welche Messeteilnahmen sinnvoll sind:

Auf welcher Messe soll sich der Betrieb präsentieren? Macht es Sinn, eher auf einer Verbrauchermesse, die auch Laien anspricht, vertreten zu sein mit dem Ziel, vielleicht neue Kunden zu gewinnen oder soll eine reine Fachmesse bevorzugt werden?

Im Vorfeld muss auch geklärt sein, welche primäre Zielgruppe angesprochen werden soll. Welche Botschaft möchte die Einrichtung auf der Messe vertreten? Die eigene Unternehmenskultur und die Essenz des Leitbildes können hier eine Orientierungshilfe sein.

Ist der Betrieb organisatorisch auf einen Messeauftritt vorbereitet? Viele der Aussteller verlangen zum Beispiel einen standardisierten Messestand. Wie können Besucher angesprochen und dazu verleitet werden, sich länger am Stand aufzuhalten? Entspricht das Informationsmaterial der Zielgruppe? Welche Mitarbeiter sollen den Betrieb auf der Messe vorstellen?

In den vergangenen Monaten (nicht nur aufgrund von Covid-19) zeigt sich der Trend zu digitalen Messen, insbesondere im Bereich der Personalgewinnung. Im Vorfeld ist der zu erbringende Aufwand (Entwicklung digitaler Messestände, Aufzeichnung von Vorträgen, Entwicklung digitaler Anzeigen etc.) hoch, allerdings bietet digitale Bewerbermesse die Möglichkeit, ortsunabhängig und fern von festgelegten Arbeitszeiten mit Bewerbern in Kontakt zu treten.

Von großer Bedeutung sind inzwischen die zahlreichen Jobmessen für alle Berufsgruppen und auch Auszubildende. Fast alle Kliniken sind auf diesen Messen, weil sie der direkte Weg zur Gewinnung neuer Mitarbeiter/innen sind. Messeteilnahmen sind kosten- und personalintensiv.

3.2.2.4 Weitere Informationsmöglichkeiten im Krankenhaus

Die folgenden Ausführungen gelten Informationsangeboten, wie sie vor allem in Krankenhäusern, Heimen, aber auch in Praxen und Kindergärten eingesetzt werden. Ein inzwischen unverzichtbares Instrument, potenzielle und tatsächliche Patienten zu informieren, ist eine gedruckte **Broschüre.** Auch in Zeiten der Digitalisierung möchten viele Patienten/Angehörige diese zum »Anfassen«. Sie dient dazu, in kurzer Form alles Wichtige über das Leistungsspektrum und die Dienstleistungen des Hauses vorzustellen. Üblicherweise finden sich kurze Angaben zur Geschichte des Hauses in der Broschüre, sowie eine Auflistung der einzelnen Bereiche, zentrale Telefonnummern und ein kurzer Überblick über die Infrastruktur der Einrichtung. Gerade für Krankenhäuser und Heime dienen Broschüren als Basisinformation für die Patienten bzw. Angehörige. Vertiefende und ausführliche Informationen finden die Leser zum Beispiel im Internet oder in einem persönlichen Gespräch mit den Ärzten des Hauses.

Eine weitere Form der Patienteninformation sind Broschüren, die gezielt über einzelne Abteilungen unterrichten. Hier finden die Patienten Informationen zu möglichen Operationen, speziellen Behandlungsmöglichkeiten, dem Zimmerangebot und natürlich Hinweise auf die Ambulanzen und die Ansprechpartner der Klinik. Häufig wird auch das behandelnde Team vorgestellt. Die Broschüre soll den Patienten, die sich für eine spezielle Behandlung interessieren, als Leitfaden dienen. In den meisten Fällen sind die **Abteilungsbroschüren** als Flyer konzipiert.

Viele Patienten haben vor und auch während eines Aufenthalts in einem Krankenhaus Sorgen. Finde ich mich zurecht, kann ich mich orientieren in einem großen Haus? Bin ich auf mich allein gestellt? An wen kann ich mich wenden, wenn ich mich beschweren will? Diesen Sorgen kann eine **Patientenbroschüre**, die speziell auf die Fragen der Patienten zugeschnitten ist, entgegentreten. Eine Patientenbroschüre ist mittlerweile zwingend erforderlich für die Presse- und Öffentlichkeitsarbeit eines Krankenhauses und die Kundengewinnung und -bindung.

Einige Krankenhäuser, aber auch medizinische Versorgungszentren, Rehabilitationskliniken, Pflegeeinrichtungen etc. nutzen auch das Medium einer regelmäßig, z. B. jedes halbe Jahr, erscheinenden **Patientenzeitung.** Leser finden darin Artikel über Behandlungsschwerpunkte der Einrichtungen, Hintergrundinformationen zu bestimmten Erkrankungen, Vorbeugungsmöglichkeiten etc. Ebenso ist es möglich, in Artikeln der Patientenzeitung Mitarbeiter der Einrichtung persönlich vorzustellen und auf diese Weise Barrieren zwischen Patienten/Bewohnern und Mitarbeitern der Einrichtung abzubauen.

3.2.3 Niedergelassene Ärzte

Niedergelassene Ärzte behandeln ihre Patienten nicht nur selbst, vielmehr fungieren sie als Schnittstelle zwischen den verschiedenen Versorgungsformen und

Leistungsangeboten des Gesundheitswesens. Hausärzte sollen bewusst als Lotse Patienten durch das Gesundheitswesen führen und wichtige Entscheidungen abstimmen. Sie können ihren Patienten gegenüber Empfehlungen aussprechen, z. B. für einen ambulanten Pflegedienst, eine Beratungsstelle oder einen Facharzt etc. Unverzichtbare Partner sind sie für Krankenhäuser. Von Notfällen und Verlegungen abgesehen, führt der Weg ins Krankenhaus häufig über die Einweisung eines niedergelassenen Arztes. Zwar haben Patienten die freie Wahl des Krankenhauses, jedoch vertrauen immer noch 70% und mehr der direkten Empfehlung des niedergelassenen Arztes.

Für Krankenhäuser umfasst die Kommunikation mit den Vertragsärzten drei zeitliche Stufen: **vor, während und nach der stationären Behandlung.** Die Informationswünsche der niedergelassenen Praxen während den einzelnen Stufen sind natürlich verschieden.

Bereits vor der stationären Aufnahme beginnt die Kommunikation. Der Vertragsarzt benötigt Informationen zur allgemeinen Struktur, den medizinischen Schwerpunkten, den verschiedenen Ambulanzen (z. B. eine Schmerzambulanz) und den besonderen Leistungen des Krankenhauses. Die Informationen helfen ihm, bei einer notwendigen Einweisung eines Patienten das Krankenhaus auszuwählen. Hier sind Flyer und Broschüren und ebenso das Internet wichtige Informationsmittel.

Auch während der Behandlung im Krankenhaus erkundigen sich Ärzte über den Krankheitsverlauf und die Genesung ihrer Patienten. Durch gemeinsame Besprechungen oder gemeinsame Visiten können sie direkt den Genesungsprozess verfolgen. Auch eine kurze Telefonkonferenz erfüllt den Zweck. Nach der Entlassung betreut der niedergelassene Arzt den Patienten weiter. Für wichtige Fragen und zur Abstimmung der weiteren Therapie sollte ein fester Ansprechpartner seitens der Klinik benannt sein. Er kann weitere Informationen zu ergänzenden Therapien geben. Auch der Kontakt zu weiterführenden Spezialkliniken oder zu einer Selbsthilfegruppe kann über den Krankenhausarzt hergestellt werden.

Im Alltag ist das Thema »unbürokratische Aufnahme« und **Terminvergabe für Patienten** immer wieder ein Ärgernis für einweisende Vertragsärzte. Ein Krankenhaus, das hier den Nöten der Niedergelassenen entgegenkommt, sammelt bei ihnen Pluspunkte. Es sollte den Vertragsärzten ermöglicht werden, direkt mit den behandelnden Ärzten bzw. der Station eine Terminvereinbarung für Patienten zu treffen. Das Angebot erleichtert beiden Seiten die Arbeit und bindet den Arzt an das Haus.

Krankenhäuser haben vielfältige Möglichkeiten, Vertragsärzte über ihr Leistungsspektrum zu informieren. Die Informationen sollen die Ärzte an das Krankenhaus binden und die Kommunikation zwischen stationärer Institution und niedergelassenem Arzt vertiefen. Das Krankenhaus kann dazu verschiedene PR-Instrumente nutzen. Ein speziell entwickelter **Newsletter**, der alle drei Monate an die Ärzte geschickt und auf wenigen Seiten alles Aktuelle vorstellt, hält sie auf dem neuesten Stand und das Krankenhaus bleibt im Gedächtnis der Ärzte. Falls das Krankenhaus eine Hauszeitschrift hat, so sollte sie auch den niedergelassenen Ärzten zugeschickt werden. Die Hauszeitschrift wird nicht nur vom Arzt gelesen, sondern wird meist auch im Wartezimmer ausgelegt, sodass sie auch Patienten zugänglich ist.

Vertragsärzte haben ein starkes Interesse daran, regelmäßig über neue Behandlungsmöglichkeiten, neue Service- und Dienstleistungen des Hauses informiert zu werden. Regelmäßige Fort- und Weiterbildungs- und **Informationsveranstaltungen** über neue Therapien, neue Techniken und Trends helfen auch dem niedergelassenen Arzt, sich über die Fortschritte der Medizin auf dem Laufenden zu halten. Bei diesen Veranstaltungen können das Krankenhaus und seine Mediziner ihre fachliche Kompetenz ausspielen. Auch ambulant tätige Ärzte unterliegen der Fortbildungspflicht. Sie können durch das Angebot von anerkannten und zertifizierten Fortbildungsveranstaltungen an ein Krankenhaus gebunden werden.

3.3 PR in Krisenfällen

Alle Einrichtungen im Gesundheits- und Sozialwesen sind anfällig für potenzielle Krisen. Dies gilt vor allem für Krankenhäuser, Heime und auch Kindergärten. Fehlerhafte oder unnötige Operationen, falsche Medikamentengabe, verseuchte Blutpräparate, Hygieneskandale, die Streichung von medizinischen Leistungen gegenüber den Patienten sind nur einige Beispiele möglicher Krisenfälle in Kliniken. Personalmangel und Gewalt gegenüber Bewohnern in Heimen werden täglich von Medien aufgegriffen, in Kindergärten kommt es häufiger zu Gewalt gegenüber den Kindern. Der Mensch stellt eine potenzielle Gefahr dar, die nicht hundertprozentig zu kontrollieren ist. Aber auch die moderne Technik birgt Risiken: Falsch programmierte Perfusoren (= Dosierpumpe für Infusionen), zu hohe Strahlungsdosen beim Röntgen etc. können die Auslöser einer Krise sein. Diese unvollständige Liste verdeutlicht bereits, dass Krankenhäuser organisatorisch jederzeit auf solche Szenarien vorbereitet sein sollten. Sind sie es nicht, werden sie schnell von den Folgen überrollt und können sich in der Öffentlichkeit kein oder kaum Gehör verschaffen.

Für das Personal und die gesamte Einrichtung besteht das Risiko, durch Fehler von der Öffentlichkeit (zu Recht) kritisiert zu werden. Erfahren die Medien von Fehlern und berichten sie darüber, so werden Fragen nach der Sicherheit der Menschen laut und auch nach dem Qualitätsstandard der Einrichtung. Sie verliert durch solche Berichterstattung natürlich das Vertrauen der Zielgruppen.

In einer Krise ist die Führung des Unternehmens gefordert, sich der Kritik zu stellen. Sie muss reagieren, damit sie später agieren und die öffentliche Diskussion mitbestimmen kann. Alle Einrichtungen tun deswegen gut daran, intern frühzeitig über mögliche Krisen zu diskutieren und mögliche Strategien im Falle des Falles zu beraten.

3.3.1 Klare Kompetenzen als Grundregel

Bereits im Vorfeld von möglichen Krisen müssen sich die Einrichtungen organisatorisch auf sie vorbereiten. Hierzu gehört neben der Analyse der potentiellen Gefahren auch die Frage, wer welche Aufgaben im Krisenfall übernimmt. Wer ist der **Ansprechpartner der Medien**, die Informationen haben wollen? Übernimmt eine einzelne Person diese Aufgabe, oder wird sie von der Leitung gemeinsam getragen? Sinnvoll ist es, dass hierarchisch hochgestellte Mitarbeiter den Mittler zwischen Einrichtung und Öffentlichkeit spielen. Sie müssen nicht jede einzelne Aussage vorher abstimmen und haben den Überblick. Die Mitglieder des Vorstandes sind prädestiniert für die Aufgabe. Auch ein Pressesprecher kann der Ansprechpartner für die Medien sein, wenn er in enger Abstimmung mit dem Vorstand arbeitet.

Gegenüber den Medien dürfen nur die vorher bestimmten Mitarbeiter (Vorstand, Pressesprecher) sprechen. Alle anderen Mitarbeiter sollten nicht in der Öffentlichkeit Stellung beziehen und Interviews geben. Damit verhindert das Einrichtung, dass verschiedene interne Beurteilungen der Krise an die Öffentlichkeit kommen und den Nährboden für weitere Spekulationen bilden. Parallel muss die **interne Kommunikation** vorbereitet werden. Gerade in einer Krise ist es erforderlich, die Mitarbeiter über die tatsächlichen oder angeblichen Vorwürfe gegen das Haus zu unterrichten. Andernfalls würde das Vertrauensverhältnis zwischen Betriebsleitung und Mitarbeitern Schaden nehmen und das Betriebsklima sich verschlechtern.

3.3.2 Interne Sprachregelung

Spricht man mit zwei Verantwortlichen über die Bewertungen einer Krise und deren mögliche Auswirkungen, erhält man in den meisten Fällen unterschiedliche Aussagen. Ein Mitarbeiter betont, dass die momentane Krise nur eine kurze Bestandsaufnahme ist, die bald keine Nachricht in den Medien mehr wert ist. Im Gegensatz dazu erläutert ein anderer Mitarbeiter, dass die mittel- und langfristigen Auswirkungen noch nicht abzuschätzen sind und das Ansehen des Unternehmens durch die Krise natürlich gelitten hat – zwei Aussagen, die sich offensichtlich widersprechen. Geschieht dies in einem Gespräch mit einem Journalisten während der Krise, können weitere Nachteile für das Krankenhaus resultieren. Die Öffentlichkeit glaubt zu Recht, dass das Haus in der Beurteilung uneins ist. Um zu verhindern, dass durch solche Missverständnisse und unterschiedliche Formulierungen das Interesse der Medien nicht zusätzlich am Leben gehalten wird, ist eine **klare Sprachregelung** innerhalb des Hauses nötig. Sie sollte auf der Ebene des Vorstands festgelegt werden.

3.3.3 Schnelle Reaktionszeit

Eine gut organisierte Krisen-PR erkennt man auch an der Reaktionszeit. Die Öffentlichkeit und insbesondere die Medien erwarten rasch eine Stellungnahme zu den Vorwürfen. Je schneller ein Unternehmen in der Lage ist, sich gegenüber der Presse mitzuteilen, desto höher sind die Chancen, auch tatsächlich Gehör zu finden. Kurze Reaktionszeit bedeutet, dass man **innerhalb von wenigen Stunden**, falls möglich noch schneller, auf die Anfragen der Medien reagiert. Wartet das Krankenhaus mit der Herausgabe von eigenen Informationen, so suchen sich die

Journalisten andere Informationsquellen. Das Unternehmen sollte daher den Medien die vorhandenen, erwünschten und notwendigen Informationen anbieten. Konkret sollte es eine **Presseerklärung** an alle Medien schicken, die sich bereits gemeldet haben, aber auch an diejenigen, für die das Thema interessant sein könnte. Wichtig ist, Informationen schriftlich per Mail weiterzugeben. Ein Telefonat zwischen einem Journalisten und dem Ansprechpartner kann durch Zufälle missverständlich wirken und die Krise noch verschärfen.

3.3.4 PR-Instrumente während der Krise

Gerade in einer Krise sollte das Krankenhaus auf alle PR-Instrumente zurückgreifen, die zur Verfügung stehen. Sehr wichtig ist der direkte Kontakt zu den Journalisten. Eine einberufene Pressekonferenz ermöglicht es dem Krankenhaus, den Journalisten die eigene Position und Argumente vorzustellen. Gerade in einem Krisenfall ist es wichtig, die Pressekonferenz vorab durchzuspielen: Journalisten geben sich in solchen Fällen nicht mit einer Antwort zufrieden, sie bohren nach und verlangen weitere Informationen. Hier müssen die Führungskräfte Ruhe bewahren. Dieses »Nachbohren« sollte in einer »Trockenübung« simuliert werden. Viele Unternehmen schicken ihre Führungskräfte zu regelmäßigen Medientrainings, d. h. sie werden auf Auftritte vor Kameras, Mikrofonen und Journalisten vorbereitet. Mit regelmäßigen und raschen Pressemitteilungen kann auf neue Aspekte eingegangen werden. Per Fax und E-Mail erreicht man die Redaktionen.

Die Pressestelle des Unternehmens sollte gerade in einer Krise permanent erreichbar sein. Die Journalisten und die Öffentlichkeit möchten zu jeder Zeit Informationen bekommen. Eine unbesetzte Pressestelle kann dazu führen, dass die Informationen bei anderen Quellen eingeholt werden und die Argumentation des Unternehmens nicht beachtet wird. Allerdings sind die meisten Pressestellen auch am Wochenende besetzt bzw. per Smartphone stets erreichbar.

3.3.5 Ehrlichkeit zahlt sich aus

Die Grundregeln der Presse- und Öffentlichkeitsarbeit gelten auch im Falle einer Krise: seriös, gesprächsbereit und vor allem ehrlich. Das Unternehmen sollte es vermeiden, die eigenen Fehler oder Versäumnisse in der Hoffnung zu leugnen, dass die Öffentlichkeit sie nicht findet oder sie nicht beweisen kann. Ein solcher Trugschluss begründet ein tiefes **Misstrauen der Öffentlichkeit**, und zwar nicht nur während der eigentlichen Krise, sondern auch lange danach. Alle notwendigen Informationen und Details müssen veröffentlicht werden. Ein Unternehmen beweist dadurch sein eigenes Interesse, die Krise aufzuarbeiten und die möglichen Fehler zu beheben. Die PR-Aktivitäten zeigen aber auch, dass es nichts zu verbergen hat. Werden Informationen jedoch verheimlicht oder zurückgehalten, wird dies als Versuch angesehen, die Öffentlichkeit zu täuschen.

Ebenso falsch wäre es, die Informationen immer nur häppchenweise an die Öffentlichkeit zu geben. Dadurch wird der Eindruck erweckt, dass das Unternehmen nur das bestätigt, was bereits bewiesen ist. Die Vermutung liegt nahe, nicht alle wichtigen Informationen seien bekannt und das Unternehmen habe etwas zu verbergen. Es selbst ist bei dieser sogenannten Salamitaktik stets in der passiven Rolle und kann nur reagieren. Medien werden weiter forschen und versuchen, der Einrichtung weitere Fehler und Versäumnisse nachzuweisen. Akzente kann das Krankenhaus so nicht setzen, sondern es überlässt dies den Medien.

3.4 Rechtliche Vorschriften

Für jedes Unternehmen in Deutschland gilt das **Gesetz gegen den unlauteren Wettbewerb** (UWG). Dessen Ziel ist es, für fairen Wettbewerb zu sorgen. Verboten ist es dem Gesetz gemäß, im Wettbewerb gegen die guten Sitten zu verstoßen. Vergleichende Werbung ist nicht grundsätzlich untersagt, verstößt aber gegen die guten Sitten, wenn sie Mitbewerber verunglimpft oder wenn sich der Vergleich auf unterschiedliche Sachverhalte bezieht. Irreführende Werbung ist grundsätzlich nicht erlaubt.

Da Verbraucherschutz im Gesundheitswesen einen besonderen Stellenwert besitzt, unterliegt die Werbung weiteren Beschränkungen, die im **Heilmittelwerbegesetz** (HWG) festgelegt sind. Werbebeschränkungen sind ebenfalls in der **ärztlichen Berufsordnung** niedergelegt. Als mit dem Arztberuf unvereinbar gilt Werbung dann, wenn sie anpreisend, irreführend oder vergleichend ist. Andernfalls führte sie zu »*einer dem Selbstverständnis der Ärztin oder des Arztes zuwiderlaufenden Kommerzialisierung des Arztberufs*« (§ 27 Abs. 1 BO). Das HWG erweitert den Kreis der Adressaten. Es gilt für Anbieter von Arzneimitteln, Medizinprodukten und Behandlungen, die sich auf Erkennung, Beseitigung und Linderung von Krankheiten oder Beschwerden beziehen. Damit richten sich die Vorschriften des HWG, neben den Anbietern von Industrieprodukten (Arzneimittel, Geräte), an alle Gesundheitsbetriebe, die diagnostische, therapeutische oder pflegerische Leistungen erbringen, also an Arztpraxen, Krankenhäuser, Rehabilitationskliniken, nichtärztliche Therapeuten, Pflegeeinrichtungen. Welches Medium die Anbieter für Werbung oder Öffentlichkeitsarbeit auch immer einsetzen, z. B. Presse, TV, Internet, Radio, Broschüren etc., spielt keine Rolle. Das HWG ist unabhängig vom Medium zu beachten.

Das Gesetz trifft eine Unterscheidung zwischen Fachkreisen und Allgemeinheit. Fachkreise sind Angehörige von Gesundheitsberufen. Werbung, die sich nicht nur an Fachkreise, sondern **an die Allgemeinheit wendet, ist untersagt** für verschreibungspflichtige Arzneimittel: »*Für verschreibungspflichtige Arzneimittel darf nur bei Ärzten, Zahnärzten, Tierärzten, Apothekern und Personen, die mit diesen Arzneimitteln erlaubterweise Handel treiben, geworben werden*« (§ 10 Abs. 1 HWG). Werbung außerhalb der Fachkreise ist ferner verboten für Arzneimittel, die auf die Psyche wirken und Abhängigkeit verursachen können, sowie generell für Behandlungen von gravierenden Erkrankungen, wie z. B. Krebs, meldepflichtigen Infektionen. Im EU-Parlament gibt es Initiativen, dieses Verbot aufzuheben: zukünftig soll auch Werbung für Psychopharmaka z. B. in Zeitschriften, im TV oder im Internet für jeden sichtbar sein.

Generell verboten ist Werbung dann, wenn sie **irreführend** ist. Dabei konkretisiert das HWG den Begriff der Irreführung. Demnach ist es nicht erlaubt, Produkten (z. B. Arzneimitteln) oder Verfahren (z. B. Behandlungsmethoden) therapeutische Wirksamkeit zuzuschreiben, die sie nicht haben. Verboten ist es, sicheren Erfolg zu versprechen oder Nebenwirkungen auszuschließen.

Das HWG wurde im Jahr 2012 gelockert, einige Verbote, insbesondere das Verbot der Abbildung von Ärzten/Pflegepersonal in weißer Berufskleidung, wurden gestrichen. Erlaubt ist es mittlerweile außerhalb der Fachkreise, also für das breite Publikum, mit wissenschaftlichen Veröffentlichungen oder Gutachten zu werben, allerdings müssen diese von wissenschaftlich oder fachlich berufenen Personen verfasst sein. Bildliche Darstellungen von Veränderungen des menschlichen Körpers, z. B. durch zahnärztliche Behandlung, waren vor der Gesetzesnovelle untersagt und sind nun erlaubt, sofern sie nicht in »*missbräuchlicher, abstoßender oder irreführender Weise*« (§ 11 Abs. 1 HWG) erfolgen. Mit derselben Einschränkung sind auch die Wiedergabe von Krankengeschichten und die Veröffentlichung von Dank- oder Empfehlungsschreiben zu Werbezwecken gestattet. Verboten bleibt Werbung, die sich an Kinder wendet, oder Werbeaussagen, die nahelegen, dass die Nichtverwendung eines Arzneimittels die Gesundheit schädigt.

Im Interesse des Verbraucherschutzes von Patienten verpflichten die Werbebeschränkungen des HWG Anbieter von Gesundheitsleistungen auch nach den Lockerungen zu Sachlichkeit und untersagen Angst erweckende, allzu stark emotionalisierende Werbung. Grundlage der Werbung ist letztlich ein seriöses Auftreten des Anbieters.

4 Fundraising und Sponsoring

Fundraising und Sponsoring sind inzwischen feste Bestandteile eines Kommunikationskonzepts von gesundheitlichen und sozialen Einrichtungen geworden. Beide Instrumente bieten den Einrichtungen gute Möglichkeiten, weitere (finanzielle) Unterstützung einzusammeln.

Der Begriff »Fundraising« kommt aus dem amerikanischen, eine wortgetreue Übersetzung fehlt bislang. Tatsächlich steht im Kern des Fundraisings das Einwerben von Geld-, Sach- und Zeitspenden. In den vergangenen Jahren haben insbesondere Universitäten und große Kliniken das Fundraising perfektioniert. Um Geldspenden einsammeln zu können, ist die Gemeinnützigkeit der Einrichtung und damit die Ausgabe einer Spendenbescheinigung von großer Bedeutung.

Geldspenden: Tatsächlich konzentrieren sich viele Einrichtungen auf das Einwerben von reinen Geldmitteln; die Spenden werden in der Regel für Leistungen erbracht, die normalerweise von keinem Kostenträger erstattet werden. Erfolgreiches Fundraising setzt ein klar definiertes Projekt voraus, für das Geld später verwendet werden soll. Spender/innen erwarten, dass sie selbst bestimmen können, wieviel und vor allem wie lange sie spenden möchten. Eine enge Information über die Verwendung der Geldmittel, regelmäßige Projektzwischenstände sind ein Muss. Um Spender anzusprechen, stehen verschiedene Kommunikationswege offen: Pressemitteilung, Pressekonferenzen, persönliche Briefe (Mails sind hier nicht der richtige Weg) oder angekündigte Infoveranstaltungen. Ebenso können Sie auf Ihrer Homepage, den Social-Media-Kanälen oder Bannerwerbung und im Radio bzw. TV auf sich aufmerksam machen. Ein für den Spender einfacher Weg ist, per SMS oder PayPal Geld zu spenden.

Die Hauptspendezeit ist immer noch die Adventszeit sowie unabhängig davon größere Naturkatastrophen. Überwiegend spenden eher Frauen als Männer, die »typischen« Spender sind 45 Jahre und älter.

Sachspenden: Falls Sie bereits wissen, welchen Gegenstand Sie für Ihre Einrichtung benötigen, ist eine Sachspende für Sie interessant: Brauchen Sie z. B. für Ihren Kindergarten noch weitere Spielsachen, können Sie gezielt die umliegenden Spielzeuggeschäfte anschreiben und um eine Sachspende bitten. Diese »Bettelbriefe« sollten einen emotionalen Ton haben, am besten mit einem passenden Foto und natürlich den notwendigen Kontoverbindungen. Die Erfolgsquote dieser Mailings liegt bei ca. 5–8 %, d. h. einer von etwa 20 Briefen wird positiv beantwortet. Da auch die spendende Firma einen Gegenwert erwartet, versenden beide gemeinsam eine Pressemitteilung (PM) mit Foto. In der PM wird die Firma lobend erwähnt, so dass alle Beteiligten einen Mehrwert haben: Kindergarten, Kinder und die Firma.

Zeitspenden: In den letzten Jahren bringen sich immer mehr Menschen gesellschaftlich und ehrenamtlich ein. Ehrenamtliche übernehmen Tätigkeiten in Kindergärten, Heimen und Kliniken. Auch Ihre Einrichtung kann diese Freiwilligen gut einbinden: als »Lesepaten« im Kindergarten, als »Besucher« für Patienten (oder Heimbewohner) ohne Anhang und ähnliches. Den Einsatzmöglichkeiten sind keine Grenzen gesetzt. Im Vorfeld müssen Sie zwei Dinge klären bzw. abschließen: bekommen die ehrenamtlichen eine Aufwandsentschädigung (z. B. Kosten für Benzin / ÖPNV) und müssen Sie eine z. B. eine Unfallversicherung für die Ehrenamtlichen abschließen. Grundsätzlich gilt, dass Sie alle Ehrenamtlichen auf Herz und Niere prüfen. Fordern Sie unbedingt ein aktuelles erweitertes Führungszeugnis ein, insbesondere wenn Sie in einem Kindergarten oder Schule tätig sind.

Sponsoring: Sponsoring ist den meisten im Sport und der Kultur bekannt. Auch im Gesundheitswesen ist Sponsoring noch immer weit verbreitet, insbesondere bei der Durchführung von Kongressen und Tagungen durch die Pharmaindustrie. Gekennzeichnet ist Sponsoring durch folgende Merkmale:

- Vertrag zwischen beiden Seiten, in der Regel mit Angabe der Vertragslaufzeit
- Definition der Leistungen/Gegenleistungen beider Vertragspartner plus Nennung von Konventionalstrafen bei Nichterfüllung der Leistung

Im Gesundheitswesen sind u. a. zahlreiche Fort- und Weiterbildungen, Kongresse und Symposien durch die Pharmaindustrie gesponsort. Dies ist legal. Falls Sie auch Ihre Tagung durch eine Pharmafirma finanziell unterstützen lassen wollen, gelten die Vorgaben des Transparenzkodex der Pharmaindustrie: Leistung und Gegenleistung beider Vertragspartner müssen auf der Internetseite, Flyern und Plakaten für die Veranstaltung veröffentlicht werden. Der Sponsor kann z. B. für seine finanzielle Unterstützung einen Infotisch bei einer Tagung erhalten, die Pharmafirma kann aber auch die Kosten für Referenten, die Mietkosten für einen Tagungsraum oder das Catering übernehmen.

Umgekehrt kann auch eine soziale Einrichtung selbst als Sponsor wirken, z. B. als Trikotsponsor der lokalen Fußballmannschaft oder als Unterstützer kultureller Angebote. Selbstverständlich gelten auch hier dieselben Transparenzpflichten wie für Unternehmen.

4.1　Social Marketing

Neben dem klassischen, gewinnorientierten Marketing nimmt das Social Marketing mehr und mehr Raum ein. Im Vordergrund stehen dabei Verhaltensänderungen der Gesellschaft, um gesellschaftlich unerwünschtes/gefährliches Verhalten zu vermeiden. Oft werden die Social Marketing-Kampagnen durch Gesetze und Vorgaben flankiert und damit Bürgerinnen und Bürger nachhaltig verändert.

Social Marketing ist nicht gewinnorientiert, es stehen nicht erhöhter Absatz, Umsatz oder Verkauf eines Produkts im Vordergrund. Auch aus diesem Grund werden die meisten Kampagnen durch den Staat selbst oder gemeinnützige Stiftungen finanziert.

Um die Langfristigkeit der Kampagnen zu erinnern, sei beispielhaft an die Anti-Aids-Kampagne »Gib Aids keine Chance« der Bundeszentrale für gesundheitliche Aufklärung (BZGA) erinnert. Begonnen im Jahr 1989, wird sie inzwischen unter dem Motto »Liebesleben« fortgesetzt. In den mehr als drei Jahrzehnten haben sich Zielgruppenansprache und eingesetzte Medien geändert. Die Zahlen der Neuinfektionen sinkt seit Jahren und liegt bei ca. 2400 Menschen im Jahr.

Eine sehr erfolgreiche Kampagne ist die Anti-Raucher-Kampagne, insbesondere bei Jugendlichen. Über mehrere Jahrzehnte wurden Jugendliche fokussiert. Parallel unternahm die Politik verschiedene Maßnahmen, um das Rauchen einzudämmen und den Zugang zu Tabak und Zigaretten zu erschweren. Werbung wurde verboten, die Ausnahmen von Plakat- und Kinowerbung sollen in den kommenden Jahren fallen. Parallel hierzu kamen die gesetzlich verordneten Warnbilder auf Zigarettenpackungen und das Rauchverbot in Lokalen und Gaststätten. Die »Ächtung« des Rauchens setzte sich gesellschaftlich konsequent fort: in vielen TV-Produktionen gab es keine Raucher mehr. Tatsächlich rauchen weniger (jugendliche) Menschen. Ein Erfolg der Kampagne, der allerdings mehrere Jahre dauerte.

Schwieriger ist das Erfolgscontrolling der Kampagne. Viele Erfolge sind erst nach Jahren erkennbar. So sinkt die Zahl jugendlicher Raucher stetig, auch dank der langjährigen Kampagnen.

Übungsaufgaben zu Teil IX

Aufgabe 1
Nehmen Sie an, Sie müssten in einem Krankenhaus einen Tag der offenen Tür organisieren. Wie gehen Sie vor?

Aufgabe 2
Nennen Sie einige PR-Maßnahmen, mit denen ein Krankenhaus niedergelassene Ärzte in ihrer Funktion als Zuweiser an das Haus binden kann.

Aufgabe 3
Suchen Sie im Internet Informationen zu folgenden Stichworten:

- Krankenhausportal, Pflegeportal
- Patientenzeitschrift
- Gesundheitsmesse, Pflegemesse

Aufgabe 4
Im Krankenhaus Neustadt wurden im Kreißsaal Babys vertauscht. Der Irrtum wurde zwei Tage später aufgeklärt. Dennoch wird der Vorfall breit in den Medien diskutiert. Nennen Sie einige Fehler, die das Krankenhaus vermeiden sollte.

Teil X Materialwirtschaft

Gesundheitsbetriebe arbeiten als Dienstleistungsunternehmen arbeitsintensiv, d. h. die größte Rolle bei der Leistungserbringung spielt die menschliche Arbeit. Dies zeigt sich auch an den Kostenstrukturen. Dennoch hat jeder Betrieb den Bezug, die Lagerung und die Entsorgung von **Sachgütern** zu planen und zu organisieren und dabei spezifische Anforderungen zu beachten. Beschaffung, Lagerung und Entsorgung werden in der Betriebswirtschaftslehre meist mit dem Begriff »**Logisti**k« umschrieben. Logistik bezeichnet die Steuerung des Güterflusses im Unternehmen vom Einkauf bis zur Abfallentsorgung.

1 Beschaffung

Aufgabe der Beschaffungslogistik ist es, die für die Fertigung notwendigen Güter und Dienstleistungen bereitzustellen. Aufbauorganisatorisch ist dafür die **Einkaufsabteilung** verantwortlich. Je nach Unternehmen gibt es einen eigenen Einkauf oder Kooperationen mit dem Ziel des gemeinsamen Einkaufs. Der Einkauf ist oft nach Artikelgruppen gegliedert z. B. in Einkauf Laborartikel, Einkauf medizinisch/pflegerischer Verbrauch, Einkauf Verwaltungsverbrauch, Einkauf Technik und Einkauf Investitionsgüter.

Die Beschaffungslogistik hat zuerst das Sortiment an Artikeln zu definieren (Standardbildung), die im Unternehmen Verwendung finden. Ein Werkzeug hierzu ist die **ABC-Analyse** (▶ Kap. VI.2.1). Damit werden die regelmäßig benötigten Sachgüter in Kategorien nach ihrem Wertanteil (Preis × Menge) an allen Sachgütern eingeteilt. Ergebnis kann z. B. folgende Einteilung sein: Etwa 15 % der Artikel bilden 80 % des Gesamtwertes aller Güter und sind somit A-Güter, weitere 30 % stellen 15 % des Gesamtwertes und werden als B-Güter eingestuft, der Rest mit 5 % Anteil am Gesamtwert sind C-Güter. Bei der Standardbildung gilt es, sich zuerst um A-Artikel zu kümmern, da hier die Kapitalbindung am größten ist. Gerade hier lohnt es sich, günstige Preise, hohe Rabatte etc. zu erhalten, um die Beschaffungskosten zu minimieren.

Sollen neue Güter beschafft werden, sind Angebotsvergleiche durchzuführen. Die Fachabteilung nennt ihre Wünsche unter Berücksichtigung ihrer Erfahrungen. Nach der Artikelfestlegung werden die potentiellen Bezugsquellen ermittelt. Dies erfolgt heute durch Datenbanken, Fachliteratur, Unterlagen der Fachfirmen und das Internet. Wenn mögliche Lieferanten gefunden sind und der entsprechende Bedarf für das Unternehmen festgestellt wurde (z. B. Jahresmenge laut Datenverarbeitung), werden in der Regel mindestens drei Angebote eingeholt.

Soweit keine hausinternen Datenquellen für die Bedarfsplanung zur Verfügung stehen, ist eine Hochrechnung anzustellen, wie viele Artikel benötigt werden. Eine solche Hochrechnung wäre z. B. anhand der mit der Krankenkasse vereinbarten Leistung möglich. Angenommen ein Krankenhaus hat sich auf 1000 Herzkatheter-Untersuchungen festgelegt, sind 1000 Herzkatheter-Sets zuzüglich eines gewissen Prozentsatzes als Mindestmenge anzusetzen.

Die Angebote, genauer gesagt die einzelnen Faktoren, werden dann miteinander verglichen (**Mehrfaktorenvergleich**), z. B. bei drei Angeboten mit 1 bis 3 Punkten bewertet und dann berechnet, welches Angebot das rentabelste, nicht das günstigste ist. Dabei spielen folgende Eigenschaften je nach Artikel eine größere oder kleinere Rolle:

- Preise der infrage kommenden Anbieter sind inklusive Zuschlägen (Transportkosten) und Abschlägen (Rabatte, Boni, Skonti) zu vergleichen.
- Qualitätsvergleiche beziehen sich sowohl auf das Gut selbst als auch z. B. auf zusätzlich angebotene Serviceleistungen oder die Flexibilität des Anbieters bei Sonderwünschen etc.
- Werden die Güter zu einem bestimmten Zeitpunkt benötigt, kann der Vergleich der Liefertermine das ausschlaggebende Kriterium für die Entscheidung zugunsten eines Anbieters sein.
- Ökologische Aspekte
- Image des Lieferanten
- Herkunft des Artikels
- Risiko Lieferantenausfall

Werden Artikel in einer gewissen Regelmäßigkeit verbraucht, kann überlegt werden, den Beschaffungsprozess zu automatisieren. Beispiele für ein solches Verfahren wären die Bestellung von Infusionslösungen für ein Krankenhaus oder von Einlagen für ein Pflegeheim. Für solche kontinuierlich benötigten Verbrauchsgüter kann mit dem Lieferanten eine Lieferung pro Woche in einer Menge von 1/52 des Jahresbedarfs vereinbart werden. Wird monatlich oder quartalsmäßig abgerechnet, können Prozesskosten, Bankkosten usw. eingespart werden. Automatisierte Bestellvorgänge erfolgen heute mithilfe der Informationstechnologie. Werden alle Produkte beim Wareneingang und -ausgang erfasst, z. B. durch einen mit Scanner zu entschlüsselndem Barcode, können bei Unterschreitung festgelegter Mindestmengen automatisch Bestellprozesse ausgelöst werden.

2 Lager

Gesundheitsbetriebe müssen mit unvorhersehbarem Bedarf, z. B. mit einer Pandemie, rechnen und jederzeit darauf eingestellt sein. Krankenhäuser etwa können ihrem Versorgungsauftrag, in Notfällen zu helfen, nur nachkommen, wenn sie die dazu benötigten Güter im Lager bereithalten bzw. mit Zulieferbetrieben entsprechende Verträge abschließen. Dabei haben die persönlichen Schutzausrüstungen (PSA) sowie Hygieneartikel eine besondere Bedeutung.

Die Lagerhaltung unterliegt aber auch ökonomischem Kalkül. Die medizinisch notwendige Gütermenge, um für Bedarfsschwankungen gerüstet zu sein, stellt die Untergrenze der Vorratshaltung dar. Aufgrund wirtschaftlicher Überlegungen wird die Lagerhaltung weder zu groß noch zu klein sein. **Zu geringe Lagerbestände** können ein Krankenhaus zu Käufen nötigen, deren einziges Auswahlkriterium die Lieferzeit ist. Überhöhte Preise wären in solchen Fällen nicht zu vermeiden. **Zu große Lagerbestände** binden Kapital des Betriebes und entziehen ihm damit Mittel, die er anderweitig sinnvoller einsetzen könnte. Gerade im Krankenhaus werden Güter mit Verfallsdatum (z. B. Medikamente) eingesetzt. Eine zu große Bevorratung könnte zu Verlusten durch Ablauf der Waren führen. Um dies zu verhindern, setzen die Betriebe das sogenannte **FiFo-Verfahren (first in – first out)** ein: Der älteste Artikel verlässt das Lager zuerst; neue Waren werden so einsortiert, dass sie zuletzt entnommen werden.

Um die Prozesse möglichst schnell, aber auch wirtschaftlich zu gestalten, sollten digitale Werkzeuge wie ein Materialwirtschaftsprogramm, Barcode und Barcodelesen eventuell sogar RFID eingesetzt werden. Idealerweise endet die IT-Landschaft nicht am Warenausgang, sondern wird in den Abteilungen und Stationen ebenfalls verwendet. Leider hat sich die Industrie noch nicht auf ein einheitliches Format z. B. der **European Articel Number (EAN-13)** o. Ä. geeinigt.

Um den Artikelstamm möglichst gering zu halten, ist es erforderlich diesen zu **standardisieren.**

Das bedeutet nicht vom gleichen Artikel viele verschiedene Anbieter vorzuhalten. Zwei Lieferanten machen jedoch Sinn, um nicht abhängig zu sein.

Betriebe bedienen sich zur Steuerung der Vorratshaltung folgender Kennziffern: Mindest-, Höchst-, Meldebestand (▶ Abb. 56).

Ein Rechenbeispiel soll das Lagermodell erklären:

> **Rechenbeispiel:**
>
> Von einem Medikament werden pro Tag erfahrungsgemäß 50 Packungen verbraucht, die Lieferzeit des Herstellers beträgt 2 Tage. Das Krankenhaus möchte einen Mindestbedarf von 120 Packungen bevorraten. Der Lagerbestand soll 320 Packungen nicht überschreiten (Höchstbestand). Aus diesen Angaben lässt sich der Meldebestand errechnen:

| (Tagesverbrauch × Lieferzeit) | + Mindestbestand | = Meldebestand |
| (50 × 2) | + 120 | = 220 Packungen |

Bei einer Vorratsmenge von 220 Packungen informiert das Lager die Einkaufsabteilung, das Medikament beim Hersteller zu ordern. Die Bestellmenge orientiert sich am Höchstbestand: Wird am Meldetag geordert, beträgt die Bestellmenge höchstens 200 Packungen. Voraussetzung für eine funktionierende Bestellfrequenz ist die ständige Überwachung der Lagerbestände. Inventuren – die mengenmäßige Erfassung der Güterbestände – erfolgen laufend und nicht nur einmal jährlich, wie es das Handelsgesetzbuch vorschreibt.

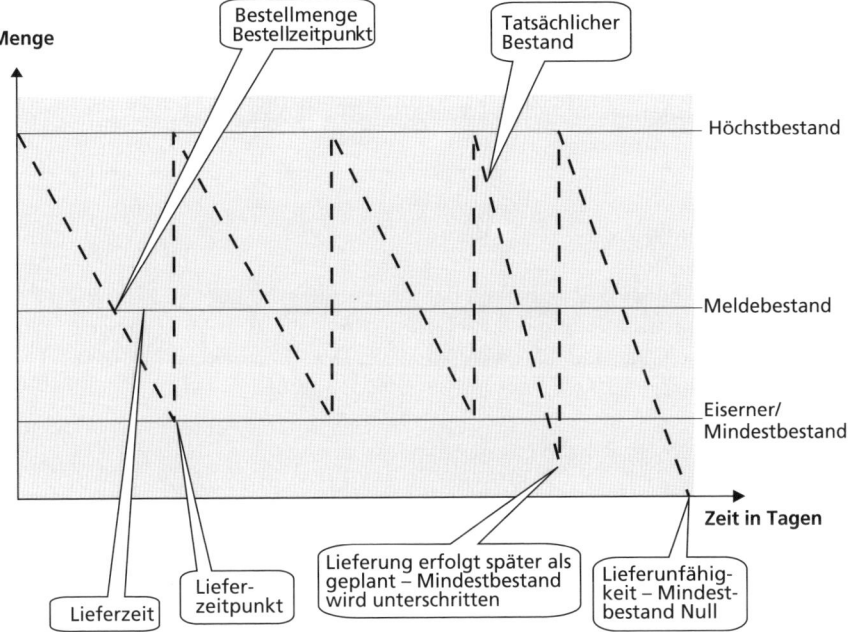

Abb. 56: Der Lagerbestand eines Gutes schwankt zwischen dem Höchst- und Meldebestand

Zur Überprüfung der Lagervorgänge und der Wirtschaftlichkeit der Lagerhaltung arbeitet das Controlling mit weiteren Kennziffern:

$$\text{Jahresdurchschnittlicher Lagerbestand} = \frac{\text{Jahranfangsbestand} + \text{Jahresendbestand}}{2}$$

> Jahresdurchschnittlicher Lagerbestand =
>
> $$\frac{\text{Jahranfangsbestand } + 12 \text{ Monatsendbestände}}{13}$$
>
> Umschlagshäufigkeit (mengenmäßig) =
>
> $$\frac{\text{Warenabsatz}}{\text{Durchschnittlicher Lagerbestand}}$$
>
> Durchschnittliche Lagerdauer =
>
> $$\frac{360}{\text{Umschlagshäufigkeit}}$$
>
> Lagerzinssatz = $\dfrac{\text{Jahreszinssatz} \times \text{durchschnittliche Lagerdauer}}{360}$

Rechenbeispiel:

In einer Krankenhausküche beträgt der Jahresanfangsbestand an Konserven 274 Dosen, der Jahresendbestand 240 Dosen. Pro Jahr werden insgesamt 2000 Konservendosen verbraucht (Warenabsatz). Der Wert einer Konserve (Einkaufspreis) beträgt 1,73 €.

Der jahresdurchschnittliche Lagerbestand beträgt:

(274 + 240) : 2 = 257 Konserven

Mengenmäßige Umschlagshäufigkeit:

2000 : 257 = 8

Auf acht verbrauchte Dosen kommt eine gelagerte.

Durchschnittliche Lagerdauer:

360 : 8 = 45 Tage.

Jede Konserve liegt im Durchschnitt 45 Tage auf Lager.
 Um die Kosten der Kapitalbindung durch die Lagerhaltung zu ermitteln, errechnet der Controller den Lagerzinssatz. Als Jahreszinssatz werden 5 % angenommen.

Lagerzinssatz:

(0,05 × 45) : 360 = 0,00625 bzw. 0,625 %

Würde der Gesamtwert der im Durchschnitt gelagerten 257 Konserven je 1,73 € (Gesamtwert 444,61 €) für 45 Tage verzinslich angelegt, so entstünde ein Ertrag von 2,78 €. Umgekehrt verzichtet der Betrieb auf diesen Ertrag, wenn er Güter auf Lager hält. Eine Verringerung der Lagerdauer könnte die Lagerzinskosten senken.

Die Lagerzinskosten ergeben zusammen mit den Kosten des Lagerpersonals, der Lagereinrichtung und den durch sogenannten Schwund (Diebstahl, Verderb etc.) verursachten Kosten die **Gesamtkosten der Lagerhaltung.**

3 Zusammenwirken von Beschaffung und Lager – optimale Bestellmenge

Die beiden Abteilungen Beschaffung und Lager müssen zusammenarbeiten, um ein optimales Ergebnis zu erzielen. Aus Sicht der Beschaffung ist es am kostengünstigsten, große Mengen zu bestellen, zum einen, weil dafür Mengenrabatte erzielt werden oder Sonderangebote genutzt werden können. Zum anderen sind die Kosten pro Bestellung (Bearbeitungszeit, Transportaufwand etc.) geringer, wenn große Mengen beschafft werden. Aus Sicht des Lagers sind die Wirtschaftlichkeitsüberlegungen genau konträr dazu: Große Mengen verursachen höhere Lagerkosten. Deshalb sind beide Kosten – jene der Beschaffung und jene des Lagers – zu optimieren. D. h. es ist diejenige Bestellmenge zu ermitteln, bei der die beiden Kosten zusammen ein Minimum erreichen. Die folgende Tabelle soll dies anhand eines Arzneimittels veranschaulichen (▶ Tab. 45).

Preis des Arzneimittels: 55 €   Kosten je Bestellung: 40 €

Lagerkosten in % des gelagerten Warenwertes: 15 %

Jahresbedarf am Arzneimittel 14.400 Stück

Auch wenn bei der Warenentnahme strikt nach dem FiFo verfahren wird, muss das Arzneimittel aufgrund seiner eingeschränkten Haltbarkeit mindestens 24-mal pro Jahr bestellt werden.

Die optimale Bestellmenge liegt bei 450 Stück (bzw. der optimale durchschnittliche Lagerbestand bei 225 Stück). Bei dieser Stückzahl ergeben sich die geringsten Gesamtkosten der Bestellung und des Lagers.

Tab. 45: Optimale Bestellmenge

Bestellhäufigkeit	Bestellmenge Jahresbedarf: Bestellhäufigkeit	Durchschnittl. Lagerbestand in Stück Bestellmenge: 2	Durchschnittl. Lagerbestand in € (durchschn. Lagerbestand x Preis)	Lagerkosten in €	Bestellkosten in €	Gesamtkosten in €
24	600	300	16.500	2475	960	3435
32	450	225	12.375	1856,25	1280	3136,25
48	300	150	8250	1237,50	1920	3157,50
72	200	100	5500	825	2880	3705

4 Entsorgung

In Deutschland gilt seit 1. Juni 2012 das Gesetz zur Förderung der Kreislaufwirtschaft und Sicherung der umweltverträglichen Bewirtschaftung von Abfällen (Kreislaufwirtschaftsgesetz KrWG). Anliegen des Gesetzes ist die **Schonung natürlicher Ressourcen.** Deshalb verpflichtet es dazu, in erster Linie die Entstehung von Abfällen zu vermeiden. Sofern dies nicht möglich ist, sind Abfälle stofflich zu verwerten oder zur Gewinnung von Energie zu nutzen (§ 6 KrWG). Abfallbeseitigung steht an letzter Stelle; sie kommt dann infrage, wenn auch eine Nutzung nicht möglich ist. Aus dem Gesetz resultiert also eine Prioritätenliste für den Umgang mit Abfällen:

1. Vermeiden → sofern nicht möglich: 2. Vorbereitung zur Wiederverwendung → sofern nicht möglich: 3. Recycling → sofern nicht möglich: 4. sonstige Verwertung, insbesondere energetische Verwertung und Verfüllung → sofern nicht möglich: 5. Beseitigung.

Gesundheitsbetriebe können sich zur Umsetzung der gesetzlichen Vorschriften an den Vorgaben der »Bund/Länder-Arbeitsgemeinschaft Abfall« orientieren. Sie ist für alle Gesundheitsbetriebe – Krankenhäuser, Praxen, Pflegeheime etc. – anzuwenden und gibt ihnen die Umsetzung der Verordnung über das Abfallverzeichnis (AVV) vor. Die gefährlichen Abfälle sind darin gesondert gekennzeichnet. In der AVV, Kapitel 18, findet sich eine Auflistung solcher Abfälle von Gesundheitseinrichtungen. Es handelt sich dabei um Chemikalien, die aus gefährlichen Stoffen bestehen, z. B. explosive Stoffe, infektiöse Abfälle, bestimmte Arzneimittel und Amalgamabfall der Zahnmedizin. Fallen Abfälle in eine dieser Kategorien, so müssen sie vom Betrieb

- nach AVV gekennzeichnet
- speziell gelagert und
- entsorgt werden.

Die Lagerung infektiöser Abfälle hat in reißfesten Behältern bei bestimmten vorgeschriebenen Temperaturen zu erfolgen; der Schutz der Mitarbeiter steht dabei im Vordergrund. Zum Schutz von Umwelt und Allgemeinheit dürfen infektiöse Abfälle nicht auf Mülldeponien gelagert werden; sie müssen verbrannt werden. Zuständige Überwachungsbehörden sind Kommunen, Landkreise oder von ihnen getragene Zweckverbände.

In größeren Krankenhäusern ist es die Aufgabe von Hygiene- oder Abfallbeauftragten, Entsorgungsabläufe zu sichern und zu überwachen. Sie können dazu ein Abfallkonzept erstellen, in dem die innerbetriebliche Handhabung der Entsorgung festgelegt ist. Der Beauftragte erfasst zunächst alle Abfallarten, deren Mengen, Lagerung und Entsorgungswege im Betrieb. Aus der Bestandsaufnahme lassen sich möglicherweise Einsparpotentiale erkennen. Deren Umsetzung wird im Abfallkonzept vorgegeben. Gelingt es den Betrieben auf diese Weise im Sinne des KrWG Abfall zu vermeiden oder wiederzuverwerten, schonen sie nicht nur die Umwelt, sie können auch innerbetrieblich Kosten einsparen.

Abschließend sei noch auf die **datenschutzrechtlichen Erfordernisse** (▶ Kap. VI.1.6) bei der Entsorgung von Patientenunterlagen verwiesen. Diese hat so zu geschehen, dass eine **Rekonstruktion unmöglich** ist. Dazu gibt es eigene Vorschriften in Form von DIN-Normen. Sie definieren fünf Sicherheitsstufen bei der Entsorgung für Daten in Papierform, auf Festplatten, CDs, als Röntgenbilder etc. Für Daten von Gesundheitseinrichtungen wird die zweithöchste Sicherheitsstufe (Stufe 4: geheim) empfohlen. Eine Wiederherstellung der Daten ist damit weitgehend ausgeschlossen.

Übungsaufgaben zu Teil X

Aufgabe 1
Als Mitarbeiter/in der Einkaufsabteilung eines Krankenhauses vergleichen Sie Angebote. Sie sollen 200 Packungen Einmal-Spritzen bestellen. Ermitteln Sie das günstigste Angebot als Preis pro Packung (Skonto wird genutzt):

Firma A: 100 Packungen kosten 371,20 €; Skonto 5% bei Zahlung innerhalb von 8 Tagen
Firma B: 100 Packungen kosten 382,50 €; bei Abnahme von mehr als 100 Packungen 8% Rabatt; Skonto 3% bei Zahlung innerhalb von 10 Tagen
Firma C: 100 Packungen kosten 390,- €; bei Abnahme von mehr als 150 Packungen werden 8 Packungen gratis als Naturalrabatt geliefert; Skonto 4% bei Zahlung innerhalb von 10 Tagen

Aufgabe 2
Die Krankenhausapotheke hat für die Abteilung II im vergangenen Jahr die in der Tabelle ausgewiesenen Arzneimittel beschafft.
Berechnen Sie den wertmäßigen Gesamteinsatz der Güter und erstellen Sie eine ABC-Analyse. Geben Sie je Güterkategorie (A, B und C) den jeweiligen Anteil am Gesamtwert an.

A-Güter   10% und mehr vom Gesamtwert
B-Güter   5% bis unter 10%
C-Güter   unter 5%

Waren	Stück pro Jahr	Durchschnittlicher Bezugspreis pro Stück
Arzneimittel 1	42.000	0,08
Arzneimittel 2	15.000	0,75
Arzneimittel 3	500	3,27

Waren	Stück pro Jahr	Durchschnittlicher Bezugspreis pro Stück
Arzneimittel 4	850	1,04
Arzneimittel 5	26.000	0,97
Arzneimittel 6	9800	3,78
Arzneimittel 7	11.000	2,65
Arzneimittel 8	8600	3,39

Aufgabe 3
Der Tagesverbrauch von Einmalhandschuhen beträgt 70 Stück; die Lieferzeit liegt bei 3 Tagen. Das Krankenhaus möchte einen Mindestbestand von 250 Stück vorhalten. Bitte errechnen Sie den Meldebestand.

Aufgabe 4
Bitte ordnen Sie zu

1. soll nicht unterschritten werden
2. hängt von der Lieferzeit ab
3. sollte aus wirtschaftlichen Gründen hoch sein
4. sollte aus wirtschaftlichen Gründen kurz sein
5. sollte nicht überschritten werden
6. ergibt sich, wenn Bestellkosten und Lagerkosten

a) Meldebestand
b) opt. Lagerbestand
c) Höchstbestand
d) Mindestbestand
e) Umschlagshäufigkeit
f) durchschn. ein Minimum erreichen Lagerdauer

Aufgabe 5
Nennen Sie Gründe für eine sorgfältige Steuerung der Abfallwirtschaft.

Teil XI Die Organisation des Gesundheitswesens in der Europäischen Union

Nicht nur Deutschland, sondern alle Staaten in der Europäischen Union (EU) verfolgen sozialstaatliche Ziele. Die Grundrechte-Charta der EU formuliert die Festlegung der Mitgliedsstaaten auf soziale Ziele wie folgt:
Artikel 34 Soziale Sicherheit und soziale Unterstützung

> »(1) Die Union anerkennt und achtet das Recht auf Zugang zu den Leistungen der sozialen Sicherheit und zu den sozialen Diensten, die in Fällen wie Mutterschaft, Krankheit, Arbeitsunfall, Pflegebedürftigkeit oder im Alter sowie bei Verlust des Arbeitsplatzes Schutz gewährleisten, nach Maßgabe des Gemeinschaftsrechts und der einzelstaatlichen Rechtsvorschriften und Gepflogenheiten.«

Die Integration der Mitgliedsstaaten erstreckt sich aber nicht auf die Sozialsysteme. Jeder Staat wählt im Rahmen der Sozialstaatlichkeit der gesamten EU die Ausgestaltung der sozialen Sicherung – damit auch des Gesundheitswesens – selbst aus.

In der EU existieren **zwei Grundtypen der Organisation des Gesundheitssystems:** Die Sozialversicherung und der staatliche Gesundheitsdienst. Die folgende Tabelle stellt für beide Organisationsformen die wesentlichen Unterschiede gegenüber (▶ Tab. 46).

Tab. 46: Staatlicher Gesundheitsdienst und Sozialversicherung im Vergleich

Grundform	Finanzierung	Zugang zur medizinischen Versorgung	Leistungsart	Träger/Organisation/Rolle des Staates
Staatlicher Gesundheitsdienst	Steuern	Für alle Staatsbürger gleich	Sachleistung	Staat/staatliche Planung
Sozialversicherung	Einkommensabhängige Beiträge	Für alle Sozialversicherten gleich	Typischerweise Sachleistung, jedoch auch Kostenerstattung möglich	Sozialversicherung mit Versicherungspflicht und Kontrahierungszwang; staatliche Rechtsaufsicht

Die Gegenüberstellung zeigt Merkmale der beiden Organisationsformen, wie sie typischerweise – jedoch nicht in jedem Einzelfall – gelten. Tatsächlich haben sich in Ländern der EU Gesundheitssysteme herausgebildet, die sich nicht ganz in das Schema einpassen lassen. So gibt es etwa in Österreich eine beitragsfinanzierte Soziale Krankenversicherung, die für die gesamte Bevölkerung obligatorisch ist.

Damit geht ein für alle Staatsbürger gleicher Zugang zur medizinischen Versorgung einher, der in der Tabelle dem staatlichen Gesundheitsdienst zugeordnet wurde. In den Niederlanden werden die Beiträge zur sozialen Krankenversicherung nicht einkommensabhängig, sondern als Pauschale erhoben. Der Sozialausgleich zwischen reich und arm, zwischen kinderlos und kinderreich ist von der Sozialversicherung in das Steuersystem verlagert. Familien und Einkommensschwache erhalten zur Pauschalprämie Zuschüsse aus dem Steueraufkommen.

In vielen Ländern der EU werden Geldleistungen (bei Einkommensausfall wegen Krankheit) durch eine gesonderte Sozialversicherung finanziert. Dies ist vor allem in Ländern mit staatlichem Gesundheitsdienst üblich. Hier beschränkt sich in der Regel die steuerfinanzierte Gesundheitsversorgung auf Dienst- und Sachleistungen zur Behandlung von Krankheiten. Das Risiko von Einkommensausfällen durch Krankheit wird durch eine obligatorische Sozialversicherung gedeckt.

Auf Einzelheiten der Ausgestaltung der Organisation des Gesundheitswesens kann im Folgenden nicht eingegangen werden. Die Ausführungen beschränken sich auf eine kurze Darstellung der Grundtypen.

1 Staatlicher Gesundheitsdienst

Staatliche Gesundheitssysteme sind durch folgende Merkmale gekennzeichnet:

- Die ganze Nation wird als Solidargemeinschaft definiert.
- Jeder Staatsbürger hat die gleichen Zugangsmöglichkeiten zur medizinischen Versorgung.
- Die Finanzierung erfolgt durch Steuern.

In der EU haben z. B. Dänemark, Finnland, Irland, Italien, Portugal, Schweden, Spanien diese Organisationsform für die Gesundheitsversorgung gewählt.

Typischerweise ist in Staaten mit einem staatlichen Gesundheitsdienst der Anteil des Gesundheitswesens am Bruttoinlandsprodukt niedriger als in Ländern mit Sozialversicherungssystem.

Die Gründe dafür sind häufig eine in manchen Teilen der Versorgung höhere Effizienz aber auch eine Unterfinanzierung vor allem des Krankenhaussektors. Wenn der Staat Kapazitäten plant und die Gesundheitsausgaben begrenzen möchte, bietet sich der kostenintensivste Sektor – die Krankenhausversorgung – als Einsparpotential an.

Ein Problem staatlicher Gesundheitssysteme stellen in der Regel Wartelisten für Patienten, vor allem für Krankenhauspatienten, dar. Im Sozialversicherungssystem Deutschlands gibt es Wartelisten nur in Ausnahmefällen, z. B. bei Organtransplantationen; der Grund dafür ist aber der Mangel an Spenderorganen und nicht das Fehlen freier Krankenhausbetten.

Staatliche Gesundheitssysteme werden durch Steuern und damit von allen Steuerzahlern finanziert. Je stärker die Steuerprogression und je geringer der Anteil von indirekten Steuern (Verbrauchsteuern) ist, desto breiter ist die Umverteilung, d. h. desto mehr werden Wohlhabende an der Finanzierung der Gesundheitsversorgung beteiligt. Da die Finanzierung durch Steuern erfolgt und nicht wie in Deutschland an die Einkommen der abhängig Beschäftigten gekoppelt ist, sind staatliche Gesundheitssysteme durch Arbeitsmarktkrisen weniger gefährdet. In der beitragsfinanzierten Sozialversicherung sinken die Einnahmen, wenn die Arbeitslosigkeit steigt. Auch Länder mit einem staatlichen Gesundheitsdienst sehen sich mit dem demografischen Wandel einer immer älter werdenden Bevölkerung konfrontiert. Die gesamtwirtschaftlichen Ausgaben für Gesundheit werden folglich steigen. Eine breite steuerliche Einnahmebasis des Gesundheitswesens bewirkt jedoch eine geringere Umverteilung zwischen Jung und Alt als in den umlagefinanzierten Sozialversicherungssystemen. Zwar bezahlen auch die Rentner Beiträge zur GKV. Da diese jedoch nicht ausreichen, die Ausgaben der Krankenversicherung der Rentner zu decken, finanzieren die abhängig Beschäftigten mit ihren Beiträgen den Ausgleich zwischen den Generationen.

2 Sozialversicherung

In den meisten Mitgliedsstaaten der EU wird das Risiko Krankheit durch eine Sozialversicherung abgedeckt, z. B. in Belgien, Bulgarien, Deutschland, Frankreich, Griechenland, Kroatien, Niederlande, Österreich, Polen, Rumänien, Slowakei, Tschechien, Ungarn.

Vorbild und Vorläufer der Sozialen Krankenversicherung war die deutsche GKV, die im Jahr 1883 ins Leben gerufen wurde. Da die GKV und ihre Merkmale im **Kapitel II.2** ausführlich dargestellt wurden, kann an dieser Stelle auf eine Beschreibung von Sozialversicherungssystemen verzichtet werden (▶ Kap. II.2).

Eine soziale Krankenversicherung muss nicht notwendig mit dem Sachleistungsprinzip einhergehen. In Deutschland ist es jedem Versicherten möglich, statt der Sachleistung die Kostenerstattung zu wählen. In Belgien und Frankreich etwa gilt für Arztleistungen die Kostenerstattung. Versicherte bekommen vom Arzt für ambulante Behandlung eine Rechnung, die sie bezahlen und an ihre Krankenkasse weiterleiten. Die Kasse erstattet dem Versicherten danach die Kosten für den Arztbesuch. Für Krankenhausleistungen tritt der Versicherte nicht in Vorleistung, hier zahlt die Krankenkasse direkt.

3 Aufgaben der Europäischen Union in Gesundheitsthemen

Die Europäische Kommission beschreibt auf ihren Webseiten unter anderem folgende Bereiche: (https://health.ec.europa.eu/index_de, Zugriff 22.11.2024)

Health Emergency Preparedness and Response (HERA)
Die Aufgabe der Vorsorge und Reaktion bei gesundheitlichen Notlagen (HERA) besteht darin, sicherzustellen, dass die EU und die Mitgliedstaaten bereit sind, angesichts grenzüberschreitender Gesundheitsbedrohungen zu handeln, und ihr Mandat umfasst sowohl die Stärkung der Vorsorge im Vorfeld künftiger Notfälle als auch die Umsetzung einer schnellen und effizienten Reaktion, sobald die Krise eintritt.

EU-Gesundheitspolitik
Gesundheitssysteme müssen zugänglich, wirksam und belastbar sein, auch in Bezug auf den Wandel und künftige Herausforderungen. Alle Systeme müssen weiterentwickelt, modernisiert und an ein sich kontinuierlich wandelndes Umfeld angepasst werden, was zu Mehrkosten führen kann. Der Druck auf die Gesundheitssysteme hat verschiedene Ursachen:

- Demografischer Wandel (alternde Bevölkerung)
- Wandel in der Epidemiologie (höhere Belastung durch chronische Krankheiten)
- Neue Technologien (inklusive Interoperabilität und Standardisierung)
- Eigenverantwortung der Patienten
- Arbeitskräftemangel
- Ungleichmäßige Verteilung der Beschäftigten im Gesundheitswesen
- Ungleichheiten im Gesundheitsbereich

2014 wurde die EU-Agenda für wirksame, zugängliche und belastbare Gesundheitssysteme auf den Weg gebracht.

European Centre for Disease Prevention and Control (ECDC)
Das Europäische Zentrum für die Prävention und die Kontrolle von Krankheiten (ECDC) wurde 2005 gegründet. Es ist eine EU-Agentur, die darauf abzielt, Europas Abwehr gegen Infektionskrankheiten zu stärken.

Die Mission ist es, aktuelle und neu auftretende Bedrohungen für die menschliche Gesundheit durch Infektionskrankheiten zu identifizieren, zu bewerten und zu kommunizieren.

Die Hauptziele sind:

- Suche, Sammlung, Bewertung und Verbreitung relevanter wissenschaftlicher und technischer Daten

- Wissenschaftliche Gutachten und wissenschaftliche und technische Hilfe inklusive Schulung
- Rechtzeitige Informationen an die Kommission, die Mitgliedstaaten, Gemeinschaftsagenturen und internationale Organisationen, die im Bereich der öffentlichen Gesundheit tätig sind
- Koordinieren die europäische Vernetzung von Einrichtungen, die in den Bereichen der Mission des Zentrums tätig sind, einschließlich der Netzwerke, die aus den von der Kommission unterstützten Gesundheitsaktivitäten und dem Betrieb der speziellen Überwachungsnetze hervorgehen.
- Austausch von Informationen, Know-how und Best Practices und erleichtern die Entwicklung und Umsetzung gemeinsamer Aktionen nach einem One-Health-Ansatz

Europäische Referenznetzwerke

Bei den Europäischen Referenznetzwerken (ERN) handelt es sich um grenzüberschreitende Netzwerke, die hochspezialisierte europäische Krankenhäuser und Referenzzentren zusammenbringen, um seltene Krankheiten, Krankheiten mit niedriger Prävalenz und komplexe Leiden, die eine hochspezialisierte Gesundheitsversorgung erfordern, zu bekämpfen.

European Medicines Agency (EMA)

Die Mission der Europäischen Arzneimittel-Agentur (EMA) ist es, wissenschaftliche Exzellenz bei der Bewertung und Überwachung von Arzneimitteln zugunsten der öffentlichen und tierischen Gesundheit in der Europäischen Union (EU) zu fördern.

European Database on Medical Devices – EUDAMED

EUDAMED wird den Lebenszyklus von Medizinprodukten in Echtzeit abbilden, die in der Europäischen Union (EU) angeboten werden. In die Datenbank werden verschiedene elektronische Systeme integriert, damit Informationen über Medizinprodukte und die jeweiligen Unternehmen (beispielsweise Hersteller) gesammelt und verarbeitet werden können. Damit dient EUDAMED dem Ziel, die Transparenz u. a. durch besseren Zugang zu Informationen für die Öffentlichkeit und Angehörige der Gesundheitsberufe allgemein zu erhöhen und die Koordination der Mitgliedstaaten untereinander zu verbessern.

Übungsaufgaben zu Teil XI

Aufgabe 1
Welche der folgenden Begriffe (2 Nennungen) ordnen Sie dem Staatlichen Gesundheitsdienst zu?

1. Einkommensproportionale Beitragsfinanzierung
2. Staatsbürgerversorgung
3. Subsidiaritätsprinzip
4. Steuerfinanzierung
5. Marktsteuerung
6. Kassen-Pflichtmitgliedschaft
7. Risikoabhängige Beitragsfinanzierung

Aufgabe 2
Wie beurteilen Sie die Umverteilungswirkung eines Staatlichen Gesundheitsdienstes, wenn die Finanzierung

a) vor allem aus Verbrauchssteuern
b) vor allem aus progressiver Einkommensteuer

erfolgt.

Aufgabe 3
Wie beurteilen Sie die beiden Systeme Sozialversicherung und staatlicher Gesundheitsdienst im Hinblick auf demografische Veränderungen (Überalterung der Bevölkerung)?

Literaturverzeichnis/Internetquellen

Berufsgenossenschaft für Gesundheitsdienst und Wohlfahrtspflege (BGW) (2014): https://www.bgw-online.de/SharedDocs/Downloads/DE/Medientypen/DGUV_vorschrift-regel/DGUV-Vorschrift1_Grunds%C3%A4tze%20der%20Pr%C3%A4vention-bf_Download.pdf?__blob=publicationFile (Zugriffsdatum 24.11.2020).
Beske, F., Hallauer, J. F. (2001): Das Gesundheitswesen in Deutschland. Struktur – Leistung – Weiterentwicklung. Köln: Deutscher Ärzte-Verlag.
Birkner, B. (2008): Sozial- und Gesundheitswesen. Stuttgart, Verlag W. Kohlhammer.
Bundesärztekammer (2016): http://www.bundesaerztekammer.de/fileadmin/user_upload/downloads/pdf-Ordner/Statistik2016/Stat16AbbTab.pdf (Zugriffsdatum 30.07.2017).
Bundesbeauftragter für den Datenschutz und die Informationsfreiheit (Bfdi) (2020): https://www.bfdi.bund.de/DE/Infothek/Pressemitteilungen/2020/20_BfDI-zu-PDSG.html (Zugriffsdatum 19.08.2020).
Bundesgesetzblatt Teil I – Gesetz zur Beschleunigung der Digitalisierung des Gesundheitswesens (Zugriffsdatum 13.05.2024).
Bundesinstitut für Arzneimittel und Medizinprodukte (BfArM): https://www.bfarm.de/DE/Kodiersysteme/Klassifikationen/ICD/ICD-11/_node.html (Zugriffsdatum 11.06.2024).
Bundesministerium für Arbeit (2017): Sozialbericht 2017. https://www.bmas.de/DE/Service/Medien/Publikationen/a-101-17-sozialbericht-2017.html (Zugriffsdatum 23.11.2020).
Bundesministerium für Gesundheit (2005): Statistisches Taschenbuch Gesundheit 2005, Berlin.
Bundesministerium für Gesundheit, Daten des Gesundheitswesens (2012): http://bmg.bund.de/fileadmin/dateien/Downloads/Statistiken/GKV/Kennzahlen_Daten/KF2015Bund_Januar_2015.pdf (Zugriffsdatum 24.01.2015).
Bundesministerium für Gesundheit, Daten des Gesundheitswesens (2016): http://www.bundesgesundheitsministerium.de/fileadmin/Dateien/5_Publikationen/Gesundheit/Broschueren/161019_BMG_DdGW.pdf (Zugriffsdatum 24.07.2017).
Bundesministerium für Gesundheit (2020): Patientendatenschutzgesetz. https://www.bundesgesundheitsministerium.de/patientendaten-schutz-gesetz.html (Zugriffsdatum: 11.8.2020).
Bundesministerium für Gesundheit (2020): Schulungsmaterial. https://www.bundesgesundheitsministerium.de/fileadmin/Dateien/5_Publikationen/Pflege/Berichte/2019-02-13_Schulungsmaterial_Ergebniserfassung_V1.0__IPW__BMG.pdf (Zugriffsdatum 28.08.2020).
Bundesministerium für Gesundheit (2024): Die elektronische Patientenakte kommt – was ändert sich in der Praxis – Chancen, Umsetzung und Perspektiven (Zugriffsdatum 28.02.2024).
Deutsche Krankenhausgesellschaft e.V. (1993): Zahlen, Daten, Fakten 1993. Düsseldorf.
Deutscher Bundestag (2009): Gutachten 2009 des Sachverständigenrates zur Begutachtung der Entwicklung im Gesundheitswesen: Koordination und Integration – Gesundheitsversorgung in einer Gesellschaft des längeren Lebens. Berlin.
EFQM (2024): Das EFQM-Modell 2025. https://efqm.org/de/the-efqm-model/ (Zugriffsdatum 21.01.2025).
European Foundation for Quality Management (2024): https://efqm.org/de/the-efqm-model/#download (Zugriffsdatum 07.07.2024).

Gemeinsamer Bundesausschuss (2017): https://www.g-ba.de/informationen/richtlinien/12/ (Zugriffsdatum 01.11.2017), https://www.g-ba.de/informationen/richtlinien/ (Zugriffsdatum 23.10.2017); https://www.g-ba.de/informationen/beschluesse/ (Zugriffsdatum 23.10.2017).

GKV-Spitzenverband (2017): https://www.gkv-spitzenverband.de/gkv_spitzenverband/presse/zahlen_und_grafiken/gkv_kennzahlen/gkv_kennzahlen.jsp (Zugriffsdatum 24.07.2017).

GKV-Spitzenverband (2024a): https://gkv-spitzenverband.de/krankenversicherung/digitalisierung/telematikinfrastruktur/ti.jsp (Zugriffsdatum: 06.06.2024).

GKV-Spitzenverband (2024b): https://gkv-spitzenverband.de/krankenversicherung/digitalisierung/telematikinfrastruktur/ti.jsp (Zugriffsdatum: 06.06.2024).

Gesundheitsberichterstattung Bund (GBE) (2006): Heft 32, Hrsg. RKI, 2006.

Institut für Patientensicherheit am Universitätsklinikum Bonn (2024): https://www.ukbonn.de/site/assets/files/39515/ifps_khasimir_abschlussbericht_teil-i.pdf (Zugriffsdatum: 05.07.2024).

Institut für Qualitätssicherung und Transparenz im Gesundheitswesen (2017): https://iqtig.org/berichte/ (Zugriffsdatum 01.11.2017).

Hajen, L., Paetow, H., Schumacher, H. (2009): Gesundheitsökonomie. Strukturen – Methoden – Praxisbeispiele. Stuttgart: Verlag W. Kohlhammer.

Hensen, P. (2016): Qualitätsmanagement im Gesundheitswesen – Grundlagen für Studium und Praxis. Wiesbaden: Springer Gabler Verlag.

Hentze, J., Kehres, E. (2007): Buchführung und Jahresabschluss in Krankenhäusern – Methodische Einführung. Stuttgart: Verlag W. Kohlhammer.

Kaplan, R. S., Norton, D. P. (1997): Balanced Scorecard. Strategien erfolgreich umsetzen. Stuttgart: Schäffer-Poeschel Verlag.

Kassenärztliche Bundesvereinigung (KBV) (2020): https://www.kbv.de/html/1150_46943.php (Zugriffsdatum 11.08.2020).

Kassenärztliche Bundesvereinigung (KBV) (2017): http://www.kbv.de/html/sqs.php (Zugriffsdatum 03.11.2017); https://www.kvberlin.de/20praxis/60vertrag/10vertraege/richtgroessen/rg_am_2017.pdf, (Zugriffsdatum 31.08.2017), https://www.kvberlin.de/20praxis/60vertrag/10vertraege/richtgroessen/rg_hm_2017.pdf (Zugriffsdatum 30.08.2017).

Kooperation für Transparenz und Qualität im Gesundheitswesen GmbH (2017): http://www.ktq.de/index.php?id=271 (Zugriffsdatum 06.11.2017).

Kreyher, V. J. (2001): Handbuch Gesundheits- und Medizinmarketing. Chancen, Strategien und Erfolgsfaktoren. Heidelberg, R. v. Decker.

Kröger, J. (2008): Buchführung für Kaufleute im Gesundheitswesen. Norderstedt, Books on Demand.

Lampert, H., Althammer, J. (2007): Lehrbuch der Sozialpolitik. Berlin: Springer.

Raack, W., Thar, J. (2009): Leitfaden Betreuungsrecht. Köln: Bundesanzeiger Verlag.

Rehborn, M. (2011): Arzt, Patient, Krankenhaus – Rechte und Pflichten. München: dtv.

Medizinischer Dienst Bund (2025): Die neuen Qualitätsprüfungen in der vollstationären Pflege: Quelle: https://md-bund.de/fileadmin/dokumente/Publikationen/SPV/PV_Qualitaetspruefung/200325_Fachinfo_QP_stationaer_BA.pdf (Zugriffsdatum 22.01.2025)

Mikrozensus (2015): https://www.bundesgesundheitsministerium.de/fileadmin/Dateien/5_Publikationen/Gesundheit/Broschueren/BMG_DdGW_2019_bf.pdf, Zugriffsdatum am 23.11.2020).

Statistisches Bundesamt (2017): http://www.gbe-bund.de/oowa921-install/servlet/oowa/aw92/dboowasys921.xwdevkit/xwd_init?gbe.isgbetol/xs_start_neu/&p_aid=3&p_aid=70339468&nummer=6&p_sprache=D&p_indsp=-&p_aid=51925523 (Zugriffsdatum 10.07.2017), https://www.destatis.de/DE/ZahlenFakten/GesellschaftStaat/Bevoelkerung/Sterbefaelle/Tabellen/LebenserwartungDeutschland.html (Zugriffsdatum 09.07.2017); https://www.destatis.de/DE/Publikationen/Thematisch/DienstleistungenFinanzdienstleistungen/KostenStruktur/KostenstrukturAerzte2020161159004.pdf?__blob=publicationFile (Zugriffsdatum 28.08.2017); https://www.destatis.de/DE/Publikationen/Thematisch/Gesundheit/Krankenhaeuser/GrunddatenKrankenhaeuser2120611157004.pdf?__blob=publicationFile (Zugriffsdatum 20.06.2017); https://www.destatis.de/DE/Publikationen/Thema

tisch/Gesundheit/Krankenhaeuser/KostennachweisKrankenhaeuser2120630157004.pdf?__blob=publicationFile (**Zugriffsdatum 20.06.2017**).

Statistisches Bundesamt (2015): Bevölkerung Deutschlands bis 2060. 13. koordinierte Bevölkerungsvorausberechnung. Wiesbaden.

Statistisches Jahrbuch (2016): https://www.destatis.de/DE/ZahlenFakten/GesellschaftStaat/Gesundheit/Gesundheitsausgaben/Tabellen/Ausgabentraeger.html; eigene Berechnungen (Zugriffsdatum 11.07.2017).

Stauss, B., Seidel, W. (2007): Beschwerdemanagement. Unzufriedene Kunden als profitable Zielgruppe, 4. vollständig überarbeitete Auflage. München: Hanser-Verlag.

Techniker Krankenkasse (2017): https://www.tk.de/tk/infografiken/krankenhaus/klinisches-risikomanagement/749210 (**Zugriffsdatum 22.10.2017**).

Uthoff, R., Fischer, K. (2005): Verwaltungsrecht I. Kommentierte Schemata. Frankfurt a.M., Bund-Verlag.

Verzeichnis der Abbildungen und Tabellen

Abb. 1: Gesundheitsausgaben nach Ausgabenträgern Quelle: https://www.vdek.com/presse/daten/d_versorgung_leistungsausgaben.html (Zugriffsdatum 11.11.2024) 32

Abb. 2: Gesundheitsausgaben pro Kopf in Deutschland 2012 bis 2022 Quelle: https://de.statista.com/statistik/daten/studie/6588/umfrage/gesundheitsausgaben-in-deutschland-je-einwohner-seit-1996/ (Zugriffsdatum 15.08.2024); eigene Darstellung 32

Abb. 3: Solidarität in der Sozialversicherung im Umlageverfahren 35

Abb. 4: Aufbau der Bevölkerung in Deutschland. Quelle: https://www.destatis.de/DE/Themen/Gesellschaft-Umwelt/Bevoelkerung/Bevoelkerungsvorausberechnung/begleitheft.html?nn=208696#lebenserwartung (Zugriffsdatum 11.11.2024) 49

Abb. 5: Ausgaben für einzelne Leistungsbereiche der GKV 2023 in Prozent Quelle: https://www.gkv-spitzenverband.de/gkv_spitzenverband/presse/zahlen_und_grafiken/gkv_kennzahlen/gkv_kennzahlen.jsp (Zugriffsdatum 12.11.2024 58

Abb. 6: Organe der Krankenversicherungsträger. Quelle: F. Beske, J.F. Hallauer, Das Gesundheitswesen in Deutschland, Köln 2001, S. 84 ... 64

Abb. 7: Gesundheitsfonds 69

Abb. 8: Ausgleich von Leistungsausgaben und Altersrückstellungen durch die PKV-Prämie 79

Abb. 9: Weg durch das Gesundheitswesen 108

Abb. 10: Unser Gesundheitssystem (© Bundesministerium für Gesundheit 2023) 109

Abb. 11: Anzahl der Medizinischen Versorgungszentren von 2009–2023 Quelle: https://gesundheitsdaten.kbv.de/cms/html/17021.php (Zugriffsdatum 19.11.2024) 127

Abb. 12: Organisation der Kassenärztlichen Vereinigungen 128

Abb. 13: Jährlicher Reinertrag in Arztpraxen (ohne MVZ) je Praxisinhaber 2021 (Quelle: https://www.destatis.de/DE/Themen/Branchen-Unternehmen/Dienstleistungen/Publikationen/Downloads-Dienstleistungen-Kostenstruktur/statistischer-bericht-kostenstruktur-med-bereich-2020161217005.html (Zugriffsdatum 19.11.2024) 132

Abb. 14: Ablauf des Vergütungsverfahrens 139

Abb. 15: Verteilung der Gesamtvergütung 140

Abb. 16: Zuteilung der Vergütung durch die Kassenärztliche Vereinigung auf den einzelnen Arzt 141

Abb. 17:	Komponenten des Honorars von Vertragsärzten	144
Abb. 18:	Besetzung des Gemeinsamen Bundesausschusses	152
Abb. 19:	Bettenabbau in Deutschland von 1991 bis 2023. Quelle: https://www.destatis.de/DE/Themen/Gesellschaft-Umwelt/Gesundheit/Krankenhaeuser/Tabellen/gd-krankenhaeuser-jahre.html (Zugriff vom 19.11.2024); eigene Berechnungen	162
Abb. 20:	Anzahl Krankenhäuser nach Trägerschaft – Entwicklung von 2002 bis 2022 Quelle: https://www.vdek.com/presse/daten/d_ausgaben_krankenhaus.html (Zugriff 19.11.2024)	164
Abb. 21:	Anzahl Betten in Hauptfachabteilungen 2021 – Allgemeinkrankenhäuser und Psychiatrie. Quelle: ▶ Tab. 18	166
Abb. 22:	Personalkosten im Krankenhaus nach Berufsgruppen 2022. Quelle: Statistisches Bundesamthttps://www.destatis.de/DE/Themen/Gesellschaft-Umwelt/Gesundheit/Krankenhaeuser/_inhalt.html#_5guztorfs (Zugriff 20.11.2024)	167
Abb. 23:	Personal in Allgemein- und psychiatrischen Krankenhäusern 2023 Quelle: Statistisches Bundesamt, https://www.destatis.de/DE/Themen/Gesellschaft-Umwelt/Gesundheit/Krankenhaeuser/_inhalt.html#_s0pspzwif (Zugriff 20.11.2024)	168
Abb. 24:	Organigramm eines Beispielkrankenhauses (GmbH oder gGmbH)	169
Abb. 25:	Entwicklung der Verweildauer von 2000 bis 2023 Quelle: Statistisches Bundesamt, https://www-genesis.destatis.de/datenbank/online/table/23111-0001/search/s/dmVyd2VpbGRhdWVyJTIwa3JhbmtlbmhhdXM= (Zugriff 20.11.2024)	172
Abb. 26:	Gütersystematik im Krankenhaus	177
Abb. 27:	Mischfinanzierung von Behinderteneinrichtungen	248
Abb. 28:	Gewichtung der Module in der Pflegegradeinstufung Quelle: https://www.buzer.de/15_SGB_11.htm, SGB XI 3 15 i.d.F. vom 30.05.2024 (Zugriff 21.11.2024)	270
Abb. 29:	Antragsverfahren zum Erhalt eines Pflegegrades	272
Abb. 30:	Übersicht über die Leistungen der Pflegeversicherung	274
Abb. 31:	Ausgleichsfonds auf Landesebene	289
Abb. 32:	Bundesgesetzlich geregelte Vertragsbeziehungen des Pflegeheimes	299
Abb. 33:	Aufgabenbereiche eines Fallmanagers	328
Abb. 34:	Symbole des Pfaddesigns	329
Abb. 35:	Behandlungspfad (Beispiel)	329
Abb. 36:	Entlassungsmanagement als Flussdiagramm	331
Abb. 37:	Rettungskette	339
Abb. 38:	Zwecke der Dokumentation	357
Abb. 39:	Beispiel einer Balanced Score Card eines Krankenhauses	393
Abb. 40:	Dimensionen der Qualität	399
Abb. 41:	Die Phasen des PDCA-Zyklus nach Deming (Regelkreis)	402
Abb. 42:	Risikomanagement als integraler Bestandteil des Qualitätsmanagements	404
Abb. 43:	Risikomanagement-Zyklus	407

Abb. 44: Zusammenspiel der Akteure des neuen Prüfsystems (Quelle: https://md-bund.de/fileadmin/dokumente/Publikationen/SPV/PV_Qualitaetspruefung/200325_Fachinfo_QP_stationaer_BA.pdf) 435
Abb. 45: Die drei Säulen der Qualitätsdarstellung im Webportal (Quelle: https://md-bund.de/fileadmin/dokumente/Publikationen/SPV/PV_Qualitaetspruefung/200325_Fachinfo_QP_stationaer_BA.pdf) 440
Abb. 46: Qualitätsdarstellung der Indikatorenergebnisse im Webportal (Quelle: https://md-bund.de/fileadmin/dokumente/Publikationen/SPV/PV_Qualitaetspruefung/200325_Fachinfo_QP_stationaer_BA.pdf) 441
Abb. 47: Darstellung der Struktur der DIN EN ISO 9001:2015 im PDCA-Zyklus 446
Abb. 48: Das TQM-Modell 449
Abb. 49: Das EFQM-Modell 2025 Quelle: https://efqm.org/de/the-efqm-model/#download 451
Abb. 50: Die Punkteverteilung im EFQM-Modell 2025 Quelle: https://efqm.org/de 452
Abb. 51: Befragung von Bürgerinnen und Bürgern nach Einschätzung der Kommunikation mit Ärzten oder anderen Professionellen. Quelle: GBE des Bundes, Heft 32, Hrsg. RKI, 2006 472
Abb. 52: Einteilung der betrieblichen Kommunikation 474
Abb. 53: Entstehung von Zufriedenheit bzw. Unzufriedenheit 483
Abb. 54: Adressat der Beschwerde Quelle: KBV 485
Abb. 55: Der Beschwerdemanagementprozess im Überblick in Anlehnung an Stauss/Seidel (2007). Quelle: Stauss, B., Seidel, W. (2007): Beschwerdemanagement, 4., vollständig überarbeitete Auflage. München, Hanser Verlag. 489
Abb. 56: Der Lagerbestand eines Gutes schwankt zwischen dem Höchst- und Meldebestand 527

Tab. 1: Anteil einzelner Todesursachen an den Sterbefällen in Deutschland 2023 30
Tab. 2: Solidarität, Subsidiarität, Versorgung 37
Tab. 3: Aufbau des Sozialgesetzbuches 37
Tab. 4: Sozialbudget, Sozialleistungsquote 2023 38
Tab. 5: Gesundheitsausgaben nach Ausgabenträgern – 2023 39
Tab. 6: Die einzelnen Zweige der Sozialversicherung (Stand 2024) 44
Tab. 7: Entwicklung der Lebenserwartung bei Geburt in Deutschland ... 50
Tab. 8: Entwicklung der ferneren Lebenserwartung 60-Jähriger 50
Tab. 9: Verhältnis Erwerbsfähiger und Nichterwerbsfähiger 51
Tab. 10: Beispielrechnung Arbeitnehmeranteil Frau A. 66
Tab. 11: Beispielrechnung Arbeitnehmeranteil Herr B. 66
Tab. 12: Zuzahlungen in der gesetzlichen Krankenversicherung gem. § 61 SGB V 71
Tab. 13: Kennzeichen der PKV und der GKV im Vergleich 80

545

Tab. 14:	Entwicklung der Arztzahlen und der Arztdichte in Deutschland ab 1970[1]	123
Tab. 15:	Steigerungsfaktoren nach der GOÄ	146
Tab. 16:	Auszug aus den Arzneimittel-Richtgrößen am Beispiel der KV Westfalen-Lippe 2024	150
Tab. 17:	Auszug aus den Heilmittel-Richtgrößen am Beispiel der KV Westfalen-Lippe 2024	151
Tab. 18:	Anteil der Akutkrankenhäuser an Krankenhäusern und Betten (ohne Vorsorge- und Rehabilitationskliniken) im Jahr 2023	161
Tab. 19:	Krankenhäuser[1] nach Zulassungsstatus 2018	165
Tab. 20:	Auszug aus dem PEPP-Entgeltkatalog 2025	180
Tab. 21:	Rechenbeispiel zur Ermittlung des case mix	188
Tab. 22:	Beispielrechnung eines Belegarztes	207
Tab. 23:	Auszug aus einer Rechnung für wahlärztliche Leistungen	209
Tab. 24:	Rehabilitationsträger nach SGB IX	230
Tab. 25:	Investitionsfinanzierung in verschiedenen Krankenhaustypen	240
Tab. 26:	Risikoklassen nach dem Medizinprodukte-Gesetz	256
Tab. 27:	Auszug aus der Heilmittelrichtlinie des Gemeinsamen Bundesausschusses vom 16.05.2024. Quelle: Gemeinsamer Bundesausschuss, Internet https://www.g-ba.de/informationen/richtlinien/12/ Seite 63 (Zugriffsdatum 21.11.2024)	258
Tab. 28:	Pflegesachleistung – monatliche Höchstbeträge in Euro	275
Tab. 29:	Höhe des Pflegegeldes pro Monat in Euro	276
Tab. 30:	Stationäre Pflege – Monatliche Höchstbeträge in Euro ab 2025	284
Tab. 31:	Ermittelte Dokumentationsraten	360
Tab. 32:	Aufbewahrungsfristen	361
Tab. 33:	Allgemeines und bereichsspezifisches Datenschutzrecht	373
Tab. 34:	Erlös je DRG – ABC-Analyse	388
Tab. 35:	Anteil der DRG am Gesamtumsatz – ABC-Analyse	389
Tab. 36:	Patientensicherheit – wo die Kliniken die Risiken vermuten	406
Tab. 37:	Methoden und Instrumente des Qualitätsmanagements für Arztpraxen und Krankenhäuser Quelle: Sektorenübergreifende QM-RL des G-BA vom Nov. 2016, zuletzt geändert 2024)	408
Tab. 38:	Werkzeuge des klinischen Risikomanagements (Beispiele)	413
Tab. 39:	Auszug aus Anlage 3: Erhebungsinstrument (Quelle: Maßstäbe und Grundsätze nach § 113 SGB XI)	434
Tab. 40:	Auszug aus Anlage 3: Erhebungsinstrument (Quelle: Maßstäbe und Grundsätze nach § 113 SGB XI)	434
Tab. 41:	7 Kriterien des EFQM-Modells 2025 (nach EFQM 2024)	450
Tab. 42:	Kommunikationsbeziehungen	463
Tab. 43:	Gegenüberstellung von formeller und informeller Kommunikation	476
Tab. 44:	Externe Kunden	479
Tab. 45:	Optimale Bestellmenge	530
Tab. 46:	Staatlicher Gesundheitsdienst und Sozialversicherung im Vergleich	534

Übersicht Gesetze und Verordnungen

Abfallverzeichnisverordnung (AVV)
Abgabenordnung (AO)
Abgrenzungsverordnung (AbgrV)
Allgemeines Gleichbehandlungsgesetz (AGG)
Altenpflege-Ausbildungs- und Prüfungsverordnung (AltPflG)
Apothekenbetriebsordnung
Apothekengesetz
Arzneimittelgesetz (AMG)
Arzneimittel-Preisverordnung (AMPreisVO)

Bayerisches Rettungsdienstgesetz (BayRDG)
Berufsausbildungsförderungsgesetz (BaFöG)
Berufsordnung Ärzte (BO)
Betriebsverfassungsgesetz (BetrVerfG)
Bundespflegesatzverordnung (BPflV)
Bürgerliches Gesetzbuch (BGB)

Einkommensteuergesetz (EStG)
Entgeltfortzahlungsgesetz (EntgFG)

Fallpauschalenvereinbarung (FPV)
Familienpflegezeitgesetz (FPfZG)

Gebührenordnung für Ärzte (GOÄ)
Gesetz betreffend die Gesellschaften mit beschränkter Haftung (GmbHG)
Gesetz gegen den unlauteren Wettbewerb (UWG)
Gesetz über das Verfahren in Familiensachen und in den Angelegenheiten der freiwilligen Gerichtsbarkeit (FamFG)
Gesetz über den öffentlichen Gesundheitsdienst (ÖGDG)
Gesetz über den Verkehr mit Arzneimitteln (AMG)
Gesetz zur Kooperation und Information im Kinderschutz (KKG)
GKV-Wettbewerbsstärkungsgesetz (GKV-WSG)
Grundgesetz (GG)

Heilmittelwerbegesetz (HWG)
Hochschulbauförderungsgesetz (HSchulBG)

Infektionsschutzgesetz (IfSG)

Krankenhausbuchführungsverordnung (KHBV)
Krankenhausentgeltgesetz (KHEntgG)
Krankenhausfinanzierungsgesetz (KHG)
Krankenpflegegesetz (KrpflG)
Kreislaufwirtschaftsgesetz (KrWG)

Medizin-Produkte-Gesetz (MPG)

Pflegebuchführungsverordnung (PBV)

Sozialgesetzbuch (SGB)
Strafgesetzbuch (StGB)

Umsatzsteuergesetz (UStG)

Verordnung über das Errichten, Betreiben und Anwenden von Medizinprodukten (MPBetreibV)
Verordnung über den Schutz vor Schäden durch Röntgenstrahlen (RöV)
Verordnung über die Erfassung, Bewertung und Abwehr von Risiken bei Medizinprodukten (MPSV)

Wohn- und Betreuungsvertragsgesetz (WBVG)

Lösungen der Übungsaufgaben

Teil I

Aufgabe 1
1. a) 2. a) 3. b) 4. a) 5. b) 6. a)

Aufgabe 2
1. a) 2. a) 3. b) 4. a) 5. b) 6. a) 7. b) 8. a) 9. b) 10. a)

Aufgabe 3
Anteil der Sozialausgaben am BIP, 2.: Anteil der Gesundheitsausgaben am BIP

Teil II – Kapitel 1

Aufgabe 1
Kontrahierungszwang ist die Verpflichtung zum Vertragsabschluss. Im Sozialrecht taucht der Begriff häufig auf; z.B. sind Kassen verpflichtet, versicherungsberechtigte Personen als Mitglied aufzunehmen. Kontrahierungszwang ist die logische Ergänzung zur Versicherungspflicht: Wer verpflichtet ist, eine Versicherung abzuschließen, den muss die Versicherung auch aufnehmen. Kontrahierungszwang besteht auch häufig mit Leistungsanbietern: Erfüllt z.B. ein ambulanter Pflegedienst alle rechtlichen Anforderungen, müssen Pflegekassen mit ihm einen Vertrag abschließen.

Aufgabe 2
Sachleistungen: z.B. Rehabilitationsbehandlung der Rentenversicherung, Hilfsmittel einer Krankenkasse, ambulante Pflegeleistungen der Pflegekasse. Geldleistungen: z.B. Krankengeld der Krankenkasse, Altersrente der Rentenversicherung, Verletztengeld der Unfallversicherung

Aufgabe 3
Einmal die niedrige Geburtenrate, zum anderen die steigende Lebenserwartung, vor allem auch die Erhöhung der sogenannten ferneren Lebenserwartung bereits älterer Menschen.

Lösungen der Übungsaufgaben

Aufgabe 4

a) Renten-, Pflege-, Krankenversicherung
b) Sozialversicherungen werden nach dem Umlageverfahren finanziert. Was jetzt als Beiträge eingezahlt wird, wird jetzt für Leistungen verwendet. Sind die Leistungsempfänger überwiegend ältere Menschen, die Beitragszahler jüngere Erwerbstätige, spricht man auch vom Generationenvertrag. In der Rentenversicherung werden die Renten aus Beiträgen der Erwerbstätigen finanziert. In der Pflege- und Krankenversicherung zahlen zwar auch Rentner Beiträge, jedoch reichen diese nicht aus, um die Leistungsausgaben der Versicherungen für Rentner zu finanzieren. Damit müssen auch in diesen Versicherungszweigen junge für alte Menschen aufkommen. Sind nun aber die Jahrgänge älterer immer stärker und gleichzeitig jene jüngerer erwerbstätiger Menschen schwächer besetzt, müssen die Beiträge steigen oder die Leistungen sinken oder beides kombiniert werden.

Teil II – Kapitel 2

Aufgabe 1
Arbeitgeber: 268,93 €; Arbeitnehmer ebenso 268,39 €

Aufgabe 2
Nein

Aufgabe 3
1. a)   2. b)   3. a)   4. c)   5. b)   6. c)

Aufgabe 4
37,95 € × 25 = 948,75 €

Aufgabe 5
Im August 2025

Aufgabe 6
Zum 31.12.2025

Aufgabe 7
1., 5.

Aufgabe 8
§ 69 – gleichmäßige – medizinischen – zweckmäßig – Notwendigen – Qualität – wirtschaftlich

Aufgabe 9
Nur die Bewilligung der Mutter-Kind-Kur ist ein (hier: begünstigender) Verwal-

tungsakt. Grund: Es ergibt sich eine unmittelbare Rechtswirkung nach außen. Dies gilt nicht für die Antwort auf die Anfrage des Herrn T.

Aufgabe 10
1. a) 5 €   b) 10 €
2. a) 5,47 € b) 6,30 €
3. a) und b) 0 €

Aufgabe 11
Ja, um 287,19 €

Aufgabe 12
17,54 €

Aufgabe 13
1. § 25 Abs. 3
2. § 207 Abs. 1 (Landesverbände), 217a Abs. 2 (Spitzenverband)
3. § 13 Abs. 2

Aufgabe 14
79,08 €

Teil II – Kapitel 3

Aufgabe 1
a) Je älter ein Versicherter beim Eintritt in die PKV ist, desto weniger Zeit bleibt, um Altersrückstellungen zu bilden; deshalb muss die Prämie mit dem Eintrittsalter steigen.
b) Die Altersrückstellungen werden von den PKV-Unternehmen am Kapitalmarkt verzinslich angelegt. Die Höhe der Rendite hängt also vom Zinsniveau am Kapitalmarkt ab.

Aufgabe 2
Die PKV ist tatsächlich in demografischer Hinsicht (bei alternder Bevölkerung) der GKV überlegen; das Umlageverfahren der GKV sieht keine Altersrückstellungen vor, durch die eine Subventionierung der älteren Versicherten durch die jüngeren abgeschwächt werden könnte.

Aufgabe 3
Beiträge sind nicht abhängig vom Einkommen, sondern davon, wie viele Leistungen ein Versicherter voraussichtlich in Anspruch nimmt. Beitragszahlungen und Leistungsausgaben sollen sich in etwa entsprechen.

Aufgabe 4
Ja

Lösungen der Übungsaufgaben

Teil II – Kapitel 4

Aufgabe 1
Krankenversicherung: 80,58 €
Pflegeversicherung: 15,56 €

Aufgabe 2
Krankenversicherung: 337,55 €
Pflegeversicherung: 76,33 €

Aufgabe 3
1.: § 46 Abs. 2   2.: § 55 Abs. 3   3.: § 25 Abs. 2   4.: § 29 Abs. 1
5.: § 23 Abs. 6

Teil II – Kapitel 5

1. GUV   2. GKV   3. GUV   4. GKV   5. GUV   6. GKV   7. GUV

Teil III

Aufgabe 1
1.   4.   6.

Aufgabe 2
1.   2.   4.

Aufgabe 3
6.

Aufgabe 4
Anästhesie- und Intensivpflege, Onkologische Pflege, Palliativ- und Hospizpflege, Endoskopie- und Operationsdienst, Psychiatrische Pflege

Aufgabe 5
Fachärzte z. B. Hals-Nasen-Ohrenheilkunde, Frauenheilkunde und Geburtshilfe, Innere Medizin und Kardiologie, Kinder- und Jugendmedizin, Anästhesiologie etc.
Zusatzweiterbildung z. B. Allergologie, Palliativversorgung, Notfallmedizin etc.

Aufgabe 6
Ambulanter Pflegedienst: Altenpfleger, Altenpflegehelfer, Gesundheits- und Krankenpfleger, Gesundheits- und Krankenpflegehelfer, Hauswirtschafter, Reinigungskräfte usw.
Stationäre Pflegeeinrichtung: Altenpfleger, Altenpflegehelfer, Gesundheits- und Krankenpfleger, Gesundheits- und Krankenpflegehelfer, Hauswirtschafter, Reinigungskräfte, Kaufmann/frau im Gesundheitswesen, Koch, Diätassistent usw.

Arztpraxis: Arzt ggf. Fachweiterbildung, Medizinische Fachangestellte, MTA verschiedene Fachrichtungen, Gesundheits- und Krankenpfleger.

Aufgabe 7
Der Notfallsanitäter assistiert dem Notarzt. Der Rettungsassistent/Rettungssanitäter arbeitet beiden zu.

Aufgabe 8
Medizinisch-technischer Laborassistent/in
Medizinisch-technischer Assistent/in für Funktionsdiagnostik
Medizinisch-technischer Radiologieassistent/in

Teil IV – Kapitel 1

Aufgabe 2
1. Lebensmittelaufwand an Verbindlichkeiten aus Lieferung und Leistungen	14.609,78 €
2. Forderungen aus Lieferungen und Leistungen	7654,08 €
an Erträge aus Hilfsbetrieben	6432,00 €
an Umsatzsteuer	1222,08 €

Aufgabe 3

59.115,63 €

Teil IV – Kapitel 2

Aufgabe 1
Nach der GOÄ

Aufgabe 2
4.

Aufgabe 3
Arztfall: Behandlung eines Versicherten im Quartal durch einen Arzt
Behandlungsfall: Behandlung eines Versicherten im Quartal durch eine Arztpraxis

Aufgabe 4
2.   6.   7.

Aufgabe 5
1. c)   2. b)   3. b)   4. a)   5. b)   6. b)   7. c)   8. a)

Aufgabe 6
6.

Lösungen der Übungsaufgaben

Aufgabe 7
Die GOÄ-Leistungen unterliegen keinem Budget, d.h. sie sind nicht durch ein Regelleistungsvolumen in der Höhe begrenzt. Der größte Vorteil für die Ärzte ist die Steigerungsmöglichkeit, die es im EBM nicht gibt.

Aufgabe 8
a)

GOÄ-Ziffer	Beschreibung	Punkte	Steigerungsfaktor	Betrag
1	Beratung	80	2,3	10,72 €
7	Untersuchung eines Organsystems	160	2,3	21,45 €
252	Injektion, subkutan	40	2,3	5,36 €
200	Verband	45	2,3	6,03 € €
5120	Röntgen	260	1,8	27,28 €
2010	Fremdkörperentfernung	379	2,3	50,81 €
2004	Wundversorgung	240	2,3	32,17 €
	Verbandmaterial Salben			2,80 €
	Summe:			156,62 €

b)

GOÄ-Ziffer	Beschreibung	Punkte	Steigerungsfaktor	Betrag
1	Beratung	80	2,3	10,72 €
7	Untersuchung eines Organsystems	160	3,5	32,64 €
252	Injektion, subkutan	40	2,3	5,36 €
200	Verband	45	2,3	6,03 €
5120	Röntgen	260	2,5	37,89 €
2010	Fremdkörperentfernung	379	3,5	77,32 €
2004	Wundversorgung	240	3,5	48,96 €
	Verbandmaterial/Salben			2,80 €
	Summe:			221,72 €

c)

GOÄ-Ziffer	Beschreibung	Punkte	Steigerungsfaktor	Betrag
1	Beratung	80	1,2	5,59 €
7	Untersuchung eines Organsystems	160	1,2	11,19 €
252	Injektion, subkutan	40	1,2	2,80 €
200	Verband	45	1,2	3,15 €
5120	Röntgen	260	1	15,15 €
2010	Fremdkörperentfernung	379	1,2	26,51 €
2004	Wundversorgung	240	1,2	16,79 €
	Verbandmaterial/Salben			2,80 €
	Summe:			83,98 €

Aufgabe 9
2. und 5.

Aufgabe 10
Gesamtvergütung: Ausgabenvolumen je Kasse für vertragsärztliche Leistungen; mit befreiender Wirkung: Kassen sind mit der Zahlung der Gesamtvergütung ihrer Verpflichtung nachgekommen; das weitere Verfahren obliegt der KV.

Aufgabe 11
Körperschaften des öffentlichen Rechts

Aufgabe 12

a) Sie teilen der AOK mit, dass Zweifel an deren Leistungspflicht besteht.
b) Die AOK wird die Behandlung dem Verursacher der Stichverletzung in Rechnung stellen.

Aufgabe 13
Abrechnung direkt mit der Krankenkasse; abgerechnet wird anhand des EBM, dieser enthält den Katalog der ambulanten Operationen und Anästhesien.

Aufgabe 14

a) Herr M. wird Schadensersatz und Schmerzensgeld fordern.
b) Dr. L. muss mit arbeitsrechtlichen Konsequenzen rechnen (Abmahnung, Kündigung); möglicherweise wird er von der Ärztekammer gerügt.

Aufgabe 15
Nein, die Tat ist nicht rechtswidrig, denn Masern ist nach dem Infektionsschutzgesetz eine namentlich meldepflichtige Erkrankung. Für die Ärztin gilt eine gesetzliche Offenbarungspflicht.

Teil IV – Kapitel 3

Aufgabe 1

1. Der Anteil von Krankenhäusern bzw. Krankenhausbetten von privaten Trägern steigt an
2. Die Verweildauer sinkt.
3. Es gibt einen Bettenabbau, die Kapazitäten sinken.

Aufgabe 2
2.   4.   6.

Aufgabe 3
1. c)   2. b)   3. b)   4. a)   5. c)   6. a)

Aufgabe 4
1.   2.   5.   6.

Aufgabe 5
Case-mix: $1207 \times 2{,}3 + 5714 \times 1{,}8 + 6728 \times 1{,}4 + 8927 \times 0{,}7 = 28.729{,}4$
Case-mix-Index: $28.729{,}4 : 22.576 = 1{,}27$
Erlös: $4207{,}14 \, € \times 28.729{,}4 = 120.868.607 \, €$

Aufgabe 6

Die beiden Fälle werden nicht zusammengeführt, weil die Patientin außerhalb der oberen Grenzverweildauer der ersten DRG wieder aufgenommen wurde. Es kann also ein neuer Fall abgerechnet werden.

Aufgabe 7
Plankrankenhäuser, Hochschulkliniken, Versorgungskrankenhäuser, vgl. § 108 SGB V

Aufgabe 8
Innere Abteilung Verweildauer 9,2 Tage, Auslastungsgrad 85,3 %;
chirurgische Abteilung Verweildauer 6,5 Tage, Auslastungsgrad 91,3 %

Aufgabe 9
Verweildauer 9,6 Tage
Auslastungsgrad 71,5 %
Wenn 23 Betten abgebaut werden, steigt die Bettennutzung auf gerundet 80 %.

Lösungen der Übungsaufgaben

Aufgabe 10
1. c) 2. c) 3. d) 4. a) 5. f) 6. e) 7. b) 8. c) 9. d)

Aufgabe 11
Krankenhaus A: 4207,14 € × 1,972 − 5 × 0,112 × 4207,14 € = 5940,48 €;
Krankenhaus B: 4207,14 € × 1,972 = 8296,48 €
Krankenhaus A: Zuzahlung 110 €; Rechnung an die Kasse: 5940,48 € − 110 € = 5830,48 €
Krankenhaus B: Zuzahlung 110 €; Rechnung an die Kasse: 8296,48 € − 110 € = 8186,48 €
Die Krankenhäuser verrechnen die Zuzahlung mit dem Entgelt, d.h., sie behalten die Eigenbeteiligung ein und kürzen die Rechnung um diesen Betrag.

Aufgabe 12
Kreiskrankenhaus: 4207,14 € × 0,525 − 4 × 0,081 × 4207,14 = 845,64 €
Hochschulklinik: 4207,14 € × 0,525 = 2208,75 €
Frau Ö zahlt nichts zu, da sie privat versichert ist.

Aufgabe 13
2.

Aufgabe 14

1. 80 €
2. 60 €
3. Keine Zuzahlung
4. 20 €
5. Keine Zuzahlung

Aufgabe 15
2. 4. 5.

Aufgabe 16
2. 5.

Aufgabe 17
a) 13.369,14 €   b) 13.877,82 €

Aufgabe 18
1. d) 2. c) 3. b) 4. e) 5. a) 6. a) 7. b) 8. d)

Aufgabe 19

Bundesland	€ je Einwohner	€ pro Bett	Fördermittel nach KHG in Mio €	KHG-geförderte Betten	Bevölkerung in Mio.
Hamburg	57,31	8958	100,29	11.195	1,75
Sachsen-Anhalt	48,2	7598	117,70	15.491	2,44
Meck.-Vorp.	44,62	8652	75,58	8736	1,69
Bayern	36,22	6679	452,55	67.762	12,49
Baden-Wü.	28,4	5684	305	53.659	10,74

Aufgabe 20
3.

Aufgabe 21
Case-mix 4702,81; Case-mix-Index 1,78; Budget 15.824.955,65 €

Aufgabe 22

1. Mindererlösausgleich: 80% des Mindererlöses gehen an die Kassen, 20% bleiben beim Krankenhaus
2. Mehrerlösausgleich: Kassen erhalten 65%, 35% behält das Krankenhaus

Aufgabe 23

a. 2,53 €
b. 1.: 2,41 € 2.: 2,38 €

Das Krankenhaus sollte die Variante 2. b) wählen, also die Mahlzeitenversorgung des Altenheimes mit übernehmen.

Aufgabe 24
Hinweis: In den Zuordnungsvorschriften der Kontengruppe 60 finden Sie die komplette Auflistung der Berufe im Krankenhaus.

Aufgabe 25
Herr N.: Zimmer 83,10 €; Zuzahlung keine
Herr O.: Zimmer 657,20 €; Zuzahlung 90 €
Frau T.: Zimmer 251,30 €; Zuzahlung 80 €
Frau L.: Zimmer 612,00 €; Zuzahlung keine

Aufgabe 26
4. und 5.

Aufgabe 27
2.

Teil IV – Kapitel 4

Aufgabe 1
1.: GUV 2.: GKV 3. GKV 4. Rentenversicherung 5. GUV 6. GKV

Aufgabe 2
5.

Aufgabe 3

a) z. B. AHB, ambulante Rehabilitationsbehandlung
b) z. B. Berufsfortbildungslehrgang, Umschulung
c) z. B. Übergangsgeld, Reisekosten für die Fahrt zur Rehabilitationsklinik
d) z. B. heilpädagogische Leistungen für Kinder mit Behinderung, behindertengerechter Umbau eines Kfz
e) z. B. Kommunikationshilfen in der Schule, Transportdienste

Aufgabe 4
1. a)   2. b)   3. c)   4. c)   5. b)   6. a)   7. b)

Aufgabe 5
Duale Finanzierung bedeutet, die Investitionskosten werden aus Steuermitteln (vom Bundesland) finanziert, die laufenden Kosten aus den Erträgen aus Fallpauschalen, Zusatzentgelten, Pflegesätzen. Bei monistischer Finanzierung werden Investitionskosten in den Pflegesatz mit einkalkuliert und von dem Kostenträger finanziert, der auch die laufenden Kosten übernimmt.

Aufgabe 6
1,07 €

Aufgabe 7

a) 81,5 %
b) 2011 Fälle

Aufgabe 8
140,00 €

Aufgabe 9

a) Rentenversicherung
b) 43,68 €

Aufgabe 10

a) 220 € × 9 = 1980 €
b) 0 €

Teil IV – Kapitel 5

Aufgabe 1
Der Festbetrag ist die Erstattungsobergrenze, bis zu der die Kasse das Medikament (oder Hilfsmittel) finanziert; möchte ein Patient ein Arzneimittel mit einem höheren Preis, so muss er die Differenz zwischen diesem Preis und dem Festbetrag selbst bezahlen.

Aufgabe 2
1.   3.   4.   6.

Aufgabe 3
1. a)   2. b)   3. a)   4. b)   5. b)   6. a)

Aufgabe 5
Frau M. zahlt 19,30 € zu.
Herr F. zahlt nichts dazu, weil er Privatpatient ist.

Aufgabe 6
Die Regelungen sollen die Sicherheit der Medizinprodukte gewährleisten; Patienten und Anwender sollen geschützt werden.

Teil IV – Kapitel 6

Aufgabe 1
1. a)   2. a),   3. a),   4. b),   5. a),   6. a),   7. a),   8. b)   9. b)

Aufgabe 2
1., 4., 5.

Aufgabe 3
4.

Aufgabe 4
775 : 1432 = 54,12 %, 45,88 % von 573 € = 262,89 €

Aufgabe 5
a) 16 Tage,   b) 14 Tage

Aufgabe 6

a) Pflegesatz: Herr T. wird beim Duschen unterstützt; Fr. A. wird Insulin gespritzt; Frau U. wird in einer Krisensituation getröstet; Herr W. erhält Unterstützung bei der Orientierung.
b) Unterkunft: Die Gemeinschaftsräume werden gereinigt; in den Bewohnerzimmern werden die Betten gemacht.
c) Verpflegung: Nachmittagskaffee wird serviert.
d) Investitionssatz: Pflegeheim erweitert die Sonnenterrasse.
e) Vergütungszuschlag (zusätzliche Betreuung): Zusätzliche Betreuungskräfte gehen mit Bewohnern spazieren.

Aufgabe 7

Pflegegrad	Selbstkosten in €
Pflegegrad 2	42,76
Pflegegrad 3	55,01
Pflegegrad 4	67,14
Pflegegrad 5	81,37

Aufgabe 8
2., 4., 5.

Aufgabe 9

Leistung	Menge	Betrag in €	Summe in €
Pflegesatz PG 3	30,42	71,33	2169,86
Ausbildungsfinanzierung	30,42	5,75	174,92
Summe pflegebedingte Aufwendungen			**2344,78**
Anteil Pflegekasse PG 3			1319,00
Eigenanteil pflegebedingte Aufwendungen			**1025,78**
Entlastungsbetrag 0 %, zahlt Pflegekasse	0 %	0,00	0,00
Unterkunft und Verpflegung	30,42	18,25	555,17
Investitionskosten	30,42	14,28	434,40
Zusätzliche Betreuung und Aktivierung	30,42	4,30	130,81
		Zahlbetrag	**2146,16**
		Rente	2428,35

Leistung	Menge	Betrag in €	Summe in €
		Zur freien Verfügung	282,19

Aufgabe 10
4.

Aufgabe 11
40 Pflegekräfte
5 Verwaltungsmitarbeiter

Aufgabe 12
2. 5. 7.

Aufgabe 13
Die Kontenklassen sind fast identisch. Die Ertragskonten sind aufgrund der unterschiedlichen Ertragsarten verschieden. Die Kostenstellen unterscheiden sich aufgrund der verschiedenen Organisationseinheiten sehr. Die Struktur der Bilanz und GuV sind ebenfalls ähnlich.

Aufgabe 14
Sie lassen die MD-Mitarbeiter in die Gemeinschaftsräume und ermöglichen es ihnen, mit Pflegebedürftigen und Angehörigen zu sprechen. Die von Frau I. gemieteten Räume dürfen die MD-Mitarbeiter jedoch nur betreten, wenn Frau I. ihr Einverständnis erteilt.

Aufgabe 15

1. § 72 Abs. 3
2. § 112 Abs. 1
3. § 88 Abs. 2
4. § 7a Abs. 1

Aufgabe 16
1. c) 2. b) 3. c) 4. d) 5. b) 6. b) 7. a) 8. c)

Aufgabe 17
3. 5. 9.

Aufgabe 18
354,46 €

Aufgabe 19
Pflegekasse: 518,79 €

Frau K.: 32,55 €
Krankenkasse: 115,01 €

Aufgabe 20
1. d); 2. e); 3. g); 4. f); 5. c); 6. b); 7. a)

Aufgabe 21
Individuelle Rechercheergebnisse

Aufgabe 22
2. 5.

Teil IV – Kapitel 7

Aufgabe 1
Disease Management setzt bei der Erkrankung an; Ziel ist es, die Versorgung von Patienten mit schweren chronischen Erkrankungen nach wissenschaftlichen Erkenntnissen zu standardisieren; Beispiel: strukturierte Behandlungsprogramme für Diabetes etc. Der Ansatz des Case Managements ist der komplexe einzelne Fall eines Patienten; zu koordinieren ist der individuelle Bedarf; Beispiel: Entlassungsmanagement.

Aufgabe 2
Ihre Nachbarin muss ein Jahr lang auf die freie Wahl ihres Hausarztes verzichten, wenn sie sich bei ihm für die hausarztzentrierte Versorgung einschreibt.

Aufgabe 3
Integrierte bzw. Besondere Versorgung, Belegarzt, ambulante Behandlung im Krankenhaus

Teil IV – Kapitel 8

Aufgabe 1
Jeder profitiert vom Vorhandensein eines Rettungsdienstes, auch wenn er gegenwärtig dessen Leistungen nicht benötigt; niemand kann von diesem Nutzen ausgeschlossen werden; es ist nicht möglich, dem einzelnen diesen Nutzen zuzuordnen.

Aufgabe 2
§§ 60 und 61 SGB V. Die Zuzahlung beträgt 10% der Kosten, mindestens 5 €, höchstens 10 €. Eine Zuzahlungsbefreiung für Kinder und Jugendliche gibt es bei Fahrtkosten nicht.

Aufgabe 3
1. a) 2. b) 3. a) 4. b) 5. a) 6. c) 7. c) 8. b) 9. a) 10. a)

Teil IV – Kapitel 9

Aufgabe 1
1. 4. 6. 7.

Aufgabe 2
Gesundheitsämter nehmen die Heilpraktikerprüfung im Sinne einer Unbedenklichkeitsprüfung ab. Geprüft wird, ob Heilpraktiker diejenigen Krankheiten erkennen, die sie nicht behandeln dürfen, und ob sie eine Gefahr für die Volksgesundheit darstellen.

Aufgabe 3
Gesundheitsamt → Landesbehörde → Robert-Koch-Institut → EU → WHO

Teil V

Aufgabe 1
1. 3. 4. 5.

Aufgabe 2
2. 5. 6.

Aufgabe 3

a) Pflegeleistungen sind von der Umsatzsteuer befreit
b) Gemeinnützige Körperschaften sind von der Körperschaft-, Gewerbe-, Erbschaft- und Schenkungsteuer befreit.

Aufgabe 4
4.

Aufgabe 5
Es müssen mindestens 40 % der Pflegetage pro Jahr auf Patienten entfallen, die nur allgemeine Krankenhausleistungen (also keine Wahlleistungen) erhalten.

Teil VI

Aufgabe 1

Institut für das Entgeltsystem im Krankenhaus
International Classification of Diseases
Deutsche Kodierrichtlinien
German Diagnosis Related Groups (Pflegepersonalkosten ausgegliedert)
Operationen- und Prozedurenschlüssel
Bundesinstitut für Arzneimittel und Medizinprodukte

Aufgabe 2
Zum betrieblichen Datenschutzbeauftragten kann entweder ein geeigneter »interner« Mitarbeiter oder ein »externer« Datenschutzbeauftragter bestellt werden. Bestellt werden dürfen jedoch nur Personen, die die erforderliche Zuverlässigkeit und Fachkunde besitzen.

Aufgabe 3
Aufgaben des betrieblichen Datenschutzbeauftragten sind:

- die Mitarbeiter mit den Vorschriften des Bundesdatenschutzgesetzes vertraut zu machen,
- die ordnungsgemäße Anwendung der Datenverarbeitungsprogramme zu kontrollieren,
- routinemäßig Kontrollen im gesamten Betrieb durchzuführen und
- Mitarbeiterschulungen durchzuführen.

Aufgabe 4
2.   3.

Aufgabe 5
Patienten haben Recht auf Auskunft über die zu ihrer Person gespeicherten Daten, zu welchem Zweck die Daten gespeichert werden und an wen die Daten übermittelt werden.
Wenn die Daten nicht richtig sind, haben sie Recht auf Berichtigung; wenn die Datenspeicherung unzulässig ist, haben sie das Recht auf Löschung; ist eine Löschung z. B. wegen Pflicht zur Aufbewahrung noch nicht möglich, dann müssen die Daten solange gesperrt werden.

Aufgabe 6

- **Rechtmäßigkeit** der Verarbeitung personenbezogener Daten:
  Datenverarbeitung ist nur mit Einwilligung zulässig oder wenn Sie rechtlich erlaubt oder vorgeschrieben ist (z. B. Datenübermittlung nach § 301 SGB V)
- **Zweckbindung:** Daten dürfen nur für definierte Zwecke erhoben und verarbeitet werden;
  Krankenhäuser und andere Einrichtungen müssen dafür sorgen, dass Mitarbeiter nur auf die Daten zugreifen können, die sie zur Erfüllung ihrer Aufgaben benötigen
- **Datenminimierung:** Es muss darauf geachtet werden, dass so wenig personenbezogene Daten wie möglich erhoben und verarbeitet werden; ggf. sind Daten zu pseudonymisieren oder anonymisieren
- **Datensicherheit:** Verantwortlich haben geeignete technische und organisatorische Maßnahmen zu ergreifen zum Schutz vor unbefugtem Zugriff, Verlust, Zerstörung

Aufgabe 7
Nennen Sie die Bedeutung der folgenden Abkürzungen
1. Datenschutzgrundverordnung der EU
2. Bundesdatenschutzgesetz
3. Sozialgesetzbuch
4. elektronische Gesundheitskarte
5. elektronische Patientenakte
6. Datenschutzbeauftragter
7. Bundesbeauftragter für den Datenschutz und die Informationsfreiheit

Aufgabe 8

a) 2125,00 €
b) 147.480 €
c) Deckungsbeitrag: 3474,50 €; Gewinnschwelle bei 42,4 DRG pro Monat

Aufgabe 9

- Januar   75,5 %
- Februar   76,2 %
- März   70,9 %
- April   72,5 %
- Mai   64,7 %
- Juni   67,0 %

Aufgabe 10
Z. B.
Plan: Ab dem 1. Tag des kommenden Monats sind alle Nebendiagnosen korrekt mit ICD zu erfassen.
Do: Krankenpflegekräfte und Ärzte setzen im kommenden Monat die Maßnahme um.
Check: Am Ende des Monats wird die Dokumentation geprüft, wobei sich ergibt, dass nur 80 % der Nebendiagnosen mit ICD erfasst wurden. Ärzte und Pflegekräfte geben an, aufgrund von Arbeitsüberlastung die geforderte Leistung nicht erbringen zu können.
Act: Es wird eine medizinische Fachangestellte als Halbtagskraft zur Unterstützung der Dokumentationsaufgaben in die Abteilung Chirurgie versetzt.

Aufgabe 11
Z. B. Zeit zwischen dem Klingeln eines Bewohners und dem Eintreffen der Pflegekraft; telefonische Erreichbarkeit der Mitarbeiter bei Anrufen von Angehörigen; benötigte Zeit zur Umsetzung neuer Expertenstandards

Teil VII

Aufgabe 1
1. c)   2. a)   3. b)   4. a)   5. c)   6. b)

Aufgabe 2
3.   5.   6.

Aufgabe 3

Internes Qualitätsmanagement:
Maßnahmen zum Qualitätsmanagement in der Einrichtung selbst
Externe Qualitätssicherung:
Überprüfungen der Einrichtungen durch Dritte (z. B. MD)

Aufgabe 4
Z.B.: Der Plan (plan), die Zuwendung durch das Personal zu verbessern (auf das Niveau anderer Abteilungen heben), sieht zunächst eine Mitarbeiterversammlung vor, danach sollen Einzelgespräche der Krankenhausleitung mit den Mitarbeitern der Inneren Abteilung geführt werden (do). Nach vier Wochen wird eine erneute Patientenbefragung in der Inneren durchgeführt (check). Sollte die Zufriedenheit der Patienten noch immer unter jener in anderen Abteilungen liegen, soll überlegt werden, ob Mitarbeiter der Inneren versetzt werden (act).

Aufgabe 6
1., 4., 5 und 6.

Aufgabe 7
3.

Aufgabe 8
2. und 4.

Aufgabe 9
1., 5. und 8.

Aufgabe 10
3.

Aufgabe 11
2 und 4

Teil VIII – Kapitel 1

Aufgabe 1
Fehlender Blickkontakt, verschränkte Arme vermitteln Desinteresse, Langeweile oder fehlende Aufmerksamkeit

Aufgabe 2
Die formelle, d.h. die geplante und geregelte Kommunikation im Unternehmen findet auf horizontal, vertikal und diagonal verlaufenden Wegen statt; sie nimmt den geringeren Anteil der Kommunikation ein. Die informelle Kommunikation, d.h. die nicht geplante, ergibt sich aus sozialen Beziehungen zwischen den Mitarbeitern. Sie bilden sich aufgrund von Sympathie und Antipathie und führen häufig dazu, dass einzelne Mitarbeiter zu viele Informationen erhalten, andere zu wenig. Dennoch ist sie für jede Einrichtung von Bedeutung, da nicht alle Kommunikationsvorgänge geplant werden können. Der Umfang der informellen Kommunikation ist abhängig von der Betriebsgröße.

Aufgabe 3
Patientenorientierung bedeutet, dass sich das Gesundheitssystem und die darin handelnden Professionellen an den Wünschen, Erwartungen und der Zufriedenheit der Patienten und Patientinnen orientieren. Der Patient steht im Mittelpunkt.

Aufgabe 4

1. Ärzte, Pflegekräfte, Verwaltungspersonal
2. Patienten und Zuweiser
3. Entsorgungsunternehmen, Cafeteria-Besitzer, Reinigungsfirma

Aufgabe 5
5.

Teil VIII – Kapitel 2

Aufgabe 1
2.

Aufgabe 2
Negative Mundkommunikation, Abwanderung, Inaktivität, Beschwerde

Aufgabe 3
Ziele, die die Kundenbeziehung betreffen:

- Stabilisierung gefährdeter Kundenbeziehungen bzw. Vermeidung von Kundenverlusten durch Herstellung von Zufriedenheit
- Schaffung zusätzlicher werblicher Effekte mittels Beeinflussung der Mundkommunikation

Ziele, die die Qualität betreffen:

- Verbesserung der Qualität von Produkten und Dienstleistungen durch Nutzung der in Beschwerden enthaltenen Informationen

Lösungen der Übungsaufgaben

- Vermeidung von Fehlerkosten und Auseinandersetzungskosten durch Erkennen von Mängeln und Verbesserung der Qualität und der Prozesse

Aufgabe 4
4., 6. und 7.

Aufgabe 5
1. 4. 5. 6.

Teil IX

Aufgabe 1
Planungsbeginn ca. 8 Monate vor dem Tag der offenen Tür; bei der Terminfestlegung evtl. Ferienzeiten, Konkurrenzveranstaltungen etc. berücksichtigen; ca. einen Monat vor dem Tag der offenen Tür die Presse und verschiedene Multiplikatoren unterrichten; Angebote für die Besucher organisieren, z.B. Führungen, Spielmöglichkeiten für Kinder etc.; innerbetriebliche Organisation, wer macht was am Tag der offenen Tür, dabei möglichst alle Berufsgruppen einbinden.

Aufgabe 2
Einbindung des niedergelassenen Arztes vor, während und nach der Behandlung seines Patienten; Entgegenkommen bei der Terminvergabe des Krankenhausaufenthaltes; Angebot von Fortbildungsveranstaltungen

Aufgabe 4
Zu langsame Reaktion seitens des Krankenhauses; keine einheitliche Sprachregelung; kein schneller und direkter Kontakt mit den Medien, Tatsachen verheimlichen, Leugnen

Teil X

Aufgabe 1
Firma B ist mit 3,41 € am günstigsten (Firma A: 3,53 €; Firma C: 3,74 €)

Aufgabe 2
Zu Kategorie A gehören die Arzneimittel 5, 6, 7 und 8; ihr Anteil am Gesamtwert beträgt 87,6%.
Zu Kategorie B gehört Arzneimittel 2 mit einem Anteil am Gesamtwert von 8,2%.
Zu Kategorie C gehören die Arzneimittel 1, 3 und 4 mit einem Anteil am Gesamtwert von 4,3%.

Aufgabe 3
460 Stück

Aufgabe 4
1 d), 2 a), 3 e), 4 f), 5 c), 6 b)

Aufgabe 5
Arbeitnehmerschutz, Umweltschutz, Kostensenkung; bei der Entsorgung von medizinischen Dokumenten ist der Datenschutz zu beachten.

Teil XI

Aufgabe 1
2. 4.

Aufgabe 2

a) Geringere Umverteilungswirkung von reich zu arm, da auch einkommensschwache Haushalte Verbrauchssteuern zahlen müssen und von diesen überdurchschnittlich belastet werden
b) Stärkere Umverteilungswirkung

Aufgabe 3
In dieser Hinsicht ist der Staatliche Gesundheitsdienst überlegen, da die Finanzierungsbasis breiter ist und die Umverteilung von Jung zu Alt geringer ausfällt als in der umlagefinanzierten Sozialversicherung

Sachregister

A

ABC-Analyse 388, 524
Abfall, infektiöser 531
Abgabenordnung (AO) 349, 350
Ablauforganisation 399, 475
Abrechnungsprüfung, MD 360
Abschlagszahlung für Vertragsärzte 142
Abteilungsbroschüre 514
Abteilungspflegesatz 181
Abwesenheitsregelung im Heimvertrag 300
Allgemeine Ortskrankenkasse 62
Allgemeines Gleichbehandlungsgesetz 353
Alltagsunterstützung 279
Alten- oder Pflegewohngemeinschaften Siehe ambulant betreute Wohngruppen 276, 298, 300
Altenpflegehelfer/in 101
Altenpfleger 101
Altersaufbau der Bevölkerung 48
Altersrückstellungen 79
– der PKV 79
ambulant betreute Wohngruppen 276, 281, 298, 300
ambulante spezialfachärztliche Versorgung 156
ambulantes Operieren 125, 143, 155, 345, 356
Anamnese 358
Anästhesietechnischer Assistent 102
Angebotsvergleich 524, 525
Anlagegüter 176
Anlassprüfungen
– Coronapandemie 437
Anregungsmanagement 494
Anschlussheilbehandlung 92, 231, 235, 236
Anstalt des öffentlichen Rechts 163
Apotheken
– öffentliche 253
– Versand- 253
Apothekenpflicht 253
Apparategemeinschaft 125

Approbation 96, 122, 129
Apps 504
Äquivalenzprinzip 78
Äquivalenzziffern 186
Arbeitgeberpflichten im Schwerbehindertenrecht 243
Arbeitsförderung 46
arbeitsmedizinische Untersuchungen 93
Arbeitsunfähigkeit 61, 74, 91, 128, 136, 149, 151, 154
Arbeitsunfähigkeitsbescheinigung 127, 153, 154, 237
Arbeitsunfall 44, 46, 90, 91, 94, 149, 153, 230, 232
Arzneimittel 235
– nicht-verschreibungspflichtige 252
– verschreibungspflichtige 253, 519
Arzneimittelpreisverordnung 253
Arzneimittelrichtgrößen 149, 150, 254
Arzneimitteltherapiesicherheit 410, 427
Arztdichte 123
Ärztekammer 114
Arztfall im EBM 133
ärztliche Ethik Siehe Berufsordnung, Ärzte 115
Arztregister 129
Assistenzberufe 102
Audit 447
– Definition 447
Aufbauorganisation 399
Aufbauorganisation im Krankenhaus 475
Aufbewahrungsfristen 361
Aufbewahrungspflicht 360
Aufgabenkreise nach Betreuungsrecht 317
Aufhebungsklage 65
Aufklärungspflicht des Arztes 116, 316
Aufmerksamkeitsspanne 505
Aufnahme, Begleitperson 204
Aufsicht, rechtliche 63
aus Delikt 121
Ausbildungszuschlag
– Krankenhaus 205
– Pflegeeinrichtung 304
Ausgleichsabgabe 243
Auslandskrankenversicherung 75

571

Auslastungsgrad Berechnung 171
Ausschreibung
– Arzneimittel 255
– Hilfsmittel 260

B

Balanced Score Card (BSC) 391
Barbetrag 304, 313
base-rate Siehe Basisfallwert 186
Basis-DRG 184, 194
Basisfallwert 186
Basispflegesatz 181
Basistarif 55, 80, 83, 128
Beauftragter für Medizinproduktesicherheit 256
Bedarfsplanung
– kassenärztliche 129, 130, 502
– Krankenhaus 164, 166
Begutachtungsinstrument 434
Behandlung
– nachstationäre 205
– vorstationäre 205
Behandlungsfall im EBM 133
Behandlungsfehler 360
Behandlungsleitlinien 335
Behandlungspfad 190, 329
Behandlungsvertrag 118, 121, 172, 356
Behinderung
– Definition 229
– Grad der 73, 230
Beihilfe 37, 40, 63, 82
Beitragsbemessungsgrenze 44, 47, 67
Beitragsrückerstattung 68
Beitragssatz
– Krankenversicherung, allgemeiner 65
Belastungsgrenze 72, 73
Belegärzte 119, 121, 206, 207, 361
Belegbetten 206
Benchmarking 471
Berechnung 170
Berufskrankheit 46, 90, 91, 93, 153, 232
Berufsordnung, Ärzte 115, 519
Berufsverbände der Ärzte 114
Beschäftigungspflicht im Schwerbehindertenrecht 243
Beschwerde
– Arztpraxis 484
– Bearbeitung 492
– Krankenhaus 483
– Reaktion 492
Beschwerdeannahme 490
Beschwerdeauswertung 492
Beschwerdecontrolling 493
Beschwerdeerfassungsformular 491

Beschwerdemanagement 409, 481, 486
– Anregungsmanagement 494
– Aufgaben 488
– Nutzen 487
– Ziele 486
Beschwerdemanagementprozess
– direkter 488
– indirekter 488
Beschwerdereporting 494
Beschwerdestelle 490
Beschwerdestimulierung 488
Beschwerdezufriedenheit 481
Besondere Versorgung 334
Bestellmenge
– optimale 169
Betreuer 117, 295, 316–318
betreutes Wohnen 299
Betreuung, Aufgabenkreise 316
Betreuungsleistung 298
Betreuungsleistungen nach WBVG
– allgemeine 299
– spezielle 299
Betreuungsrecht 315
Betreuungsverfahren 317
Betriebliches Eingliederungsmanagement (BEM) 244
Betriebskrankenkasse 62
Betriebsverfassungsgesetz 352
Bettenabbau 162
Bettendichte 161, 170
Bevölkerungspyramide 48
Beweislastumkehr 122, 360
Beweismittel 360
Bewertungsrelation 132, 185, 186, 188, 193
– bei belegärztlicher Leistung 207
Bewohner, eozialhilfeberechtigt 304
Bezugsgröße 72
Bismarck 43
Brutto-Buchungen in Gesundheitseinrichtungen 111
Budget, persönliches 245, 248, 332
Bundesagentur für Arbeit 232
Bundesärztekammer 114
Bundesdatenschutzgesetz 372
Bundesinstitut für Arzneimittel Medizinprodukte (BfArM) 363
Bundesinstitut für Arzneimittel und Medizinprodukte 252
Bundesversicherungsamt 63, 69, 332
Bundeszentrale für gesundheitliche Aufklärung (BZgA) 46
Bürgerliches Gesetzbuch (BGB) 117, 118, 121, 316–318, 356, 361

C

case management 326, 328
case mix 187, 188
case-mix-Index 188
Checklisten 409
CIRS 426
Clinical pathways 400
co-morbidity 184
Complaint Owner 492
Complaint Ownership 490
Compliance 469
complications 184
Controlling 387
– kaufmännisches 387
– medizinisches 390
– Pflege 391
COVID-19 (corona virus disease 2019)
 Krankenhausentlastungsgesetz 437
Critical Incident Reporting System 413
Customer-Journey 501

D

D-Arzt 91
Datengeheimnis 371
Datenschutz 173, 361, 376, 453, 477, 532
– Datenverarbeitung 376
– Grundsätze 378
– organisatorische und technische Maßnahmen 371
– personenbezogene Daten 370
– Rechte der Betroffenen 371, 382
– Risiken 377
Datenschutz und Datensicherheit 370
Datenschutzbeauftragte 383
Datenschutzgrundverordnung 372
Datenschutzmaßnahmen 376
Datenschutzrecht 478
Datenschutzvorschriften 371
Datensicherheit 361, 376
Datensicherungsmaßnahmen 377
Datenübermittlungsvereinbarung 479
Deckungsbeitragsrechnung 389
Definition Pflegebedürftigkeit 263
Demografie 47, 52
Demografiegefährdung 50
DENIC 504
Deutsches Institut für Medizinische Dokumentation und Information (DIMDI) 363
Diagnosis Related Groups
– aG-DRG-System 363
Diagnosis Related Groups (DRG) siehe auch Fallpauschale 362, 363, 499
diagnosis related groups (DRG) siehe auch Fallpauschale 132, 182–187, 189–191, 194, 197, 199, 203, 204, 211, 330, 388, 416
Diätassistent 102
Dienstleistungssektor 40
Digitale Medien 504
Digitalen Messen 513
DIN EN 15224
– 2017 456
DIN EN ISO 9001 2015 443
Diplompsychologe 97
disease management 327
Disease-Management-Programm Siehe Strukturierte Behandlungsprogramme 327
Dissertation 96
DMP
– Strukturierte Behandlungsprogramme 332
Dokumentation 173
– Ärzte 358
– digitale 357
– Digitalisierung 364
– elektronische Gesundheitskarte 364
– Pflege 291, 359
– Primärdokumentation 357
– Sekundärdokumentation 357
Dokumentationsmangel 360
Dokumentationspflicht
– Ärzte 118
– Pflegepersonal 359
Dokumentierte Information 443
Drehtüreffekt 191
DRG
– aDRG 187
DRG-Erlösbudget 187, 188
DRG-Systemzuschlag 205
DSGVO 504
– Ziele 378
duale Finanzierung 174, 240

E

EFQM (European Foundation for Quality Management) 449
EHIC (European Health Insurance Card) 74
Eid des Hippokrates 116
Eigenbetrieb 163
Eigenmittel der Behinderteneinrichtungen 247
Eingliederungshilfe 228
Eingliederungszuschuss für Arbeitgeber behinderter Menschen 241

Einheitlicher Bewertungsmaßstab (EBM) 340
einheitlicher Bewertungsmaßstab (EBM) 133–135, 138, 155, 187, 206, 356
Einliniensystem 169
Einrichtungen von Religionsgemeinschaften 352, 353
einrichtungseinheitlicher Eigenanteil 304
Einrichtungseinheitlicher Eigenanteil Pflegeheim 304
Einsichtsrecht in die Dokumentation 118, 356
Einwilligung
- ausdrückliche 382
Einwilligung des Patienten 117, 120, 122, 478
Einwilligungsvorbehalt des Betreuungsgerichts 317
Einzelförderung
- nach KHG 176
Einzelpflegekräfte 275
Einzelvertrag 144, 334, 335
Elektronische Gesundheitskarte 56, 153
elektronische Gesundheitskarte 211, 364
Elektronischen Gesundheitskarte (eGK) 364
Entbindungspfleger 101
Entgeltfortzahlungsgesetz 61
Entlassungsmanagement 330
Entlastung von Pflegepersonen 279
Entlastungsbetrag der Pflegeversicherung 280
Erfüllungsgehilfe 121, 356
Ergotherapeut 104, 257
Ermächtigung
- Krankenhaus 130
- Krankenhausarzt 130
Ersatzkasse 62
Europäische Union 534
Expertenstandard 431

F

Facebook 507
Facharzt für Allgemeinmedizin 96
Fachärzte 124
Fallmanager 91, 328
Fallpauschale 173, 175, 176, 178, 182, 184, 186, 188, 191, 194, 203, 205
- Abschlag 193
- Zuschlag 193
Fallpauschalenkatalog 184, 185, 199, 203, 207
Fallpauschalenvereinbarung 178, 184, 191
Fallsplitting 191, 197

Fallwert 143
- Abschlag 142, 143
Fallzählung 188
Familienpflegezeitgesetz 288
Famulatur 96
Fehlermanagement 410, 412
Fehlermeldesysteme 405, 412, 415
Festbetrag
- Hilfsmittel 260
FiFo-Verfahren 526
Finanzierung, Behinderteneinrichtungen 247
Fixkostendegression 190
Flussdiagramm 329, 331
Fortbildungspflicht Ärzte 116, 419, 516
freie Arztwahl 116
freier Beruf 113
freiheitsentziehende Maßnahme 318
Frührehabilitation 179, 204, 235, 236
Fundraising 520
Funktionsdienst im Krankenhaus 168
Fürsorge siehe Subsidiarität 36
Fusionen von Krankenkassen 63

G

gate keeping 327, 329
- Lotsenfunktion 124
Gebot der Ausschließlichkeit 351
Gebot der Unmittelbarkeit 351
Gebrauchsgüter 176
Gebührenordnung der Unfallversicherung 149
Gebührenordnung für Ärzte (GOÄ) 144, 146, 148, 149, 206–209, 340, 356
Gebührenordnungspositionen
- arztgruppenspezifische 134
- arztgruppenübergreifende allgemeine 134
- arztgruppenübergreifende spezifische 134
- EBM 134
Gefahrenklasse 93
Geldspenden 520
Gemeinnützige GmbH 348, 350, 351
Gemeinnützigkeit 347
Gemeinsamer Bundesausschuss (G-BA) 73, 148, 151, 152, 205, 257, 258, 332, 418, 420, 422, 458, 500
Gemeinschaftspraxen 125
Generationenvertrag 51, 52
Geprüfte/r Fachwirt/in im Gesundheits- und Sozialwesen 98
Geriatrie 101, 235, 333, 484
geriatrische Rehabilitation 235

Gesamtvergütung Vertragsärzte 130, 138, 140, 334
Gesetz gegen den unlauteren Wettbewerb 519
Gesetz über den Verkehr mit Arzneimitteln (AMG) 252
Gesetz zur Beschleunigung der Digitalisierung im Gesundheitswesen 366
Gesetzliche Krankenversicherung 54
– Zuzahlungen 71
Gesetzliche Rentenversicherung 35, 38, 40, 43, 44, 46, 47, 51, 52, 95, 288
– als Rehabilitationsträger 230–232, 235–238, 241
Gesetzliche Unfallversicherung (GUV) 43, 90, 132, 149
– als Rehabilitationsträger 230, 232
– Finanzierung 92
– Versicherte 91
Gesundheit 27
Gesundheits- und Krankenpfleger 99
Gesundheitsamt 342–345, 512
Gesundheitsfonds 69, 333
Gesundheitshandwerker 105
Gesundheitsquote 39
Gesundheitssysteme 534
Gesundheitstelematik 364
GOÄ-Abschlag
– Belegarzt 206
Grenzverweildauer
– untere 191
Grouper 182, 363
Grundgesetz 378
Grundpauschale 247
Grundrecht
– Grundgesetz 372
Grundrechte-Charta der EU 534
Grundrechtecharta der EU 372
Grundsatz
– ambulant vor stationär 58, 88, 272
– der Vermögensbindung 350
– Reha vor Rente 95, 231, 235
Gutachterstellen, private Pflegeversicherung 271

H

Haftpflichtversicherung 121
Hartmannbund 115
Hauptdiagnose 183, 184, 197, 203, 211, 212
Hausarzt 124, 333
Hausärzteverbände 334
Hausarztmodell 327, 333

häusliche Krankenpflege nach SGB V 262, 297
Hebamme 101
Heilberufsausweis (HBA) 364
Heilfürsorge 63
Heilmittel
– Negativliste 257
Heilmittelberufe
– Zulassung 259
Heilmittelerbringer 259
Heilmittelrichtgrößen 149, 151
Heilmittelrichtlinien 258
Heilmittelwerbegesetz 519
Heilpraktiker 343
Heimaufsicht 431
Heimvertrag 298, 300, 301
High Level Structure 444
Hilfsmittel 235, 252
Hilfsmittelverzeichnis 259
Hochschulambulanzen 156
Hochschulbauförderungsgesetz 174
Hochschulklinik 156, 163, 164, 174
Honorar
– Arzt 140
– Komponenten 144
– obere 138, 140
Honorarärzte 123
Honorarverteilung 139, 140, 142
Hospiz 312
– ambulant 311
– stationär 311
Hospiz- und Palliativgesetz (HPG) 310
Hygienemanagement 410
Hygienevorschriften 342, 343

I

ICD-10-GM 153, 182
– Definition 362
ICD-10-WHO 29, 363, 422
ICD-11 362
Individuelle Gesundheitsleistungen (IGeL) 117, 131, 144, 148, 149, 471, 500
Infektion, nosokomiale 345
Infektionsschutzgesetz 343–345
– Quarantäne 345
Informationssystem im Krankenhaus 473
Inklusion 62, 228
Inklusionsbetriebe 504
Instagram 507
Instandhaltung 176
Institut für das Entgeltsystem im Krankenhaus 182, 205, 211

575

Sachregister

Institut für Qualität und Wirtschaftlichkeit im Gesundheitswesen 152, 205
Integrationsamt 243–246, 332
Integrationsfachdienste 246
Integrationsvereinbarung 245
Integrierte Versorgung 286, 311, 334
Integriertes Managementsystem 414
Interessensgruppe 392
Interessenvertretung für schwerbehinderte Arbeitnehmer 245
interne Sprachregelung 517
Investitionskosten
- Krankenhaus 175, 176
- Pflegeeinrichtung 303
Investitionsprogramm 175
IQTIG 359, 416

J

Jahresarbeitsentgeltgrenze Siehe Versicherungspflichtgrenze 44
Jugendhilfe, öffentliche 232
juristische Person 63

K

Kapitaldeckungsverfahren 62
Kassenärztliche Vereinigung (KV) 115, 128–130, 133, 138, 140, 142, 143, 153, 155, 206, 334, 339, 361
- Organisation 128
- Sicherstellungsauftrag 128, 339
Kassenärztlicher Bereitschaftsdienst 339
Kassenärztlicher Notdienst 128
Kassenwechsel 62
Kassenzahnärztliche Vereinigung 128
Katalogberufe 113
Kaufentscheidung 502
Kaufmann/-frau im Gesundheitswesen 98
KHG 253
Klassifikationen
- ICD 362
Klinikportal 505
klinische Fächer 96
klinisches Hauspersonal 168
Kodierrichtlinien
- Krankenhaus 182, 183
Kollektivbedürfnis 174
Kollektivgut 173
Kollektivvertrag 335
Kombinationsleistung 277
Kommunikation
- betriebliche 474
- Definition 464
- Einflussfaktoren 465

- externe 477
- Fehlerquellen 465
- formelle 476
- informelle 476
- interaktive 506
- interne 474, 517
- kundenorientierte 470, 473
- mit niedergelassenen Ärzten 515
- mit Patienten 467
- nonverbale 464
- verbale 464
- Verhaltensregeln nach der Berufsordnung 470
Kommunikationsbeziehungen 463
Kommunikationspolitik 499
Kommunikationsweg 479
Konkurrenzbeobachtung 499
Kontinuierlicher Verbesserungsprozess 402
Kontrahierungszwang 47, 54, 80, 83, 87, 155, 259, 291
Körperschaft des öffentlichen Rechts 63, 86, 93, 114, 128, 163
Körperverletzung 117
- fahrlässige 120
- grobe 122
Kostenerstattung, Wahlarzt 209
Kostenerstattungsprinzip 57, 81
Kostenpauschale 138
Kostenübernahmeerklärung 211
Krankengeld 61
Krankengeld-Berechnung 61
Krankenhausbroschüre 514
Krankenhausbuchführung 213
Krankenhausbuchführungsverordnung 213
Krankenhausentgeltgesetz (KHEntgG) 178, 179, 187, 189, 191, 203, 205, 206, 208–211
Krankenhäuser
- allgemeine 161
- besondere Einrichtungen 181
- Datenübermittlung § 301 375
- Definition 161
- Kostenstruktur 166
- Personalkosten 167
- Privatisierung 163
- psychiatrische 161, 179
- Vorsorge und Rehabilitation 161
- Zuzahlung 173
Krankenhausfinanzierungsgesetz (KHG) 161, 164, 175–177, 213, 215, 303
Krankenhausinformationssystem 477
Krankenhausplan 175

Krankenhausplanung der Bundesländer 129, 164, 170, 175, 177, 239, 303, 342, 501
Krankenhausstrukturgesetz 421
Krankenhausträger 164
- gemeinnützige 162
- öffentliche 162
- private 162
Krankenhausvermeidungspflege 262
Krankenhausversorgung
- Grund- und Regel- 166
- Maximalversorgung 166
- Schwerpunkt- 166
- Zulassungsstatus 165
Krankenhausvertrag 118
- aufgespaltener 119
Krankentransporte 338
Krankheitsfall im EBM 133
Kreislaufwirtschafts- und Abfallgesetz 531
Kriegsopferversorgung 232
Krisenfall 516
KTQ (Kooperation für Transparenz und Qualität im Gesundheitswesen) 453
Kundenorientierung 471, 481
- im Krankenhaus 471
Kundenzufriedenheit 481
Kündigung der Krankenkasse 63
Kündigungsschutz für schwerbehinderte Arbeitnehmer 244
Kurzzeitpflege 283
- ohne Pflegegrad 263
- von gesetzlichen Krankenkassen 284

L

Laborgemeinschaft 125
Lagerhaltung 526
Landesärztekammer 103, 114, 122
Landesbasisfallwert 186
Landesdatenschutzgesetz 372
Landesverbände 138, 150, 155, 164, 206, 294
Lebenserwartung 28, 48, 50
Leistungserbringer 110
Leistungsfähigkeitsprinzip 47, 78
Leistungsgrundsätze der GKV 58
Leistungskomple ambulante Pflege 295
Leitsystem im Krankenhaus 472
Liquidationsrecht 208
Logistik 524
- Beschaffung 524
- Entsorgung 531
- Lager 526
Logopäde 104, 257

M

major diagnostic category 184
Marburger Bund 115
Maßnahmenpauschale 247
Masseur 104
Medicproof 271
Medikamente
- nicht-verschreibungspflichtige 252
- verschreibungspflichtige 252
Medizinisch-technische Assistentin 102
medizinisch-technischer Dienst 168
medizinische Behandlungspflege 262, 278, 284, 291, 297, 302
Medizinische Fachangestellte 102
Medizinische/r Dokumentar/in 98
Medizinische/r Dokumentationsassistent/in 98
medizinische Versorgungszentren (MVZ) 126, 128, 130, 457
- Angestelltenvariante 126
- Freiberuflervariante 126
Medizinischer Bademeister 104
Medizinischer Dienst der Krankenkassen (MD) 73, 74, 154, 212, 237, 271, 281, 294, 301, 317
- Begutachtung Pflegebedürftigkeit 271
- Qualitätsprüfung Pflegeeinrichtung 294
Medizinischer Dienst (MD) 291, 360, 403, 414
Medizinprodukte 255
- Risikoklassen 256
Medizinproduktegesetz (MPG) 255
Medizintouristen 500
Mehrgenerationenhäuser 276
Mehrwertsteuer 112, 165, 252, 260
- Befreiung 111
Meldepflicht 344, 478
meldepflichtige Erreger 344
meldepflichtige Krankheiten 344
Meldung eines Arbeitsunfalls 94
Messe 513
Mindererlösausgleich 189
Minderschätzung künftiger Bedürfnisse 36
Mindestmengen 422, 427
Mindestmengenregelung 421
Mischfinanzierung von Behinderteneinrichtungen 247
Mitarbeiterbefragungen 409
Mitarbeiterorientierung 399, 471
Mitglied
- freiwilliges 54
- Pflicht- 54
Mitteilungspflichten

577

Sachregister

- Arztpraxis 153
- gegenüber InEK 211
- Krankenhaus nach § 210

Mittelverwendung Zweckbetriebe 349
mitversicherte Familienangehörige 55
monistische Finanzierung 239, 240
Morbidität 28, 29
Mortalität 28, 29
Mundkommunikation 482
Musiktherapeut 104

N

nachstationäre Behandlung 156
Nationale Agentur für Digitale Medizin
- gematik 364

NAV-Virchowbund 115
Nebendiagnose 173, 183, 184, 211, 212
neues Begutachtungsinstrument Pflegeversicherung 264
Non-Profit-Sektor 347
Noncompliance 469
Notaufnahmen der Krankenhäuser 130
Notfalldienste 338
Notfallmanagement 410
Notfallrettung 339
Notfallsanitäter 103
Nutzungsentgelt 165

O

öffentlicher Gesundheitsdienst 341
Operationen- und Prozedurenschlüssel (OPS) 173, 211, 362, 363, 422
Operationstechnischer Assistent 102
Organisationsverschulden 356
Orientierungssystem im Krankenhaus 472
Orientierungswert 138
Orthoptist 104
OTC-Produkte 253

P

Palliativ 57, 181, 311, 312, 333
Palliativberatung durch Krankenkassen 311
palliative Fallbesprechung Pflegeheim 312
Palliativstation 312
Palliativversorgung 310
- spezialisierte ambulante 311

Pandemiebeauftragte/r 105
Partition 184
Partnerschaftsgesellschaft 126
Partnerschaftsregister 126
Patientenbefragung 400, 405, 409
Patientenbroschüre 514
Patientengeheimnis 381
Patientenorientierung 471, 472
Patientenverfügung 117, 317
Patientenzeitung 514
Paul-Ehrlich-Institut 252
Pauschalförderung nach KHG 176, 177
Pauschalierendes Entgeltsystem Psychiatrie Psychosomatik 179
PDCA-Zyklus 391, 401, 418, 445, 455
Personal 499
Persönlichkeitsrecht 378
Pfaddesign 329
Pflege
- aktivierende 290
- ambulante 262, 273, 275, 290, 295, 297
- Kombinationsleistung 277
- neue Qualitätsprüfung 520
- Qualitätsaspekte 438
- Qualitätskennzahlen 433
- Qualitätsprüfungs-Richtlinien 437
- Qualitätssicherung 431
- Sachleistung 275
- stationäre 284, 290, 298, 304
- teilstationäre 290
- Verhinderungspflege 282

Pflegeberater 286
Pflegeberatung 285
Pflegebuchführungsverordnung 312
Pflegedienst
- Qualitätsprüfung 441

Pflegeeinrichtung
- Anforderungen 290
- Dokumentation 356
- gemeinsame Vorschriften 290
- Qualitätsprüfung 294
- Qualitätssicherung 294, 431
- Wirtschaftlichkeitsprüfung 294

Pflegegeld 276, 277
Pflegegrad 264
Pflegegrad 1 286
Pflegegrade Einstufung 269
Pflegeheim 298–300
Pflegehilfsmittel 281
Pflegekomplexmaßnahmen-Score 363
Pflegeperson 272
- Leistungen 288

Pflegepersonal-Stärkungsgesetz 187
Pflegepläne der Bundesländer 290
Pflegeportal 505
Pflegesachleistung Umwandlungsanspruch 280
pflegesatzfähige Kosten 175

Pflegesatzverhandlung 303
Pflegestärkungsgesetz II 263
Pflegestärkungsgesetz III 270
Pflegestützpunkte 286
Pflegetagegeldversicherung 88
Pflegeversicherung 262
– Einführung 85
– Finanzierung 88
– Pflegekassen und private Pflegeversicherung 86
– Teilkostenversicherung 88
– Versicherte 86
Pflegevorsorgefonds 88
Pflegezeitgesetz 288
Pflichtmitglied 114, 128, 259
Physical Facilities 499
Physical Facilities / Physical Environment 502
Physiotherapeut 103, 257
Plankrankenhaus 40, 164, 174, 175, 239, 240, 303, 342
Podologe 104, 257
Poolen von Pflegesachleistungen 275
Portabilität der Altersrückstellungen 79
Praktisches Jahr 96
Prävention 59
– primäre 59
– sekundäre 59
– tertiäre 59
Praxisbesonderheiten 143
Praxisgemeinschaft 125
Praxisklinik 125
Praxisverbund 125
Preispolitik 499, 500
Pressekonferenz 508, 518
– Checkliste 509
Pressemappe 510
Pressemitteilung 507
Pressesprecher 517
Pressestelle 518
Presseworkshop 507
Primärtransport 340
Privatärzte 124
Private Krankenversicherung (PKV) 45, 78, 80, 81, 86, 124, 144, 203, 206, 213, 340, 485, 500
– Versicherte 82
– Zusatzversicherung 85
Privatpatientenklinik 112
Process Owner 492
proCum Cert 453
Produktpolitik 500, 501
Promotion 502
Prophylaxe 59
Public Relation 482, 503

Punktwert 138
– abgestaffelt 142

Q

QM-System 417
Qualität 398
– Ergebnis- 400, 449
– Prozess- 399, 449
– Qualitätsebenen 399
– Struktur- 399, 449
Qualität und Humanität 59
Qualitätsausschuss für Pflege 432
Qualitätsbericht
– Krankenhaus 404, 422
– Risikomanagement 425
– Sanktionen 428
– strukturierter 415, 422
Qualitätsindikatoren 433
Qualitätsmanagement 396, 401
– Arztpraxis 418
– Beschwerdemanagement 415
– Defintion 401
– Handbuch 412
– Instrumente 408
– internes 403
– Managementbewertung 417
– PDCA-Zyklus 402
– Pflegeeinrichtung 291, 431
– Qualitätszirkel 402
– Rechtliche Grundlagen 414
– Regelkreis 402
– strukturierter Qualitätsbericht 404
Qualitätsmanagementsystem 401, 403, 443
– branchenspezifisch 442
– branchenübergreifend 442
Qualitätsprüfungs-Richtlinien 437
Qualitätssicherung 359, 396
– Bundesklinikatlas 416, 429
– Definitionen 398
– externe 396, 403, 414, 431
– Grundlagen 398
– interne 396, 403, 404
– Rehabilitation 431
– sektorenübergreifende 396
Qualitätssicherungszuschlag 205

R

Rabattvertrag 63
Rahmenvertrag 291
Recht auf Aufklärung 116
Recht auf Auskunft 382
Recht auf Berichtigung 382

Recht auf Löschung 382
Rechtsaufsicht 63, 114
Rechtsverordnung 90
Regelleistungsvolumen 140, 143
Regiebetrieb 163
regionale Euro-Gebührenordnung 138
Rehabilitation 228
- medizinische 231, 234–236, 238
Rehabilitationseinrichtungen, Vergütung 238
Rehabilitationskliniken 236, 238, 240
Rehabilitationsnachsorge 237
Rehabilitationsträger 230, 232–234, 240–242, 245, 332
Rettungsassistent 103
Rettungskette 338
Risikomanagement 396, 403, 405, 415
- Befragung 405
- Fehlermeldesysteme 412
Risikostrukturausgleich, morbiditätsorientiert 69
Robert-Koch-Institut 29, 341, 345

S

Sachleistungen 40, 47
Sachleistungsprinzip 57
Sachspenden 521
Satzung, Krankenkasse 63
Satzungsleistungen 59, 60
Satzungszwecke 349
Schiedsstelle 303
Schnittstellenmanagement 409
Schweigepflicht 116, 118, 173, 316, 344, 361, 377, 385, 477, 478
Schwerbehindertenrecht 243, 245
Schweregrad 184
schwerwiegend chronisch krank 73
- Definition 73
Screening 60, 343
Sekundärtransport 340
Selbstbehalt 68
Selbstbewertung 455
Selbstmedikationsmarkt 253
Selbsttheorie 466
Selbstverwaltung 63, 86, 93, 128, 152
Servicewohnen Siehe betreutes Wohnen 299
Sicherstellungsauftrag
- Kassenärztliche Vereinigung 84, 129, 334
- Pflegeversorgung 290
Sicherstellungszuschlag 130

Sicherungspflege Siehe medizinische Behandlungspflege 262, 284, 291, 297, 302
Snapchat 507
Social Marketing 522
Social-media 503
Social-Media-Kanäle 504
Solidarität 34, 35, 37, 68, 82
Solidarprinzip 34, 78, 82
Sonderdienste 169
Sonderposten 213–215
Sozialbudget 38
Sozialdaten 375
Sozialdatenschutz 478
Sozialdienst im Krankenhaus 173, 236
Sozialgericht 65
Sozialgesetzbuch
- SGB IX 234
- SGB XI 230
- SGB XIV 232
Sozialhilfe 33, 36–38, 40, 86, 88, 230, 232, 233, 247, 248, 262, 295, 297, 301–304, 313, 500
Sozialleistungsquote 38
Sozialversicherungsfachangestellter 98
Sozialwahlen 64
Spendenbescheinigung 349
Sperrung von Zulassungsbezirken 130
Spitzenverband Bund der Krankenkassen 133
Sponsoring 520, 521
sQS-Verfahren 430
staatlicher Gesundheitsdienst 534
Staatsexamen 96
Stakeholder 392
Standardtarif 128
Sterblichkeit 28
Steuerbegünstigung 348
Steuerprogression 67, 536
Strukturierter Qualitätsbericht
- Angaben 425
Studium
- Humanmedizin 96
Subsidiarität 36, 37, 40, 86, 88, 228, 230, 233, 262, 295
Systemzuschlag 205

T

Tag der offenen Tür 511, 512
Tagespflegesätze 178
Teambesprechungen 409
Teilhabe
- am Arbeitsleben 240, 246
- am Leben in der Gemeinschaft 242

– an Bildung   242
Teilhabeplan   234
Telefonaktion   511
Telematikinfrastruktur   364
telemedizinische Versorgung   336
Tendenzbetrieb   347, 352
Tendenzträger   353
TikTok   507
Todesbescheinigung   149
Todesursachen   29
Todesursachenstatistik   29, 30, 362
TQM
– Total Quality Management   448
Trägerübergreifendes persönliches Budget   175
Trägervielfalt   290

U

Übergangsgeld   40, 241
Überprüfung der Arbeitsunfähigkeit   154
Überversorgung   130
Umlage der gesetzlichen Unfallversicherung   92
Umlageverfahren   35, 52, 53
Umsätze, eng verbunden/nicht eng verbunden   112, 165
Umschulung   240
Unfallkliniken der GUV   91
Universitätsklinik   40, 156, 163, 239, 476
Unterversorgung   130, 143
Unzufriedenheit   481

V

Verband leitender Krankenhausärzte e.V.   115
Verbot der Kollegenschelte   116
Verbrauchsgüter   176
Verfahrensschritte Pflegeeinstufung   272
Vergütung, Pflegeheim   302
Vergütungsverhandlung   295
Vergütungszuschlag für zusätzliche Betreuung und Aktivierung   285, 302
Vergütungszuschlag Pflegeheim   285
Verhinderungspflege   282
Verlegung   199
Verlegungsabschlag   199
Verletztengeld   91
Vernetzung
– horizontale   335
– vertikale   334
Verpflichtungsklage   65
Verschlüsselte Videoübertragung   506
Verschlüsselung   362

Versichertenpauschale
– Zuschlag   136
Versicherungsdeckung   81
versicherungsfremde Leistungen   68
Versicherungspflicht   36, 46, 53, 54, 83, 87
Versicherungspflichtgrenze siehe auch Jahresarbeitsentgeltgrenze   44, 46
Versorgung
– fachärztliche   125
– hausärztliche   124
– hausarztzentrierte   327, 333, 334
– kurative   108
– vertragsärztliche   127
Versorgungskrankenhaus   164, 174, 175, 240
Versorgungsmanagement   57
Versorgungsprinzip   37
Versorgungsvertrag, Pflegeeinrichtung   290
Vertragsarzt   457
– Definition   124
Vertragsverletzung Pflegeheim   301
Vertriebs- oder Distributionspolitik   501
Vertriebspolitik   499, 501
Verwahrgeld   313
Verwahrgeldkonto   313
Verwaltungsakt   271
– begünstigender   65
– belastender   64
Verwaltungsrat   63
Verweildauer
– Fallzusammenführung   194
Verweildauersenkung   191
Videobasierte Behandlung   506
Virtuelle Rundgänge   505
Visite   467
Vorsorgeuntersuchungen   60, 143
Vorstand Krankenkasse   63
vorstationäre Behandlung   155
Vorversicherungszeit   230

W

Wahlleistungen   165, 208
– ärztliche   208
– Komfort-   208
Wahlleistungsvereinbarung   208
Wahrnehmung, Selbst-   466
Warteliste   535
Wegepauschale   297
Werbung, irreführende   519, 520
Werkstätten für behinderte Menschen   246, 352
Werkvertrag   118

Wiederaufnahme in dasselbe Krankenhaus 194, 197, 199
Wiedereingliederung, stufenweise 236, 237
Wirtschaftlichkeitsprüfung
- Zufälligkeitsprüfung 154
Wissensmanagement 444
Wohlfahrtspflege 351
Wohlfahrtsverbände 348
Wohn- und Betreuungsvertragsgesetz 298–300
Workshop 510
World Health Organisation (WHO) 27, 29, 345, 482

Zertifikat 414, 416, 447
Zertifizierungsablauf DIN EN ISO 447
Zertifizierungsverfahren KTQ 454
Zufriedenheit 483
Zulassungsausschüsse 129
Zusatzbeitrag
- kassenindividuell 63
Zusatzentgelt nach Fallpauschalenvereinbarung 175, 176, 203, 204, 210, 214
Zusatzversicherung 84, 208
Zuzahlung 71, 173, 262, 333, 334
- Arzneimittel 254
- Krankenhaus 212
- medizinische Rehabilitation 237
Zweckbetrieb 347

Z

Zeitspenden 521
Zeitung 503

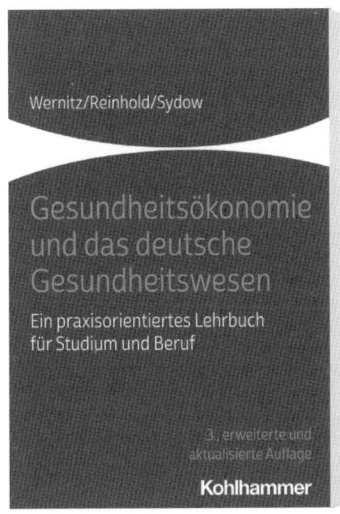

3., erw. und aktual. Auflage 2022
266 Seiten mit 47 Abb. Kart.
€ 39,–
ISBN 978-3-17-042221-6

Das Werk bietet einen praxisnahen und allgemeinverständlichen Einstieg in die Gesundheitsökonomie. Es gibt einen umfassenden Überblick über das Fach sowie die komplexen Strukturen des deutschen Gesundheitswesens.

„Gesundheitsökonomie kann Spaß machen!"

Getreu diesem Motto finden sich auch in der 3. Auflage wieder zahlreiche griffige und alltagsnahe Beispiele, die den Leserinnen und Lesern auf ebenso lehrreiche wie unterhaltsame Art und Weise einen Einblick in die grundlegende Funktionsweise unseres deutschen Gesundheitssystems geben. Das Buch richtet sich sowohl an interessierte Studierende aus medizinischen oder gesundheitswissenschaftlichen Fächern als auch an Personen, die anderweitig Interesse daran haben, einen Überblick über die Thematik zu erhalten und zu verstehen, warum man auch bei unserer Gesundheit ans Geld denken muss.

Auch als E-Book erhältlich.
Leseproben und weitere Informationen: **shop.kohlhammer.de**

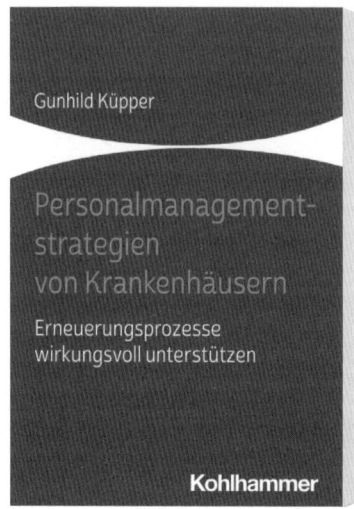

2024. 81 Seiten mit 4 Abb. und 4 Tab. Kart.
€ 36,–
ISBN 978-3-17-044871-1

Krankenhäuser und Universitätsklinika befinden sich in einem massiven Transformationsprozess. Ein Paradigmenwechsel findet statt, der die Grundfesten des deutschen Krankenhauswesens auf den Kopf stellt. Neben „äußeren" Ereignissen, wie Fusionierungen oder Aufkäufe, finden auch nach „innen" große Veränderungen statt: Hier sind u. a. der Abbau von alten Strukturen und die Etablierung neuer Rollen zu nennen. Erneuerung kann aber nur gelingen, wenn die Mitarbeitenden aktiv in diese Prozesse eingebunden werden. Der Schlüssel für eine gelingende Transformation liegt hier bei der Führung und spezifischen Personalmanagementstrategien, welche anhand praxisorientierter Ansätze vorgestellt werden.

Auch als E-Book erhältlich.
Leseproben und weitere Informationen: shop.kohlhammer.de